广西本草新编

主编 韦松基 刘华钢 陈宇龄 邹 准

下 册

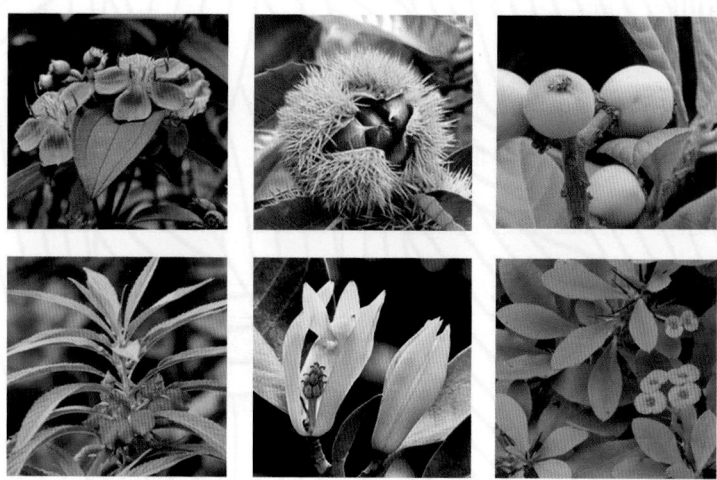

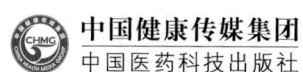

中国健康传媒集团

中国医药科技出版社

内 容 提 要

广西药用植物资源丰富，已知的药用植物基原种数为 4600 余种，占比高于全国药用植物资源的 1/3。本书精选广西分布较广、种类较多、疗效比较明显的中草药 1122 种，介绍每种中草药的正名、别名、来源、植物（动物）形态、分布、采集加工、药材性状、功效主治、用法用量等内容，并附每种药材和原植物（动物）彩色照片。

本书简明扼要、通俗易懂、实用性强，可供中草药栽培、生产、教学、科研人员和临床医师、药师阅读。

图书在版编目（CIP）数据

广西本草新编 / 韦松基，刘华钢，陈宇龄，邹准主编 . —北京：中国医药科技出版社，2021.1
ISBN 978-7-5067-9604-0

Ⅰ.①广… Ⅱ.①韦… ②刘… ③陈… ④邹… Ⅲ.①本草 – 汇编 – 广西 Ⅳ.①R281.467

中国版本图书馆CIP数据核字（2017）第245583号

责任编辑　刘丽英　崔丽萍
美术编辑　陈君杞
版式设计　大漢方圓

出版　中国健康传媒集团 ｜ 中国医药科技出版社
地址　北京市海淀区文慧园北路甲 22 号
邮编　100082
电话　发行：010-62227427　邮购：010-62236938
网址　www.cmstp.com
规格　880×1230mm 　¹/₃₂
印张　73⅝
字数　1835 千字
版次　2021 年 1 月第 1 版
印次　2021 年 1 月第 1 次印刷
印刷　三河市万龙印装有限公司
经销　全国各地新华书店
书号　ISBN 978-7-5067-9604-0
定价　480.00 元（上、下册）

获取新书信息、投稿、为图书纠错，请扫码联系我们。

《广西本草新编》

编委会名单

序

仲夏时节，绿城大地雨水丰盈、一片葱茏、生意盎然。近年来《广西壮族自治区壮药质量标准（第一卷）》《广西壮族自治区壮药质量标准（第二卷）》《广西壮族自治区瑶药材质量标准（第一卷）》的颁布及《桂药原色图谱》《广西道地药材》《桂本草》《抗肿瘤壮药彩色图谱》《广西靖西县端午药市常见药用植物》和《广西恭城瑶族端午药市药用植物资源》等一大批本草著作，如雨后春笋般涌现，分管广西医药卫生工作的我深切地为这方面所取得的成就感到欣慰。

近日刘华钢教授把其团队编写的《广西本草新编》书稿送到我的案前，并邀我作序，我欣然应允。一是因为我分管广西的医药卫生工作，二是出于对这方面工作的热爱。该书作者根据几十年的调查与实践经验，用一年多的时间从广西中草药中遴选出1122种分布较广、种类较多、疗效比较明显的中草药，对其进行系统整理、鉴别、遴选，对植物（动物）形态、药材性状、分布、采集加工、功效主治、用法用量等进行科学记述，并附亲自拍摄的植物（动物）形态、药材性状彩色照片，最终编撰成这部图文并茂的大型本草著作。粗览一遍之后，我认为该书至少有四大特点：第一，该书收集广西常用中草药的种类较多（1122种）；第二，文字简明扼要、重点突出；第三，植物（动物）形态照片、药材性状照片清晰度高、色彩精美；第四，药材性状描述和药材性状彩色照片配合在一起，比较直观、通俗易懂，实用性更强。该书系一部比较系统介绍广西常用中草药识别和应用的大型学术性和实用性专著，不仅是历史资料的积累，更多的是反映了近20年来国内外对中草药研究的最新成果。该书的出版将为减少或避免中草药混乱现象的发生，为提高中草药的质量，保证临床用药准确、安全、有效提供科学依据。该书可为从事中医药教学、临床医疗、药材种植、药品生产与销售等人员提供帮助,我相信这将是一部深受欢迎的学术专著。

　　广西中药资源十分丰富,对有广西地方特色的中药的收集、整理和研究尚有大量工作要做,我希望作者不断努力,多写一些高水平的本草著作,为广西中药现代化产业基地的建设,为民族药的合理开发利用和资源保护,为中药新药的研发提供有益的参考。

广西壮族自治区政协副主席

黄日波

2020 年 6 月

前　言

广西地处祖国南疆，山地广阔，气候温和，雨量充沛，草木茂盛，四季常青，动植物繁多，具有丰富的中药资源。据不完全统计，广西中草药基原达 4600 余种，居全国第二位，其中常用的有 2000 余种，因形态（动植物形态、药材形态）相似、地方用语不同、使用习惯不同或因同名异物、同物异名等原因，在中草药的采收、购买、生产及流通过程中经常出现错收错用、错买错卖等现象，严重影响中药材的质量，甚至威胁人们的生命安全。

1974 年由广西人民出版社出版的《广西本草选编》一书，历经 40 余载的时间考验，很多读者认为它仍不失为一部好书，可惜一直没有再版。《广西本草选编》具有文字简明扼要、重点突出、绘图精美、实用性强等特点，可能由于当时的条件限制，上册的插图为手绘墨线图，下册的插图为手绘彩色图。很多读者建议出版一部与《广西本草选编》类似的书，插图最好用彩色照片，这样更直观、更真实。这也是我们编写《广西本草新编》一书的初衷。

本书作者根据多年的亲身调查与实践经验，从广西中草药中遴选出 1122 个分布较广、种类较多、疗效比较明显的品种，对其进行系统整理、鉴别。对这些品种的植物（动物）形态、药材性状、分布、采集加工、功效主治、用法用量等进行科学记述，并附亲自拍摄的植物（动物）形态、药材性状彩色照片，对药材的鉴别更加直观。

本书分为上下两册，系统地介绍了广西常用中草药的识别和应用，是一部大型学术性和实用性专著，所用的资料不仅是历史的积累，更多的是近 20 年来国内外中草药研究的最新成果。本书为减少或避免中药使用中的混乱现象，提高中药的质量，保证临床用药准确、安全、有效提供参考，无论是从事传统药物和天然药物研究的专家学者，还是从事教学、临床医疗、药材种植、药品生产与销售的人员，都可以从中获得相关帮助；为从事中药教学、生产、检验及科研的人员进行中药推广、研究和生产提供科学依据。

本书的编写得到培力（南宁）药业有限公司、桂林三金药业股份有限公司、广西南宁新桂检测有限公司、广西复鑫益生物科技有限公司及广西仙茱中药科技有限公司的大力支持和帮助，广西壮族白治区政协副主席黄日波为本书作序，在此一并深表谢意。

由于编写时间仓促，加之我们的水平有限，书中不妥之处在所难免，恳请专家、同仁不吝指正。

编者

2020 年 6 月

编 写 说 明

　　广西地处热带、亚热带，气候暖热温润，地貌类型多，全境除光照时间较短外，降水和热量资源均很丰富，为动植物的生长提供了良好的条件，形成了繁多的中草药资源，是中草药的天然宝库。

　　本书所选的1122种中草药，为广西分布较广、种类较多、疗效比较明显的种类，每种中草药按正名、别名、来源、植物（动物）形态、分布、采集加工、药材性状、功效主治、用法用量、附等项目依次编写，并附药材和原植物（动物）彩色照片。

　　1. 正名　　以广西较为通用的药材名称为正名。

　　2. 别名　　该药材在广西各地的地方名、俗名，最多不超过8个。

　　3. 来源　　该药为何科、何种植物［种名以《中国植物志》为准（附拉丁名）］及该药的药用部位。

　　4. 植物（动物）形态　　扼要描述原植物（动物）各器官的特征。

　　5. 分布　　记述该药在广西的主要分布，以县级为单位列出，如为栽培亦加以注明。

　　6. 采集加工　　介绍科学、合理的采集加工方法。

　　7. 药材性状　　描述该药经采集加工后的药材性状。

　　8. 功效主治　　介绍其药用部位的功效与主治，主治与功效相适应。

　　9. 用法用量　　用量一般指单味药煎剂的成人一日常用量；外用无具体剂量时，均用"适量"。

　　10. 附　　某种药物有多个部位入药的，列出其他入药部位名称、功效和主治。

　　11. 另附植物（动物）形态及药材性状彩色照片。

　　12. 最后是中药名称索引和拉丁学名索引。

　　本书所用的资料不仅是历史的积累，更多的是国内外中草药研究的最新成果以及编者几十年的工作经验和体会。所用 2200 多幅彩色照片均为自拍，清晰度高，特征明显，方便核查。本书简明扼要、通俗易懂、实用性强，可供中草药栽培、生产、教学、科研人员和临床医师阅读。

编者

2020 年 6 月

目　录

上　册

四　画
（开天元无云木五车瓦少中水牛
毛长月风丹乌凤六文火巴双）

七 画
（麦扶走赤扭把芙芫芸苋芥苍
苎芦苏杜杠杉杧杨豆两还旱吴
围岗秃牡何皂佛伽余谷含迎冷
辛沙诃补灵陈附忍鸡驳）

下　　册

八　画

（青玫抱茉苦苹茼莴茄茅枇板松
枫刺枣郁鸢虎肾昙昂岩罗岭败
知垂使佩爬金肺肿肥鱼狗变京
夜兖单油泡泥波泽定空帘细贯）

九　画

（珍珊指荆革茜荜草茵茴荞茯茶
荠荇苤胡荔南柚枳柏栀枸柳柱柿
柠柽树威厚砂牵鸦韭战禺星虾蚂响
骨钩钮香秋重鬼剑胜独亮美姜类
迷前炮洗活洋穿冠扁孩娃络绞）

十 画

（艳蚕盐莩菜莲莪莓荷桂桔桃桧
桃格核夏破鸭蚌圆铁秤倒臭射豹
留凌高唐凉粉益烟海浮宽通桑绣）

十二画

（琴斑越博喜搜葫散葛蕫葎葡落萱萹韩戟朝楮棱棉棕逼粟酢硬紫量蛤黑铺链鹅筋番猩猴阔粪湖）

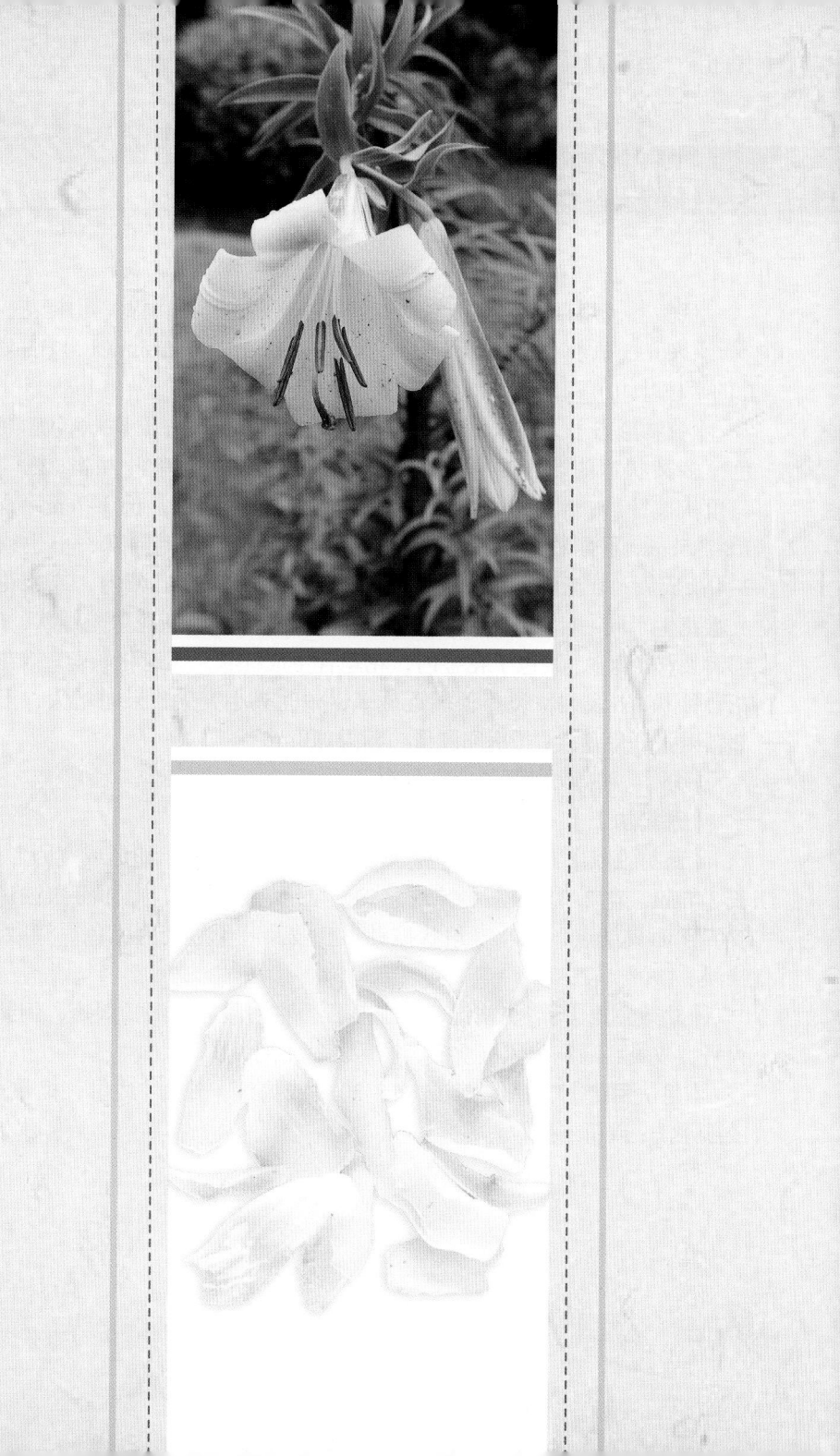

青凡木

【别　　名】 庙公仔、鸡肾叶、乌漆臼、青漆、鬼画符、山桂花。

【来　　源】 为大戟科植物黑面神 *Breynia fruticosa*（L.）Hank. f. 的嫩枝叶。

【植物形态】 灌木。树皮灰褐色，枝上部常呈压扁状，紫红色，多叉状弯曲，表面有细小皮孔，小枝灰绿色。单叶互生；托叶三角状披针形；叶片革质，菱状卵形、卵形或阔卵形，长 3~7cm，宽 1.8~3.5cm，下面粉绿色，具细点。花小，单性，雌雄同株，单生或 2~4 朵成簇；雌花位于小枝上部，雄花位于小枝下部叶腋内，或雌花及雄花生于同一叶腋内，或分别生于不同小枝上；雌花花萼陀螺状，6 细齿裂；雄蕊 3，紧包于花萼内，花丝合生成柱状，无退化雌蕊；雄花花萼钟状，6 浅裂，裂片顶端近截平，中间具小突尖，果时增大，上部辐射张开呈盘状；子房卵圆形。蒴果球形。

【分　　布】 广西各地有分布。

【采集加工】 全年均可采收，晒干或鲜用。

【药材性状】 嫩枝紫红色。叶具短柄；叶片革质，卵形或宽卵形，长 3~6cm，宽 2~3.5cm，端钝或急尖，全缘，灰白色，上面有虫蚀斑纹，下面具细点，托叶三角状披针形。枝及叶干后变为黑色。气微，味淡、微涩。

【功效主治】 清热祛湿，活血解毒。主治腹痛吐泻，湿疹，缠腰火丹，皮炎，漆疮，风湿痹痛，产后乳汁不通，阴痒。

【用法用量】 内服：煎汤，15~30g；或捣汁。外用：适量，捣敷；或煎水洗；或研末撒。

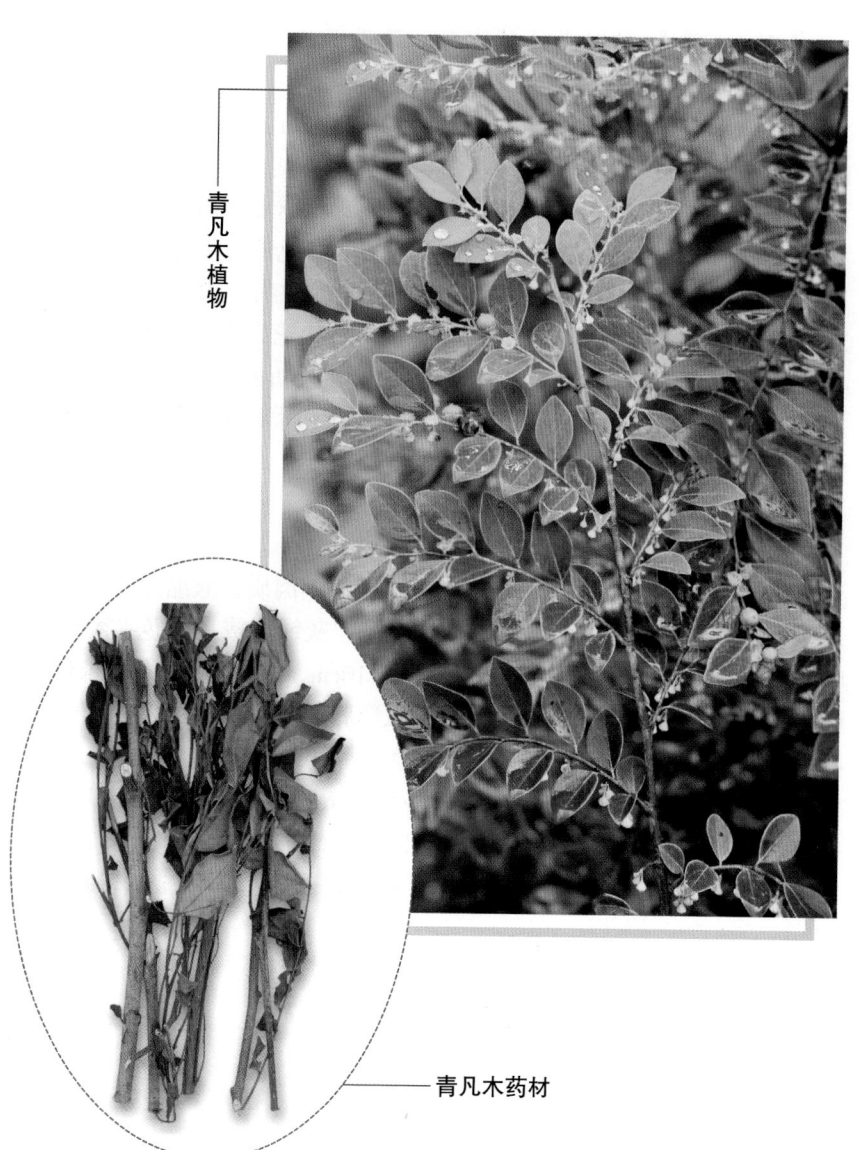

青凡木植物

青凡木药材

青天葵

【别　　名】 独叶莲、独脚莲、珍珠叶、天葵、入地珍珠、假天麻。

【来　　源】 为兰科植物毛唇芋兰 *Nervilia fordii*（Hance）Schltr. 的全草。

【植物形态】 宿根小草本。块茎球形或扁球形，肉质，白色。叶基生，常 1 片，稀 2 片；叶柄下部管状、紫红色的叶鞘包围；叶片膜质，卵状心形，长 5~10cm，宽 8~12cm，先端急尖，边缘波状，约具 20 条明显的叶脉，小脉纵横交错成网状。总状花序从块茎抽出，有花 4~9 朵；花先于叶开放，常下垂，淡绿色，具反折的线形小苞片；萼片与花瓣几相等，线状披针形，仅上部略张开；唇瓣白色带紫，合抱蕊柱，上部 3 裂，先端和中部密被白色长柔毛。

【分　　布】 广西主要分布于隆林、昭平、永福。

【采集加工】 夏季采收，洗净晒干。

【药材性状】 全草卷缩或缠绕成团。块茎肉质，皱缩成不规则的扁平状，直径 5~12mm，类白色。叶皱缩，灰绿色或黄绿色，膜质柔韧，展平后呈卵圆形或卵状心形，长 5~10cm，宽 8~12cm，先端钝或微尖，基部心形，边缘微液状，基出弧形脉约 20 条，呈膜翅状凸起；叶柄稍扁，灰黄色，有细纵纹。微有草菇香气，味微甘。

【功效主治】 润肺止咳，清热解毒，散瘀止痛。主治肺热咳嗽，结核病，口腔炎，咽喉肿痛，疮疡肿毒，跌打损伤。

【用法用量】 内服：煎汤，9~15g。外用：适量，捣敷。

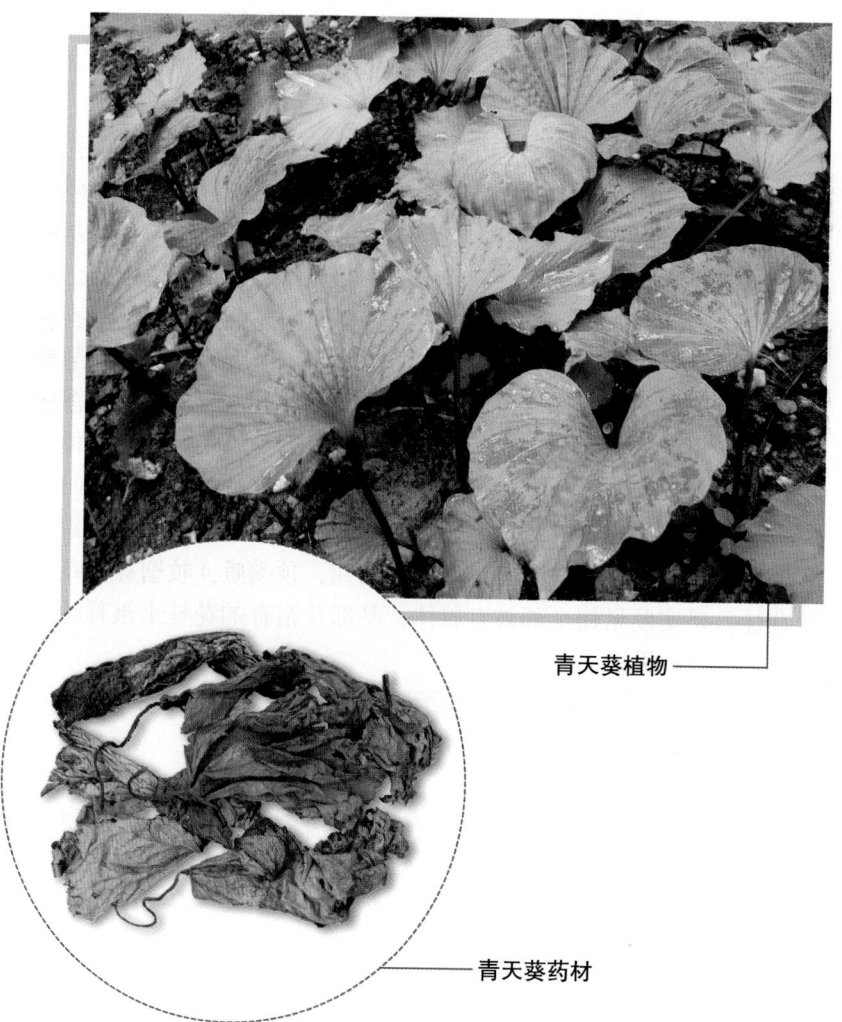

青天葵植物

青天葵药材

青钱柳

【别　　名】 青钱李、山麻柳、山化树、摇钱树、麻柳。

【来　　源】 为胡桃科植物青钱柳 *Cyclocarya paliurus*（Batal.）Iljinsk. 的叶。

【植物形态】 乔木。树皮灰色；枝条黑褐色，具灰黄色皮孔。芽密被锈褐色盾状着生的腺体。奇数羽状复叶长约 20cm，具 7~9 小叶；小叶纸质；长椭圆状卵形至阔披针形，长 5~14cm，宽 2~6cm，基部歪斜，阔楔形至近圆形，顶端钝或急尖、稀渐尖；叶缘具锐锯齿，上面被有腺体，仅沿中脉及侧脉有短柔毛，下面网脉明显凸起，被有灰色细小鳞片及盾状着生的黄色腺体，沿中脉和侧脉生短柔毛，侧脉腋内具簇毛。雄性葇荑花序 3 条或稀 2~4 条成一束生于总梗上，总梗自 1 年生枝条的叶痕腋内生出；花序轴密被短柔毛及盾状着生的腺体。雄花具花梗。雌性葇荑花序单独顶生，花序轴常密被短柔毛，老时毛常脱落而成无毛，在其下端不生雌花的部分被锈褐色毛的鳞片。果实扁球形，中部围有水平方向的革质圆盘状翅，顶端具 4 枚宿存的花被片及花柱，果实及果翅全部被有腺体，基部及宿存的花柱上被稀疏的短柔毛。

【分　　布】 广西主要分布于融水、永福、乐业、东兰。

【采集加工】 全年均可采收。晒干。

【药材性状】 叶片多破碎，完整者宽披针形，长 5~14cm，宽 2~6cm，先端渐尖，基部偏斜，边缘有锯齿，上面灰绿色，下面黄绿色或褐色，有盾状腺体，革质。气清香，味淡。

【功效主治】 清热消肿，消渴，解毒，止痛。主治顽癣，降血糖。

【用法用量】 内服：煎汤，15~30g。外用：适量，捣烂外洗。

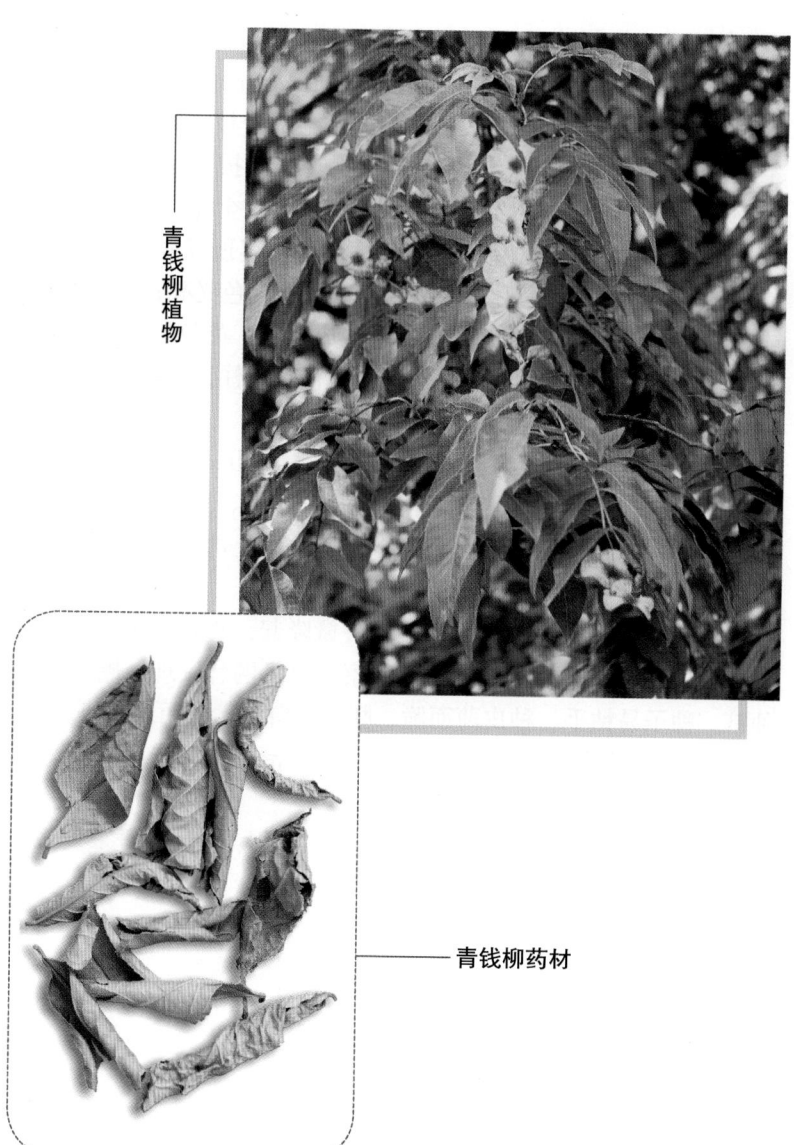

青钱柳植物

青钱柳药材

青葙子

【别　　名】 草决明、野鸡冠花子、狗尾巴子、牛尾巴花子。

【来　　源】 为苋科植物青葙 Celosia argentea L. 的种子。

【植物形态】 草本。茎直立，通常上部分枝，绿色或红紫色，具条纹。单叶互生；叶片纸质，披针形或长圆披针形，长 5~9cm，宽 1~3cm，先端尖或长尖，基部渐狭且稍下延，全缘。花着生甚密，初为淡红色，后变为银白色，穗状花序单生于茎顶或分枝顶，呈圆柱形或圆锥形，苞片、小苞片和花被片干膜质，白色光亮；花被片 5，白色或粉红色，披针形；雄蕊 5，下部合生成杯状，花药紫色。胞果卵状椭圆形，盖裂，上部作帽状脱落，顶端有宿存花柱，包在宿存花被片内。种子扁圆形，黑色，光亮。

【分　　布】 广西主要分布于那坡、马山、防城、灵山、北流、平南、昭平、贺州、钟山、平乐、全州、龙胜。

【采集加工】 7~9 月种子成熟，割取地上部分或摘取果穗晒干，搓出种子，过筛或簸净果壳等杂质即可。

【药材性状】 种子扁圆形，中央微隆起，直径 1~1.8mm。表面黑色或红黑色，光亮，于放大镜下观察，可见网状纹理，侧边微凹处为种脐。种子易粘手，种皮薄而脆，胚乳类白色。气无，味淡。

【功效主治】 清肝火，明目退翳。主治目赤肿痛，眼生翳膜，视物昏花，高血压病。

【用法用量】 内服：煎汤，3~15g。外用：适量，研末调敷；捣汁灌鼻。

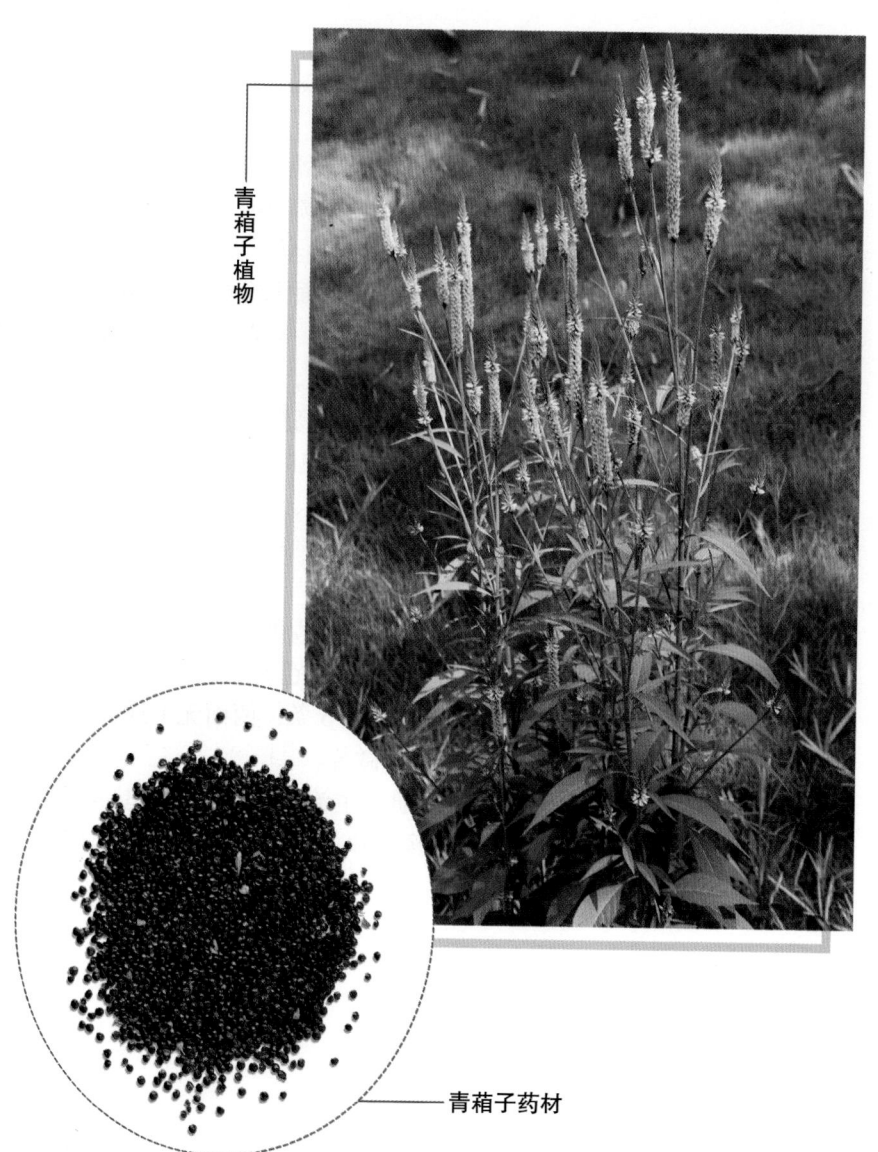

青葙子植物

青葙子药材

青藤仔

【别　　名】 侧鱼胆、蟹角胆藤、金丝藤、香花藤。

【来　　源】 为木犀科植物青藤仔 *Jasminum nervosum* Lour. 的茎、叶。

【植物形态】 攀援灌木。小枝圆柱形，光滑无毛或微被短柔毛。叶对生，单叶，叶片纸质，卵形、窄卵形、椭圆形或卵状披针形，长2.5~13cm，宽0.7~6cm，先瑞急尖、钝、短渐尖至渐尖，基部宽楔形、圆形或截形，稀微心形，基出脉3或5条，两面无毛或在下面脉上疏被短柔毛；叶柄具关节。聚伞花序顶生或腋生，有花1~5朵，通常花单生于叶腋；苞片线形；花芳香；花萼常呈白色，无毛或微被短柔毛，裂片7~8枚，线形，果时常增大；花冠白色，高脚碟状，花冠裂片披针形，先端锐尖至渐尖。果球形或长圆形，成熟时由红变黑。

【分　　布】 广西主要分布于宁明、防城、马山、宾阳、德保、那坡、隆林、南丹、鹿寨、河池、龙州、大新、天等。

【采集加工】 全年均可采收，切段，晒干。

【药材性状】 茎枝圆柱形，黄褐色。叶稍卷曲，展开呈卵形、窄卵形、椭圆形或卵状披针形，先瑞急尖、钝、短渐尖至渐尖，基部宽楔形、圆形或截形，稀微心形，基出脉3或5条，两面无毛或在下面脉上疏被短柔毛；叶柄具关节。气微，味微苦。

【功效主治】 清利湿热，拔脓生肌。主治湿热黄疸，湿热痢疾，阴部痒肿疼痛，带下，劳伤腰痛，疮疡脓肿、溃疡，疥疮，跌打损伤。

【用法用量】 内服：煎汤，5~10g。外用：适量，捣敷。

青藤仔药材

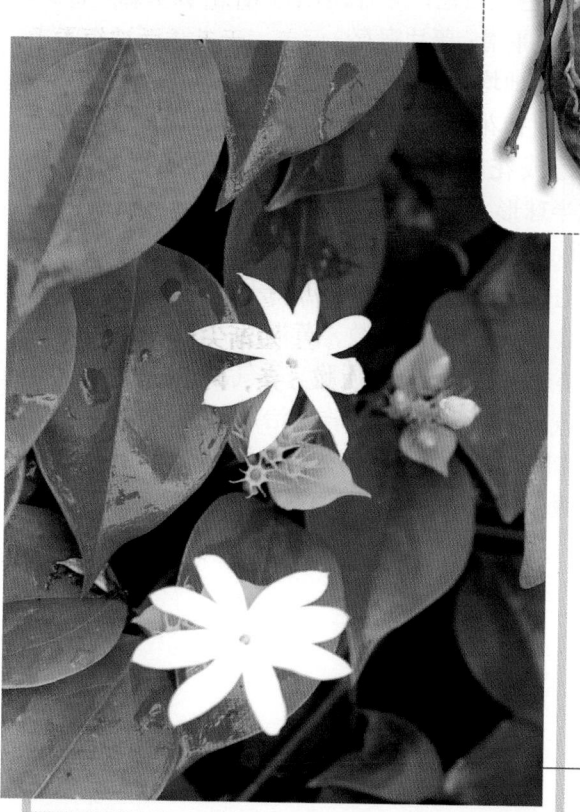

青藤仔植物

玫瑰花

【别　　名】 徘徊花、笔头花、湖花、刺玫花、刺玫菊。

【来　　源】 为蔷薇科植物玫瑰 *Rosa rugosa* Thunb. 的花。

【植物形态】 直立灌木。枝干粗壮，有皮刺和刺毛，小枝密生绒毛。羽状复叶；叶柄及叶轴上有绒毛及疏生小皮刺和刺毛；托叶大部附着于叶柄上；小叶 5~9 片，椭圆形或椭圆状倒卵形，长 2~5cm，宽1~2cm，边缘有钝锯齿，质厚，上面光亮，多皱，无毛，下面苍白色，具柔毛及腺体，网脉显著。花单生或 3~6 朵聚生；花梗有绒毛和刺毛；花瓣 5 或多数；紫红色或白色，芳香；花柱离生，被柔毛，柱头稍凸出。果扁球形，红色，平滑；萼片宿存。

【分　　布】 广西各地均有栽培。

【采集加工】 春末夏初花将开放时采收，及时低温干燥。

【药材性状】 花蕾或花略呈球形、卵形或不规则团块，直径1.5~2cm；花托壶形或半球形，与花萼基部相连，花托无宿梗或有短宿梗；萼片 5 枚，披针形，黄绿色至棕绿色，伸展或向外反卷，其内表面（上表面）被细柔毛，显凸起的中脉；花瓣 5 片或重瓣，广卵圆形，多皱缩，紫红色，少数黄棕色；雄蕊多数，黄褐色，着生于花托周围；有多数花柱在花托口集成头状。体轻，质脆。香气浓郁，味微苦涩。

【功效主治】 理气解郁，和血调经。主治肝气郁结所致胸膈满闷，胸胁胀痛，乳房作胀，月经不调，泻痢，带下，跌打损伤，痈肿。

【用法用量】 内服：煎汤，3~10g；浸酒或泡茶饮。

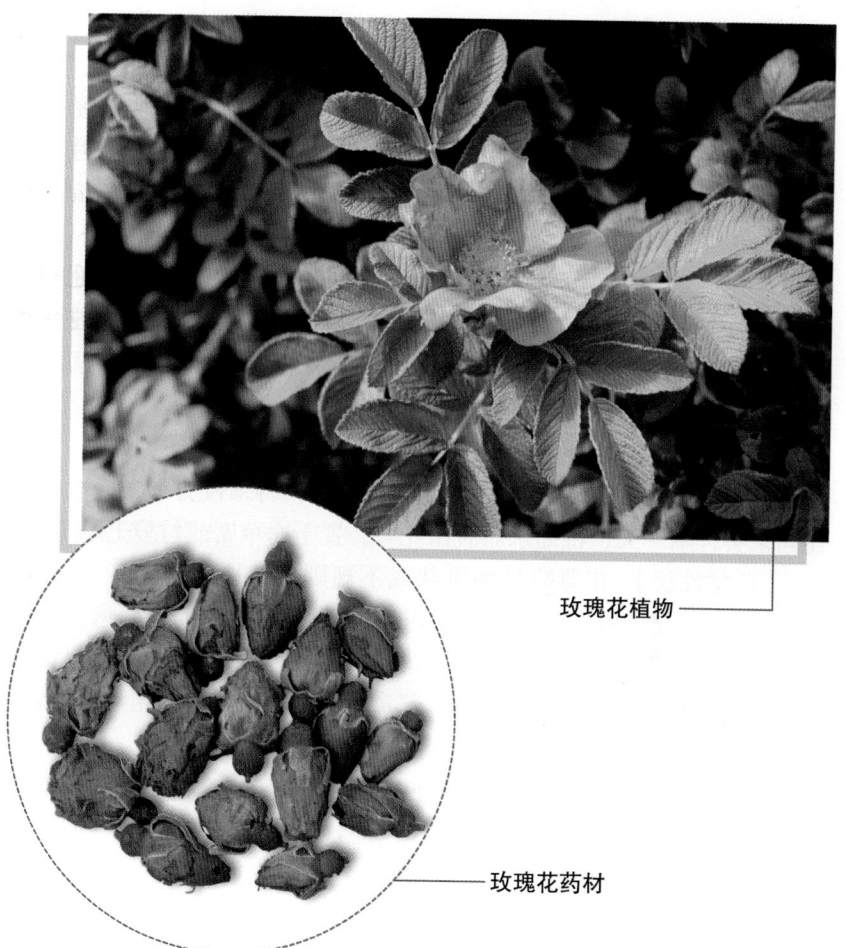

玫瑰花植物

玫瑰花药材

玫瑰茄

【别　　名】 红金梅、红梅果、洛神葵、洛济葵。

【来　　源】 为锦葵科植物玫瑰茄 *Hibiscus sabdariffa* L. 的花萼。

【植物形态】 直立草本。茎淡紫色，无毛。叶异形；叶柄疏被长柔毛；托叶线形，疏被长柔毛；下部的叶卵形，不分裂，上部的叶掌状 3 深裂，裂片披针形，长 2~8cm，宽 5~15mm，具锯齿，先端钝或渐尖，基部圆形至宽楔形，两面均无毛；主脉 3~5 条，背面中肋具腺。花单生于叶腋，近无梗；小苞片红色，肉质，披针形，疏被长硬毛，近顶端具刺状附属物，基部与萼合生；花萼杯状，淡紫色，疏被刺和粗毛，基部 1/3 处合生，裂片 5，三角状渐尖形；花黄色，内面基部深红色。蒴果卵球形，密被粗毛，果片 5。种子肾形。

【分　　布】 广西零星栽培。

【采集加工】 11 月中下旬，叶黄籽黑时，将果枝剪下，摘取花萼连同果实，晒一天，待缩水后脱出花萼，置干净草席或竹箩上晒干。

【药材性状】 花萼略呈圆锥状或不规则形，长 2.5~4cm，直径约 2cm，紫红色至紫黑色，5 裂，裂片披针形，下部可见与花萼愈合的小苞片，约 10 裂，披针形，基部具有去除果实后留下的空洞，花冠黄棕色，外表面有线状条纹，内表面基部黄褐色，偶见稀疏的粗毛。体轻，质脆。气微清香，味酸。

【功效主治】 敛肺上咳，降血压，解酒。主治肺虚咳嗽，高血压，醉酒。

【用法用量】 内服：煎汤，9~15g；或开水泡。

玫瑰茄植物

玫瑰茄药材

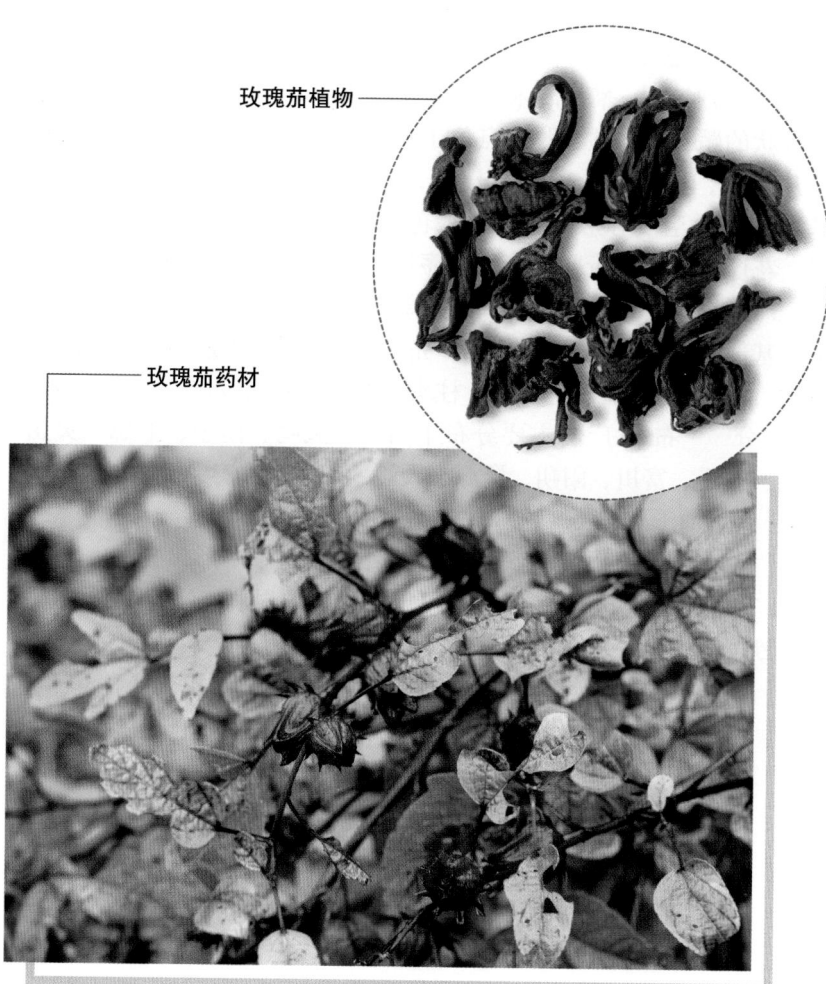

抱茎菝葜

【别　　名】 九牛力、穿鞘菝葜、翅柄菝葜。

【来　　源】 为百合科植物抱茎菝葜 *Smilax ocreata* A. DC. 的根茎。

【植物形态】 攀援灌木。茎通常疏生刺。叶互生；叶柄基部两侧具耳状的鞘，有卷须，脱落点位于近中部，鞘外折或近直立，抱茎；叶片革质，卵形或椭圆形，长 9~20cm，宽 4.5~15cm，先端短渐尖，基部宽楔形至浅心形，下面淡绿色。伞形花序 10~30 个排成圆锥花序，花序轴多少迴折状，伞形花序每 2~7 个簇生或近轮生轴上；花单性，雌雄异株；花被片 6，黄绿色；雄花外花被片条形，内花被片披针形，基部比上部宽得多，雄蕊 6，完全离生，花药条形；雌花与雄花近等大，退化雄蕊 3，子房 3 室，柱头 3 裂。浆果球形。

【分　　布】 广西主要分布于马山、武鸣、南宁、上思、灵山、平南、岑溪、富川、阳朔、资源、天峨、南丹、都安、田林、隆林。

【采集加工】 秋、冬季采挖，洗净，切片，晒干。

【药材性状】 根状茎呈不规则结节状圆柱形，扭曲，直径 0.8~1.7cm，表面黄棕色，粗糙，可见明显的须根痕，质较硬，不易折断，断面类白色，纤维状。气微，味淡。

【功效主治】 清热利湿。主治风湿痹痛，尤宜于湿热证者。

【用法用量】 内服：煎汤，15~18g。

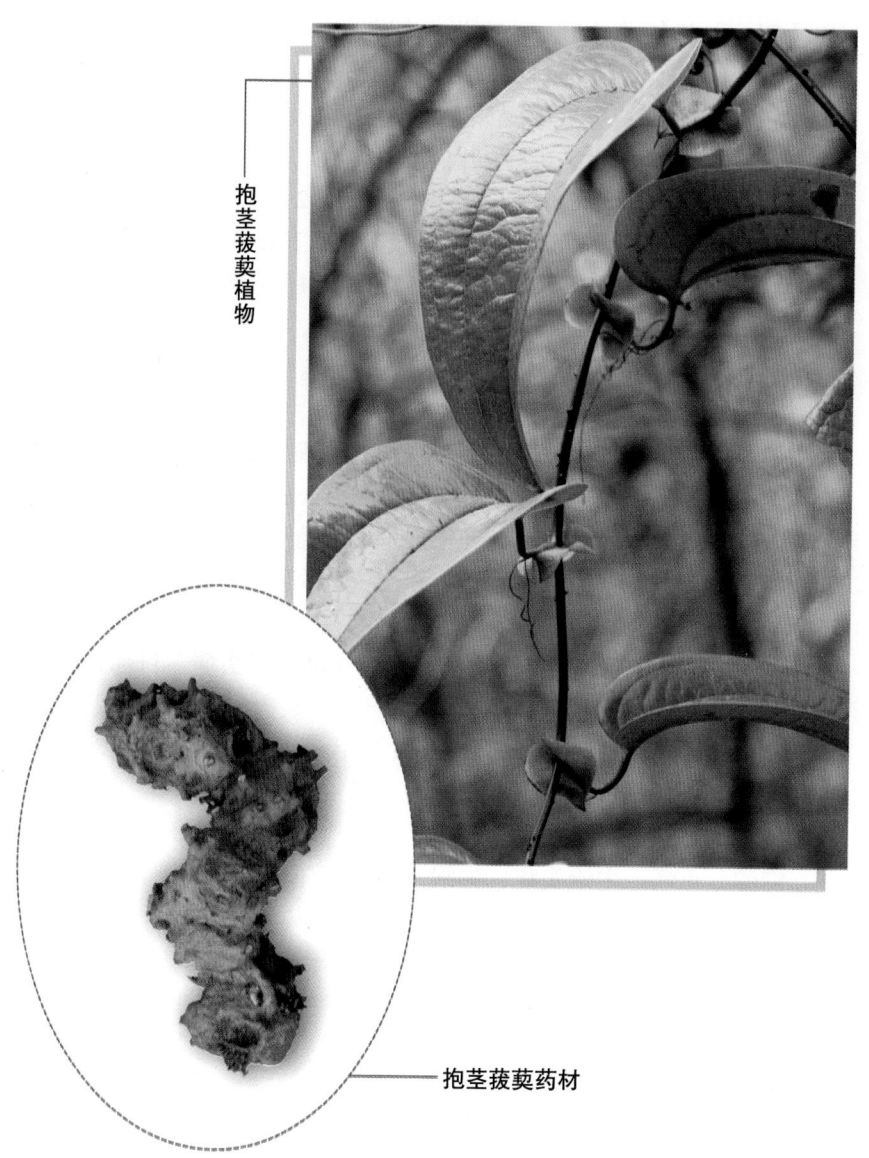

抱茎菝葜植物

抱茎菝葜药材

茉莉花

【别　　名】　白末利、小南强、柰花、末梨花。

【来　　源】　为木犀科植物茉莉 *Jasminum sambac* (L.) Ait. 的花。

【植物形态】　直立或攀援灌木。小枝圆柱形或稍压扁状，有时中空，疏被柔毛。叶对生，单叶；叶柄被短柔毛，具关节；叶片纸质，圆形、卵状椭圆形或倒卵形，长 4~12.5cm，宽 2~7.5cm，两端圆或钝，基部有时微心形，除下面脉腋间常具簇毛外，其余无毛。聚伞花序顶生，通常有花 3 朵，有时单花或多达 5 朵；花序梗被短柔毛，苞片微小，锥形；花极芳香；花萼无毛或疏被短柔毛，裂片线形；花冠白色，花冠裂片长圆形至近圆形。果球形，呈紫黑色。

【分　　布】　广西全区均有栽培。

【采集加工】　花于夏季初开时采收，立即晒干或烘干。

【药材性状】　花多呈扁缩团状，长 1.5~2cm，直径约 1cm。花萼管状，有细长的裂齿 8~10 个。花瓣展平后呈椭圆形，长约 1cm，宽约 5mm，黄棕色至棕褐色，表面光滑无毛，基部连合成管状。质脆。气芳香，味涩。

【功效主治】　理气止痛，辟秽开郁。主治头晕头痛，目赤，胸闷不舒，湿浊泻痢，疮毒。

【用法用量】　内服：煎汤，3~10g；或代茶饮。外用：适量，煎水洗目或菜油浸滴耳。

附：茉莉花根

麻醉，止痛。主治头痛，失眠，龋齿疼痛，跌打损伤。内服：研末，1~1.5g；或磨汁。外用：适量，捣敷；或塞龋洞。

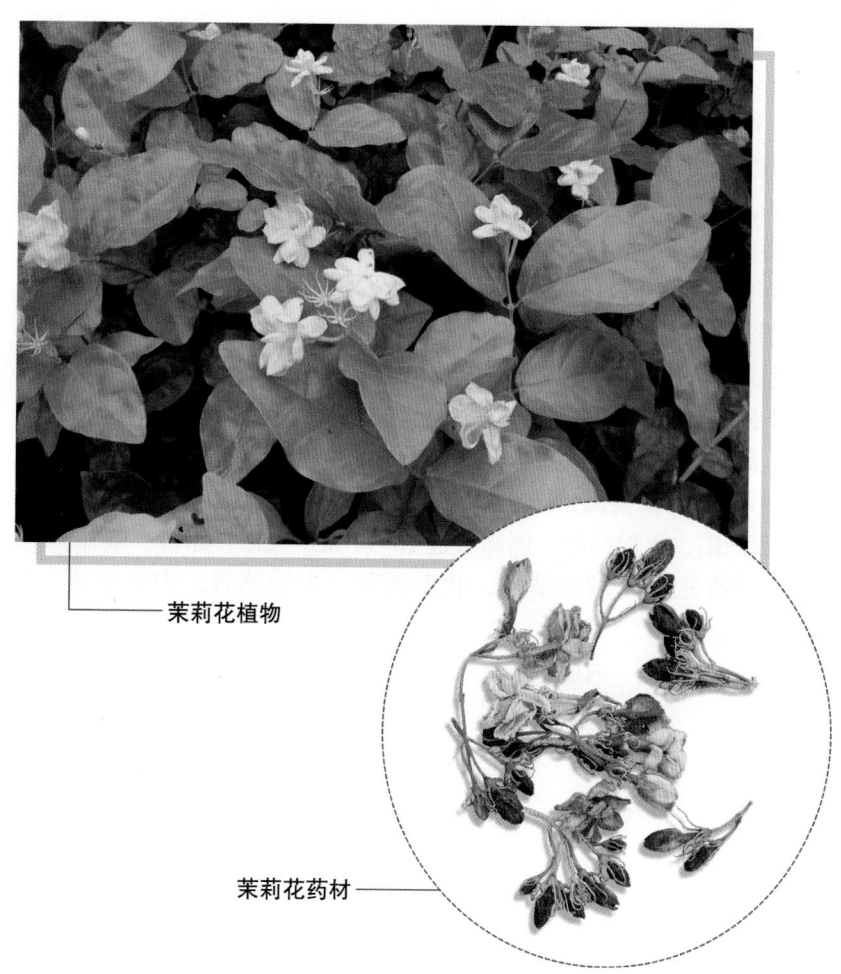

茉莉花植物

茉莉花药材

苦丁茶

【别　　名】 大叶茶。

【来　　源】 为冬青科植物苦丁茶 *Ilex kudingcha* C. J. Tseng 的叶。

【植物形态】 常绿乔木。小枝粗壮，棕色，具棱，秃净无毛。单叶互生，叶片厚革质，长圆状椭圆形或卵状矩圆形，长 14~28cm，宽 6~8cm，顶端短尖或钝圆，基部阔楔形，边缘有钝锯齿，两面光滑无毛；嫩叶呈黄绿色，老叶浓绿色；中脉在上面凹陷，下面凸起，侧脉每边 10~14 条；叶柄直径 2~3mm。花数朵排成假圆锥花序，雌雄异株；花单性，4 数；花瓣淡黄色，长圆形或倒卵形。果圆球形。

【分　　布】 广西主要分布于大新、武鸣、天峨。

【采集加工】 叶全年可采收，除去杂质晒干。

【药材性状】 叶片革质，橄榄绿或浅棕色，多皱缩，完整者卵状披针形或卵状长椭圆形，长 12~26cm，宽 6~8cm，边缘有锯齿，中脉在上面凹陷，下面凸起，侧脉每边 10~14 条。气微，味苦、微甘。

【功效主治】 解暑清热，化湿消积。主治感冒，中暑发热，黄疸，痢疾。

【用法用量】 内服：煎汤，3~10g。

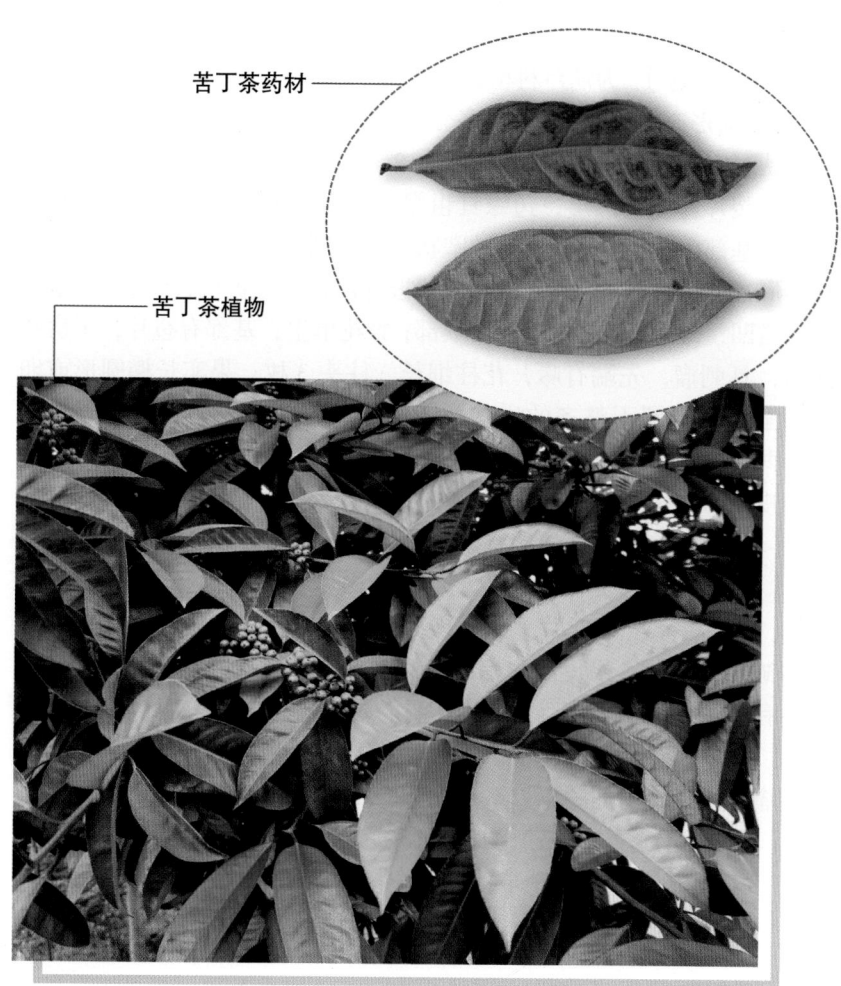

苦丁茶药材

苦丁茶植物

苦 瓜

【别　　名】 锦荔枝、癞葡萄、红姑娘、凉瓜、癞瓜、红羊。

【来　　源】 为葫芦科植物苦瓜 Momordica charantia L. 的果实。

【植物形态】 攀缘草本。多分枝；卷须不分枝，纤细。叶片卵状椭圆状肾形或近圆形，长宽约为 4~12cm，膜质，脉上被微柔毛，5~7 深裂，裂片卵状长圆形，边缘具粗锯齿或者不规则的小裂片，先端钝圆形，基部弯曲成半圆形；叶脉掌状。雌雄同株；雄花单生，苞片肾状圆心形，萼筒钟形，5 裂，裂片卵状披针形，花冠黄色，5 裂，先端钝圆或微凹，雄蕊 3，贴生于萼筒喉部；雌花单生，基部有苞片，子房纺锤形，具刺瘤，先端有喙，花柱细长，柱头 3 枚。果实长椭圆形或卵形，全体具钝圆不整齐的瘤状凸起，成熟时橘黄色。种子椭圆形扁平，两端均有角状齿，两面均有凹凸不平的条纹，包于红色肉质的假种皮内。

【分　　布】 广西各地有栽培。

【采集加工】 夏秋季果实近成熟时采收，鲜用或晒干。

【药材性状】 苦瓜片呈椭圆形或矩圆形，宽 0.4~2cm，厚约 2~8mm，全体皱缩，弯曲，果皮浅灰棕色，粗糙，有纵皱或瘤状凸起，中间有时夹有种子或种子脱落后留下的孔洞。质脆，易断。气微，味苦。

【功效主治】 祛暑清热，明目，解毒。主治暑热烦渴，消渴，赤眼疼痛，痢疾，疮痈肿毒。

【用法用量】 内服：煎汤，6~15g，鲜品 30~60g；或煅存性研末。外用：适量，鲜品捣敷；或取汁涂。

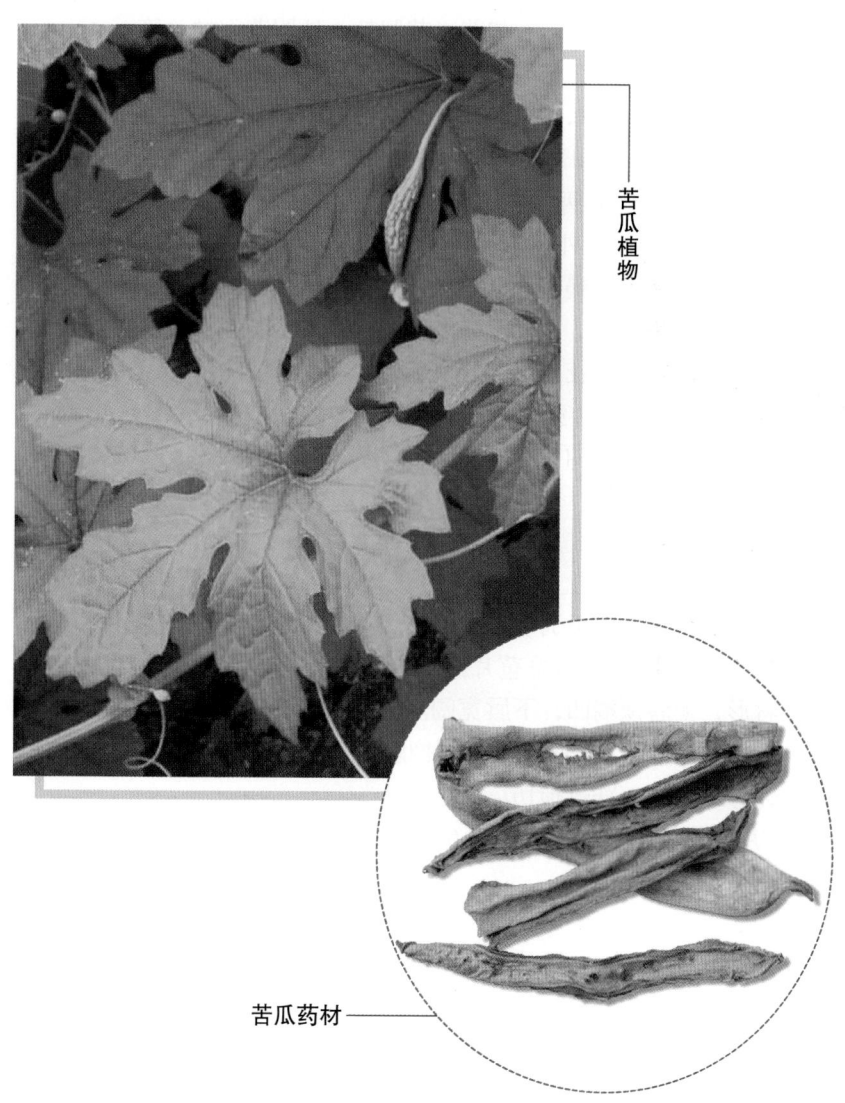

苦瓜植物

苦瓜药材

苦玄参

【别　　名】 鱼胆草、苦草、苦胆草、地胆草、蛇总管。

【来　　源】 为玄参科植物苦玄参 *Picria felterrae* Lour. 的全草。

【植物形态】 草本。全株被短粗毛。节上生根；枝有条纹，节常膨大。叶对生；叶片卵形，有时几为圆形，长 3~5cm，宽 2~3 cm，先端急尖，基部下延于柄，边缘有圆钝锯齿，两面被短毛。总状花序，苞片细小；萼裂片 4，外面 2 片长圆状卵形，果时增大，基部心形，有网脉；花冠白色或红褐色，上唇直立，基部很宽，向上较狭变舌状，先端微凹，下唇宽阔，3 裂，中裂向前凸出；雄蕊 4，前方一对退化，着生于花冠管喉部，花丝贴生于花冠，凸起很高，密生长毛，先端膨大而弓曲，花丝游离。蒴果卵形，包于宿萼内。种子多数。

【分　　布】 广西主要分布于龙州、平果、武鸣、忻城、梧州、苍梧。

【采集加工】 春、夏季采收，洗净，鲜用或晒干。

【药材性状】 节上生根，枝分叉，有条纹，被短糙毛，节常膨大。叶多破碎，完整叶片卵圆形，长 3~5cm，边缘有圆钝锯齿，两面均被糙毛。总状花序的总苞片细小；萼裂 4，分生；花冠白色或红褐色，唇形，上唇顶端凹，下唇宽阔。气微，味苦。

【功效主治】 清热解毒，消肿止痛。主治感冒风热，咽喉肿痛，痢疾，毒蛇咬伤，跌打损伤。

【用法用量】 内服：煎汤，6~9g。

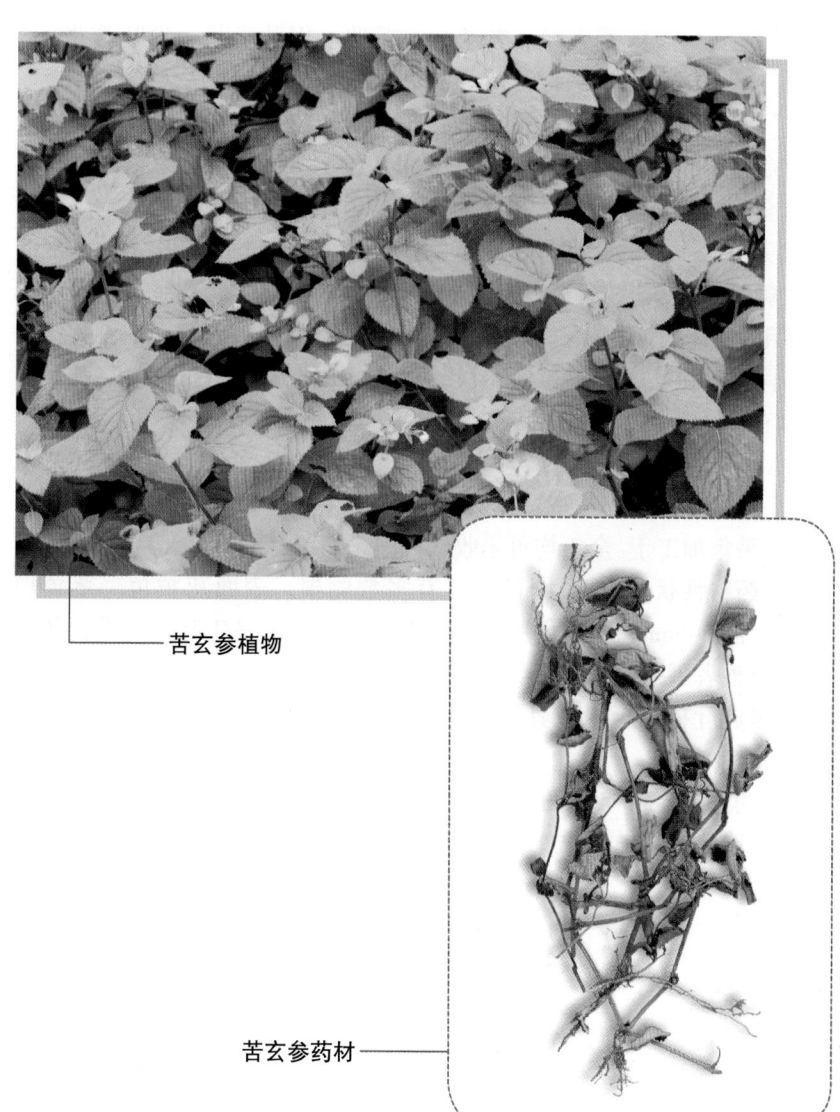

苦玄参植物

苦玄参药材

苦苣菜

【别　　名】 野苦荬、苦菜、滇苦菜、田苦卖菜、尖叶苦菜。

【来　　源】 为菊科苦苣菜 *Sonchus oleraceus* L. 的全草。

【植物形态】 草本。根纺锤状。茎部分枝或上部分枝，无毛或上部有腺毛。叶柔软无毛，长 10~18cm，宽 5~7cm，羽状深裂、大头状羽状全裂或羽状半裂，顶裂片大或顶端裂片有侧生裂片等大，边缘有刺状尖齿，下部的叶柄有翅，基部扩大抱茎，中上部的叶无柄，基部宽大戟耳形。头状花序在茎端排成伞房状；梗或总苞下部，初期有蛛丝状毛，有时有疏腺毛；总苞钟状，暗绿色；总苞片 2~3 列；舌状花黄色，两性，结实。瘦果长椭圆状倒卵形，压扁，亮褐色、褐色或肉色，边缘有微齿，两面各有 3 条高起的纵肋，肋间有细皱纹；冠毛毛状，白色。

【分　　布】 广西各地均有分布。

【采集加工】 全年均可采收，洗净，切段，晒干。

【药材性状】 主根圆柱形，有多数侧根，表面灰黄色。茎黄白色，直径 2~5nm，质硬而脆，断面髓部呈白色。基生叶多皱缩，灰绿色，完整者展平后呈线形或线状长圆形，长 7~20cm，先端稍钝，基部下延成叶柄，全缘或具小齿。花茎上叶小，无柄，略抱茎。气微，味苦。

【功效主治】 清热解毒，凉血止血。主治肝炎，胃肠炎，痢疾，衄血，咯血，吐血，便血，痔疮，妇女倒经，产后瘀血腹痛，疮疡肿毒。

【用法用量】 内服：煎汤，50~100g。外用：适量，捣敷。

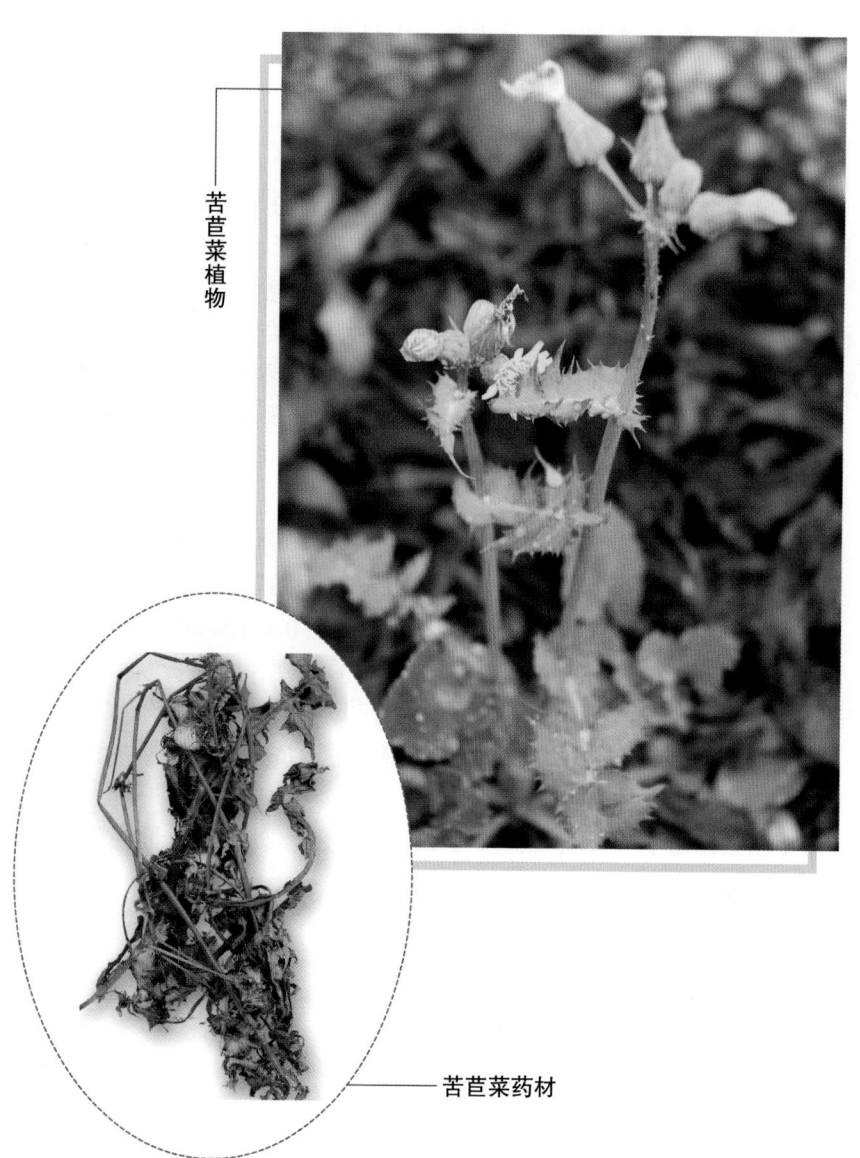

苦苣菜植物

苦苣菜药材

苦李根

【别　名】梨罗根、红点秤、山绿篱根、黎头根、琉璃根、土黄柏、长叶鼠李根。

【来　源】为鼠李科植物长叶冻绿 *Rhamnus crenata* Sieb. et Zucc. 的根。

【植物形态】落叶灌木或小乔木。幼枝带红色，被毛，后脱落。叶互生；叶柄被密柔毛；叶片纸质，倒卵状椭圆形、披针状椭圆形或倒卵形，长 4~14cm，宽 2~5cm，先端渐尖，或短急尖，基部楔形或钝，边缘具锯齿，上面无毛，下面被柔毛或沿脉被柔毛。聚伞花序腋生，总花梗被柔毛；花单性异株，淡绿色或紫色；花萼 5 裂，裂片三角形，外面有疏微毛；花瓣 5，近圆形，先端 2 裂；雄蕊 5，与花瓣等长；子房上位，球形，无毛，3 室；花柱不分裂，柱头不明显。核果球形，成熟时黑色或紫黑色。种子青灰色，无沟。

【分　布】广西主要分布于南宁、武鸣、邕宁、平果、靖西。

【采集加工】全年可采，洗净，切碎，鲜用或晒干。

【药材性状】根圆柱形，略弯曲，直径 0.4~1.8cm，侧根较少，表面灰黄色至黄褐色，粗糙，具粗纵纹。质坚硬，不易折断，断面不平坦，灰白色。气微，味苦、微甘。

【功效主治】清热解毒，杀虫利湿。主治疥疮，顽癣，疮疖，湿疹，荨麻疹，跌打损伤。

【用法用量】内服：煎汤，3~5g；或浸酒。外用：适量，煎水熏洗；或捣敷；或研末调敷；或磨醋擦患处。

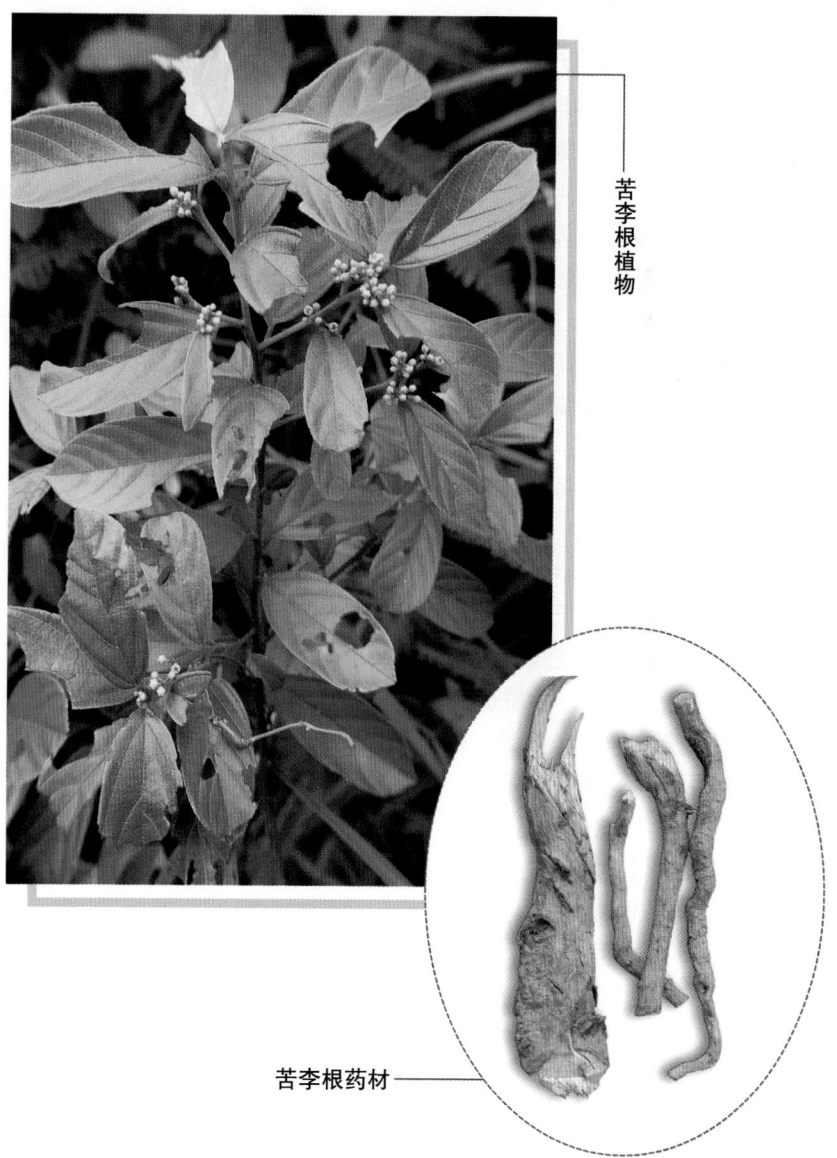

苦李根植物

苦李根药材

苦 参

【别　　名】 苦骨、川参、凤凰爪、牛参、地骨、野槐根、地参。

【来　　源】 为豆科植物苦参 *Sophora flavescens* Ait. 的根。

【植物形态】 落叶半灌木。根圆柱状，外皮黄白色。茎直立，多分枝具纵沟；幼枝被疏毛，后变无毛。奇数羽状复叶，长 20~25cm，互生；小叶 15~29，叶片被针形至线状披针形，长 3~4cm，宽 1.2~2cm，先端渐尖，基部圆，有短柄，全缘，背面密生平贴柔毛；托叶线形。总状花序顶生，被短毛；苞片线形，萼钟状，扁平，5 浅裂；花冠蝶形，淡黄白色；旗瓣匙形，翼瓣无耳，与龙骨瓣等长；雄蕊 10，花丝分离；子房柄被细毛，柱头圆形。荚果线形，先端具长喙，成熟时不开裂；种子间微缢缩，呈不明显的串珠状，疏生短柔毛。种子 3~7 颗，近球形，黑色。

【分　　布】 广西主要分布于那坡、隆林、乐业、凌云、资源、全州。

【采集加工】 全年可采，洗净，切碎，鲜用或晒干。

【药材性状】 根长圆柱形，下部常分枝，直径 1~6.5cm，表面棕黄色至灰棕色，具纵皱纹及横生皮孔；栓皮薄，常破裂反卷，易剥落，露出黄色内皮。质硬，不易折断，折断面纤维性。气微，味极苦。

【功效主治】 清热燥湿，祛风杀虫。主治湿热泻痢，黄疸，肠风便血，小便不利，水肿，带下，阴痒，疥癣，麻风，皮肤瘙痒，湿毒疮疡。

【用法用量】 内服：煎汤，3~14g；或入丸、散。外用：适量，煎水熏洗；或研末敷；或浸酒搽。

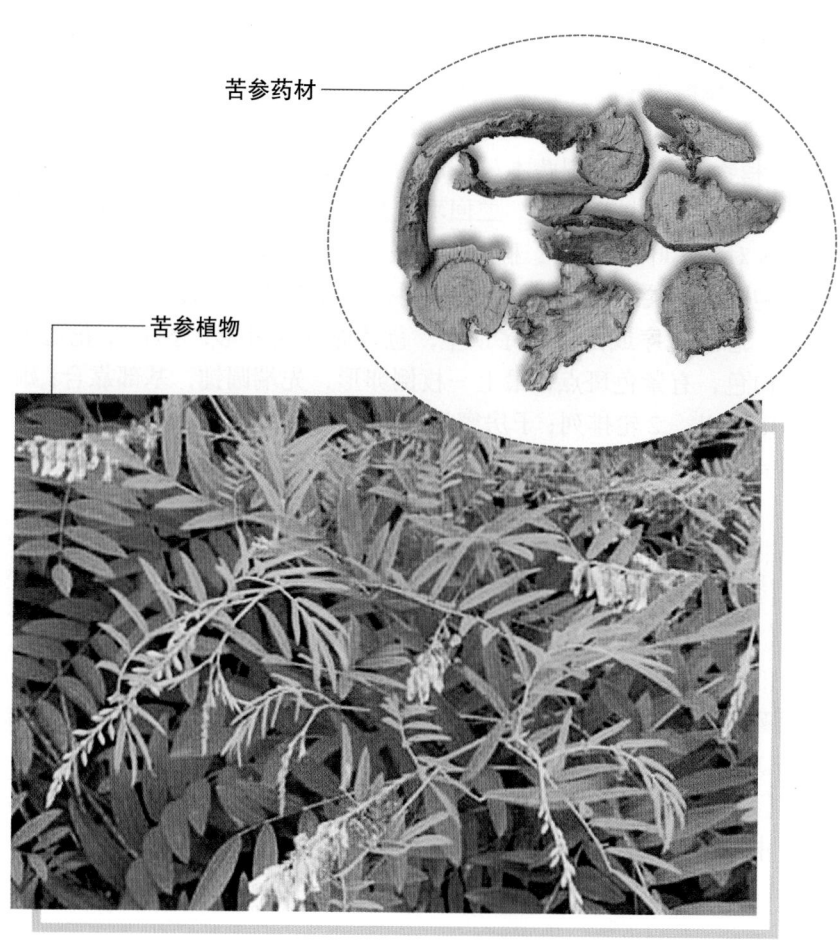

苦参药材

苦参植物

苦石莲

【别　　名】 南蛇簕、石莲子、老鸦枕头、猫儿核、广石莲子、石花生、盐棒头果。

【来　　源】 为豆科植物喙荚云实 *Caesalpinia minax* Hance 的种子。

【植物形态】 有刺藤本。各部均被短柔毛。根圆柱形，浅黄色。茎和叶轴上均有散生钩刺。二回羽状复叶，互生，托叶锥状而硬；羽片 5~8 对，小叶 6~12 对，椭圆形或长圆形，长 2~4cm，宽 1.1~1.7cm，先端钝圆或急尖，基部圆形，微偏斜，小叶柄甚短，其中有一枚小倒钩刺。总状花序或圆锥花序顶生，苞片卵状披针形；萼片 5；花冠蝶形，白色，有紫色斑点，最上一枚倒卵形，先端圆钝，基部靠合；雄蕊 10，离生，2 轮排列；子房密生细刺，花柱无毛。荚果长圆形，先端圆钝有喙，果瓣外面密生针状刺。种子长椭圆形，有环状纹。

【分　　布】 广西主要分布于南宁、邕宁、上林、都安、凌云、隆林、那坡。

【采集加工】 待果实成熟，连果序一起割下，取出种子，晒干。

【药材性状】 种子椭圆形，两端钝圆，长 1.2~2.2cm，直径 0.7~1.2cm，表面乌黑色，有光泽，有时可见横环纹或横裂纹，基部有种柄残基，其旁为小圆形的合点。质坚硬，极难破开。气微弱，味极苦。

【功效主治】 清热化湿，解毒，散瘀止痛。主治风热感冒，痢疾，淋浊，哕逆，痈肿，疮癣，跌打损伤，毒蛇咬伤。

【用法用量】 内服：煎汤，6~9g。外用：适量，煎水洗；或捣敷。

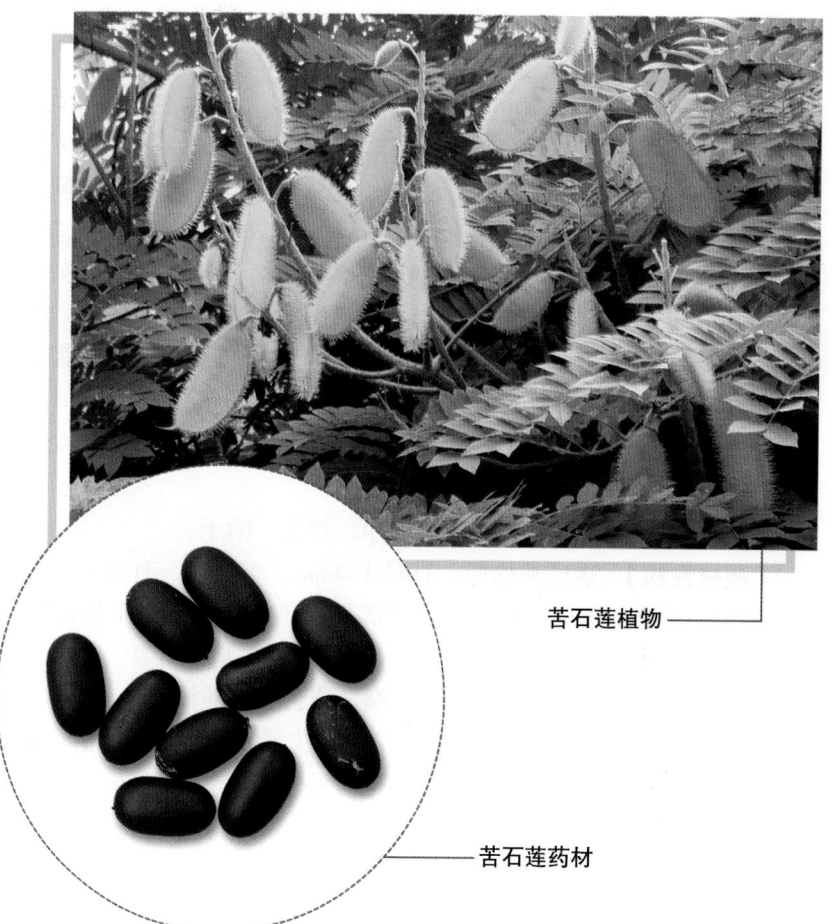

苦石莲植物

苦石莲药材

苦荬菜

【别　名】苦荬、老鹳菜、盘儿草、鸭舌草、苦球菜、兔仔草、牛舌草、土蒲公英、黄花菜。

【来　源】为菊科植物苦荬菜 *Ixeris denticulata*（Houtt.）Stebb. 的全草。

【植物形态】草本。茎直立，多分枝，紫红色。基生叶丛生，花期枯萎，卵形、长圆形或披针形，长 5~10cm，宽 2~4cm，先端急尖，基部渐窄成柄，边缘波状齿裂或羽状分裂，裂片边缘具细锯齿；茎生叶互生，舌状卵形，无柄，先端急尖，具细梗。外层总苞片小，内层总苞片 8，条状披针形；花全为舌状花，黄色，先端 5 齿裂。瘦果黑褐色，纺锤形，稍扁平，具短喙；冠毛白色。

【分　布】广西主要分布于贺州、钟山、恭城、灌阳、资源、南宁。

【采集加工】全年均可采收，洗净，切段，晒干。

【药材性状】茎呈圆柱形，直径 1~4mm，多分枝，有纵棱；表面紫红色至青紫色；质硬而脆，断面髓部呈白色。叶皱缩，完整者展开后呈舌状卵形，长 4~8cm，宽 1~4cm，先端尖，基部耳状，微抱茎，边缘具不规则锯齿，表面黄绿色。气微，味苦、微酸涩。

【功效主治】清热解毒，消肿止痛。主治咽喉肿痛，乳痈，黄疸，痢疾，淋证，带下，痈疖疔毒，跌打损伤。

【用法用量】内服：煎汤，9~15g，鲜品 30~60g。外用：适量，捣敷；或捣汁涂；或研末调搽；煎水洗或漱。

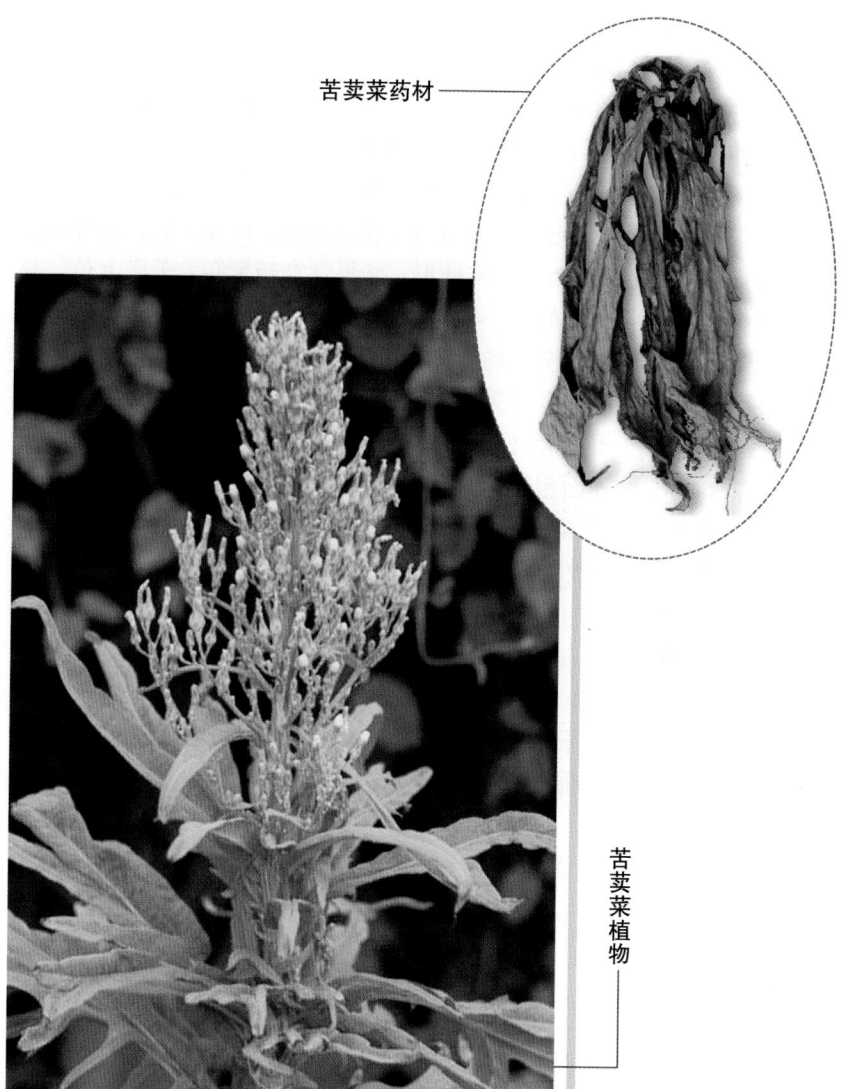

苦荬菜药材

苦荬菜植物

苦 楝

【别　　名】　楝树、翠书、苦楝皮、森树、金斗木、相心树。

【来　　源】　为楝科植物楝 *Melia azedarach* L. 的树皮。

【植物形态】　落叶乔木。树皮暗褐色，纵裂，老枝紫色，有多数细小皮孔。二至三回奇数羽状复叶互生；小叶卵形至椭圆形，长 3~7cm，宽 2~3cm，先端长尖，基部宽楔形或圆形，边缘有钝尖锯齿，上面深绿色，下面淡绿色。圆锥花序；花淡紫色；花萼 5 裂，裂片披针形，两面均有毛；花瓣 5，倒披针形；雄蕊管常暗紫色；子房上位。核果圆卵形或近球形，淡黄色，4~5 室，每室具 1 颗种子。

【分　　布】　广西全区均有分布。

【采集加工】　春、夏季采收，晒干。

【药材性状】　干皮呈不规则块片状、槽状或半卷筒状，长宽不一，厚 2~6mm；外表面粗糙，灰棕色或灰褐色，有交织的纵皱纹及点状灰棕色皮孔，除去粗皮者淡黄色；内表面类白色或淡黄色。质韧，不易折断，断面纤维性，呈层片状，易剥离成薄片，层层黄白相间，每层薄片均可见极细的网纹。气微，味苦。

【功效主治】　杀虫，疗癣。主治蛔虫病，钩虫病，蛲虫病，阴道滴虫病，疥疮，头癣。

【用法用量】　内服：煎汤，6~15g，鲜品 15~30g；或入丸、散。外用：适量，煎水洗；或研末调敷。

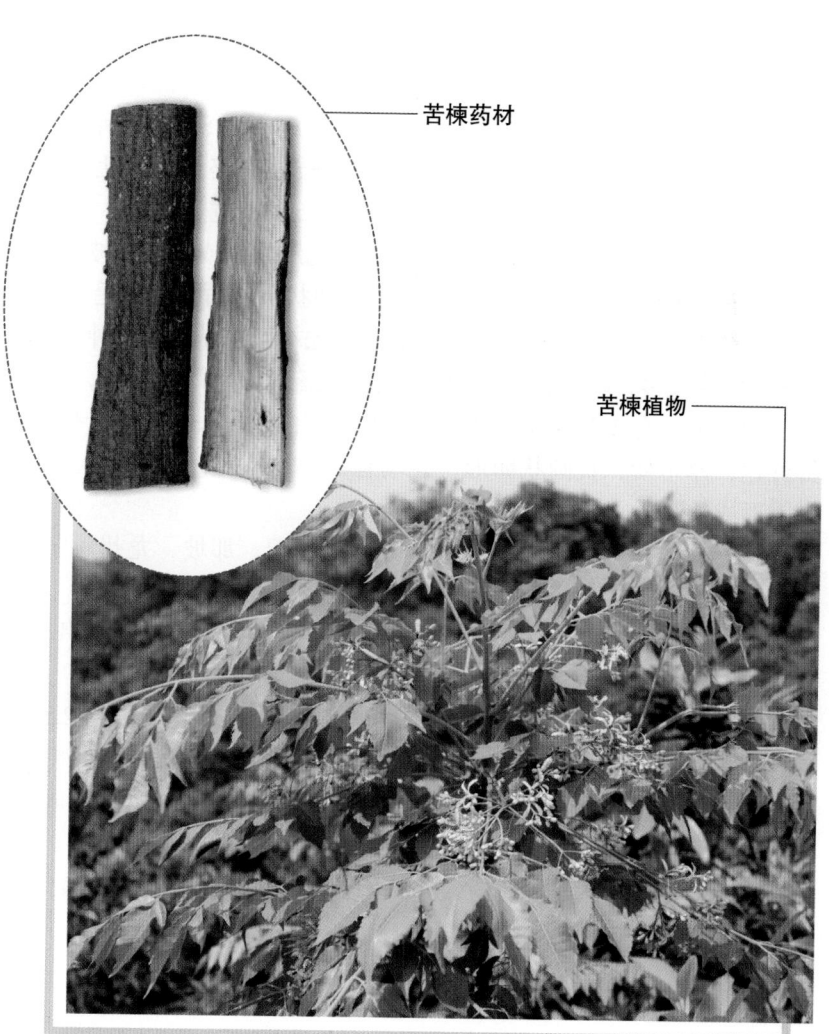

苦楝药材

苦楝植物

苹 婆

【别　名】罗晃子、苹婆果、九层皮、七姐果、富贵子、假九层皮、红皮果。

【来　源】为梧桐科植物苹婆 *Setrculia nobilis* Smith 的种子。

【植物形态】乔木。树皮黑褐色，小枝幼时略被星状毛。叶互生，叶片薄革质，长圆形或椭圆形，长 8~25cm，宽 5~15cm，先端急尖或钝，基部圆或钝，两面均无毛。圆锥花序顶生或腋生，披散，有短柔毛；花单性，无花冠；花萼淡红色，钟状，外面被短柔毛，5 裂，裂片条状披针形，先端渐尖且向内曲，在先端互相黏合，与钟状萼筒等长；雄花较多，雌雄蕊柄弯曲，无毛，花药黄色；雌花较少，略大，子房圆球形，有 5 条沟纹，密被毛，花柱弯曲，柱头 5 浅裂。蓇葖果鲜红色，厚革质，长圆状卵形，先端有喙，每果内有种子 1~4。种子椭圆形或长圆形，黑褐色。

【分　布】广西主要分布于天峨、凌云、那坡、龙州、宁明、邕宁、马山、容县。

【采集加工】秋季采收成熟果实，晒干至果实裂开，取出种子晒干。

【药材性状】种子椭圆球形，种皮黑褐色或暗栗色，长约 2.5cm，直径约 1.5cm，质硬不易碎，内部类白色，稍带粉性。气微，味淡。

【功效主治】和胃止呕，清热解毒，杀虫止痛。主治反胃吐食，虫积腹痛，疝痛，小儿烂头疡。

【用法用量】内服：煎汤，6~8 枚；或研末为散。外用：适量，煅存性研末调搽。

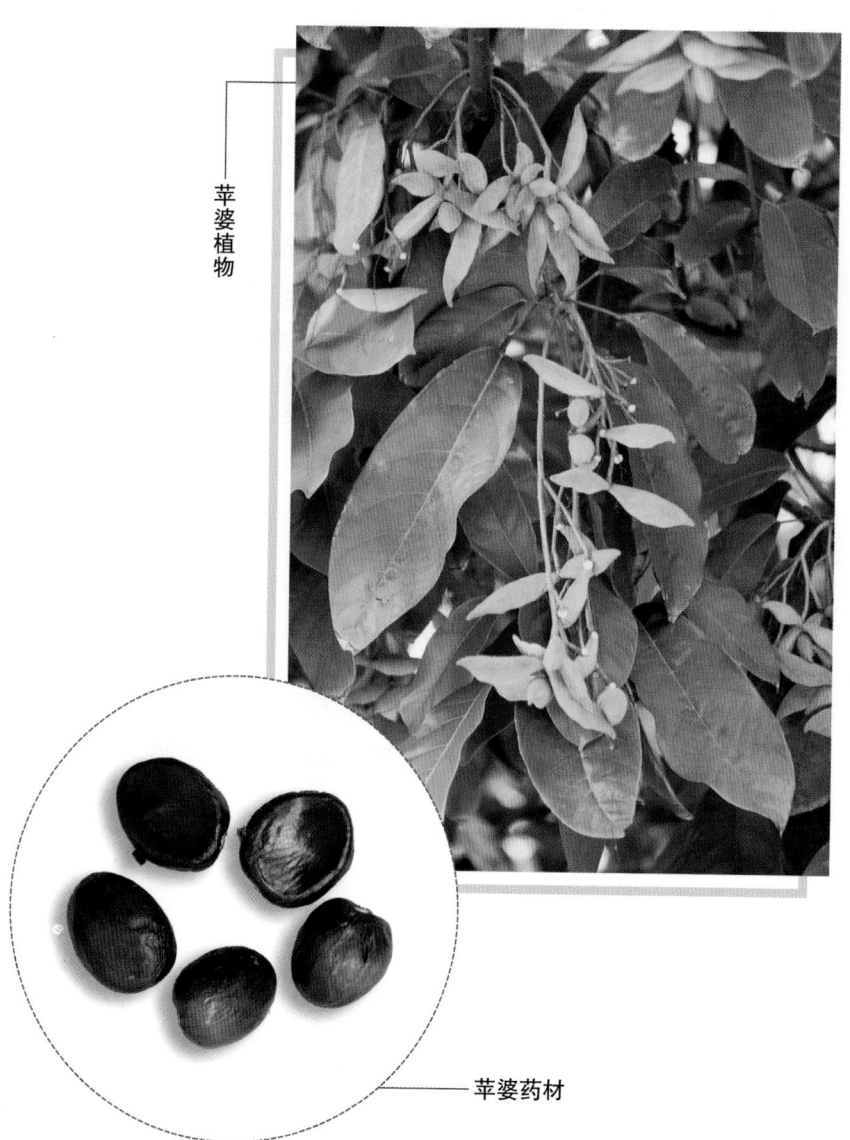

苹婆植物

苹婆药材

苘 麻

【别　　名】 白麻、青麻、磨盘单、野火麻、野苘、野麻、鬼馒头草。

【来　　源】 为锦葵科植物苘麻 *Abutilion theophrasti* Medic. 的全草或叶。

【植物形态】 亚灌木状草本。茎枝被柔毛。叶互生；叶柄被星状细柔毛；托叶早落；叶片圆心形，长 5~10cm，先端长渐尖，基部心形，两面均被星状柔毛，边缘具细圆锯齿。花单生于叶腋，花梗被柔毛，近顶端具节；花萼杯状，密被短绒毛，裂片 5，卵形；花黄色，花瓣倒卵形；雄蕊柱平滑无毛；心皮 15~20，先端平截，具扩展、被毛的长芒 2，排列成轮状，密被软毛。蒴果半球形，分果爿 15~20，被粗毛，顶端具长芒 2。种子肾形，褐色，被星状柔毛。

【分　　布】 广西主要分布于柳州、桂林、阳朔。

【采集加工】 全年均可采收，切段，晒干。

【药材性状】 茎枝圆柱形，被柔毛。叶互生，常皱缩，破碎，展开呈圆心形，先端长渐尖，两面均被星状柔毛，边缘具细圆锯齿；叶柄被星状细柔毛；蒴果半球形，分果爿 15~20，被粗毛，顶端具长芒尖。气微，味淡。

【功效主治】 清热利湿，解毒通窍。主治痢疾，耳鸣，耳聋，咽喉肿痛，痈疽肿毒。

【用法用量】 内服：煎汤，10~30g。外用：适量，捣敷。

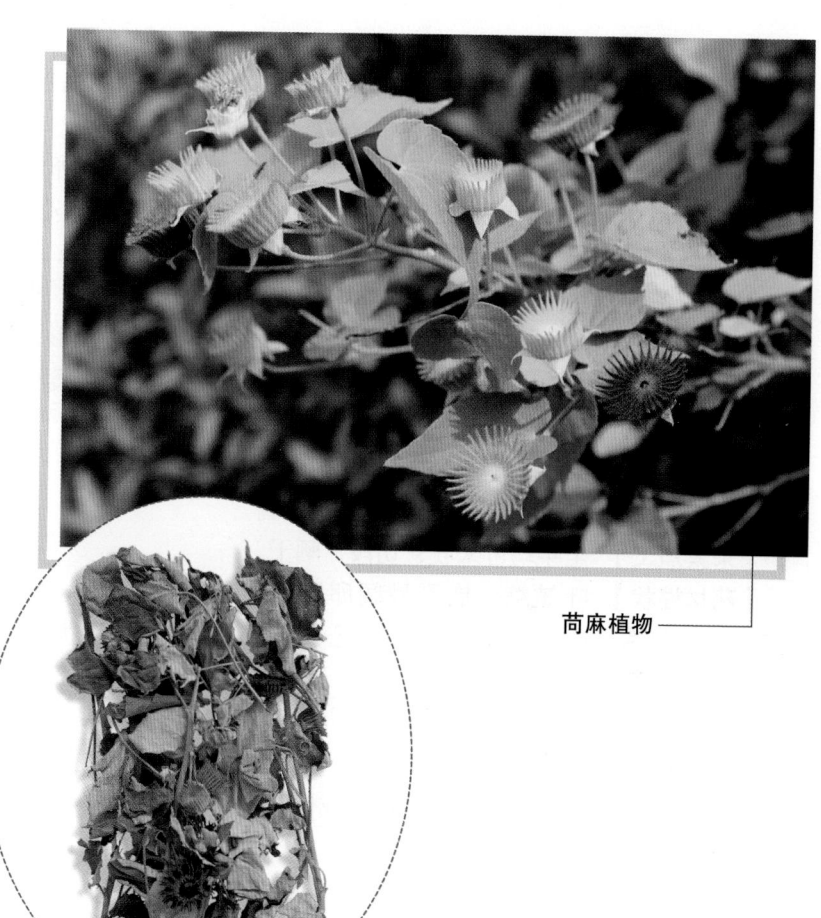

苘麻植物

苘麻药材

苘麻叶扁担杆

【别　　名】 麻叶扁担杠。

【来　　源】 为椴树科植物苘麻叶扁担杆 *Grewia abutilifolia* Vent. 的叶。

【植物形态】 灌木。嫩枝被黄褐色星状粗毛。叶纸质，阔卵圆形或近圆形，长 7~11cm，宽 5~9cm，先端急短尖，基部圆形或微心形，上面有分散的星状粗毛，下面密被黄褐色而略粗糙的星状茸毛；基出脉 3 条，两条侧生基出脉上行过半，并各有第二次支脉 7~9 条，先端常有浅裂；叶柄被星状粗茸毛。聚伞花序簇生于叶腋；苞片线形，早落；萼片狭长圆形，外面被毛，内面秃净；花瓣长 2~3mm；雌雄蕊柄无毛；雄蕊长 4~5mm；子房被长毛，花柱与萼片平齐，柱头 2 裂。核果被毛，有 2~4 颗分核。

【分　　布】 广西主要分布于桂南、桂西。

【采集加工】 全年均可采收，切段，晒干。

【药材性状】 叶皱缩，展平呈阔卵圆形或近圆形，长 7~11cm，宽 5~9cm，先端急短尖，基部圆形或微心形，上面有分散的星状粗毛，下面密被黄褐色而略粗糙的星状茸毛，边缘有细锯齿，先端常有浅裂；叶柄长 1~2cm，被毛。气微，味淡。

【功效主治】 清热利湿。主治泄泻，痢疾。

【用法用量】 内服：煎汤，6~30g；或代茶饮。

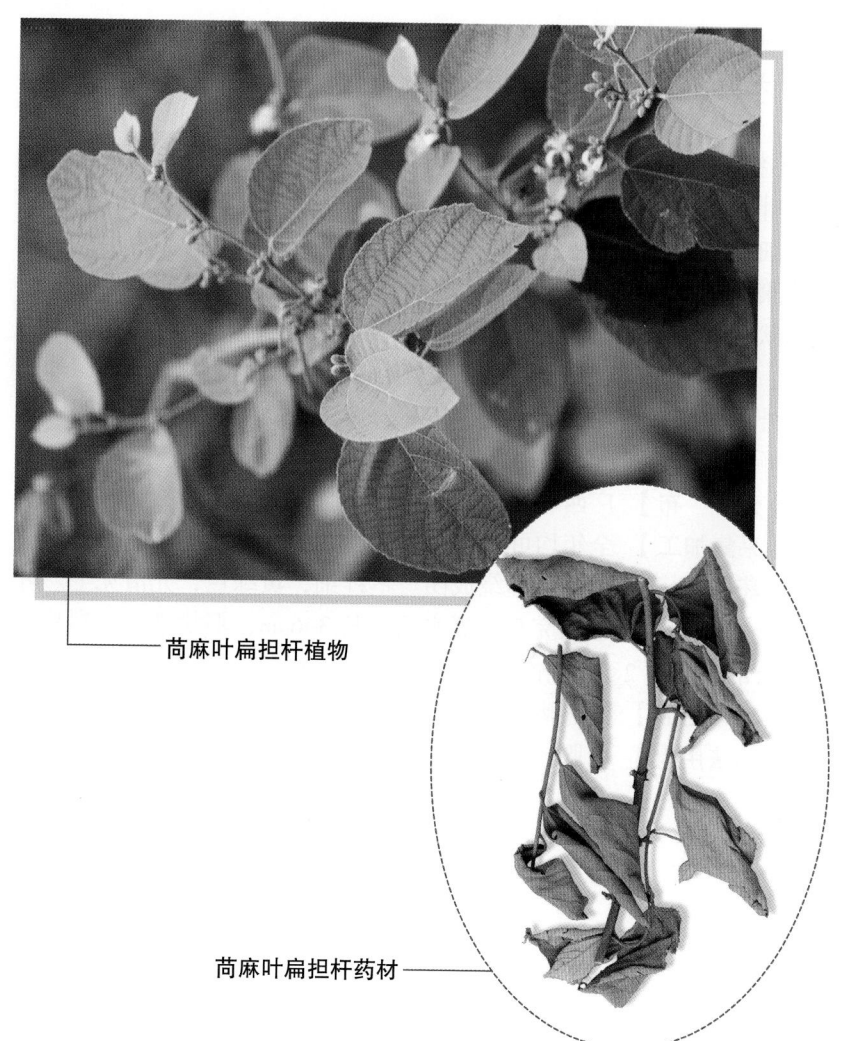

苘麻叶扁担杆植物

苘麻叶扁担杆药材

茑 萝

【别　　名】 翠翎草、金凤毛、女罗、锦屏封、金丝线。

【来　　源】 为旋花科植物茑萝 *Quamoclit pennata* (Desr.) Boj. 的全草。

【植物形态】 柔弱缠绕草本。全株无毛。叶互生；叶柄基部常具假托叶；叶片卵形或长圆形，羽状深裂至中脉，具 10~18 对线形至丝状的细裂片，裂片平展，长 2~10cm，宽 1~6cm，先端锐尖。由少数花组成聚伞花序，腋生；总花梗大多超过叶，花直立，花柄在果时增粗成棒状；萼片绿色，5 枚，稍不等长，椭圆形至长圆状匙形；花冠高脚碟状，深红色，花冠管上部稍膨大，冠檐开展，5 浅裂；雄蕊 5，伸出花冠外，柱头头状。蒴果卵圆形，4 室，4 瓣裂，隔膜宿存，透明。种子 4 颗，卵状长圆形，黑褐色。

【分　　布】 广西有栽培。

【采集加工】 全年均可采收，洗净，切段，晒干。

【药材性状】 全草多缠绕成团。茎纤细，黄绿色，光滑无毛。叶枯绿色，互生，多皱缩完整者展平后，长 3~6cm，羽状细裂，裂片条状，有的基部再 2 裂，枯绿色，质脆易碎。气微，味淡。

【功效主治】 清热解毒，凉血止血。主治耳疔，痔漏，虫蛇咬伤。

【用法用量】 内服：煎汤，6~9g。外用：适量，捣敷；或煎水洗。

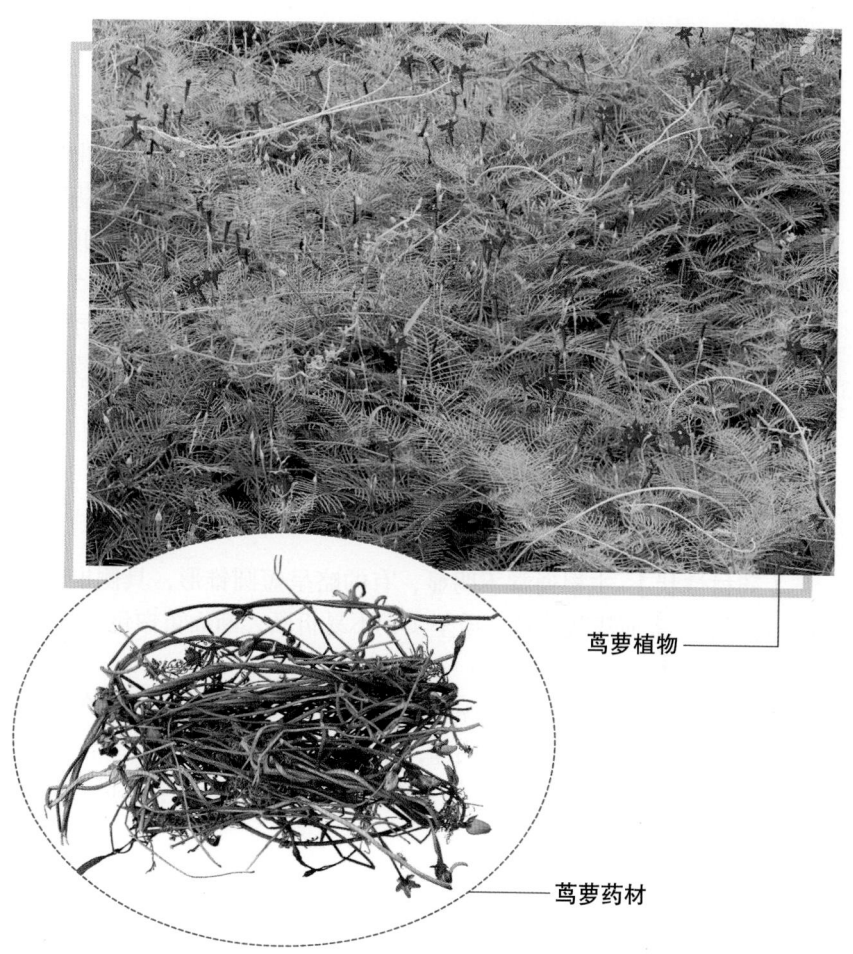

莺萝植物

莺萝药材

茄 根

【别　　名】 茄母、茄子根。

【来　　源】 为茄科植物茄 *Solanum melongena* L. 的根。

【植物形态】 草本至亚灌木。茎直立、粗壮，上部分枝，绿色或紫色，无刺或有疏刺，全体被星状柔毛。单叶互生；叶片卵状椭圆形，先端钝尖，基部不相等，叶缘常波状浅裂，表面暗绿色，两面具星状柔毛。能孕花单生，不孕花蝎尾状与能孕花并出；花萼钟形，顶端5裂，裂片披针形，具星状柔毛；花冠紫蓝色，裂片三角形；雄蕊5，花丝短，着生于花冠喉部，花药黄色，分离，先端孔裂；雌蕊1，子房2室，花柱圆球形，柱头小。浆果长椭圆形、球形或长柱形，深紫色、淡绿色或黄白色，光滑，基部有宿存萼。

【分　　布】 栽培。

【采集加工】 9~10月间，植物枯萎时连根拔起，除去干叶，洗净泥土，晒干。

【药材性状】 主根通常不明显，有的略呈短圆锥形，具侧根及多数弯曲须根，表面浅灰黄色。质坚实，不易折断，断面黄白色。气微，味微咸。

【功效主治】 祛风利湿，清热止血。主治风湿热痹，脚气，血痢，便血，痔血，血淋，妇女阴痒，皮肤瘙痒，冻疮。

【用法用量】 内服：煎汤，9~18g；或入散剂。外用：适量，煎水洗；捣汁或烧存性研末调敷。

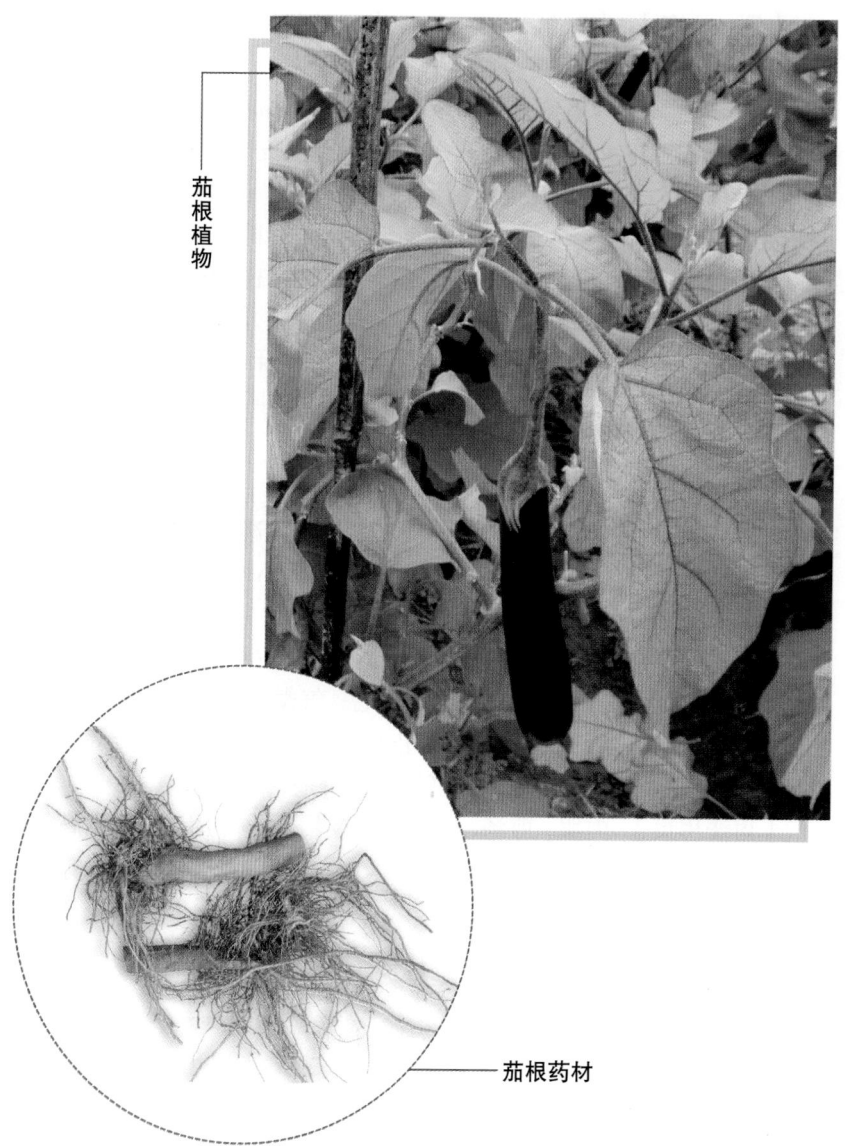

茄根植物

茄根药材

茅　莓

【别　　名】　小叶悬钩子、三月泡、蛇泡簕、红琐梅、鹰爪芀、蛇泡芀。

【来　　源】　为蔷薇科植物茅莓 *Rubus parvifolius* L. 的地上部分。

【植物形态】　小灌木。枝有短柔毛及倒生皮刺。奇数羽状复叶；小叶 3，有时 5，先端小叶菱状圆形到宽倒卵形，侧生小叶较小，宽倒卵形至楔状圆形，长 2~5cm，宽 1.5~5cm，先端圆钝，基部宽楔形或近圆形，边缘具齿，上面疏生柔毛，下面密生白色绒毛；叶柄与叶轴均被柔色和稀疏小皮刺；托叶条形。伞房花序；总花梗和花梗密生绒毛；花萼外面密被柔毛和疏密不等的针刺，在花果时均直开展；花粉红色或紫红色；雄蕊花丝白色，稍短于花瓣；子房具柔毛。聚合果球形，红色。

【分　　布】　广西全区均有分布。

【采集加工】　夏、秋季采收，除去杂质，洗净，切段，晒干。

【药材性状】　枝叶长短不一，枝和叶柄具小钩刨；枝表面红棕色或枯黄色；质坚，断面黄白色，中央有白色髓。叶多皱缩破碎，上面黄绿色，下面灰白色，被柔毛。枝上部往往附枯萎的花序，花瓣多已掉落；萼片黄绿色，外卷，两面被长柔毛。气微弱，味微苦涩。

【功效主治】　清热解毒，散瘀止血，杀虫疗疮。主治感冒发热，咳嗽痰血，痢疾，产后腹痛，跌打损伤，疥疮，疖肿。

【用法用量】　内服：煎汤，10~15g；或浸酒。外用：适量，捣敷；或煎水熏洗；或研末撒。

附：茅莓根

清热解毒，祛风利湿，凉血活血。主治感冒发热，咽喉肿痛，风湿痹痛，黄疸，跌打损伤，疔疮肿毒。内服：煎汤，6~15g；或浸酒。外用：适量，捣敷；或煎汤熏洗；或研末调敷。

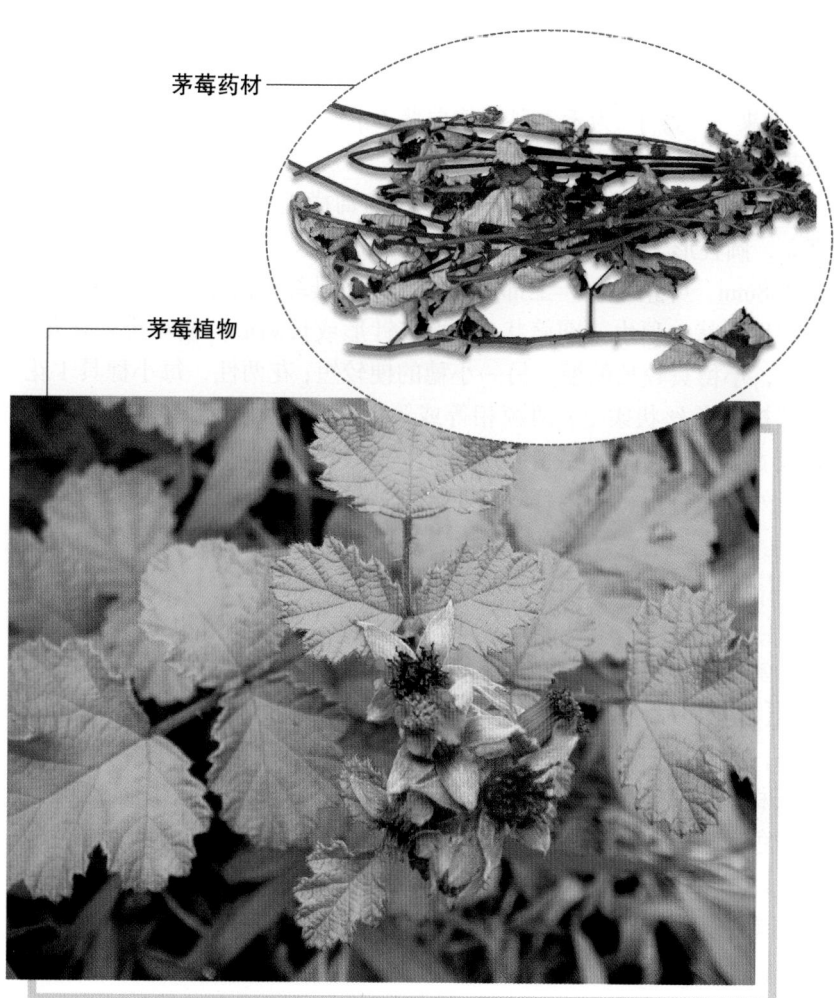

茅莓药材

茅莓植物

茅 根

【别　名】 地筋、白花茅根、丝茅、万根草、茅草根、甜草根、白茅根。

【来　源】 为禾本科植物白茅 *Imperata cylindrica*（L.）Beauv. 的根茎。

【植物形态】 草本。根茎白色，匍匐横走，密被鳞片。秆丛生，直立，圆柱形，基部被多数老叶及残留的叶基。叶条形或条状披针形，宽 3~8mm，叶鞘褐色，上部及边缘和鞘口具纤毛的短叶舌。圆锥花序紧缩呈穗状，顶生，圆筒状；小穗披针形或长圆形，成对排列在花序轴上，小穗具较长的梗，另一小穗的梗较短；花两性，每小穗具 1 花。基部被白色丝状柔毛；两颖相等或第 1 颖稍短而狭，具 3~4 脉，第 2 颖较宽，具 4~6 脉；稃膜质，无毛，第 1 外稃卵状长圆形，内稃短，第 2 外稃披针形，与内稃等长；雄蕊 2，花药黄色；雌蕊 1，具较长的花柱。柱头羽毛状。颖果椭圆形，暗褐色，成熟的果序被白色长柔毛。

【分　布】 广西分布于各地。

【采集加工】 春、秋季采挖，除去地上部分和鳞片状的叶鞘，洗净，鲜用或扎把晒干。

【药材性状】 根茎长圆柱形，有时分枝，长短不一，直径 2~4mm，表面黄白色或淡黄色，有光泽，具纵皱纹，环节明显，节上残留灰棕色鳞叶及细根，节间长 1~3cm。体轻，质韧，折断面纤维性，黄白色，多具放射状裂隙，有时中心可见一小孔。气微，味微甜。

【功效主治】 凉血止血，清热生津，利尿通淋。主治血热出血，热病烦渴，胃热呕逆，肺热喘咳，小便淋沥涩痛，水肿，黄疸。

【用法用量】 内服：煎汤，10~30g，鲜品 30~60g；或捣汁。外用：适量，鲜品捣汁涂。

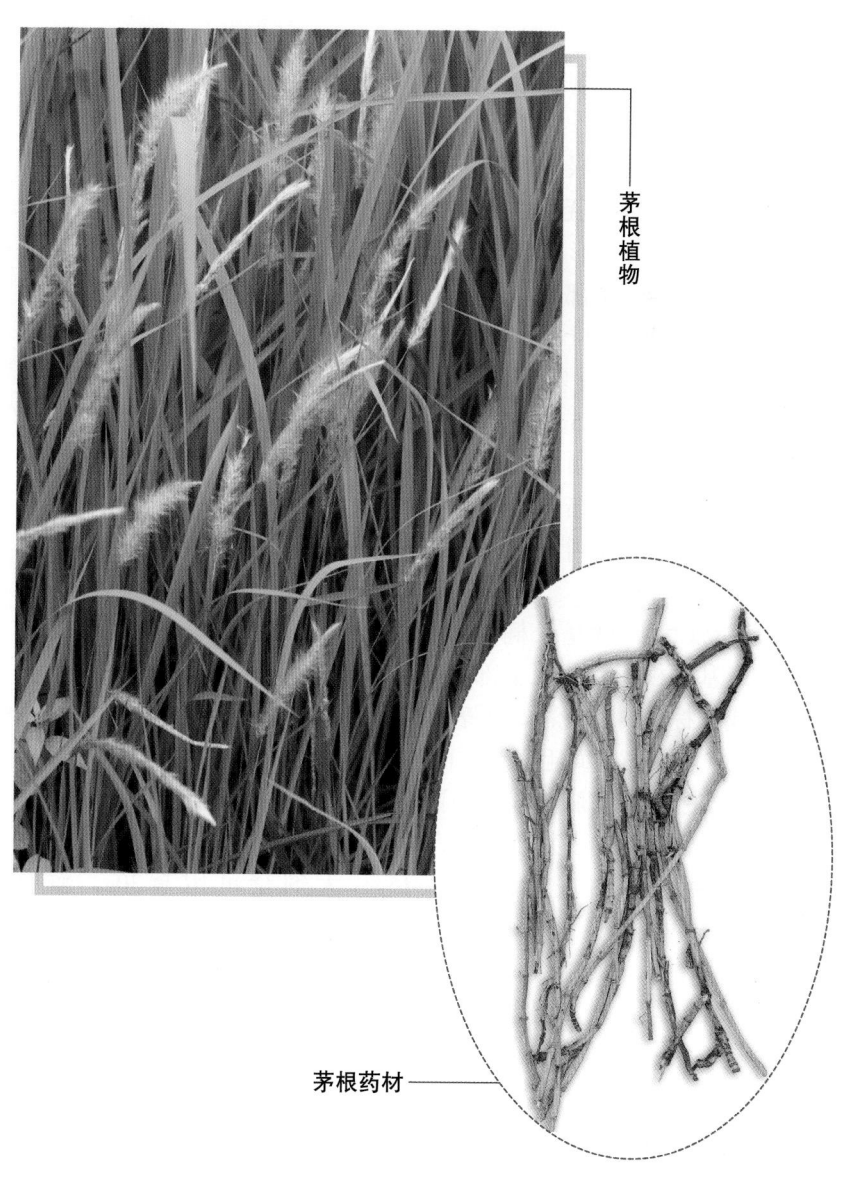

茅根植物

茅根药材

枇杷叶

【别　名】 巴叶、芦桔叶。

【来　源】 为蔷薇科植物枇杷 *Eriobotrya japonica*（Thunb.）Lindl. 的叶。

【植物形态】 常绿小乔木。小枝粗壮，黄褐色，密生锈色或灰棕色绒毛。叶柄短或几无柄，有灰棕色绒毛；托叶钻形，有毛；叶片革质，披针形、倒披针形、倒卵形或长椭圆形，长 12~30cm，宽 3~9cm，先端急尖或渐尖，基部楔形或渐狭成叶柄，上部边缘有疏锯齿，上面光亮、多皱，下面及叶柄密生灰棕色绒毛。萼筒浅杯状，萼片三角卵形，外面有锈色绒毛；花瓣白色，长圆形或卵形，基部具爪，有锈色绒毛；雄蕊 20，花柱 5，离生，柱头头状。果实球形或长圆形，黄色或橘红色。种子 1~5 颗，球形或扁球形，褐色，光亮，种皮纸质。

【分　布】 栽培。

【采集加工】 将叶摘后，晒至七八成干，扎成小把，再晒至足干。

【药材性状】 叶呈长椭圆形或倒卵形，长 12~30cm，宽 4~9cm，先端尖，基部楔形，边缘上部有疏锯齿，基部全缘。上表面灰绿色、黄棕色或红棕色，有光泽，下表面淡灰色或棕绿色，密被黄色茸毛；叶柄极短，被棕黄色茸毛。革质而脆，易折断。气微，味微苦。

【功效主治】 清肺止咳，和胃降逆，止渴。主治咳嗽，咳血，胃热呕哕，妊娠恶阻，小儿吐乳，消渴，酒齄鼻赤。

【用法用量】 内服：煎汤，9~15g，大剂量可用至 30g，鲜品 15~30g；或入丸、散。

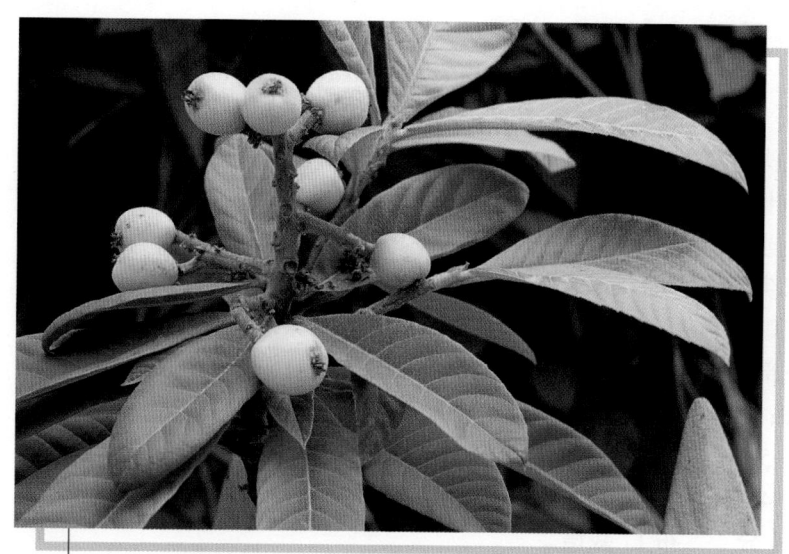

枇杷叶植物

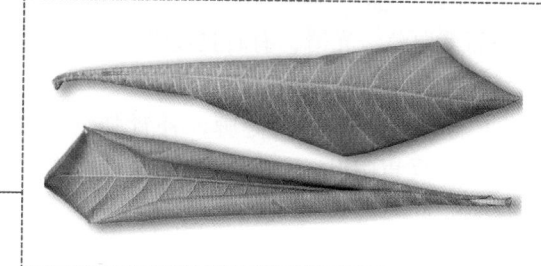

枇杷叶药材

板 栗

【别　　名】 栗实、栗果、大栗。

【来　　源】 为壳斗科植物栗 *Castanea mollissima* Bl. 的种仁。

【植物形态】 乔木。树皮深灰色，不规则深纵裂；枝条灰褐色，有纵沟，皮上有许多黄灰色的圆形皮孔，幼枝被灰褐色绒毛。单叶互生；叶长片椭圆形或长椭圆状披针形，长 8~18cm，宽 5.5~7cm，先端渐尖或短尖，基部圆形或宽楔形，两侧不相等，叶缘有锯齿，齿端具芒状尖头，上面深绿色，有光泽，羽状侧脉 10~17 对，中脉上有毛，下面淡绿色，有白色绒毛。花单性，雌雄同株；雄花序穗状，生于新枝下部的叶腋，被绒毛，淡黄褐色，雄花着生于花序上、中部，雄蕊 8~10；雌花无梗，常生于雄花序下部，外有壳斗状总苞，子房下位，花柱 5~9，花柱下部被毛。壳斗刺密生，每壳斗有 2~3 坚果，成熟时裂为 4 瓣。坚果深褐色，顶端被绒毛。

【分　　布】 栽培。

【采集加工】 总苞由青色转黄色，微裂时采收，入窖贮藏；或剥出种子，晒干。

【药材性状】 种仁呈半球形或扁圆形，先端短尖，直径 2~3cm，外表面黄白色，光滑，有时具浅纵沟纹。质实稍重，碎后内部富粉质。气微，味微甜。

【功效主治】 益气健脾，补肾强筋，活血消肿，止血。主治脾虚泄泻，反胃呕吐，脚膝酸软，筋骨折伤肿痛，瘰疬，吐血，衄血，便血。

【用法用量】 内服：适量；生食或煮食；或炒存性研末服，30~60g。外用：适量，捣敷。

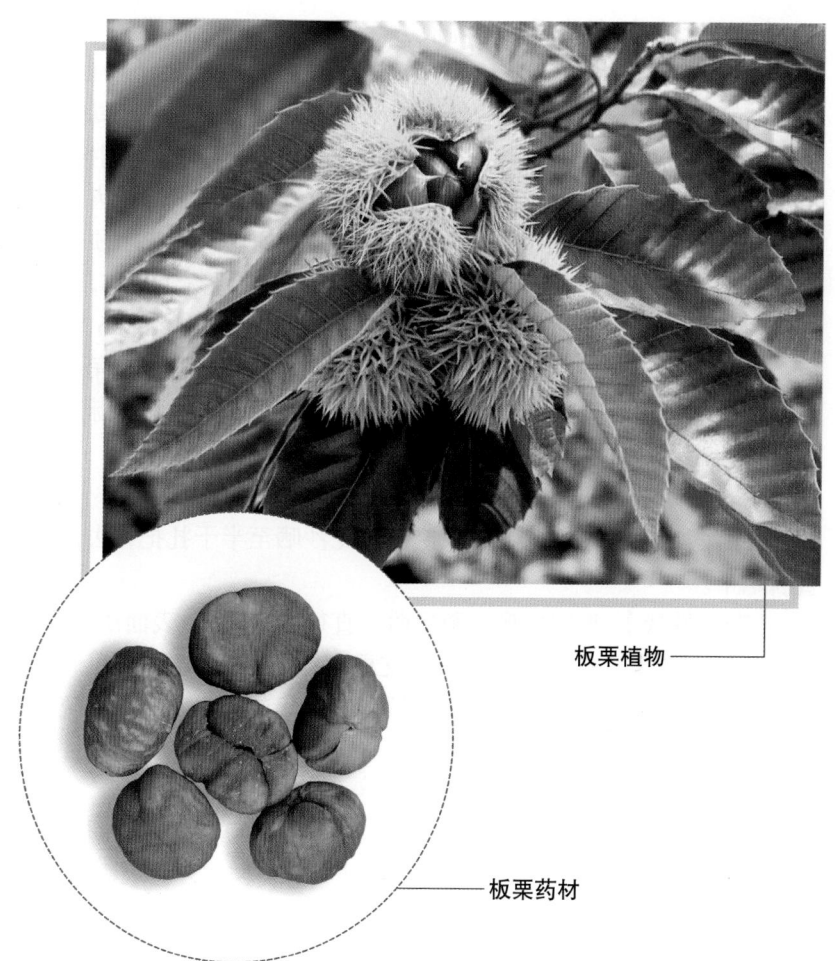

板栗植物

板栗药材

板蓝根

【别　　名】 靛青根、蓝靛根、菘蓝、八月蓝。

【来　　源】 为十字花科植物菘蓝 *Isatis indigotica* Fort. 的根。

【植物形态】 草本。根肥厚，近圆锥形，表面土黄色，具短横纹及少数须根。茎常被粉霜。基生叶莲座状，叶片长圆形至宽倒披针形，长 5~15cm，宽 1.5~4cm，先端钝尖，边缘全缘，或稍具浅波齿，有圆形叶耳或不明显；茎顶部叶宽条形，全缘，无柄。总状花序顶生或腋生，在枝顶组成圆锥状；萼片 4，宽卵形或宽披针形；花瓣 4，黄色，宽楔形，先端近平截，边缘全缘，基部具不明显短爪；雄蕊 6，4 长 2 短；雌蕊 1，子房近圆柱形，花柱界限不明显，柱头平截。短角果近长圆形，扁平，边缘具膜质翅，尤以两端的翅较宽，果瓣具中脉。种子 1 颗，长圆形，淡褐色。

【分　　布】 广西全区均有栽培。

【采集加工】 于 10~11 月采挖，带泥沙晒至半干扎把，去泥，理直后晒干。

【药材性状】 根圆柱形，稍扭曲，直径 0.5~1cm，表面淡灰黄色，有纵皱纹及横生皮孔，并有支根或支根痕；根头略膨大，可见轮状排列的暗绿色或暗棕色叶柄残基、叶柄痕及密集的疣痕及密集的疣状凸起。体实，质略软，折断面略平坦，皮部黄白色，木部黄色。气微，味微甜后苦涩。

【功效主治】 清热解毒，凉血利咽。主治温毒发斑，高热头痛，大头瘟疫，烂喉丹痧，丹毒，痄腮，喉痹，肝炎，疮肿，水痘，麻疹，流行性感冒。

【用法用量】 内服：煎汤，15~30g，大剂量可用 60~120g；或入丸、散。外用：适量，煎汤熏洗。

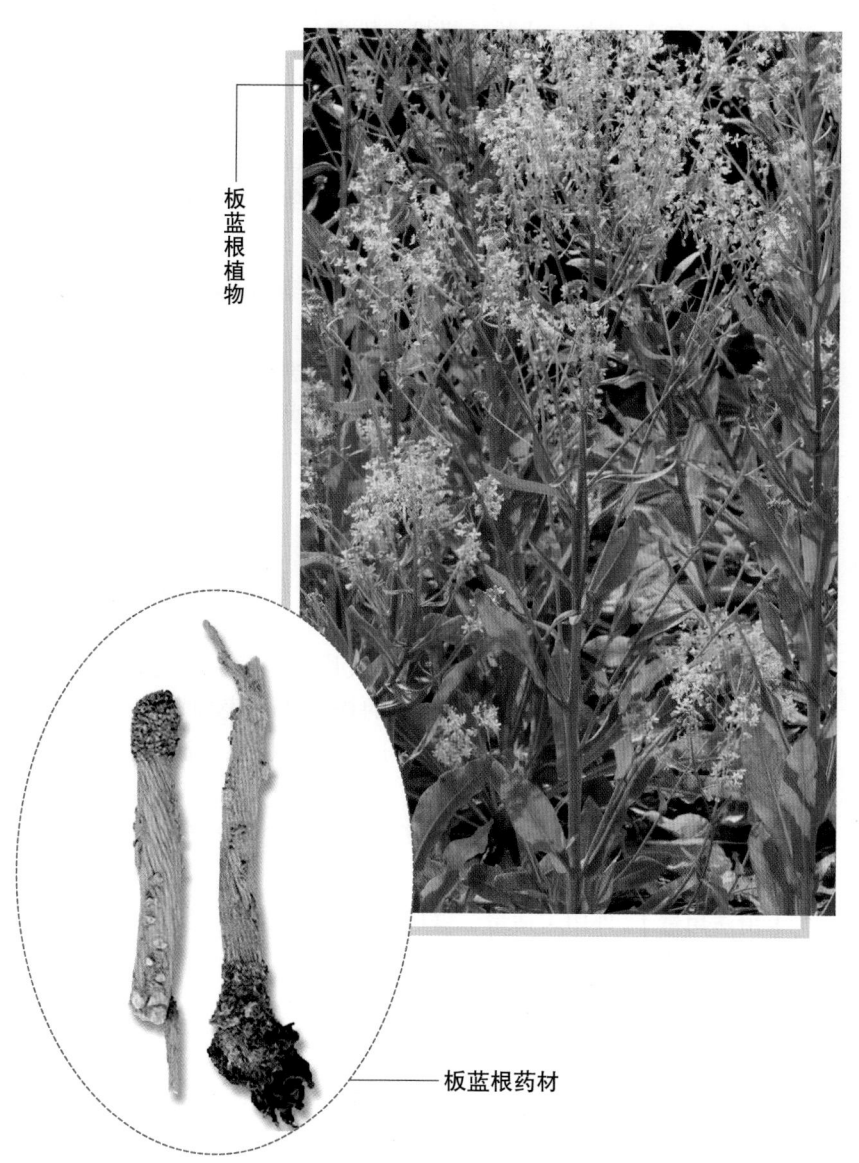

板蓝根植物

板蓝根药材

松 节

【别　名】青松、山松、枞松、松木。

【来　源】为松科植物马尾松 *Pinus massoniana* Lamb. 的松节、树脂。

【植物形态】乔木。树皮红褐色，下部灰褐色，成不规则长块状裂；小枝常轮生，淡黄褐色，无白粉，无毛；冬芽卵状圆柱形，褐色，先端尖，芽鳞边缘丝状，先端尖或有长尖头。叶针形，2 针一束，稀 3 针一束，长 12~30cm，细长而柔软，叶缘有细锯齿，树脂道 4~8 个，在背面边生，或腹面也有 2 个边生；叶鞘褐色，宿存。雄球花淡红褐色，圆柱形，弯垂，聚生于新枝下部苞腋，穗状；雌球花单生或 2~4 个聚生于新枝顶端，淡紫红色。球果卵圆形或圆锥状卵形，有短梗，下垂，熟时栗褐色；中部种鳞近长圆状倒卵形；鳞盾菱形，微隆起或平，鳞脐微凹，无刺。种子长卵圆形具单翅。

【分　布】广西全区均有分布。

【采集加工】收取植物中渗出的油树脂，经蒸馏或提取除去挥发油后所余固体树脂。

【药材性状】松节呈不规则的块状或片状，大小粗细不等，一般长 5~10cm，直径 5~10cm 就是相当大的松节了。表面黄棕色至红棕色，横切面较粗糙，中心为淡棕色，边缘为深棕色而油润。质坚硬，不易折断，断面呈结晶状、刺状等。

【功效主治】祛风，燥湿，舒筋，通络。主治历节风痛，转筋挛急，脚气痿软，鹤膝风，跌损瘀血。

【用法用量】外用：适量，劈成细块，白酒浸半月，外擦患处。

附：松花粉

祛风，益气，收湿，止血。主治头痛眩晕，乏力，泄泻下痢，湿疹湿疮，创伤出血。内服：煎汤，3~9g；或冲服。外用：适量，干撒或调敷。血虚、内热者慎服。

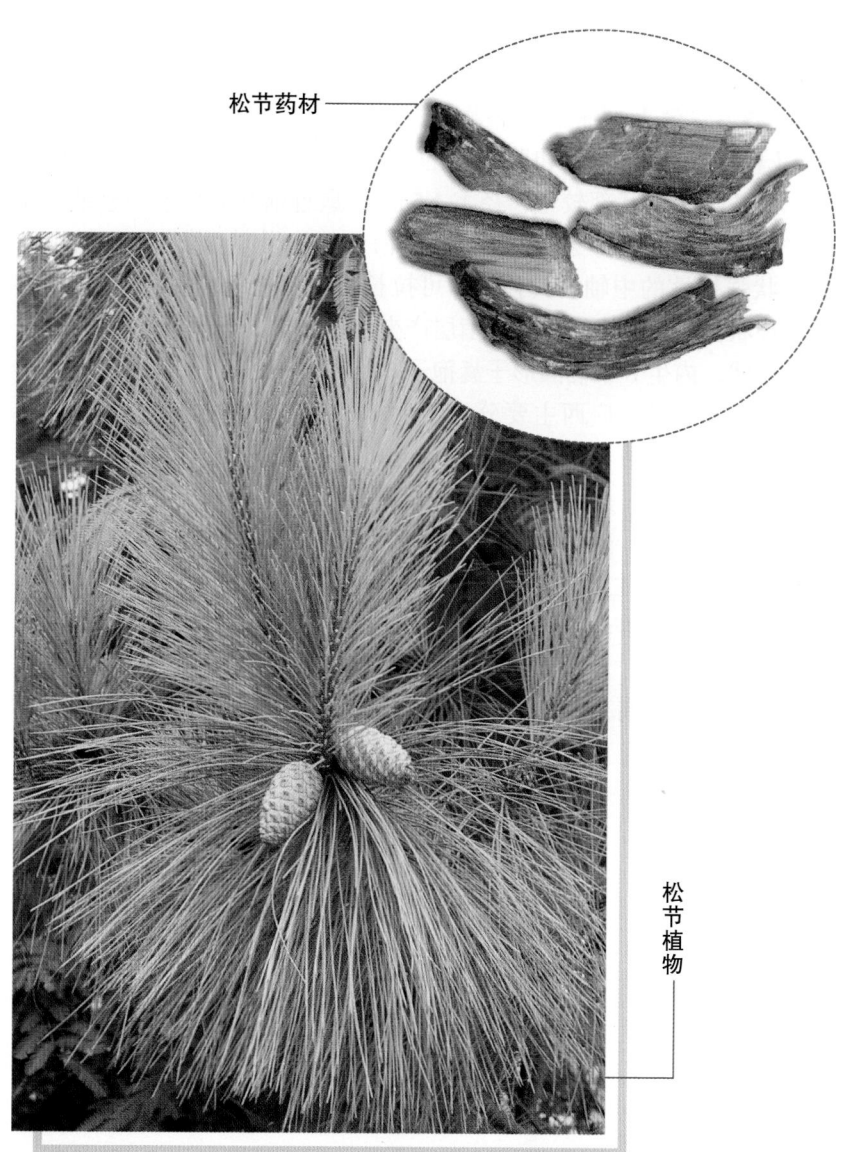

松节药材

松节植物

松 萝

【别　　名】　女萝、海风藤、龙须草、关公须、天蓬草、树挂、老君须。

【来　　源】　为松萝科植物节松萝 *Usnea diffracta* Vain. 的全草。

【植物形态】　为藻和菌共生的地衣体。长丝状，全长 10~40cm，成二叉式分枝，基部较粗，径 1~1.5mm，愈近前端分枝愈多愈细，枝体平滑，无粉芽或针芽，表面有很多白色环状裂沟，横断面可见中央有线状强韧性的中轴，具弹性，可拉长，由菌丝组成，其外为藻环，常由环状沟纹分离成短筒状。菌层产少数子囊果，子囊果盘状，褐色，子囊棒状，内生 8 个椭圆形子囊孢子。

【分　　布】　广西主要分布于上林、武鸣、金秀、平南、上思、隆林、那坡、防城。

【采集加工】　全年可采，除去杂质，晒干。

【药材性状】　表面淡绿色至淡黄绿色，枝体基部直径约 3mm，主枝粗 3~4mm，次生分枝整齐或不整齐多回二叉分枝，枝圆柱形，少数末端稍扁平或棱角；枝干具环状裂隙，如脊椎状。气微，味腥。

【功能主治】　清肝，化痰，止血，解毒。主治头痛，目赤，咳嗽痰多，疟疾，瘰疬，白带，崩漏，外伤出血，痈肿，毒蛇咬伤。

【用法用量】　内服：煎汤，10~15g。外用：适量，煎水洗或研末调敷。

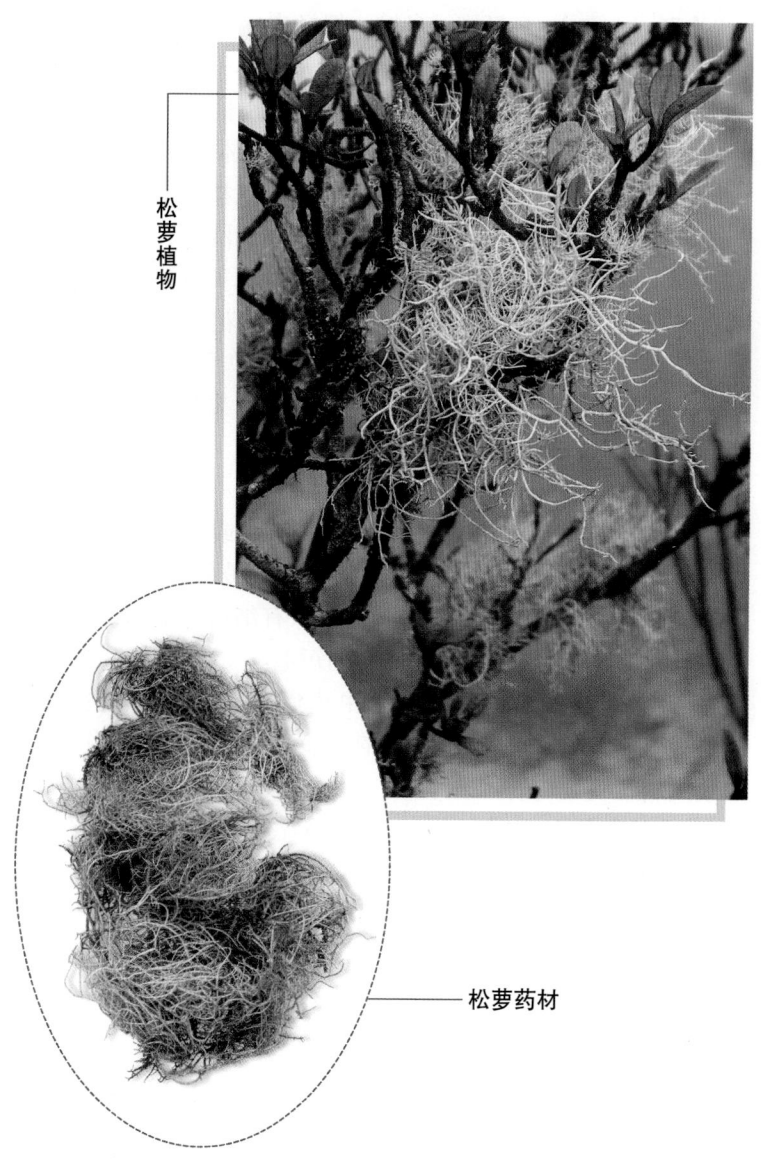

松萝植物

松萝药材

枫 杨

【别　　名】　臭杨柳、臭柳、枫杨皮。

【来　　源】　为胡桃科植物枫杨 Pterocarya stenoptera C. DC. 的叶。

【植物形态】　大乔木。树皮深纵裂；小枝灰色至暗褐色，具灰黄色皮孔；芽具柄，密被锈褐色盾状着生的腺体。羽状复叶，叶轴具翅，小叶 10~16 枚，对生，长椭圆形至长椭圆状披针形，顶端常钝圆，基部歪斜，上方 1 侧楔形至阔楔形，下方 1 侧圆形，边缘有向内弯的细锯齿，上面被有细小的浅色疣状凸。雄性葇荑花序生叶腋内，花序轴常有稀疏的星芒状毛；雄花常具 1 枚发育的花被片，雄蕊 5~12 枚；雌性葇荑花序顶生，花序轴密被星芒状毛及单毛，具 2 枚不孕性苞片；雌花几无梗，苞片及小苞片基部密被腺体。果长椭圆形，基部常有宿存的星芒状毛，具翅狭。

【分　　布】　广西分布于各地。

【采集加工】　夏、秋季摘取树叶，鲜用或晒干。

【药材性状】　叶长椭圆形至长椭圆状披针形，长约 8~12cm，宽 2~3cm，先端尖或钝，基部偏斜，边缘有细齿，上面绿色、平滑，下面主脉及叶腋有毛；叶柄被疏或密的短毛。质脆，易碎。气微，味辛。

【功效主治】　祛风止痛，杀虫止痒，解毒敛疮。主治风湿痹痛，牙痛，膝关节痛，疥癣，湿疹，阴道滴虫病，烫伤，创伤，溃疡不敛，血吸虫病，咳嗽气喘。

【用法用量】　内服：煎汤，6~15g。外用：适量，煎汤洗；或乙醇浸搽；或捣敷。

附：枫杨树皮

祛风湿，止痛，杀虫，敛疮。主治风湿麻木，寒湿骨痛，头颅伤痛，齿痛，疥癣，痔疮，烫伤，溃疡日久不敛。外用：适量，煎水含漱或熏洗；或乙醇浸搽。

枫杨植物

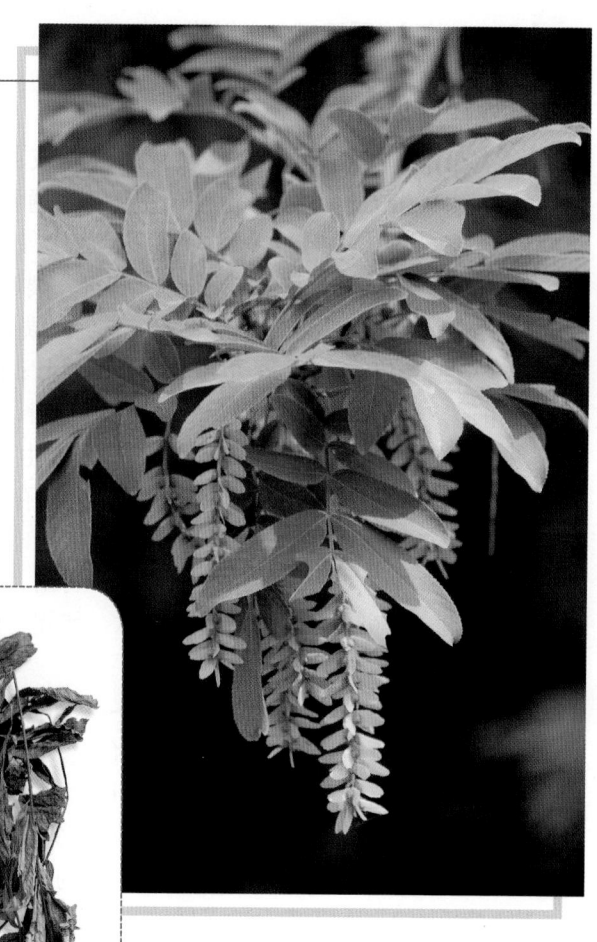

枫杨药材

枫荷桂

【别　　名】阴阳风、半枫荷、木五加、枫荷梨、小荷枫。

【来　　源】为五加科植物树参 *Dendropanax dentiger*（Harms）Merr. 的茎枝。

【植物形态】乔木或灌木。叶片厚纸质或革质，密生粗大半透明红棕色腺点，叶形变异很大，不分裂叶片通常为椭圆形，稀长圆状椭圆形、椭圆状披针形、披针形或线状披针形，长 7~10cm，宽 1.5~4.5cm，先端渐尖，基部钝形或楔形，分裂叶片倒三角形，掌状 2~3 深裂或浅裂，稀 5 裂，边缘全缘，或近先端处有不明显细齿，基脉三出。伞形花序有花 20 朵以上；总花梗粗壮；苞片卵形，早落；小苞片三角形，宿存；萼长边缘近全缘或有 5 小齿；花瓣 5，三角形或卵状三角形；雄蕊 5；子房 5 室；花柱 5，基部合生，顶端离生。果实长圆状球形，有 5 棱，每棱又各有纵脊 3 条；宿存花柱，在上部离生，反曲。

【分　　布】广西主要分布于武鸣、马山、上林、融水、临桂、兴安、灌阳、资源、凌云、乐业、田林、贺州、昭平、罗城、金秀、宁明。

【采集加工】全年可采收，切成 20~40cm 的段，晒干。

【药材性状】茎枝圆柱形；嫩枝褐色，皮孔及叶痕明显；茎外表面灰白色或灰褐色，具细纵纹。质硬，切面皮部稍薄，棕黄色，易剥落，木部淡黄色，具同心性环纹，有细小密集的放射性纹理，横向断裂，层纹明显；髓部小，白色，稍松软，有的中空。气微，味甘、淡。

【功效主治】祛风湿，活血脉。主治风湿痹痛，偏瘫，偏头痛，月经不调。

【用法用量】内服：煎汤，10~30g。外用：适量。

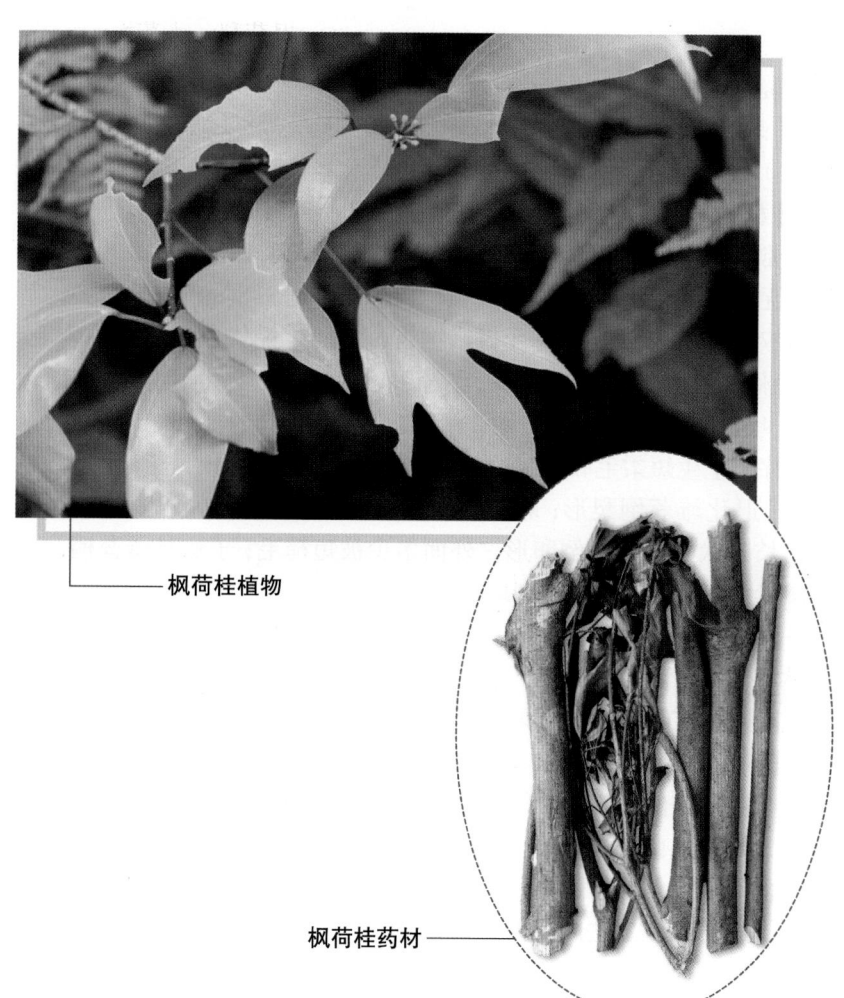

枫荷桂植物

枫荷桂药材

刺手风

【别　　名】 野绿麻、零余子荨麻、铁秤铊、火麻、珠芽螫麻、顶花螫麻。

【来　　源】 为荨麻科植物珠芽艾麻 *Laportea bulbifera*（Sieb. et Zucc.）Wedd. 草。

【植物形态】 草本。根纺锤状，红褐色。茎下部多少木质化，在上部常呈"之"字形弯曲，具5条纵棱，有珠芽1~3个，球形，多数植株无珠芽。叶卵形至披针形，长8~16cm，宽3~8cm，先端渐尖，基部宽楔形或圆形，边缘有牙齿或锯齿，上面生糙伏毛和稀疏的刺毛，下面脉上生短柔毛和稀疏的刺毛，钟乳体细点状，上面明显，基出脉3；托叶长圆状披针形，先端2浅裂。花序雌雄同株，稀异株，圆锥状，序轴上生短柔毛和稀疏的刺毛；雄花具短梗或无梗，花被片5，雄蕊5，退化雌蕊倒梨形；雌花具梗，花被片4，不等大，紧包被着子房，长圆状卵形或狭倒卵形，外面多少被短糙毛；子房具雌蕊柄。瘦果圆状倒卵形，有紫褐色细斑点。

【分　　布】 广西主要分布于融水、龙胜、德保、靖西、那坡、隆林、钟山、富川、金秀、龙州。

【采集加工】 全年可采，晒干。

【药材性状】 根呈纺锤状，数条丛生；表面红褐色；质脆，易折断，断面淡红色。茎呈长条状，类圆形或不规则形，不分枝或少分枝，具5条纵棱，直径2~5cm；外表黄白色至黄棕色；质轻，易折断，断面黄白色至浅棕色。全株有稀疏短柔毛和刺毛。气微香，味淡。

【功效主治】 祛风除湿，活血止痛。主治风湿痹痛，肢体麻木，跌打损伤，骨折疼痛，月经不调，劳伤乏力，肾炎水肿。

【用法用量】 内服：煎服，9~15g，鲜品30g；或泡酒。外用：适量，煎水洗。

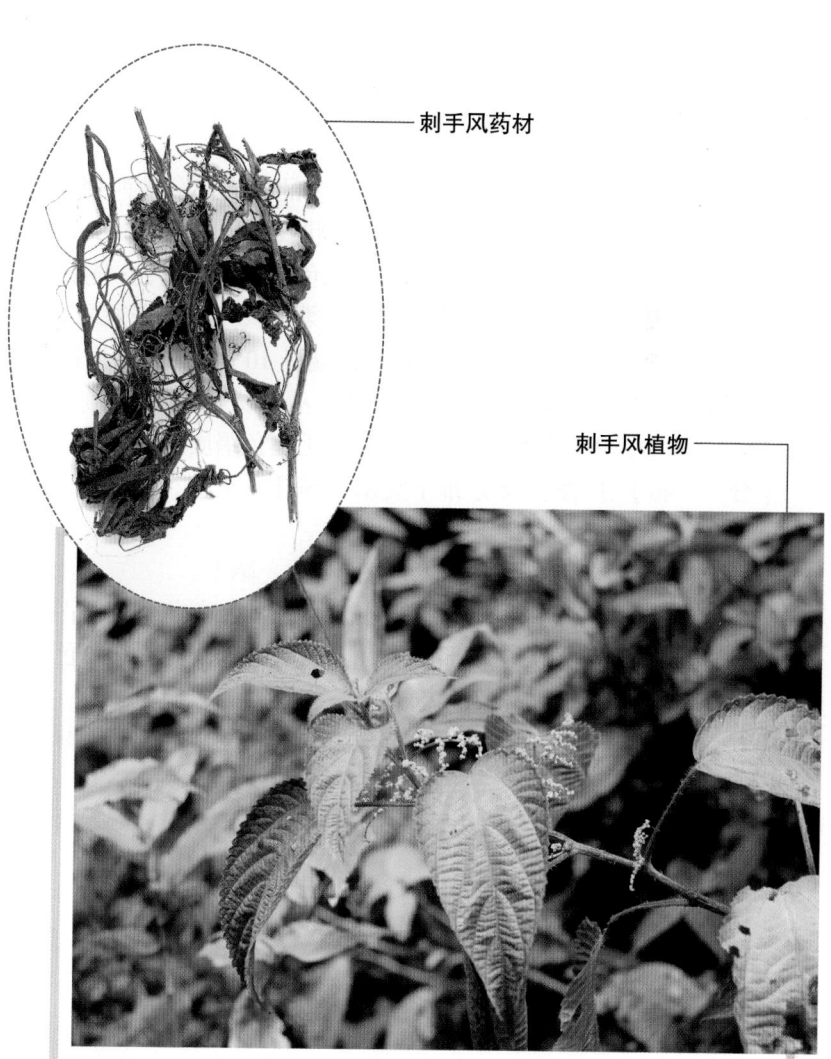

刺手风药材

刺手风植物

刺 瓜

【别　　名】　小刺瓜、野苦瓜。

【来　　源】　为萝藦科植物刺瓜 *Cynanchum corymbosum* Wight 的全株。

【植物形态】　草质藤本。块根粗壮。茎的幼嫩部分被两列柔毛。叶薄纸质，除脉上被毛外无毛，卵形或卵状长圆形，长 4.5~8cm，宽 3.5~6cm，顶端短尖，基部心形，叶面深绿色，叶背苍白色；侧脉约 5 对。伞房状或总状聚伞花序腋外生；花萼被柔毛，5 深裂；花冠绿白色，近辐状；副花冠大形，杯状或高钟状，顶端具 10 齿，5 个圆形齿和 5 个锐尖的齿互生；花粉块每室 1 个，下垂。蓇葖大形，纺锤状，具弯刺，向端部渐尖，中部膨胀。种子卵形；种毛白色绢质。

【分　　布】　广西主要分布于宾阳、临桂、永福、容县、北流、乐业、隆林、富川、天峨、金秀、宁明。

【采集加工】　全年均可采收，洗净，切段，晒干。

【药材性状】　茎圆柱形，幼嫩部分被柔毛。叶皱缩，展平呈卵形或卵状长圆形，顶端短尖，基部心形，叶面灰绿色，叶背灰白色；侧脉约 5 对。质脆，易碎。气微，味苦。

【功效主治】　催乳，益气，解毒。主治产后乳少，神经衰弱，慢性肾炎。

【用法用量】　内服：煎汤，15~30g。

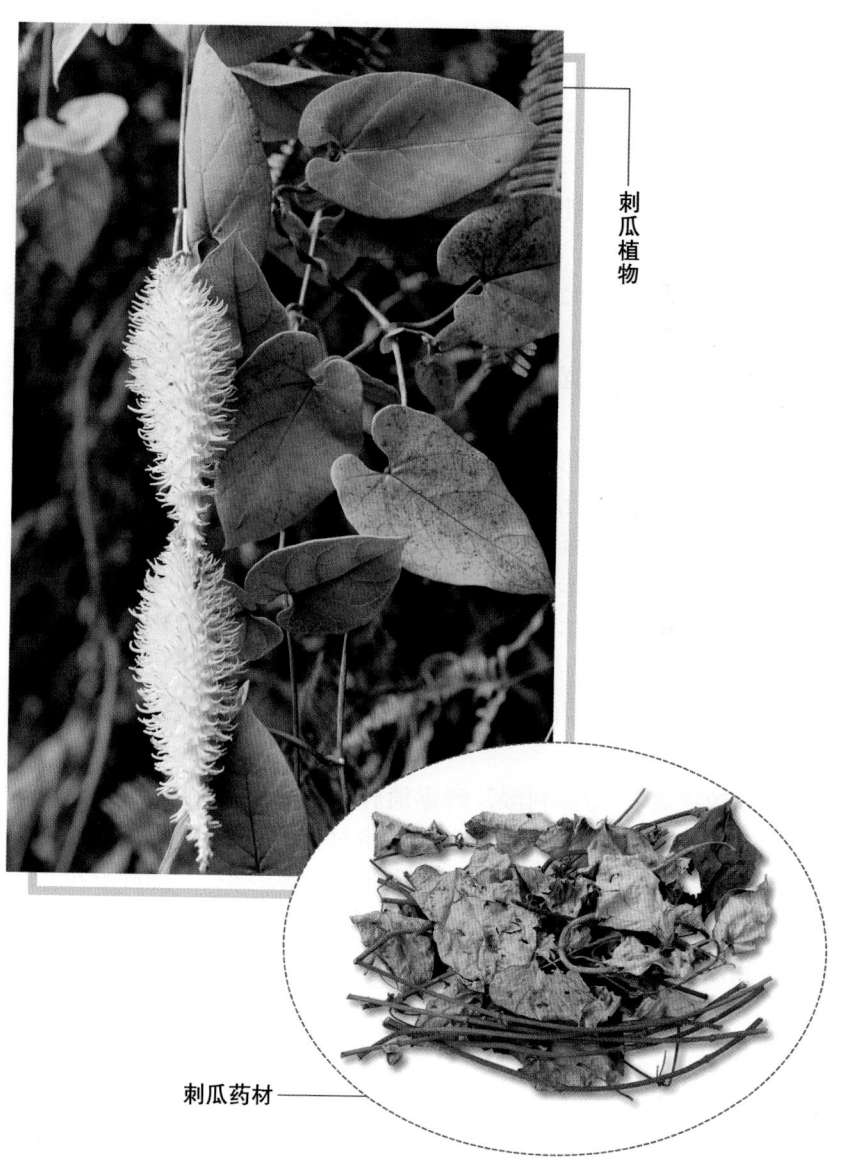

刺瓜植物

刺瓜药材

刺 芋

【别　　名】 天河芋、簕茹菇、水笋钩、勒蒙、笋芋、笋藕、簕兹菇、簕芋。

【来　　源】 为天南星科植物刺芋 *Lasia spinosa*（L.）Thwait. 的根茎。

【植物形态】 具刺常绿草本。根茎横走，圆柱形，灰白色，多少具皮刺，须根纤维状，多分枝，节部环状，稍膨大。叶柄长于叶片；叶片形状多变，幼株上的戟形，长 6~10cm，宽 9~10cm，至成年植株过渡为鸟足羽状深裂，长、宽 20~60cm，表面绿色，背面淡绿且脉上疏生皮刺，基部弯缺宽短，稀截平，侧裂片 2~3，线状披针形或长圆状披针形，多少渐尖，向基部渐狭，最下部的裂片再 3 裂，上部螺状旋转。肉穗花序圆柱形，钝，黄绿色。浆果倒卵圆状，顶部四角形，先端通常密生小疣状凸起。

【分　　布】 广西主要分布于南宁，武鸣、邕宁、靖西，隆林。

【采集加工】 全年均可采收，洗净，切片，晒干。

【药材性状】 根茎圆柱状，表皮棕褐色，有隆起结节及锐利的硬刺，节间长约 6~7cm，有残留侧根痕及向里卷曲的叶柄基部。药材多切成斜片状，断面灰白色或粉红色，粉性，有许多棕色小点。气微，味麻辣。

【功效主治】 清热利湿，解毒消肿，健胃消食。主治热病口渴，发热咳嗽，小便黄赤，肾炎水肿，白带过多，风湿痹痛，跌打肿痛，慢性胃炎，消化不良，小儿头疮，胎毒，痄腮，瘰疬，痈肿疮疖，毒蛇咬伤。

【用法用量】 内服：煎汤，9~15g。外用：适量，煎水洗；或研末调敷。

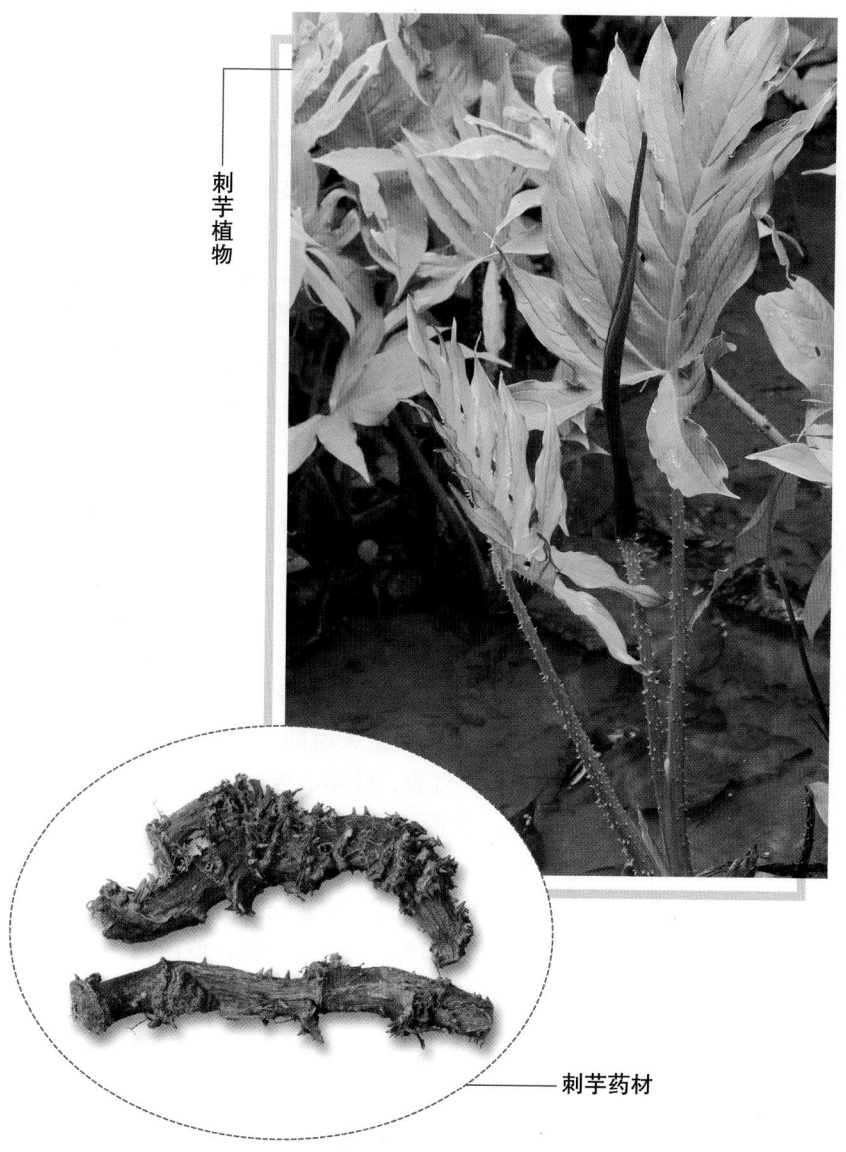

刺芋植物

刺芋药材

刺芫荽

【别　名】 假芫茜、香信、番香茜、山芫荽、野芫荽、番鬼芫茜、大芫荽。

【来　源】 为伞形科植物刺芹 *Eryngium foetidum* Linn. 的全草。

【植物形态】 草本。全株有特殊香气。根纺锤形。茎上部三至五歧聚伞式分枝。基生叶革质，披针形或倒披针形，长5~25cm，宽1.2~4cm，先端钝，基部渐狭，有膜质叶鞘，边缘有骨质尖锐锯齿，羽状网脉达锯齿尖端成硬刺，无叶柄。花葶直立，粗壮，二歧分枝，具有疏生尖齿的茎生叶；由多数头状花序组成的聚伞花序具三至五回二歧分枝；总苞片5~6，叶状，开展且反折，边缘有1~3刺状锯齿；小总苞片披针形，边缘膜质透明；萼齿卵状披针形，先端尖锐；花瓣倒披针形，顶端内折，白色、淡黄色；花柱直立或向外倾斜。果球形，表面有瘤状凸起。

【分　布】 广西主要分布于桂平、博白、龙州、武鸣、隆安、都安。

【采集加工】 全年均可采收，晒干。

【药材性状】 全草有特殊香气。根为须根。茎淡黄色。茎生叶革质，灰黄色，披针形，长5~25cm，宽1.2~4cm，边缘有骨质尖锐锯齿，无叶柄。花葶二歧分枝，其上疏生尖齿的茎生叶；头状花序组成的聚伞花序三至五回二歧分枝。气香，味辛、苦。

【功效主治】 发表止咳，透疹解毒，理气止痛，利尿消肿。主治感冒，咳喘，麻疹不透，胸痛，食积，呕逆，脘腹胀痛，泻痢，肠痈，肝炎，淋病，水肿，疮疖，烫伤，跌打伤肿，蛇咬伤。

【用法用量】 内服：煎汤，6~15g。外用：适量，煎汤洗；或捣敷。

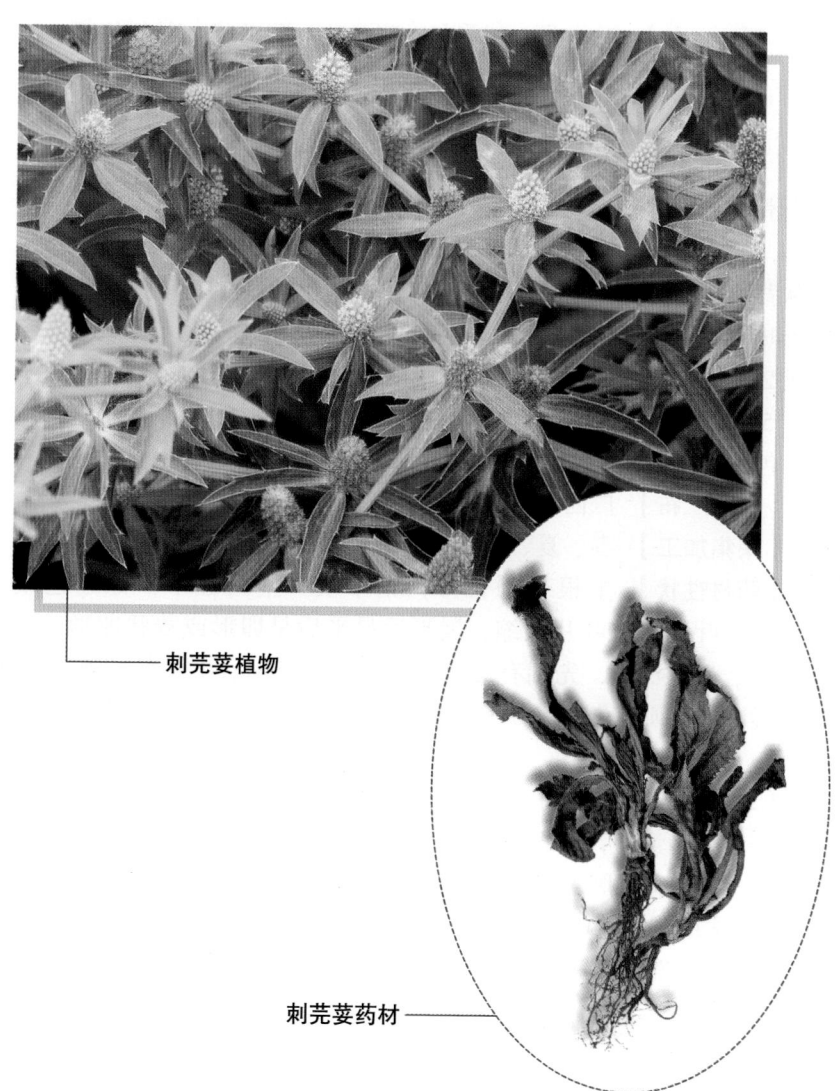

刺芫荽植物

刺芫荽药材

刺 苋

【别　　名】 野苋菜、刺苋菜、猪母菜、野勒苋、野刺苋菜、酸酸苋。

【来　　源】 为苋科植物刺苋 *Amaranthus spinosus* L. 的全草或根。

【植物形态】 直立草本。多分枝，有纵条纹，茎有时呈红色，下部光滑，上部稍有毛。叶互生；叶柄两侧具刺；叶片卵状披针形或菱状卵形，长 4~10cm，宽 1~3cm，先端圆钝，基部楔形，全缘或微波状，中脉背面隆起，先端有细刺。圆锥花序腋生及顶生；花单性，雌花簇生于叶腋，呈球状；雄花集为顶生的圆柱形穗状花序；花小，苞片常变形成 2 锐刺，少数具 1 刺或无刺；花被片绿色，先端急尖，边缘透明；萼片 5；雄蕊 5；柱头 3，有时 2。胞果长圆形，在中部以下为不规则横裂，包在宿存花被片内。种子近球形，黑色带棕黑色。

【分　　布】 广西分布于各地。

【采集加工】 春、夏、秋季均可采收，洗净，鲜用或晒干。

【药材性状】 主根长圆锥形，稍木质。茎圆柱形，棕红色或棕绿色。叶互生，叶片皱缩，展平后呈平后呈卵形或菱状卵形，长 4~10cm，宽 1~3cm，先端有细刺，全缘或微波状；叶腋有坚刺 1 对。雄花集成顶生圆锥花序，雌花簇生于叶腋。胞果近卵形，盖裂。气微，味淡。

【功效主治】 凉血止血，清利湿热，解毒消痈。主治胃出血，便血，痔血，胆囊炎，胆石症，痢疾，湿热泄泻，带下，小便涩痛，咽喉肿痛，湿疹，痈肿，蛇咬伤。

【用法用量】 内服：煎汤，9~15g，鲜品 30~60g。外用：适量，捣敷；或煎汤熏洗。

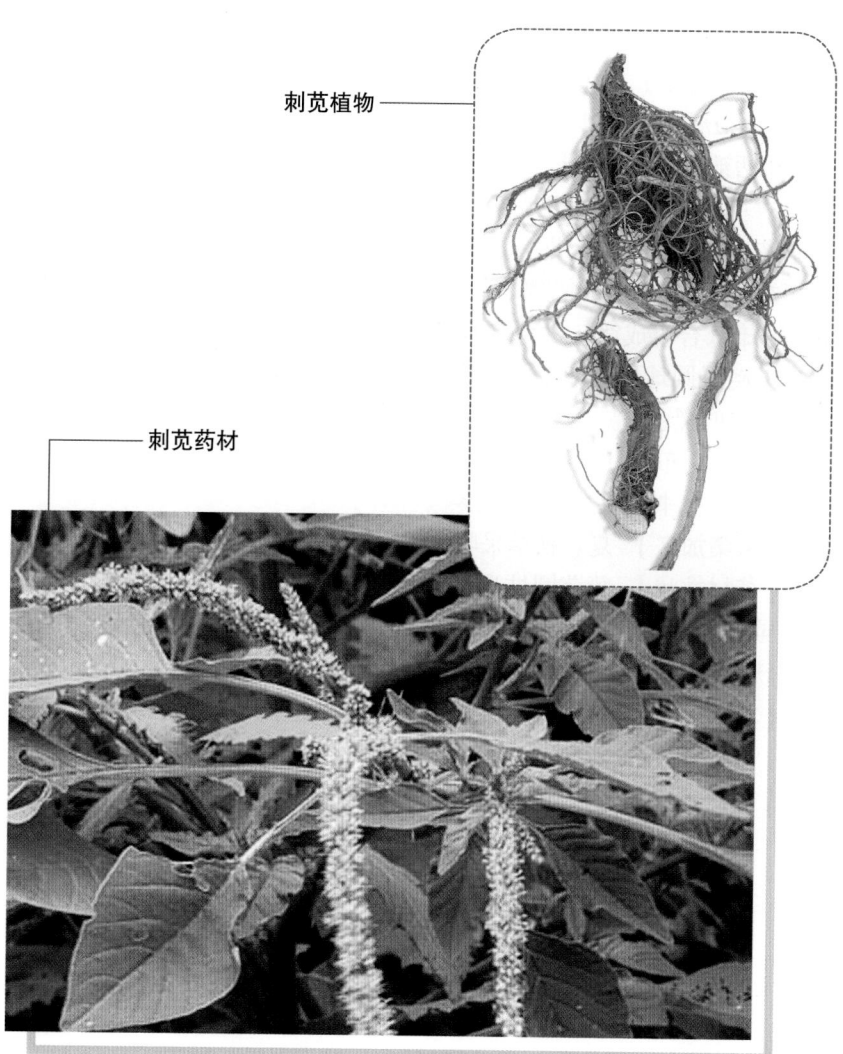

刺苋植物

刺苋药材

刺果藤

【别　　名】 大胶藤。

【来　　源】 为梧桐科植物刺果藤 *Byttneria aspera* Colebr. 的茎。

【植物形态】 木质大藤本。小枝的幼嫩部分略被短柔毛。叶互生；叶柄被毛；叶宽卵形或心形，长 7~23cm，宽 5.5~16cm，先端钝或急尖，基部心形，上面几无毛，下面被白色星状短柔毛；基生脉 5 条。聚伞花序顶生或腋生；花小，淡黄白色，内面略带紫红色；萼片卵形，被短柔毛，先端急尖；花瓣 5，与萼片互生，先端 2 裂并有长条形的附属体；雄蕊合生成筒，发育雄蕊和退化雄蕊各 5；子房 5 室，每室有 2 胚珠。蒴果圆球形或卵状圆球形，生多数短粗刺和短柔毛。种子长圆形，成熟时黑色。

【分　　布】 广西主要分布于邕宁、巴马、凌云、田阳、平果、上林、防城、博白、北流、岑溪。

【采集加工】 夏、秋季采收，洗净，鲜用或晒干。

【药材性状】 藤茎圆柱形，直径约 1cm。表面黄褐色，皮常皱缩成棱或掉落；叶痕大而圆，中间稍凹。质脆，易折断，断面皮部可见呈毛状纤维，端面中央髓部常空。气微，味微苦。

【功效主治】 祛风湿，强筋骨。主治风湿痹痛，腰肌劳损，跌打骨折。

【用法用量】 内服：煎汤，9~15g；鲜品 30g。外用：适量捣敷。

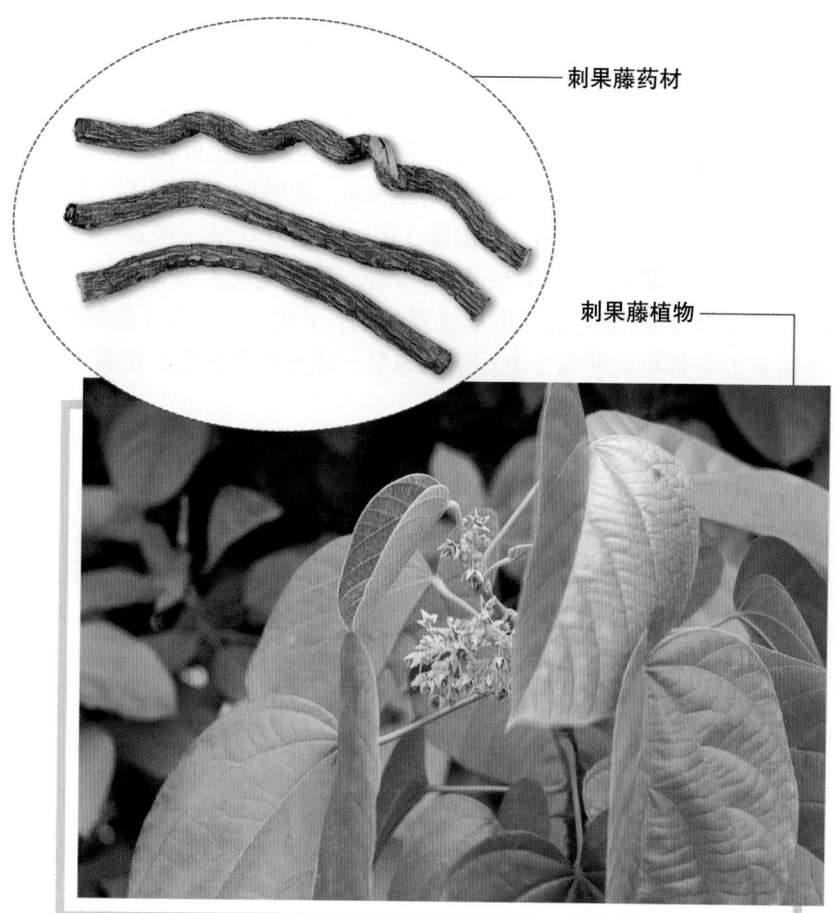

刺果藤药材

刺果藤植物

刺 柊

【别　　名】 簕柊，红猪桑刺，红狗牙，有勒鸡刺，天打镇。

【来　　源】 为大风子科植物刺柊 *Scolopia chinensis* (Lour.) Clos 的全株。

【植物形态】 灌木至小乔木。常有刺。叶互生；叶片革质，椭圆形至长圆状椭圆形，长3~9cm，宽2~5cm，先端圆形或渐尖，基部近圆形，两侧各有腺体1枚；基出脉3条。总状花序腋生或顶生，花淡黄白色；萼片4~5；花瓣4~5；雄蕊多数，药隔先端附属体有毛；花盘由肉质的离生腺体组成，位于雄蕊外围；子房1室，有3侧膜胎座，每胎座上有悬垂的胚珠2个。浆果球形，成熟时紫黑色，留有1长尖的宿存花柱。种子2~6颗。

【分　　布】 广西主要分布于上林、横县、上思、防城、钦州、灵山、浦北、北流、平南。

【采集加工】 全年均可采收，洗净，切段，晒干。

【药材性状】 根圆柱形，直径0.5~2cm，具多数侧根痕及横向皱纹；质硬，不易折断，断面褐黄色，皮部薄，木部厚。茎表面黑褐色，常有刺。叶片革质，椭圆形至长圆状椭圆形，长3~9cm，宽2~5cm，先端圆形或渐尖。气微，味苦。

【功效主治】 活血化瘀，消肿止痛。主治跌打损伤，产后乳汁不通，骨折疼痛，痈肿疼痛以及风湿骨痛。

【用法用量】 内服：煎汤，9~15g。外用：适量，鲜叶捣敷；或研末调酒敷。

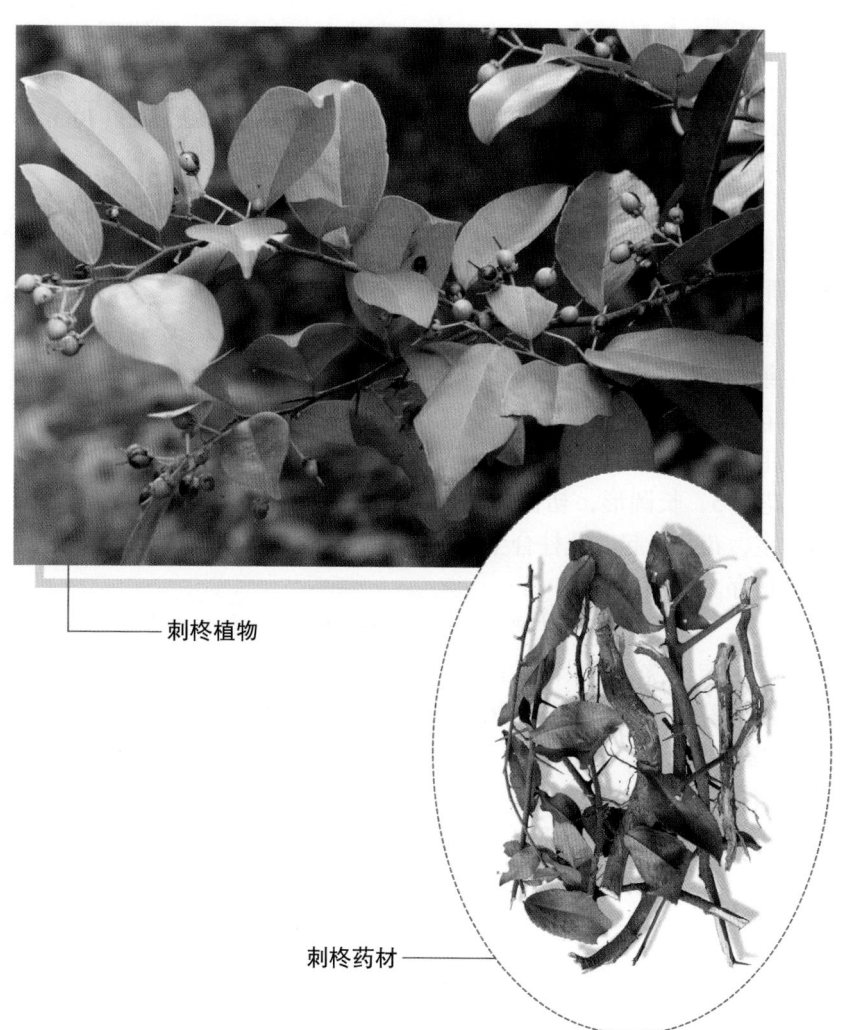

刺柊植物

刺柊药材

刺鸭脚木

【别　　名】 罗伞、鸭脚罗伞、掌叶木、七加皮、鸭脚罗伞、空壳洞。

【来　　源】 为五加科植物罗伞 *Brassaiopsis glomerulata*（Blume）Regel 的全株。

【植物形态】 灌木或乔木。树皮灰棕色，上部的枝有刺，新枝有红锈色绒毛。叶有小叶 5~9；叶柄长至 70cm；小叶片纸质或薄革质，椭圆形至阔披针形，长 15~35cm，宽 6~15cm，先端渐尖，基部通常楔形，稀阔楔形至圆形，幼时两面均疏生红锈色星状绒毛，边缘全缘或疏生细锯齿。圆锥花序大，下垂，主轴及分枝有红锈色绒毛；伞形花序有花 20~40 朵；苞片三角形、卵形或披针形，宿存；小苞片有红锈色绒毛，宿存；花白色，芳香；萼筒短，有红锈色绒毛，边缘有 5 个尖齿；花瓣 5，长圆形，初被红锈色绒毛，后毛脱落变无毛；雄蕊 5；子房 2 室，花盘隆起，花柱合生成柱状。果实阔扁球形或球形，紫黑色，花柱宿存。

【分　　布】 广西主要分布于金秀、隆林、凌云、龙胜、上林、来宾、金秀、岑溪、贵港、钦州、防城、上思、藤县、昭平。

【采集加工】 全年均可采收，切段，晒干。

【药材性状】 茎圆柱形，上部有刺或刺脱落后留下的凸起的刺痕，直径 2~5cm 或更粗，外皮灰棕色，有细皱纹，断面木部灰黄白色，中央具白色髓部。质轻，较脆。气微，味淡。

【功效主治】 祛风除湿，活血散瘀。主治风湿骨痛，跌打扭伤，腰肌劳损。

【用法用量】 内服：煎汤，15~30g；或用鲜树皮、叶各适量，捣烂酒炒热外敷。

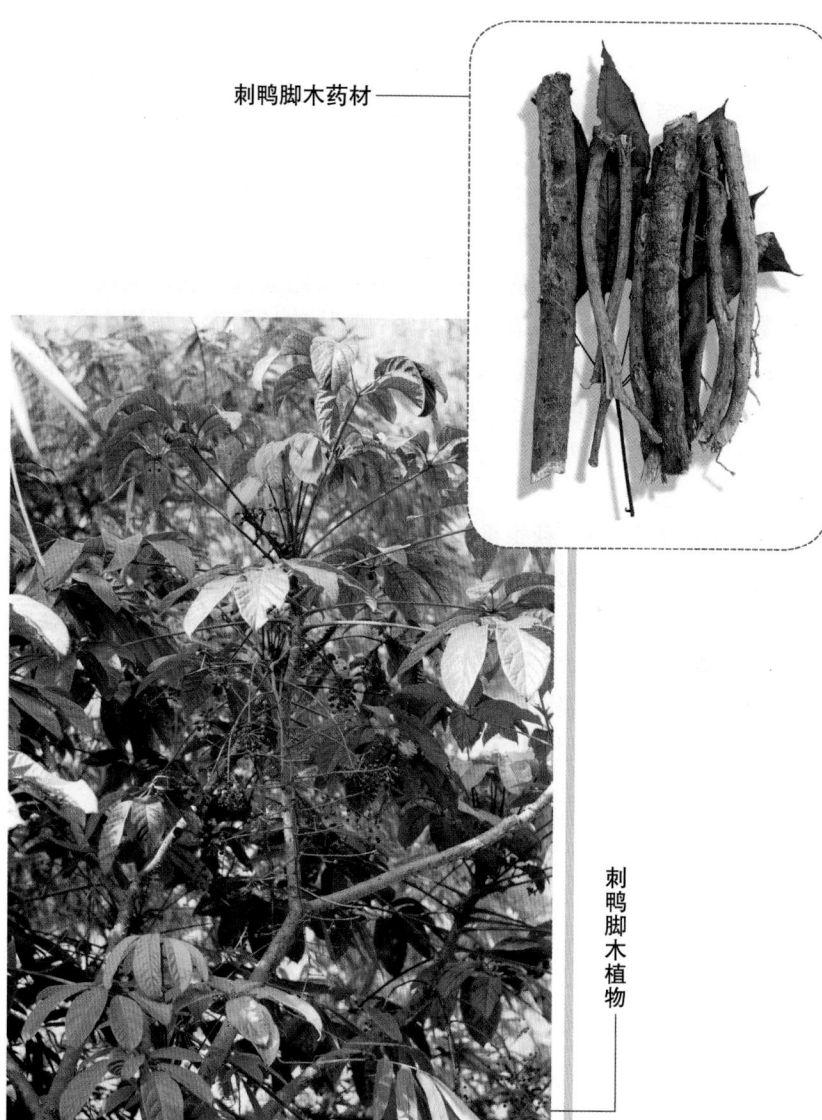

刺鸭脚木药材

刺鸭脚木植物

刺蒴麻

【别　　名】　黄花虱麻头、地桃花、玉如意、火蒴麻、生毛栏路虎、黄花虱母子。

【来　　源】　为椴树科植物刺蒴麻 *Triumfetta rhomboidea* Jacq. 的根。

【植物形态】　亚灌木。嫩枝被灰褐色短茸毛。叶互生；叶片纸质；生于茎下部的叶阔卵圆形，长 3~8cm，宽 2~6cm，先端常 3 裂，基部圆形；生于茎上部的叶长圆形，上面有疏毛，下面有星状柔毛，边缘有不规则的粗锯齿；基出脉 3~5 条，两侧脉直达裂片尖端。聚伞花序数枝腋生，花序柄及花柄均极短；萼片狭长圆形，顶端有角，被长毛；花瓣比萼片略短，黄色，边缘有毛；雄蕊 10；子房有刺毛。果球形，不开裂，被灰黄色柔毛，具钩针刺，有种子 2~6 颗。

【分　　布】　广西主要分布于天峨、南宁、武鸣、龙州、上思、博白。

【采集加工】　夏、秋季采收，除去杂质，洗净，切段，晒干。

【药材性状】　根多呈圆柱形，不规则弯曲，分枝较多，有须根，长短不一，直径 1.2~1.8cm，外皮红棕色至土黄色；除去外皮呈黄白色，射线明显，辐射状，髓部中空。气微，味微苦。

【功效主治】　解表清热，利水通淋。主治风热感冒，石淋砂淋。

【用法用量】　内服：煎汤，15~30g。外用：适量，鲜叶捣敷。

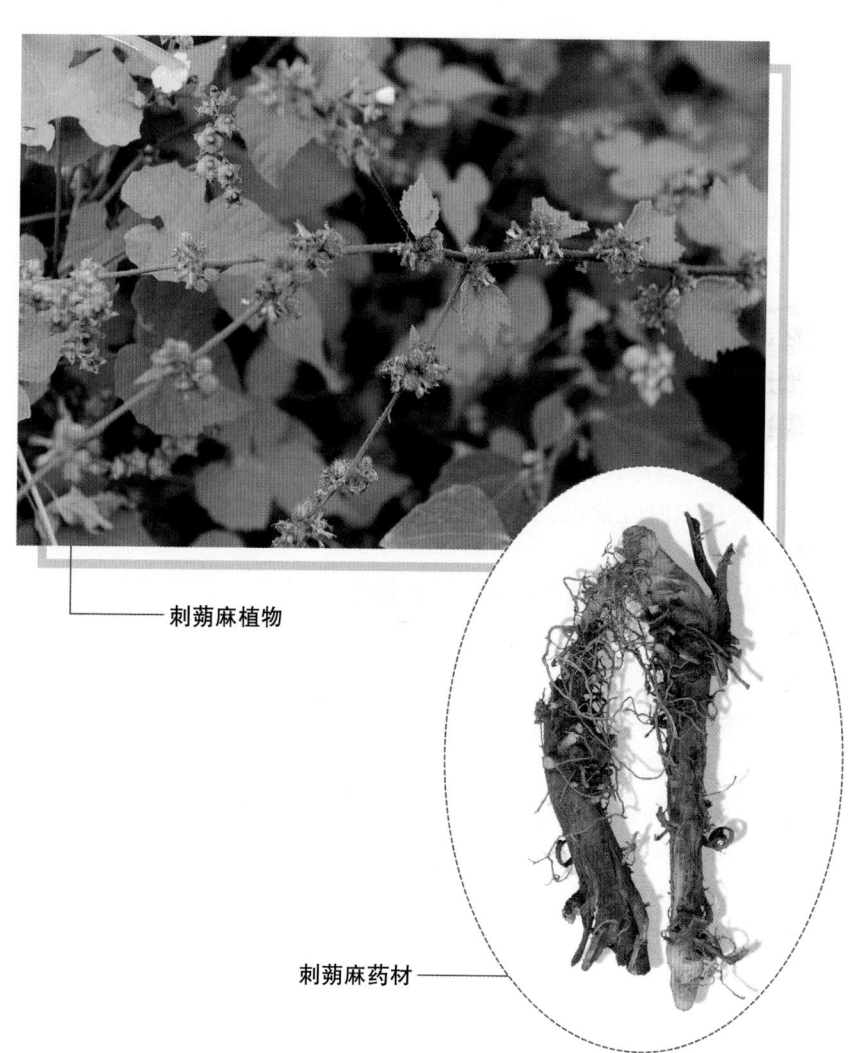

刺蒴麻植物

刺蒴麻药材

枣

【别　　名】 干枣、干赤枣、胶枣、南枣、半官枣、刺枣、红枣、大枣。

【来　　源】 为鼠李科植物枣 *Ziziphus jujuba* Mill. 的果实。

【植物形态】 落叶灌木。有长枝、短枝和小枝；长枝平滑，紫红色或灰褐色，具2个托叶刺，长刺粗直，短刺下弯；短枝短粗，长圆状；小枝绿色，下垂，单生或簇生于短枝上。单叶互生，纸质，叶片卵形，长3~7cm，宽2~4cm，先端钝圆，具小尖头，基部稍偏斜，近圆形，边缘具细锯齿，上面深绿色，下面浅绿色，无毛或沿脉被疏柔毛；基生三出脉。花黄绿色，常2~8朵生于叶腋；萼5裂，裂片卵状三角形，花瓣5，倒卵圆形，基部有爪；雄蕊5，与花瓣对生，着生于花盘边缘；花盘厚，肉质，圆形，5裂；子房2室，与花盘合生。核果长圆形，成熟时红紫色，中果皮肉质，厚，味甜，核两端锐尖。种子扁椭圆形。

【分　　布】 广西全区各地均有栽培。

【采集加工】 秋季果实成熟时采收，拣去杂质，晒干或烘干皮软，晒干。

【药材性状】 果实椭圆形或球形，长2~3.5cm，直径1.5~2.5cm。表面暗红色，略带光泽，有不规则皱纹，基部凹陷，有短果柄。外果皮薄，中果皮棕黄色或淡褐色，肉质，柔软，富糖性而油润。果核纺锤形，两端锐尖，质坚硬。气微香，味甜。

【功效主治】 补脾胃，益气血，安心神，调营卫，和药性。主治脾胃虚弱，气血不足，食少便溏，倦怠乏力，心悸失眠，妇人脏躁，营卫不和。

【用法用量】 内服：煎汤，9~15g。

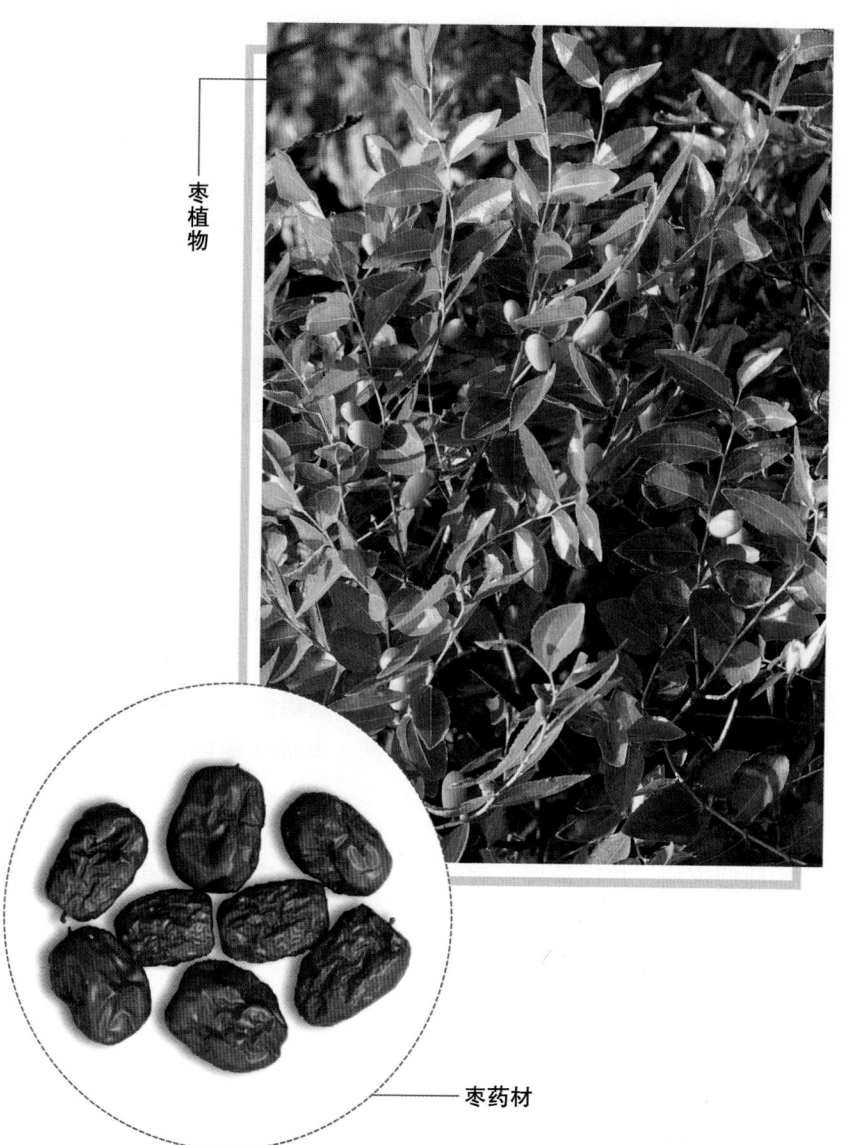

枣植物

枣药材

郁 金

【别　　名】　马蒁、五帝足、黄郁、乌头。

【来　　源】　为姜科植物温郁金 Curcuma wenyujin Y. H. Chen et C. Ling 的块根。

【植物形态】　草本。主根茎陀螺状；侧根茎指状，内面柠檬色；须根细长，末端常膨大成纺锤形块根，内面白色。叶片4~7，2列，叶柄短；叶片宽椭圆形，长35~75cm，宽14~22cm，先端渐尖或短尾状渐尖，基部楔形，下延至叶柄。穗状花序圆柱状，先叶于根茎处抽出，上部无花的苞片长椭圆形，蔷薇红色，中下部有花的苞片宽卵形，绿白色；花萼筒白色，先端具不等的3齿；花冠管漏斗状，白色，裂片3，膜质，长椭圆形，后方一片较大，先端略呈兜状，近先端处有粗糙毛；侧生退化雄蕊花瓣状，黄色，唇瓣倒卵形，外折，黄色，先端微凹；能育雄蕊1，花药基部有距；子房被长柔毛，花柱细长。

【分　　布】　广西主要分布于容县、龙州。

【采集加工】　冬季茎叶枯萎后采挖，摘取块根，除去细须根及根茎，洗净，放入沸水锅中煮透，以过心为度，取出晒干即可。

【药材性状】　块根呈长圆形或卵圆形，稍扁，有的微弯曲，两端渐尖，长3.5~7cm，直径1.2~2.5cm。表面灰褐色或灰棕色，具不规则的纵皱纹，纵纹隆起处色较浅。质坚实，断面灰棕色，角质样；内皮层环明显。气微香，味微苦。

【功效主治】　活血止痛，行气解郁，清心凉血，疏肝利胆。主治胸腹胁肋疼痛，热病神昏，癫狂，惊痫，妇女痛经、经闭，吐血，衄血，血淋，砂淋，黄疸。

【用法用量】　内服：煎汤，3~10g；或入丸、散。

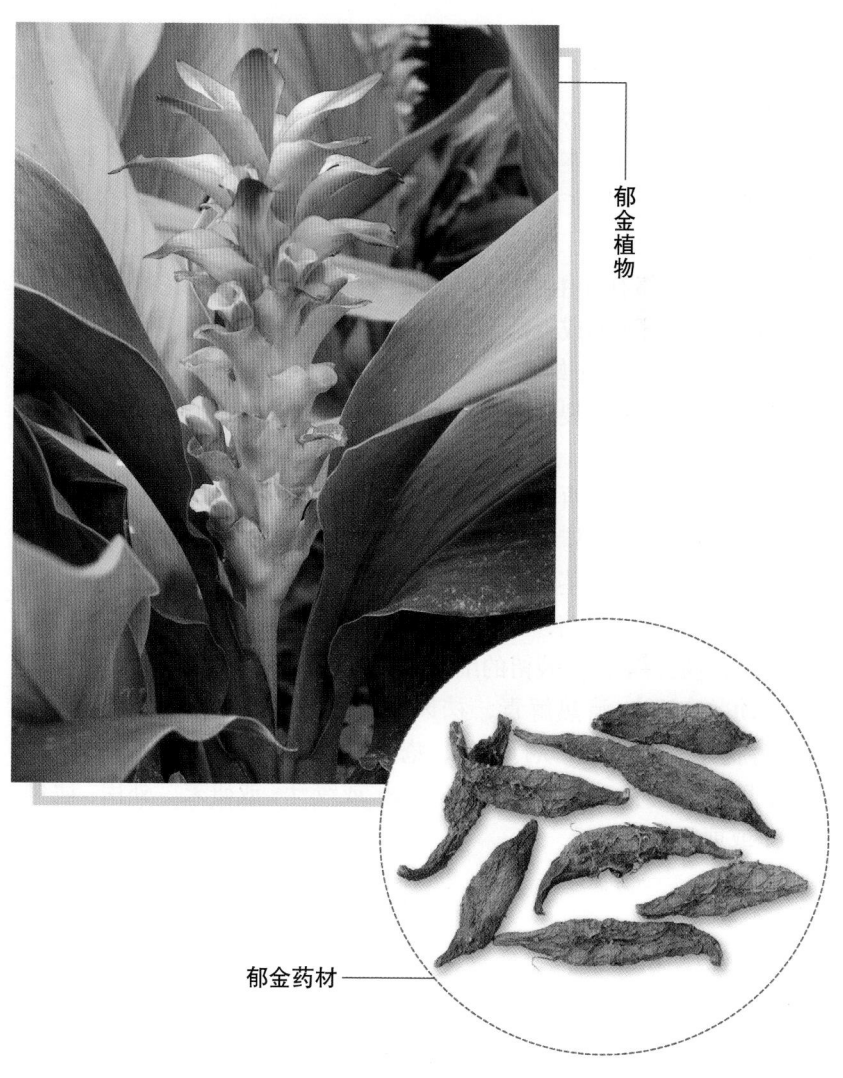

郁金植物

郁金药材

鸢 尾

【别　　名】 蓝蝴蝶、鲤鱼尾、乌鸢、紫蝴蝶、扁柄草、扁竹、燕子花。

【来　　源】 为鸢尾科植物鸢尾 *Iris tectorum* Maxim. 的根茎。

【植物形态】 草本。基部围有老叶残留的膜质叶鞘及纤维。根茎较短，肥厚，环纹较密。叶基生，叶片剑形，长15~50cm，宽1.5~3.5cm，先端渐尖，基部鞘状，层叠排成2列，有数条不明显的纵脉。花茎中下部有叶1~2片；苞片2~3；花梗蓝紫色；花被裂片6，2轮，外轮裂片倒卵形或近圆形，外折，中脉具不整齐橘黄色的鸡冠状凸起，内轮裂片较小；雄蕊3；子房下位，花柱分枝3，花瓣状，蓝色，覆盖着雄蕊，先端2裂，边缘流苏状。蒴果椭圆状或倒卵状，有6条明显的肋。种子梨形，黑褐色，种皮皱褶。

【分　　布】 广西主要分布于南丹、金秀。

【采集加工】 全年均可采收，洗净，除去须根，切片，晒干。

【药材性状】 根茎呈不规则节结状，有分枝，直径1~2cm，外表棕褐色或黑棕色，皱缩，有排列较密的横向皱折环纹，上面有数个凹陷盘状的茎痕，下面有残留的细根及根痕。气微，味淡。

【功效主治】 清热解毒，祛风利湿，消肿止痛。主治咽痛，肝炎，膀胱炎，风湿痛，跌打肿痛，疮疖，皮肤瘙痒。

【用法用量】 内服：煎汤，6~15g；或绞汁；或研末。外用：适量，捣敷；或煎汤洗。

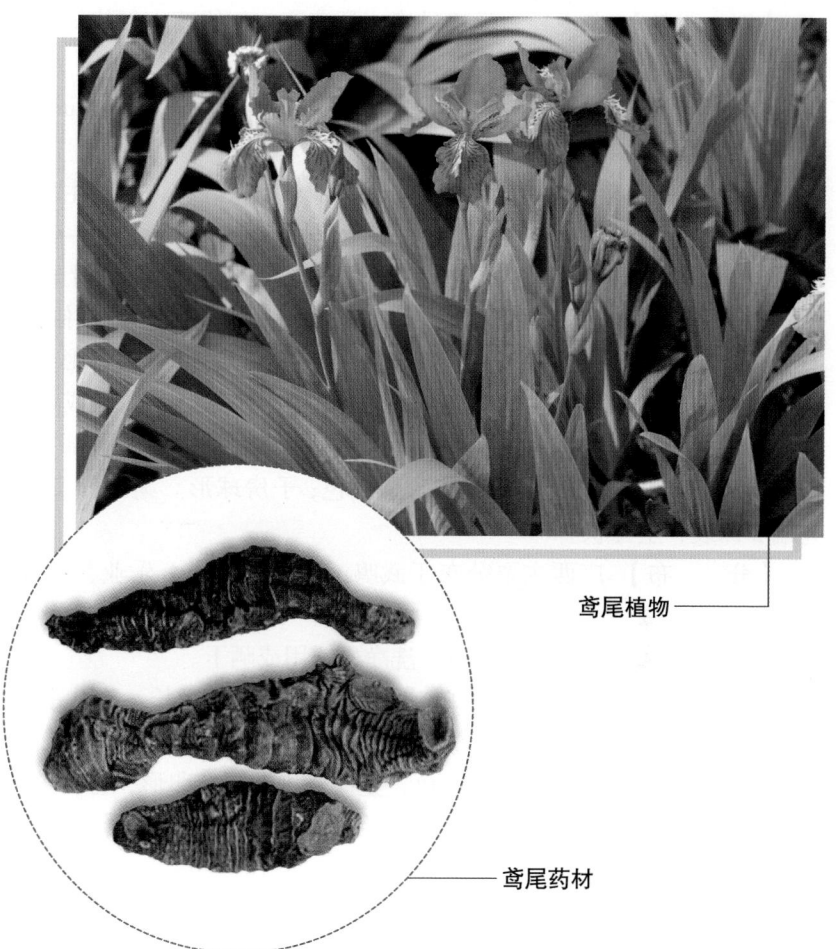

鸢尾植物

鸢尾药材

虎耳草

【别　　名】　老虎耳、丝棉吊梅、耳聋草、红线草、红线绳、水耳朵、倒垂莲。

【来　　源】　为虎耳草科植物虎耳草 *Saxifraga stolonifera* Curt. 的全草。

【植物形态】　草本。根纤细。匍匐茎细长，紫红色，有时生出叶与不定根。叶基生，通常数片；叶片肉质，圆形或肾形，直径4~6cm，有时较大，基部心形或平截，边缘有浅裂片和不规则细锯齿，上面绿色，常有白色斑纹，下面紫红色，两面被柔毛。花茎直立或稍倾斜，有分枝；圆锥状花序，花序分枝，花梗被腺毛及绒毛；苞片披针形，被柔毛；萼片卵形，先端尖，向外伸展；花多数，花瓣5，白色或粉红色，下方2瓣特长，椭圆状披针形，上方3瓣较小，卵形，基部有黄色斑点；雄蕊10，花丝棒状，花药紫红色；子房球形。蒴果卵圆形，先端2深裂，呈喙状。

【分　　布】　广西主要分布于武鸣、那坡、凌云、乐业、南丹、恭城等地。

【采集加工】　夏、秋季采收，洗净，鲜用或晒干。

【药材性状】　全体被毛。单叶，基部丛生；叶柄长，密生长柔毛；叶片圆形至肾形，肉质，边缘浅裂，疏生尖锐齿牙，下面紫赤色，无毛，密生小球形的细点。花白色，上面3瓣较小，卵形，有黄色斑点，下面2瓣较大，披针形，倒垂，形似虎耳。蒴果卵圆形。气微，味微苦。

【功效主治】　清热解毒，凉血止血。主治风热咳嗽，急性中耳炎，风疹瘙痒。

【用法用量】　内服：煎汤，10~15g。外用：捣汁滴或煎水熏洗。

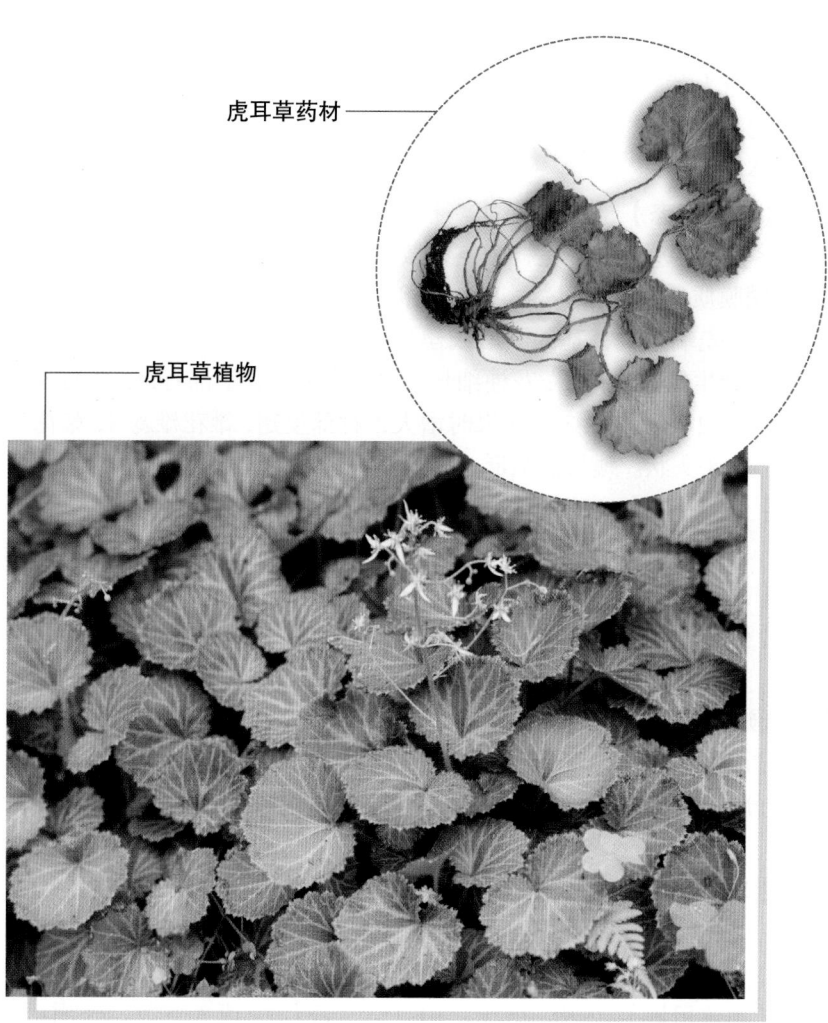

虎耳草药材

虎耳草植物

虎 杖

【别　名】大虫杖、苦杖、酸杖、斑杖、苦杖根、蛇总管、大力王、土大黄。

【来　源】为蓼科植物虎杖 *Polygonum cuspidatum* Sieb. et Zucc. 的根茎。

【植物形态】灌木状草本。根茎横卧地下，木质，黄褐色，节明显；茎直立，丛生，无毛，中空，散生紫红色斑点。叶互生；叶柄短；托叶鞘膜质，褐色，早落；叶片宽卵形或卵状椭圆形，长 6~12cm，宽 5~9cm，先端急尖，基部圆形或楔形，全缘，无毛。花单性，雌雄异株，成腋生的圆锥花序；花梗细长，中部有关节，上部有翅；花被 5 深裂，裂片 2 轮，外轮 3 片在果时增大，背部生翅；雄花雄蕊 8；雌花花柱 3，柱头头状。瘦果椭圆形，有 3 棱，黑褐色。

【分　布】广西主要分布于罗城、资源、富川、钟山、昭平、岑溪、博白。

【采集加工】全年均可采挖，洗净，切片，晒干。

【药材性状】根茎圆柱形，长短不一，直径 0.5~2.5cm，节部略膨大，表面棕褐色至灰棕色，有明显的纵皱纹、须根和点状须根痕，分枝顶端及节上有芽痕及鞘状鳞片，节间长 2~3cm。质坚硬，不易折断，折断面棕黄色，纤维性，皮部与木部易分离，皮部较薄，木部占大部分，呈放射状，中央有髓或呈空洞状，纵剖面具横隔。气微，味微苦、涩。

【功效主治】活血散瘀，祛风通络，清热利湿，解毒。主治妇女经闭，痛经，产后恶露不下，癥瘕积聚，跌扑损伤，风湿痹痛，湿热黄疸，淋浊带下，疮疡肿毒，毒蛇咬伤，水火烫伤。

【用法用量】内服：煎汤，10~15g；或浸酒；或入丸散。外用：适量，研末调敷；或煎浓汁湿敷；或熬膏涂擦。

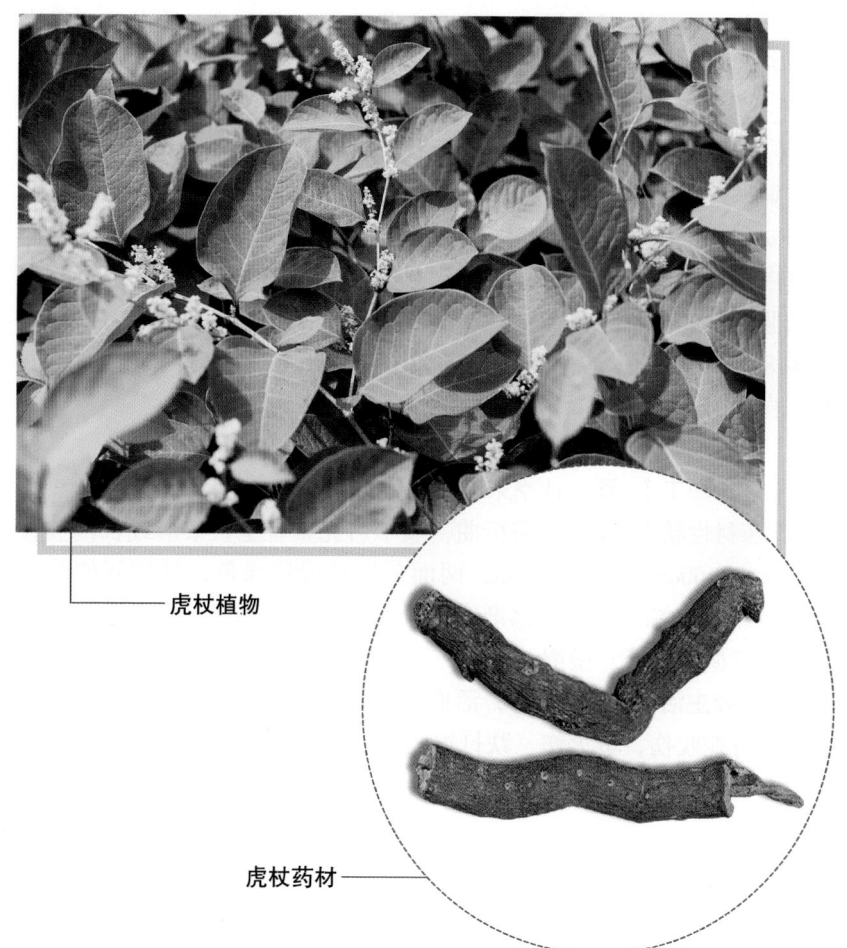

虎杖植物

虎杖药材

虎尾兰

【别　　名】　老虎尾、弓弦麻、花蛇草、虎皮兰、千岁兰、虎尾掌、锦兰。

【来　　源】　为百合科植物虎尾兰 *Sansevieria trifasciata* Prain 的叶。

【植物形态】　草本。有横走根状茎。叶 1~6 枚基生，直立，硬革质，扁平，质厚实；叶片条状倒披针形至倒披针形，长 30~120cm，宽 2.5~8cm，边缘绿色，先端对折成尖头，基部渐狭成有槽的叶柄，两面均具白色和深绿色相间的横带状斑纹。花葶高 30~80cm，基部有淡褐色的膜质鞘；花淡绿色或白色，每 3~8 朵 1 束，排成总状花序；花梗长 5~8mm，关节位于中部；花被长 1.6~2.8cm，管与裂片长度约相等。浆果直径约 7~8mm。

【分　　布】　广西全区均有栽培。

【采集加工】　夏、秋季采叶，鲜用或晒干。

【药材性状】　叶片皱缩折曲，展平后完整者呈长条形或长倒披针形，长 30~60cm，宽 2.8~5cm，两面灰绿色或浅绿色，具相间的暗绿色横斑纹，先端刺尖，基部渐窄，全缘。质稍韧而脆，易折断，断面整齐。气微，味淡、微涩。

【功效主治】　清热解毒，活血消肿。主治感冒，肺热咳嗽，疮疡肿毒，毒蛇咬伤，烫火伤，跌打损伤。

【用法用量】　内服：煎汤，15~30g。外用：适量，捣敷。

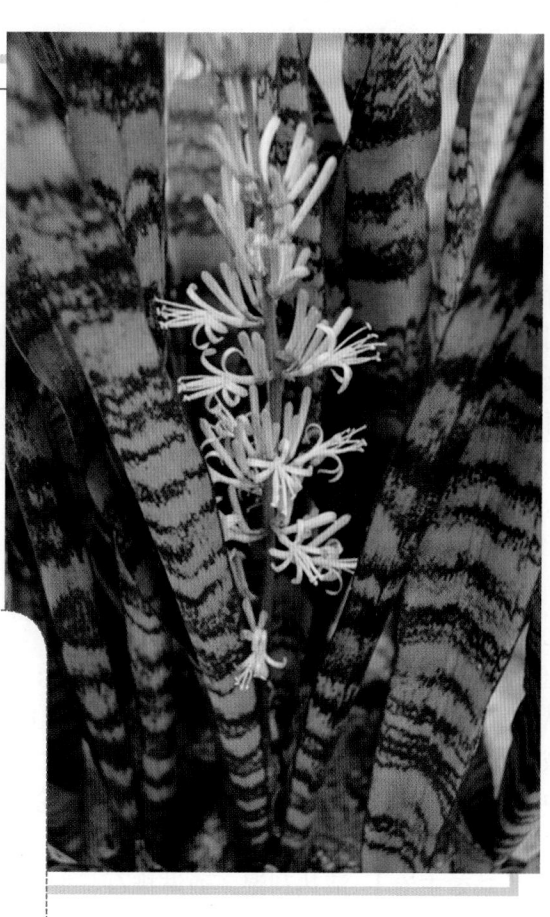

虎尾兰植物

虎尾兰药材

肾 茶

【别　　名】 猫须公、肾菜。

【来　　源】 为唇形科植物肾茶 Clerodendranthus spicatus（Thunb.）C. Y. Wu ex H. W. Li 的全草。

【植物形态】 草本。茎直立，四棱形，被倒向短柔毛。叶对生；叶片卵形、菱状卵形或卵状椭圆形，长 2~8.5cm，宽 1~5cm，先端渐尖，基部宽楔形或下延至叶柄，边缘在基部以上具粗牙齿或疏圆齿，齿端具小凸尖，两面被短柔毛及腺点。轮伞花序具 6 朵花，在主茎和侧枝顶端组成间断的总状花序；苞片圆卵形；花萼钟形，外面被微柔毛及腺点，花后增大；花冠浅紫色，外面被微柔毛，上唇具腺点，花冠筒极狭，上唇大，外反，3 裂，中裂片较大；雄蕊 4，长度超出花冠筒外，前对略长；子房 4 裂，花柱长长地伸出，柱头 2 浅裂；花盘前方呈指状膨大。小坚果卵形，深褐色，具皱纹。

【分　　布】 广西主要分布于贵港、藤县、南宁、武鸣。

【采集加工】 在现蕾开花前采收，割下茎叶，晒至七成干后，捆扎成把，再曝晒至全干。

【药材性状】 茎枝呈方柱形，节稍膨大；茎灰棕色，有纵皱纹或纵沟，断面木质，周围黄白色，中央髓部白色。叶黄绿色或暗绿色，皱缩易碎，完整者展平后呈卵形或卵状披针形，先端尖，基部楔形，中部以上的叶片边缘有锯齿；叶脉紫褐色。轮伞花序多已脱落。气微，味微苦。

【功效主治】 清热利湿，通淋排石。主治急慢性肾炎，风湿性关节炎，膀胱炎，胆结石，尿路结石。

【用法用量】 内服：煎汤，30~60g。

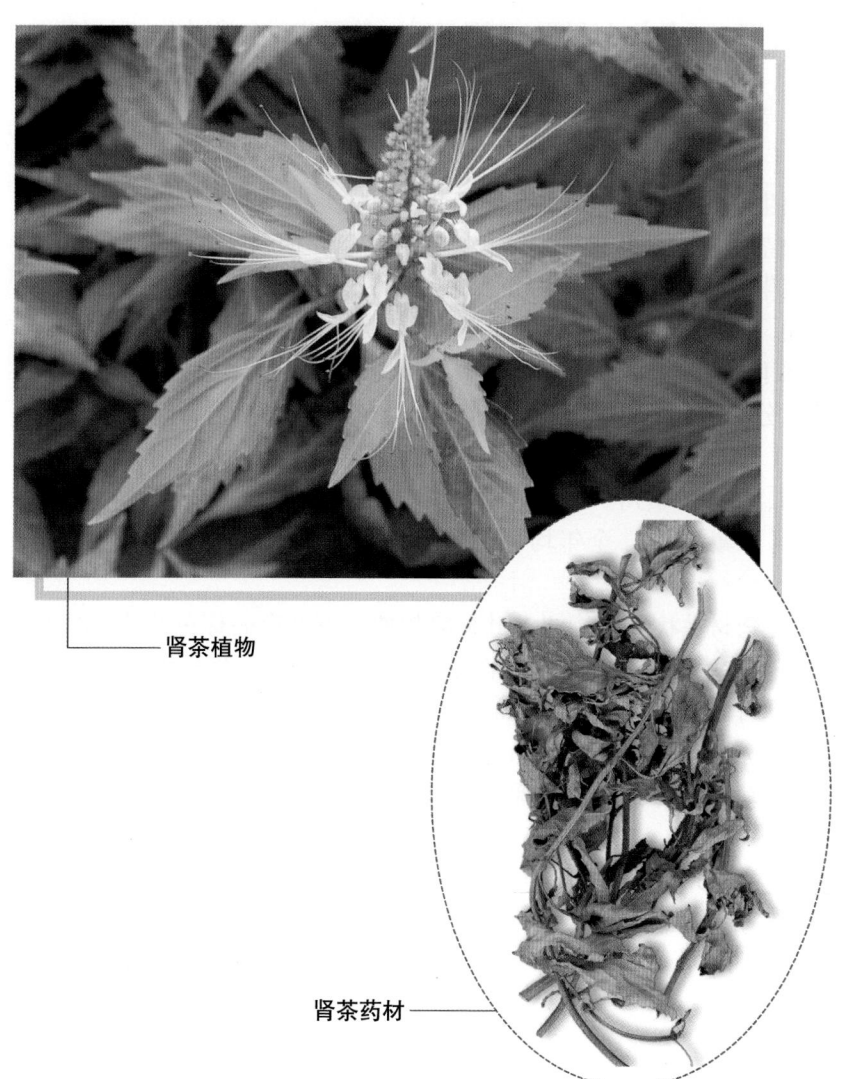

肾茶植物

肾茶药材

肾　蕨

【别　　名】　凤凰蛋、落地珍珠、篦子草、金鸡孵蛋、凤凰蕨。

【来　　源】　为肾蕨科植物肾蕨 *Nephrolepis auriculata*（L.）Trimen 的全草。

【植物形态】　陆生蕨类。根茎近直立，有直立的主轴及从主轴向四面生长的长匍匐茎，并从匍匐茎的短枝上生出圆形肉质块茎，主轴与根茎上密被钻状披针形鳞片，匍匐茎、叶柄和叶轴疏生钻形鳞片。叶簇生；叶片革质，光滑无毛，披针形，长 30~70cm，3~5cm，基部渐变狭，一回羽状；羽片无柄，互生，以关节着生于叶轴，似镰状而钝，基部下侧呈心形，上侧呈耳形，常覆盖于叶轴上，边缘有浅齿。叶脉羽状分叉。孢子囊群生于每组侧脉的上侧小脉先端；囊群盖肾形。

【分　　布】　广西主要分布于龙州、武鸣、上林、平南、金秀、阳朔、钟山、贺州。

【采集加工】　全年均可或夏、秋季采叶或全草，洗净，鲜用或晒干。

【药材性状】　叶簇生；叶柄略扭曲，下部有亮棕色鳞片；叶轴棕黄色，叶片常皱缩，展平后呈线状披针形，一回羽状分裂；羽片无柄，披针形，长约 2cm，宽约 6mm，边缘有疏浅钝齿；两边的侧脉先端各有 1 行孢子囊群。气微，味苦。

【功效主治】　清热，利湿，消肿，解毒。主治黄疸，淋浊，痢疾，小便涩痛，疝气，乳痛，瘰疬，烫伤，刀伤。

【用法用量】　内服：煎汤，10~15g，鲜品 30~45g。外用：适量，鲜全草捣敷。

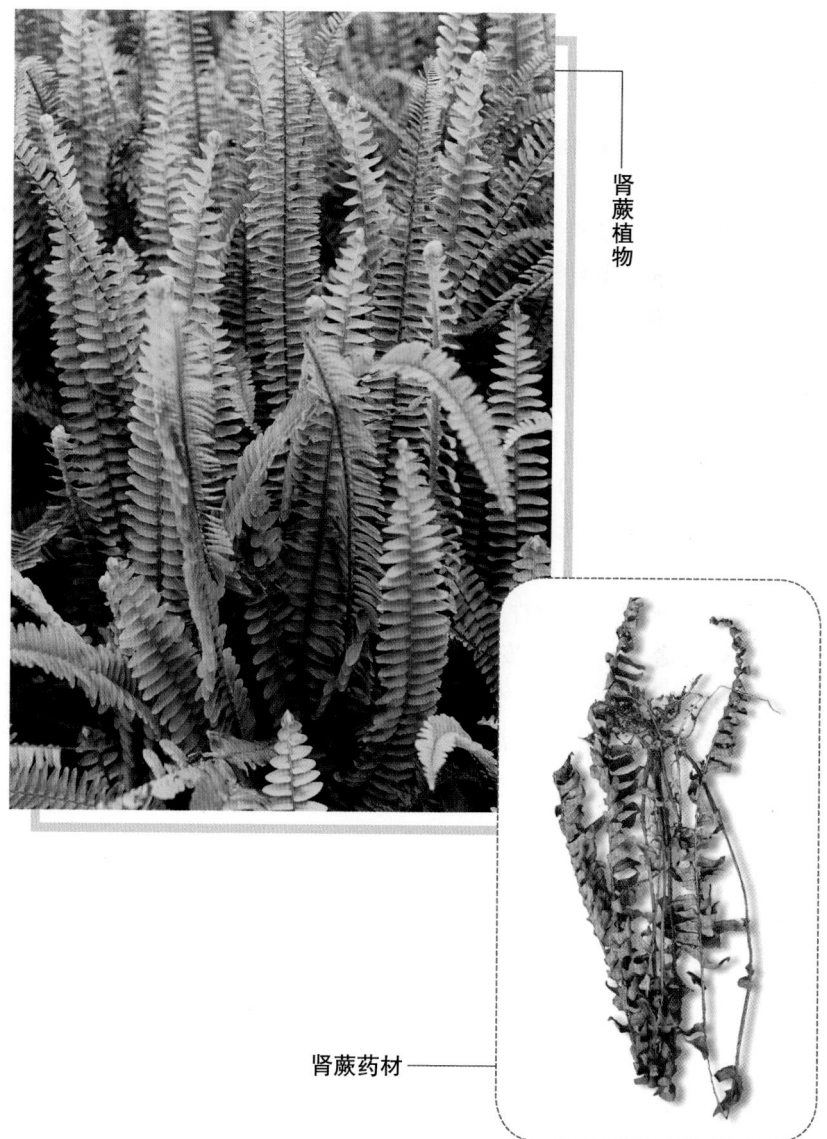

肾蕨植物

肾蕨药材

昙 花

【别　　名】 琼花、凤花。

【来　　源】 为仙人掌科植物昙花 *Epiphyllum oxypetalum*（DC.）Haw. 的花。

【植物形态】 灌木状肉质植物。主枝直立，圆柱形，茎不规则分枝，茎节叶状扁平，长 15~60cm，宽约 6cm，绿色，边缘波状或缺凹，无刺，中肋粗厚，无叶片。花自茎片边缘的小窠发出，大形，两侧对称，长 25~30cm，宽约 10cm，白色，干时黄色；雄蕊细长；花被管比裂片长，花被片白色，干时黄色，雄蕊细长，多数；花柱白色，长于雄蕊，柱头线状，16~18 裂。浆果长圆形，红色，具纵棱有汁。种子多数，黑色。

【分　　布】 广西各地有栽培。

【采集加工】 6~10 月花开后采收，置通风处晾干。

【药材性状】 花托筒细长，皱缩，表面土黄色或褐色，多少弯曲，长 13~18cm，基部直径 4~8mm，疏生披针形鳞片。花漏斗状，皱缩，黄白色。气微，味微甘。

【功效主治】 清肺止咳，凉血止血，养心安神。主治肺热咳嗽，肺痨，咯血，崩漏，心悸，失眠。

【用法用量】 内服：煎汤，9~18g。

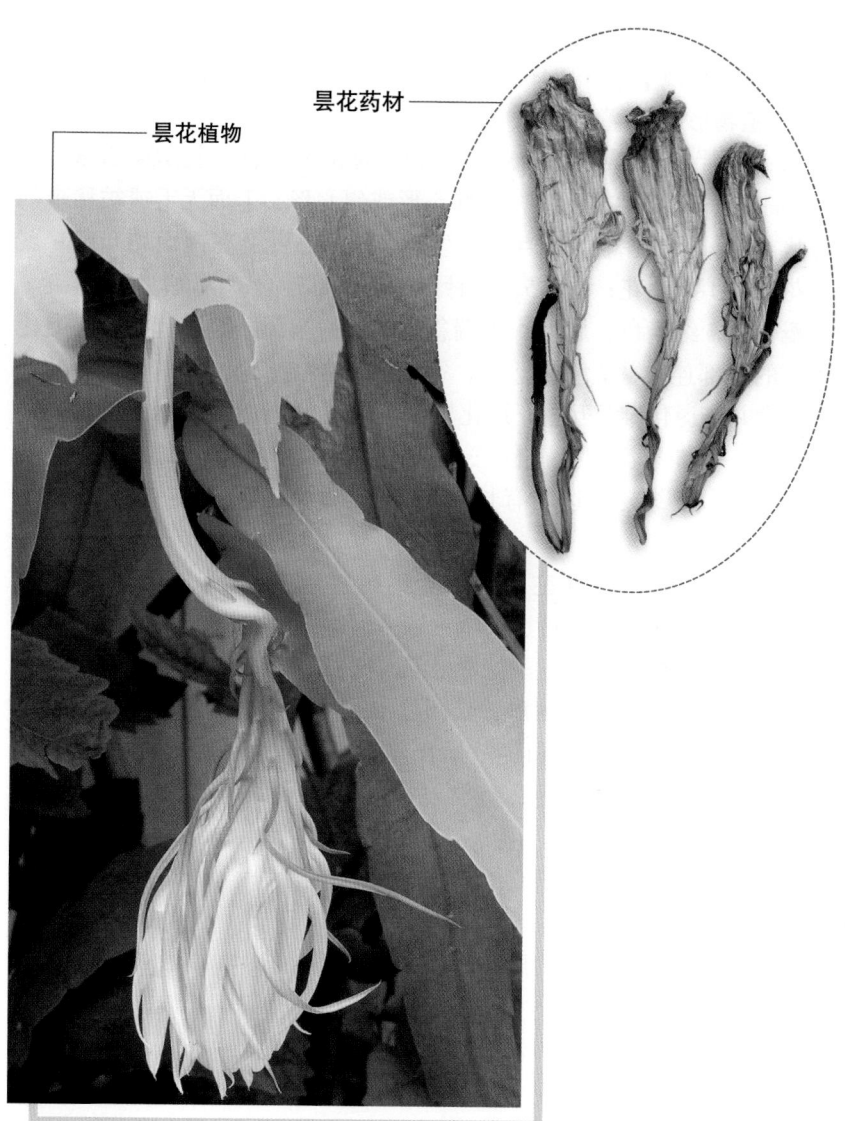

昙花药材

昙花植物

昂天莲

【别　名】 鬼棉花、仰天盅、水麻、假芙蓉。

【来　源】 为梧桐科植物昂天莲 *Ambroma augusta*（L.）L. f. 的根。

【植物形态】 灌木。幼枝密被星状茸毛。叶互生；托叶条形，脱落；叶片心形或卵状心形，有时为 3~5 浅裂，长 10~22cm，宽 9~10cm，先端急尖或渐尖，基部心形或斜心形，上面无毛或被稀疏的星状柔毛，下面密被短茸毛；基生脉 3~7 条，叶脉在两面均凸起。聚伞花序具 1~3 朵花；萼片 5，披针形，近基部连合，两面均密被柔毛；花瓣 5 片，红紫色，匙形，先端急尖或钝，基部凹陷且有毛，与退化雄蕊的基部连合；发育雄蕊 15，每 3 枚集合成 1 束，在退化雄蕊的基部连合并与退化雄蕊互生，退化雄蕊 5，两面均被毛；子房长圆形，子房 5 室，有 5 条沟纹，花柱三角状舌形。蒴果膜质，倒圆锥形，被星状毛，具 5 纵翅，边缘有长绒毛，先端截形。种子多数，长圆形，黑色。

【分　布】 广西主要分布于藤县、上思、桂平、百色、那坡、凌云、乐业、田林、南丹、天峨、东兰、都安、龙州。

【采集加工】 秋、冬季挖取根部，洗去泥沙，切片，鲜用或晒干。

【药材性状】 根椭圆形、长圆柱形或连珠形，直径 0.5~2.5cm；栓皮红色，有明显纵槽纹和少数横长皮孔。质脆，易折断，断面粉性，皮部类白色，木部淡黄色，有放射状纹理。气微，味微甘、辛，有刺激性。

【功效主治】 活血通经，消肿止痛。主治月经不调，疮疡疖肿，跌打损伤。

【用法用量】 内服：煎汤，9~15g。外用：适量，捣敷；或浸酒搽。

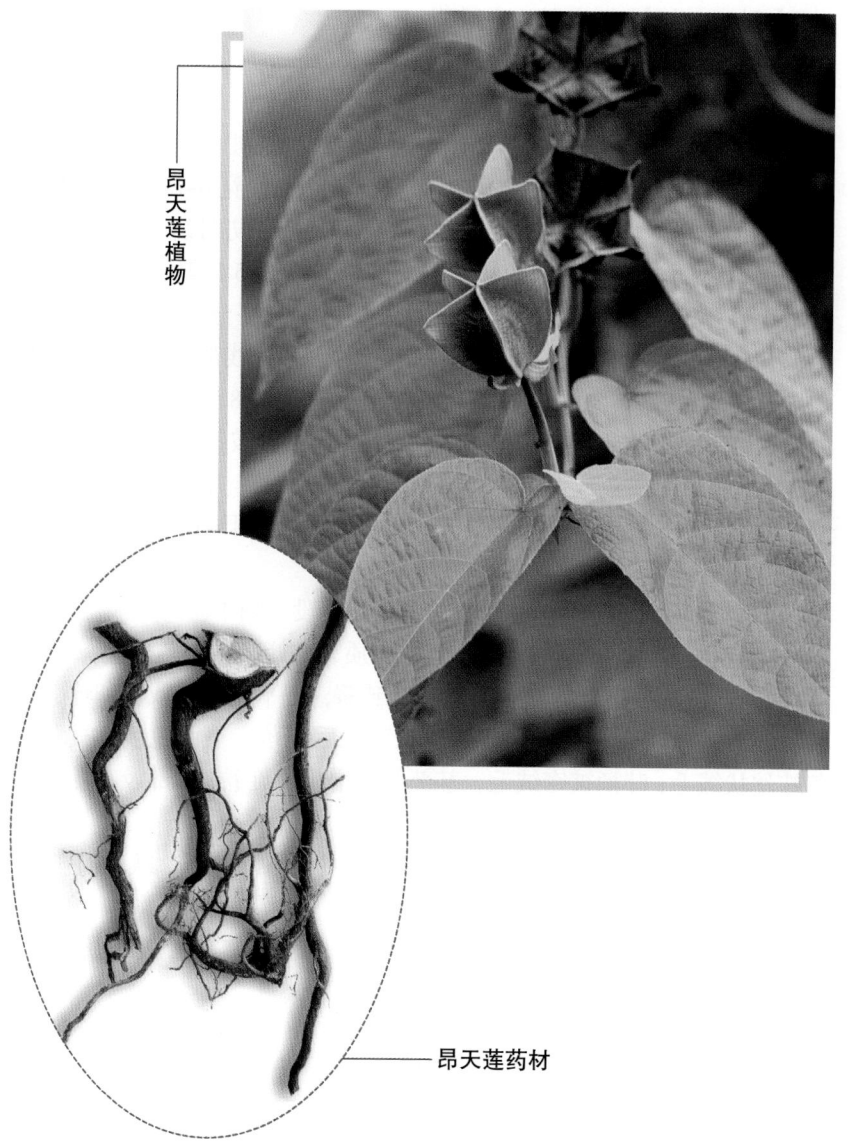

昂天莲植物

昂天莲药材

岩穴千里光

【别　　名】 糯米风、大风菊。

【来　　源】 为菊科植物岩穴藤菊 *Cissampelopsis spelaeicola*（Vant.）C. Jeffrey et Y. L. Chen 的茎、叶。

【植物形态】 大藤本。茎老时变木质，初时被白色蛛丝状绒毛，后或多或少脱毛。叶卵形或宽卵形，长 4~11cm，宽 4~8cm，顶端尖，基部心形，边缘具波状细齿，纸质，上面绿色，初时疏生蛛丝状毛，后脱落，下面被黄白色蛛丝状绒毛，基生掌状 3~5 出脉；叶柄粗，被密绒毛，基部明显增粗，旋卷。复伞房花序；花序分枝叉状，被密绒毛；花序梗短，密生绒毛，通常具基生苞片，苞片线形或卵形；总苞圆柱形，外层苞片线形，不等长，被密绒毛；总苞片 8，线状长圆形，外面被密绒毛；花全部管状，花冠白色；裂片长圆状披针形，顶端尖。瘦果圆柱形；冠毛白色或污白色。

【分　　布】 广西主要分布于那坡、环江、阳朔、防城、金秀、昭平、苍梧。

【采集加工】 全年均可采收，洗净，切段，晒干。

【药材性状】 茎圆柱形，老茎木质，皮粗糙，棕黄色，直径 8~12mm，嫩茎被白色蛛丝状绒毛。叶皱缩，展平呈卵形或宽卵形，长 4~11cm，宽 4~8cm，初时疏生蛛丝状毛，后脱落，下面色浅，被黄白色蛛丝状绒毛；叶柄被密绒毛，基部明显增粗，旋卷；上部及在花序上叶较小。气微，味淡。

【功效主治】 祛风除湿，活血止痛。主治风湿骨痛，跌打损伤。

【用法用量】 内服：煎汤，10~15g。

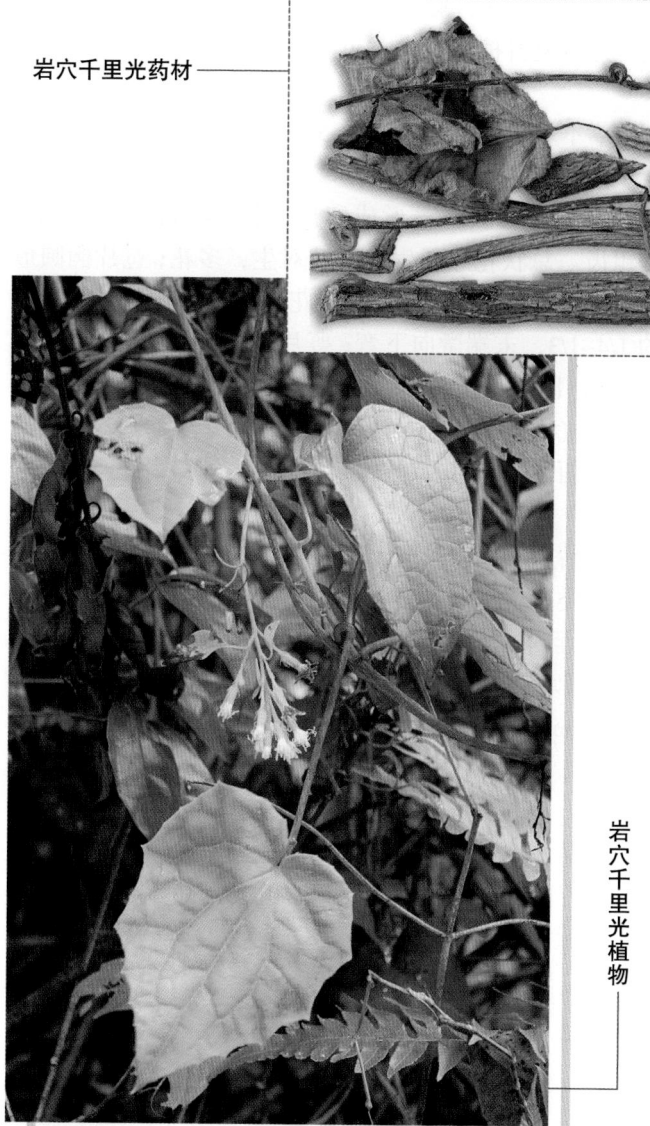

岩穴千里光药材

岩穴千里光植物

岩黄连

【别　　名】 岩胡、岩连、菊花黄连、土黄连。

【来　　源】 为紫堇科植物石生黄堇 *Corydalis saxicola* Bunting 的全草。

【植物形态】 草本。主根发达。茎 1~3 条，丛生，软弱；枝条与叶对生，花葶状。叶片轮廓三角状卵形，二回羽状全裂；一回裂片 5 枚，具短柄，二回裂片常 3 枚，菱形或卵形，长 2~5cm，宽 1~3cm，先端尖，边缘具粗齿。总状花序顶生或与叶对生，多花；苞片椭圆形至披针形，全缘；花梗与苞片等长或略短；花冠金黄色，距短，仅及外轮上瓣全长的 1/4~1/3，末端微向下弯；萼片近三角形，全缘；雄蕊束披针形；柱头 2 裂，顶端有乳突。蒴果圆柱状，略弯曲。种子多数，圆形，种阜杯状，包住种子一半。

【分　　布】 广西主要分布于上林、靖西、乐业、南丹、东兰、巴马、环江。

【采集加工】 秋后采收，除去杂质和粗梗，洗净，切段，晒干。

【药材性状】 根类圆柱形或圆锥形，稍扭曲，下部有分枝，直径 0.5~2cm；表面淡黄色至棕黄色，具纵裂纹或纵沟，栓皮发达易剥落；质松，断面不整齐，似朽木状，皮部与木部界限不明显。叶具长柄，柔软卷曲，长 10~15cm；叶片多皱缩破碎，淡黄色，完整者二回羽状分裂，一回裂片 5 枚，奇数对生，末回裂片菱形或卵形。气微，味苦涩。

【功效主治】 清热解毒，利湿，止血，止痛。主治口舌糜烂，痢疾，目翳，痔疮出血，腹泻，腹痛。

【用法用量】 内服：煎汤，3~15g。外用：适量，研末点患处。

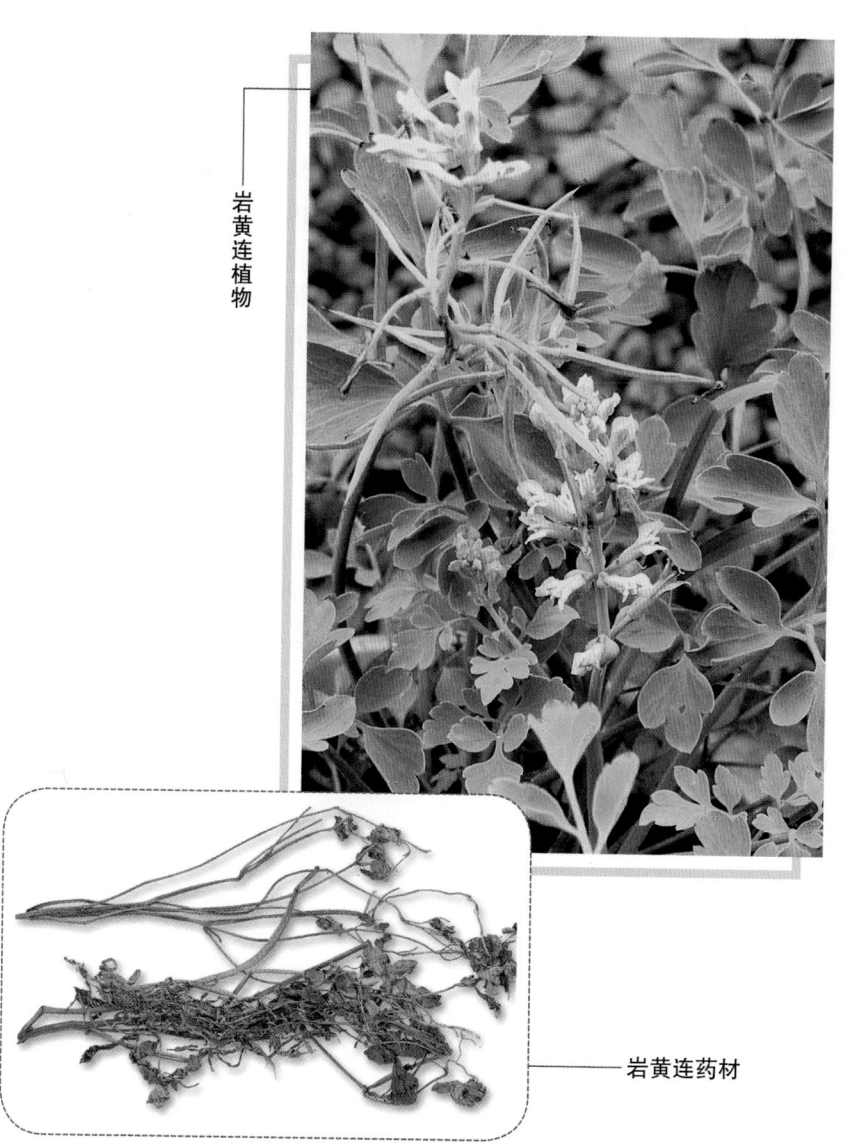

岩黄连植物

岩黄连药材

罗汉松

【别　名】长青、罗汉杉、土杉。

【来　源】为罗汉松科植物罗汉松 *Podocarpus macrophyllus* (Thunb.) D. Don 的枝叶。

【植物形态】常绿乔木。树皮灰白或灰褐色，浅纵裂，成薄鳞片状脱落；枝开展或斜展，枝叶稠密。叶螺旋状排列，条状披针形，微弯，长7~12cm，宽7~10mm，先端渐尖或钝尖，基部楔形，有短柄，上面深绿色，有光泽，中脉显著凸起，下面带白色，淡绿色中脉微突起。雌雄异株；雄球花穗状，常3~5（稀7）簇生于极短的总梗上；雌球花单生叶腋，有梗。种子卵圆球形，熟时肉质假皮紫色或紫红色，有白粉，着生于肥厚肉质的种托上，种托红色或紫红色。

【分　布】广西主要分布于防城、那坡、全州等地。

【采集加工】春、夏季采收，晒干。

【药材性状】叶条状披针形，长7~12cm，宽6~9mm，先端短尖或钝，上面灰绿色至暗褐色，下面黄绿色至淡棕色。枝条粗2~5mm，表面淡黄色，粗糙，具似三角形的叶基脱落痕。质脆，易折断。气微，味淡。

【功效主治】止血。主治吐血，咳血。

【用法用量】内服：煎汤，10~30g。

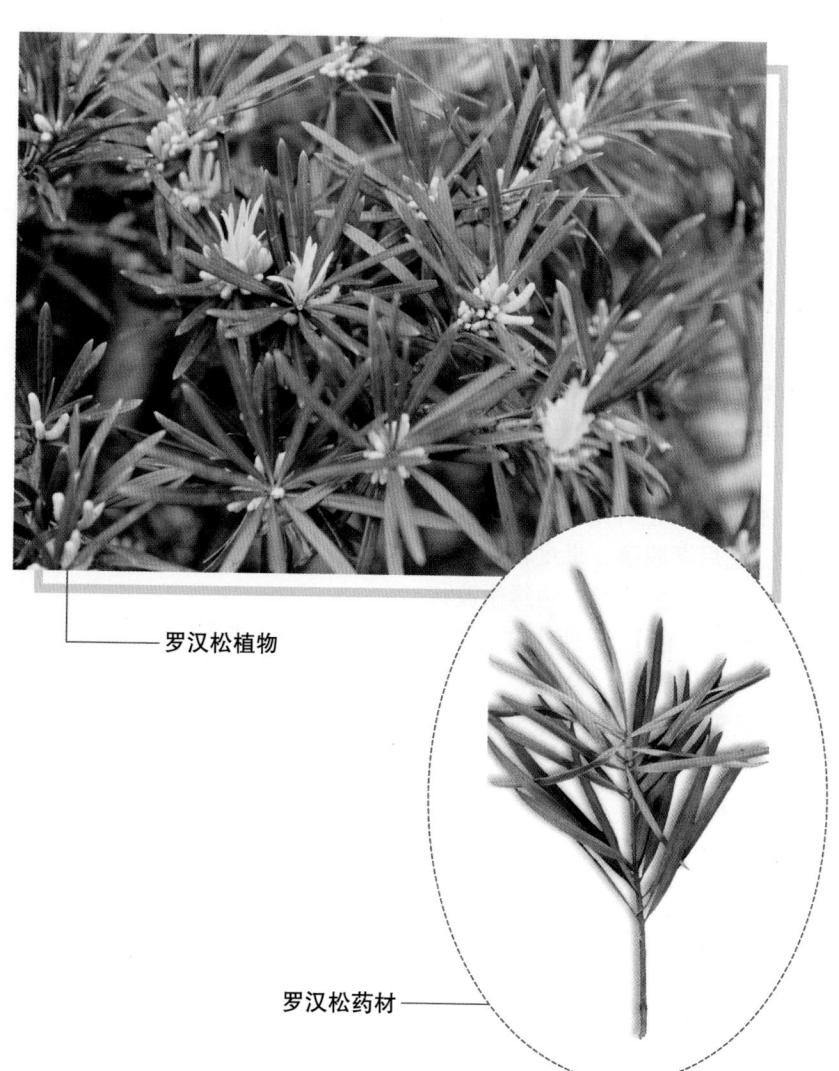

罗汉松植物

罗汉松药材

罗汉果

【别　　名】 拉汉果、假苦瓜、光果木鳖、金不换、罗汉表、裸龟巴。

【来　　源】 为葫芦科植物罗汉果 *Siraitia grosvenorii*（Swingle）C. Jeffrey ex A.M. Lu et Z. Y. Zhang 的果实。

【植物形态】 攀援草本。具肥大的块根。茎有棱沟，初被黄褐色柔毛和黑色疣状腺鳞。叶柄被毛被和腺鳞；叶片膜质，卵状心形，长 12~23cm，宽 5~17cm，先端渐尖，边缘微波状，两面被稀疏柔毛和黑色疣状腺鳞，老后渐脱落；卷须 2 歧。雌雄异株；雄花序总状，具有短柔毛和黑色疣状腺鳞；萼筒宽钟状，喉部常具有 3 枚长圆形的膜质鳞片，萼裂片 5；花冠黄色，被黑色腺点，裂片 5；雄蕊 5，插生于筒近基部，花丝基部膨大；雌花集生在总花梗顶端，退化雄蕊 5，子房长圆形，密生黄褐色茸毛。果实球形，初密被黄褐色的茸毛和混生的黑色腺鳞，老后渐脱落，果皮较薄。种子多数，淡黄色，近圆形或阔卵形，周围有放射状的沟纹，边缘微波状。

【分　　布】 广西主要分布于永福、桂林、临桂、兴安、全州、资源、龙胜、融安、金秀。

【采集加工】 秋季果实由嫩绿变深绿时采摘，晾数天后低温干燥即可。

【药材性状】 果实圆球形或长圆形，长 4.5~8.5cm，直径 3.5~6cm，表面棕绿色或黄褐色，有时可见深棕色斑纹，全体被白色柔毛，以果实两端较密，并隐约可见 8~10 条纵纹。果实顶端有圆点状柱基，基部有果柄痕。体轻，果皮薄，质脆易碎，果瓤干缩，淡黄色至淡棕色，质松如海绵。具焦糖气，味极甜。

【功效主治】 清肺利咽，化痰止咳，润肠通便。主治肺热燥咳，咽喉炎，扁桃体炎，肠燥便秘。

【用法用量】 内服：煎汤，15~30g；或炖肉；或开水泡。

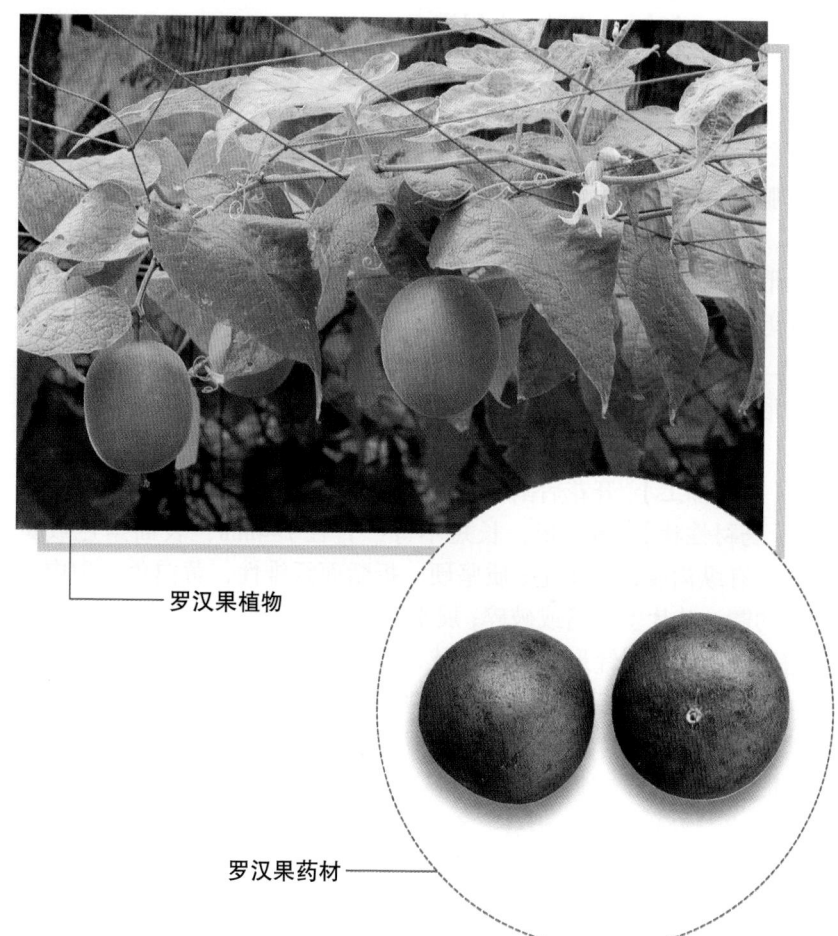

罗汉果植物

罗汉果药材

罗 勒

【别　　名】 一串兰、九层塔。

【来　　源】 为唇形科植物罗勒 *Ocimum basilicum* L. 的茎叶。

【植物形态】 草本。全株芳香。茎直立，四棱形，上部微柔毛，常带红或紫色。叶对生；叶柄明显，被微柔毛；叶片卵状披针形，下面具腺点。轮伞花序，各部均被微柔毛；苞片倒披针形，早落；花萼钟形，萼齿 5，上唇 3 齿，中齿最大，近圆形，具短尖头，下唇 2 齿，三角形具刺尖，果时花萼增大、宿存；花冠淡紫色或白色，上唇 4 裂，裂片近圆形，下唇长圆形；雄蕊 4，二强，后对雄蕊花丝基部具齿状附属物，且被微柔毛；子房 4 裂，柱头 2 裂；花盘具 4 浅齿。小坚果长圆状卵形，褐色。

【分　　布】 广西主要分布于金秀、桂平、玉林、武鸣。

【采集加工】 开花后割取地上部分，鲜用或阴干。

【药材性状】 茎方形，长短不等，直径 1~4mm，表面紫色或黄紫色，有纵沟纹，具柔毛；质坚硬，折断面纤维性，黄白色，中内有白色的髓。叶片多脱落或破碎；展平后卵状披针形。轮伞花序微被毛，花冠脱落；苞片倒针形，宿萼钟状，黄棕色，膜质，有网纹，外被柔毛，内面喉部被柔毛。宿萼内含小坚果。搓碎后有强烈香气，味辛，有清凉感。

【功效主治】 疏风解表，化湿和中，行气活血，解毒消肿。主治感冒头痛，发热咳嗽，中暑，食积不化，脘腹胀满疼痛，呕吐泻痢，风湿痹痛，遗精，月经不调，牙痛口臭，胬肉遮睛，皮肤湿疮，瘾疹瘙痒，跌打损伤，蛇虫咬伤。

【用法用量】 内服：煎汤，5~15g；或捣汁；或入丸、散。外用：适量，捣敷。

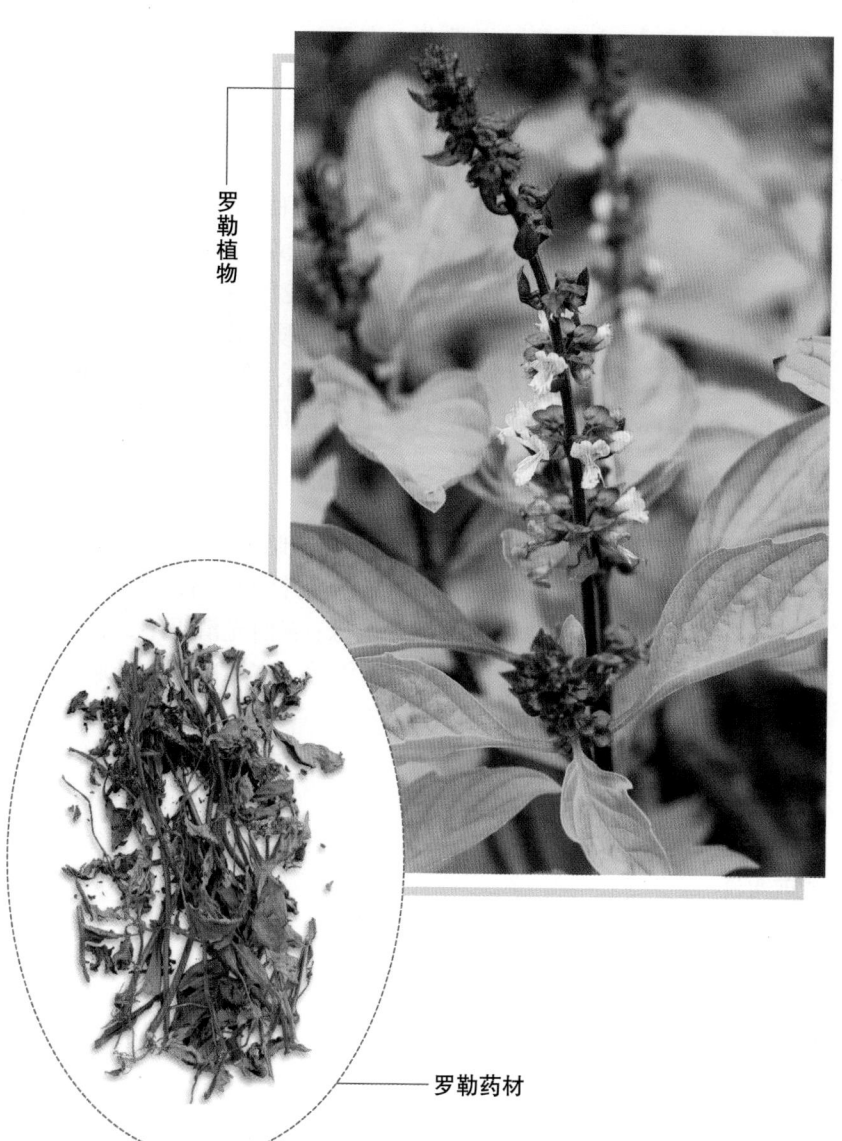

罗勒植物

罗勒药材

罗裙带

【别　　名】 水笑草、裙带草、海蕉、朱兰叶、白花石蒜、扁担叶。

【来　　源】 为石蒜科植物文殊兰 *Crinum asiaticum* L. var. *sinicum* (Roxb. ex Herb.) Baker 的叶。

【植物形态】 草本。植株粗壮。鳞茎长柱形。叶 20~30 枚，多列，带状披针形，长可达 1m，宽 7~12cm，先端渐尖，边缘波状，暗绿色。花茎直立，粗壮，几与叶等长；伞形花序通常有花 10~24 朵；佛焰苞状总苞片 2，披针形，外折，白色，膜质；苞片多数，狭条形；花被高脚碟状，芳香，筒部纤细；花被裂片 6，条形，白色；雄蕊 6，淡红色；雌蕊 1，柱头 3 浅裂或头状，子房下位，3 室，纺锤形。蒴果近球形，浅黄色。通常种子 1 颗。

【分　　布】 广西分布于各地。

【采集加工】 全年均可采，洗净，鲜用或晒干。

【药材性状】 叶片呈长条形、带状披针形，长 30~60cm，宽 7~15cm，先端渐尖，边缘微皱波状，全缘；表面光滑无毛，黄绿色；平行脉，具横行小脉，形成长方形小网络脉，主脉向下方凸起；断面可见多数小孔状裂隙。气微，味微辛。

【功效主治】 清热解毒，祛瘀止痛。主治头痛，咽痛，痹痛麻木，热毒疮肿，跌打瘀肿，毒蛇咬伤。

【用法用量】 内服：煎汤，3~10g。外用：适量，捣敷；绞汁涂；或煎水洗。

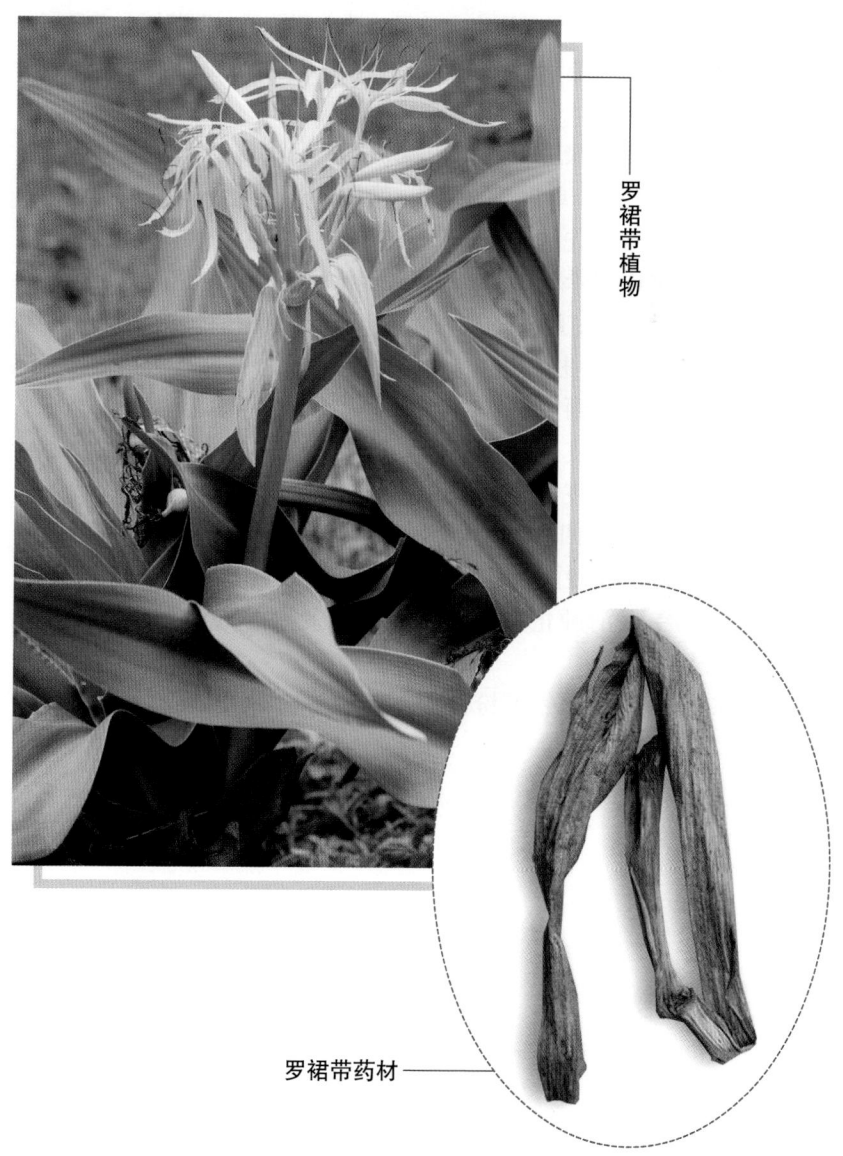

罗裙带植物

罗裙带药材

岭南山竹子

【别　　名】 竹节果、海南山竹子、岭南倒捻子、罗蒙树、黄牙树。

【来　　源】 为藤黄科植物岭南山竹子 *Garcinia oblongifolia* Champ. 的树皮。

【植物形态】 常绿乔木。树皮深灰色；小枝具节，有黄色汁液；老枝通常具断环纹。单叶对生，近革质，长圆形或倒披针形，长5~10cm，宽2~4cm，先端钝或急尖，基部楔形，全缘，两面无毛。花单性异株，单生或聚伞花序；雄花萼片等大，近圆形；花瓣橙黄色；雄蕊多数，合生成一束；雌花的萼片、花瓣与雄花相似，退化雄蕊合生成4束；子房卵球形，柱头盾状。浆果圆球形，萼片和柱头宿存。

【分　　布】 广西主要分布于龙州、防城、上思。

【采集加工】 树皮全年可采。

【药材性状】 树皮稍弯曲，厚2~5mm；外皮灰褐色，具龟裂，呈小块状脱落，残留浅凹坑；内皮橙红色至黄褐色，较平滑，有明显纵细的纹理。体轻、质硬而脆，易折断，断面不平坦。气微，味涩。

【功效主治】 消肿止痛，收敛生肌。主治痈疮溃烂，烧伤，湿疹，牙周炎。

【用法用量】 内服：研粉冲服，2.5~5g。外用：适量，研末调敷患处。

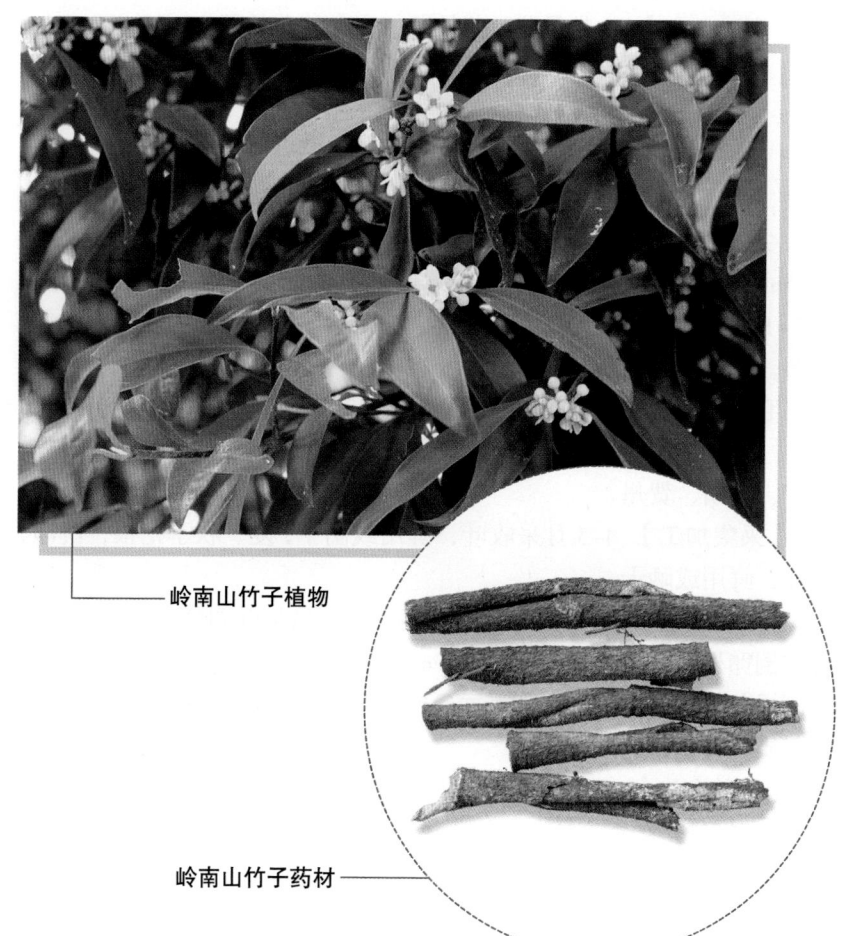

岭南山竹子植物

岭南山竹子药材

岭南杜鹃

【别　　名】 土牡丹花、紫杜鹃、广东紫花杜鹃。

【来　　源】 为杜鹃花科植物岭南杜鹃 *Rhododendron mariae* Hance 的叶。

【植物形态】 常绿灌木。分枝密，小枝密生扁平红褐色伏毛。叶二型，簇生枝顶；春叶椭圆状披针形，长 3~8.2cm，宽 1.8~3.2cm，两头尖，下面稍生伏毛；夏叶椭圆形至倒卵形，长 1.2~3.2cm，宽 5~15mm，先端钝或圆，有短尖头；叶柄密生糙伏毛。伞形花序顶生，花 7~12 朵；花梗密生红棕色伏毛；萼极小，密生黄褐色细毛；花冠漏斗形，丁香紫色，花冠筒长约 1cm；雄蕊 5，露出，花丝无毛；子房密生细毛。蒴果圆柱形，密被红棕色扁毛。

【分　　布】 广西主要分布于凌云、罗城、融水、来宾、金秀、桂平、阳朔、贺州。

【采集加工】 4~5 月采收叶，鲜用或阴干；夏、秋季挖根，洗净，切片，鲜用或晒干。

【药材性状】 叶片多卷曲，完整者展平后呈椭圆状披针形、椭圆形或倒卵形，长 1~9cm，宽 1~3.5cm，先端渐尖，基部楔形，全缘；上面深绿色至灰绿色，有稀疏毛茸；下面淡绿色，散有多数红棕色毛茸；近革质。气微，味微涩。

【功效主治】 祛痰止咳，消肿止痛。主治气喘，咳嗽痰多，跌打损伤，对口疮等。

【用法用量】 内服：煎汤，6~30g，鲜品 60g。外用：适量，鲜品捣敷。

岭南杜鹃药材

岭南杜鹃植物

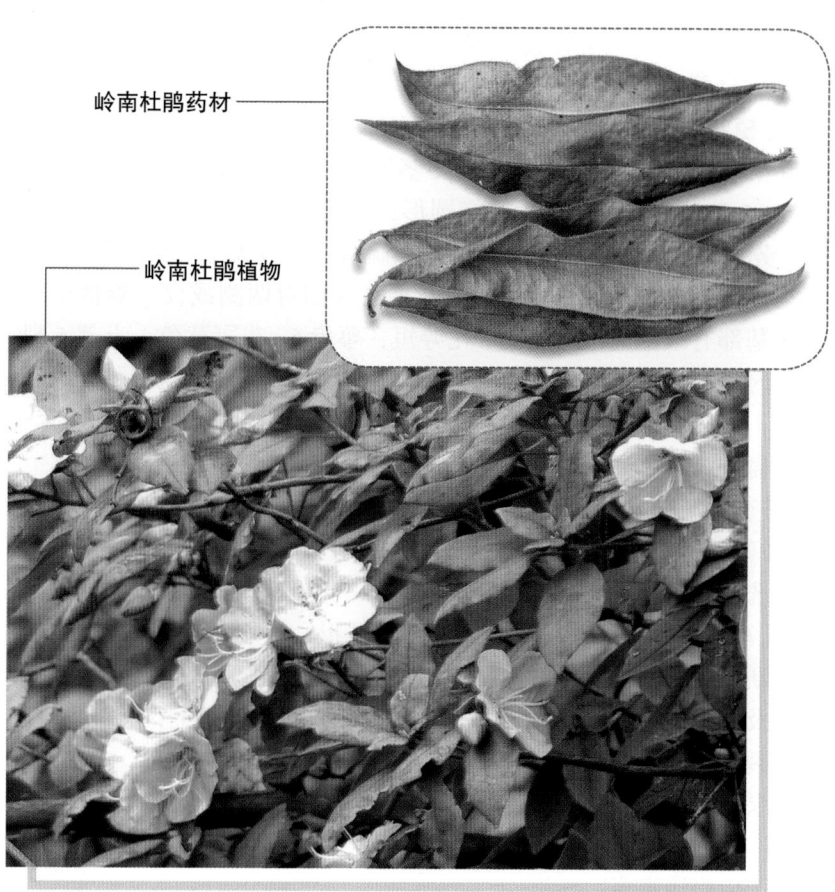

败酱草

【别　　名】　黄花败酱、龙芽败酱、黄花龙牙。

【来　　源】　为败酱科植物败酱 *Patrinia scabiosaefolia* Fisch. ex Trev. 的全草。

【植物形态】　草本。地下根茎细长，横卧生，有特殊臭气。基生叶丛生，有长柄，花时叶枯落；茎生叶对生；叶片 2~3 对羽状深裂，长 5~15cm，中央裂片最大，椭圆形或卵形，两侧裂片窄椭圆形至线形，先端渐尖，叶缘有粗锯齿，两面疏被粗毛或无毛。聚伞状圆锥花序集成疏而大的伞房状花序；总花梗常仅相对两侧或仅一侧被粗毛，花序基部有线形总苞片 1 对；花萼短，萼齿 5；花冠黄色，上部 5 裂，冠筒内侧具白色长毛；雄蕊 4，花丝不等长；子房椭圆状长圆形。果长圆形，具 3 棱，2 不育子室中央稍隆起成上粗下细的棒槌状，能育子室略扁平，向两侧延展成窄边状，内含 1 椭圆形扁平种子。

【分　　布】　广西分布于各地。

【采集加工】　野生者夏、秋季采挖，栽培者可在当年开花前采收，洗净，晒干。

【药材性状】　根长圆锥形或长圆柱形，直径 1~4mm；表面有纵纹，断面黄白色。茎圆柱形，直径 2~8mm；表面黄绿色或黄棕色，具纵棱及倒生粗毛。茎生叶多卷缩或破碎，两面疏被白毛，完整呈多羽状深裂或全裂，裂片 5~11，边缘有锯齿；茎上部叶常 3 裂。枝端有花序或果序。气特异，味微苦。

【功效主治】　清热解毒，活血排脓。主治肠痈，肺痈，痈肿，痢疾，产后瘀滞腹痛。

【用法用量】　内服：煎汤，10~15g。外用：适量，鲜品捣敷。

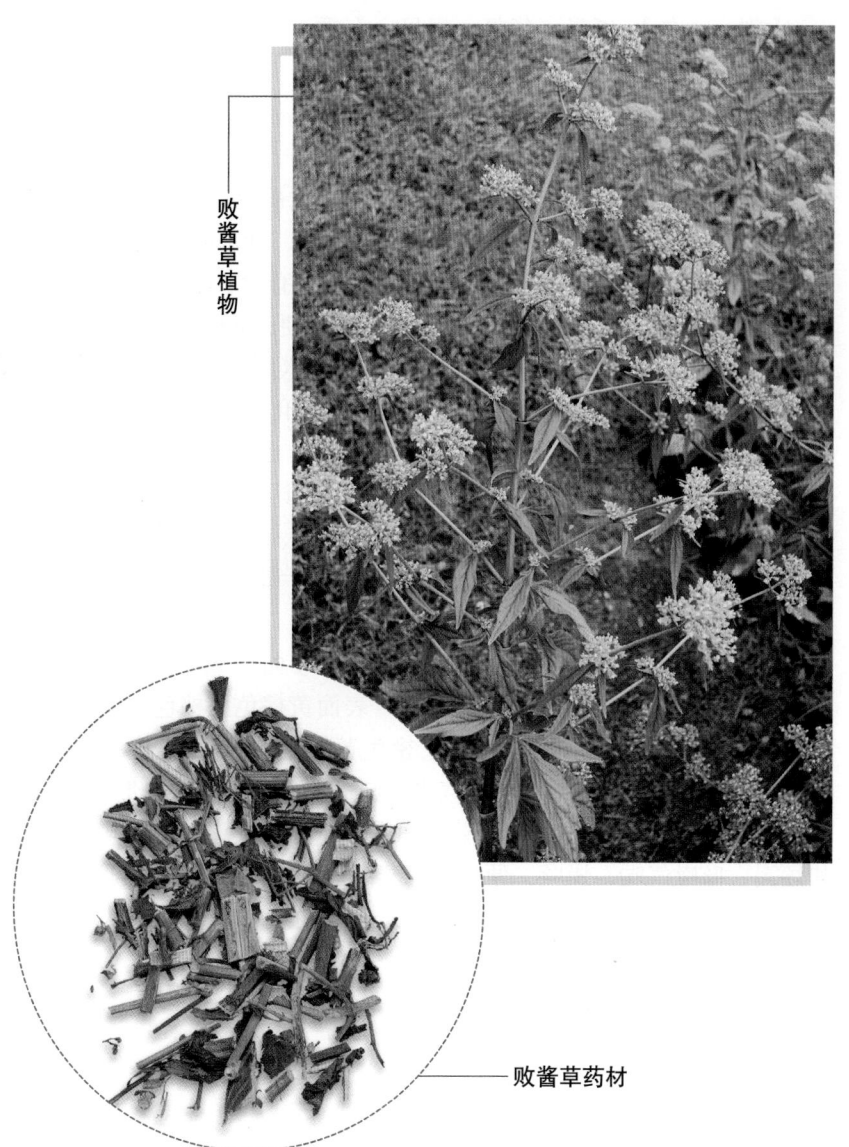

败酱草植物

败酱草药材

知 母

【别　名】 纸母、货母、提母、女雷、蒜辫子草、山韭菜、羊胡子根、淮知母。

【来　源】 为百合科植物知母 *Anemarrhena asphodeloides* Bge. 的根茎。

【植物形态】 草本。根茎横生，粗壮，黄褐色，纤维状残叶基下面生有多数肉质须根。叶基生，线形，质稍硬，叶基部扩大包着根茎。花葶下部具披针形退化叶，上部疏生鳞片状小苞片；花2~6朵成一簇，在花葶上部呈长总状花序；花黄白色，具短梗；花被片6，基部稍连合，2轮排列，长圆形，先端稍内折，具3条淡绿色纵脉纹；发育雄蕊3，着生于内轮花被片近中部，花药黄色，退化雄蕊3；雌蕊1，子房长卵形，3室，花柱短，柱头1。蒴果卵圆形，成熟时沿腹缝线上方开裂，每裂片内通常具1颗种子。种子长卵形，具3棱，一端尖，黑色。

【分　布】 广西主要分布于陆川、博白、容县。

【采集加工】 春、秋两季采挖，除去枯叶和须根，抖掉泥土，晒干或烘干为"毛知母"；趁鲜剥去外皮，晒干为"知母肉"。

【药材性状】 根茎扁圆长条状，微弯曲，长3~15cm，直径0.8~1.5cm；一端有浅黄色的茎叶残痕，表面黄棕色至棕色，上面有一凹沟，具紧密排列的环状节，节上密生黄棕色的残存叶基。质坚硬，易折断；断面黄白色，颗粒状。气微，味微甜、略苦，嚼之带黏性。

【功效主治】 清热泻火，滋阴润燥，止渴除烦。主治温热病，高热烦渴，咳嗽气喘，燥咳，便秘，骨蒸潮热，虚烦不眠，消渴淋浊。

【用法用量】 内服：煎汤，6~12g；或入丸、散。清热泻火，滋阴润燥宜生用；入肾降火滋阴宜盐水炒。

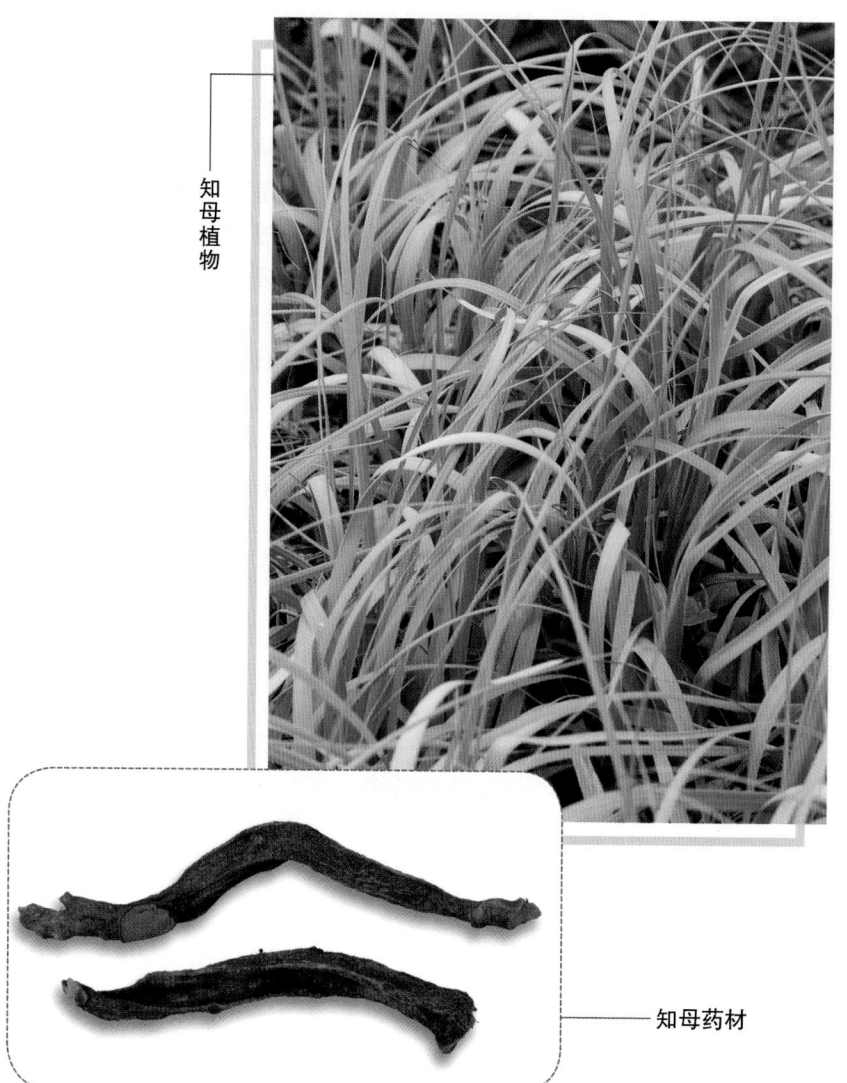

知母植物

知母药材

垂 柳

【别　　名】 柳树、清明柳、吊杨柳、线柳、倒垂柳。

【来　　源】 为杨柳科植物垂柳 *Salix babylonica* L. 的枝、叶。

【植物形态】 落叶乔木。树冠开展疏散。树皮灰黑色，不规则开裂；枝细，下垂，无毛；芽线形，先端急尖。叶狭披针形，长 9~16cm，宽 0.5~1.5cm，先端长渐尖，基部楔形，边缘具锯齿；叶柄有短柔毛；托叶仅生在萌发枝上。花序先叶或与叶同时开放；雄花序有短梗，轴有毛；雄蕊 2，花药红黄色，苞片披针形，外面有毛，腺体 2；雌花序有梗，基部有 3~4 小叶，轴有毛，子房椭圆形，无柄或近无柄，花柱短，柱头 2~4 深裂，苞片披针形，外面有毛，腺体 1。蒴果。

【分　　布】 广西分布于各地。

【采集加工】 枝、叶夏季采。

【药材性状】 枝条圆柱形，表皮灰棕色，有细纹，直径 3~5mm，质硬。叶片狭披针形，先端长渐尖，基部楔形，边缘具细齿，上面绿色，下面色稍淡。气微，味淡。

【功效主治】 清热解毒，利尿通淋，平肝，止痛，透疹。主治慢性气管炎，尿道炎，膀胱炎，膀胱结石，白浊，高血压，痈疽肿毒，烫火伤，关节肿痛，牙痛，痧疹，皮肤瘙痒。

【用法用量】 内服：煎汤，15~30g，鲜品 30~60g。外用：适量，煎水洗；或捣敷；或研末调敷；或熬膏涂。

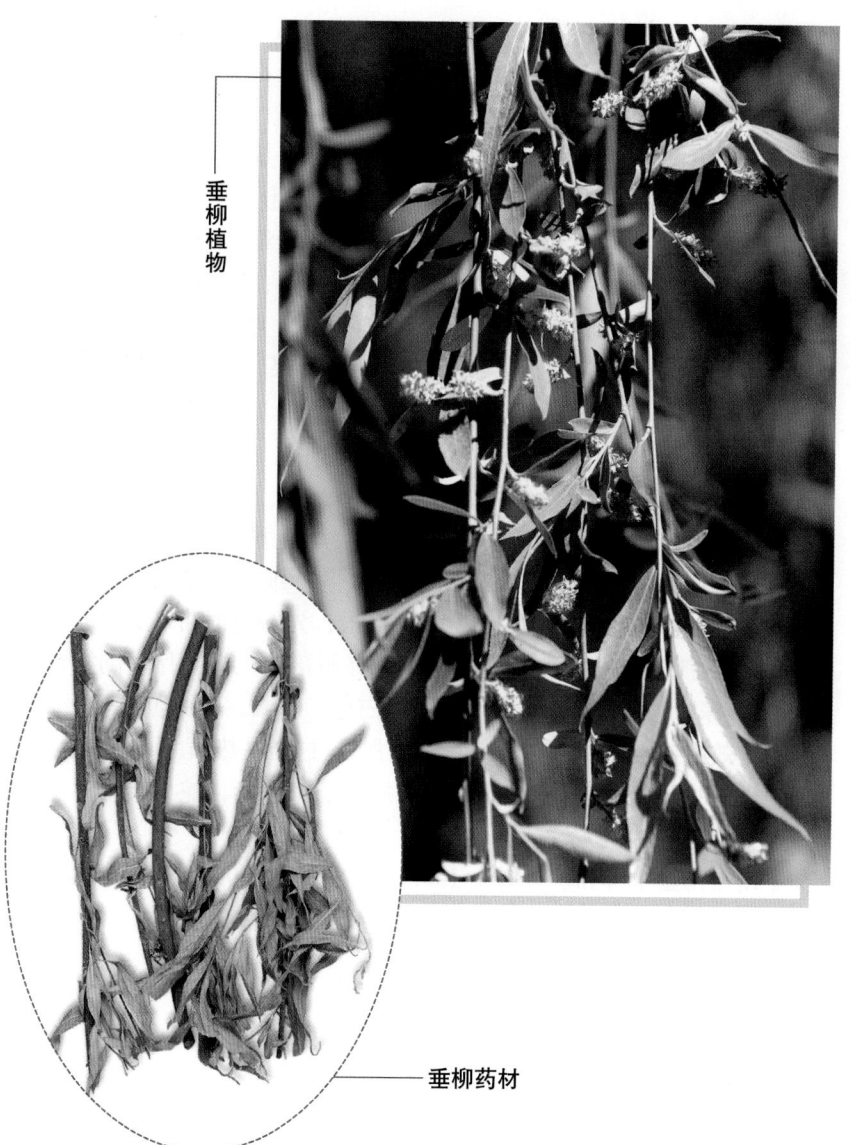

垂柳植物

垂柳药材

垂盆草

【别　　名】 山护花、半拉莲、佛指中、瓜子草、地蜈蚣草。

【来　　源】 为景天科植物垂盆草 *Sedum sarmentosum* Bunge 的全草。

【植物形态】 肉质草本。根纤维状。不育茎匍匐，接近地面的节处易生根。叶常为 3 片轮生；叶片倒披针形，长 1.5~2.5mm，宽 3~7mm，先端近急尖，基部下延，狭而有距，全缘。聚伞花序，顶生，有 3~5 分枝，花小，无梗；萼片 5 裂，宽披针形，不等长；花瓣 5，黄色，披针形至长圆形；雄蕊 10，2 轮，比花瓣短；鳞片 5，楔状四方形，先端稍微凹；心皮 5，长圆形，略叉开。蓇葖果，内有多数细小的种子。种子卵圆形，表面有细小的乳头状凸起。

【分　　布】 广西主要分布于马山、河池、柳江、昭平、钟山等地。

【采集加工】 全年均可采收，洗净，切段，晒干。

【药材性状】 全草稍卷缩。根细短。茎纤细，棕绿色，茎上有稍向外凸的褐色环状节，节上有残留不定根，先端有时带花；质地较韧或脆。断面淡黄色。叶片皱缩，易破碎并脱落，完整叶片呈倒披针形至矩圆形棕绿色。花序聚伞状；小花黄白色。气微，味微苦。

【功效主治】 清热利湿，解毒消肿。主治湿热黄疸，淋病，泻痢，咽喉肿痛，口腔溃疡，肺痈，肠痈，疮疖肿毒，蛇虫咬伤，水火烫伤，湿疹，带状疱疹。

【用法用量】 内服：煎汤，15~30g, 鲜品 50~100g；或捣汁。外用：适量，捣敷；或研末调搽；或取汁外涂；或煎水湿敷。

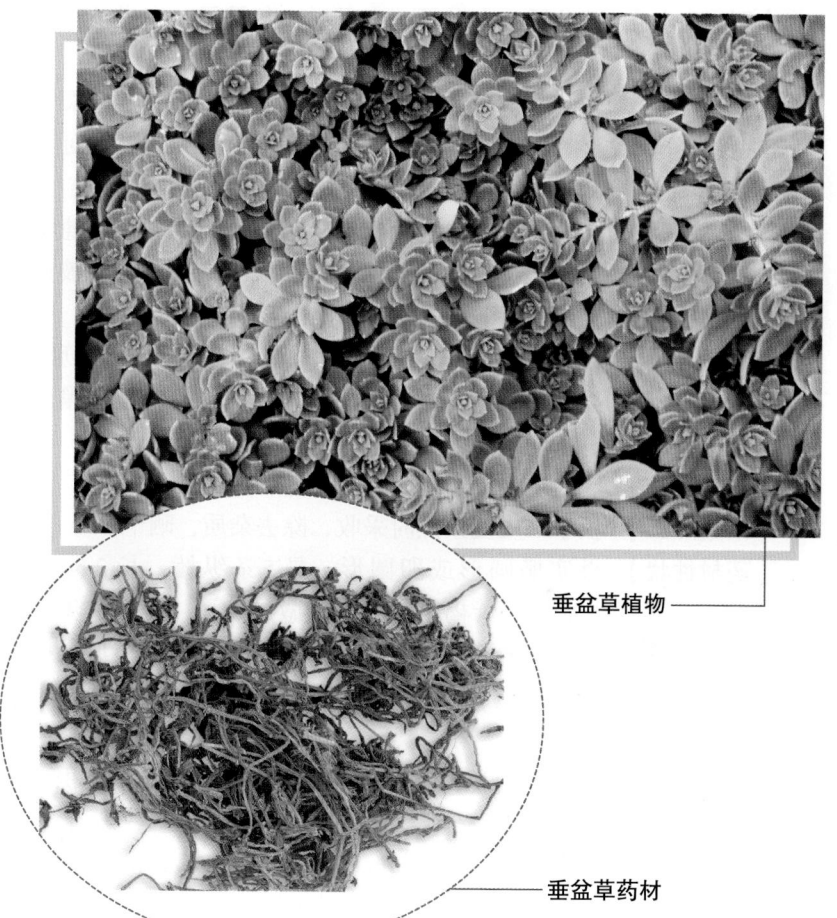

垂盆草植物

垂盆草药材

使君子

【别　　名】　留求子、史君子、索子果、冬君子、病柑子、君子仁、病疳子。

【来　　源】　为使君子科植物使君子 *Quisqualis indica* L. 的果实。

【植物形态】　落叶攀援状灌木。幼枝被棕黄色短柔毛。叶对生或近对生；叶片膜质，卵形或椭圆形，长 5~11cm，宽 2.5~5.5cm，先端短渐尖，基部钝圆，表面无毛，背面有时疏被棕色柔毛。顶生穗状花序组成伞房状序；花两性；苞片卵形至线状披针形，被毛；萼管被黄色柔毛，先端具广展、外弯、小形的萼齿 5 枚；花瓣 5，先端钝圆，初为白色，后转淡红色；雄蕊 10，2 轮，不凸出冠外；子房下位。果卵形，短尖，无毛，具明显的锐棱角 5 条，成熟时外果皮脆薄，呈青黑色或栗色。种子 1 颗，白色，圆柱状纺锤形。

【分　　布】　广西主要分布于南宁、玉林、桂林。

【采集加工】　秋季果皮变紫黑时采收，除去杂质，晒干。

【药材性状】　果实椭圆形或卵圆形，具 5 条纵棱，长 2.5~4cm，直径约 2cm；表面黑褐色至紫褐色，平滑，微具光泽，先端狭尖，基部钝圆，有明显圆形的果梗痕；质坚硬，横切面多呈五角星形，棱角外壳较厚，中间呈类圆形空腔。种子长椭圆形或纺锤形。气微香，味微甜。

【功效主治】　杀虫，消积，健脾。主治虫积腹痛，小儿疳积，乳食停滞，腹胀。

【用法用量】　内服：煎汤，6~15g，捣碎入煎；或入丸、散；或去壳炒香嚼服，小儿每岁每日 1~1.5 粒，总量不超过 20 粒。

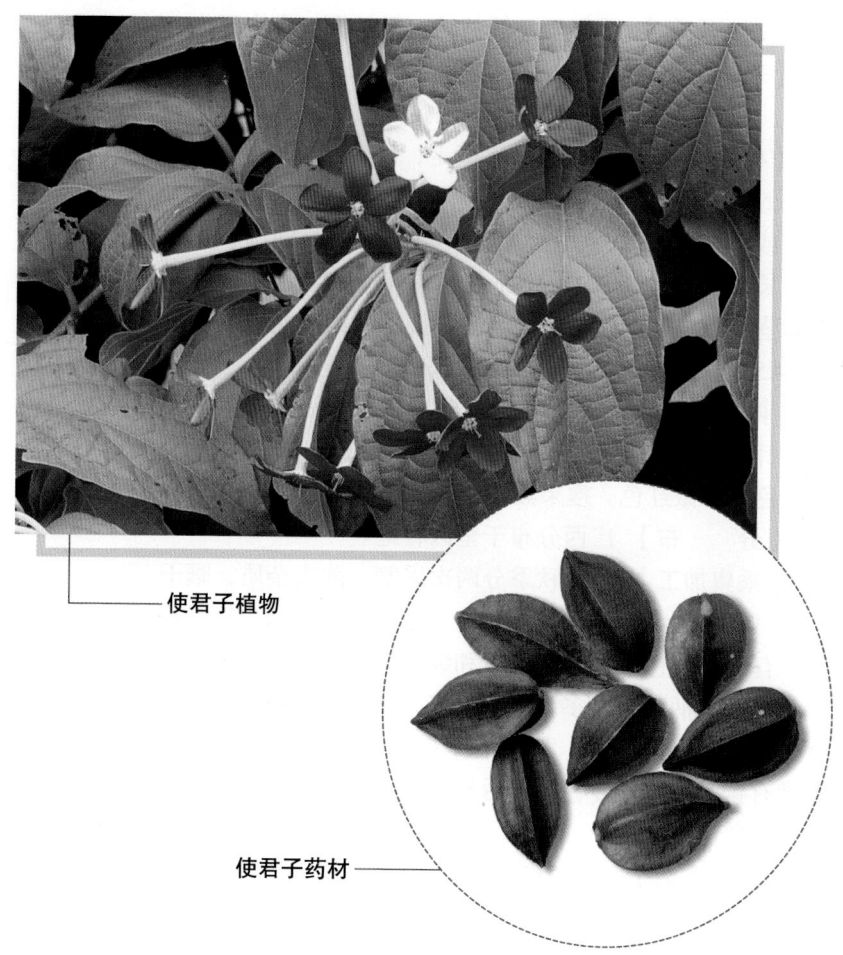

使君子植物

使君子药材

佩 兰

【别　　名】　香佩兰、佩兰叶、佩兰梗、省头草。

【来　　源】　为菊科植物佩兰 *Eupatorium fortunei* Turcz. 的地上部分。

【植物形态】　草本。根茎横走，淡红褐色；茎绿色或红紫色，被稀疏的短柔毛，花序分枝及花序梗上的毛较密。中部茎叶较大，三全裂或三深裂，中裂片较大，长椭圆形或长椭圆状披针形或倒披针形，长 5~10cm，宽 1.5~2.5cm，顶端渐尖；上部的茎叶常不分裂，或全部茎叶不裂，披针形或长椭圆状披针形或长椭圆形，长 6~12cm，宽 2.5~4.5cm；中部以下茎叶渐小，基部叶花期枯萎。头状花序多数，排成复伞房花序；总苞钟状；总苞片 2~3 层，覆瓦状排列，外层短，卵状披针形，中内层苞片渐长，长椭圆形；全部苞片紫红色，顶端钝。花白色或带微红色。瘦果黑褐色，长椭圆形，5 棱；冠毛白色。

【分　　布】　广西分布于全区各地。

【采集加工】　夏、秋季分两次采割，除去杂质，晒干。

【药材性状】　茎呈圆柱形，直径 0.2~0.5cm；表面黄棕色或黄绿色，有的带紫色，有明显的节和纵棱线；质脆，断面髓部白色或中空。叶对生，有柄，叶片多皱缩、破碎，绿褐色；完整叶片 3 裂或不分裂，分裂者中间裂片较大，展平后呈披针形或长圆状披针形，基部狭窄，边缘有锯齿；不分裂者展平后呈卵圆形、卵状披针形或椭圆形。气芳香，味微苦。

【功效主治】　芳香化湿，醒脾开胃，发表解暑。主治湿浊中阻，脘痞呕恶，口中甜腻，口臭，多涎，暑湿表证，湿温初起，发热倦怠，胸闷不舒。

【用法用量】　内服：煎汤，3~10g。

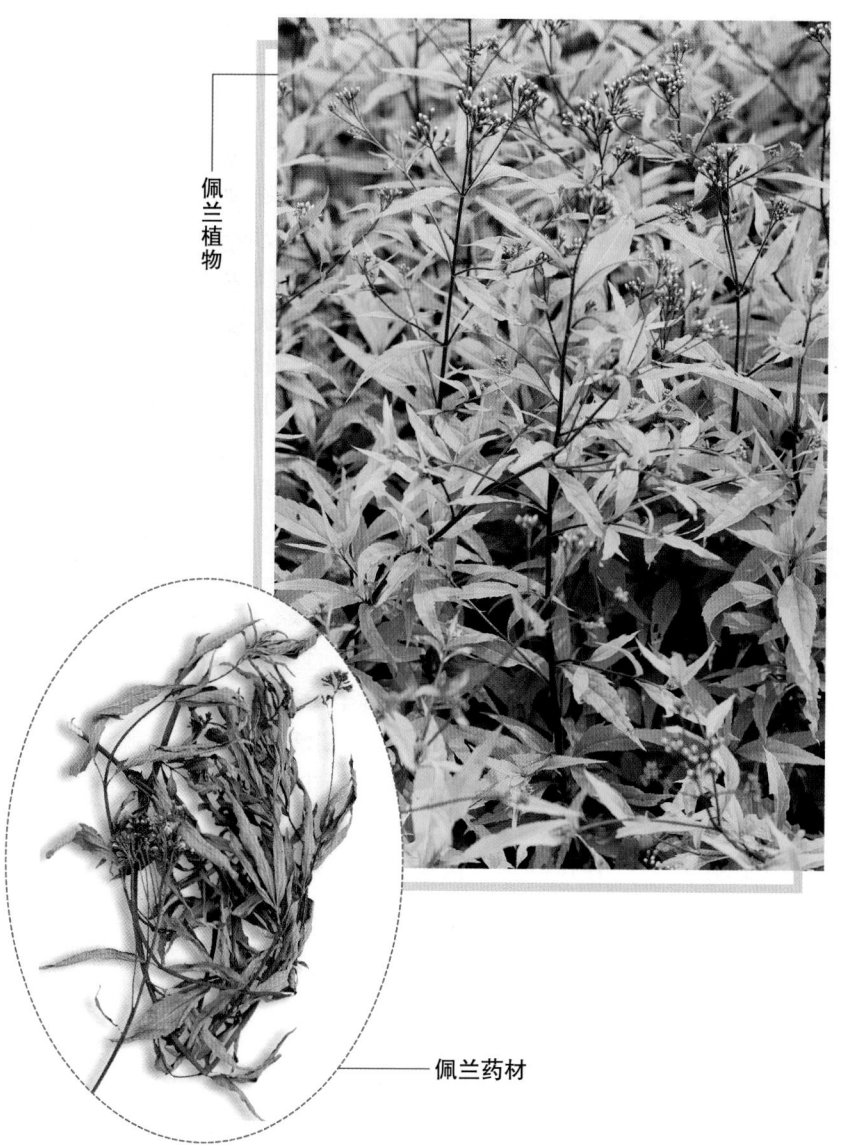

佩兰植物

佩兰药材

爬山虎

【别　　名】　三皮风、三爪虎、红葡萄藤、大叶爬山虎、三角风、吊岩风。

【来　　源】　为葡萄科植物异叶地锦 *Parthenocissus heterophylla*（Bl.）Merr. 的茎叶。

【植物形态】　木质藤本。茎枝扁圆柱形；卷须纤细，短而分枝，顶端有吸盘。叶异型，营养枝上的常为单叶，心形，较小，长 2~4cm，边缘有稀疏小锯齿；花枝上的叶为具长柄的三出复叶；中间小叶长卵形至长卵状披针形，长 5~9cm，宽 2~5cm，先端渐尖，基部宽楔形或近圆形，侧生小叶斜卵形，厚纸质，边缘有不明显的小齿，或近于全缘，下面淡绿或带苍白色。花两性，聚伞花序常生于短枝顶端叶腋，多分枝，较叶柄短；花萼杯状，全缘；花瓣 5，有时为 4，淡绿色；雄蕊与花瓣同数且对生；花盘不明显；子房 2 室，花柱粗短，圆锥状。浆果球形，成熟时紫黑色，被白粉。

【分　　布】　广西主要分布于乐业、天峨、南丹、罗城、平南。

【采集加工】　全年均可采收，洗净，切段，晒干。

【药材性状】　茎扁圆柱形，常弯曲，直径 1~4mm；老茎灰褐色，有纵皱纹，皮孔稀疏而明显；嫩茎浅黄至黄褐色；质轻而韧，不易折断，断面灰白色至浅黄色，中心中空。三出复叶皱缩、质脆，叶灰黄色至灰褐色，展平后卵形，先端急尖或渐尖，基部楔形，叶脉明显。气微，味淡。

【功效主治】　祛风除湿，散瘀止痛，解毒消肿。主治风湿痹痛，胃脘痛，产后瘀滞腹痛，跌打损伤、痈疮肿毒。

【用法用量】　内服：煎汤 15~30g。外用：适量，煎水洗；或捣敷；或研末撒。

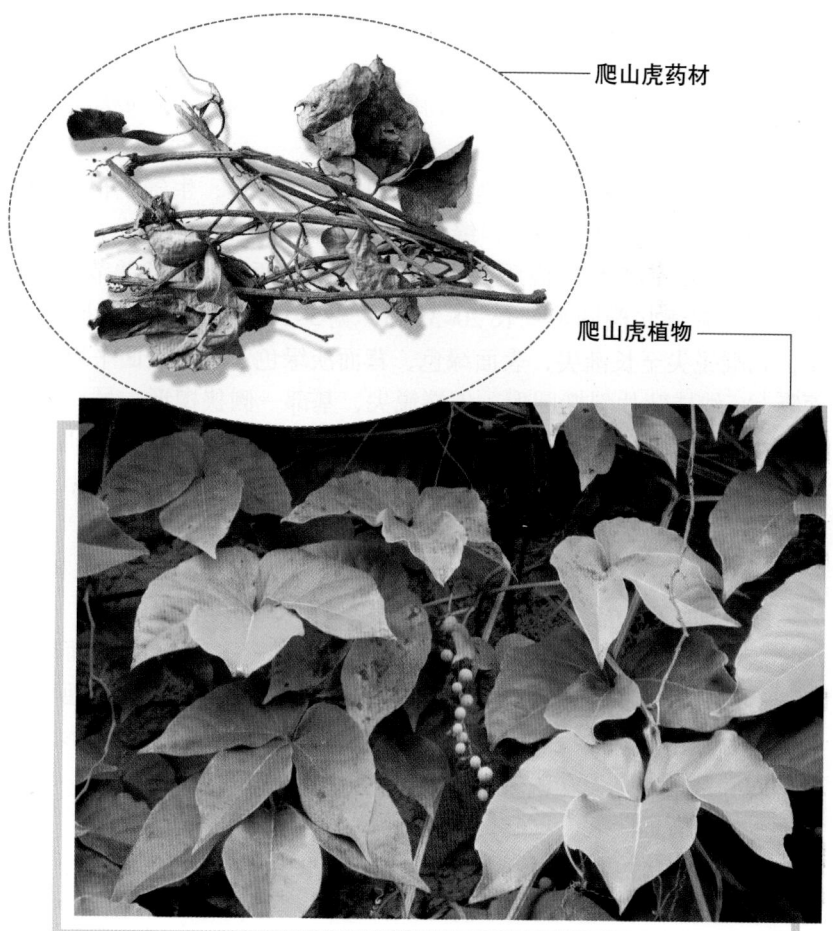

爬山虎药材

爬山虎植物

爬树龙

【别　　名】 过山龙、大青蛇、大青龙、大蛇翁、青竹标、上木蜈蚣、百足草。

【来　　源】 为天南星科植物狮子尾 *Rhaphidophora hongkongensis* Schott. 的全草。

【植物形态】 藤本。茎稍肉质，粗壮，圆柱形，生气生根；分枝常披散；幼株茎纤细，肉质，绿色，匍匐面扁平，背面圆形，气生根与叶柄对生，污黄色，肉质。叶柄腹面具槽，两侧叶鞘达关节；叶片纸质，通常镰状椭圆形，长 20~35cm，宽 5~14cm，由中部向叶基渐狭，先端锐尖至长渐尖，表面绿色，背面淡绿色，中肋表面平坦，背面隆起；幼株叶片斜椭圆形，先端锐尖，基部一侧狭楔形，另一侧圆形。花序柄圆柱形，佛焰苞绿色至淡黄色，卵形，渐尖，蕾时席卷，花时脱落；肉穗花序圆柱形，向上略狭，顶钝，粉绿色或淡黄色；子房顶部近六边形，截平。浆果黄绿色。

【分　　布】 广西主要分布于武鸣、鹿寨、陆川、防城、上林。

【采集加工】 全年均可采收，切段，晒干，亦可鲜用。

【药材性状】 茎圆柱形或略扁稍弯曲，直径 5~8mm，表面黑褐色，有多数扭曲的纵细沟纹，节环状；质硬，不易折断，切断面可见纤维。叶片多破碎，完整者展开呈镰状椭圆形，有长圆状披针形，由中部向叶基渐狭，先端锐尖至长渐尖，长 20~35cm，宽 5~14cm，中肋表面平坦，背面隆起。气微，味微苦。

【功效主治】 活血止痛，清热止咳，凉血解毒。主治跌打损伤，骨折，风湿痹痛，胃痛，腹痛，脾肿大，咳嗽，百日咳，疮痈肿毒，带状疱疹，淋巴腺炎，火烫伤，虫蛇咬伤。

【用法用量】 内服：煎汤，9~15g；或浸酒。外用：适量，捣敷或酒炒热敷。

爬树龙药材 ——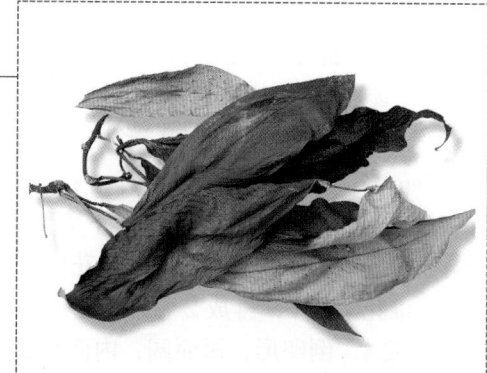

爬树龙植物 ——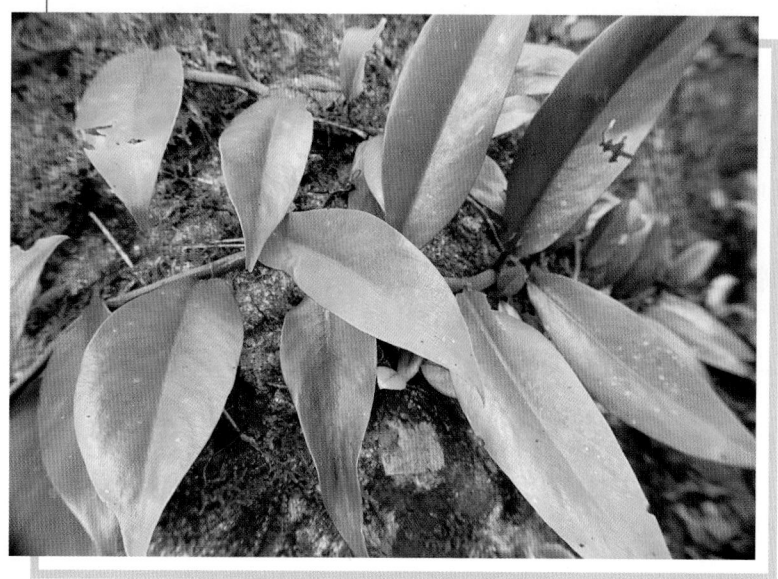

金不换

【别　　名】 山乌龟、吊金龟、金线吊乌龟。

【来　　源】 为防己科植物汝兰 *Stephania sinica* Diels 的块根。

【植物形态】 落叶藤本。块根团块状。茎枝粗壮，常中空，有粗直纹。叶互生；叶柄盾状着生；叶片三角形或三角状近圆形，长15~15cm，长宽近相等，先端钝，有小凸尖，基部近平截或微圆，边缘浅波状或全缘；掌状脉5条，下面微凸，近纸质。花小，单性，雌雄异株；复伞形聚伞花序腋生；总花序梗和伞梗均肉质；苞片和小苞片均无；雄花萼片6，排成2轮，稍肉质，近倒卵状长圆形，内轮稍阔；花瓣3或4，倒卵形，短而阔，内面有2个大腺体，聚药雄蕊；雌花序亦为复伞形聚伞花序；雌花萼片1，小，花瓣2。核果背部有小横肋状雕纹。

【分　　布】 广西主要分布于龙州、德保、靖西、那坡。

【采集加工】 全年均可采挖，洗净，切片，晒干。

【药材性状】 块根类球形或不规则块状，表面褐色或黑褐色，有不规则的龟裂纹，散生众多小凸点，直径5~12cm；新鲜切面淡黄色至黄色，或放置后黄色变深，断面常见筋脉纹环状排列呈同心环状，干后略呈点状凸起。气微，味苦。

【功效主治】 清热解毒，健胃止痛，散瘀消肿。主治外感咳嗽，咽痛，口舌生疮，呕吐腹泻，痢疾，胃痛，腹胀，痈疽肿毒，跌打损伤。

【用法用量】 内服：煎汤，3~6g；或研末、磨汁；或浸酒。外用：适量，捣敷、研末撒；或磨汁涂；或研粉调蜂蜜或鸡蛋清敷患处；或煎水外洗。

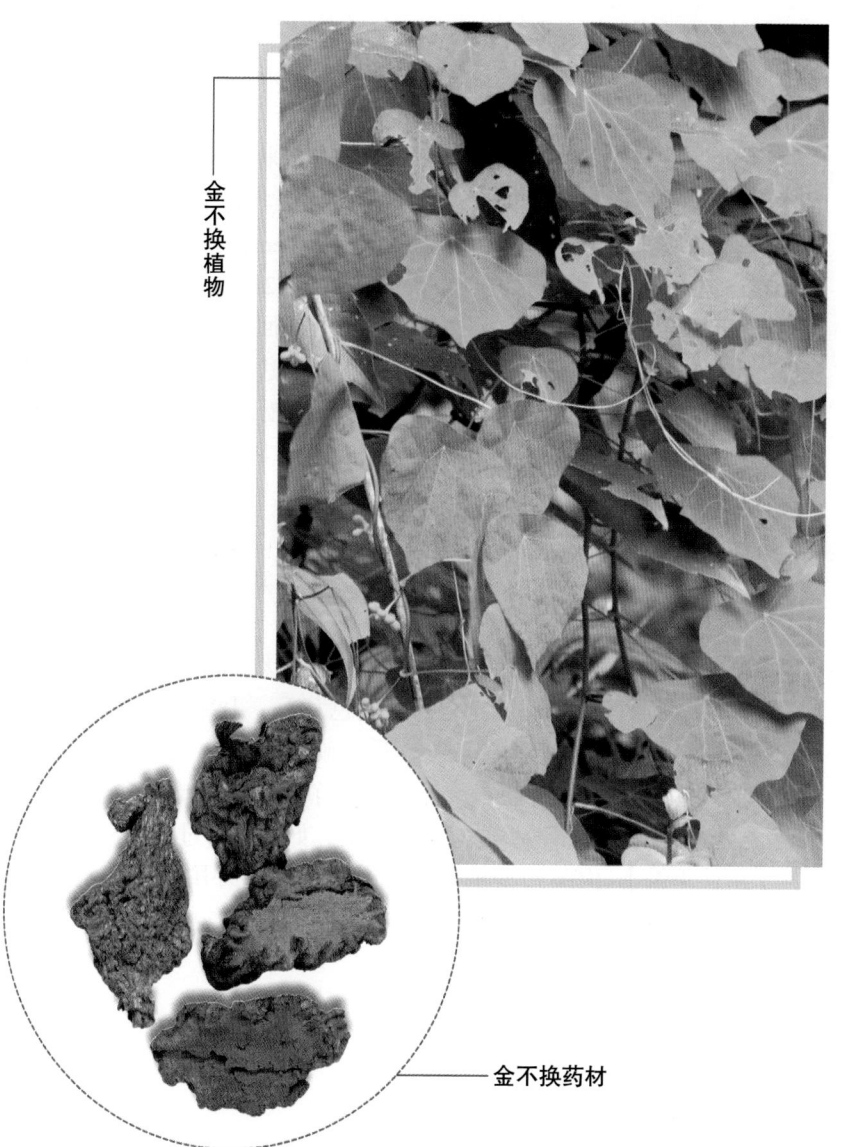

金不换植物

金不换药材

金毛狗

【别　　名】 黄狗头、毛狗儿、金丝毛、黑狗脊、金狗脊、狗脊。

【来　　源】 为蚌壳蕨科植物金毛狗 *Cibotium barometz*（L.）J. Sm. 的根茎。

【植物形态】 陆生蕨类。根状茎横卧，粗壮，密生金黄色节状长柔毛，有光泽，形如金毛狗头。叶大，叶柄粗壮，下部棕紫色；叶片革质或厚纸质，宽卵形，长达 2m，宽 80~110cm，三回羽状深裂，羽片 10~15 对，狭长圆形，长 50~60cm，宽 20~25cm；二回羽片 18~24 对，线状披针形，长 13~15cm，宽 2~3cm；末回裂片 23~25 对，狭长圆形或略呈镰刀形，长 1~1.8cm，宽 3~5mm，边缘有钝齿。孢子囊群位于裂片下部边缘，生于小脉顶端，囊群盖两瓣，形如蚌壳，长圆形。

【分　　布】 广西主要分布南宁、武鸣、龙胜、平南、桂平、藤县、玉林。

【采集加工】 秋，冬两季采挖，除去泥沙，干燥。刮去叶柄及金黄色绒毛，切厚片，干燥，为"生狗脊片"；水煮或蒸后，晒至六七成干，切厚片，干燥，为"熟狗脊片"。

【药材性状】 根状茎呈不规则的长块状，长 10~30cm，直径 2~10cm。表面深棕色，密被光亮的金黄色茸毛，上部有数个棕红色叶柄残基，下部丛生多数棕黑色细根。质坚硬，难折断。无臭，味微涩。

【功效主治】 强腰膝，祛风湿，利关节。主治肾虚腰痛脊强，足膝软弱无力，风湿痹痛，小便过多，遗精，妇女白带过多。

【用法用量】 内服：煎汤，10~15g；或浸酒。外用：适量，鲜品捣烂敷。

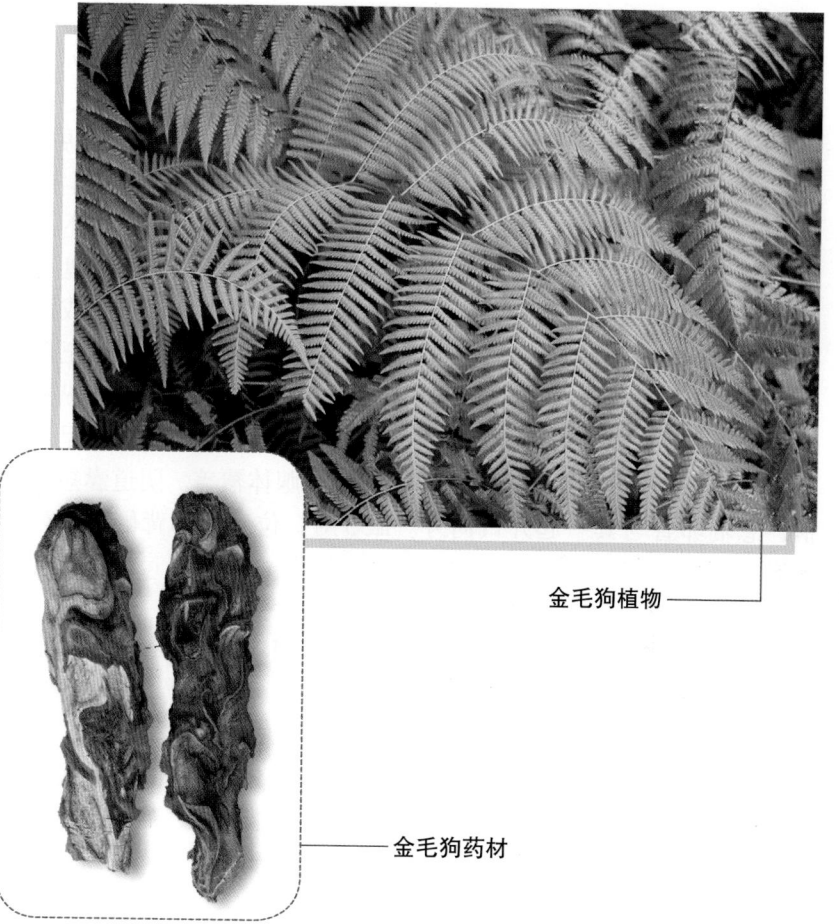

金毛狗植物

金毛狗药材

金边蚂蟥

【别　　名】 马尼拟医蛭、蚂蟥、蚂蝗。

【来　　源】 为医蛭科动物菲牛蛭 *Poecilobdella manillensis* 的全体。

【动物形态】 身体圆柱形，稍扁平，体长 40~113mm 或更长，宽 4~20mm。身体共有 102 环，两生殖孔通常被 5 环隔开，雄生殖孔在 31~32 环沟间；雌生殖孔在 36~37 环沟间。肛门在第 102 环与后吸盘交界的背中，在头端和尾端各有 1 个圆盘形吸盘，后吸盘直径 3~14mm，背部黄褐色或棕绿色，有 3 条细密的绿黑色斑点组成的纵纹，其中背中纹粗大。腹部淡灰色或灰绿色，无纵纹，身体正侧面具有一条明显的橘红色纵带。颚很大，两侧表面有排成 3 或 4 纵列的唾液腺乳突，通常颚脊上约有 103 个锐利的齿。射精管粗大，呈纺锤形；精管膨腔短，呈圆球形并被一层疏松的腺体覆盖。阴道囊短，无柄，总输卵管与其一起开口向外。眼 5 对，位于头部背侧，排列成弧形。

【分　　布】 广西各地有分布。

【采集加工】 夏、秋二季捕捉。洗净，用沸水烫死，晒干或低温干燥。

【药材性状】 本品呈长椭圆形、长条形，或扭曲，扁平，柳叶状，长 4~13cm，体宽 0.3~1.2cm，体厚 0.05~0.1cm。背部黑色或黑褐色，有少许环节凸起；腹面黑色，较光滑。前端略尖，后端钝圆，两端各具一吸盘，前吸盘不显著，后吸盘圆大。质脆，断面胶质状，黑色。气腥臭，味咸。

【功效主治】 破血通经，逐瘀消癥。主治血瘀经闭，癥瘕痞块，中风偏瘫，跌打扭伤。

【用法用量】 内服：煎汤，1~3g。

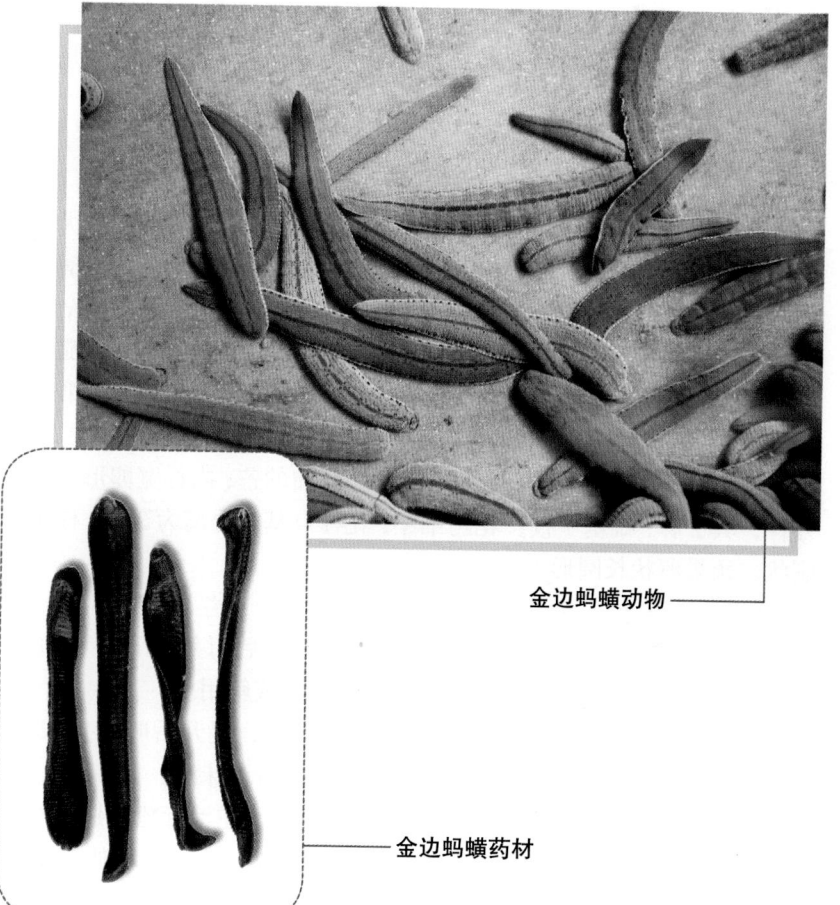

金边蚂蟥动物

金边蚂蟥药材

金丝草

【别　名】 黄毛草、猫毛草、金丝茅、毛毛草。

【来　源】 为禾本科植物金丝草 *Pogonatherum crinitum*（Thunb.）Kunth 的全草。

【植物形态】 草本。秆丛生，具纵条纹，粗糙，节上被白色髯毛。叶片线形，扁平，稀内卷或对折，长 1.5~5cm，宽 1~4mm，顶端渐尖，基部为叶鞘顶宽的 1/3，两面均被微毛而粗糙。穗形总状花序单生于秆顶，乳黄色；总状花序轴节间与小穗柄均压扁；小穗无柄，含 1 两性花；第一颖背腹扁平，先端截平，具流苏状纤毛，具 2 脉；第二颖与小穗等长，稍长于第一颖，舟形，具 1 脉而呈脊，沿脊粗糙，先端 2 裂，裂缘有纤毛，脉延伸成弯曲的芒，芒金黄色，粗糙；第一小花完全退化或仅存一外稃；第二小花外稃稍短于第一颖，先端 2 裂，裂片为稃体长的 1/3，裂齿间伸出细弱而弯曲的芒；内稃宽卵形，短于外稃，具 2 脉；雄蕊 1 枚，花药细小；花柱自基部分离为 2 枚；柱头帚刷状。颖果卵状长圆形。

【分　布】 广西主要分布于上思、防城、东兰、金秀、灌阳。

【采集加工】 栽后第 1 年冬季收 1 次，以后每年的 6 月和 10 月各收获 1 次，割取地上部分，捆成小把，晒干或鲜用。

【药材性状】 叶黄绿色，多呈细长卷筒状，展开后叶片为线形，长 1.5~5cm，宽 1~4mm。质脆而有弹性。气清香，味淡。

【功效主治】 清热解毒，利湿，凉血止血。主治疔疮痈肿，小儿疳热，黄疸，热病烦渴，水肿，淋浊带下，泻痢，吐血，衄血，咳血，尿血，血崩。

【用法用量】 内服：煎汤，9~15g，鲜品 30~50g。外用：适量，煎汤熏洗；或研末调敷。

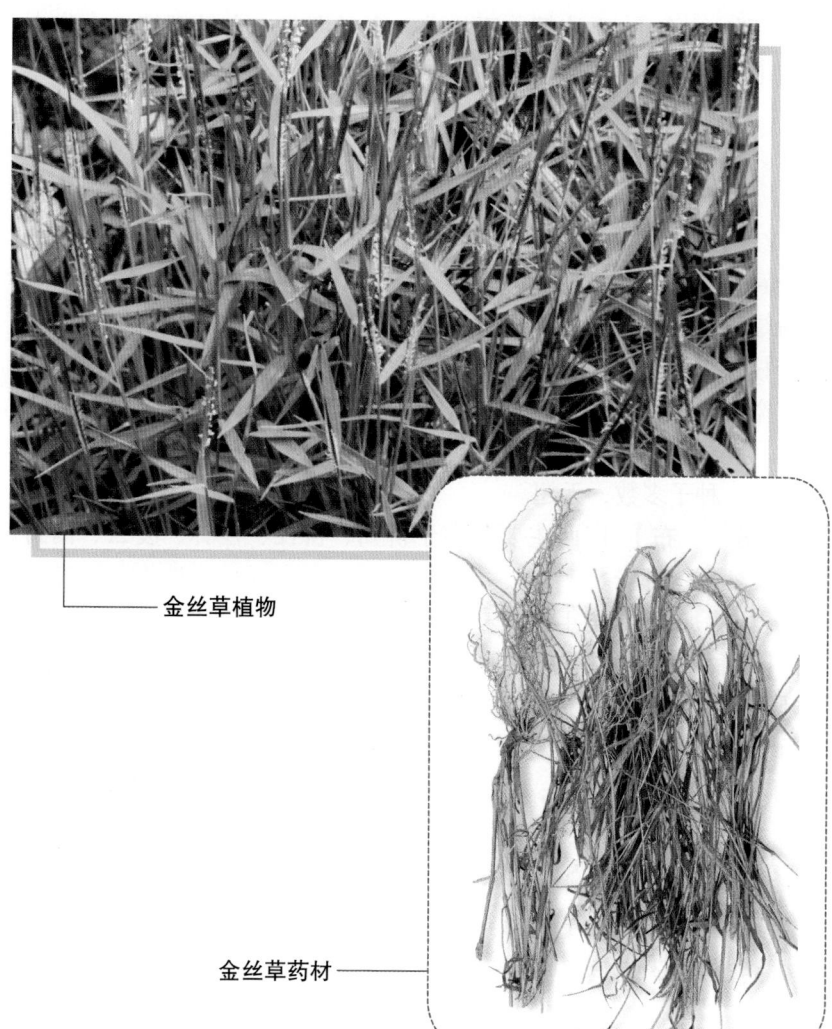

金丝草植物

金丝草药材

金丝桃

【别　名】 土连翘、五心花、金丝海棠、金丝蝴蝶、小狗木、狗胡花、金丝莲。

【来　源】 为藤黄科植物金丝桃 *Hypericum monogynum* L. 的全株。

【植物形态】 半常绿小灌木。全株光滑无毛。多分枝；小枝圆柱形，红褐色。单叶对生；无叶柄；叶片长椭圆状披针形，长 3~8cm，宽 1~2.5cm，先端钝尖，基部楔形或渐狭而稍抱茎，全缘，上面绿色，下面粉绿色，中脉稍凸起，密生透明小点。花两性、单性或成聚伞花序生于枝顶；小苞片披针形；萼片 5，卵形至椭圆状卵形；花瓣 5，鲜黄色，宽倒卵形；雄蕊多数，花丝合生成 5 束，与花瓣等长或稍长；子房上位，花柱纤细，柱头 5 裂。蒴果卵圆形，先端室间开裂，花柱和萼片宿存。种子多数，无翅。

【分　布】 广西主要分布于柳州、柳江、桂林、凌云、南丹、天峨、罗城、都安。

【采集加工】 全年均可采收，洗净，晒干。

【药材性状】 根呈圆柱形，表面棕褐色，栓皮易成片状剥落，断面不整齐，中心可见极小的空洞。老茎较粗，圆柱形，直径 4~6mm，表面浅棕褐色，可见对生叶痕，栓皮易成片状脱落；质脆、易折断，断面不整齐，中空明显；幼茎表面较光滑，节间呈浅棕绿色，节部呈深棕绿色，断面中空。叶对生，略皱缩易破碎；完整叶片展形呈长椭圆形，全缘，中脉明显凸起，叶片可见透明腺点。气微香，味微苦。

【功效主治】 清热解毒，散瘀止痛，祛风除湿。主治肝炎，肝脾肿大，咽喉肿痛，疮疖肿毒，蛇咬及蜂蜇伤，跌打损伤，风湿性腰腿痛。

【用法用量】 内服：煎汤，15~30g。外用：鲜根或鲜叶适量，捣敷。

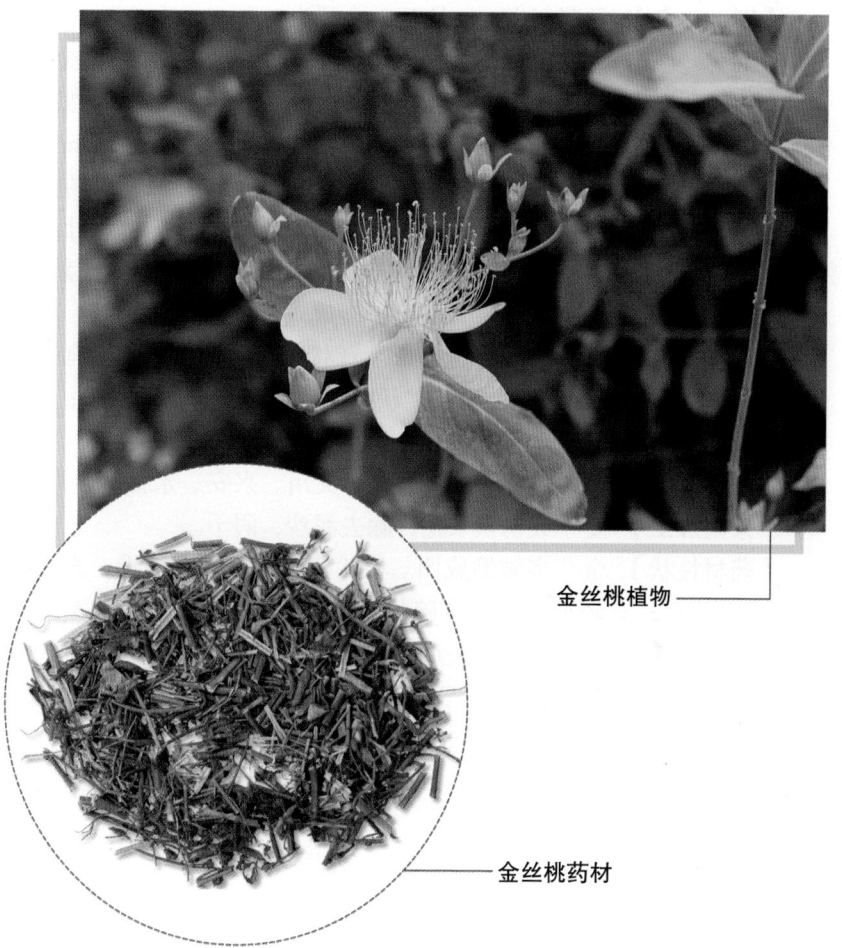

金丝桃植物

金丝桃药材

金耳环

【别　　名】 马蹄细辛、一块瓦、小犁头。

【来　　源】 为马兜铃科植物金耳环 *Asarum insigne* Diels 的全草。

【植物形态】 草本。根状茎粗短，根丛生，稍肉质，有浓烈的麻辣味。叶片长卵形、卵形或三角状卵形，长 10~15cm，宽 6~11cm，先端急尖或渐尖，基部耳状深裂，两侧裂片通常外展，叶面中脉两旁常有白色云斑，具疏生短毛，叶背可见细小颗粒状油点，脉上和叶缘有柔毛；叶柄有柔毛；芽苞叶窄卵形，先端渐尖，边缘有睫毛。花紫色，花梗常弯曲；花被管钟状，中部以上扩展成一环突，然后缢缩，喉孔窄三角形，无膜环，花被裂片宽卵形至肾状卵形，中部至基部有一半圆形垫状斑块，白色；药隔伸出，锥状或宽舌状，或中央稍下凹；子房下位，外有 6 棱，花柱 6，顶端 2 裂，柱头侧生。

【分　　布】 广西主要分布于三江、灵川、兴安、永福、金秀。

【采集加工】 夏季或初秋采挖，除去泥沙，阴干。

【药材性状】 全草多皱缩成团。根状茎呈不规则圆柱形，表面土黄色或暗褐色，有环形的节，有碗状茎痕；须根疏生于节上。基生叶具长柄；完整叶片呈三角状犁头形、卵形或卵状三角形，先端短尖或渐尖，全缘，基部耳状或戟形。花皱缩。蒴果半球形。须根质脆，易折断，断面平坦，粉性。气清香，味辛辣、麻舌。

【功效主治】 祛风散寒，消肿止痛，祛痰。主治风寒感冒，咳嗽痰多，胃痛，牙痛，跌打，蛇伤。

【用法用量】 内服：煎汤，1~1.5g。外用：适量。

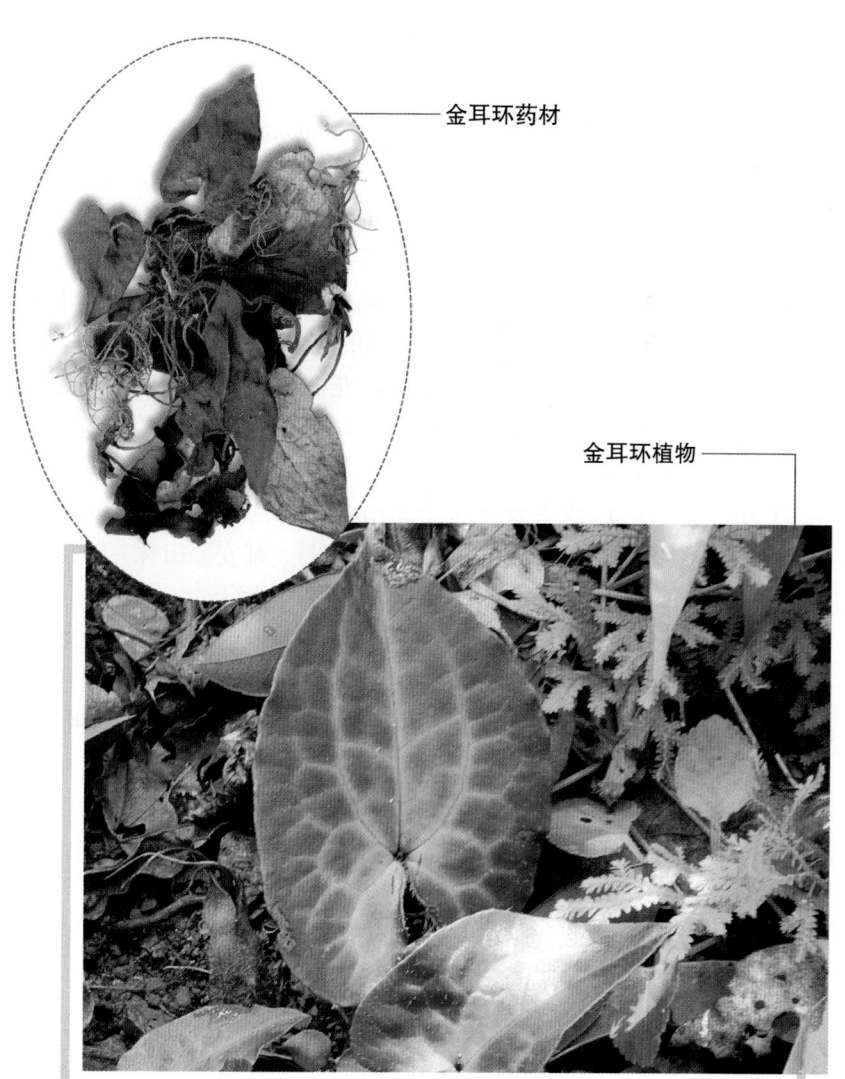

金耳环药材

金耳环植物

金刚根

【别　　名】 金刚刺、金刚骨、霸王利、铁刺苓、金刚鞭、马加勒。

【来　　源】 为百合科植物菝葜 *Smilax china* L. 的根茎。

【植物形态】 攀援状灌木。疏生刺。根茎粗厚，坚硬，为不规则的块根。叶互生，叶柄具狭鞘，有卷须；叶片薄革质或坚纸质，卵圆形或圆形、椭圆形，长 3~10cm，宽 1.5~10cm，基部宽楔形至心形，下面淡绿色，较少苍白色，有时具粉霜。花单性，雌雄异株；伞形花序生于幼嫩的小枝上，具十几朵或更多的花，常呈球形；花序托稍膨大，近球形，具小苞片；花绿黄色，外轮花被片 3，长圆形，内轮花被片 3，稍狭；雄蕊常弯曲；雌花与雄花大小相似，有 6 枚退化雄蕊。浆果熟时红色，有粉霜。

【分　　布】 广西主要分布于马山、武鸣、南宁、上思、灵山、平南、岑溪、富川、阳朔、资源、天峨、南丹、都安、田林、隆林。

【采集加工】 全年均可采收，洗净，切片，晒干。

【药材性状】 根茎扁柱形，略弯曲，或不规则形，长 10~20cm，直径 2~4cm，表面黄棕色或紫棕色，结节膨大处有圆锥状凸起的茎痕、芽痕及细根断痕，或留有坚硬折断的细根，呈刺状，节上有鳞叶；有时先端残留地上茎。质坚硬，断面棕黄色或红棕色，粗纤维性。气微，味微苦。

【功效主治】 祛风利湿，解毒消痈。主治风湿痹痛，淋浊，带下，泄泻，痢疾，痈肿疮毒，顽癣，烧烫伤。

【用法用量】 内服：煎汤，10~30g；或浸酒；或入丸、散。

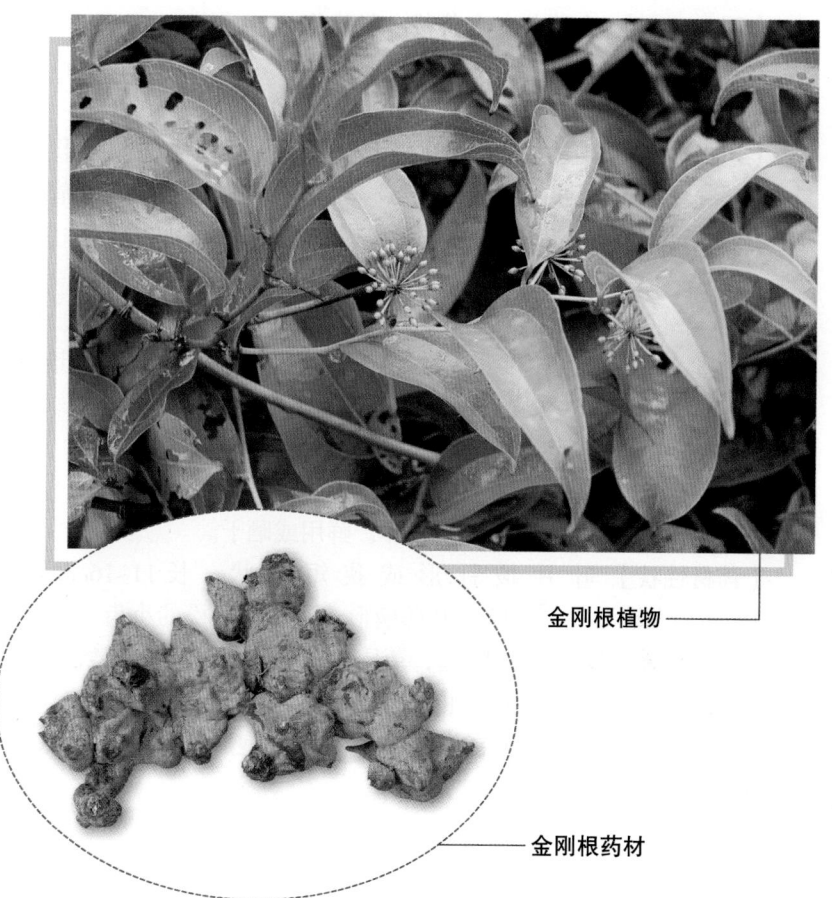

金刚根植物

金刚根药材

金花茶

【别　　名】 金茶花、金茶黄、黄茶花。

【来　　源】 为山茶花科植物金花茶 *Camellia chrysantha*（Hu） Tuyama 的叶。

【植物形态】 灌木。高 2~3m，嫩枝无毛。叶革质，长圆形、披针形或倒披针形，长 11~16cm，宽 2.5~4.5cm，先端尾状渐尖，基部楔形，上面深绿色，发亮，下面浅绿色，有黑腺点，中脉及侧脉 7 对，边缘有细锯齿。花腋生，单独；苞片 5，阔卵形，宿存；萼片 5，不对称，基部合生，卵圆形至圆形；花瓣 8~12 片，金黄色，近圆形，基部略相连生，边缘有睫毛；雄蕊多数，排成 4 轮，外轮与花瓣略相连生；子房 3~4 室，花柱 3~4 条。蒴果先端凹陷，三棱形或稍球形，绿白色。种子扁而有角，光亮，淡褐色至褐色。

【分　　布】 广西主要分布于南宁、防城。

【采集加工】 春、夏季采收嫩叶，鲜用或晒干。

【药材性状】 叶片披针形或狭短圆状，长 11~16cm，宽 2.5~4.5cm，先端渐尖呈尾状，基部楔形，边缘有稀松的小齿，两面均无毛，网状脉，中脉于叶背隆起，革质，棕绿色。气微，味微苦。

【功效主治】 清热解毒，止痢。主治痢疾，疮疡。

【用法用量】 内服：煎汤，9~15g；或开水泡服。外用：适量，鲜品捣敷。

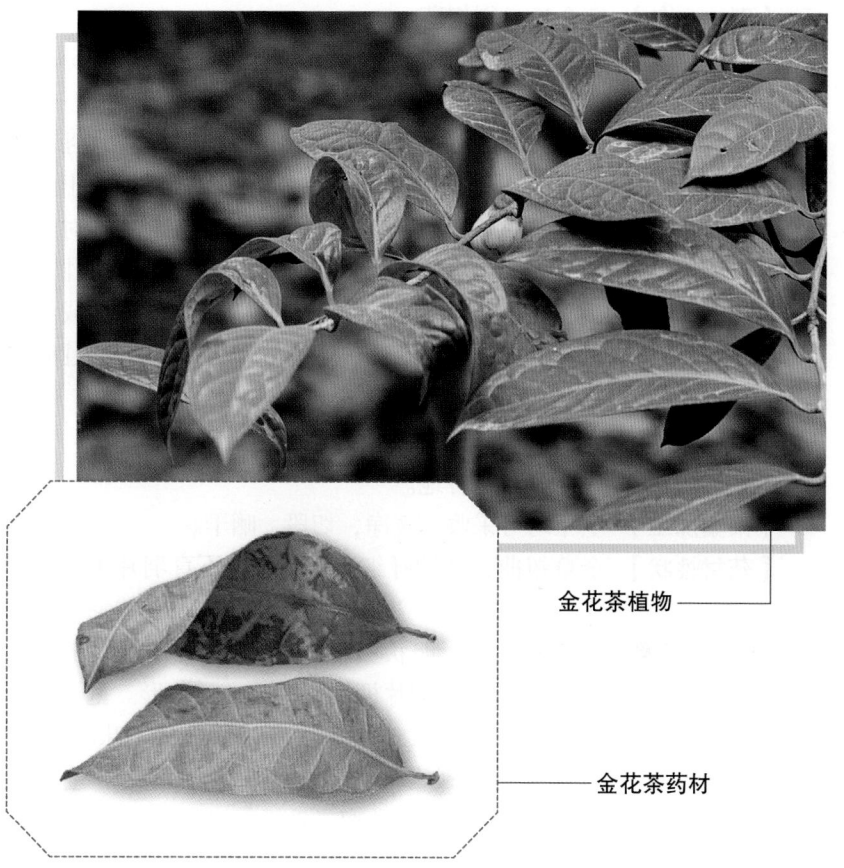

金花茶植物

金花茶药材

金沙藤

【别　　名】 海金沙、刷把藤。

【来　　源】 为海金沙科植物小叶海金沙 *Lygodium microphyllu*（Cav.）R. Br. 的全草。

【植物形态】 攀缘植物。叶轴纤细如铜丝，二回羽状；羽片多数，羽片对生于叶轴的距上，顶端密生红棕色毛；不育羽片生于叶轴下部，长圆形，奇数羽状，或顶生小羽片有时两叉，小羽片 4 对，互生，有小柄，柄端有关节，小羽片卵状三角形、阔披针形或长圆形，先端钝，基部较阔，心脏形，近平截或圆形，边缘有矮钝齿，或锯齿不甚明显，叶脉清晰，三出，叶薄草质，两面光滑；能育羽片长圆形，长 8~10cm，宽 4~6cm，通常奇数羽状，小羽片 9~11 片，柄端有关节，互生，三角形或卵状三角形，钝头。孢子囊穗排列于叶缘，线形。

【分　　布】 广西分布于各地。

【采集加工】 全年均可采收，洗净，切段，晒干。

【药材性状】 全草扭曲，叶轴纤细，禾秆色。不育羽片生于叶轴下部，多皱缩，展平后长圆形，长 7~8cm，宽 4~7cm，奇数羽状，小羽片 4 对，小羽片柄端有关节，卵状三角形，暗黄绿色；能育羽片长圆形，长 8~10cm，宽 4~6cm，小羽片柄端有关节，三角形。孢子囊穗排列于叶缘，线形，黄褐色。体轻，质脆，易折断。气微，味淡。

【功效主治】 清热解毒，利水通淋，止血，舒筋活络。主治淋证，小便不利，痢疾，水肿，黄疸，乳痈，骨折，烧烫伤，外伤出血。

【用法用量】 内服：煎汤，10~15g。外用：适量。

附：同属植物曲轴海金沙 *Lygodium flexuosum*（L.）Sw.、海金沙 *Lygodium japonicum*（Thunb.）Sw. 全草亦称金沙藤，功效主治相同。

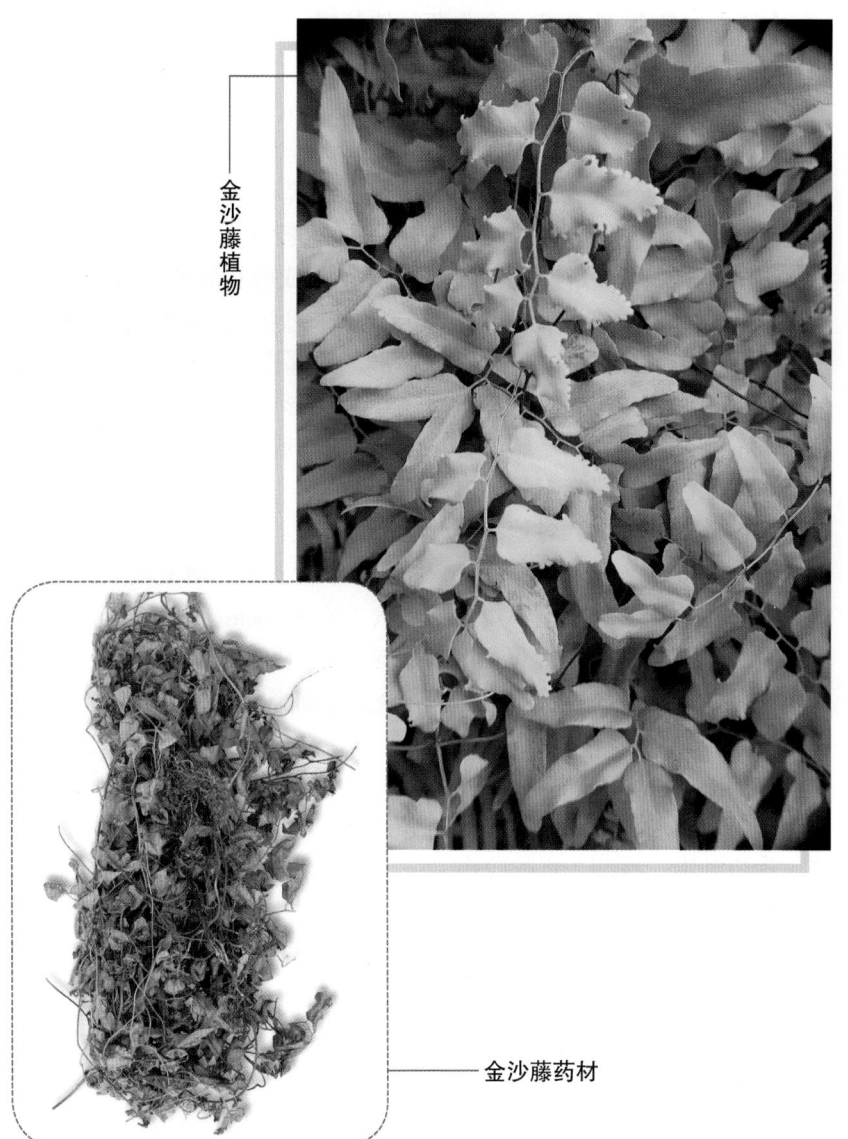

金沙藤植物

金沙藤药材

金果榄

【别　　名】 山慈菇、金牛胆、地苦胆、九牛胆、九莲子、青牛胆、金线吊葫芦。

【来　　源】 为防己科植物青牛胆 *Tinospora sagittata*（Oliv.）Gagnep. 的块根。

【植物形态】 缠绕藤本。块根黄色，形状不一。小枝细长，粗糙有槽纹，节上被短硬毛。叶互生；叶片卵状披针形，长 7~13cm，宽 2.5~5cm，先端渐尖或钝，基部通常尖锐箭形或戟状箭形，全缘；两面被短硬毛，脉上尤多。花单性，雌雄异株，总状花序；雄花多数，萼片椭圆形，外轮 3 片细小；花瓣倒卵形，基部楔形，较萼片短；雄蕊 6，分离，直立或外曲，长于花瓣，花药卵圆形，退化雄蕊长圆形，比花瓣短；雌花 4~10 朵，小花梗较长；心皮 3 或 4 枚，柱头裂片乳头状。核果红色，背部隆起。

【分　　布】 广西各地有分布。

【采集加工】 秋、冬季采挖，除去须根，洗净，晒干。

【药材性状】 块根呈不规则圆块状，长 5~10cm，直径 3~6cm。表面棕黄色或淡褐色，粗糙不平，有深皱纹。质坚硬，不易击碎，断面淡黄白色，木部呈放射状纹理，可见众多的细小圆孔，色较深。气微，味苦。

【功效主治】 滋阴降火，解毒利咽，消肿止痛。主治咽喉肿痛，扁桃体炎、口舌糜烂、白喉、痄腮、热咳失音、脘腹疼痛、泻痢、肾炎、痈疽肿毒、瘰疬、毒蛇咬伤。

【用法用量】 内服：煎汤，3~9g；研末，每次 1~2g。外用：适量，捣敷或研末吹喉。

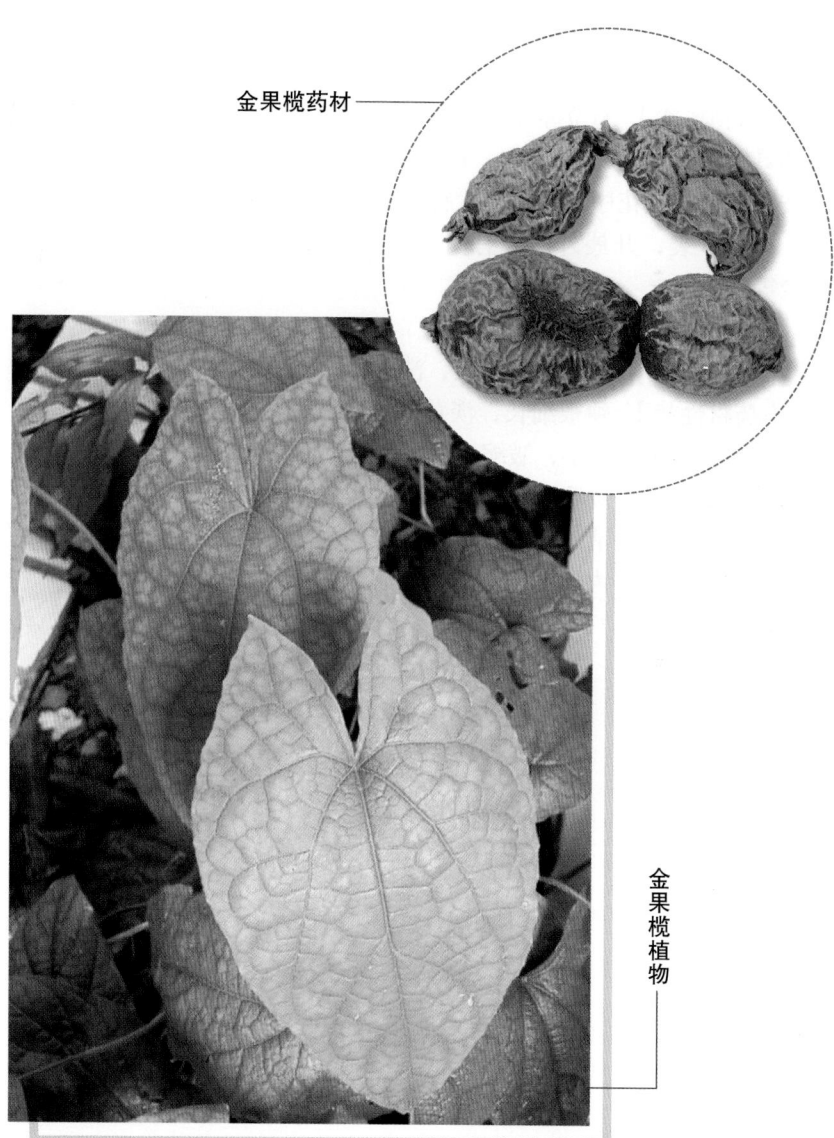

金果榄药材

金果榄植物

金鱼草

【别　　名】 龙头花、狮子花、龙口花、洋彩雀。

【来　　源】 为玄参科植物金鱼草 *Antirrhinum majus* L. 的全草。

【植物形态】 直立草本。茎基部有时木质化，高 30~80cm；茎中、上部具腺毛，单生或有分枝。下部叶对生，上部叶常互生，叶片长圆状披针形。总状花序，花冠筒状唇形，基部膨大成囊状，上唇直立，2裂，下唇 3 裂，开展外曲，有白、淡红、深红、肉色、深黄、浅黄、黄橙等色。

【分　　布】 栽培。

【采集加工】 全年均可采收，洗净，切段，晒干。

【药材性状】 须根细长，淡黄色。茎圆柱形，多由基部分枝，嫩枝灰绿色。茎生叶较小，皱缩，展平后呈倒卵形至长圆形，缘有锯齿，羽状浅裂或深裂，被毛。质脆，易碎。气微，味淡。

【功效主治】 清热解毒，活血消肿。主治疮疡肿毒，跌打损伤。

【用法用量】 内服：煎汤，15~30g。外用：鲜品适量，捣敷。

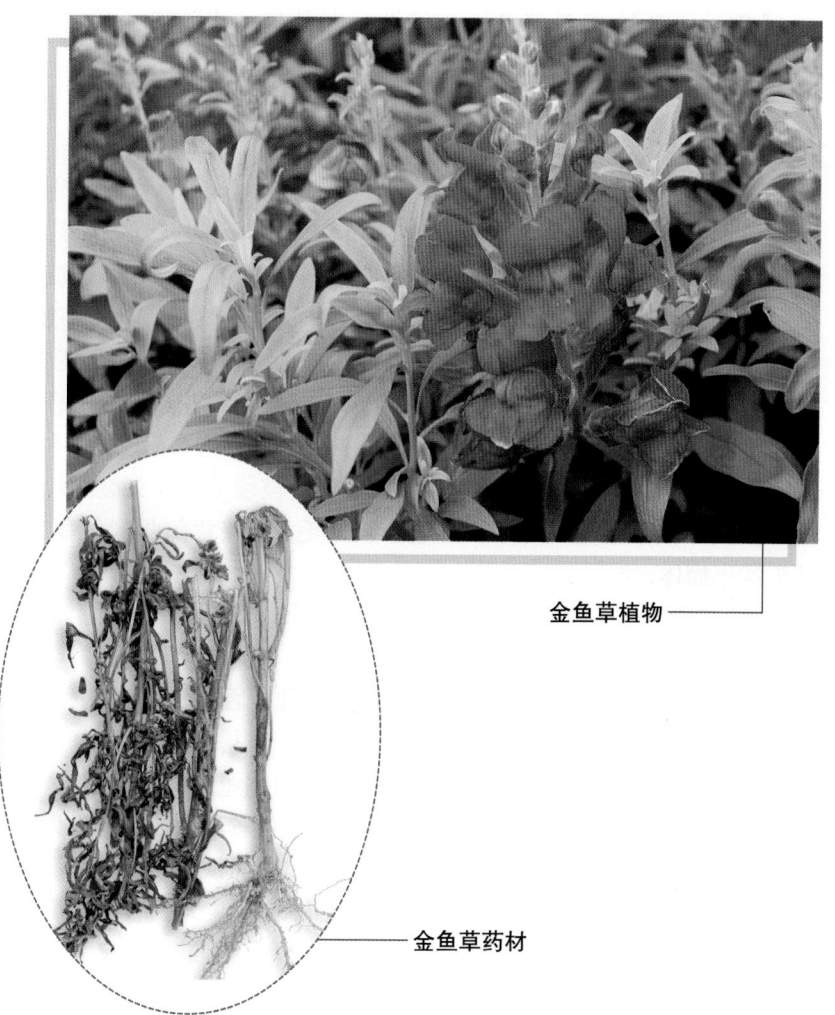

金鱼草植物

金鱼草药材

金线风

【别　　名】 毛篸箕藤、金锁匙、九条牛、猪肠换、有毛粪箕笃、银锁匙。

【来　　源】 为防己科植物毛叶轮环藤 Cyclea barbata（Wall.）Miers 的全草。

【植物形态】 草质藤本。主根稍肉质，条状。嫩枝被扩展或倒向的糙硬毛。叶纸质或近膜质，三角状卵形或三角状阔卵形，长4~10cm，宽 2.5~8cm，顶端短渐尖或钝而具小凸尖，基部微凹或近截平，两面被伸展长毛，掌状；叶柄被硬毛，明显盾状着生。花序腋生或生于老茎上，雄花序为圆锥花序式，阔大，被长柔毛，花密集成头状；雄花有明显的梗，萼杯状，被硬毛，裂达中部，花冠合瓣，杯状，聚药雄蕊稍伸出；雌花序下垂，总状圆锥花序，雌花无花梗，萼片 2，倒卵形至菱形，花瓣 2，与萼片对生；子房密被硬毛，柱头裂片锐尖。核果斜倒卵圆形至近圆球形，红色，被柔毛；果核背部两侧各有 3 列乳头状小瘤体。

【分　　布】 广西主要分布于德保、那坡、靖西、宁明、龙州、隆安、龙州、防城、武鸣。

【采集加工】 全年均可采收，洗净，切段，晒干。

【药材性状】 全草干缩卷曲。藤茎细长，灰褐色，可见叶痕。叶皱缩，展平后三角状卵形或三角状阔卵形，顶端短渐尖或钝而具小凸尖，基部微凹或近截平，两面被伸展长毛，上面较稀疏或有时近无毛。叶柄被毛，明显盾状着生。质脆，易碎。气微，味淡。

【功效主治】 祛风止痛，清热解毒，利尿通淋。主治风湿痹痛，风热感冒，咽喉肿痛，牙痛，肠炎，痢疾，毒蛇咬伤，疮疡肿毒，淋证。

【用法用量】 内服：煎汤，3~15g。外用：适量，捣敷。

金线风药材——

金线风植物

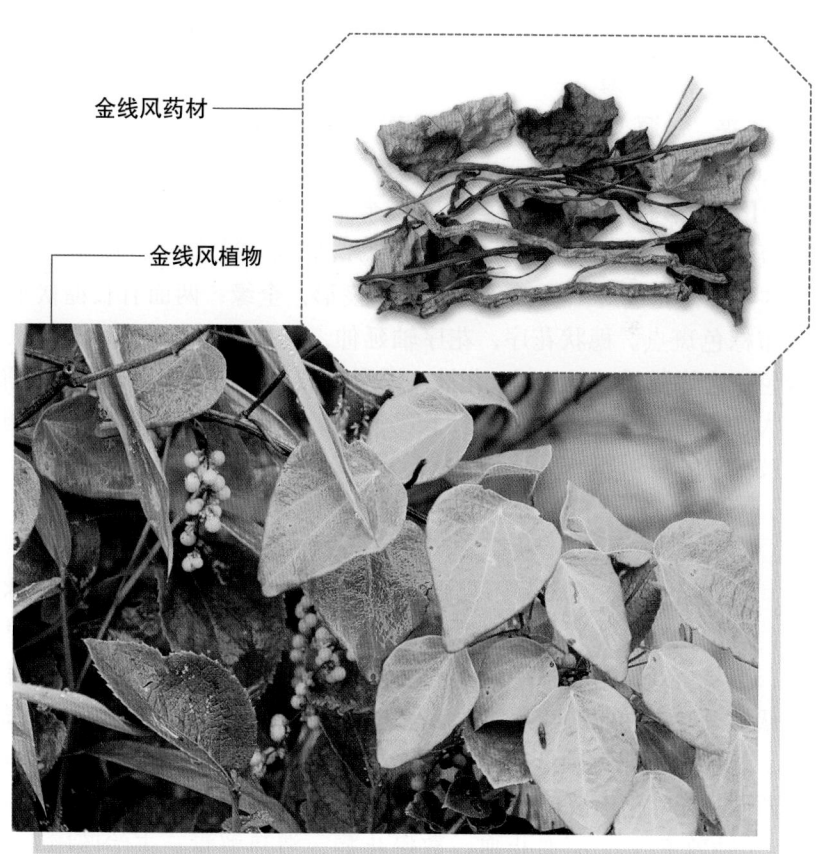

金线蓼

【别　　名】 重阳柳、蟹壳草、毛蓼、白马鞭、人字草、九盘龙、毛血草、野蓼。

【来　　源】 为蓼科植物金线草 *Antenoron filiforme*（Thunb.）Roberty et Vautier 的全草。

【植物形态】 草本。根茎横走，粗壮，扭曲；茎节膨大。叶互生，有短柄；托叶鞘筒状，抱茎，膜质；叶片椭圆形或长圆形，长 6~15cm，宽 3~6cm，先端短渐尖或急尖，基部楔形，全缘，两面有长糙伏毛，散布棕色斑点。穗状花序，花序轴延伸，花排列稀疏；苞片漏斗状，绿色，边缘膜质，具缘毛；花被 4 深裂，红色，花被片卵形，果时稍增大；雄蕊 5；花柱 2，果时伸长，硬化，顶端呈钩状，宿存，伸出花被之外。瘦果卵形，双凸镜状，褐色，有光泽，包于宿存花被内。

【分　　布】 广西分布于各地。

【采集加工】 夏、秋季采收，晒干或鲜用。

【药材性状】 根茎呈不规则结节状条块，节部略膨大，表面红褐色，有细纵皱纹，并具众多根痕及须根，顶端有茎痕或茎残基；质坚硬，不易折断，断面不平坦，粉红色，髓部色稍深。茎圆柱形，有长糙伏毛。叶多卷曲，叶片展开后呈宽卵形或椭圆形，先端短渐尖或急尖，基部楔形或近圆形；托叶鞘膜质，筒状，先端截形，有条纹，叶的两面及托叶鞘均被长糙伏毛。气微，味涩、微苦。

【功效主治】 凉血止血，散瘀止痛，清热解毒。主治咳嗽，咯血，吐血，崩漏，月经不调，痛经，脘腹疼痛，泄泻，痢疾，跌打损伤，风湿痹痛，瘰疬，痈疽肿毒，烫火伤，毒蛇咬伤。

【用法用量】 内服：煎汤，15~30g；亦可泡酒或炖肉服。外用：适量，捣敷；或磨汁涂。

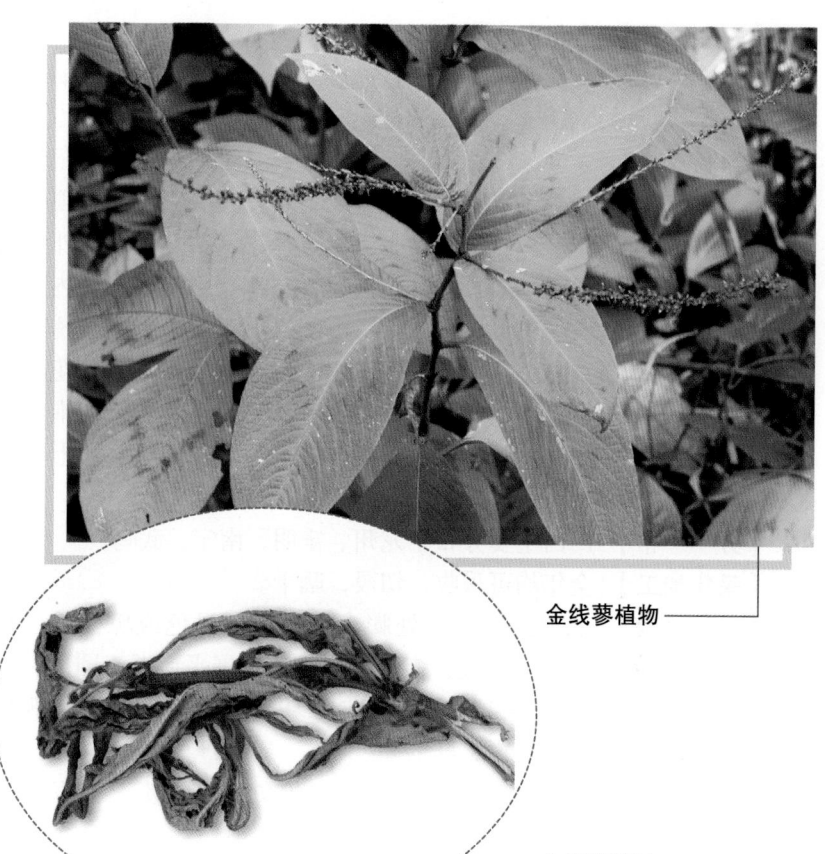

金线蓼植物

金线蓼药材

金钟藤

【别　　名】 多花山猪菜。

【来　　源】 为旋花科植物金钟藤 *Merremia boisiana* (Gagn.) v. Ooststr. 的茎。

【植物形态】 大型缠绕草本。茎圆柱形，具不明显的细棱，幼枝中空。叶近于圆形，偶为卵形，长 9.5~15.5 cm，宽 7~14 cm，顶端渐尖或骤尖，基部心形，全缘。花序腋生；苞片小，狭三角形，外面密被锈黄色短柔毛，早落；花梗结果时伸长增粗；外萼片宽卵形，内萼片近圆形；花冠黄色，宽漏斗状或钟状，中部以上于瓣中带密被锈黄色绢毛，冠檐浅圆裂；雄蕊内藏，花药稍扭曲，花冠内面基部自花丝着生点向下延成两纵列的乳突状毛；子房圆锥状，无毛。蒴果圆锥状球形，4 瓣裂，外面褐色，无毛，内面银白色。种子三棱状宽卵形，沿棱密被褐色糠秕状毛。

【分　　布】 广西主要分布于龙州、宁明、南宁、武鸣。

【采集加工】 全年均可采收，切段，晒干。

【药材性状】 茎圆柱形，节处膨大，表面灰褐色或黑褐色，具不明显的细棱。叶皱缩，较大，多少有些破碎，展平后近于圆形，长 9~15cm，宽 7~14cm，顶端渐尖或骤尖，基部心形，全缘；叶柄长 4~12cm。质脆，易碎。气微，味淡。

【功效主治】 清热解毒，利咽喉。主治急性结膜炎，白喉，咽喉炎。

【用法用量】 内服：煎汤，15~25g。

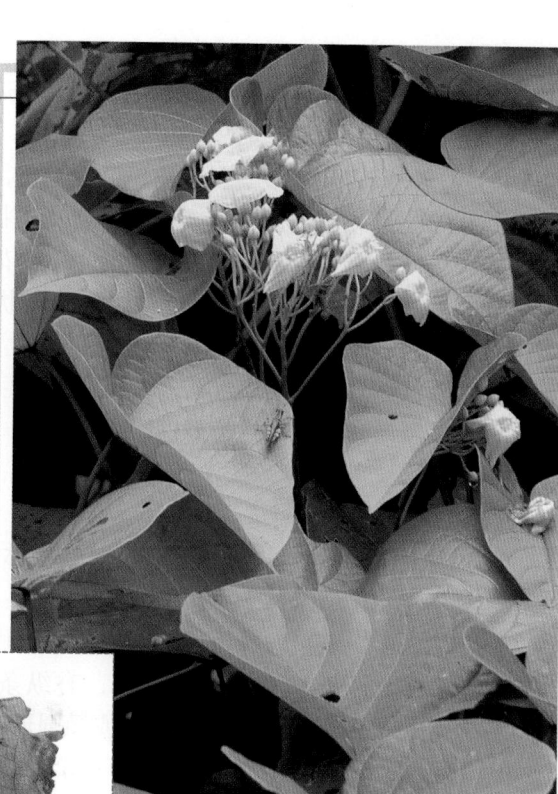

金钟藤植物

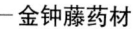

金钟藤药材

金钮扣

【别　　名】　天文草、蛇头黄。

【来　　源】　为菊科植物金钮扣 *Spilanthes paniculata* Wall. ex DC. 的全草。

【植物形态】　草木。茎多分枝，带紫红色，有明显的纵条纹。叶卵形、宽卵圆形或椭圆形，全缘，波状或具波状钝锯齿。头状花序单生，或圆锥状排列，卵圆形，有或无舌状花；花序梗较短，顶端有疏短毛；总苞片约8个，2层，绿色，卵形或卵状长圆形，顶端钝或稍尖，无毛或边缘有缘毛；花托锥形，托片膜质，倒卵形；花黄色；雌花舌状，舌片宽卵形或近圆形，顶端3浅裂；两性花花冠管状，4~5个裂片。瘦果长圆形，稍扁压，暗褐色，基部缩小，有白色的软骨质边缘，上端稍厚，有疣状腺体及疏微毛，边缘有缘毛，顶端有1~2个不等长的细芒。

【分　　布】　广西主要分布于凤山、桂林、百色、靖西、天等、龙州、马山、贵港、藤县、荔浦、防城、隆林。

【采集加工】　春、夏季采收，鲜用或切段晒干。

【药材性状】　茎多分枝，紫红色，有纵条纹，被短柔毛或近无毛。完整叶展平后呈卵形、宽卵圆形或椭圆形，顶端短尖或稍钝，基部宽楔形至圆形，全缘，具钝锯齿，两面无毛或近无毛；叶柄被短毛或近无毛。头状花序黄色。味辛、苦。

【功效主治】　清热解毒，祛风止痛。主治头痛，鼻渊，牙痛，咽喉肿痛，瘰疬，胃痛，风湿关节痛，跌打损伤，痈疮肿毒。

【用法用量】　内服：煎汤，9~15 g；或研末，1.5~3 g。外用：适量，捣敷。

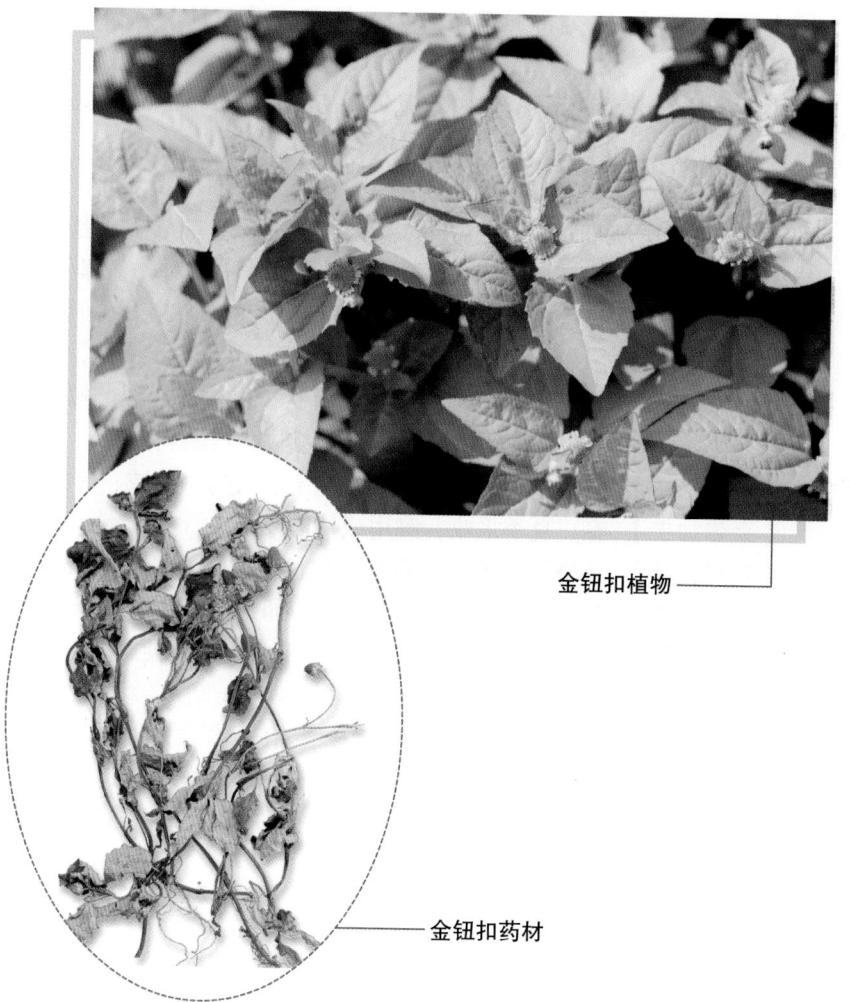

金钮扣植物

金钮扣药材

金盏银盘

【别　　名】 铁筅帚、千条针、鬼针草、婆婆针、感暑草、盲肠草。

【来　　源】 为菊科植物白花鬼针草 *Bidens pilosa* L. Var. *Radiata* Sch.-Bip. 的全草。

【植物形态】 草本。茎略具四棱。叶对生；一回羽状复叶，顶生小叶卵形至长圆状卵形，长 2~7cm，宽 1~2.5cm，先端渐尖，基部楔形，边缘具稍密的锯齿，两面均被柔毛；侧生小叶 1~2 对，基部下延，三出复叶状分裂或仅一侧具 1 裂片，边缘有锯齿。头状花序单生；外层苞片 8~10 枚，线形，内层苞片长圆状披针形；舌状花 5~7 枚，舌片椭圆状倒卵形，白色，先端 3 齿裂；盘花筒状，冠檐 5 齿裂。瘦果条形，黑色，具四棱，两端稍狭，顶端芒刺 3~4 枚，具倒刺毛。

【分　　布】 广西主要分布于南宁、邕宁、武鸣、防城、博白。

【采集加工】 春、夏季采收，鲜用或切段晒干。

【药材性状】 茎略具四棱，表面淡棕褐色，基部直径 1~9mm。叶片多卷曲，展开后呈，一或二回三出复叶，卵形或卵状披针形，长 2~7cm，宽 1~2.5cm，叶缘具细齿。头状花序干枯，具长梗。瘦果易脱落，残存花托近圆形。气微，味淡。

【功效主治】 清热解毒，凉血止血。主治感冒发热，黄疸，泄泻，痢疾，血热吐血，血崩，跌打损伤，痈肿疮毒，癫癣。

【用法用量】 内服：煎汤，10~30g；或浸酒饮。外用：适量，捣敷；或煎水洗。

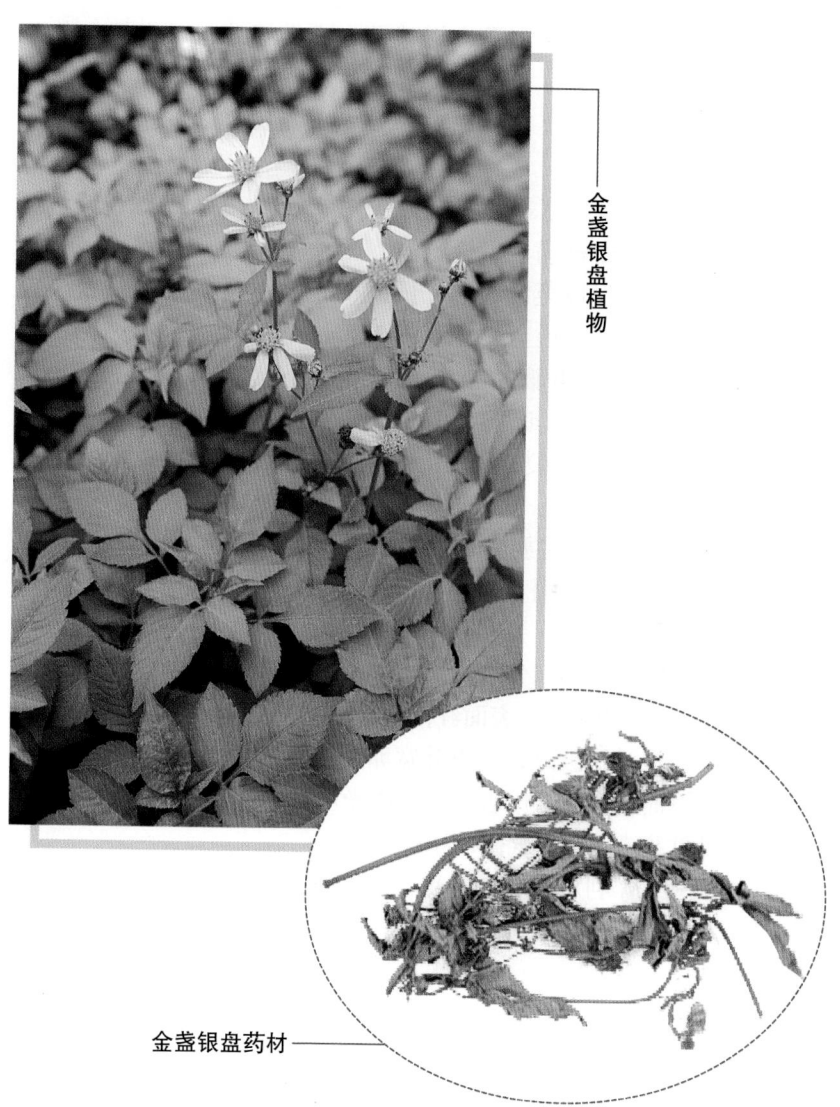

金盏银盘植物

金盏银盘药材

金钱草

【别　　名】　神仙对坐草、铜钱草、大金钱草、一串钱、黄疸草、大连钱草。

【来　　源】　为报春花科植物过路黄 *Lysima chiachristinae* Hance 的地上部分。

【植物形态】　蔓生草本。茎柔弱，平卧延伸，表面灰绿色或带红紫色，茎幼嫩部分密被褐色无柄腺体，下部常发出不定根。叶对生；叶片卵圆形、近圆形以至肾圆形，长 2~6cm，宽 1~6cm，先端锐尖或圆钝以至圆形，基部截形至浅心形，稍肉质，密布透明腺条，两面无毛，有腺毛。花单生于叶腋；花萼 5 深裂，分裂近达基部，裂片披针形、椭圆状披针形以至线形，或上部稍扩大而近匙形，先端锐尖或稍钝；花冠黄色，辐状钟形，5 深裂，具黑色长腺条；雄蕊 5，下半部合生成筒；花药卵圆形；子房卵球形。蒴果球形，无毛，有稀疏黑色腺条，瓣裂。

【分　　布】　广西主要分布于罗城、河池、东兰、天峨。

【采集加工】　9~10 月采收，割下地上部分，除去杂草，用水洗净，晒干或烘干。

【药材性状】　地上部分多皱缩成团。下部茎节上有时着生纤细须根；茎扭曲，直径约 1mm；表面红棕色，具纵直纹理；断面实心，灰白色。叶对生，多皱缩破碎，完整叶宽卵形或心形，全缘，上面暗绿色至棕绿色，下面色较浅，用水浸后，透光可见黑色短条纹；叶柄细长，叶腋有时可见花或果实。气微，味淡。

【功效主治】　利水通淋，清热解毒，散瘀消肿。主治肝、胆及泌尿系结石，热淋，肾炎水肿，湿热黄疸，疮毒痈肿，毒蛇咬伤，跌打损伤。

【用法用量】　内服：煎汤，15~60g，鲜品加倍；或捣汁饮。外用：适量，鲜品捣敷。

　　附：同属植物聚花过路黄 *Lysimachia congestiflora* Hemsl.、广西过路黄 *Lysimachia alfredii* Hance 的功效主治同过路黄。

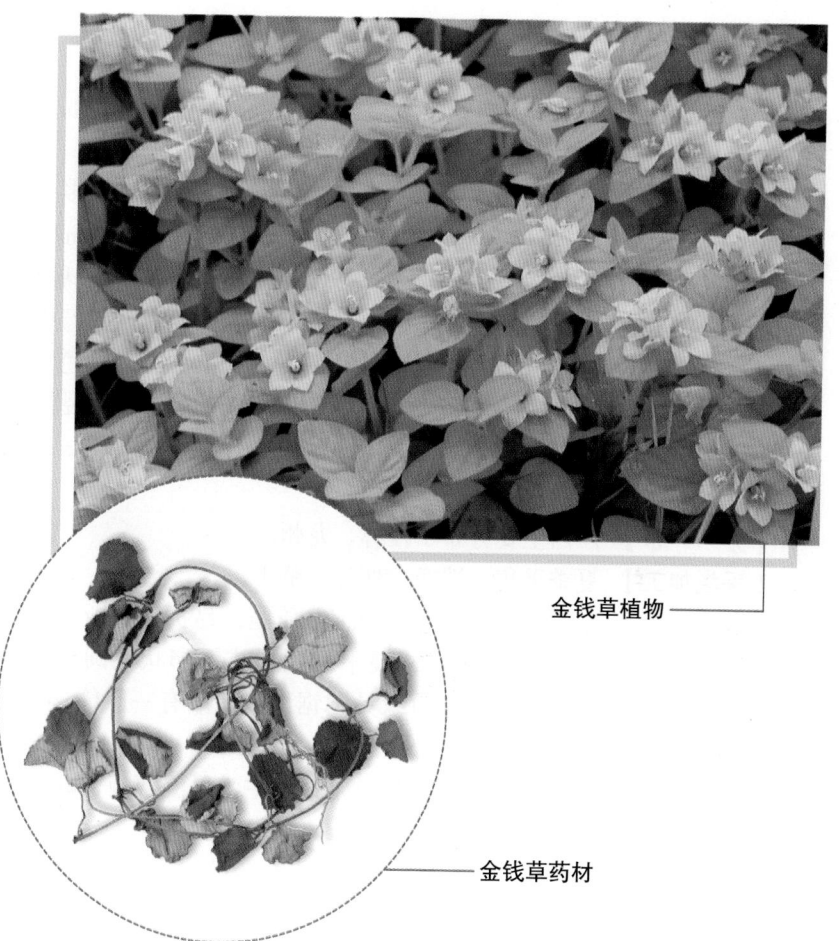

金钱草植物

金钱草药材

金粟兰

【别　　名】真珠兰、鱼子兰、珍珠兰、鸡爪兰、小疙瘩、米兰、珠兰、大骨兰。

【来　　源】为金粟兰科植物金粟兰 Chloranthus spicatus（Thunb.）Makino 的全株。

【植物形态】半灌木。茎圆形，无毛。叶对生；叶柄基部多少合生；托叶微小；叶片厚纸质，椭圆形或倒卵状椭圆形，长 5~11cm，宽 2.5~5.5cm，先端急尖或钝，基部楔形，边缘具锯齿，齿端有一腺体，腹面深绿色，光亮，背面淡黄绿色，侧脉 6~8 对，两面稍凸起。穗状花序排列成圆锥花序状，通常顶生；苞片三角形；花小，黄绿色，芳香；雄蕊 3，药隔合生成一卵状体，上部不整齐 3 裂，中央裂片较大，有 1 个 2 室的花药，两侧裂片较小，各有 1 个 1 室的花药；子房倒卵形。

【分　　布】广西主要分布于桂林、龙州。

【采集加工】夏季采集，洗净，切片，晒干。

【药材性状】茎圆柱形，表面棕褐色；质脆，易折断，断面淡棕色，纤维性。叶片棕黄色，皱缩，展平椭圆形或倒卵状椭圆形，长 4~10cm，宽 2~5cm；先端稍钝，边缘具圆锯齿，齿端有一腺体；叶柄长约 1cm。花穗芳香。气微，味微苦、涩。

【功效主治】祛风湿，活血止痛，杀虫。主治风湿痹痛，跌打损伤，偏头痛，顽癣。

【用法用量】内服：煎汤，15~30g；或入丸、散。外用：适量，捣敷；或研末撒。

金粟兰药材

金粟兰植物

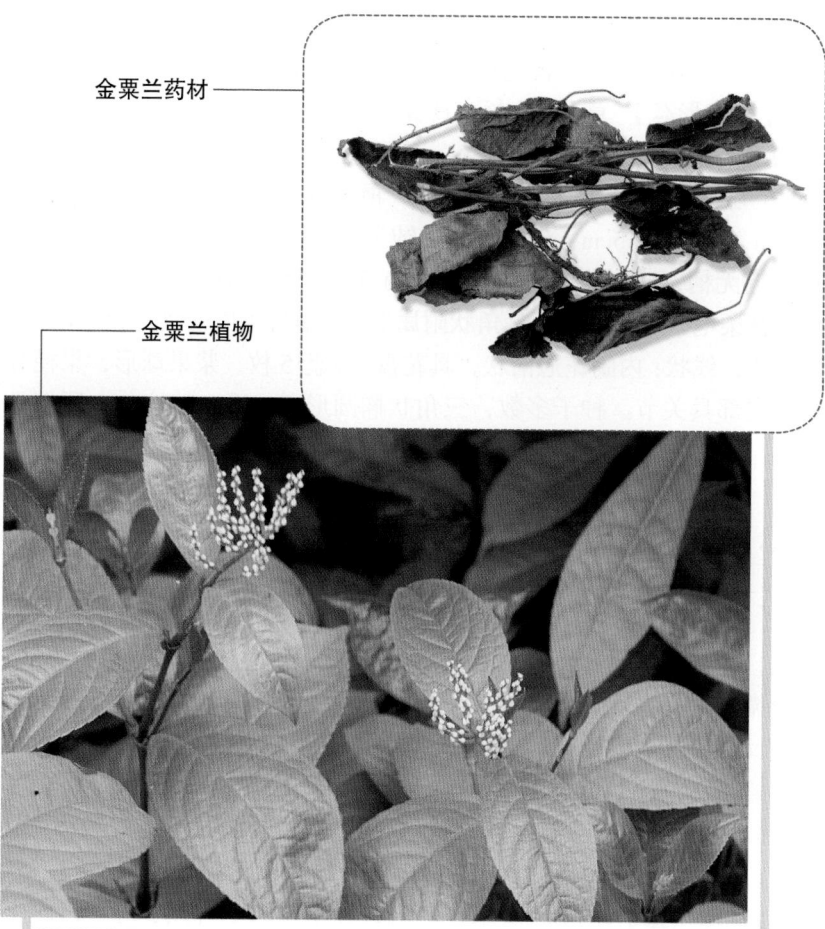

金粟藤

【别　　名】 羊角断、半边叶、双飞蝴蝶草、花叶蝴蝶藤。

【来　　源】 为西番莲科植物蝴蝶藤 *Passiflora papilio* Li 的全草。

【植物形态】 草质藤本，具条纹。叶革质，长 2.5~3.5cm，宽 6~10cm，上面橄榄绿色，光滑，下面微被白粉并密被细短柔毛，有 6~8 个腺体，基部截形或近圆形，顶端叉状 2 裂，裂片卵形，长 5~7cm，宽 2.5~3.5cm，先端急尖或钝尖；叶柄近基部具 2 个杯状腺体。花序近无柄，成对生于卷须两侧，有 5~8 朵花，被棕色柔毛；萼片 5 枚，被柔毛，外面顶端不具角状附属器；花瓣与萼片近似；外副花冠裂片 2 轮，线状；内副花冠褶状，具花盘；雄蕊 5 枚。浆果球形，果梗纤细，中部具关节。种子多数，三角状椭圆形，扁平，暗棕色，顶端具尖头。

【分　　布】 广西主要分布于武鸣、阳朔、贵港、乐业、来宾、桂南、桂西南、桂西。

【采集加工】 秋季采收，除去杂质，切段，晒干。

【药材性状】 茎细长圆柱形，黄绿色，具条纹，直径 2~4cm。叶革质，稍皱卷，展开长 2.5~3.5cm，宽 6~10cm，上面橄榄绿色，光滑，下面微被白粉并密被细短柔毛，有 6~8 个腺体，基部截形或近圆形，顶端叉状 2 裂；裂片卵形，先端急尖或钝尖；叶柄近基部具 2 个杯状腺体。

【功能主治】 止血调经，散瘀止痛。用于吐血，便血，产后流血不止，功能性子宫出血，胃痛，风湿关节痛，毒蛇咬伤。

【用法用量】 内服：研末，3~6g，开水冲服。外用：适量，研末调敷。

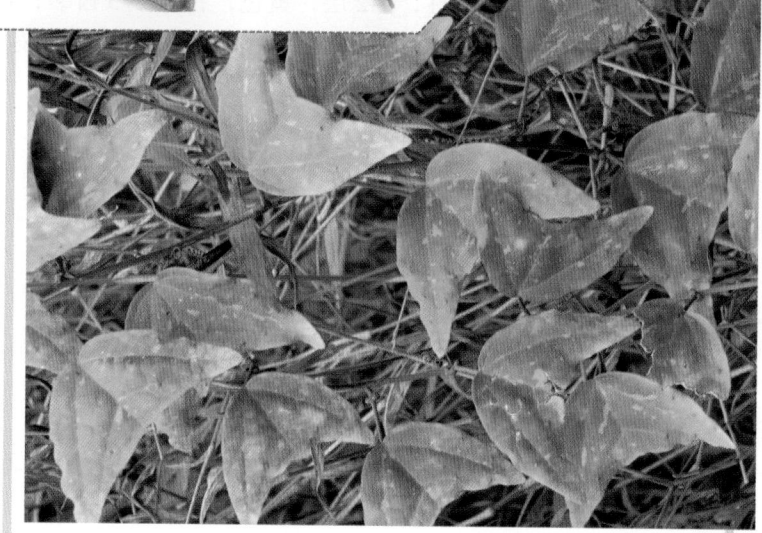

金粟藤药材

金粟藤植物

金腰箭

【别　　名】 苦草、水慈姑、猪毛草、苞壳菊。

【来　　源】 为菊科植物金腰箭 *Synadrella nodiflora*（L.）Gaertn 的全草。

【植物形态】 草本，常分枝。叶对生，具柄；叶片卵状披针形至椭圆状卵形，长 7~13cm，宽 3~6cm，先端短尖，基部下延，急狭成柄，边缘有小齿，主脉 3 条，上面粗糙，被伏毛。头状花序小，无柄或近无柄，腋生或顶生，圆柱状；总苞数枚，总苞片卵形或矩圆形，最外层叶状，1~2 枚，内层干膜质，鳞片状；花托小，有干膜质托片；花异型，外围花舌状，雌性，1~2 层，黄色，舌片 2~3 齿裂；中央花两性，少数，筒状，4 齿裂。雌花的瘦果扁平，有 2 翅，翅撕裂状；两性花的瘦果扁平或三角形，有小疣，角顶有芒刺。

【分　　布】 广西各地有分布。

【采集加工】 春、夏季采收，洗净，鲜用或晒干。

【药材性状】 茎呈圆柱形，稍皱缩，直径 0.3~0.8cm，纵向具细皱纹，茎黄灰色；质脆，易折断，髓部白色，较大。叶皱缩，展开呈披针形，叶缘锯齿状，两面贴黄白色茸毛，先端渐尖，叶基楔形，具叶柄。聚伞形花序长于茎节或分枝节处。气微，味淡。

【功效主治】 清热透疹，解毒消肿。主治感冒发热，斑疹，疮痈肿毒。

【用法用量】 内服：煎汤，15~30g。外用：适量，捣敷；或煎水洗。

金腰箭药材 ——

金腰箭植物 ——

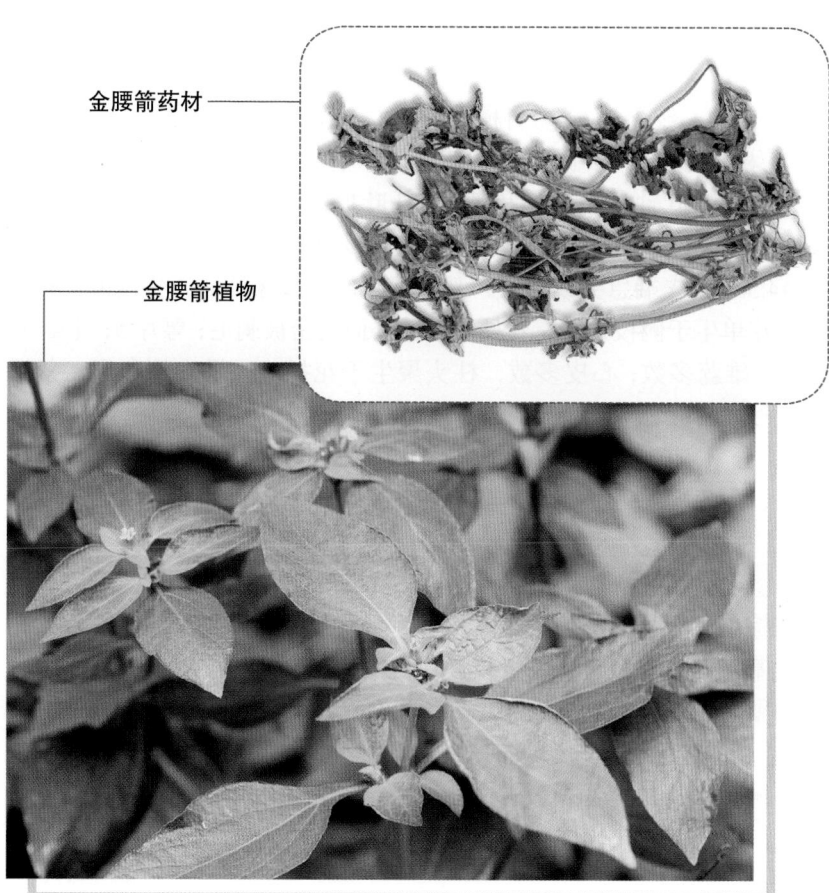

金樱子

【别　　名】 刺榆子、刺梨子、金罂子、山石榴、山鸡头子、糖莺子。

【来　　源】 为蔷薇科植物金樱子 *Rosa laevigata* Michx. 的果实。

【植物形态】 攀援灌木。茎无毛，有钩状皮刺和刺毛。羽状复叶，叶柄和叶轴具小毛刺和刺毛；托叶披针形，与叶柄分离，早落；小叶革质，通常3，稀5，椭圆状卵形或披针形，长 2.5~7cm，宽 1.5~4.5cm，先端急尖或渐尖，基部近圆形，边缘具细齿状锯齿，有光泽。花单生于侧枝顶端，花梗和萼筒外面均密被刺毛；萼片5；花瓣5，白色；雄蕊多数；心皮多数，柱头聚生于花托口。果实倒卵形，紫褐色，外面密被刺毛。

【分　　布】 广西主要分布于凌云、那坡、武鸣、邕宁、南宁、桂平、阳朔。

【采集加工】 8~11月果实成熟变红时采收，晒干，除去毛刺。

【药材性状】 假果倒卵形，长 2~3.5cm，直径 1~2cm；表面红黄色或红棕色，有凸起的棕色小点，系毛刺脱落后的残基，顶端有盘状花萼残基，中央有黄色柱基，质硬；切开后，花托壁厚 1~2mm，内有多数坚硬的小瘦果，内壁及瘦果均有淡黄色绒毛。气微，味甘、微涩。

【功效主治】 固精，缩尿，涩肠，止带。主治遗精，滑精，遗尿，尿频，久泻，久痢，白浊，白带，崩漏，脱肛，子宫下垂。

【用法用量】 内服：煎汤，9~15g；或入丸、散；或熬膏。

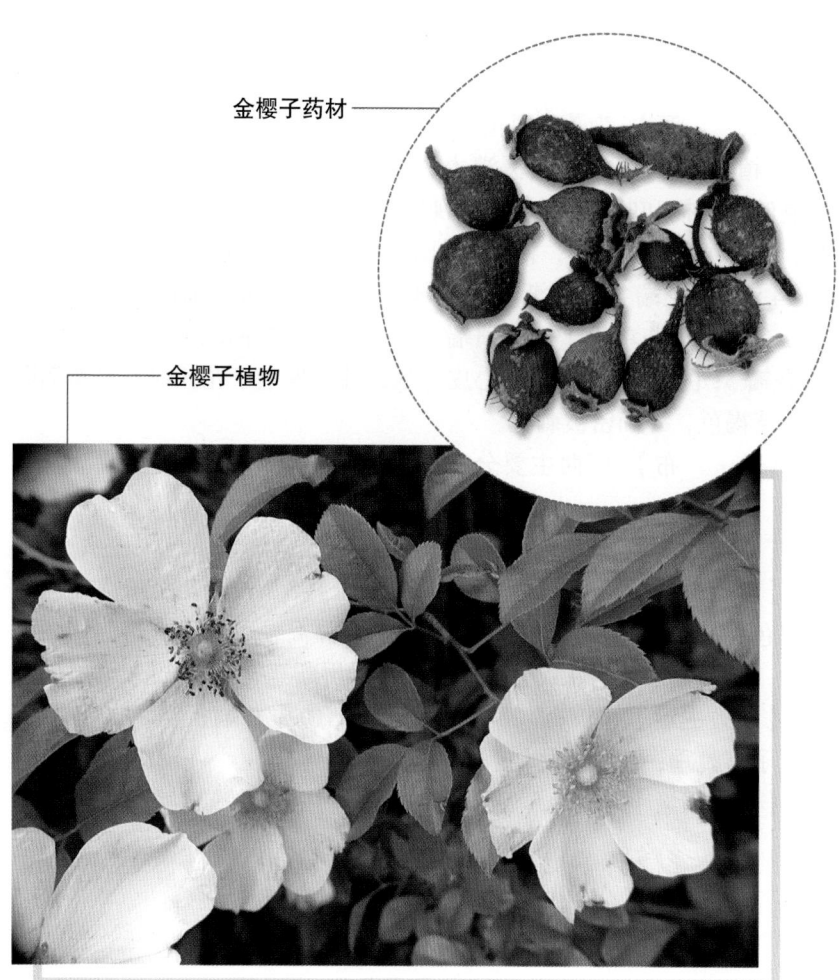

金樱子药材

金樱子植物

金樱根

【别　　名】　刺榆子、刺梨子、金罂子、山石榴、山鸡头子、糖莺子。

【来　　源】　为蔷薇科植物金樱子 *Rosa laevigata* Michx. 的根。

【植物形态】　常绿攀援灌木。茎无毛，有钩状皮刺和刺毛。羽状复叶，叶柄和叶轴具小毛刺和刺毛；托叶披针形，与叶柄分离，早落。小叶革质，通常3，稀5，椭圆状卵形或披针形，长2.5~7cm，宽1.5~4.5cm，先端急尖或渐尖，基部近圆形，边缘具细齿状锯齿，无毛，有光泽。花单生于侧枝顶端，花梗和萼筒外面均密被刺毛；萼片5；花瓣5；白色；雄蕊多数；心皮多数，柱头聚生于花托口。果实倒卵形，紫褐色，外面密被刺毛。

【分　　布】　广西主要分布于凌云、那坡、武鸣、邕宁、南宁、桂平、阳朔。

【采集加工】　全年均可采挖。洗净，切片，晒干。

【药材性状】　本品多呈圆柱形，直径1~3.5cm。表面暗棕红色至红褐色，有细纵条纹，外皮（木栓层）略浮离，可片状剥落。切断面棕色，具明显的放射状纹理。质坚实，难折断。气无，味涩，微甘。

【功效主治】　固精涩肠。用于滑精，遗尿，痢疾泄泻，崩漏带下，子宫脱垂，痔疾，烫伤。

【用法用量】　内服：煎汤，25~60g。外用：捣敷或煎水洗。

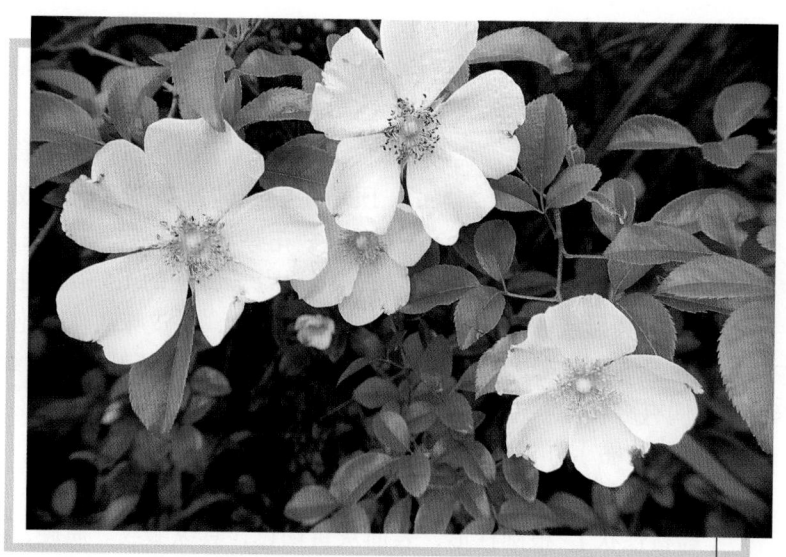

金樱根植物

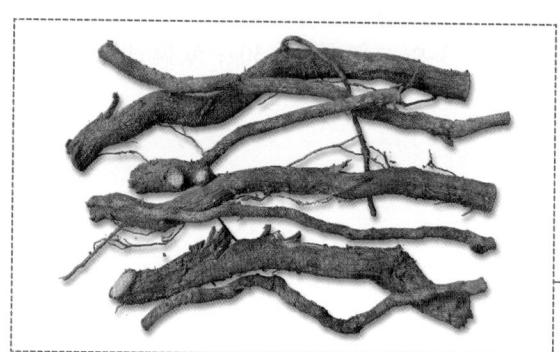

金樱根药材

金 橘

【别　　名】 长寿金柑、牛奶柑、公孙橘。

【来　　源】 为芸香科植物金橘 *Fortunella margarita*（Lour.）Swingle 的根。

【植物形态】 灌木。树枝有刺。叶质厚，浓绿，卵状披针形或长椭圆形，长 5~11cm，宽 2~4cm，顶端略尖或钝，基部宽楔形或近于圆；叶柄翼叶甚窄。单花或 2~3 花簇生；花萼 4~5 裂；花瓣 5 片；雄蕊 20~25 枚；子房椭圆形，花柱细长，通常为子房长的 1.5 倍，柱头稍增大。果椭圆形或卵状椭圆形，橙黄至橙红色，果皮味甜，油胞常稍凸起，瓤囊 5 或 4 瓣，果肉味酸。种子卵形，端尖；子叶及胚均绿色，单胚或偶有多胚。

【分　　布】 广西有栽培。

【采集加工】 全年均可采收，洗净，切段，晒干。

【药材性状】 根圆柱形，表面灰黄褐色，具纵皱纹。质硬，不易折断，断面皮部黄褐色，木部黄白色。气香，味微辛。

【功效主治】 理气解郁，消食化痰，醒酒。主治胸闷郁结，脘腹痞胀，食滞纳呆，咳嗽痰多，伤酒口渴。

【用法用量】 内服：煎汤，3~9g，鲜品 15~30g；或捣汁饮；或泡茶；或嚼服。

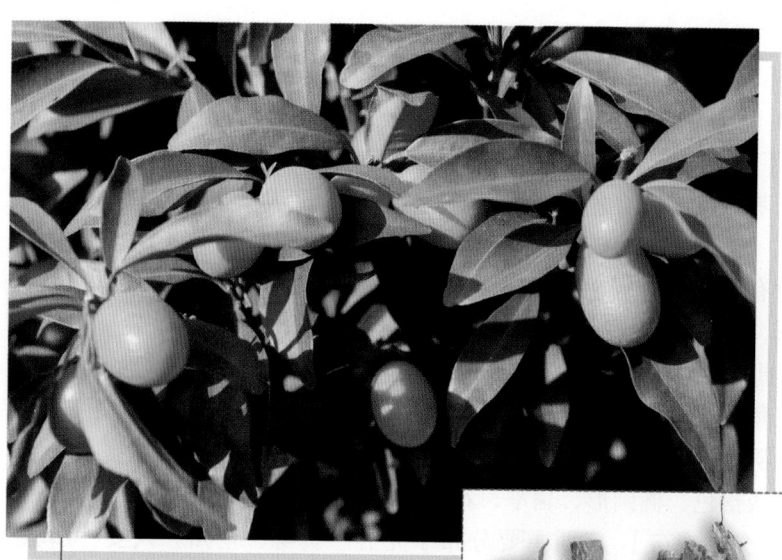

金橘植物

金橘药材

肺形草

【别　　名】　鸡肠风、丛花双蝴蝶、嫩肉草、鸦燕草。

【来　　源】　为龙胆科植物双蝴蝶 *Tripterospermum affine*(Wall.)H. Smith 的全草。

【植物形态】　草质藤本。具短根茎，根黄褐色或深褐色，细圆柱形。茎绿色或紫红色，近圆形具细条棱，上部螺旋扭转。基生叶通常2对，密集呈双蝴蝶状，卵形、倒卵形或椭圆形，全缘，上面绿色，有时有白色或黄绿色斑纹，下面淡绿色或紫红色；茎生叶通常卵状披针形，先端渐尖或呈尾状，基部心形或近圆形。花2~4朵呈聚伞花序；具1~3对小苞片；花萼钟形；花冠蓝紫色或淡紫色，钟形，裂片卵状三角形，褶色较淡或呈乳白色，褶半圆形；雄蕊着生于冠筒下部；子房长椭圆形，柄基部具环状花盘，花柱线形，柱头线形，2裂，反卷。蒴果淡褐色，椭圆形，扁平，花柱宿存。

【分　　布】　广西主要分布于龙胜、资源、全州、兴安、恭城、钟山、贺州、昭平、金秀、桂平、北流、上林、巴马、南丹、天峨。

【采集加工】　夏、秋季采收。晒干或鲜用。

【药材性状】　全草多折褶皱，通常具叶4片，有时脱落而仅有2片。完整的经水浸后展开，叶2大2小，十字形对生，卵圆形或椭圆形，长3~7.5cm，宽1.5~3.5cm，上面绿色，有斑块，主脉3条，2条靠近边缘，下面紫绿色。基部具短根，棕褐色。气微，味微苦。

【功效主治】　清热解毒，祛痰止咳。主治肺痈，肺热咳嗽，疔疮疖肿，乳痈，外伤出血。

【用法用量】　内服：煎汤，9~15g。外用：鲜品适量，捣敷患处。

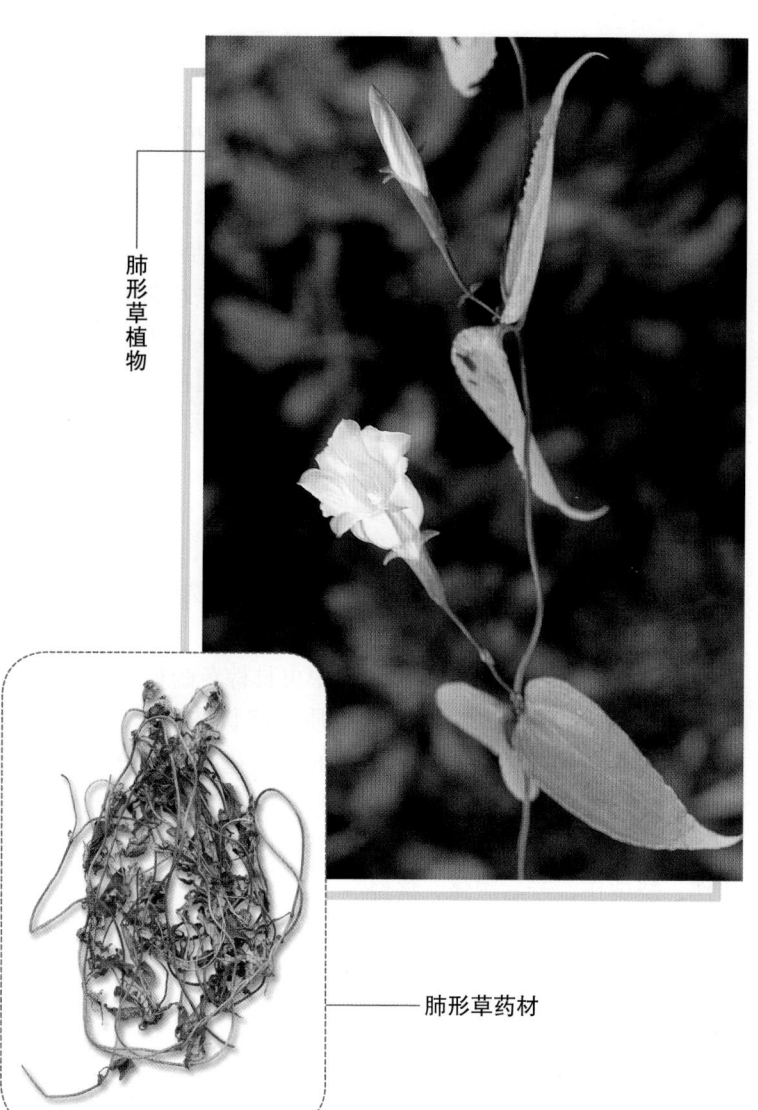

肺形草植物

肺形草药材

肿节风

【别　　名】 九节风、接骨丹、接骨草、接骨金粟兰、竹节茶、九节茶、接骨茶。

【来　　源】 为金粟兰科植物草珊瑚 *Sarcandra glabra*（Thunb.）Nakai 的全株。

【植物形态】 半灌木。主根粗短，支根甚多。茎数枝丛生绿色，节部明显膨大。叶柄基部合生成鞘状；托叶钻形，叶革质，椭圆形、卵形至卵状披针形，长 6~17cm，宽 2~6cm，先端渐尖，基部楔形，边缘具粗锐锯齿，齿尖有一腺体，两面无毛。穗状花序顶生，分枝，苞片三角形；花黄绿色；雄蕊 1，肉质，棒状至圆柱状，花药 2 室，生于药隔上部两侧，侧向或有时内向；雌蕊 1；子房球形或卵形，无花柱，柱头近头状。核果球形，熟时亮红色。

【分　　布】 广西全区均有分布。

【采集加工】 全年均可采收，洗净，切段，晒干。

【药材性状】 主根粗短，支根甚多。茎圆柱形，直径约 0.5cm，多分枝，节部膨大；表面棕褐色，具细纵皱纹，粗茎有皮孔；质脆，易折断，断面淡棕色，边缘纤维状，中央具棕色疏松的髓或中空。叶对生，叶柄基部合生抱茎；叶片薄革质，卵状披针形，边缘具粗锯齿，齿尖有黑褐色腺体，枝端常有棕色的穗状花序，多分枝。气微香，味微辛。

【功效主治】 祛风活血，散瘀消肿。主治风湿痹痛，腰痛，骨折扭伤，烧烫伤，产后腹痛，痛经。

【用法用量】 内服：煎汤 9~15g；或浸酒。外用：适量，捣敷；或研末调敷；或煎水熏洗。

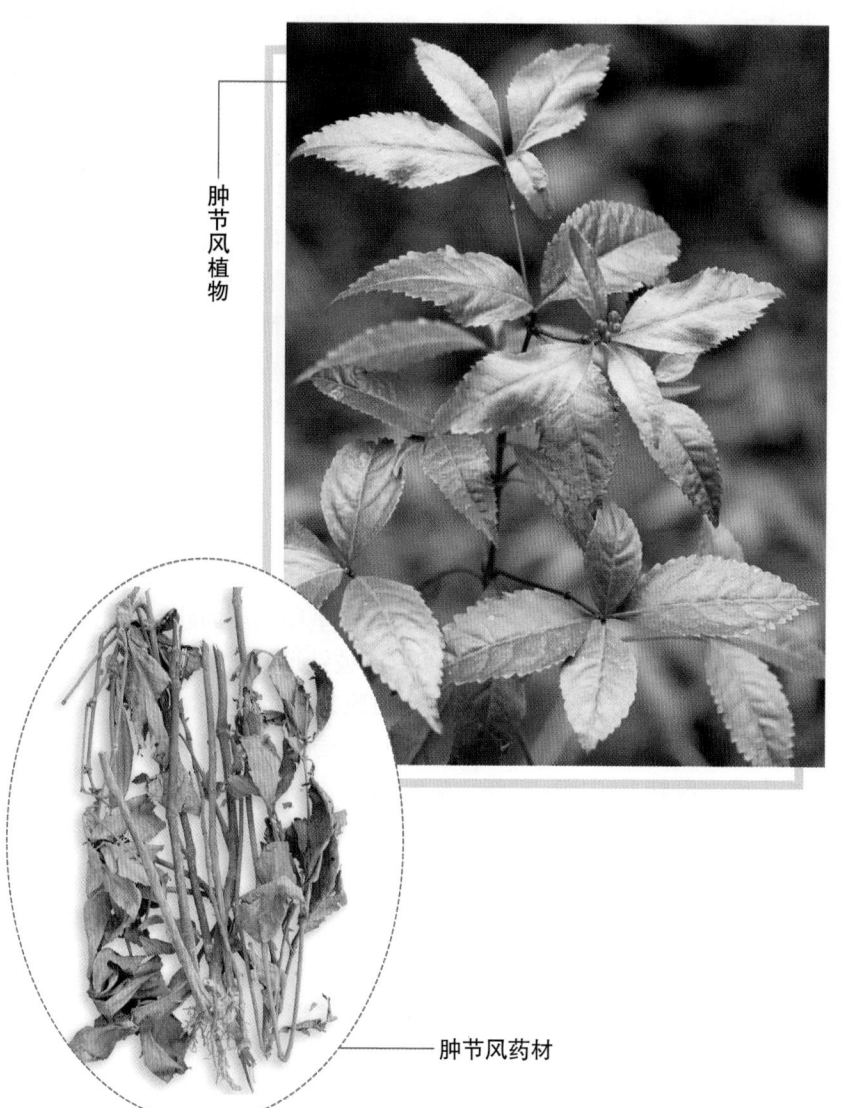

肿节风植物

肿节风药材

肿柄菊

【别　　名】 假向日葵、王爷葵、提汤菊、异叶肿柄菊、臭菊。

【来　　源】 为菊科植物肿柄菊 *Tithonia diversifolia*（Hemsl.）A. Gray 的叶。

【植物形态】 草本。茎粗壮，有分枝，有稠密的短柔毛。叶互生，有长叶柄；叶片卵形，卵状三角形或近圆形，长 7~20cm，宽 5~14cm，3~5 深裂，上部叶有时不分裂，裂片卵形或披针形，边缘有细锯齿，下面被尖状短柔毛，基出三脉。头状花序大，顶生于假轴分枝的长梗上；总苞片 4 层，外层苞片椭圆形或椭圆状披针形，基部坚硬，革质；内层苞片长披针形，上部叶草质或膜质，先端钝；舌状花 1 层，黄色，舌片长卵形，先端有不明显的 3 齿；管状花黄色。瘦果长椭圆形，被短柔毛。

【分　　布】 广西主要分布于那坡、南宁、扶绥、邕宁、武鸣、龙州。

【采集加工】 夏、秋季采集，鲜用或晒干。

【药材性状】 叶皱缩，灰棕色，展平呈卵形或卵状三角形或近圆形，长 7~20cm，3~5 深裂，裂片卵形或披针形，边缘有细锯齿，下面被短柔毛。叶柄长，皱缩而具沟槽。质脆，易碎。气微，味淡。

【功效主治】 清热解毒。主治急性胃肠炎，疮疡肿毒。

【用法用量】 内服：煎汤，6~9g。外用：适量，捣敷。

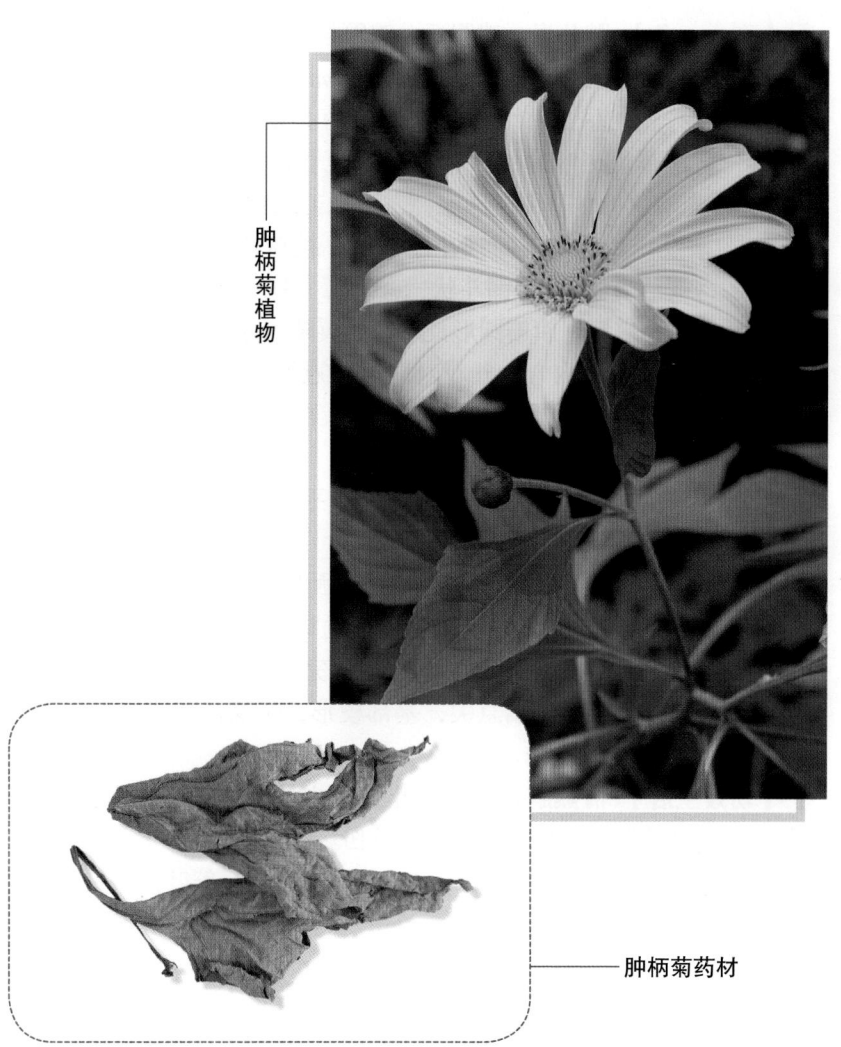

肿柄菊植物

肿柄菊药材

肥荚红豆

【别　　名】 鸭公青、鸡胆豆、鸡冠果、鸡冠豆、圆子红豆。

【来　　源】 为豆科植物肥荚红豆 *Ormosia fordiana* Oliv. 的枝叶。

【植物形态】 乔木。幼枝密生棕色短柔毛。奇数羽状复叶；小叶5~9枚，薄革质，叶片倒卵状椭圆形至长椭圆形，长6~20cm，宽1.5~7cm，先端急尖，基部楔形或钝，近无毛或背面略被丝毛；小叶柄上面有沟槽及锈色柔毛。圆锥花序顶生，被锈色柔毛；小苞片2枚，披针形，密被锈褐色毛；萼漏斗状，5深裂，裂片长圆状披针形；花大，花冠淡紫红色，蝶形，旗瓣圆形具短爪，翼瓣与龙骨瓣分离；雄蕊10，完全分离，不等长，内弯，开花时伸出花冠外；子房近无柄，有4胚珠，花柱长线形，先端内卷，柱头偏斜。荚果木质，椭圆形，扁平，先端有歪斜的喙，有种子1~4颗。种子大，长椭圆形；种皮鲜红色。

【分　　布】 广西主要分布于武鸣、平南、百色、靖西、那坡、田林、昭平、南丹、宁明、龙州。

【采集加工】 全年均可采收，鲜用或晒干。

【药材性状】 枝条圆柱形，嫩枝可见棕色短柔毛，质较硬，断面木部占大部分，中央有髓。叶皱缩，完整小叶狭长椭圆形，长6~20cm，宽1.5~6cm，先端急尖，基部楔形，全缘，羽状网脉，绿色或黄绿色，纸质。气微。

【功效主治】 清热解毒，消肿止痛。主治急性肝炎，急性热病，跌打损伤，痈疮肿痛，风火牙痛，烧烫伤。

【用法用量】 内服：煎汤，6~9g。外用：适量，鲜叶捣敷；或根熬膏涂。

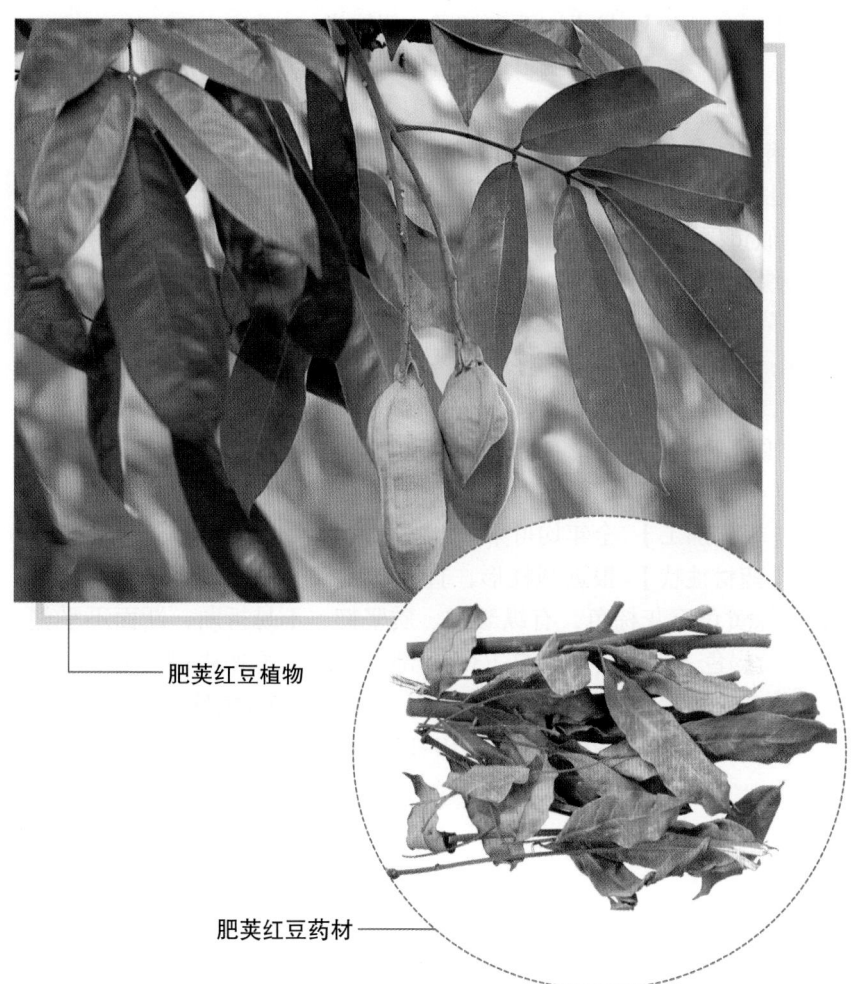

肥荚红豆植物

肥荚红豆药材

鱼尾葵

【别　　名】 棕木、孔雀椰子、假桃榔。

【来　　源】 为棕榈科植物鱼尾葵 *Caryota ochilandra* Hance 的根。

【植物形态】 乔木状。茎无吸根，单生。叶大而粗壮，长 3~4m；羽片每边 18~20 片，羽片长 15~60cm，宽 3~10cm，互生，下垂，中部的较长；裂片质厚而硬，顶端 1 片扇形，有不规则的齿缺，侧面的菱形而似鱼尾，长 15~20cm，内侧边缘有粗齿的部分超过全长之半，外侧边缘延伸成一长尾尖。佛焰苞和花序无鳞粃；肉穗花序，分枝悬垂，花 3 朵聚生，雌花介于 2 雄花间；雄花萼片宽圆形，花瓣黄色，革质而硬；雄蕊多数，约与花冠等长，花药线形，黄色，花丝近白色；雌花较小，先端全缘，退化雄蕊 3，钻形；子房近卵状三棱形，柱头 2 裂。果球形，熟时淡红色，有种子 1~2 颗。

【分　　布】 广西各地广为栽培。

【采集加工】 全年均可采收，洗净，晒干。

【药材性状】 根近圆柱形，直径 0.2~1.2cm，有较多的细小侧根，表面深黄色至灰棕色，有纵皱纹。质坚韧，不易折断，断面不平整，皮部黄褐色，占断面半径的 2/3，木部黄白色。气微腥，味淡。

【功效主治】 强筋壮骨。主治肝肾亏虚，筋骨痿软。

【用法用量】 内服：煎汤，10~15g。

鱼尾葵植物

鱼尾葵药材

鱼眼菊

【别　　名】 伏苓菜、口疮叶、馒头草、地苋菜、胡椒草。

【来　　源】 为菊植物鱼眼草 *Dichrocephala auriculata*（Thunb.）Druce 的全草。

【植物形态】 草本。茎通常粗壮，茎枝被白色长或短绒毛。叶卵形、椭圆形或披针形，叶长 3~12cm，宽 2~4.5cm，大头羽裂，顶裂片宽大，侧裂片 1~2 对，基部叶通常不裂，常卵形；全部叶边缘重粗锯齿或缺刻状，少有规则圆锯齿状，叶两面被稀疏的短柔毛。头状花序小，球形，生枝端，列成伞房状花序或伞房状圆锥花序；总苞片膜质，长圆形或长圆状披针形，稍不等长；外围雌花多层，紫色，花冠极细，线形；中央两性花黄绿色，少数，管部短，狭细，檐部长钟状，顶端4~5 齿。瘦果压扁，倒披针形，边缘脉状加厚；无冠毛，或两性花瘦果顶端有细毛状冠毛。

【分　　布】 广西主要分布于灌阳、龙胜、大新、马山、都安、南丹、田林。

【采集加工】 全年均可采收，洗净，切段，晒干。

【药材性状】 茎圆柱形，自基部分枝，下部带根，茎被白色绒毛，具细棱。叶皱缩，灰绿色，展平呈卵形，椭圆形或披针形；中部叶长 3~12cm，宽 2~4.5cm，羽裂，顶裂片宽大，基部渐狭成具翅的长或短柄，自中部向上或向下的叶渐小同形；基部叶通常不裂，常卵形；全部叶边缘重粗锯齿或缺刻状，叶两面被稀疏的短柔毛。头状花序小，球形。质脆，易碎。气微，味淡。

【功效主治】 清热解毒，祛风明目。主治肺炎，疮疡，肝炎，夜盲，带下，痢疾，消化不良，疟疾。

【用法用量】 内服：煎汤，9~12g。外用：适量，捣敷，或煎水洗。

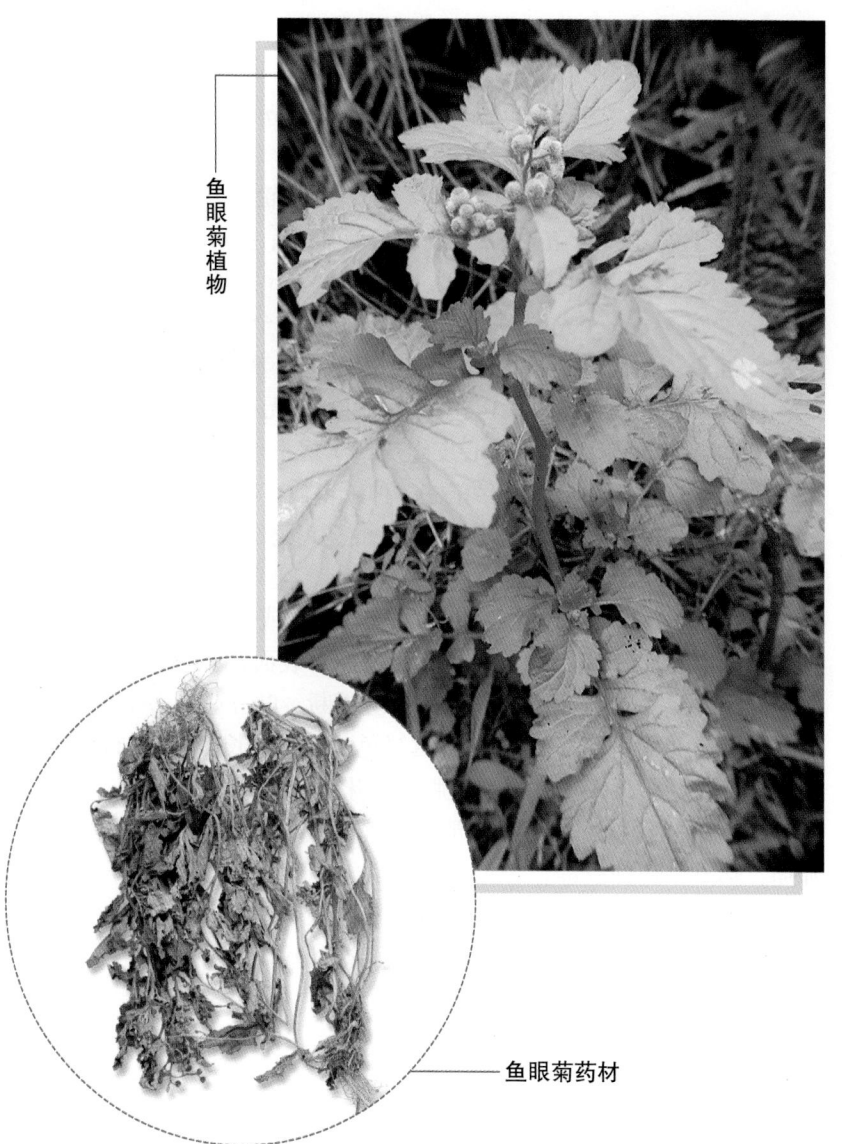

鱼眼菊植物

鱼眼菊药材

鱼腥草

【别　　名】 蕺菜、戢菜、紫背鱼腥草、紫蕺、蕺子、臭猪巢、侧耳根、猪鼻孔。

【来　　源】 为三白草科植物蕺菜 *Houttuynia cordata* Thunb. 的带根全草。

【植物形态】 草本。茎下部伏地，节上轮生小根，上部直立，无毛或节上被毛。叶互生，薄纸质，有腺点；托叶膜质，条形，下部与叶柄合生为叶鞘，基部扩大，略抱茎；叶片卵形或阔卵形，长4~10cm，宽3~6cm，先端短渐尖，基部心形，全缘，上面绿色，下面常呈紫红色，两面脉上被柔毛。穗状花序生于茎顶，与叶对生；总苞片4枚，长圆形或倒卵形，白色；花小而密，无花被；雄蕊3，花丝下部与子房合生；雌蕊1，由3心皮组成，子房上位，花柱3，分离。蒴果卵圆形，先端开裂，具宿存花柱。种子多数，卵形。

【分　　布】 广西主要分布于龙州、武鸣、马山、那坡、田阳、田林、隆林、凌云、南丹。

【采集加工】 连根采收后去净泥土，鲜用或晒干。

【药材性状】 茎扁圆形，皱缩而弯曲，表面黄棕色，具纵棱，节明显，下部节处有须根残存；质脆，易折断。叶互生，多皱缩，展平后心形，长3~5cm，宽3~4.5cm；黄绿色，叶柄细长，基部与托叶合成鞘状。穗状花序顶生。搓碎有鱼腥气，味微涩。

【功效主治】 清热解毒，消痈排脓，利尿通淋。主治肺热咳嗽，肺痈，热淋，痈肿疮毒。

【用法用量】 内服：煎汤，10~20g，不宜久煎；亦可用鲜品煎汤或捣汁，用量加倍。外用：适量，捣敷或煎汤熏洗。

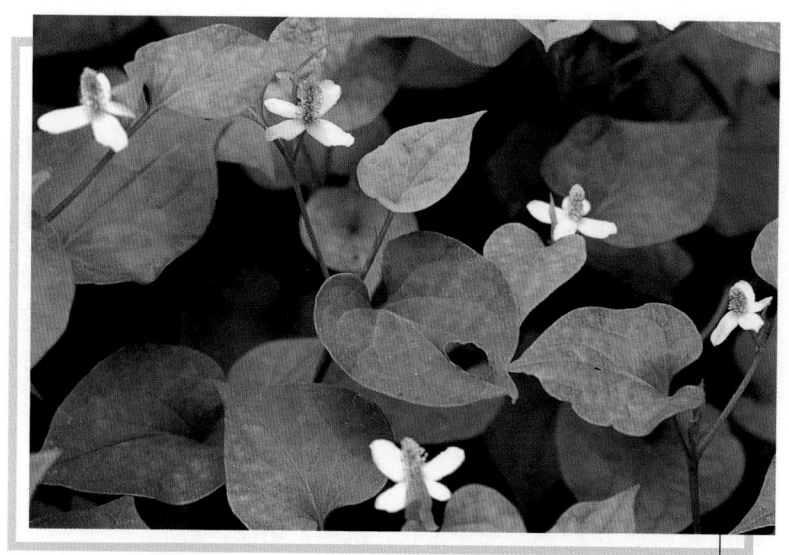

鱼腥草植物

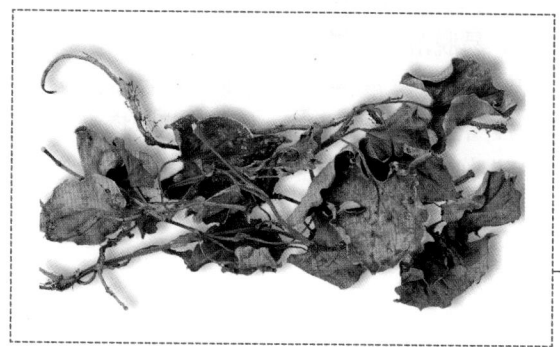

鱼腥草药材

狗仔花

【别　　名】万重花、展叶斑鸠菊、狗籽菜、鲫鱼草、咸虾花。

【来　　源】为菊科植物咸虾花 *Vernonia patula*（Dryand.）Merr. 的全草。

【植物形态】草本。根垂直，具多数纤维状根。茎枝圆柱形，具明显条纹，被灰色短柔毛。叶互生；叶片卵状椭圆形，长 2~9cm，宽 1~5cm，先端钝或短尖，基部宽楔状狭成叶柄，边缘波状或有浅齿，下面有灰色密柔毛，具腺点。头状花序较大；总苞扁球形，总苞片 4~5 层，绿色，卵状披针形，锐尖，外面有短柔毛；花淡红紫色，花冠管状，裂片线状披针形。瘦果近圆柱形，具 4~5 棱，有腺点；冠毛白色，1 层，糙毛状，近等长，易脱落。

【分　　布】广西主要分布于田阳，大新，龙州，扶绥，马山，上林，玉林，昭平。

【采集加工】秋、冬季采收，洗净，切段，晒干。

【药材性状】主茎粗 4~8mm，茎枝均呈灰棕色或黄绿色，有明显的纵条纹及灰色短柔毛，质坚而脆，断面中心有髓。叶互生，多破碎，灰绿色至黄棕色，被灰色短柔毛。小枝通常带果序，瘦果圆柱形，有 4~5 棱，有腺点，冠毛白色，易脱落。气微，味微苦。

【功效主治】疏风清热，利湿解毒，散瘀消肿。主治感冒发热，疟疾，头痛，高血压，泄泻，痢疾，风湿痹痛，湿疹，荨麻疹，疮疖，乳腺炎，颈淋巴结核，跌打损伤。

【用法用量】内服：煎汤，15~30g，鲜品 30~60g。外用：适量，煎水洗或捣敷。

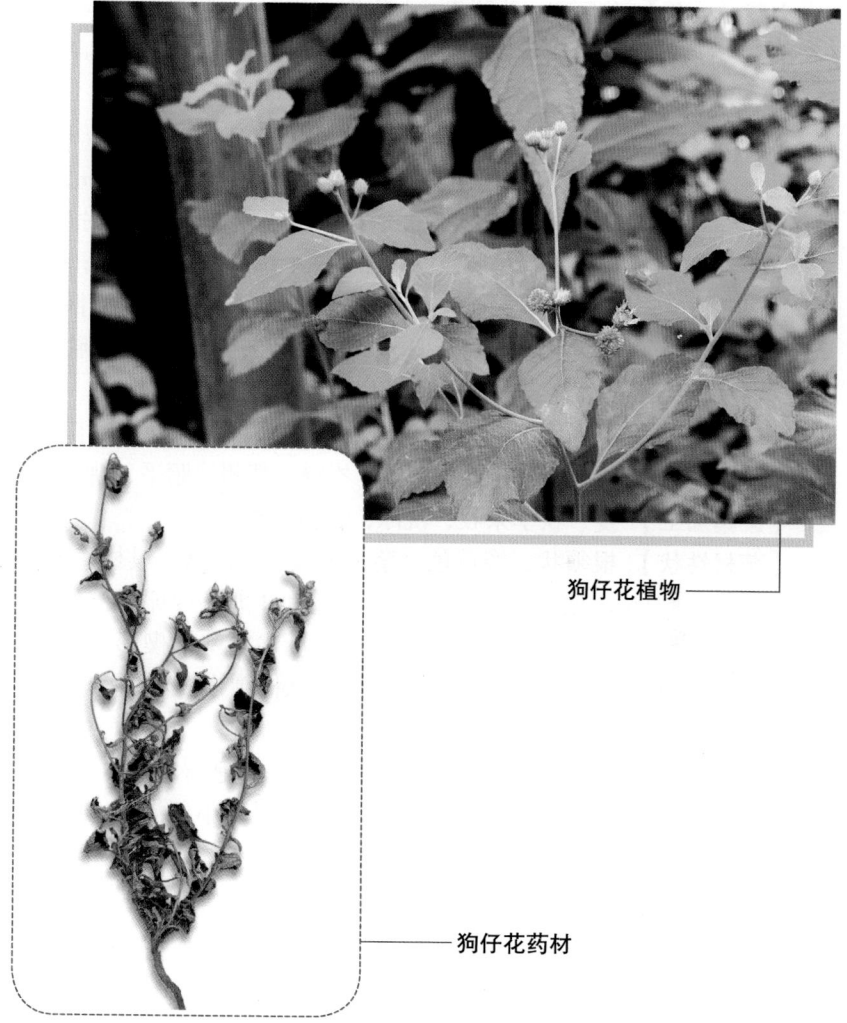

狗仔花植物

狗仔花药材

狗肝菜

【别　　名】　猪肝菜、羊肝菜、土羚羊、假米针、紫燕草、假红蓝。

【来　　源】　为爵床科植物狗肝菜 *Dicliptera chinensis*（L.）Nees 的全草。

【植物形态】　草本。直立或近基部外倾，节常膨大呈膝状，被疏毛。叶对生；叶片纸质，卵状椭圆形，长 2.5~6cm，宽 1.5~3.5cm，先端短渐尖，基部阔楔形或稍下延。聚伞花序腋生或顶生；总苞片阔倒卵形或近圆形，大小不等，具脉纹，被柔毛；小苞片线状披针形；花萼5裂，钻形；花冠淡紫红色，被柔毛，二唇形，上唇阔卵状，近圆形，全缘，有紫红色斑点，下唇长圆形，3浅裂；雄蕊2，着生于花冠喉部；子房2室。蒴果，被柔毛。种子坚硬，扁圆，褐色。

【分　　布】　广西主要分布于河池、凤山、百色、马山、南宁、龙州、凭祥、陆川、北流、容县、平南、岑溪、贺州、昭平、柳州。

【采集加工】　夏、秋季采收，洗净，鲜用或晒干。

【药材性状】　根须状，淡黄色。茎多分枝，折曲状，具棱。节膨大呈膝状。叶对生，暗绿色，多皱缩，完整叶片卵形或卵状披针形，纸质，长约 2~7cm，宽 1~4cm，先端急尖或渐尖，基部楔形，下延，全缘。有的带花，叶状苞片一大一小，倒卵状椭圆形；花二唇形。气微，味淡、微甘。

【功效主治】　清热，利湿，凉血，解毒。主治感冒发热，热病发斑，肺热咳嗽，咽喉肿痛，肝热目赤，小儿惊风，小便淋沥，带下，吐衄，便血，尿血，崩漏，带状疱疹，痈肿疔疮，蛇犬咬伤。

【用法用量】　内服：煎汤，30~60g；或鲜品捣汁。外用：适量，鲜品捣烂敷；或煎汤洗。

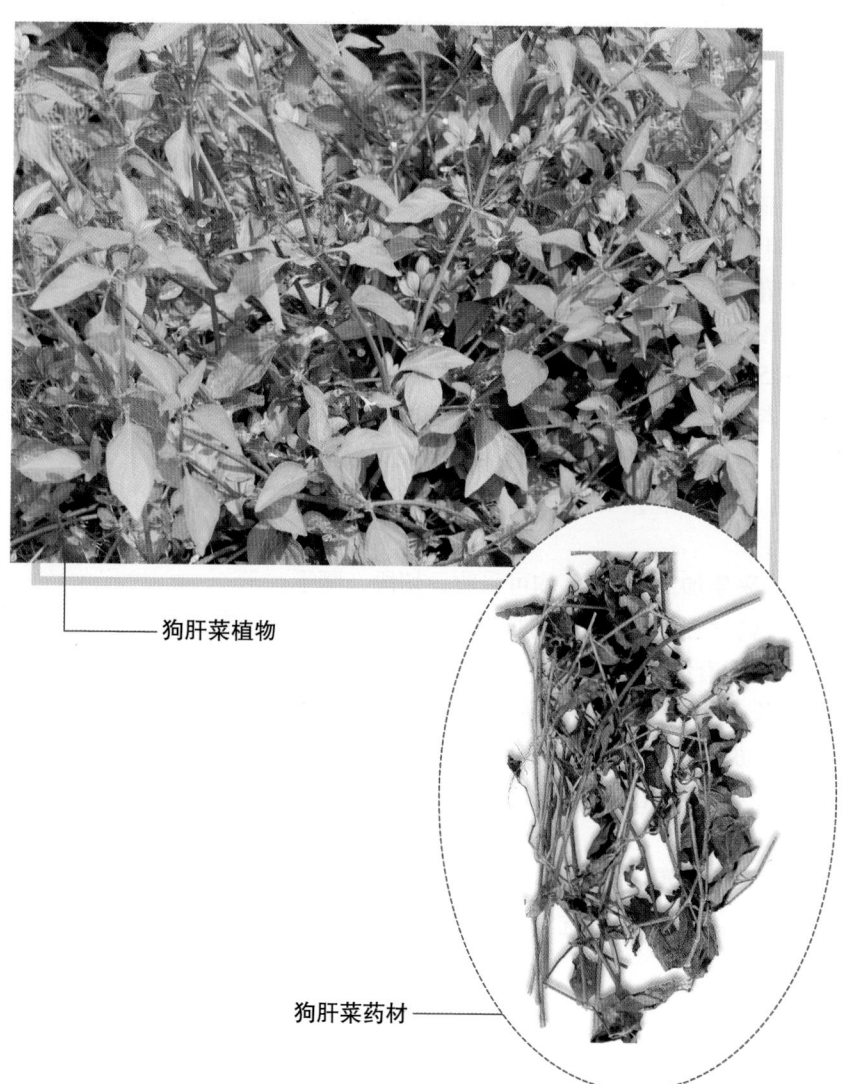

狗肝菜植物

狗肝菜药材

狗尾草

【别　　名】 狼尾草、狗尾巴草、芮草、老鼠狼、狗仔尾。

【来　　源】 为禾本科植物狼尾草 Pennisetum alopecuroides（L.）Spreng. 的全草。

【植物形态】 草本。须根较粗壮。秆直立，丛生。叶鞘光滑，两侧压扁，主脉呈脊，在基部者跨生状，秆上部者长于节间；叶舌具纤毛；叶片线形，长 10~80cm，宽 3~8mm，先端长渐尖，基部生疣毛。圆锥花序直立；主轴密生柔毛；小穗通常单生，偶有双生，线状披针形；第一颖微小或缺，膜质，先端钝，第二颖卵状披针形，先端短尖，具 3~5 脉；第一小花中性；第一外稃与小穗等长，具 7~11 脉，第二外稃与小穗等长，披针形，具 5~7 脉，边缘包着同质的内稃；鳞被 2，楔形；雄蕊 3；花柱基部联合。颖果长圆形。

【分　　布】 广西主要分布于苍梧、北流、博白、上林、龙州、金秀。

【采集加工】 全年均可采收，切段，晒干。

【药材性状】 全草扭曲成把。茎呈圆柱形，有的略扁，节处较硬，节间有纵皱纹，表面黄白色，有光泽，节呈环状，有不定根。须根细长，黄白色。体轻，质韧，不易折断。气微，味淡。

【功效主治】 清热利湿，祛风明目，解毒，杀虫。主治风热感冒，黄疸，小儿疳积，痢疾，小便涩痛，目赤肿痛，痈肿，寻常疣，疮癣。

【用法用量】 内服：煎汤，6~12g，鲜品可用至 30~60g。外用：适量，鲜品捣敷或煎水洗。

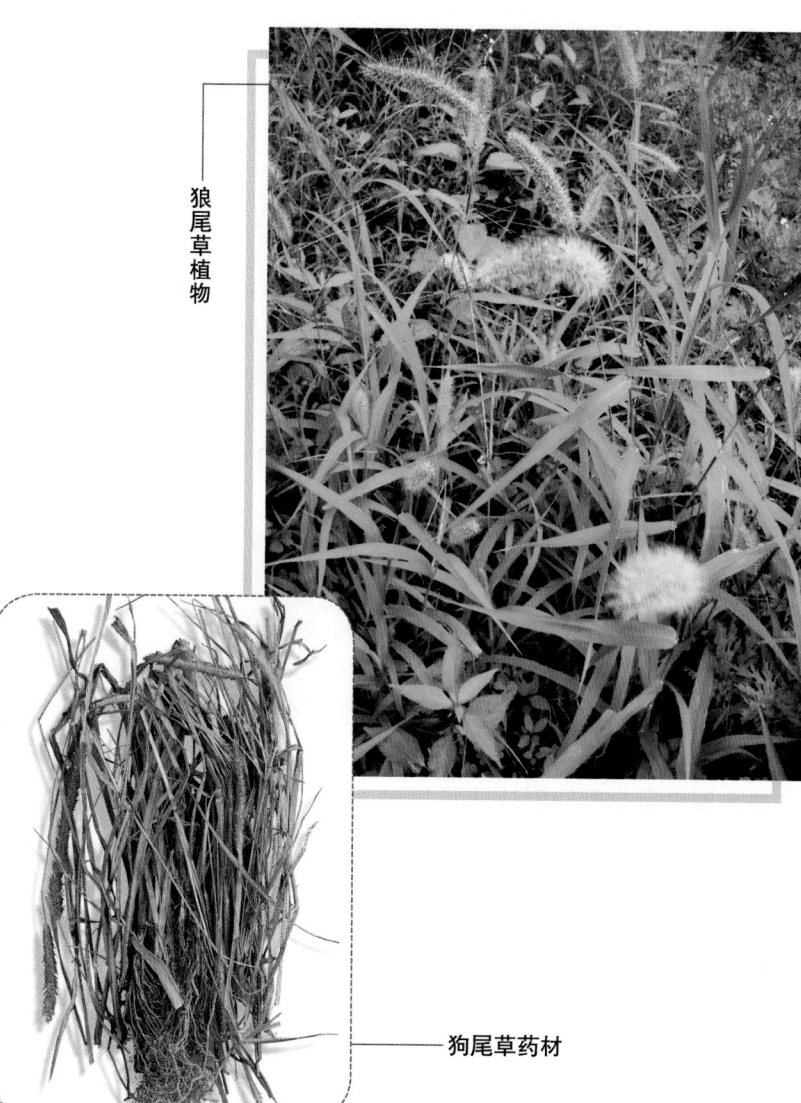

狼尾草植物

狗尾草药材

狗笠耳

【别　　名】 还魂草、狗笠耳、白折耳根、水折耳、摘耳荷、裸蕊。

【来　　源】 为三白草科植物裸蒴 *Gymnotheca chinensis* Decne. 的全草。

【植物形态】 蔓生草本。无毛，具腥味。茎纤细，圆柱形，具节，节上生根。叶互生，纸质，无腺点；叶柄与叶片近等长，扁圆形，腹面具纵槽；叶片肾状心形，长 3~6cm，宽 4~7cm，先端阔短尖或圆，基部耳状心形，全缘或呈不明显的圆齿状；托叶膜质，与叶柄边缘合生，基部扩大抱茎，长为叶柄之半。穗状花序与叶对生，花序轴压扁，两侧具棱或几成翅状；苞片倒披针形；花小，白色，两性；雄蕊 6，花药长圆形，花丝粗短；心皮 4，合生为 1 室，花柱 4，线形，外卷。果实含多数种子。

【分　　布】 广西主要分布于龙州、大新、隆安、那坡、隆林、天峨、凤山、永福。

【采集加工】 夏、秋季采收，洗净，晒干或鲜用。

【药材性状】 根圆柱形，直径 1~3cm，外表面灰棕色，较粗糙，具裂纹及皮孔；切断面黄色，木部有细密小孔，形成层环波状弯曲，髓部疏松。茎类圆柱形，灰褐色，具皮孔，被微毛。叶对生，多皱缩，完整者展平后呈倒卵形或卵状长圆形，长 3~8cm，宽 1.5~4cm，仅叶脉被微毛。气微，味苦。

【功效主治】 消食止泻，利水消肿，活血化瘀，清热解毒。主治食积腹胀，痢疾，泄泻，水肿，小便不利，带下，跌打损伤，疮疡肿毒，蜈蚣咬伤。

【用法用量】 内服：煎汤，6~30g；或代茶饮。外用：适量，鲜品捣敷。

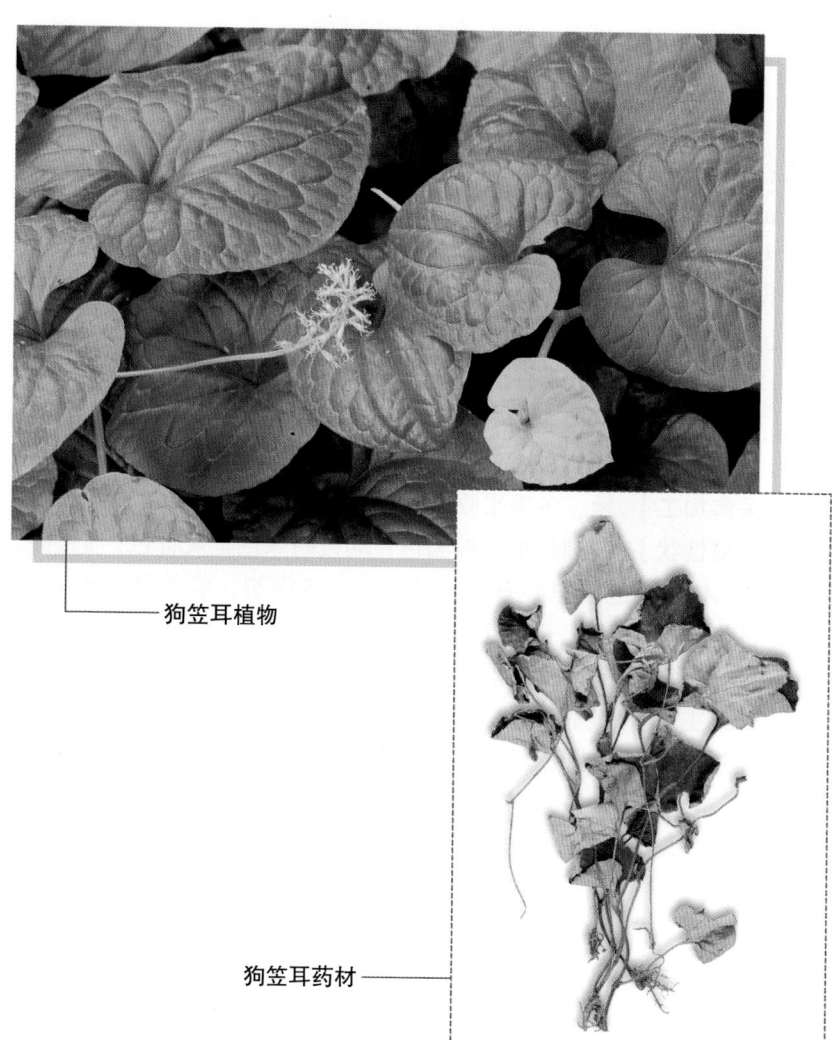

狗笠耳植物

狗笠耳药材

狗脚迹

【别　　名】　乌云盖雪、小痴头婆、铁包金。

【来　　源】　为锦葵科植物梵天花 *Urena procumbens* Linn. 的全草。

【植物形态】　小灌木。小枝被星状绒毛。叶互生；托叶钻形，早落；下部的叶轮廓为掌状 3~5 深裂，圆形而狭，长 1.5~6cm，宽 1~4cm，裂片菱形或倒卵形，呈葫芦状，先端钝，基部圆形至近心形，具锯齿，两面均被星状短硬毛；上部的叶通常 3 深裂。花单生或近簇生；小苞片基部合生，疏被星状毛；萼较短于小苞片或近等长，卵形，尖头，被星状毛；花冠淡红色；雄蕊柱与花瓣等长。果球形，具刺和长硬毛，刺端有倒钩。种子平滑无毛。

【分　　布】　广西主要分布于南宁、邕宁、武鸣、博白、陆川、平南、富川。

【采集加工】　秋、冬季采收，洗净，切段，晒干。

【药材性状】　茎圆柱形，棕黑色，幼枝暗绿色至灰青色；质坚硬，纤维性，木部白色，中心有髓。叶通常 3~5 深裂，裂片倒卵形或菱形，灰褐色至暗绿色，微被毛；幼叶卵圆形。蒴果腋生，扁球形，副萼宿存，被毛茸和倒钩刺，果皮厚膜质。

【功效主治】　健脾利湿，行气活血，消肿解毒。主治劳倦乏力，肝炎，痢疾，体虚浮肿，风湿痹痛，月经不调，跌打损伤，疮疡肿毒，毒蛇咬伤。

【用法用量】　内服：煎汤，9~15g，鲜品 30~60g；或炖肉。外用：适量，捣敷。

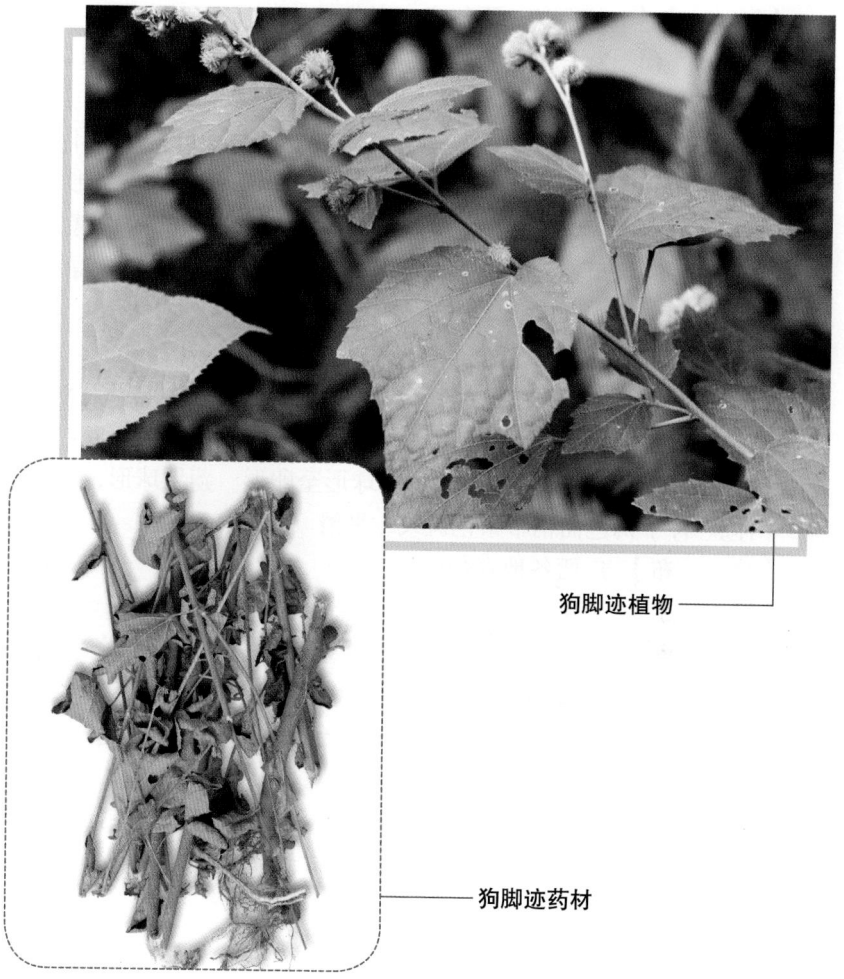

狗脚迹植物

狗脚迹药材

变叶木

【别　　名】 变叶榕、洒金榕、变色月桂。

【来　　源】 为大戟科植物变叶木 *Codiaeum variegatum*（L.）Bl. 的叶。

【植物形态】 灌木。幼枝灰褐色，有圆形叶痕。叶互生；叶片近革质，形状和颜色变化很大，常条形、条状长圆形、卵状长圆形，长 6~38cm，宽 0.5~4cm，先端急尖、钝形至圆形，基部楔形，全缘或具裂片，扁平、波状至螺旋状，有时叶片中部两侧深裂至中脉，绿色或淡绿色，常间以白色、黄色、红色斑纹。总状花序腋生；花小，单性同株而异序，花多数，淡黄色；雄花序 2~6 朵簇生，花萼 5 裂，裂片近圆形，花瓣 5，形状不一，大小不等，花盘腺体 5 枚，与萼片对生，雄蕊约 30，集生于近半球形的肉质花托上，雌花序单生花序轴上，萼 5 裂，裂片近圆形，花盘杯状，子房近球形至卵形。蒴果球形，稍具 3 棱，白色。种子褐色而稍带杂色斑纹，平滑。

【分　　布】 广西各地有栽培。

【采集加工】 全年均可采，鲜用或晒干。

【药材性状】 叶多皱缩，展平后叶形多变化，有条形、条状长圆形、卵状长圆形或匙形，长 8~30cm，宽 0.5~4cm，不分裂或在叶片中段将叶片分成上下两片，质厚，干后枯绿色或杂以白色、黄色或红色斑纹。气微，味苦、涩。

【功效主治】 清肺止咳，散瘀消肿。主治肺热咳嗽，跌打肿痛。

【用法用量】 内服：煎汤，3~6g。外用：适量，捣敷。

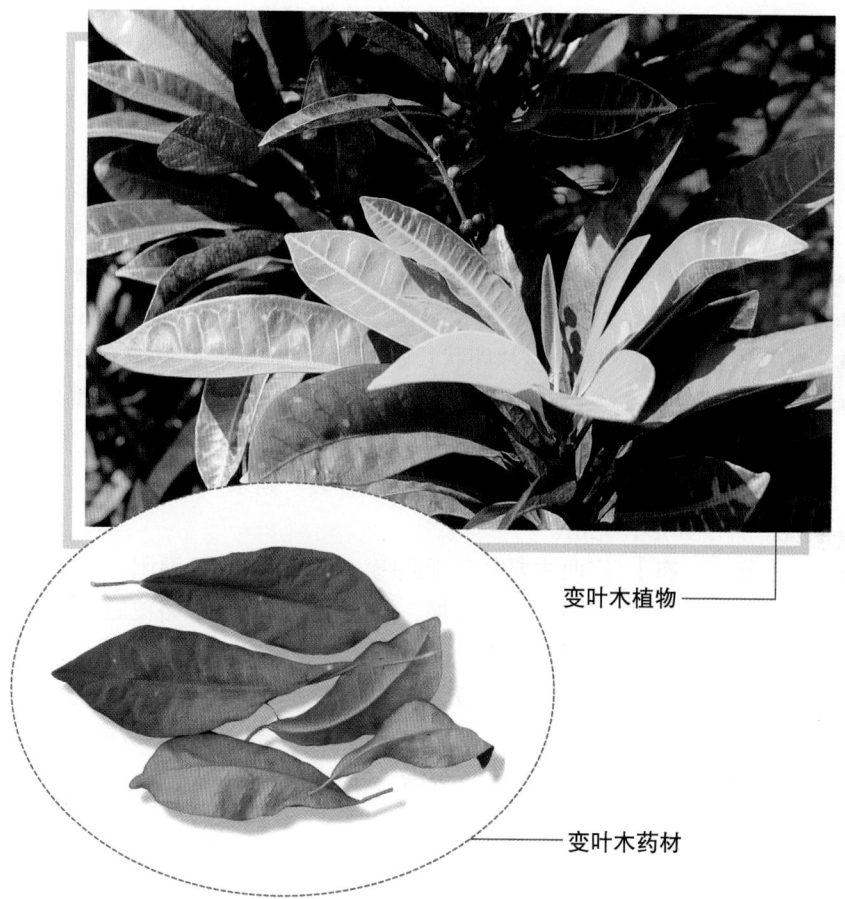

变叶木植物

变叶木药材

京大戟

【别　　名】 乳浆草、龙虎草、九头狮子草、将军草、膨胀草、黄花大戟、千层塔。

【来　　源】 为大戟科植物大戟 *Euphorbia pekinensis* Rupr. 的根。

【植物形态】 草本。全株具白色乳汁。根粗壮，圆锥形。茎上部分枝，表面被白色短柔毛。单叶互生；叶片狭长圆状披针形，长3~8cm，宽 6~12mm，先端钝或尖，基部渐狭，全缘，具明显中脉，下面中脉上有毛。杯状聚伞花序顶生或腋生，顶生者通常 5 枝，排列成复伞形；基部有叶状苞片 5；每枝再作 2 至数回分枝，分枝处着生近圆形的苞片 4 或 2，对生；苞片卵状长圆形，先端尖；杯状聚伞花序，总苞钟形或陀螺形，4~5 裂，腺体 4~5，长圆形，肉质肥厚，内面基部有毛，两腺体之间有膜质长圆形附属物；雌雄花均无花被；雄花多数，花丝与花梗间有关节；雌花 1，花柱先端 2 裂。蒴果三棱状球形，密被刺疣。种子卵形，光滑。

【分　　布】 广西主要分布于武鸣、罗城、全州、灌阳。

【采集加工】 除去茎苗及须根，洗净晒干或置沸水略烫后晒干。

【药材性状】 根呈不规则长圆锥形，略弯曲，常有分枝，直径1.5~4cm，近根头部偶膨大；根头常见茎的残基芽痕。表面灰棕色，粗糙，具纵直沟纹及横向皮孔，支根少而扭曲。质坚硬，不易折断，断面类棕黄色或类白色，纤维性。气微，味微苦、涩。

【功效主治】 泻水逐饮，消肿散结。主治胸腹积水，水肿，痰饮积聚，二便不利，痈肿，瘰疬。

【用法用量】 内服：煎汤 0.5~3g；或入丸、散；外用：适量，研末或熬膏敷；或煎水熏洗。

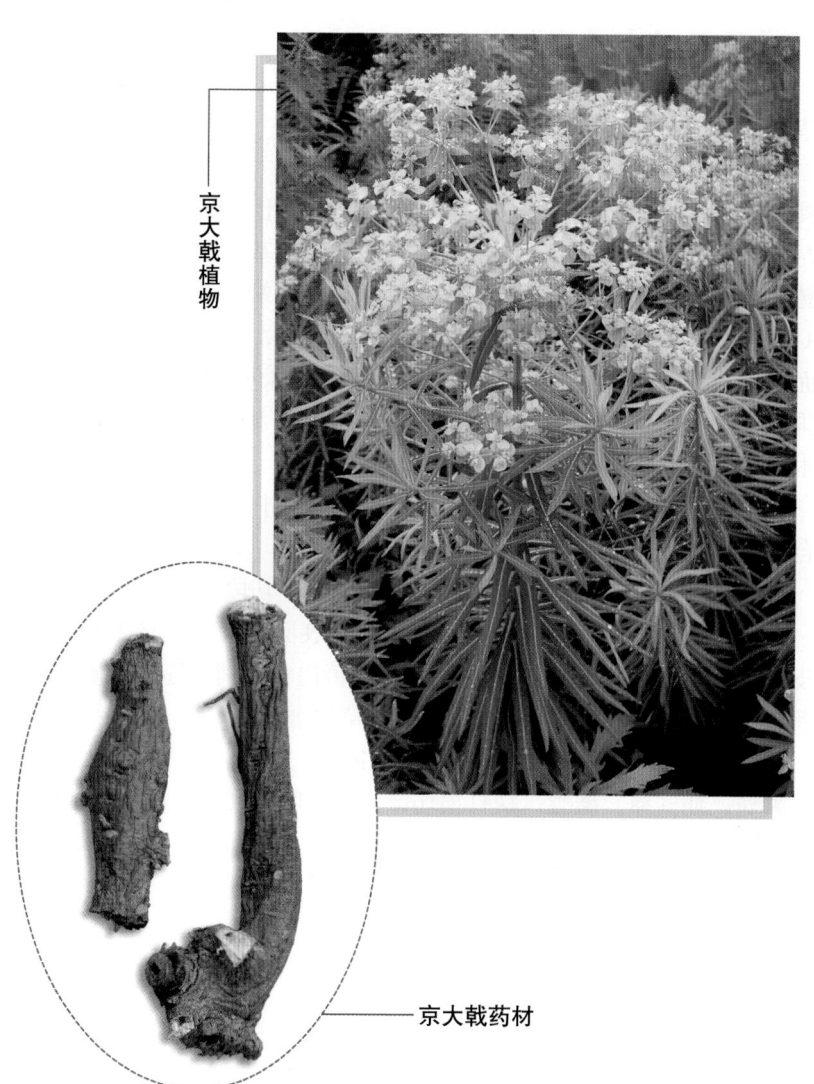

京大戟植物

京大戟药材

夜合花

【别　　名】 合欢花。

【来　　源】 为木兰科植物夜香木兰 *Magnolia coco*（Lour.）DC. 的茎皮。

【植物形态】 灌木或小乔木。树皮灰色，小枝绿色，平滑，稍具角棱而有光泽。叶革质，椭圆形，狭椭圆形或倒卵状椭圆形，长7~18cm，宽3~6.5cm，全缘，先端尾状渐尖，基部长楔形，背卷，网脉两面均极明显凸起，革质；托叶痕达叶柄顶端。花梗向下弯垂，具3~4苞片脱落痕。花圆球形，花被片9，肉质，倒卵形，腹面凹，外面的3片带绿色，有5条纵脉纹，内两轮纯白色；雄蕊多数，螺旋状排列，呈莲座状；雌蕊群绿色，心皮约10枚，狭卵形。聚合蓇葖果近木质。种子卵圆形。

【分　　布】 广西主要分布于南宁、柳州、桂林、恭城、梧州、合浦、东兴、桂平、容县、龙州。

【采集加工】 全年均可采收，剥下树皮，切段，晒干。

【药材性状】 茎皮呈不规则板块状，表面灰黑色，厚2~5mm，栓皮常脱落而露出黄白色的表皮，内表面黄白色，稍粗糙。质脆，易折断，断面不平坦，纤维性。气微香，味苦、涩。

【功效主治】 行气活血，安神，止咳，止带。主治胁肋胀痛，乳房肿痛，疝气痛，癥瘕。跌打损伤，失眠，咳嗽气喘，白带过多。

【用法用量】 内服：煎汤，3~9g。

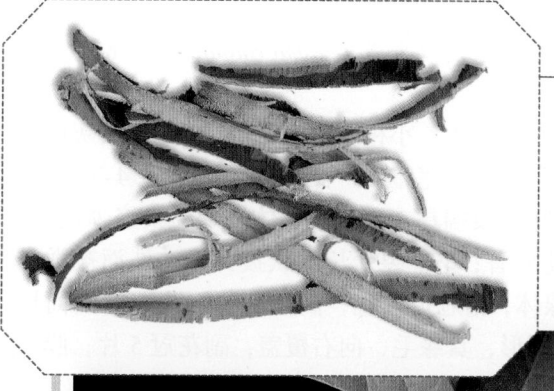

夜合花药材

夜合花植物

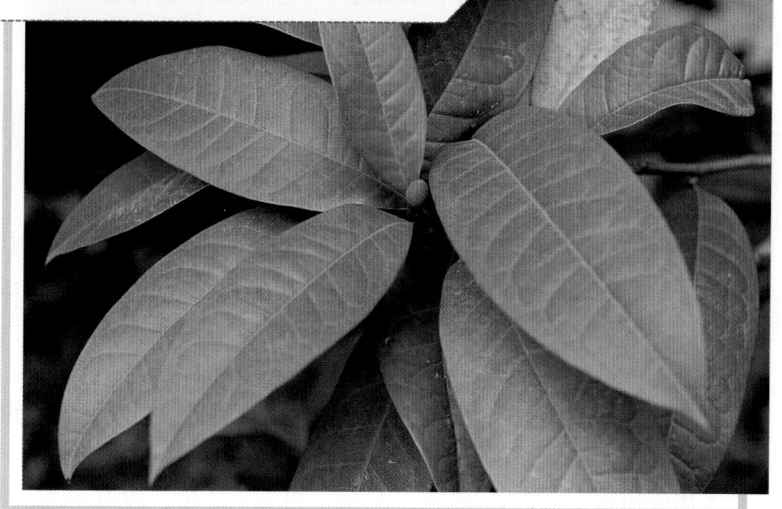

夜来香

【别　　名】　夜香花、夜兰花。

【来　　源】　为萝藦科植物夜来香 *Telosma cordata*（Burm. f）Merr. 的根、花。

【植物形态】　柔弱藤状灌木。小枝被柔毛，黄绿色；老枝灰褐色，渐无毛。叶膜质，卵状长圆形至宽卵形，长 6.5~9.5cm，宽 4~8cm，顶端短渐尖，基部心形；叶柄顶端具 3~5 个小腺体。伞形状聚伞花序腋生，着花多达 30 朵；花芳香；花萼裂片长圆状披针形，外面被微毛，内面基部具有 5 个小腺体；花冠黄绿色，高脚碟状，花冠筒圆筒形，喉部被长柔毛，裂片长圆形，具缘毛，向右覆盖，副花冠 5 片，膜质，着生于合蕊冠上；花药顶端具内弯的膜片；子房无毛，心皮离生。菁葵披针形，渐尖。种子宽卵形，顶端具白色绢质种毛。

【分　　布】　广西主要分布于南宁、柳州、桂林、梧州、合浦、博白。

【采集加工】　根全年可采，洗净晒干；花期采摘花，晒干。

【药材性状】　根圆柱形，表面土灰色或灰黑色，具不规则纵皱纹，可见侧根或侧根痕；质硬，不易折断。花皱缩，花萼裂片绿色，长圆状披针形，外面被微毛；花冠高脚碟状，花冠裂片长圆形，具缘毛；副花冠 5 片，顶端舌状渐尖。味浓，气香。

【功效主治】　清肝，明目，去翳，拔毒生肌。主治目赤肿痛，急、慢性结膜炎，角膜炎，翳膜遮睛，痈疮溃烂。

【用法用量】　内服：煎汤，3~6g。外用：适量，鲜叶开水烫后贴患处。

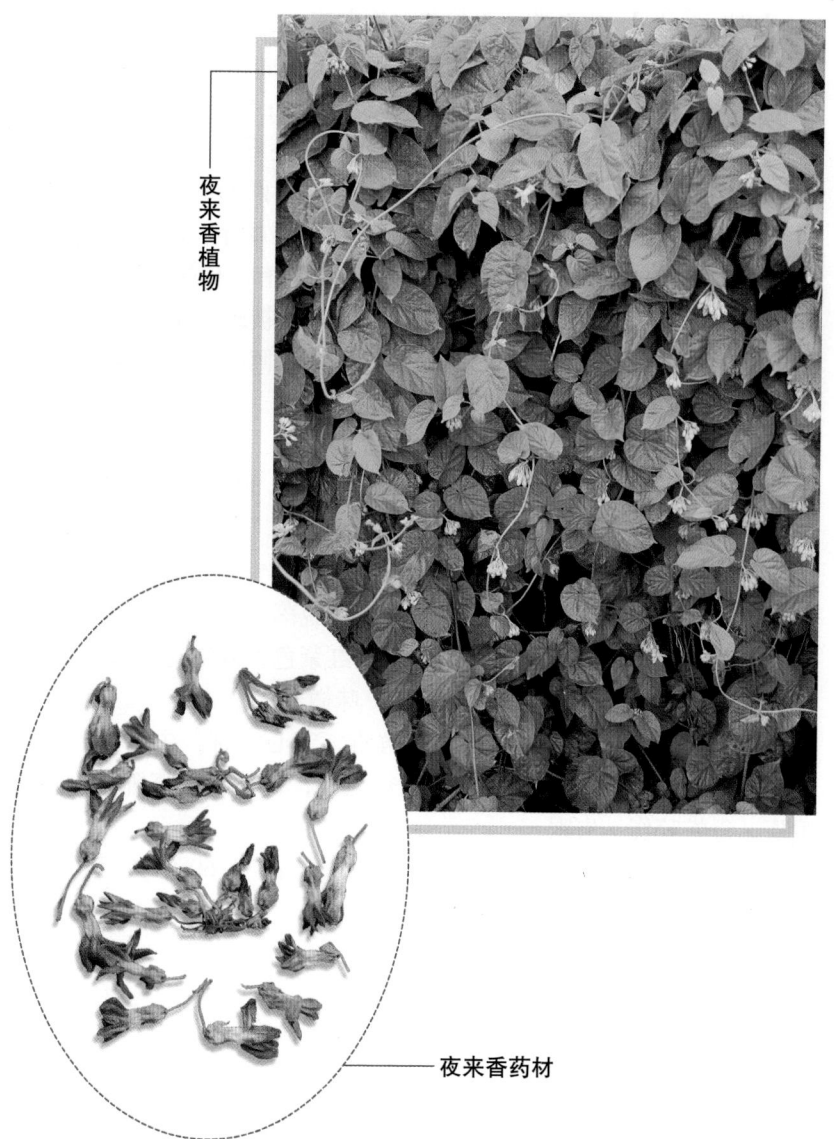

夜来香植物

夜来香药材

夜香牛

【别　　名】 寄色草、小气菜、伤寒草、假咸虾花、染色草。

【来　　源】 为菊科植物夜香牛 *Vernonia cinerea*(L.)Less. 的全草。

【植物形态】 草本。茎柔弱，少分枝，有纵条纹，被贴伏短微毛。叶互生，具短柄；叶片条形、披针形或棱形，先端钝或短渐尖，基部渐狭成楔形，边缘有浅齿，少有近全缘，两面有贴伏短毛；近枝端的叶较狭而小。头状花序排列成伞房状圆锥花序；总苞钟状，总苞片4层，条状披针形，锐尖，常带紫色，外面有贴伏短微毛；花托平，有边缘具细齿的窝孔；花冠管状，淡红紫色，被疏短微毛，具腺，先端5裂，裂片线状披针形，小花两性。瘦果，圆柱形，有线条，被微毛和腺点；冠毛白色，2层，外层极短。

【分　　布】 广西分布于各地。

【采集加工】 夏、秋季采收全草，洗净，晒干切段或鲜用；秋、冬季挖根，洗净，切片，晒干。

【药材性状】 全草长约15~60cm，粗约3~5mm，绿褐色，有纵皱纹，被淡黄色茸毛，质硬。叶多皱缩，或脱落，披针形至卵形或倒卵形，质脆。茎顶带有头状花序，花冠淡红紫色，或结有瘦果，呈圆柱形，灰褐色，冠毛多数，白色。气微，味微苦。

【功效主治】 疏风清热，消肿解毒，宁心安神。主治外感发热，咳嗽，鼻炎，急性黄疸型肝炎，湿热泄泻，带下，疔疮肿毒，乳痈，疟疾，毒蛇咬伤，失眠。

【用法用量】 内服：煎汤，15~30g，鲜品30~60g。外用：适量，研末调敷；或鲜品捣敷。

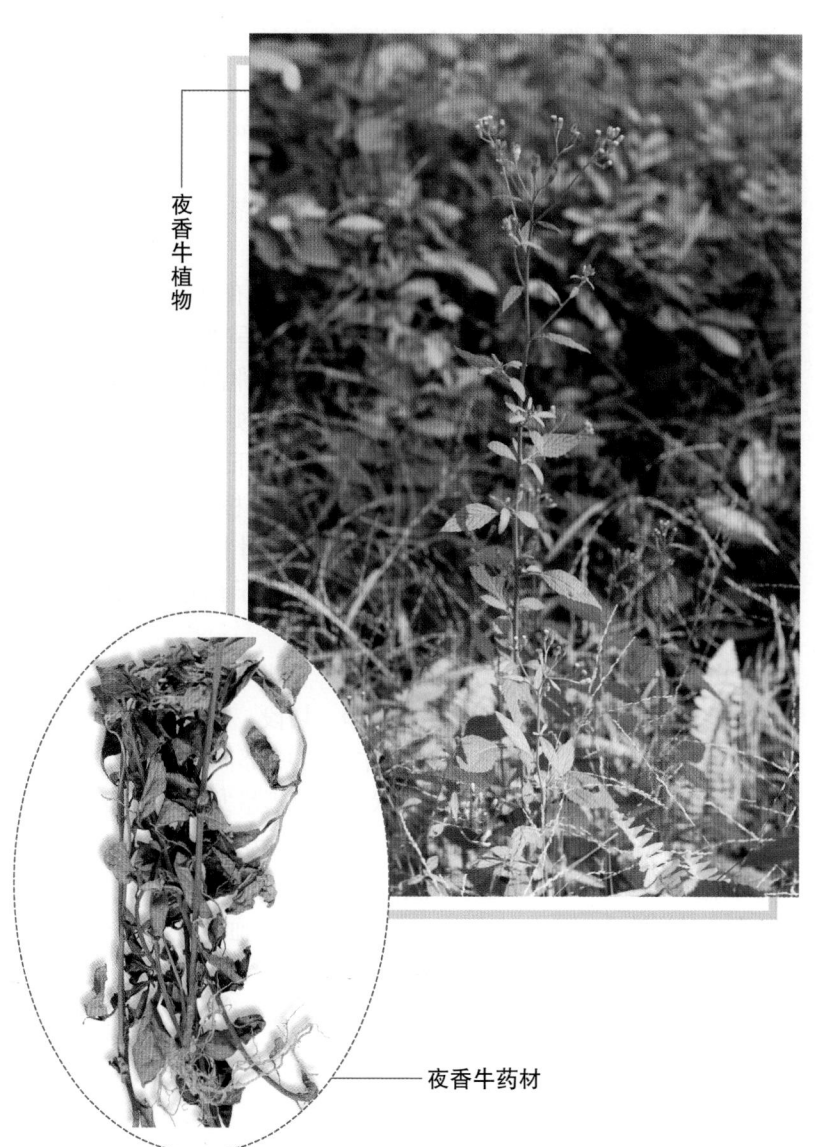

夜香牛植物

夜香牛药材

兖州卷柏

【别　　名】 海南卷柏、金不换、金扁柏、金扁桃、石养草、田鸡爪。

【来　　源】 为卷柏科植物兖州卷柏 Selaginella involvens（Sw.）Spring 的全草。

【植物形态】 草本。具地下根状茎和游走茎，其上生鳞片状淡黄色的叶；主茎禾秆色，茎圆柱状。叶交互排列，二型，纸质，边缘有细齿，先端具芒或尖头，基部平截或斜或一侧有耳；分枝上的中叶卵状三角形或卵状椭圆形，覆瓦状排列，背部略呈龙骨状，具长尖头或短芒，基部楔形，边缘具细齿；侧叶不对称，卵圆形到三角形，略斜升，排列紧密或相互覆盖，先端稍尖或具短尖头，边缘具细齿，基部上侧扩大，加宽，覆盖小枝，透明，具细齿，下侧基部圆形，下侧边缘全缘；孢子叶穗紧密，四棱柱形，单生于小枝末端，孢子叶一型，卵状三角形，边缘具细齿，先端渐尖，锐龙骨状，大、小孢子叶相间排列，或大孢子叶位于中部的下侧。大孢子白色或褐色；小孢子橘黄色。

【分　　布】 广西主要分布于防城、贺州。

【采集加工】 全年均可采收，洗净，切段，晒干。

【药材性状】 全草常为把状。主茎自中部向上羽状分枝，叶二型，主茎叶长圆状卵形或卵形，鞘状，背部不呈龙骨状或略呈龙骨状，边缘有细齿；主茎上的侧叶三角形，边缘有细齿；孢子叶一型，卵状三角形，边缘具细齿，灰绿色或黄棕色。质脆，易折断。气微，味淡。

【功效主治】 清热利湿，解毒，止咳，止血。主治湿热黄疸，痢疾，水肿，腹水，淋证，咳嗽咳痰，咯血，吐血，便血，崩漏，外伤出血，乳痈，瘰疬，痔疮，水火烫伤。

【用法用量】 内服：煎汤，15~30g，鲜品 30~60g。外用：适量，研末调敷；或鲜品捣敷。

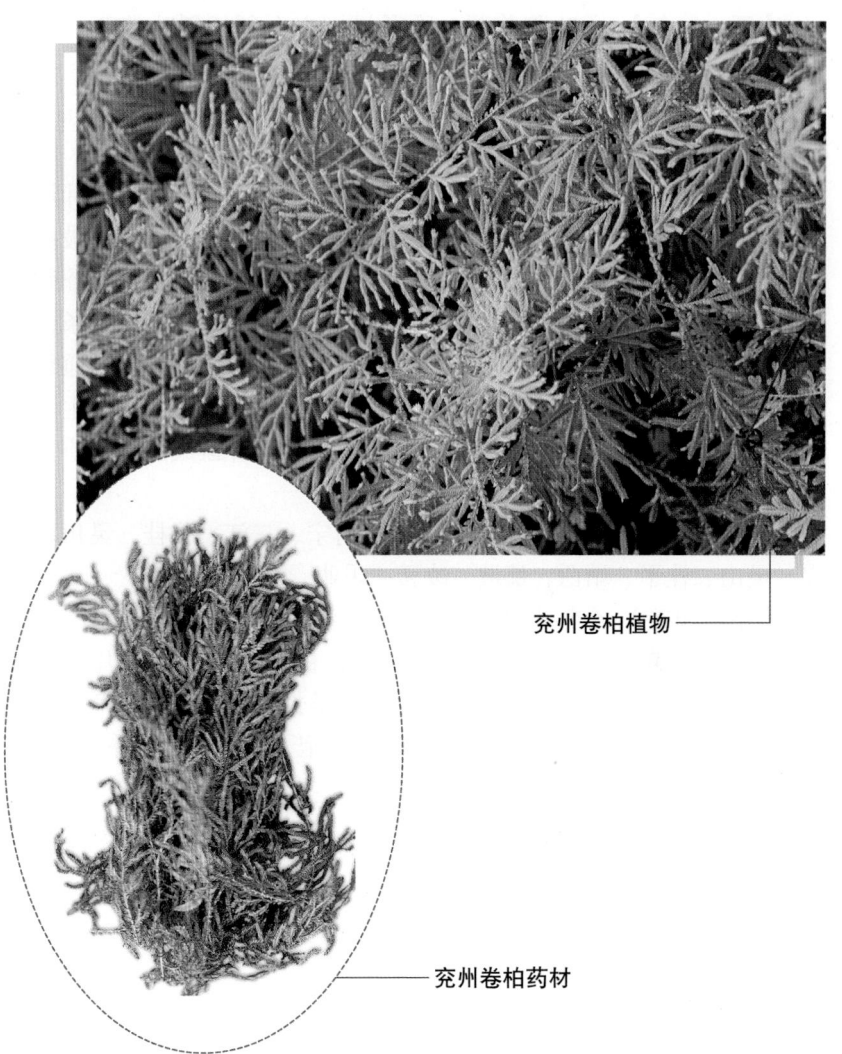

兖州卷柏植物

兖州卷柏药材

单叶双盖蕨

【别　　名】 矛叶蹄盖蕨、舌子风、小石剑、剑叶卷莲、叶下青、小金刀、天蜈蚣。

【来　　源】 为蹄盖蕨科植物单叶双盖蕨 *Diplazium subsinuatum*（Wall. ex Hook. et Grev.）Tagawa 的全草。

【植物形态】 草本。根状茎细长，横走，被黑色或褐色披针形鳞片。叶远生；能育叶长达 40cm；叶柄长 8~15cm，淡灰色，基部被褐色鳞片；叶片披针形或线状披针形，长 10~25cm，宽 2~3cm，两端渐狭，边缘全缘或稍呈波状；中脉两面均明显，小脉斜展，每组 3~4 条，通直，平行，直达叶边；叶干后纸质或近革质。孢子囊群线形，通常多分布于叶片上半部，沿小脉斜展，在每组小脉上通常有 1 条，生于基部上出小脉，距主脉较远，单生或偶有双生；囊群盖成熟时膜质，浅褐色。

【分　　布】 广西主要分布于分布南宁、三江、临桂、灵川、兴安、灵山、桂平、靖西、那坡、凌云、乐业、金秀、龙州。

【采集加工】 全年或夏、秋季采收，洗净，鲜用或晒干。

【药材性状】 根状茎圆柱形，细长，被棕色披针形鳞片。叶卷缩，叶柄长，基部被棕色鳞片；叶片展开呈长披针形，两端渐狭，全缘或呈波状，亚革质至草质，侧脉明显。孢子囊群线形，平行而直，着生在叉分细脉上。

【功效主治】 止血通淋，清热解毒。主治咳血，淋证，尿血，小儿疳积，脚癣。

【用法用量】 内服：煎汤，15~30g。外用：适量，捣敷。

单叶双盖蕨药材

单叶双盖蕨植物

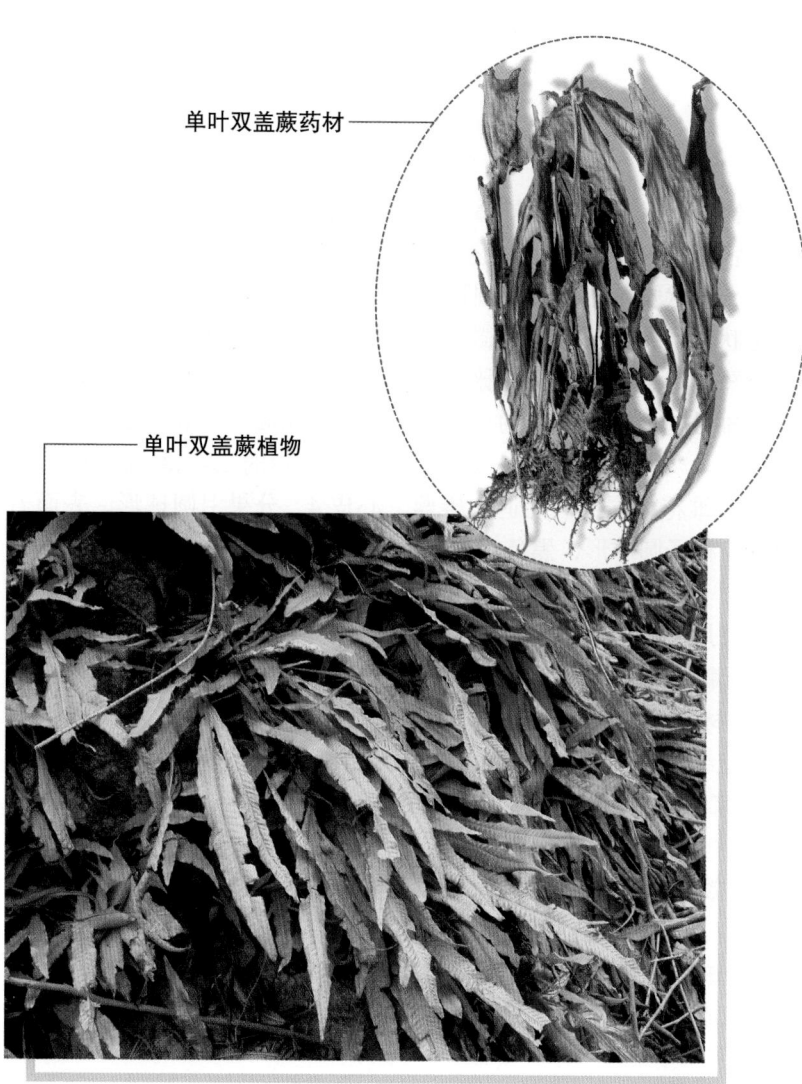

单面针

【别　　名】 山枇杷、大叶花椒、山椒根、黄椒根、钻山虎、单面虎。

【来　　源】 为芸香科植物蚌壳花椒 *Zanthoxylum dissitum* Hemsl. 的根。

【植物形态】 攀援木质藤本。具皮刺，刺下弯或稍呈水平直出。奇数羽状复叶，坚纸质；叶轴被下弯的刺及短毛；小叶柄被短毛；小叶长圆形、卵状长圆形或长椭圆形，长 6~13cm，宽 2.5~5cm，先端短渐尖或尾状渐尖，钝头或圆而微凹，基部圆而钝斜或宽楔形，全缘；中脉被极短的疏柔毛，下面中脉常具弯曲的皮刺。聚伞状圆锥花序，腋生，花轴被短柔毛；雄花的萼片 4，卵形，花瓣 4，卵形或卵状长圆形，雄蕊 4，退化心皮无毛，花柱尖长，先端短的二叉裂；雌花的萼片和花瓣与雄花相同，但无退化雄蕊，心皮 4。分果爿圆球形，表面着生针刺。种子圆球形，黑色，光亮。

【分　　布】 广西主要分布于西林、隆林、乐业、凤山、天峨、南丹、灵川、桂林、阳朔。

【采集加工】 全年可采，洗净，切片，晒干。

【药材性状】 根圆柱形，长短不一，直径 0.5~3cm，表面黄棕色，具较密粗纵纹或浅纵沟。质坚硬，不易折断，折断面栓皮厚，易断裂，外侧黄棕色，内侧红棕色，横断面皮部灰色，木部淡棕色。气特异，味极苦。

【功效主治】 散寒止痛，理气活血。主治风湿骨痛，气滞胃痛，寒疝腹痛，牙痛，跌打损伤，骨折扭伤。

【用法用量】 内服：煎汤，9~15g；或浸酒。外用：适量，研末，酒调敷；或煎水洗。

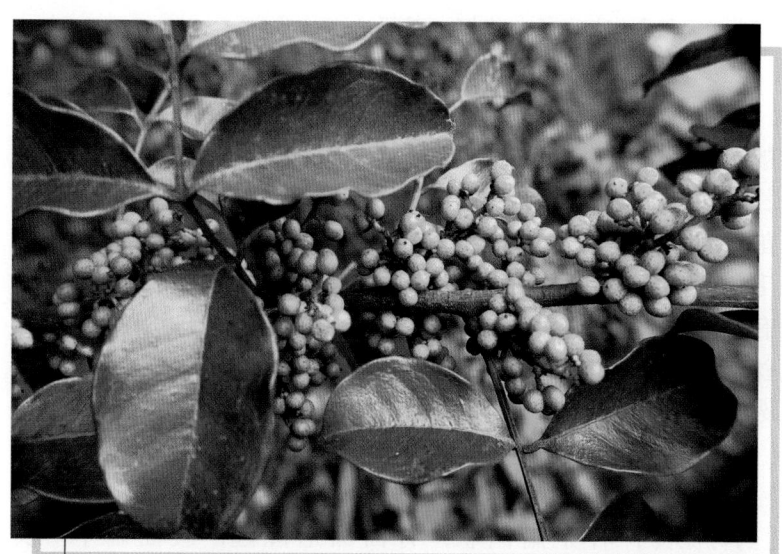

单面针植物

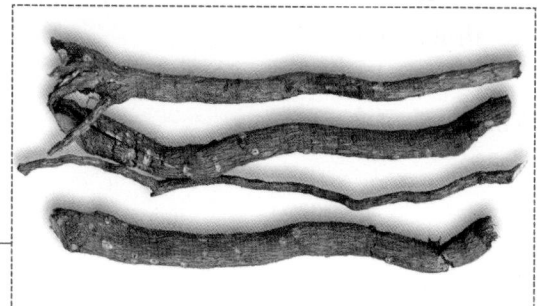

单面针药材

油 茶

【别　　名】 油茶子、茶籽、茶子心。

【来　　源】 为山茶科植物油茶 *Camellia oleifera* Abel. 的种子。

【植物形态】 常绿灌木或小乔木。树皮淡黄褐色，平滑不裂；小枝微被短柔毛。单叶互生；叶柄有毛；叶片厚革质，卵状椭圆形或卵形，长 3.5~9cm，宽 1.8~4.2cm，先端钝尖，基部楔形，边缘具细锯齿。花两性，1~3 朵生于枝顶或叶腋，无梗；萼片通常 5，近圆形，外被绢毛；花瓣 5~7，白色，分离，倒卵形至披针形，先端常有凹缺，外面有毛；雄蕊多数，无毛，外轮花丝仅基部连合；子房上位，密被白色丝状绒毛；花柱先端三浅裂。蒴果近球形，果皮厚，木质，室背 2~3 裂。种子背圆腹扁。

【分　　布】 广西各地广泛栽培。

【采集加工】 秋季果实成熟时采收，晒裂果实后取种子晒干。

【药材性状】 种子扁圆状，背面圆形隆起，腹面扁平，长 1~2.5cm，一端钝圆，另一端凹陷，表面淡棕色，富含油质。气香，味苦、涩。

【功效主治】 行气，润肠，杀虫。主治气滞腹痛，肠燥便秘，蛔虫，钩虫，疥癣。

【用法用量】 内服：煎汤，6~10g；或入丸、散。外用：适量，煎水洗或研末调涂。

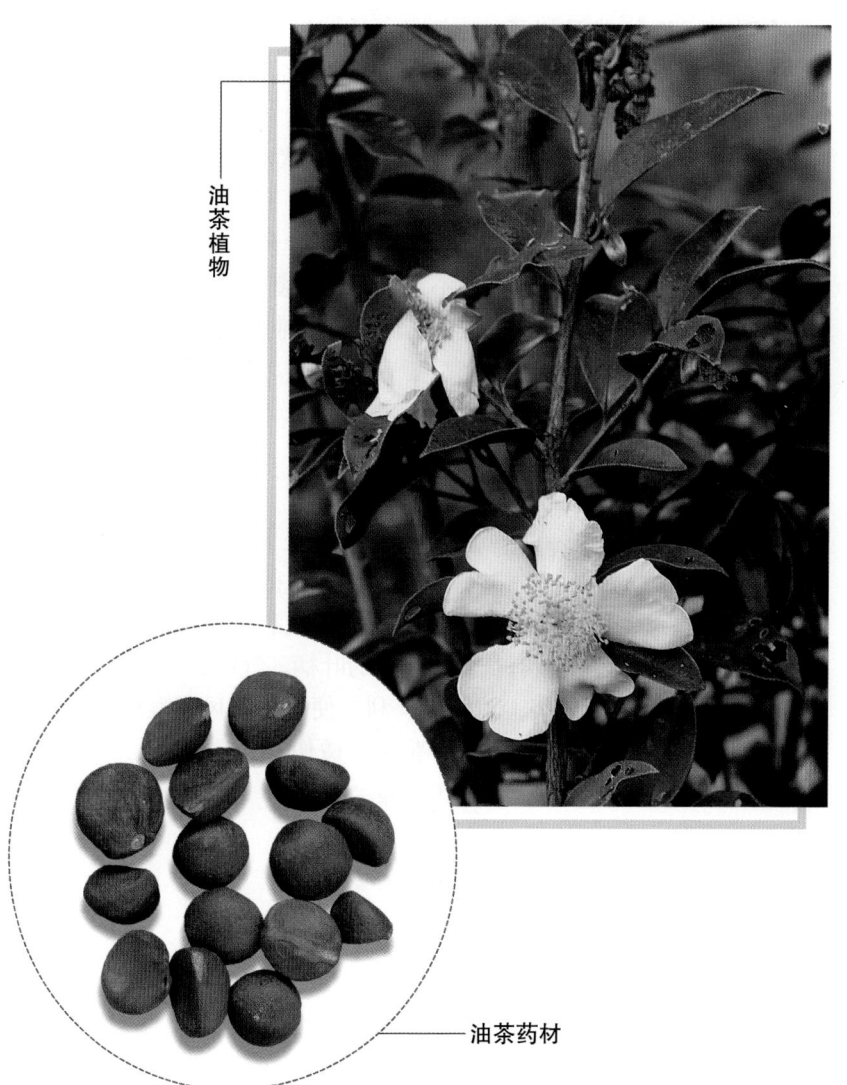

油茶植物

油茶药材

油 桐

【别　　名】 桐油树子、高桐子、油桐果。

【来　　源】 为大戟科植物油桐 *Aleurites fordii* Hemsl. 的叶。

【植物形态】 落叶乔木。枝粗壮，无毛，皮孔灰色。单叶互生；叶柄顶端有 2 红紫色腺体；叶片革质，卵状心形，长 5~15cm，宽 3~14cm，先端渐尖，基部心形或截形，全缘，有时 3 浅裂，幼叶被锈色短柔毛，后近于无毛，绿色有光泽。花先叶开放，排列于枝端成短圆锥花序；单性，雌雄同株；萼不规则，2~3 裂；花瓣 5，白色，基部具橙红色的斑点与条纹；雄花具雄蕊 8~20，排列成 2 轮，上端分离，且在花芽中弯曲；雌花子房 3~5 室，花柱 2 裂。核果近球形。种子具厚壳状种皮。

【分　　布】 广西各地有栽培。

【采集加工】 夏、秋季采摘，晒干。

【药材性状】 叶多卷曲或破碎，完整者展平后呈阔卵形或卵状圆形，长 8~15cm，宽 3~12cm，基部心形，稀为截形，靠叶柄两侧可见 2 枚紫黑色腺点，边缘全缘，稀有不明显 3 浅裂，顶端尖或突尖，表面绿褐色，背面色较浅，有长 4~12 cm 的叶柄。气微，味淡。

【功效主治】 吐风痰，消肿毒，利二便。主治风痰喉痹，痰火瘰疬，食积腹胀，二便不利，丹毒，疥癣，烫伤，寻常疣。

【用法用量】 内服：煎汤，10~15g。

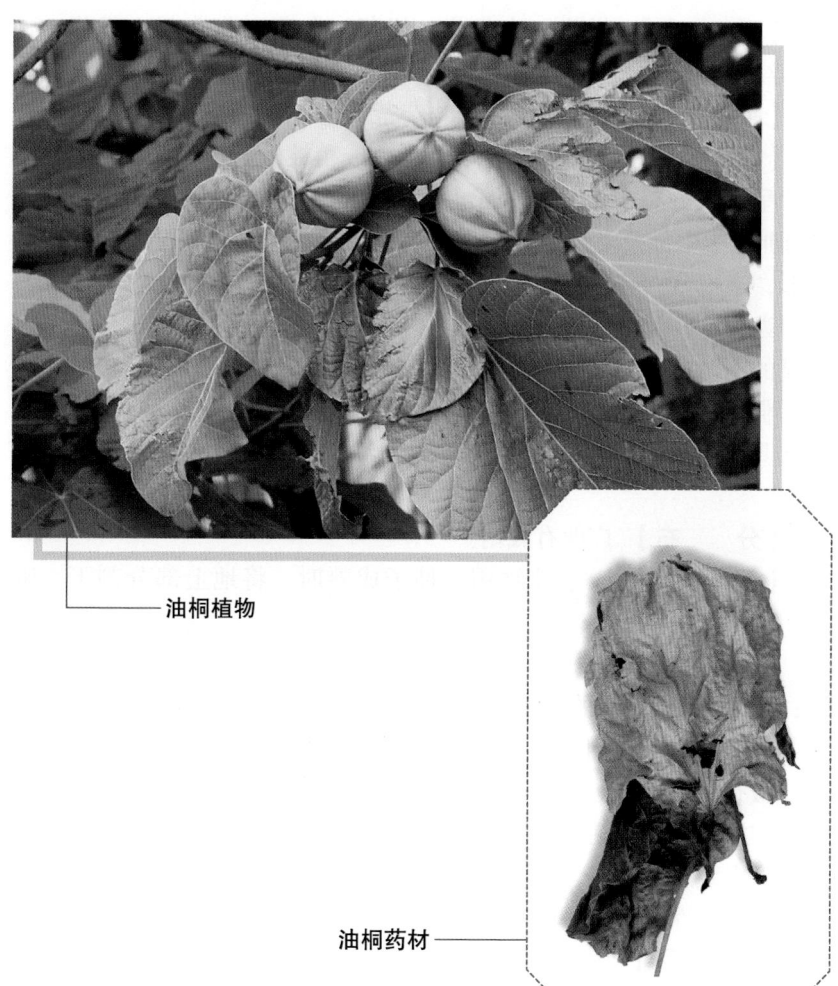

油桐植物

油桐药材

油 菜

【别　　名】 芸苔、油菜花、胡菜、台菜、芸薹菜、薹芥、青菜、红油菜。

【来　　源】 为十字花科植物芸苔 *Brassica campestris* L. 的种子。

【植物形态】 草本。茎粗壮，无毛或稍被微毛。基生叶及下部茎生叶呈琴状分裂，长 18~25cm，宽 4~8cm，先端裂片长卵圆形或长方状圆形；茎中部及上部的叶倒卵状椭圆形或长方形，先端锐尖，基部心形，半抱茎。花序成疏散的总状花序；萼片 4，绿色，微向外伸展，排列为 2 轮，内轮萼片基部稍膨大；花瓣 4，鲜黄色，呈倒卵形，上具明显的网脉，排列成十字形，全缘，具长爪；雄蕊 6，4 强，排列为 2 轮；雌蕊 1，子房上位，1 室，由 1 层膜质隔膜隔成假 2 室。长角果，先端具一长喙。种子多数，黑色或暗红褐色，有时亦有黄色，近圆球形。

【分　　布】 广西有栽培。

【采集加工】 嫩茎叶鲜用。种子成熟时，将地上部分割下，晒干，打落种子，除去杂质，晒干。

【药材性状】 种子类圆球形，直径 1~2mm，种皮黑色或暗红棕色；表面有微细网状的纹理，种脐点状；除去种皮，见有 2 片黄白色肥厚的子叶，沿主脉相重对折，胚根位在二对折的子叶之间。气无，味淡，微有油样感。

【功效主治】 活血散瘀，散结消肿，润肠通便。主治产后恶露不尽，瘀血腹痛，痛经，血痢，肠风下血，关节肿痛，痈肿丹毒，乳痈，便秘，粘连性肠梗阻。

【用法用量】 内服：煎汤，5~10g；或入丸、散。外用：适量，研末调敷。

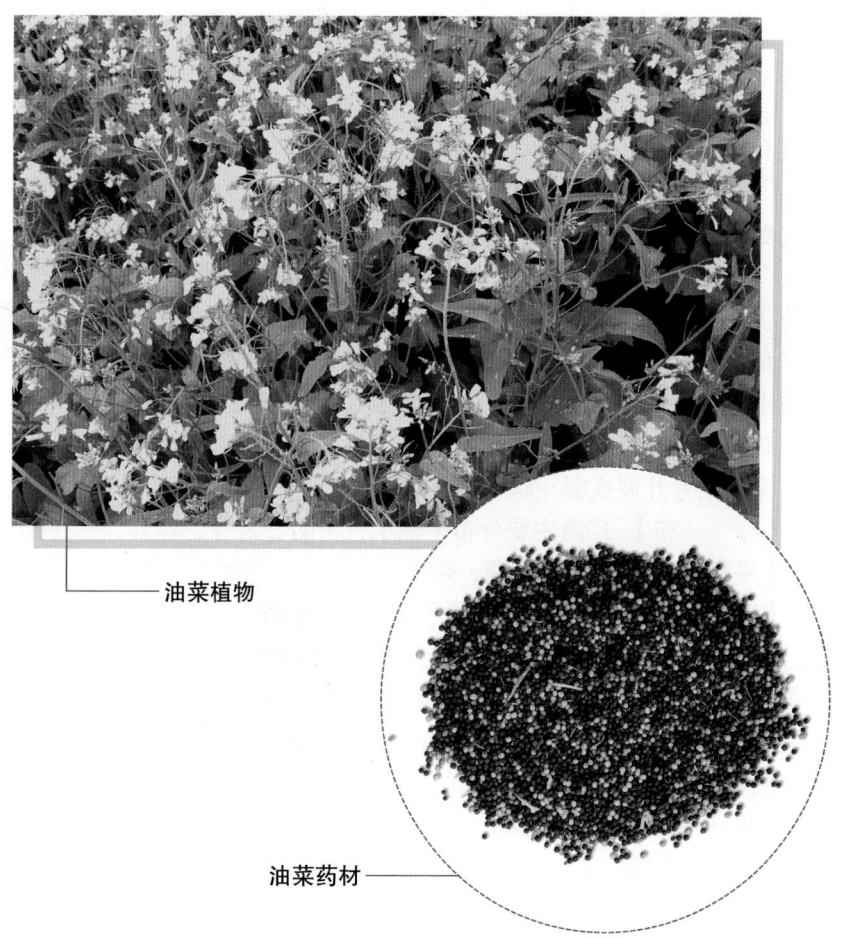

油菜植物

油菜药材————

泡 桐

【别　　名】 白花泡桐、白花桐、大果泡桐、华桐、火筒木、通心条。

【来　　源】 为玄参科植物白花泡桐 *Paulownia fortunei*（Seem.）Hemsl. 的叶。

【植物形态】 乔木。树皮灰褐色；幼枝、叶、花序各部和幼果均被黄褐色星状绒毛。叶片长卵状心脏形，长达 20cm，顶端长渐尖或锐尖头，新枝上的叶有时 2 裂。花序枝几无或仅有短侧枝，小聚伞花序有花 3~8 朵；萼倒圆锥形，萼齿卵圆形至三角状卵圆形，至果期变为狭三角形；花冠管状漏斗形，白色仅背面稍带紫色或浅紫色，管部逐渐向上扩大，稍稍向前曲，外面有星状毛，内部密布紫色细斑块；雄蕊有疏腺；子房有腺，有时具星毛。蒴果长圆形或长圆状椭圆形，顶端具喙，宿萼开展或漏斗状，果皮木质。

【分　　布】 广西主要分布于融水、宁明、天等、容县。

【采集加工】 5~6 月采摘，晒干。

【药材性状】 叶片皱缩，展平呈长卵状心脏形，有时为卵状心脏形，长达 20cm，顶端长渐尖或锐尖头，下面密被绒毛；质脆，易碎。叶柄长达 12cm，被毛。气微，味稍苦。

【功效主治】 祛风止痛，解毒活血。主治风湿痹痛，筋骨疼痛，疮疡肿毒，跌打损伤。

【用法用量】 内服：煎汤，15~30g。外用：适量，鲜品捣敷。

附：泡桐树皮

祛风除湿，消肿解毒。主治风湿热痹，淋病，丹毒，痔疮肿毒，肠风下血，外伤肿痛，骨折。内服：煎汤，15~30g。外用：适量，鲜品捣敷。

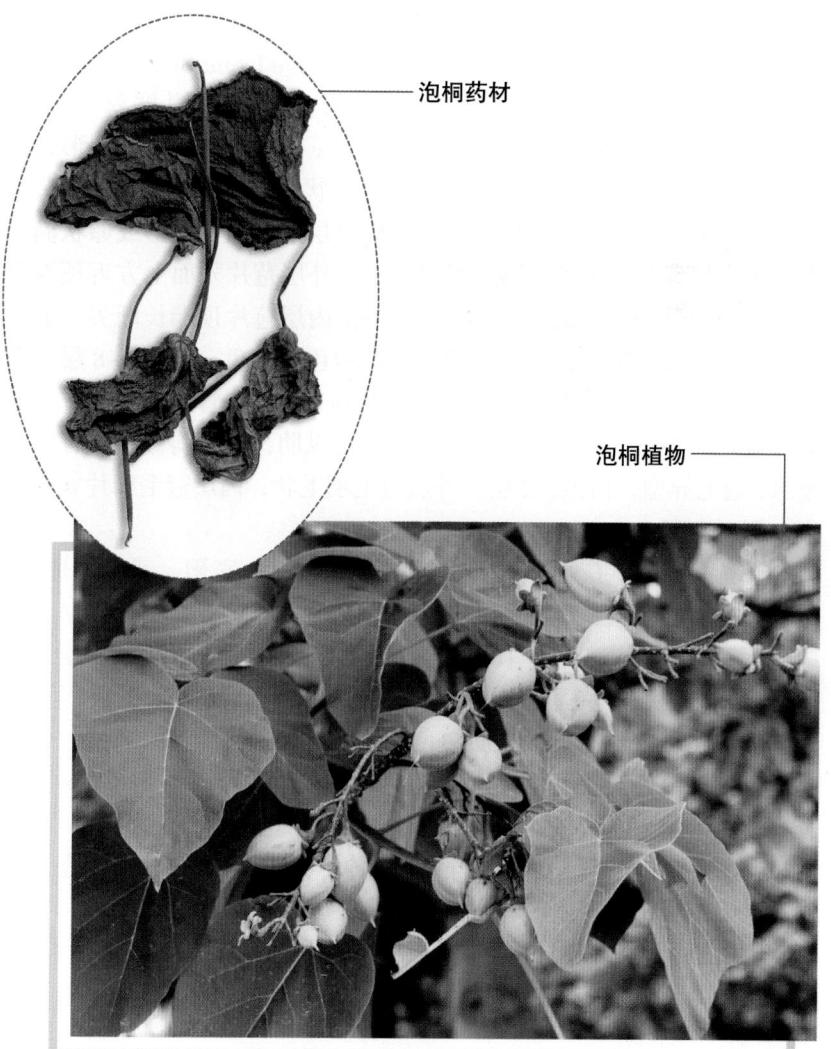

泡桐药材

泡桐植物

泥胡菜

【别　　名】 石灰菜、艾草、猪兜菜。

【来　　源】 为菊科植物泥胡菜 *Hemistepta lyrata* Bunge 的全草。

【植物形态】 草本。基生叶莲座状，具柄，倒披针形，长7~20cm，琴状分裂，下面被白色蛛丝状毛；中部叶无柄，椭圆形，羽状分裂；上部叶条状披针形，近全缘。头状花序；总苞球形，总苞片多层，覆瓦状排列，最外层长三角形，外层及中层椭圆形或卵状椭圆形，最内层线状长椭圆形或长椭圆形；中外层苞片外面上方近顶端有直立的鸡冠状凸起的附片，附片紫红色；内层苞片顶端长渐尖，上方染红色，但无鸡冠状凸起的附片；小花紫色或红色，苞片5~8层，外层较短，卵形，中层椭圆形，内层条状披针形；花管状，紫色，花冠裂片线形，顶端5裂。瘦果小，楔状，具纵肋，顶端斜截形，有膜质果缘；冠毛异型，白色，2层，外层冠毛羽毛状，内层冠毛鳞片状，着生一侧，宿存。

【分　　布】 广西主要分布于马山、上林、宾阳、武鸣、那坡、乐业、天峨、东兰、环江、灵川。

【采集加工】 四季可采，洗净，鲜用或晒干扎捆，用时切段。

【药材性状】 茎呈黄绿色至褐绿色，稍扁，具多条纵棱，直径3~5mm，质稍软，易折，断面白色。单叶互生，褐绿色，皱缩，两面粗糙，稍被白色丝状毛，展开后基生叶呈琴状分裂，长7~18cm。头状花序顶生。瘦果圆柱状，具纵肋；冠毛白色。气微香，味微辛。

【功效主治】 清热解毒，散结消肿。主治痔漏，痈肿疔疮，乳痈，淋巴结炎，风疹瘙痒，外伤出血，骨折。

【用法用量】 内服：煎汤，9~15g。外用：适量，捣敷；或煎水洗。

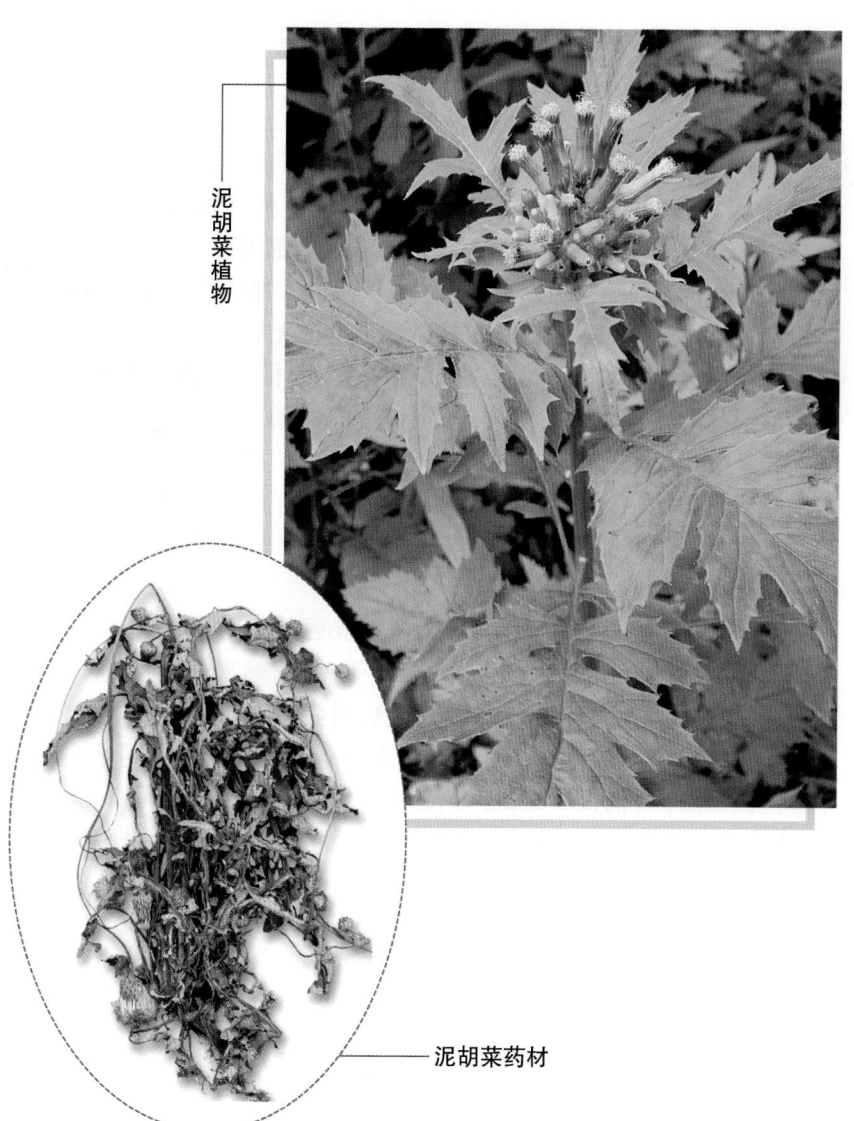

泥胡菜植物

泥胡菜药材

波罗蜜

【别　名】 婆那娑、优珠昙、天婆萝、牛肚子果、树菠萝、密冬瓜、包密。

【来　源】 为桑科植物木波罗 *Artocarpus heterophyllus* Lam. 的叶。

【植物形态】 乔木。老树常有板状根。树皮厚，黑褐色。托叶抱茎环状，遗痕明显；叶革质，螺旋状排列，椭圆形或倒卵形，长7~15cm 或更长，宽 3~7cm，先端钝或渐尖，基部楔形，全缘，或幼树的叶常分裂，表面墨绿色，干后浅绿或淡褐色，有光泽，背面浅绿色，略粗糙；托叶抱茎，卵形，外面被贴伏柔毛或无毛，脱落。花雌雄同株，花序生老茎或短枝上，雄花序有时着生于枝端叶腋或短枝叶腋，圆柱形或棒状椭圆形，花多数，其中有的不发育；雄花花被管状，上部 2 裂，被微柔毛，雄蕊 1 枚；雌花花被管状，顶部齿裂，基部陷于肉质球形花序轴内，子房 1 室。聚花果椭圆形至球形，表面有坚硬六角形瘤状凸体和粗毛；核果长椭圆形。

【分　布】 广西有栽培。

【采集加工】 7~8 月采摘树叶，鲜用或晒干。

【药材性状】 叶多纵向内卷，展平后呈椭圆形倒卵形，长7~15cm 或更长，宽 3~7cm，先端钝或短渐尖，基部楔形稍下延，全缘，上面绿色、灰绿色，微具光泽，下面绿色至灰黄色，网脉明显，中脉两面凸出；叶柄长 2~3cm。革质而脆。气微，味淡。

【功效主治】 活血消肿，解毒敛疮。主治跌打损伤，疮疡疖肿，湿疹。

【用法用量】 外用：适量，研末撒或调敷。

附：波罗蜜（果肉）

生津止渴，除烦，解酒醒脾。主治口渴，烦躁，醉酒。内服：多用鲜品生食，50~100g。

波罗蜜核中仁

益气，通乳。主治产后脾虚气弱，乳少或乳汁不行。内服：煎汤，

60~120g。

波罗蜜树液

消肿散结，收涩止痒。主治疮疖焮赤肿痛，湿疹。外用：适量，鲜品涂。

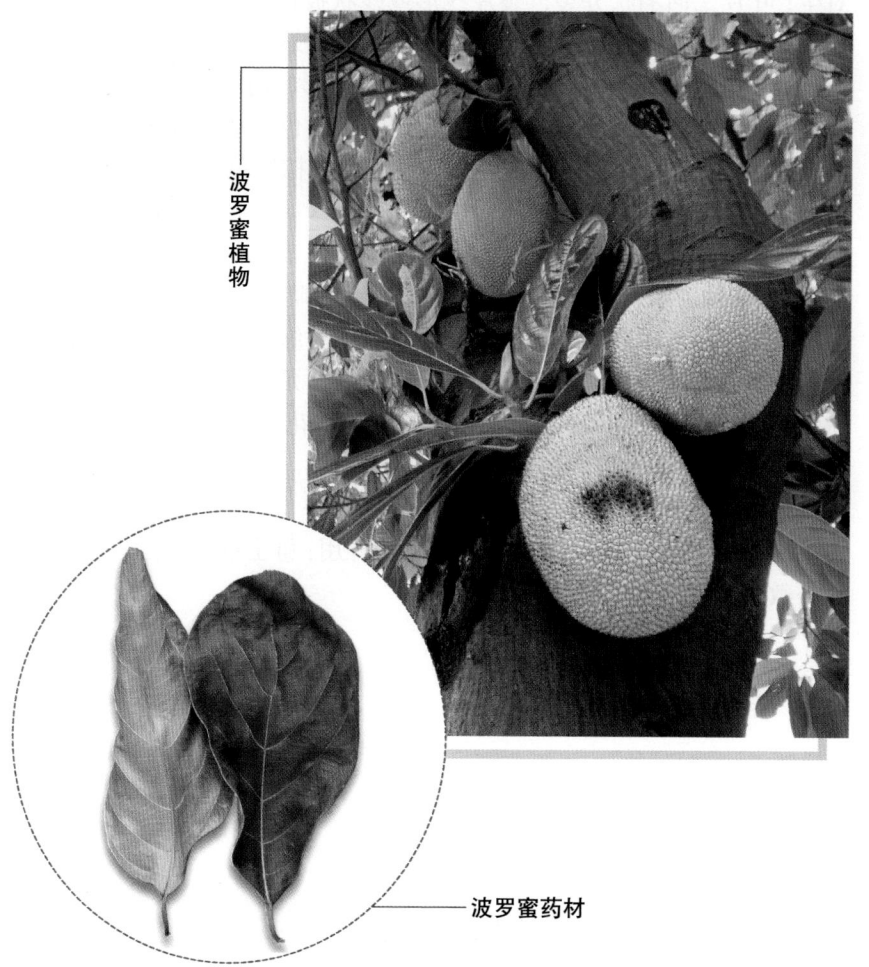

波罗蜜植物

波罗蜜药材

波斯菊

【别　　名】　孔雀草、蛇目菊、痢疾草。

【来　　源】　为菊科植物两色金鸡菊 *Coreopsis tinctoria* Nutt. 的全草。

【植物形态】　草本。茎直立，具细棱，无毛，上部稍有分枝。叶对生；叶片二回羽状分裂，裂片线形或线状披针形；下部和中部叶有柄；上部叶少有分裂，无叶柄。头状花序生于枝端，梗纤细；总苞片 2 层，外层总苞片较内层稍短，为线状长椭圆形，内层总苞片卵圆形；舌状花 1 层，不育或少育，舌片黄色或上部黄色，基部呈深棕色，倒卵形，先端 3 浅裂；管状花两性，通常孕育，棕红色。瘦果线状长椭圆形，稍弯曲，无翅，无芒。

【分　　布】　栽培。

【采集加工】　春、夏季采收，鲜用或切段晒干。

【药材性状】　茎圆柱形，有分枝，表面黄绿色，有细纵棱。叶常皱缩，下部及中部叶有长柄，上部叶无柄或下延成翅状柄，线形。头状花序皱缩，总苞黄绿色，舌状花黄色，管状花红褐色。

【功效主治】　清肝明目，利湿，清热解毒。主治目赤肿痛，湿热痢疾，痈疮肿毒。

【用法用量】　内服：煎汤，15~30g。外用：鲜全草加红糖适量，捣烂外敷。

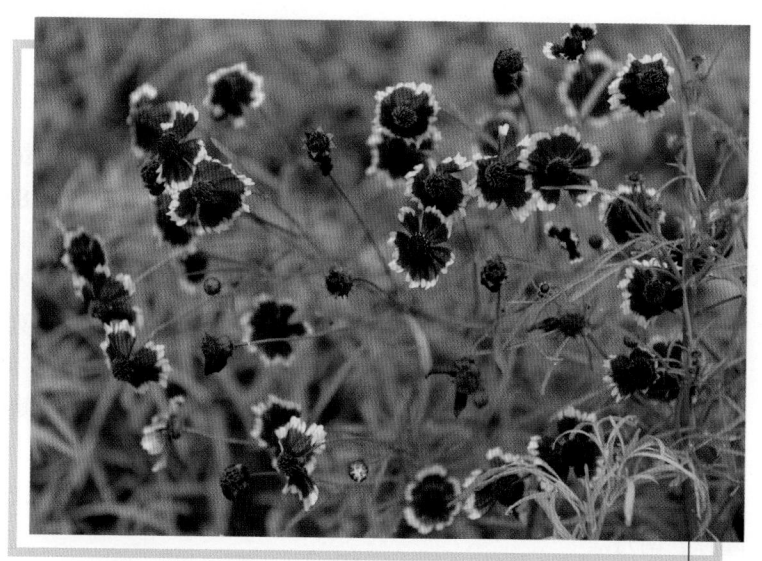

波斯菊植物

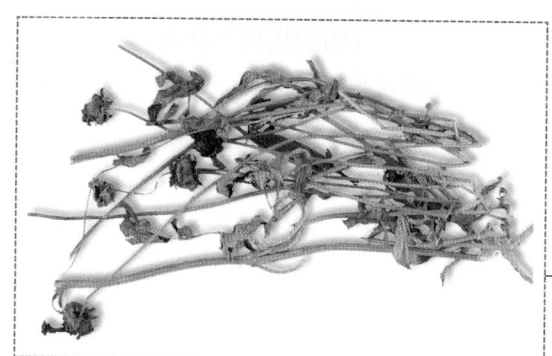

波斯菊药材

泽 泻

【别　　名】 水泽、如意花、车苦菜、天鹅蛋、天秃、一枝花。

【来　　源】 为泽泻科植物泽泻 *Alisma plantago-aqutica* Linn. 的块茎。

【植物形态】 沼泽植物。地下有块茎，球形，外皮褐色，密生多数须根。叶根生；叶柄长；叶片椭圆形至卵形，长 5~18cm，宽 2~10cm，先端急尖或短尖，基部广楔形、圆形或稍心形，全缘，两面均光滑无毛，叶脉 6~7 条。花茎由叶丛中生出，总花梗通常 5~7，轮生，集成大型的轮生状圆锥花序；小花梗长短不等，伞状排列；苞片披针形至线形，尖锐；萼片 3，绿色，广卵形；花瓣 3，白色，倒卵形，较萼短；雄蕊 6；雌蕊多数，离生，子房倒卵形，侧扁，花柱侧生。瘦果多数，扁平，倒卵形，褐色。

【分　　布】 广西主要分布于贵港、桂平、靖西、那坡、乐业、隆林、南丹。

【采集加工】 冬季茎叶开始枯萎时采挖，洗净，干燥，除去须根及粗皮。

【药材性状】 本品呈类球形、椭圆形或卵圆形，长 2~7cm，直径 2~6cm。表面黄白色或淡黄棕色，有不规则的横向环状浅沟纹及多数细小凸起的须根痕，底部有的有瘤状芽痕。质坚实，断面黄白色，粉性，有多数细孔。气微，味微苦。

【功效主治】 利水渗湿，泻热通淋。主治小便不利，热淋涩痛，水肿胀痛，泄泻，痰饮眩晕，遗精。

【用法用量】 内服：煎汤，6~12g；或入丸、散。

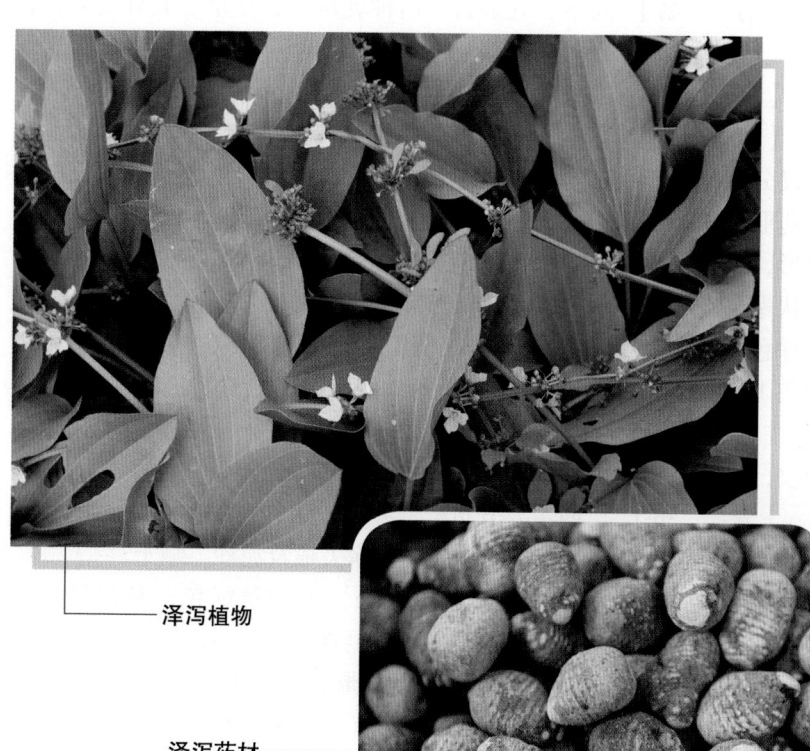

泽泻植物

泽泻药材

泽 漆

【别　　名】　漆茎、五朵云、白种乳草、五点草、五灯头草、乳浆草、乳草。

【来　　源】　为大戟科植物泽漆 *Euphorbia helioscopia* L. 的全草。

【植物形态】　草本。全株含白色乳汁。茎丛生，基部斜升，无毛或仅分枝略具疏毛，基部紫红色，上部淡绿色。叶互生，叶片倒卵形或匙形，长 1~3cm，宽 0.5~1.8cm，先端钝圆，有缺刻或细锯齿，基部楔形，两面深绿色或灰绿色，被疏长毛，下部叶小，开花后渐脱落。杯状聚伞花序顶生；总苞杯状，先端 4 浅裂，裂片钝，腺体 4，盾形，黄绿色；雄花 10 余朵，每花具雄蕊 1，下有短柄，花药歧出，球形；雌花 1，位于花序中央；子房有长柄，伸出花序之外，子房 3 室；花柱 3，柱头 2 裂。蒴果球形，3 裂，光滑。种子褐色，卵形，有明显凸起网纹，具白色半圆形种阜。

【分　　布】　广西主要分布于资源、全州、田阳、那坡。

【采集加工】　4~5 月开花时采收，除去根及泥沙，晒干。

【药材性状】　茎光滑无毛，多分枝，表面黄绿色，基部呈紫红色，具纵纹。叶质脆，易碎，完整叶倒卵形或匙形，长 1~3cm，宽 0.5~1.8cm，先端钝圆或微凹，基部广楔形或突然狭窄，边缘在中部以上具锯齿；茎顶部具 5 片轮生叶状苞。有时见多歧聚伞花序；杯状花序钟形，黄绿色。蒴果无毛。种子卵形，表面有凸起网纹。气酸而特异，味淡。

【功效主治】　行水消肿，化痰止咳，解毒杀虫。主治水气肿满，痰饮喘咳，疟疾，痢疾，瘰疬，结核性瘘管，骨髓炎。

【用法用量】　内服：煎汤，3~9g；或熬膏，入丸、散用。外用：适量，煎水洗；熬膏涂或研末调敷。

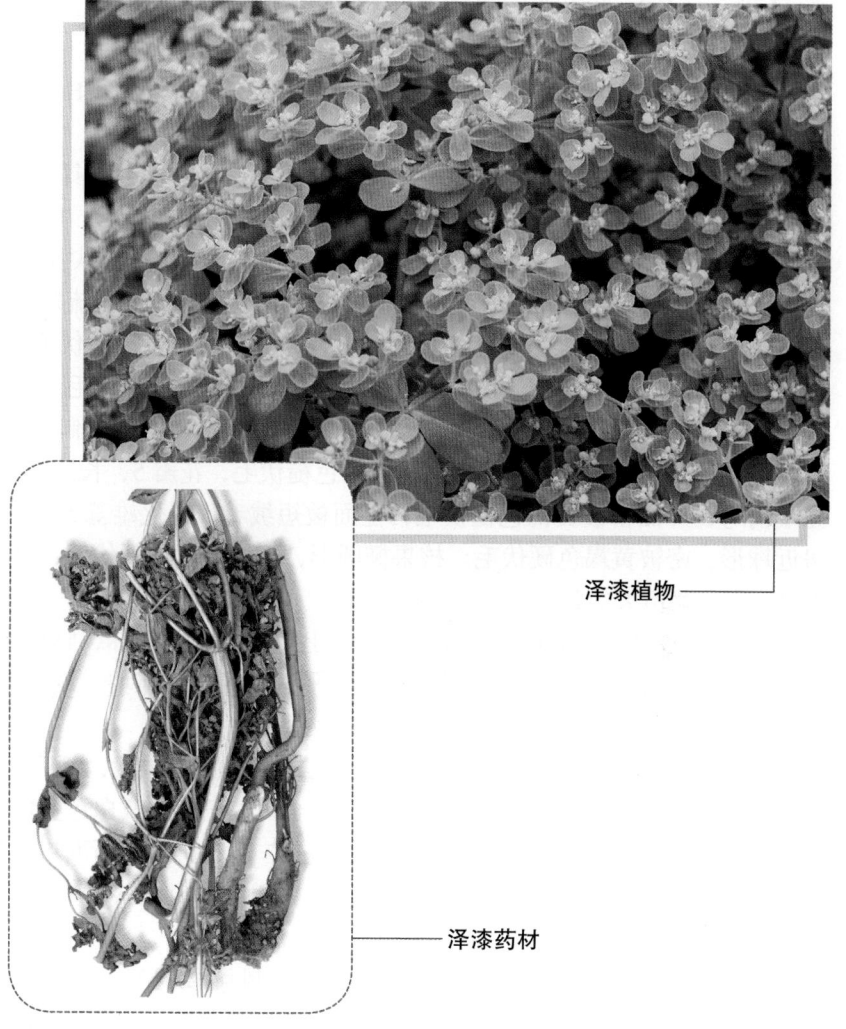

泽漆植物

泽漆药材

定心藤

【别　　名】 黄九牛、黄马胎、黄藤、麦撒花藤、藤蛇总管、铜钻。

【来　　源】 为茶茱萸科植物定心藤 *Mappianthus iodoides* Hand.-Mazz. 的藤茎。

【植物形态】 木质藤本。幼枝深褐色，被黄褐色糙伏毛，具棱；小枝灰色，圆柱形，具灰白色、圆形或长圆形皮孔；卷须粗壮。叶长椭圆形至长圆形，稀披针形，长 8~17cm，宽 3~7cm，先端渐尖至尾状，尾端圆形，基部圆形或楔形；叶柄圆柱形，上面具窄槽，疏被或密被黄褐色糙伏毛。雄花花萼杯状，微 5 裂，外面密被黄色糙伏毛；花冠黄色，5 裂片，裂片卵形，先端内弯，外面密被黄色糙伏毛，里面被短绒毛，雄蕊 5，雌蕊不发育，子房圆锥形，先端平截；雌花花萼浅杯状，裂片钝三角形，外面密被黄褐色糙伏毛，花瓣 5，长圆形，先端内弯，外面密被黄褐色糙伏毛，里面被短绒毛，退化雄蕊 5，子房近球形，密被黄褐色硬伏毛。核果椭圆形，疏被淡黄色硬伏毛，基部具宿存、略增大的萼片。种子 1 枚。

【分　　布】 广西主要分布于武鸣、上林、融水、桂林、临桂、兴安、龙胜、藤县、蒙山、上思、东兴、平南、容县、那坡、凌云、贺州、钟山、罗城、金秀。

【采集加工】 全年采收，割下藤茎，除去枝叶，切片或段，晒干。

【药材性状】 藤茎圆柱形，表面灰褐色至黄棕色，有灰白色类圆形或长条形皮孔样斑痕，常径向延长。质坚硬，不易折断，断面皮部棕黄色，显颗粒性；木部淡黄色至橙黄色，具放射状纹理和密集小孔，髓部小，灰白色或黄白色。气微，味淡、微苦涩。

【功效主治】 祛风除湿，消肿解毒。主治风湿腰腿痛，跌打损伤，黄疸，毒蛇咬伤。

【用法用量】 内服：煎汤，9~15g。外用：适量。

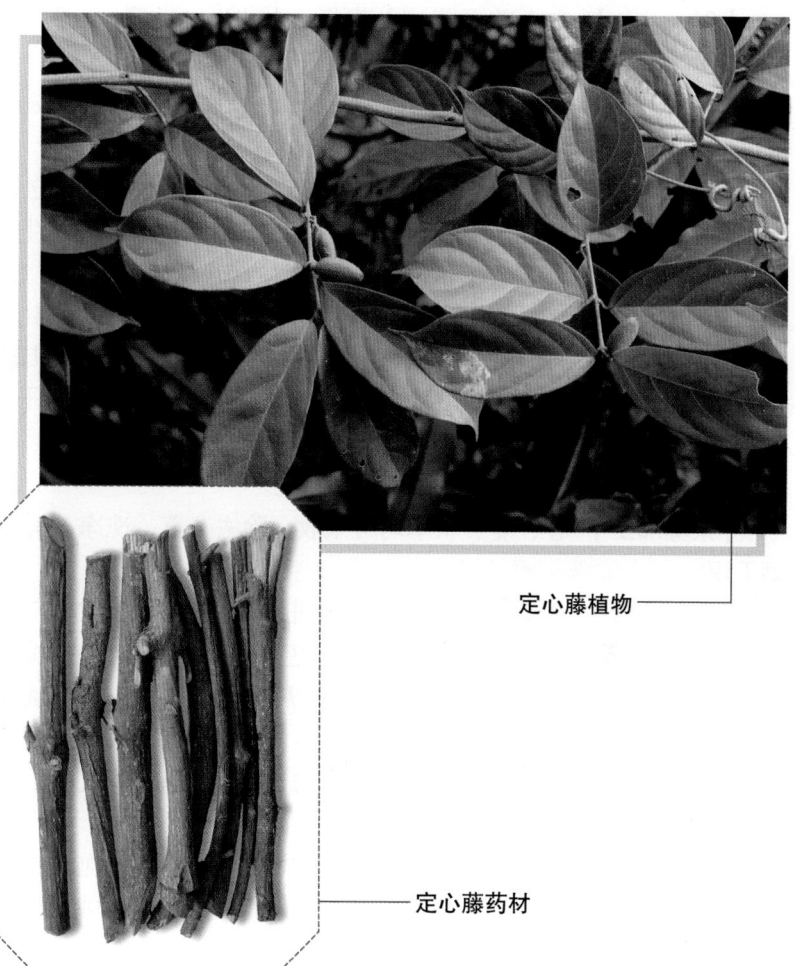

定心藤植物

定心藤药材

空心苋

【别　　名】 空心莲子草，水蕹菜，水花生，过塘蛇，假蕹菜，水马齿苋。

【来　　源】 为苋科植物喜旱莲子草 *Alternanthera philoxeroides* (Mart.) Griseb. 的全草。

【植物形态】 草本。茎基部匍匐，着地节处生根，上部直立，中空，具分枝，幼茎及叶腋有白色或锈色柔毛，老时无毛。叶对生；叶片倒卵形或倒卵状披针形，长 3~5cm，宽 1~1.8cm，先端圆钝，有芒尖，基部渐狭，全缘，上面有贴生毛，边有睫毛。头状花序单生于叶腋；苞片和小苞片干膜质，白色，宿存；花被片白色，长圆形；雄蕊 5，花丝基部合生成杯状，花药 1 室，退化雌蕊顶端分裂成窄条；子房 1 室，具短柄，有胚珠 1 颗，柱头近无柄。

【分　　布】 广西主要分布于全区各地。

【采集加工】 春、夏、秋季均可采收，除去杂草，洗净，鲜用或晒干用。

【药材性状】 全草长短不一。茎扁圆柱形；有纵直条纹，有的两侧沟内疏生毛茸；表面发绿色，微带紫红色；有的粗茎节处簇生棕褐色须状根；断面中空。叶对生，皱缩，展平后叶片长圆形、长圆状倒卵形，或倒卵状披针形，先端尖，基部楔形，全缘，绿黑色，两面均疏生短毛。偶见头状花序单生于叶腋，具总花梗；花白色。气微，味微苦、涩。

【功效主治】 清热凉血，解毒，利尿。主治咳血，尿血，感冒发热，麻疹不透，乙型脑炎，黄疸，淋浊，痄腮，湿疹，痈肿疔疮，毒蛇咬伤。

【用法用量】 内服：煎汤，30~60g，鲜品加倍；或捣汁。外用：适量，捣敷；或捣汁涂。

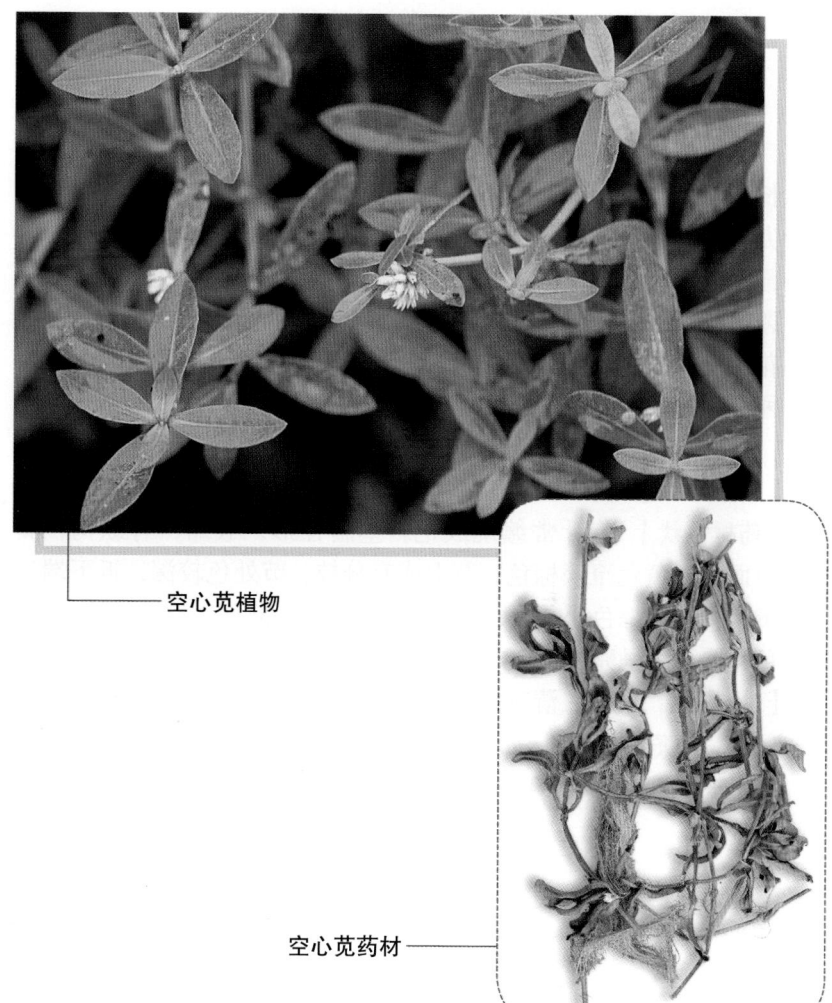

空心苋植物

空心苋药材

空心菜

【别　　名】　蕹、瓮菜、空筒菜、藤藤菜、无心菜、水蕹菜。

【来　　源】　为旋花科植物蕹菜 *Ipomoea aquatica* Forsk. 的茎叶。

【植物形态】　草本。蔓生。茎圆柱形，节明显，节上生根，节间中空，无毛。单叶互生；叶柄无毛；叶片形状大小不一，卵形、长卵形、长卵状披针形或披针形，长3.5~17cm，宽0.9~8.5cm，先端锐尖或渐尖，具小尖头，基部心形、戟形或箭形，全缘或波状，偶有少数粗齿，两面近无毛。聚伞花序腋生，有1~5朵花；苞片小鳞片状；花萼5裂，卵形；花冠白色、淡红色或紫红色，漏斗状；雄蕊5，不等长，花丝基部被毛；子房圆锥形，柱头头状，浅裂。蒴果卵圆形至球形。种子2~4颗，多密被短柔毛。

【分　　布】　广西各地均有栽培。

【采集加工】　夏、秋季均可采收，割取地上部分，鲜用或晒干。

【药材性状】　茎叶常缠绕成把。茎扁柱形，皱缩，有纵沟，具节，表面浅青黄色至淡棕色，节上或有分枝，节处色较深，近下端节处多带有少许淡棕色小须根；质韧，不易折断，断面中空。叶片皱缩，灰青色，展平后呈卵形、三角形或披针形；具长柄。气微，味淡。

【功效主治】　凉血清热，利湿解毒。主治鼻衄，便血，尿血，淋浊，便秘，痔疮，痈肿，跌打损伤，蛇虫咬伤。

【用法用量】　内服：煎汤，60~120g；或捣汁。外用：适量，煎水洗；或捣敷。

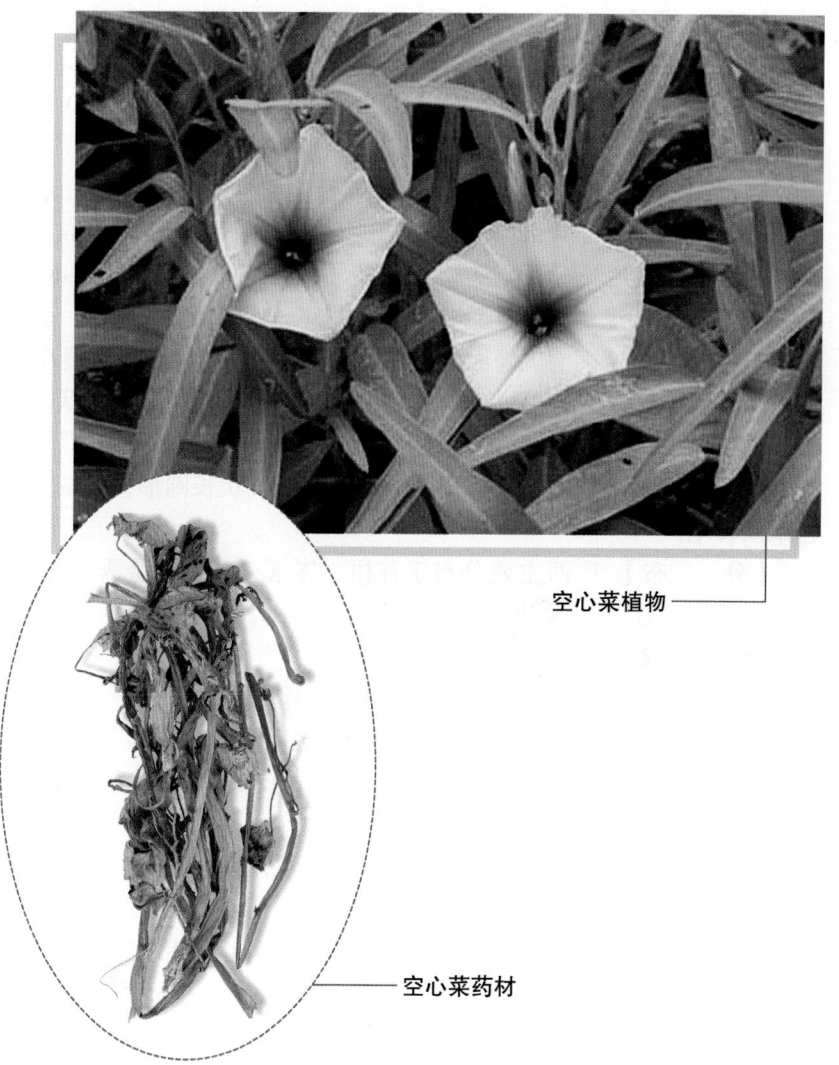

空心菜植物

空心菜药材

帘子藤

【别　　名】　菜豆藤、产后补、花拐藤根、厚皮藤、钩婆藤、泥藤母、红杜仲藤。

【来　　源】　为夹竹桃科植物帘子藤 *Pottsia laxiflora*（Bl.）O. Ktze 的根。

【植物形态】　攀援灌木。全株具乳汁。枝条柔弱；平滑，小枝被微毛。叶对生；叶片薄纸质，卵形或卵状长圆形，长 6~12cm，宽 3~7cm，先端急尖，基部圆形或浅心形，两面无毛；侧脉每边 4~6 条，斜曲上升，至叶缘前网结。总状式聚伞花序，花多数；花萼短，裂片宽卵形，外面被短柔毛，内面具腺体；花冠紫红色或粉红色，裂片 5，向右覆盖；雄蕊着生于花冠筒喉部，花丝被长柔毛，花药箭头状，基部具茸；子房被长柔毛，由 2 枚离生心皮组成；花盘环状 5 裂。蓇葖双生，线状长圆形，细而长，下垂，绿色。种子线状长圆形，先端具白色绢质种毛。

【分　　布】　广西主要分布于苍梧、岑溪、藤县、金秀、来宾、灵山、防城、上思、龙州、邕宁、武鸣、马山、平果、靖西、东兰、河池。

【采集加工】　春、夏季采收，洗净，切片，晒干。

【药材性状】　根略呈圆柱形，表面有皱缩，直径 1.0~2.5cm，表面呈灰黄色。质较重，易折断，断面黄白色，皮部较狭窄，木部宽广，可见放射性纹理。气微，味淡，嚼之麻舌。

【功效主治】　祛风湿，活血通络。主治风湿痹痛，跌打损伤，妇女闭经。

【用法用量】　内服：煎汤，9~15g，鲜品 30~50g；或浸酒。

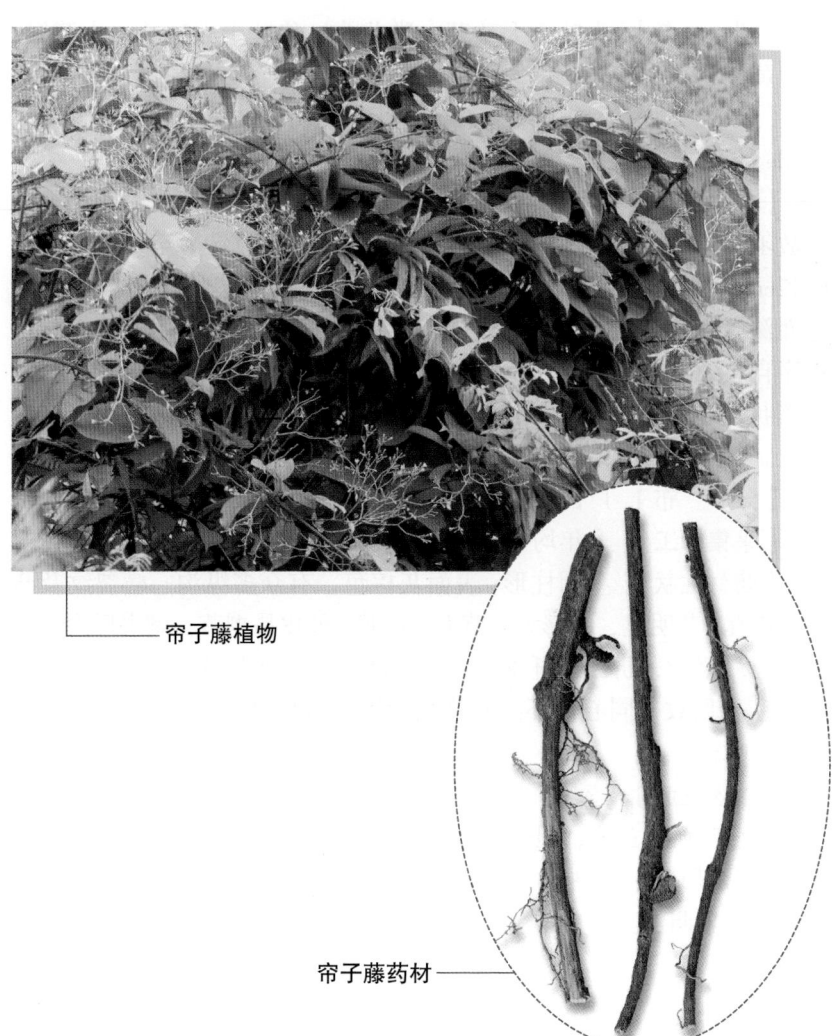

帘子藤植物

帘子藤药材

细叶十大功劳

【别　　名】　小叶十大功劳、猫儿头、狭叶十大功劳、小黄檗、竹叶黄连、木黄连。

【来　　源】　为小檗科植物细叶十大功劳 *Mahonia fortunei*（Lindl.）Fedde 的茎。

【植物形态】　常绿灌木。茎直立，树皮灰色，多分枝。叶互生；奇数羽状复叶；叶柄基部膨大；叶革质，小叶狭披针形至披针形，长6~12cm，宽 0.7~1.5cm，先端长尖而具锐刺，基部楔形，边缘有锯齿，上面深绿色，有光泽，下面黄绿色；叶脉自基部 3 出，不明显。总状花序自枝顶芽鳞腋抽出，花梗基部具总苞，苞片卵状三角形；萼片 9，花瓣状；花瓣 6，黄色，长圆形；雄蕊 6；子房卵圆形，无花柱，柱头头状。浆果卵圆形，熟时蓝黑色，外被白粉。

【分　　布】　广西主要分布于马山、隆林、临桂、兴安、钟山。

【采集加工】　全年均可采收，切段，晒干。

【药材性状】　茎圆柱形；表面灰棕色，有众多纵沟、横裂纹及凸起的皮孔；节明显，略膨大，节上有叶痕；外皮易剥落，剥去后内部鲜黄色。质坚硬，折断面纤维性或破裂状；横断面皮部棕黄色，木部鲜黄色，可见数个同心性环纹及排列紧密的放射状纹理，髓部淡黄色。气微，味苦。

【功效主治】　清热，燥湿，消肿，解毒。主治目赤肿痛，咽喉痛，肺痨咯血，黄疸，湿热泻痢，疮疡，湿疹。

【用法用量】　内服：煎汤，10~15g，鲜品 30~60g。外用：适量，捣烂或研末调敷。

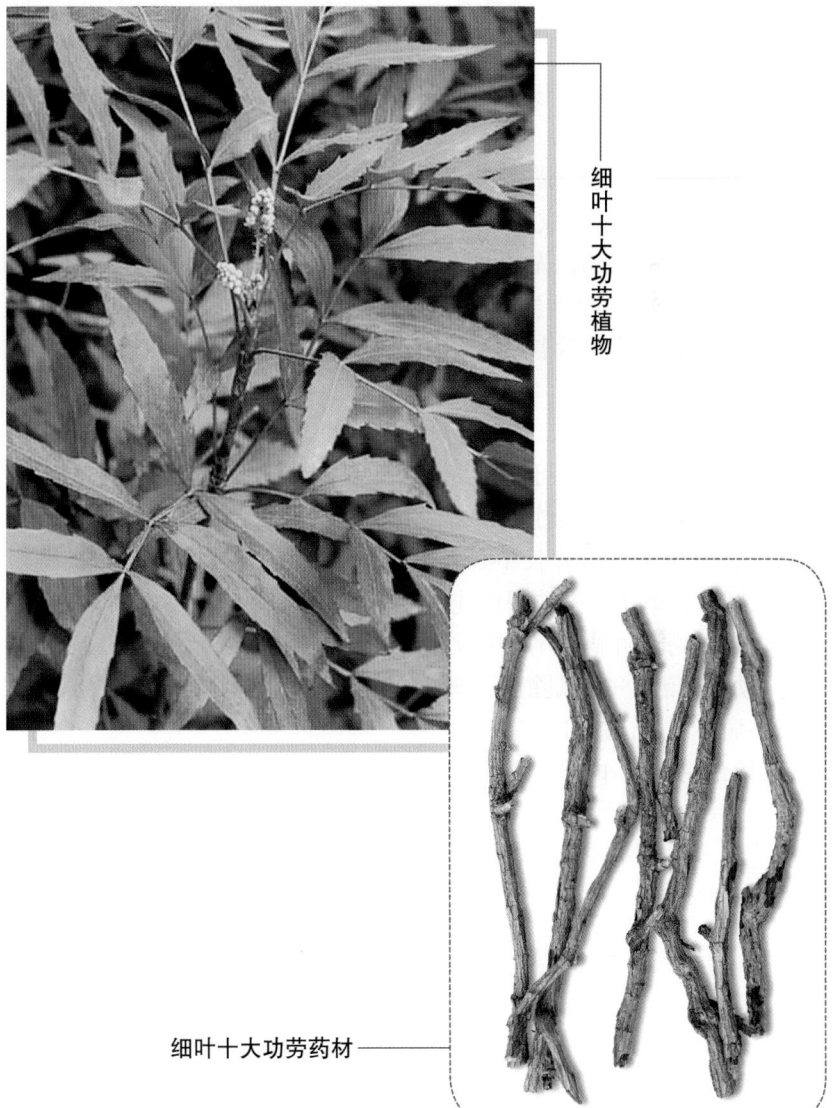

细叶十大功劳植物

细叶十大功劳药材

细叶黄杨

【别　　名】　黄杨木、千年矮、小黄杨、万年青、豆瓣黄杨、瓜子黄杨。

【来　　源】　为黄杨科植物细叶黄杨 *Buxus harlandii* Hance 的根及枝叶。

【植物形态】　常绿灌木或小乔木。树皮灰色，有规则剥裂；茎呈四棱形；分枝多，密集成丛，小枝纤细，无毛。叶倒披针形至倒卵形，长 2~4cm，宽 5~8mm，先端圆或微缺，基部狭长楔形，表面光滑，绿色，背面色暗。花簇顶生或腋生，无花瓣；雄花萼片 4，长约 3mm，不育雄蕊棒状，比萼片长一半以上；雌花柱头 2 裂。蒴果球形，熟时黑色沿室背三瓣裂。

【分　　布】　栽培。

【采集加工】　全年可采收，洗净，晒干。

【药材性状】　根圆柱形，表面灰黄色，质硬，断面淡黄色。小枝四棱形，淡黄色。叶片长 1~3cm，宽 0.8~2cm，阔椭圆形、卵状椭圆形或长圆形，革质，先端圆或钝，常有小凹口，基部楔形，叶面光亮，中脉隆起，侧脉明显，叶背中脉显白色。气微，味苦。

【功效主治】　祛风除湿，理气止痛。主治风湿痹痛，胸腹气胀，疝气疼痛，牙痛，跌打伤痛。

【用法用量】　内服：煎汤，9~15g；或浸酒。外用：适量，鲜品捣烂敷。

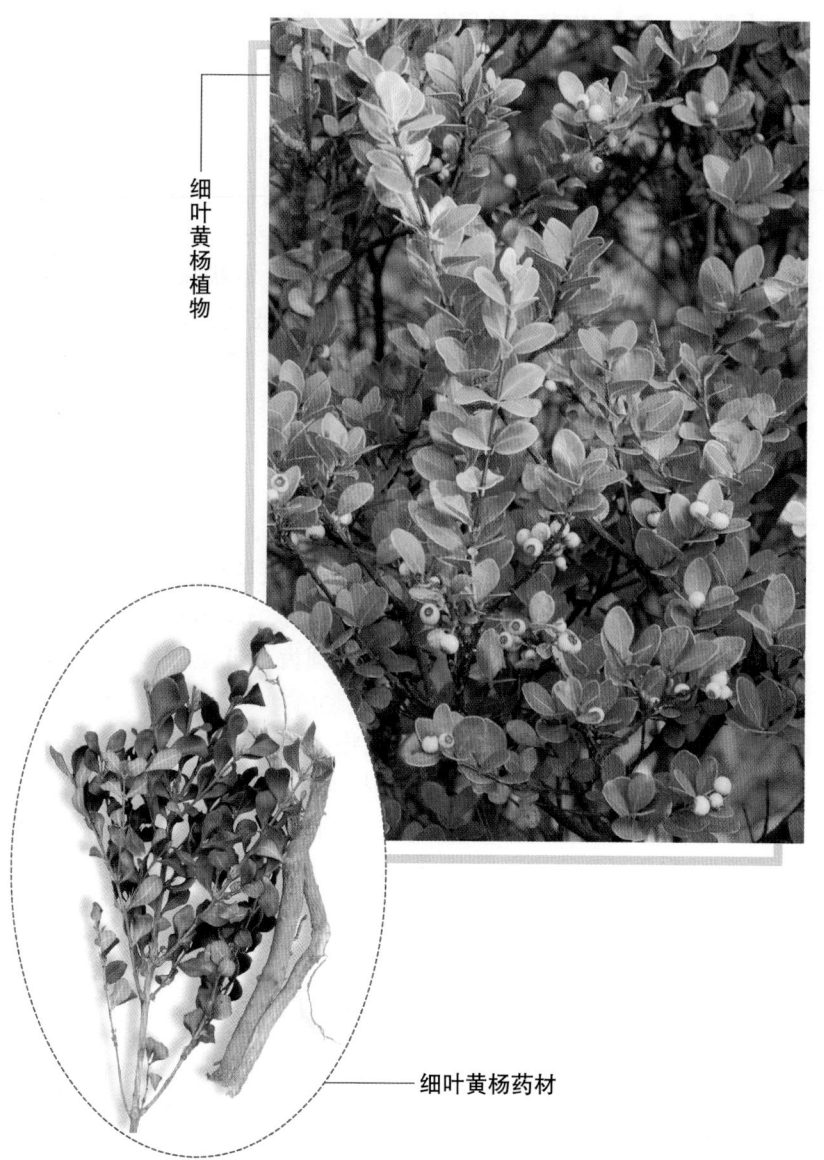

细叶黄杨植物

细叶黄杨药材

细圆藤

【别　　名】　广藤、蛤仔藤、青藤、铁线藤。

【来　　源】　为防己科植物细圆藤 *Pericampylus glaucus*（Lam.）Merr. 的茎叶。

【植物形态】　攀援木质藤本。枝常纤细下垂，嫩枝被灰黄色柔毛，老枝变无毛、紫褐色，具纵条纹。叶柄被毛；叶片纸质至薄革质，三角状卵形至三角状近圆形，先端钝，具小尖头，基部近截平至心形，幼时两面被绒毛，老时近无毛或仅脉上被毛，掌状脉通常 5 条。聚伞花序常伞房状，腋生，单生或 2~3 个簇生，被毛；花小，单性异株；萼片 9，3 轮，外轮较狭，内轮阔匙形；花瓣 6；雄花的雄蕊 5，相互聚合；雌花的心皮 3，柱头 2 深裂。核果红色或紫色，内果皮骨质，阔倒卵形，甚扁，背部两侧有短圆锥状凸起。

【分　　布】　广西全区各地有分布。

【采集加工】　全年均可采收，洗净，切段，晒干。

【药材性状】　常卷曲成团。茎通常被灰黄色绒毛，有条纹。叶皱缩，展平呈三角状卵形至三角状近圆形，长 3.5~8cm，顶端钝或圆，有小凸尖，基部近截平至心形，边缘有圆齿或近全缘，两面被绒毛。叶柄长 3~7cm，被绒毛。气微，味淡。

【功效主治】　清热解毒，息风止痉，祛除风湿。主治疮疡肿毒，咽喉肿痛，惊风抽搐，风湿痹痛，跌打损伤，毒蛇咬伤。

【用法用量】　内服：煎汤，9~15g。外用：鲜叶适量，捣烂敷。

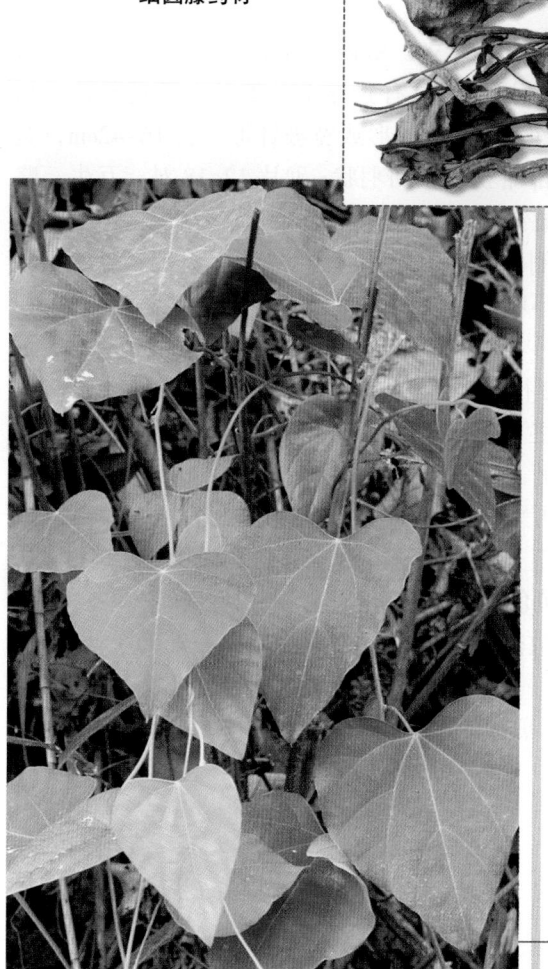

细圆藤药材

细圆藤植物

贯 众

【别　　名】 巴兰贯众、小羽贯众。

【来　　源】 为鳞毛蕨科植物镰羽贯众 *Cyrtomium balansae*（Christ）C. Chr. 的根状茎。

【植物形态】 草本。根茎直立，密被披针形棕色鳞片。叶簇生，叶柄基部禾秆色，腹面有浅纵沟，有狭卵形及披针形棕色鳞片，鳞片边缘有小齿，上部秃净；叶片披针形或宽披针形，长 16~42cm，宽 6~15cm，先端渐尖，基部略狭，一回羽状；羽片 12~18 对，互生，略斜向上，柄极短，镰状披针形，先端渐尖或近尾状，基部偏斜上侧截形并有尖的耳状凸，下侧楔形，边缘有前倾的钝齿；具羽状脉，小脉联结成 2 行网眼，腹面不明显，背面微凸起；叶纸质，叶轴腹面有浅纵沟，疏生披针形及线形卷曲的棕色鳞片，羽柄着生处常有鳞片。孢子囊位于中脉两侧各成 2 行；囊群盖圆形，盾状，边缘全缘。

【分　　布】 广西主要分布于武鸣、马山、上林、融水、灵川、兴安、龙胜、容县、贺州、昭平、金秀、龙州。

【采集加工】 全年可采，洗净，切片，晒干。

【药材性状】 根状茎类圆柱形，粗短，密被披针形棕色鳞片。质硬，不易折断，断面淡黄色。气微，味淡。

【功效主治】 疏风散热，消积杀虫。主治风热表证，小儿疳积，虫积腹痛。

【用法用量】 内服：煎汤，15~30g。

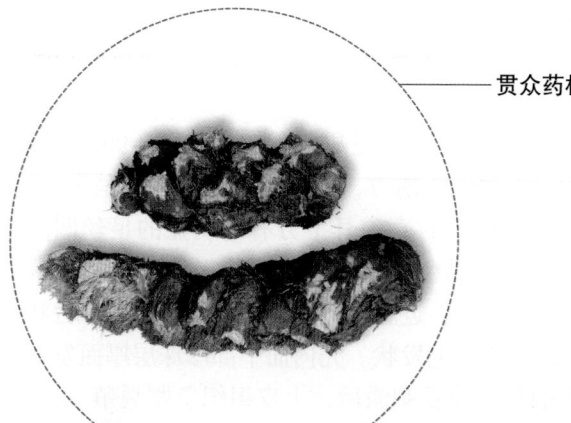

贯众药材

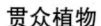

贯众植物

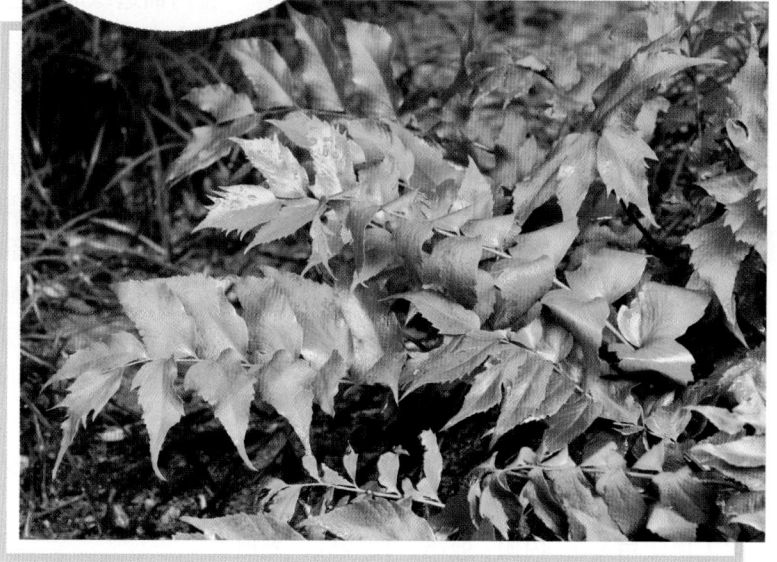

珍珠母

【别　　名】 珠牡、珠母、明珠母。

【来　　源】 为珍珠贝科动物合浦珠母贝 *Pinctada martensii*（Dunker）的贝壳。

【动物形态】 贝壳为斜四方形，壳质较脆，壳长 50~90mm，宽 18~32mm，高与长相近。壳顶位于前方，两侧有耳，前后耳稍小。两壳不等，右壳较平，左壳稍凸，右壳前耳下方有一明显的足丝凹陷。背缘平直；腹缘圆，壳面淡黄褐色，同心生长轮脉极细密，呈片状，薄脆易脱落，壳中部常呈磨损状，近腹缘的排列紧密，延伸成小舌状，末端稍翘起，足丝孔大，足丝呈毛发状。壳内面中部珍珠层厚而发达，具极强的珍珠光泽。有的外套膜受刺激后，上皮组织急剧裂殖，形成珍珠囊，且不断分泌珍珠质才逐渐形成珍珠。壳内面边缘淡黄色，无珍珠层。铰合线直，有一凸起主齿，沿铰合线下方有一长齿片。韧带紫褐色，前上掣肌痕明显，位于壳顶下方，闭壳肌痕大，长圆形，前端稍尖，位于壳中央稍近后方。

【分　　布】 广西主要分布于合浦、钦州、北海，合浦产量最高。

【采集加工】 全年均可采集。去肉，洗净，晒干，刮去外层黑皮。

【药材性状】 本品略呈不等边四角形。壳面生长轮呈同心环状排列。后背缘向上凸起，形成大的三角形后翼。壳内面外套痕明显；前闭壳肌痕呈卵圆形，后闭壳肌痕呈三角形。左右壳均具两枚拟主齿，左壳具两枚长条形侧齿，石壳具一枚长条形侧齿；具光泽。质坚硬。气微腥，味淡。

【功效主治】 平肝潜阳，定惊明目。主治头痛眩晕，烦躁失眠，肝热目赤，肝虚目昏。

【用法用量】 内服：煎汤，10~25g，先煎。

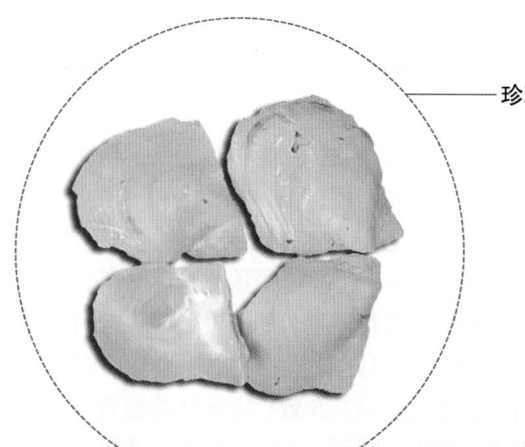

珍珠母药材

珍珠母动物

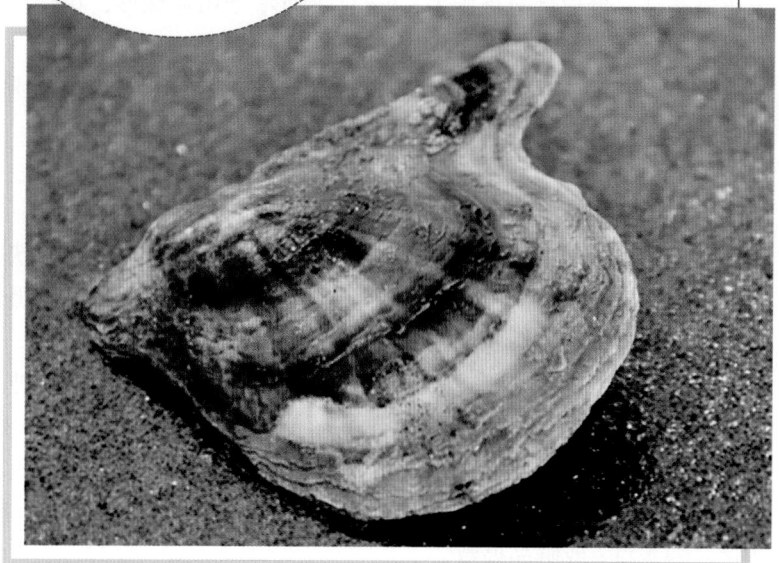

珍珠菜

【别　　名】　调经草、黄参草、红根草、珍珠草、伸筋散。

【来　　源】　为报春花科植物矮桃 *Lysimachia clethroides* Duby 的全草。

【植物形态】　草本。全株多少被黄褐色卷曲柔毛。根茎横走，淡红色；茎直立，单一，圆柱形，基部带红色，不分枝。单叶互生；叶卵状椭圆形或阔披针形，长 6~15cm，宽 2~5cm，先端渐尖，基部渐狭，边缘稍背卷，两面疏生毛和黑色腺点。总状花序顶生；花密集，常转向一侧，后渐伸长；苞片线状钻形，比花梗稍长；花萼 5 裂，裂片狭卵形，先端圆钝，周边膜质，有腺状缘毛；花冠白色，5 裂片，基部合生，裂片狭长圆形，先端圆钝；雄蕊内藏，5 数；花丝基部连合并贴生于花冠基部，分离部分被腺毛；花药长圆形；子房卵珠形，花柱稍短于雄蕊。蒴果近球形。

【分　　布】　广西主要分布于全州、永福、乐业、凌云、隆林、那坡。

【采集加工】　夏、秋季采收，洗净，切段，晒干。

【药材性状】　全草常缠结成团。基部可见少许黄棕色须根。茎纤细，表面黄绿色或黄棕色。叶互生，叶片多皱缩，展平后呈卵状椭圆形或阔披外形，先端渐尖，基部渐狭，被疏毛，对光透视可见黑色腺点。有时可见总状花序或果序顶生。气微，味苦。

【功效主治】　清热利湿，活血散瘀，解毒消痈。主治水肿，热淋，黄疸，痢疾，风湿热痹，带下，经闭，跌打，骨折，外伤出血，乳痈，疔疮，蛇咬伤。

【用法用量】　内服：煎汤，15~30g；或泡酒；或鲜品捣汁。外用：适量，煎水洗；或鲜品捣敷。

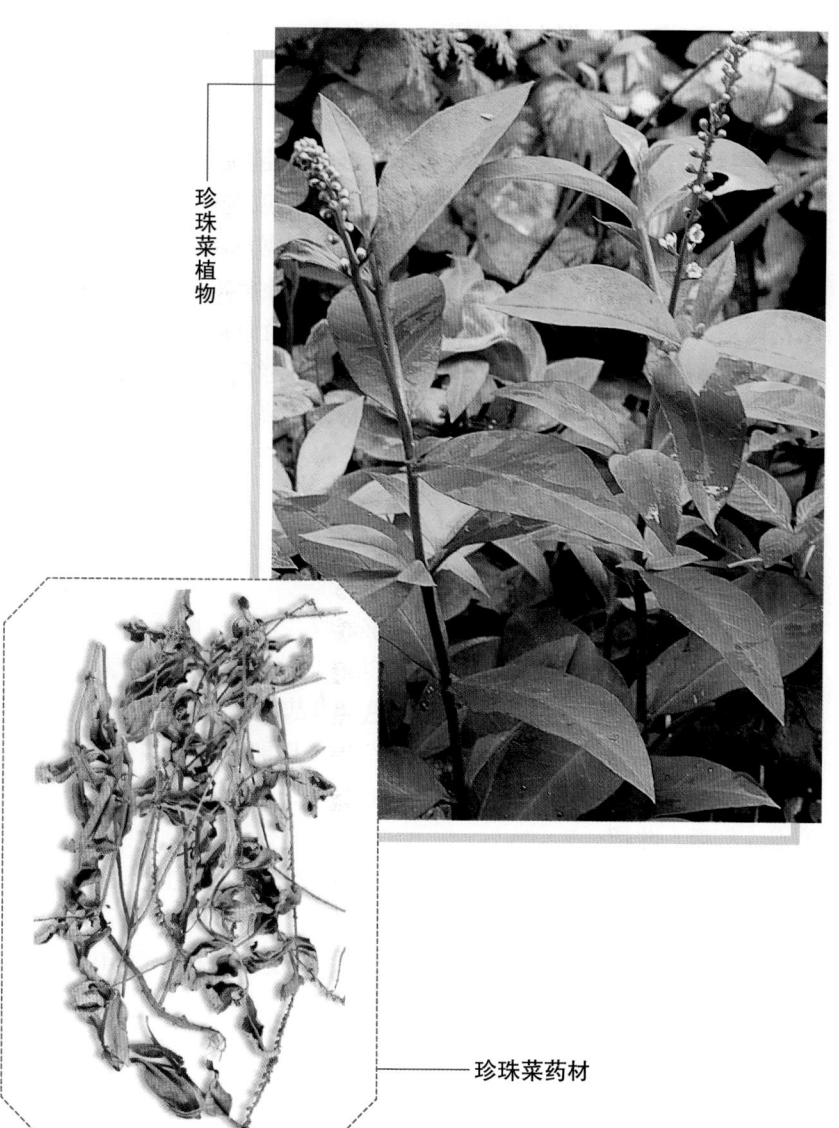

珍珠菜植物

珍珠菜药材

珊瑚树

【别　　名】 利桐木、鸭屎木、猪肚木。

【来　　源】 为忍冬科植物珊瑚树 *Viburnum odoratissimum* Ker-Gawl. 的树皮、叶。

【植物形态】 常绿灌木或小乔木。枝有凸起的小瘤状皮孔。冬芽有1~2对卵状披针形的鳞片。叶革质，椭圆形或倒卵形，长7~20cm，宽3.5~6cm；基部宽楔形，边缘上部有不规则锯齿或近全缘，下面有时散生暗红色微腺点；脉腋常有集聚簇状毛和趾蹼状小孔。圆锥花序，总花梗扁，有淡黄色小瘤状凸起；花芳香，萼筒筒状钟形，萼檐碟状，齿宽三角形；花冠白色，后变黄白色，有时微红，辐状，裂片反折，圆卵形；雄蕊略超出花冠裂片；柱头头状，不高出萼齿。果实先红色后变黑色，卵圆形或卵状椭圆形。种子卵状椭圆形，浑圆，有1条深腹沟。

【分　　布】 广西主要分布于融水、梧州、容县、桂平、贵港、防城。

【采集加工】 叶和树皮于春、夏季采收，切片，晒干。

【药材性状】 树皮呈板块状或两边稍向内卷的块片，厚1~4mm，大多数已除去栓皮；表面灰色或灰褐色，有凸起的小瘤状皮孔；质脆，易折断，折断面略粗糙。叶革质，椭圆形或倒卵形，先端短尖至渐尖而钝头，基部宽楔形，上面深绿色，有光泽，下面有时散生暗红色微腺点。气微，味涩。

【功效主治】 散寒除湿，通经活络，拔毒生肌。主治风寒感冒，风湿痹痛，跌打肿痛，骨折。

【用法用量】 内服：煎汤，根9~15g；树皮30~60g。外用：适量，取鲜叶捣烂外敷。

珊瑚树药材 ——

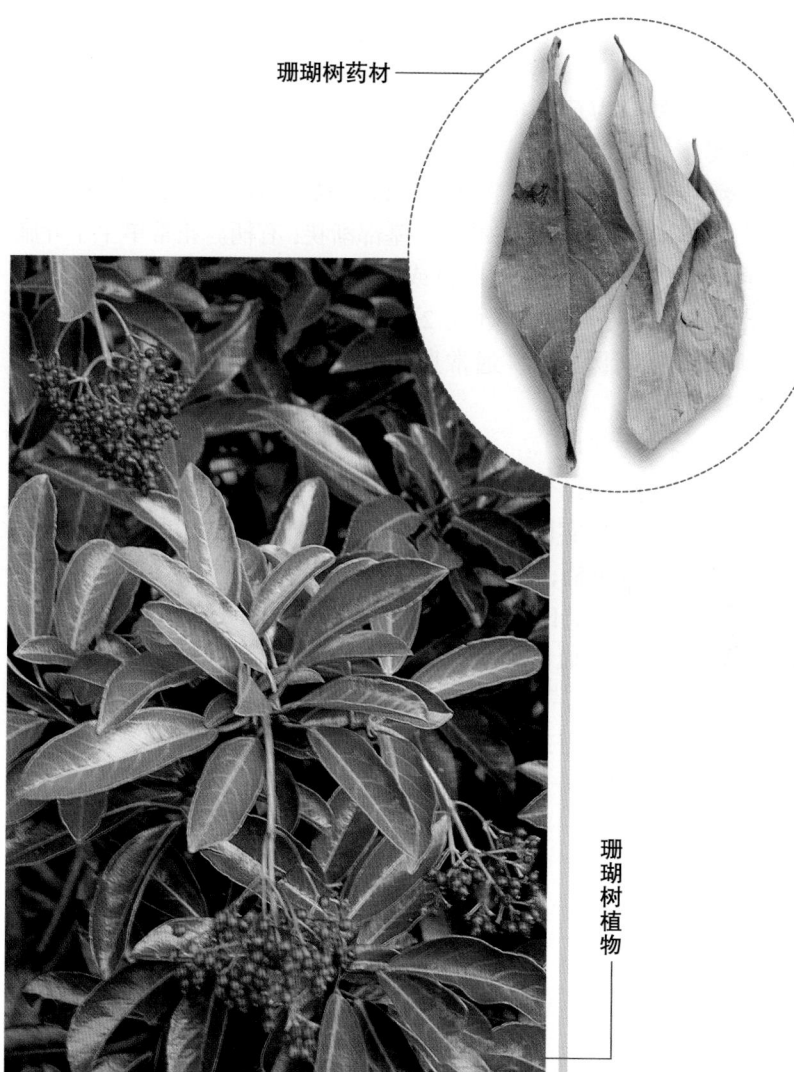

珊瑚树植物

指天椒

【别　　名】　长柄椒、向天椒、小辣椒、小果椒、小金刚、鸡心辣椒。

【来　　源】　为茄科植物朝天椒 *Capsicum annuum* L. var. *conoises* Irsh 的果实。

【植物形态】　草本。植物体多二歧分枝。单叶互生；叶卵形，长 4~7cm，宽 2~4cm，全缘，先端尖，基部渐狭；有柄。花常单生于叶腋间；萼钟状，先端 5 齿；花冠白色或带紫色，5 裂；雄蕊 5，着生于花冠基部，花药纵裂；雌蕊 1，子房 2 室，花柱细长，柱头略呈头状。浆果圆锥形或矩圆状圆柱形，通常直立，萼宿存；果实成熟后红色或紫色，味极辣。

【分　　布】　栽培。

【采集加工】　选择个大饱满、表皮光滑、红色的椒果采收，晒干。

【药材性状】　果实圆锥形，长 2~5cm，直径 1cm，顶端渐尖，基部稍圆，具宿萼及果柄；表面红色，有光泽，光滑，果肉稍厚；横切可见中轴胎座，每室有类白色扁圆形种子。气特异，味辛辣如灼。

【功效主治】　活血，消肿，解毒。主治阴证疮疡，脚气，狂犬咬伤。

【用法用量】　外用：适量，煎水洗；或捣敷。

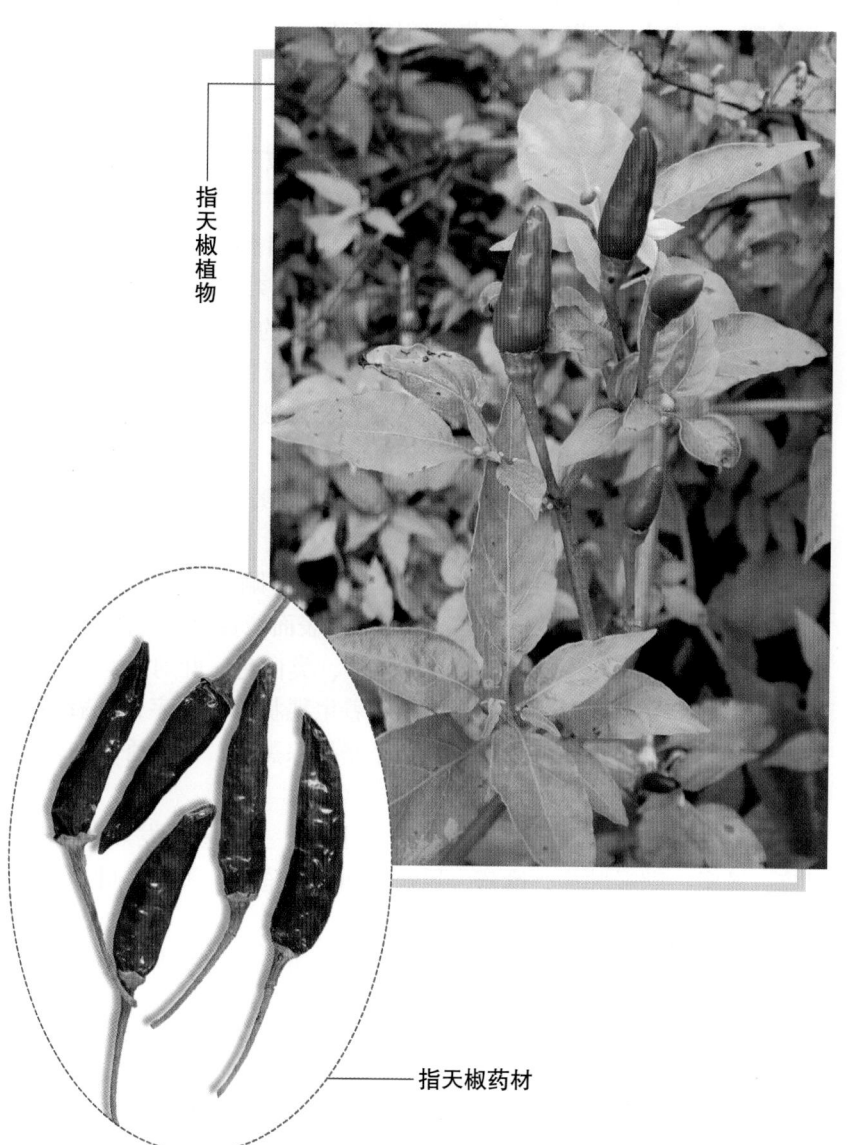

指天椒植物

指天椒药材

荆 芥

【别　　名】　小茴香、假苏、四棱杆蒿。

【来　　源】　为唇形科植物裂叶荆芥 *Schizonepeta tenuifolia* Briq. 的全草

【植物形态】　草本。茎四棱形，多分枝，被灰白色疏短柔毛，下部的节及小枝基部通常微红色。叶通常为指状三裂，长 1~3.5cm，宽 1.5~2.5cm，先端锐尖，基部楔状渐狭并下延至叶柄，裂片披针形，中间的较大，全缘，草质，上面暗橄榄绿色，被微柔毛，下面带灰绿色，被短柔毛，有腺点。花序为多数轮伞花序组成的顶生穗状花序；苞片叶状，小苞片线形，极小；花萼管状钟形，被灰色疏柔毛，具 15 脉，齿 5，三角状披针形或披针形；花冠青紫色，外被疏柔毛，冠筒向上扩展，冠檐二唇形，上唇先端 2 浅裂，下唇 3 裂，中裂片最大；雄蕊 4，花药蓝色；花柱先端 2 裂。小坚果长圆状三棱形褐色。

【分　　布】　广西主要为栽培。

【采集加工】　全年均可采收，洗净，切段，晒干。

【药材性状】　茎方柱形，四面有纵沟；表面淡黄绿色或淡紫红色，被短柔毛；质轻脆，易折断，断面纤维性，类白色。叶对生，多已脱落，叶片羽状分裂，裂片细长。枝顶端着生穗状轮伞花序，花冠多已脱落，花萼宿存，黄绿色或淡棕色。小坚果棕黑色。气芳香，味微涩而辛凉。

【功效主治】　祛风，解表，透疹，止血。主治感冒发热，头痛，目痒，咳嗽，咽喉肿痛，麻疹，风疹，痈肿，疮疥，衄血，吐血，便血，崩漏，产后血晕。

【用法用量】　内服：煎汤，3~10g；或入丸、散。外用：适量，煎水熏洗；或捣烂敷；或研末调敷。

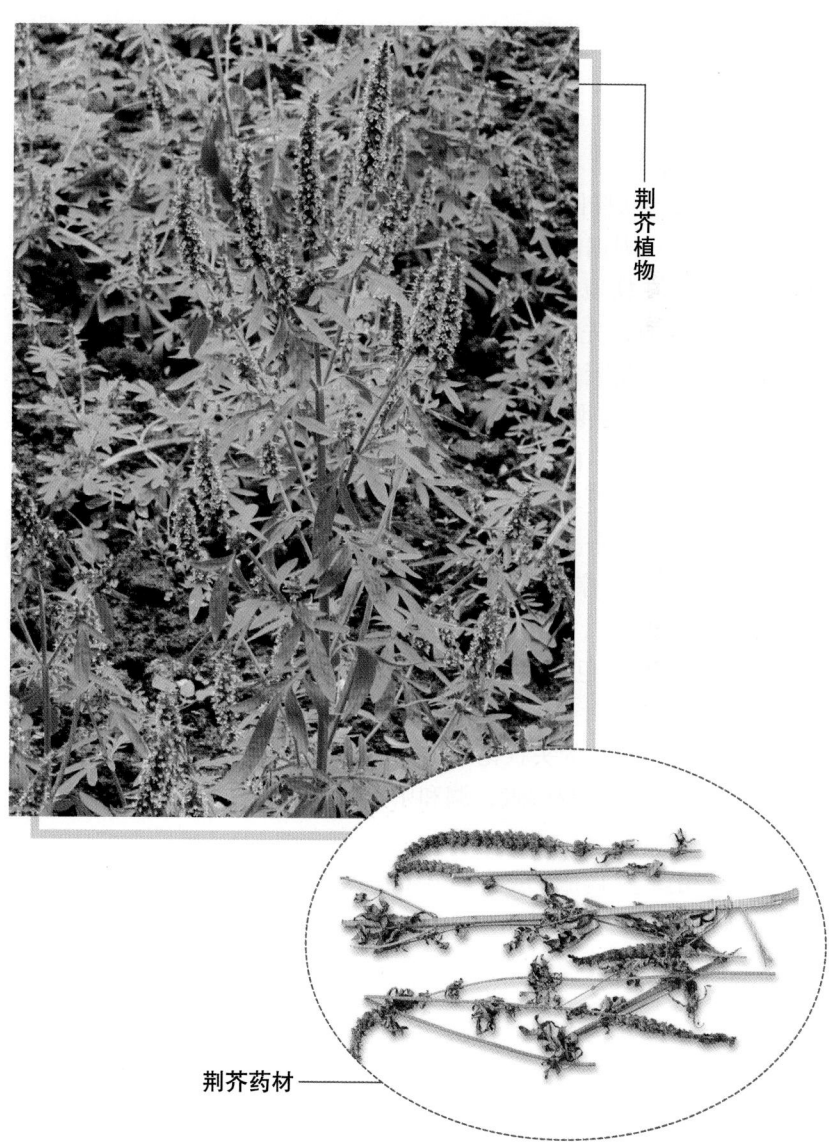

荆芥植物

荆芥药材

革命菜

【别　　名】 假茼蒿、冬风菜、飞机菜、满天飞、金黄花草、假苦荞。

【来　　源】 为菊科植物野茼蒿 *Gynura crepidioides* Benth. 的全草。

【植物形态】 草本。茎直立，有纵条纹，光滑无毛。单叶互生；叶片膜质，长圆状椭圆形，长 7~12cm，宽 4~5cm，先端渐尖，基部楔形，边缘有不规则锯齿、重锯齿或有时基部羽状分裂，两面无毛。头状花序少数，在枝顶排成圆锥状；总苞圆柱形，总苞片 2 层，条状披针形，边缘膜质，先端有小束毛，基部有小苞片数枚；花全为两性，管状，粉红色，花冠先端 5 齿裂，花柱基部小球状，分枝先端有线状被毛的尖端。瘦果狭圆柱形，赤红色，有条纹，被毛；冠毛白色。

【分　　布】 广西各地均有分布。

【采集加工】 夏、秋季采收，洗净，晒干或鲜用。

【药材性状】 根呈长纺锤形，暗褐色；质坚而脆，易折断，断面粗糙，皮部薄，棕褐色，木部灰黄色或灰白色。茎直立，直径约 1~10mm，具纵条纹，光滑无毛，上部多分枝，表面棕褐色；质松而脆，折断面髓部白色，中空或疏松。完整叶展平后呈长椭圆形，长 7~12cm，宽 4~5cm，先端渐尖，边缘有重锯齿或有时基部羽状分裂；有时枝梢带有橘黄色的头状花序。气微，味淡。

【功效主治】 清热解毒，调和中焦。主治感冒，泄泻，口疮，消化不良，乳痈。

【用法用量】 内服：煎汤，30~60g；或绞汁。外用：适量，捣敷。

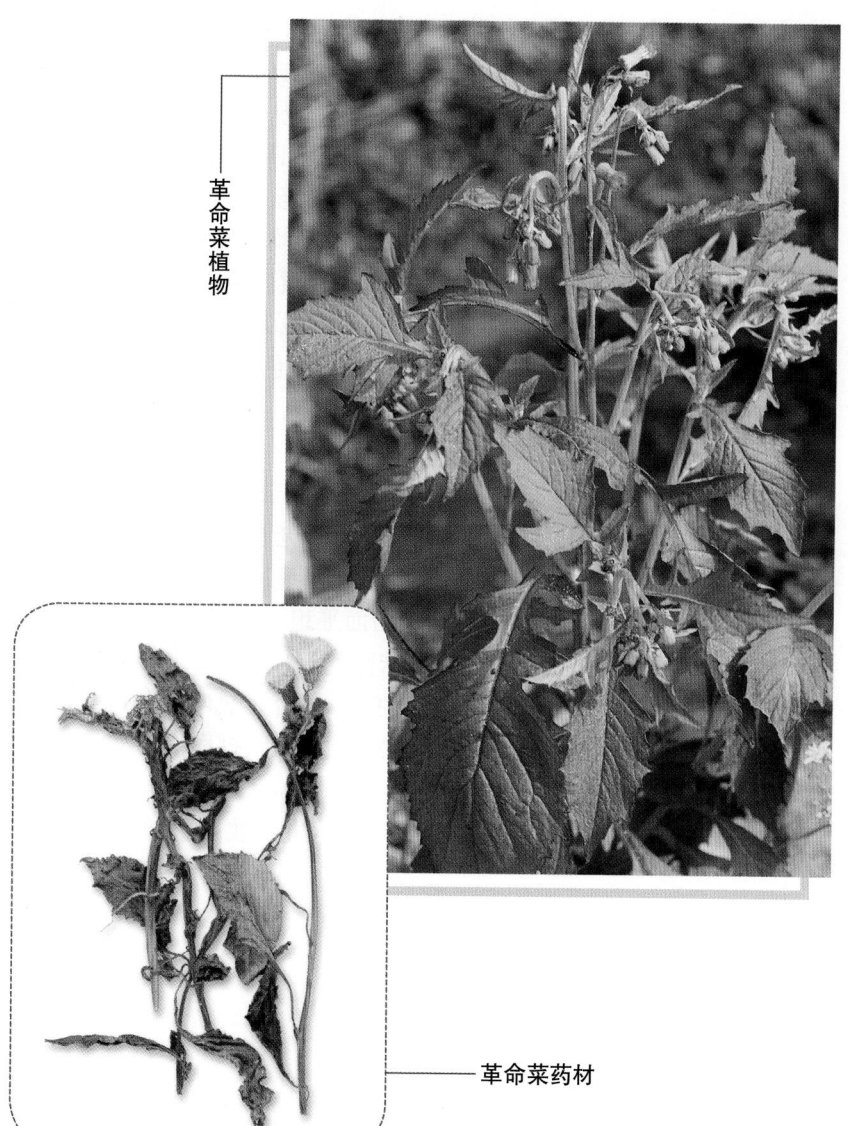

革命菜植物

革命菜药材

茜 草

【别　　名】 红丝线、红茜、茜根。

【来　　源】 为茜草科植物茜草 *Rubia cordifolia* L. 的根。

【植物形态】 攀援草本。根数条至数十条丛生，外皮紫红色或橙红色。茎四棱形，枝上生多数倒生的小刺。叶四片轮生，具长柄；叶片形状变化较大，卵形、三角状卵形、宽卵形至窄卵形，先端通常急尖，基部心形，上面粗糙，下面沿中脉及叶柄均有倒刺，全缘，基出脉5。聚伞花序圆锥状，腋生及顶生；花小，黄白色，5数；花萼不明显；花冠辐状，5裂，裂片卵状三角形，先端急尖；雄蕊5，着生在花冠管上；子房下位，2室，无毛。浆果球形，红色后转为黑色。

【分　　布】 广西主要分布于灵山、北流、岑溪、贺州、富川、蒙山、金秀。

【采集加工】 栽后2~3年，于11月挖取根部，洗净，晒干。

【药材性状】 根圆柱形，有的弯曲，老根留有根头。直径0.2~1cm；表面红棕色，有细纵纹及少数须根痕；皮、木部较易分离，皮部脱落后呈黄红色。质脆，易断，断面平坦，皮部狭，红棕色，木部宽，粉红色，有众多细孔。气微，味微苦。

【功效主治】 凉血止血，活血化瘀。主治血热咯血，吐血，衄血，尿血，便血，崩漏，经闭，产后瘀阻腹痛，跌打损伤，风湿痹痛，黄疸，疮痈，痔肿。

【用法用量】 内服：煎汤，10~15g；或入丸、散；或浸酒。

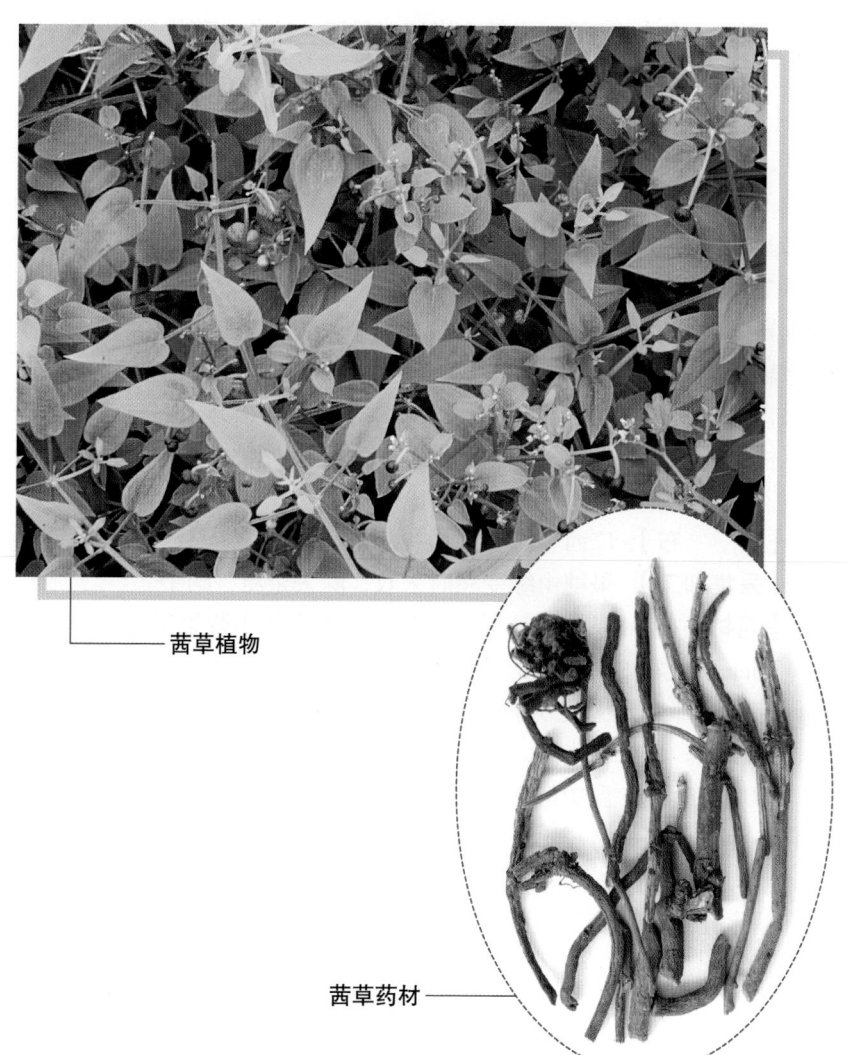

茜草植物

茜草药材

荜 茇

【别　　名】 荜拔、毕勃、椹圣、鼠尾、蛤蒌、荜拔梨。

【来　　源】 为胡椒科植物荜拔 *Piper longum* L. 的果穗。

【植物形态】 攀援藤本。枝有粗纵棱和沟槽。叶纸质，有密细腺点，下部的卵圆形或几为肾形，向上渐次为卵形至卵状长圆形，长6~12cm，宽 3~12cm，顶端骤然紧缩具短尖头或上部的短渐尖至渐尖，基部阔心形，有钝圆、相等的两耳，或上部的为浅心形而两耳重叠；叶脉 7 条，均自基出，叶柄长短不一；叶鞘长为叶柄的 1/3。花单性，雌雄异株，聚集成与叶对生的穗状花序；雄花序被极细的粉状短柔毛，花序轴无毛，苞片近圆形，具短柄，盾状，雄蕊 2 枚；雌花序于果期延长，总花梗和花序轴与雄花序的无异，子房卵形，下部与花序轴合生，柱头 3，卵形，顶端尖。浆果下部嵌生于花序轴中并与其合生，上部圆，顶端有脐状凸起。

【分　　布】 广西全区各地均有分布。

【采集加工】 果穗由绿变黑时采收，除去杂质，晒干。

【药材性状】 果穗圆柱形，稍弯曲，由多数小浆果集合而成，长1.5~3.5cm，直径 0.3~0.5cm。表面黑褐色或棕色，有斜向排列整齐的小凸起，基部有果穗梗残余或脱落痕。质硬而脆，易折断，断面不整齐，颗粒状。小浆果球形，直径约 1mm。有特异香气，味辛辣。

【功能主治】 温中散寒，下气止痛。主治脘腹冷痛，呕吐，食积不化，泄泻，偏头痛，牙痛，鼻渊，心绞痛，外治牙痛。

【用法用量】 内服：煎汤，1.5~3g；或入丸、散。外用：适量，研末塞龋齿孔中；或浸酒擦患处。

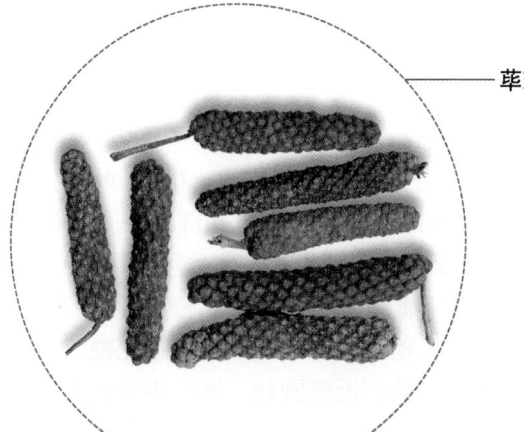

荜茇药材

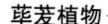

荜茇植物

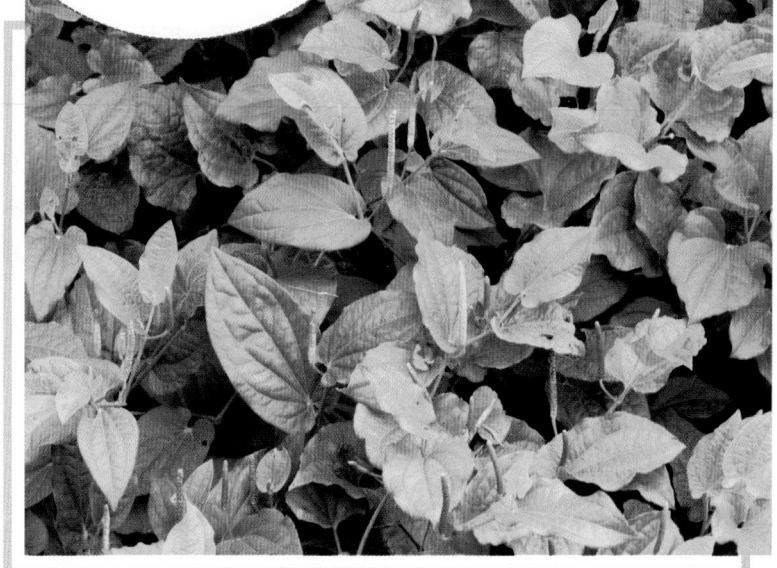

草 龙

【别　　名】 水映草、水仙桃、香须公、化骨溶、小叶水丁香。

【来　　源】 为柳叶菜科植物草龙 Ludwigia hyssopifolia（G. Don）Exell 的全草。

【植物形态】 草本。全株无毛。茎直立，基部常木质化，具3~4棱，多分枝，幼枝及花序被微柔毛，分枝纤细。单叶互生；叶片披针形至线形，长1~6cm，宽0.2~2.5cm，先端渐尖，基部狭楔形，侧脉11~17对，下面脉上疏被短毛，全缘。花腋生；萼片4，披针形，3脉；花瓣4，黄色，长椭圆形，先端钝圆，基部楔形，短于萼片；雄蕊8；子房下位，花柱短，柱头扁球形。蒴果绿色或淡紫色，近无梗，幼时近四棱形，熟时近圆柱状。种子多数，近椭圆状，两端多少锐尖，淡褐色，表面有纵横条纹。

【分　　布】 广西主要分布于平乐、昭平、苍梧、平南、北流、博白、贵港、南宁、武鸣。

【采集加工】 全年均可采收，洗净，切段，晒干。

【药材性状】 茎具纵棱，老茎黄褐色稍带红斑，多分枝；质脆，易折断。全株被柔毛。叶互生，几无柄；叶片皱缩，易碎，完整者展开后呈披针形或条状披针形，长13~15cm，宽1~2.5cm，先端渐尖，基部渐狭，全缘，两面密被柔毛。味苦，微辛。

【功效主治】 清热解毒，疏风凉血。主治感冒咳嗽，喉痛，口疮，疔肿。

【用法用量】 内服：煎汤，10~20g。外用：适量。

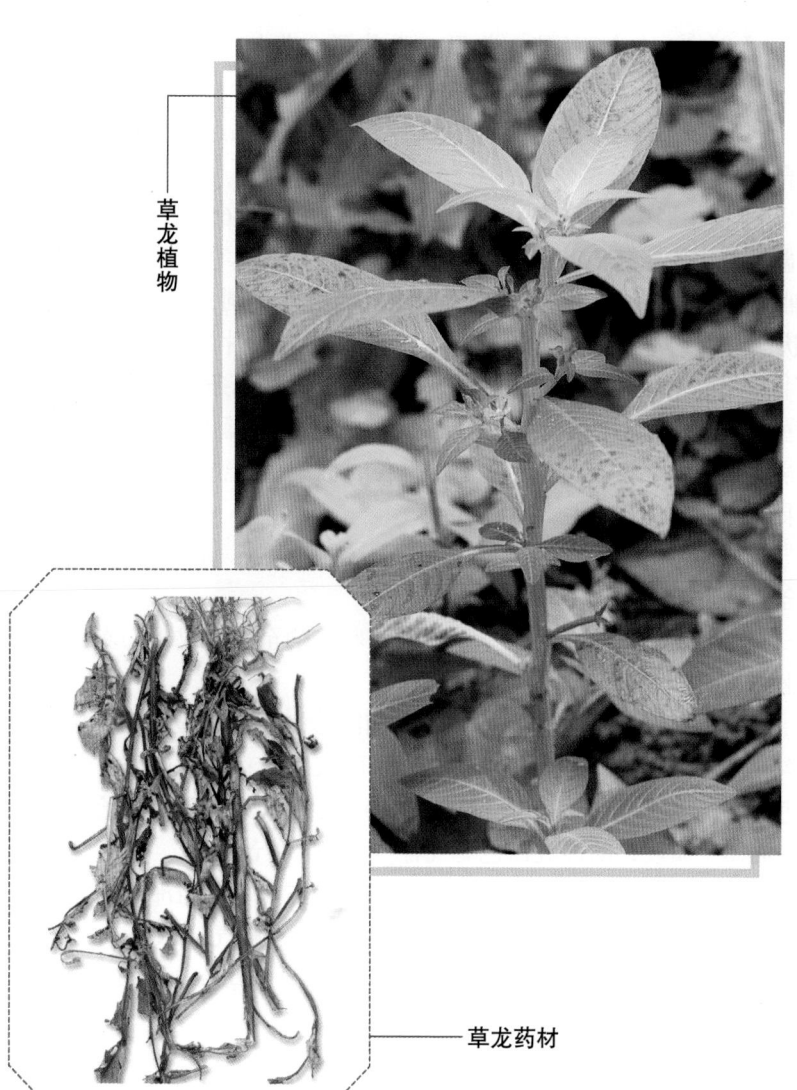

草龙植物

草龙药材

草豆蔻

【别　　名】 豆蔻、草果、豆蔻子、草蔻、大草蔻、偶子、草蔻仁。

【来　　源】 为姜科植物草豆蔻 *Alpinia katsumadai* Hayata 的种子团。

【植物形态】 草本。叶片狭椭圆形，长 50~65cm，宽 6~9cm，先端渐尖，基部渐狭，有缘毛；叶舌卵形，外被粗毛。总状花序，花序轴密被粗毛；小苞片乳白色，阔椭圆形，先端钝圆，基部连合；花萼钟状，白色，先端有不规则 3 钝齿；花冠白色，裂片 3，长圆形，上方裂片较大，先端 2 浅裂，边缘具缺刻，前部具红色条纹，后部具淡紫红色斑点；侧生退化雄蕊披针形，或有时不存；雄蕊 1，花药椭圆形，药隔背面被腺毛，花丝扁平；子房下位，椭圆形，密被淡黄色绢毛。蒴果近圆形，外被粗毛，熟时黄色。

【分　　布】 广西主要分布于阳朔、容县、北流、桂平、博白、合浦、防城、武鸣、岑溪。

【采集加工】 夏、秋季果熟时采收，晒至八九成干，剥除果皮取出种子团晒干。

【药材性状】 种子团类球形或椭圆形，具较明显的 3 钝棱及 3 浅沟，长 1.5~3cm，直径 1.5~2.7cm；表面灰褐色；中间有黄白色或淡棕色隔膜分成 3 室，每室有种子 22~100 颗，不易散开。种子呈卵圆状多面体。质硬，断面乳白色。气香，味辛、微苦。

【功效主治】 温中燥湿，行气健脾。主治寒湿阻滞脾胃之脘腹冷痛，痞满作胀，呕吐泄泻，食谷不化，痰饮，脚气，瘴疟。

【用法用量】 内服：煎汤，3~6g，宜后下；或入丸、散。

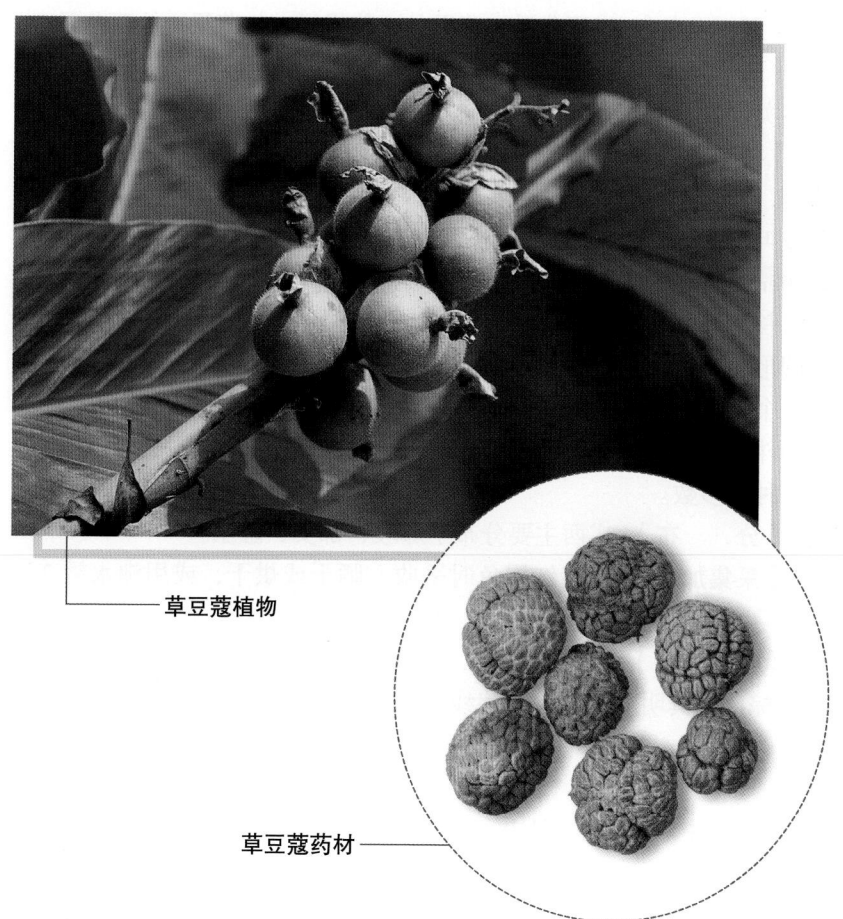

草豆蔻植物

草豆蔻药材

草 果

【别　　名】 广西草果、草果仁、草果子、红草果、桂西草果。

【来　　源】 为姜科植物草果 *Amomum tsao-ko* Crevost et Lemaire 的果实。

【植物形态】 草本。全株有辛辣气味。茎基部膨大。叶2列，无叶柄，或上部有短柄；叶舌带紫色膜质，被疏绒毛；叶鞘具条纹，叶舌及叶鞘边缘近革质；叶片长圆状披针形至卵形，长20~83cm，宽5~19cm，先端长渐尖，基部楔形，全缘。花葶从基部抽出；苞片淡红色，长圆形；小苞片管状，2浅裂；花浅橙色；花萼3齿裂；花冠裂片长圆形，后方一枚兜状；唇瓣长圆状倒卵形，边缘多皱，中脉两侧各有一个红色条纹；雄蕊的药隔附属体具啮蚀状牙齿；花柱被疏短毛，柱头漏斗状。蒴果成熟时暗紫色，近球形，黑褐色，先端具残存的花被管。种子多数。

【分　　布】 广西主要分布于那坡、都安、融水。

【采集加工】 果实红褐色时采收，晒干或烘干，或用沸水烫2~3分钟后，晒干或烘干。

【药材性状】 果实椭圆形，长2~4cm，直径1~2.5cm，表面棕色或红棕色，具明显的纵沟及棱线，先端有圆形凸起的柱基，基部有果柄或果柄痕，果皮坚韧，内分3室，每室含种子8~11粒，种子集结成团。气芳香，味辛、微苦。

【功效主治】 燥湿温中，祛痰截疟。主治脘腹冷痛，恶心呕吐，胸膈痞满，泄泻，下痢，疟疾。

【用法用量】 内服：煎汤，3~9g；或入丸、散。

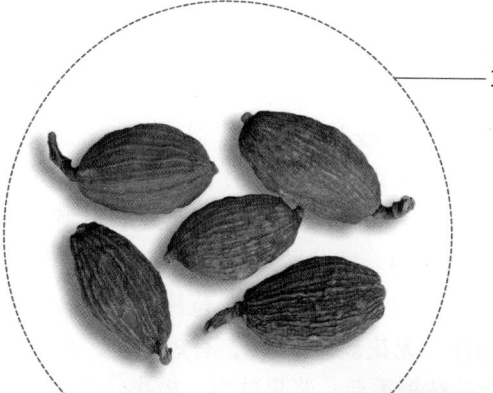

草果药材

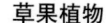

草果植物

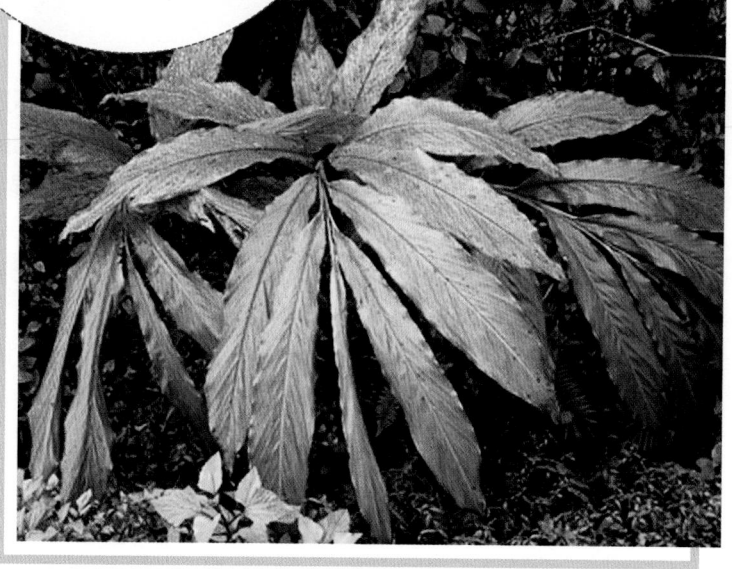

草胡椒

【别　　名】 小叶冷水花、土荆芥、牛舌草、舌草。

【来　　源】 为胡椒科植物草胡椒 *Peperomia pellucida*（L.）Kunth 的全草。

【植物形态】 肉质草本。茎直立或基部有时平卧，分枝，无毛，下部节上常生不定根。叶互生；叶片阔卵形或卵头三角形，长和宽近相等，约1~3.5cm，先端短尖或钝，基部心形，两面均无毛，叶脉5~7条，基出，网状不明；膜质，半透明。穗状花序顶生于茎上端，与叶对生，淡绿色，细弱，其与共序轴均无毛；花疏生；苞片近圆形，中央有细短柄，盾状；花极小，两性，无花被；雄蕊2，有短花丝，花药近圆形；子房椭圆形，柱头顶生，被短柔毛。浆果球形，极小，先端尖。

【分　　布】 广西分布于各地。

【采集加工】 夏、秋季采收，洗净，晒干。

【药材性状】 茎有分枝，具细纵槽纹，下部节上生有不定根。叶片皱缩或破碎，完整叶片展开后呈阔卵形或卵状三角形，长宽几相等，0.8~3cm，基部心形，两面无毛；叶脉基出，网脉不明显；叶柄长0.8~2cm。常带穗状花序，顶生或与叶对生。气微，味淡。

【功效主治】 清热解毒，散瘀止痛，止血。主治痈肿疮毒，烧烫伤，跌打损伤，外伤出血。

【用法用量】 内服：煎汤，15~25g。外用：适量，鲜品捣敷或加酒调敷；亦可捣烂绞汁涂。

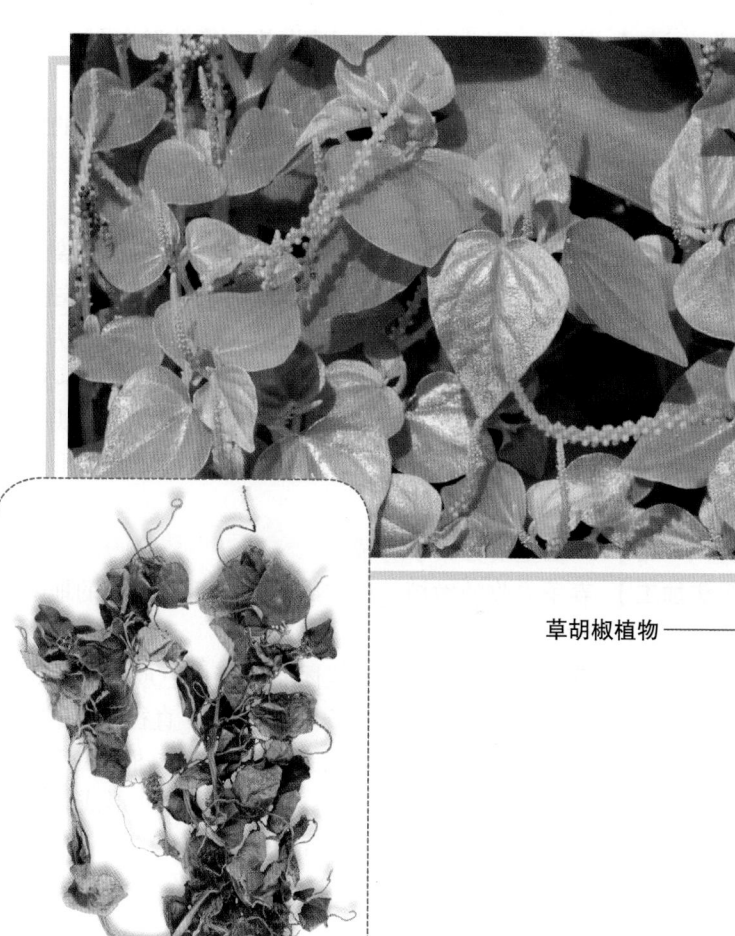

草胡椒植物

草胡椒药材

茵陈蒿

【别　　名】 滨蒿、因尘、茵陈、因陈蒿、绵茵陈、绒蒿、臭蒿、婆婆蒿、西茵陈。

【来　　源】 为菊科植物茵陈蒿 *Artemisia capillaris* Thunb. 的地上部分。

【植物形态】 草本。茎常数个丛生，嫩枝被灰白色柔毛。叶密集；下部叶有长柄，叶片长圆形，长 1.5~5cm，2 或 3 次羽状全裂，最终裂片披针形，先端尖，常被绢毛；中部叶 2 次羽状全裂，基部抱茎，裂片线形或毛管状；上部叶无柄，3 裂或不裂，裂片短，毛管状。头状花序极多，在侧枝上排列成复总状花序；总苞卵形，总苞片 3~5 层，每层 3 片，覆瓦状排列；花杂性，均为管状花；外层为雌花，柱头伸出花冠外；两性花先端稍膨大，不育。瘦果稍大，长圆形或倒卵形，具纵条纹。

【分　　布】 广西主要分布于防城。

【采集加工】 春季采收的嫩梢，称"绵茵陈"；夏季采收的地上部分称"茵陈蒿"。摘去烂叶，切段，晒干。

【药材性状】 绵茵陈：本品多卷曲成团状，灰白色或灰绿色，全体密被白色茸毛，绵软如绒。茎细小，长 1.5~2.5cm，直径 0.1~0.2cm，除去表面白色茸毛后可见明显纵纹；质脆，易折断。叶具叶柄；展平后叶片呈一至三回羽状分裂，长 1~3cm，宽约 1cm；小裂片卵形或稍呈倒披针形、条形，先端锐尖。气清香，味微苦。

【功效主治】 清热利湿，利胆退黄，解毒。主治黄疸，小便不利，湿疮瘙痒，湿温证。

【用法用量】 内服：煎汤，10~15g；或入丸、散。外用：适量，煎水洗。

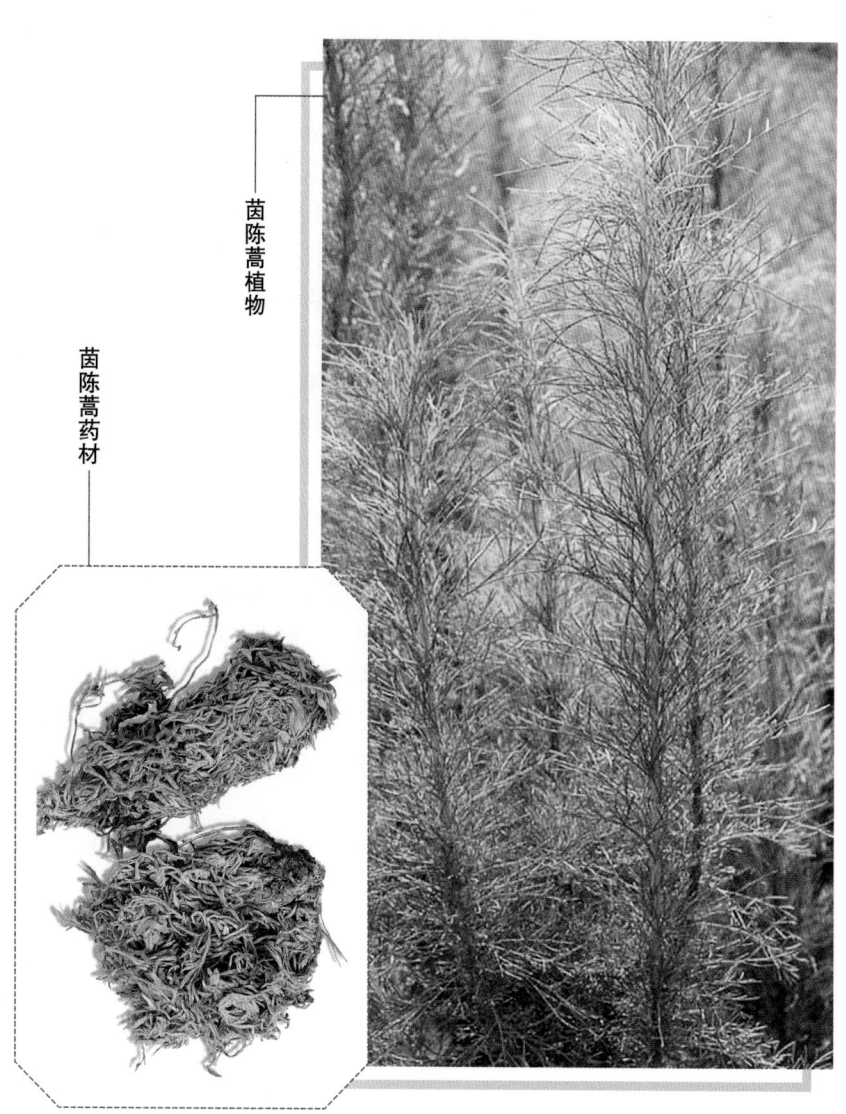

茵陈蒿植物

茵陈蒿药材

茴茴蒜

【别　　名】 水胡椒、黄花草、山辣椒、辣辣草、水杨梅、野桑椹。

【来　　源】 为毛茛科植物茴茴蒜 *Ranunculus chinensis* Bunge 的全草。

【植物形态】 草本。须根多数，簇生。茎直立，多分枝，中空，密生开展的淡黄色糙毛。基生叶与下部叶有长叶柄；为三出复叶；叶片轮廓宽卵形或三角形，长 2.7~7.5cm；中央小叶 3 深裂，裂片狭长，上部有少数不规则锯齿，具长柄；侧生小叶不等 2~3 裂，具短柄；茎上部叶较小，叶柄较短，小叶两面及叶柄均有糙毛。花序有较多疏生的花；花两性，单生；花梗有糙毛；萼片 5，狭卵形，外面被柔毛；花瓣 5，宽卵圆形，黄色，基部有短爪，蜜槽有卵形小鳞片；雄蕊多数；花托在果期伸长，圆柱形，有白短毛；心皮多数。瘦果扁平，边缘有棱，缘极短，呈点状。

【分　　布】 广西主要分布于龙州、天等、那坡、隆林。

【采集加工】 春、夏季采收，洗净泥沙，摘去烂叶，切段，晒干。

【药材性状】 茎及叶柄均有伸展的淡黄色糙毛。三出复叶，黄绿色，基生叶及下部叶具长柄；叶多皱缩，展开呈宽卵形，长 3~12cm，小叶 2~3 深裂，上部具少数锯齿，两面被糙毛。偶见花序。气微，味淡。有毒。

【功效主治】 解毒退黄，截疟，定喘，镇痛。主治黄疸，肝硬化腹水，疮癞，牛皮癣，疟疾，哮喘，牙痛，胃痛，风湿痛。

【用法用量】 内服：煎汤，3~9g。外用：适量，外敷患处或穴位，皮肤发赤起泡时除去；或鲜草洗净绞汁涂搽；或煎水洗。

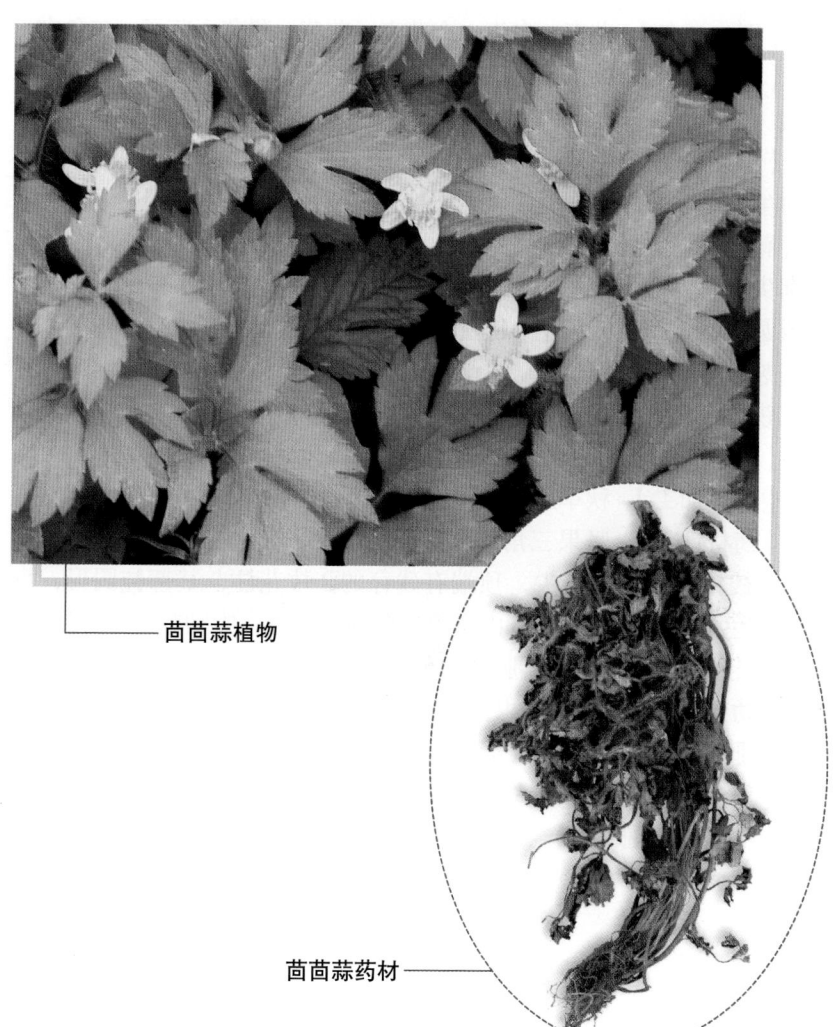

茴茴蒜植物

茴茴蒜药材

荞 麦

【别　　名】 花麦、乌麦、金荞麦、花荞、甜荞、荞子、三角麦。

【来　　源】 为蓼科植物荞麦 *Fagopyrum esculentum* Moench. 的果实。

【植物形态】 草本。茎直立，多分枝，光滑，淡绿色或红褐色，有时生稀疏的乳头状凸起。叶互生，下部叶有长柄，上部叶近无柄；托叶鞘短筒状，顶端斜而平截，早落；叶片三角形或卵状三角形，先端渐尖，基部心形或戟形，全缘，两面无毛或仅沿叶脉有毛。花序总状或圆锥状，顶生或腋生；花梗长；花淡红色或白色，密集；花被5深裂，裂片长圆形；雄蕊8，短于花被；花柱3，柱头头状。瘦果卵形，有三锐棱，长大于宽，顶端渐尖，黄褐色，光滑。

【分　　布】 广西各地均有栽培。

【采集加工】 秋季果实成熟时采割，打下果实，晒干。

【药材性状】 坚果三角状卵形或三角形，表面棕褐色，光滑，具3棱，棱锐利，先端渐尖，顶端有残存的3枚花柱，基部钝圆形，可见淡棕色的果柄痕。质硬，内有黄白色种子1枚，中轴胚合子叶发达，并合一起呈"S"形弯曲。胚乳白色，粉性。气微，味甘。

【功效主治】 健脾消积，下气宽肠，解毒敛疮。主治泄泻，痢疾，绞肠痧，疱疹，丹毒，痈疽，发背，瘰疬，烫火伤。

【用法用量】 内服：入丸、散；或制面食服。外用：适量，研末掺或调敷。不宜久服。

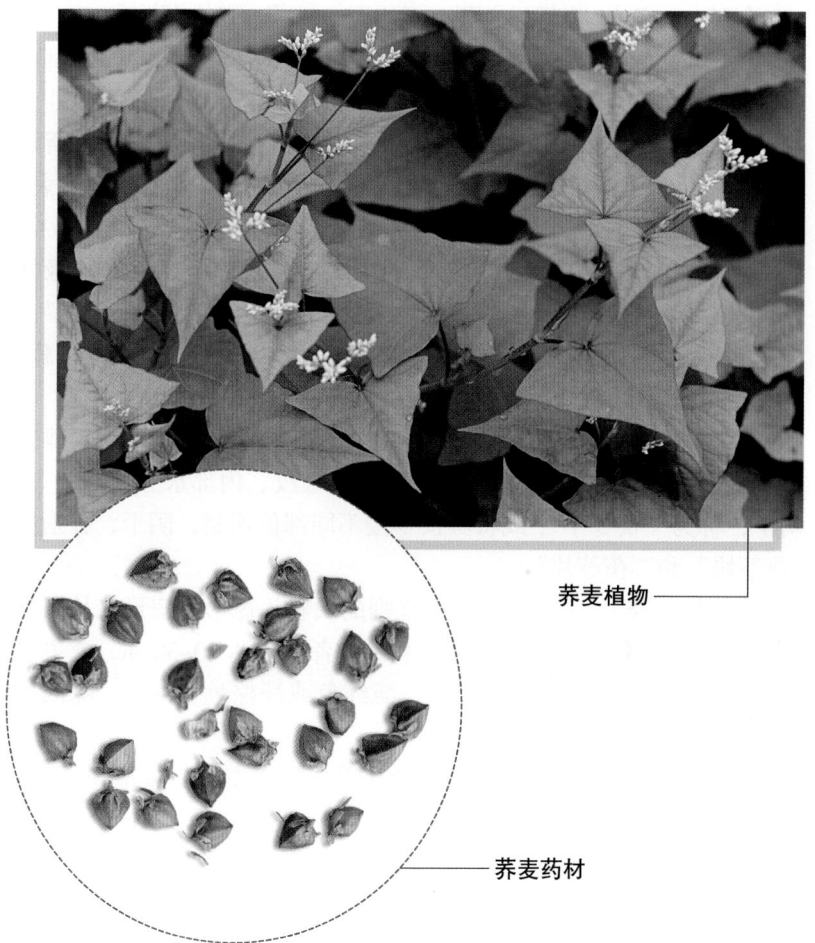

荞麦植物

荞麦药材

茯 苓

【别　　名】　茯菟、松薯、不死面、松苓、松木薯。

【来　　源】　为多孔菌科真菌茯苓 *Poria cocos*（Schw.）Wolf 的菌核。

【植物形态】　菌核球形、卵形、椭圆形至不规则形，重量也不等，一般重 500~5000g；外面有厚而多皱褶的皮壳，深褐色，新鲜时软，干后变硬；内部白色或淡红色，粉粒状。子实体生于菌核表面，全平伏，白色，肉质，老后或干后变为浅褐色。菌管密，长 2~3mm，管壁薄，管口圆形、多角形或不规则形，直径 0.5~1.5mm，口缘常裂为齿状。孢子长方形至近圆柱形，平滑，有一歪尖。

【分　　布】　广西主要分布于邕宁、武鸣、南宁、横县、藤县、北流、博白、容县、桂平、平南、岑溪、苍梧；或栽培。

【采集加工】　从地下挖出后除去泥沙，堆置"发汗"后，摊开晾至表面干燥，再"发汗"，反复数次至现皱纹、内部水分大部散失后，阴干，称为"茯苓个"；或将鲜茯苓按不同部位切制，阴干，分别称为"茯苓块"和"茯苓片"。

【药材性状】　茯苓个多为不规则的块状，球形、扁形、长圆形或长椭圆形等，大小不一，小者如拳，大者直径达 20~30cm，或更大。茯苓块为块状，大小不一；白色，淡红色或淡棕色。气微，味淡，嚼之粘牙。

【功效主治】　利水渗湿，健脾和胃，宁心安神。主治小便不利，水肿胀满，痰饮咳逆，呕吐，脾虚食少，泄泻，心悸不安，失眠健忘，遗精白浊。

【用法用量】　内服：煎汤，10~15g；或入丸、散。宁心安神用朱砂拌。

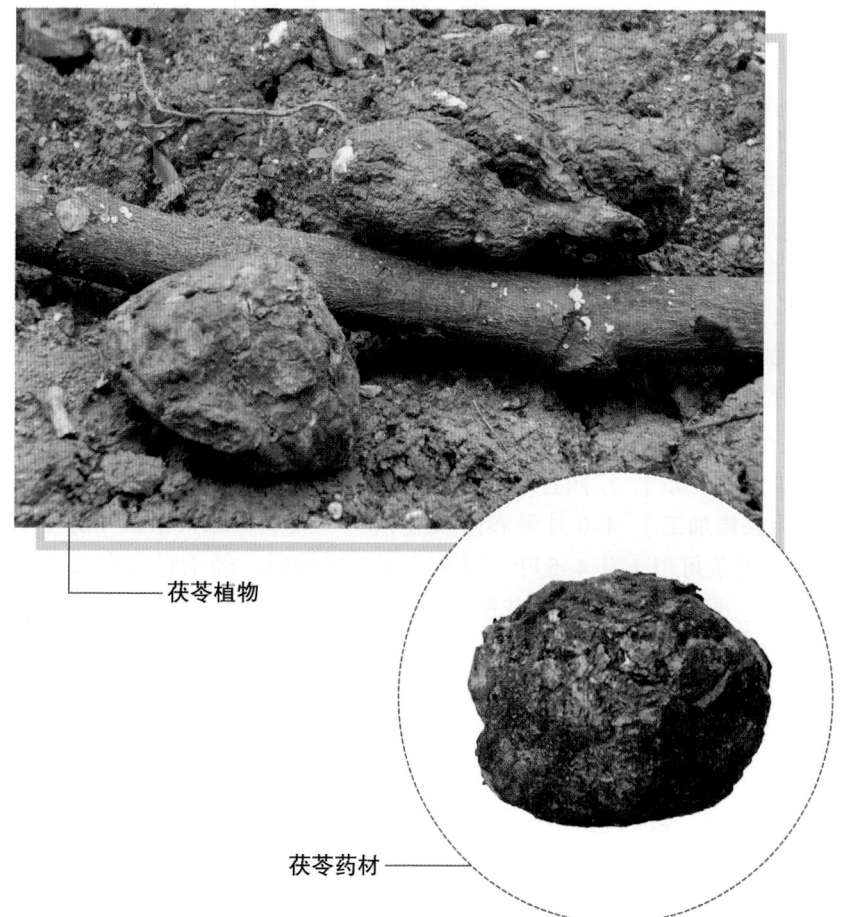

茯苓植物

茯苓药材

茶 叶

【别　　名】 苦茶、茶、茗、腊茶、茶芽、芽茶、细茶。

【来　　源】 为山茶科植物茶 *Camellia sinensis*（L.）O. Kuntze. 的嫩叶或嫩芽。

【植物形态】 灌木。嫩枝、嫩叶具细柔毛。单叶互生；叶片薄革质，椭圆形或倒卵状椭圆形，长 5~12cm，宽 1.8~4.5cm，先端短尖或钝尖，基部楔形，边缘有锯齿，下面无毛或微有毛，侧脉明显。花两性，白色，芳香，通常单生或朵生于叶腋；花梗向下弯曲；萼片 5~6，圆形，被微毛，边缘膜质，具睫毛，宿存；花瓣 5~8，宽倒卵形；雄蕊多数，外轮花丝合生成短管；子房上位，被绒毛，3 室，花柱 1，顶端 3 裂。蒴果近球形或扁三角形，果皮革质，较薄。种子通常 1 颗或 2~3 颗，近球形或微有棱角。

【分　　布】 广西各地广为栽培。

【采集加工】 4~6 月采春茶及夏茶。一般红、绿茶采摘 1 芽 1~2叶；粗老茶可以 1 芽 4~5 叶。绿茶，鲜叶采摘后，经杀青、揉捻、干燥而成。绿茶加工后用香花熏制成花茶。红茶，鲜叶经调萎、揉捻、发酵、干燥而成。

【药材性状】 叶常卷缩成条状或成薄片状或皱褶；完整叶片展平后，叶片披针形至长椭圆形，先端急尖或钝尖，叶基楔形下延，边缘具锯齿，齿端呈棕红色爪状，有时脱落；上下表面均有柔毛；羽状网脉，叶柄短，被白色柔毛；老叶革质，较大，近光滑。气微弱而清香，味苦涩。

【功效主治】 清头目，除烦渴，消食，化痰，利尿，解毒。主治头痛，目昏，目赤，多睡善寐，感冒，心烦口渴，食积，口臭，痰喘，癫痫，小便不利，泻痢，喉肿，疮疡疖肿，水火烫伤。

【用法用量】 内服：煎汤，3~10g；或入丸、散；或沸水泡。外用：适量，研末调敷；或鲜品捣敷。

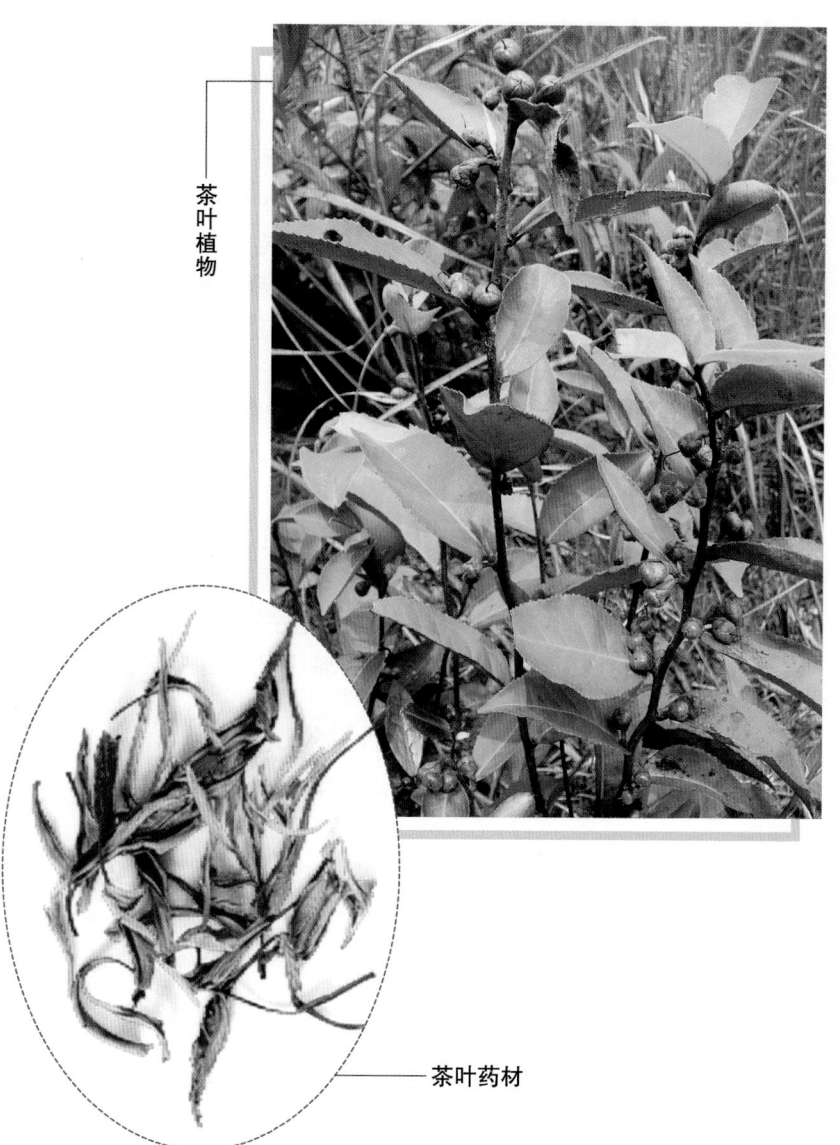

茶叶植物

茶叶药材

荠菜

【别　　名】　荠花、地米花、地菜。

【来　　源】　为十字花科植物荠 Capsella bursa-pastoris（L.）Medic. 的全草。

【植物形态】　草本。茎直立，有分枝，稍有毛。基生叶丛生，呈莲座状，具长叶柄；叶片大头羽状分裂，长可达 12cm，宽可达 2.5cm，顶生裂片较大，卵形至长卵形，长 5~30mm，宽 2~20mm，裂片较小，狭长，圆形至卵形，先端渐尖，浅裂或具有不规则粗锯齿；茎生叶狭披针形，基部箭形抱茎，边缘有缺刻或锯齿。总状花序顶生或腋生；萼片长圆形；花瓣白色，匙形或卵形，有短爪。短角果倒卵状三角形或倒心状三角形，扁平，无毛，先端稍凹，裂瓣具网脉。种子 2 行，呈椭圆形，浅褐色。

【分　　布】　广西各地有分布。

【采集加工】　3~5 月采收，除去枯叶、杂质，洗净，晒干。

【药材性状】　茎、叶黄绿色，叶皱缩，展开呈狭披针形，长 1~2cm，宽 2~15mm，基部箭形抱茎。总状花序轴较细，黄绿色；小花梗纤细，易断；花白色或淡黄棕色；花序轴下部常有小倒三角形的角果，绿色或黄绿色。气微清香，味淡。

【功效主治】　清肝止血，平肝明目，清热利湿。主治吐血，衄血，咯血，尿血，崩漏，目赤疼痛，高血压病，赤白痢疾，肾炎水肿，乳糜尿。

【用法用量】　内服：煎汤，15~30g，鲜品 60~120g；或入丸、散。外用：适量，捣汁点眼。

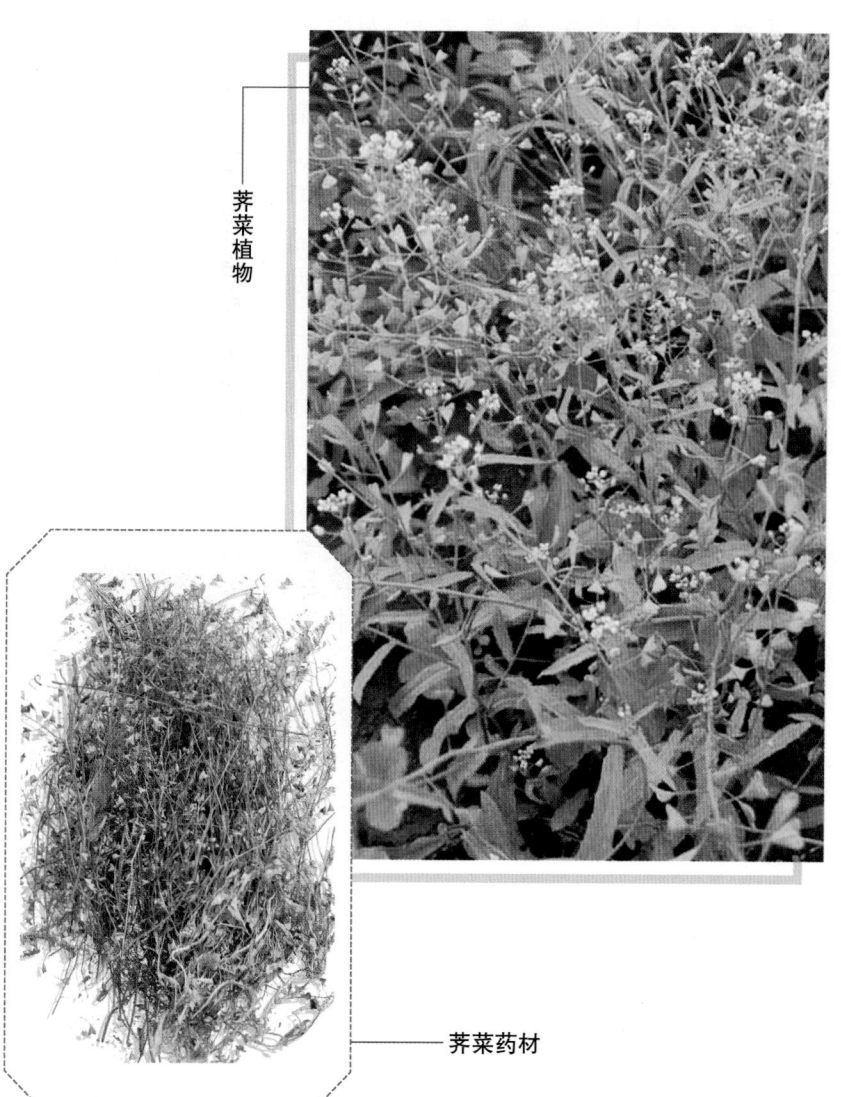

荠菜植物

荠菜药材

茭　笋

【别　　名】　茭草、菰菜、茭首、菰首、菰笋、菰手、茭白、茭瓜。

【来　　源】　为禾本科植物菰 *Zizania latifolia*（Griseb.）Stapf 的花茎经茭白黑粉的刺激而形成的纺锤形肥大的菌瘿。

【植物形态】　草本。常有根茎。秆直立。叶鞘肥厚，长于节间，基部常有横脉纹；叶舌膜质，略成三角形；叶片扁平而宽广，表面粗糙，背面较光滑，长 30~100cm，宽 10~20mm。圆锥花序大型，分枝多簇生，开花时上举，结果时开展；雄小穗两侧多少压扁，常带紫色，常着生于花序下部的分枝上，脱节于小穗柄上，柄较细弱，颖退化不见，外稃先端渐尖或有短尖头，并有 5 脉，厚纸质；雌小穗外稃有芒长，内稃与外稃同质，常均有 3 脉，为外稃所紧抱；雄花中有 6 枚发育雄蕊。颖果圆柱形。

【分　　布】　广西有栽培。

【采集加工】　秋季采收，鲜用或晒干。

【药材性状】　茭笋为长圆锥形，直径 1.2~2cm，表面黄白色至棕褐色，常具皱缩而成的纵条纹，节呈环状。质韧，不易折断。气微，微甘。

【功效主治】　清热解毒，除烦止渴，通利二便。主治烦热，消渴，胃肠积热，二便不通，黄疸，痢疾，热淋，目赤，产后乳汁不下，疮疡。

【用法用量】　内服：煎汤，30~60g。

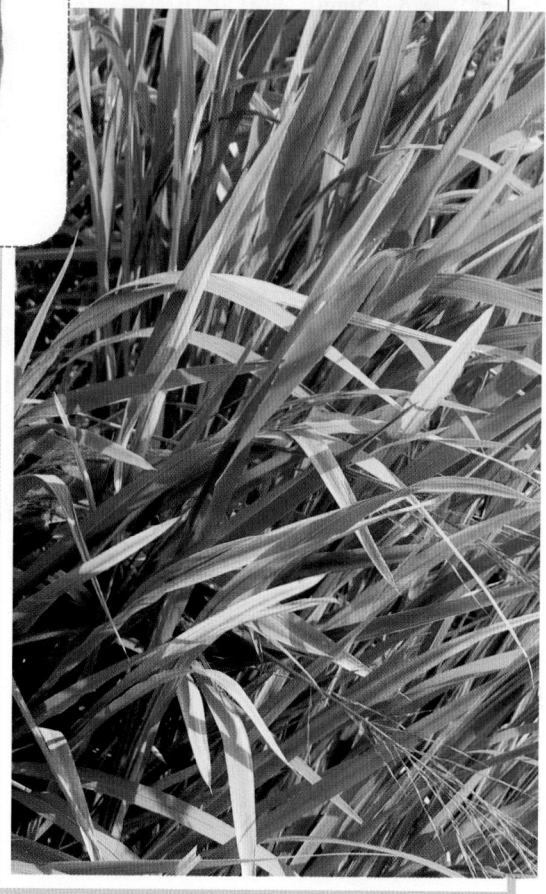

茭笋药材

茭笋植物

荩 草

【别　　名】 荩竹、黄草、蓐、鸥脚莎、荩蓐草、细叶秀竹、马耳草。

【来　　源】 为禾本科植物荩草 Arthraxon hispidus（Thunb.）Makino 的全草。

【植物形态】 草本。秆细弱，基部倾斜，分枝多节。叶鞘短于节间，有短硬疣毛；叶舌膜质，边缘具纤毛；叶片卵状披针形，长 2~4cm，宽 8~15mm。总状花序细弱，2~10 个成指状排列或簇生于秆顶，小穗孪生，有柄小穗退化成柄；无柄小穗卵状披针形，灰绿色或带紫色；第 1 颖边缘带膜质，有 7~9 脉，脉上粗糙，先端钝；第 2 颖近膜质，与第 1 颖等长，舟形，具 3 脉，先端尖；第 1 外稃长圆形，先端尖，第 2 外稃与第 1 外稃等长，近基部伸出 1 膝曲的芒，下部扭转；雄蕊 2；花黄色或紫色。颖果长圆形，与稃体几等长。

【分　　布】 广西主要分布于上林、金秀。

【采集加工】 秋季采全草。

【药材性状】 全草多卷曲。茎基部节上多长须根；茎表面淡黄或黄绿色，有浅棱。叶鞘黄绿色，被长柔毛；叶片卷缩，绿色，展开呈长披针形，长 5~7cm，宽约 1cm；主脉明显，白色；两面被稀疏短柔毛。气微，味淡。

【功效主治】 止咳定喘，解毒杀虫。主治久咳气喘，肝炎，咽喉炎，口腔炎，鼻炎，淋巴炎，乳腺炎，疮疡疥癣。

【用法用量】 内服：煎汤，6~15g。外用：适量，煎水洗或捣敷。

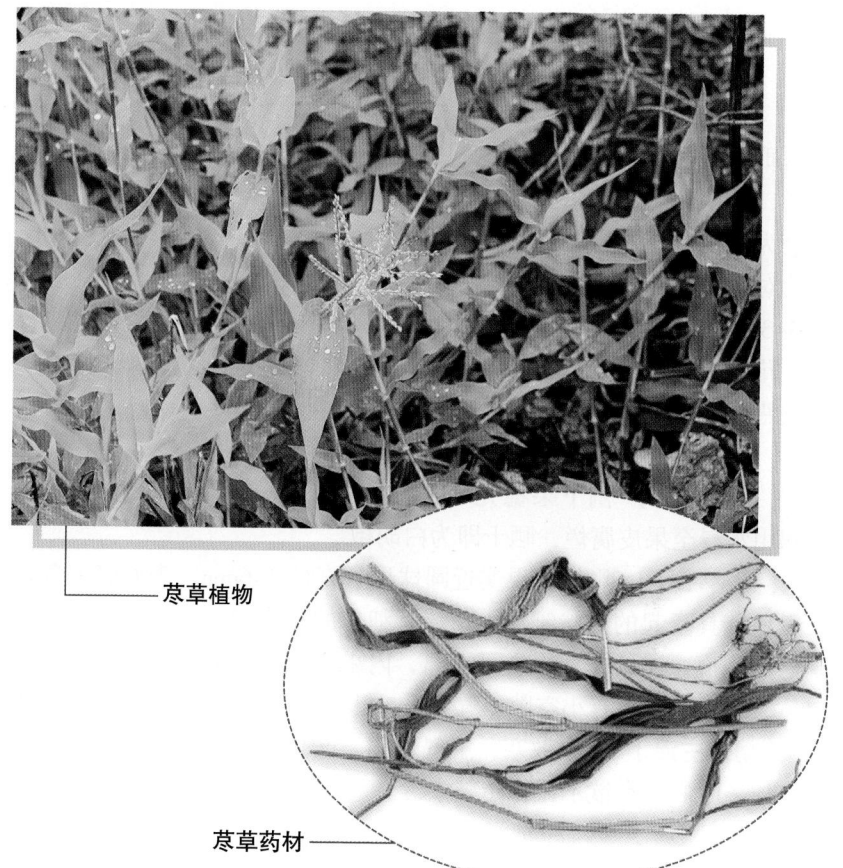

荩草植物

荩草药材

胡 椒

【别　　名】 味履支、浮椒、玉椒、黑胡椒、白胡椒。

【来　　源】 为胡椒科植物胡椒 *Piper nigrum* L. 的果实。

【植物形态】 攀援状藤本。节显著膨大，常生须根。叶互生；叶片革质，阔卵形或卵状长圆形，长 9~15cm，宽 5~9cm，先端短尖，基部圆，常稍偏斜；叶脉 5~7 条，最上 1 对离基 1.5~3.5cm 从中脉发出，其余为基出。花通常单性，雌雄同株，少有杂性，无花被；穗状花序与叶对生，比叶短或近等长；总花梗与叶柄近等长；苞片匙状长圆形，长 3~3.5mm，下部贴生于花序轴上，上部呈浅杯状；雄蕊 2，花药肾形，花丝粗短；子房球形，柱头 3~4，稀 5。浆果球形，成熟时红色，未成熟时干后变黑色。

【分　　布】 广西多为栽培。

【采集加工】 割下果穗先晒，后去皮，充分晒干，即为黑胡椒。果穗用水浸至果皮腐烂，晒干即为白胡椒。

【药材性状】 黑胡椒果实近圆球形，直径 3~6mm。表面暗棕色至灰黑色，具隆起的网状皱纹，顶端有细小的柱头残基，基部有自果柄脱落的疤痕。质硬，外果皮可剥离，内果皮灰白色或淡黄色，断面黄白色，粉性，中央有小空隙。气芳香，味辛辣。

【功效主治】 温中散寒，下气止痛，开胃，止泻，解毒。主治胃寒疼痛，呕吐，食欲不振，鱼蟹中毒。

【用法用量】 内服：煎汤，1~3g；或入丸散。外用：适量，研末调敷；或置膏药内外贴。

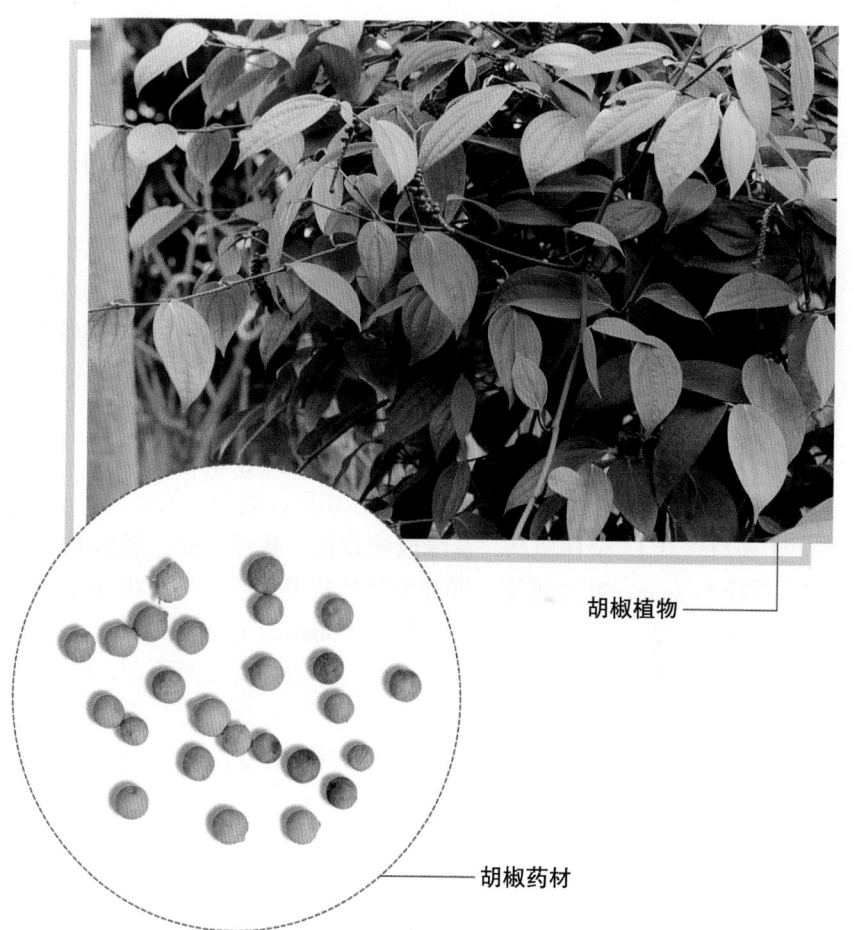

胡椒植物

胡椒药材

荔枝草

【别　名】 田基黄、鱼眼菊。

【来　源】 为菊科植物荔枝草 *Grangea maderaspatana*（L.）Poir. 的全草。

【植物形态】 草本。茎被白色长柔毛或花期脱毛。叶倒卵形或匙形，长 3.5cm~7.5cm，宽 1.2~3cm，竖琴状半裂或大头羽状分裂，两面被柔毛或黄色腺点，下面及沿脉毛较密，无叶柄，基部通常耳状抱茎。头状花序中等大小，球形，直径 8~10mm，单生茎顶或枝端；总苞宽杯状，苞片 2~3 层；花托凸起，半球形，无托毛；外层有 2~6 层雌花，顶端 3~4 齿裂，中央两性花，顶端 5 齿裂，全部结实；花冠筒状。瘦果扁，边缘加厚，顶端截形；冠毛鳞片状、齿状或片毛状撕裂。

【分　布】 广西主要分布于合浦、钦州、龙州。

【采集加工】 全年均可采收，洗净，切段，晒干。

【药材性状】 全株成丛，灰绿或淡黄色。基部具根。茎丛生，具毛，直径 5~8mm。叶片皱缩，展开为竖琴状半裂或大头羽状分裂，两面被短密柔毛。头状花序半球形，直径约 8mm。气微，味苦。

【功效主治】 解毒消肿，行气止痛。主治妇女月经不调，跌打损伤，痈疽疮疖。

【用法用量】 内服：煎汤，9~30g。外用：适量，捣烂外敷。

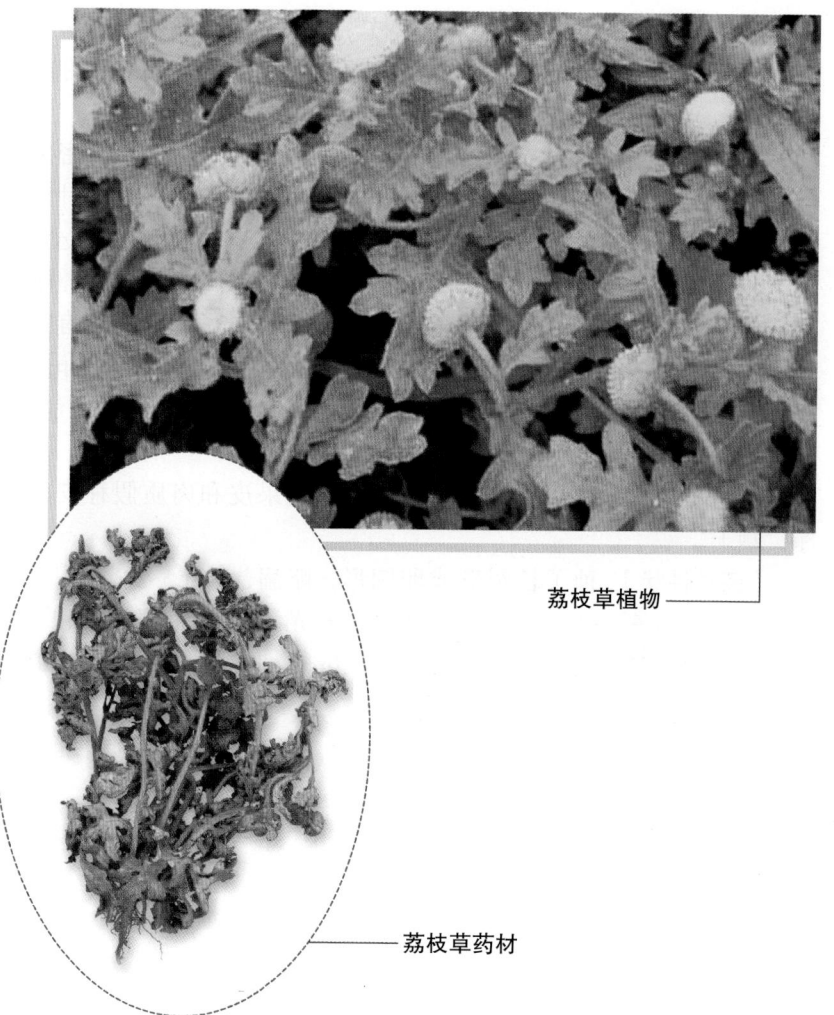

荔枝草植物

荔枝草药材

荔枝核

【别　名】荔支、荔枝子、离枝、丹荔、火山荔、丽枝、勒枝。

【来　源】为无患子科植物荔枝 *Litchi chinensis* Sonn. 的成熟种子。

【植物形态】乔木。树皮灰黑色，小枝圆柱状，褐红色，密生白色皮孔。偶数羽状复叶，互生；小叶 2 或 3 对，少 4 对；叶片披针形或卵状披针形，长 6~15cm，宽 2~4cm，先端骤尖或尾状短渐尖，全缘，无毛，薄革质或革质。圆锥花序顶生，阔大，多分枝；花单性，雌雄同株；萼浅杯状，深 5 裂，被金黄色短绒毛；花瓣 5，基部内侧有阔而生厚毛的鳞片；雄蕊 6~7，有时 8；子房密被小瘤体和硬毛。果卵圆形至近球形，成熟时通常暗红色至鲜红色。种子全部被肉质假种皮包裹。

【分　布】广西主要于桂南地区栽培。

【采集加工】夏季采摘成熟果实，除去果皮和肉质假种皮，洗净，晒干。

【药材性状】种子长圆形或卵圆形，略扁，长 1.5~2.2cm，直径 1~1.5cm。表面棕红色或紫棕色，平滑，有光泽，略有凹陷及细波纹，一端有类圆形黄棕色的种脐，直径约 7mm。质硬。气微，味微甘、苦、涩。

【功效主治】理气止痛，祛寒散滞。主治疝气痛，睾丸肿痛，胃脘痛，痛经及产后腹痛。

【用法用量】内服：煎汤，6~10g；研末，1.5~3g；或入丸、散。外用：适量，研末调敷。

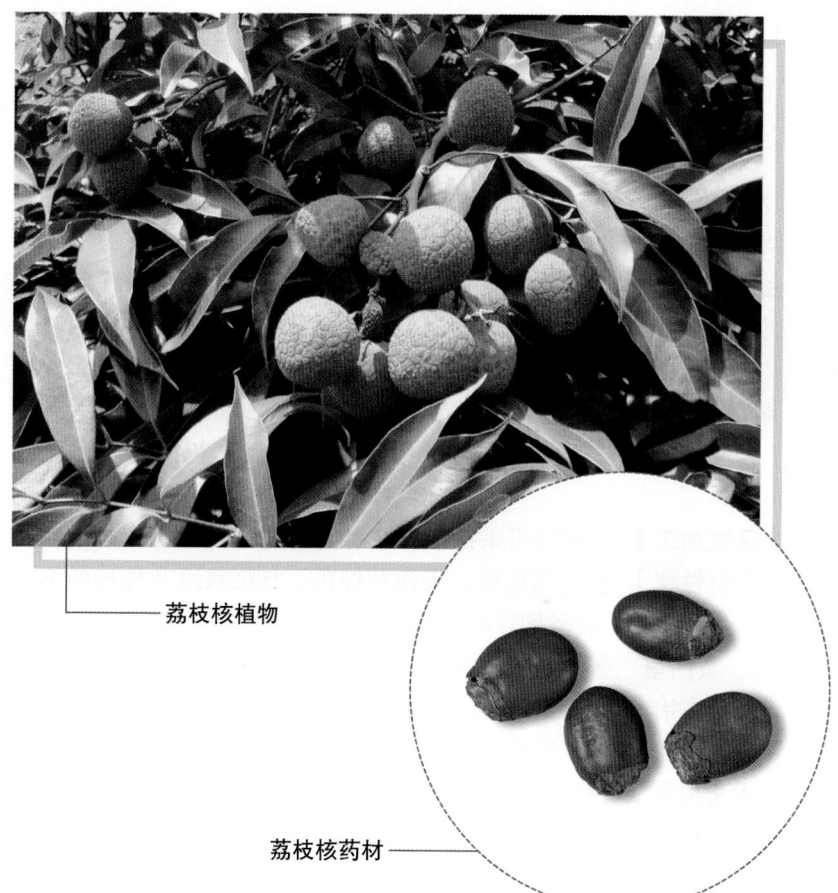

荔枝核植物

荔枝核药材

南天竹

【别　　名】 土甘草、土黄连、钻石黄、山黄连、鸡爪黄连、山黄芩。

【来　　源】 为小檗科植物南天竹 *Nandina domestica* Thunb. 的根。

【植物形态】 灌木。茎直立，圆柱形，丛生，分枝少，幼嫩部分常为红色。叶互生，革质有光泽；叶柄基部膨大呈鞘状；叶通常为三回羽状复叶，长 3~50cm；小叶 3~5 片，小叶片椭圆状披针形，长 3~7cm，宽 1~1.2cm，先端渐尖，基部楔形，全缘，两面深绿色，冬季常变为红色。花成大型圆锥花序，萼片多数，每轮 3 片，内两轮呈白色花瓣状；雄蕊 6，离生，花药纵裂；子房 1 室，有 2 个胚珠，花柱短。浆果球形，熟时红色或有时黄色，内含种子 2 颗。种子扁圆形。

【分　　布】 广西主要分布于龙州、田东、乐业、南丹、都安、永福。

【采集加工】 全年均可采挖，去除泥土杂质，晒干，或鲜用。

【药材性状】 根呈圆柱形，表面黄棕色，具细皱纹及稀疏的细根痕；直径 0.5~1cm。质坚韧，不易折断，断面皮部较厚，淡黄棕色；木部较宽，黄白色。气无，味微涩。

【功效主治】 止咳，清热除湿，解毒。主治肺热咳嗽，湿热黄疸，风湿痹痛，疮疡，瘰疬。

【用法用量】 内服：煎汤，9~15g，鲜品 30~50g；或浸酒。外用：适量，煎水洗。

附：南天竹果实

敛肺止咳，平喘。主治久咳，气喘，百日咳。内服：煎汤，6~15g；或研末。

南天竹植物

南天竹药材

南五味子

【别　　名】　小钻、钻骨风。

【来　　源】　为五味子科植物南五味子 *Kadsura longipedunculata* Finet et Gagnep. 的根。

【植物形态】　常绿木质藤本。根肉质，红褐色，有黏液；小枝圆柱形，褐色，外皮有时剥裂。单叶互生，纸质或薄革质，椭圆形或椭圆状披针形，长 5~10cm，宽 2~5cm，先端渐尖，基部楔形，边缘有疏锯齿。花单生于叶腋，单性，雌雄异株，淡黄色；花梗细长，下垂；花被片 8~17；雄蕊柱近球状，雄蕊 30~70；雌蕊柱椭圆状，心皮 40~60。聚合果近球形；小浆果卵形，深红色。

【分　　布】　广西主要分布于上林、环江、金秀、全州、贺州。

【采集加工】　全年可采，洗净切片晒干。

【药材性状】　根圆柱形，常不规则弯曲，直径 1~2.5cm。表面灰棕色至棕紫色，略粗糙，有细纵皱纹及横裂沟，并有残断支根和支根痕。质坚硬，不易折断，断面粗纤维性，皮部与木部易分离；皮部宽厚，棕色，木部浅棕色，密布导管小孔。气微香而特异，味苦、辛。

【功效主治】　祛风活血，理气止痛，散瘀消肿。主治胃气痛，痛经，腹痛，风湿骨痛，跌打损伤，肾虚腰痛，支气管炎。

【用法用量】　内服：煎汤，5~15g。

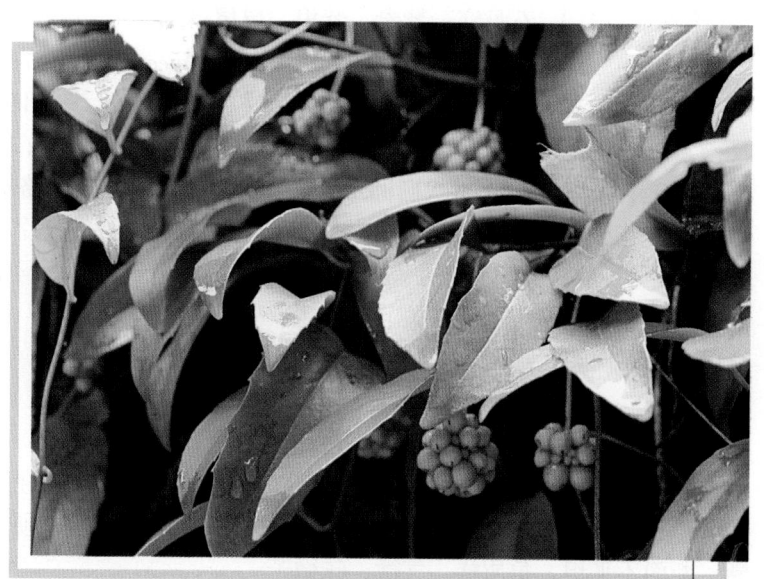

南五味子植物

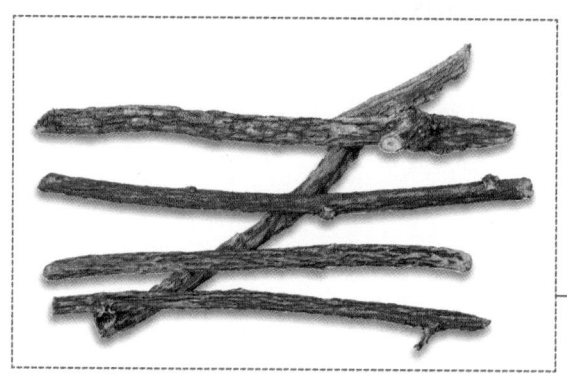

南五味子药材

南丹参

【别　　名】 石见穿、紫参、紫根、鼠尾草。

【来　　源】 为唇形科植物华鼠尾 *Salvia chinensis* Benth. 的根。

【植物形态】 草本。根略肥厚，多分枝，紫褐色。茎钝四棱形，具槽，具短柔毛或长柔毛。叶全为单叶或下部的为三出复叶；叶柄疏被长柔毛；叶片卵形或卵状椭圆形，长 1.3~7cm，两面脉上略被短柔毛。轮伞花序 6 花，组成顶生总状花序或总状圆锥花序；苞片小，披针形；花萼钟状，紫色；花冠蓝紫色或紫色，筒内有毛环，下唇中裂片倒心形；花丝短，药隔长，关节处有毛，上臂伸长，下臂小，彼此分离。小坚果椭圆状圆形，平滑。

【分　　布】 广西主要分布于桂林。

【采集加工】 秋、冬季采收，洗净，切片，晒干。

【药材性状】 根茎粗短，上端残留有茎基。根数条，圆柱形，微卷曲，长 5~20cm，直径 2~8mm；表面灰棕色或灰红色。质坚硬，易折断，断面不平坦，角质样。气微，味微苦。

【功效主治】 活血化瘀，调经止痛。主治胸痹绞痛，脘腹疼痛，产后瘀滞腹痛，月经不调，痛经，经闭。

【用法用量】 内服：煎汤，9~15g；或入丸、散。

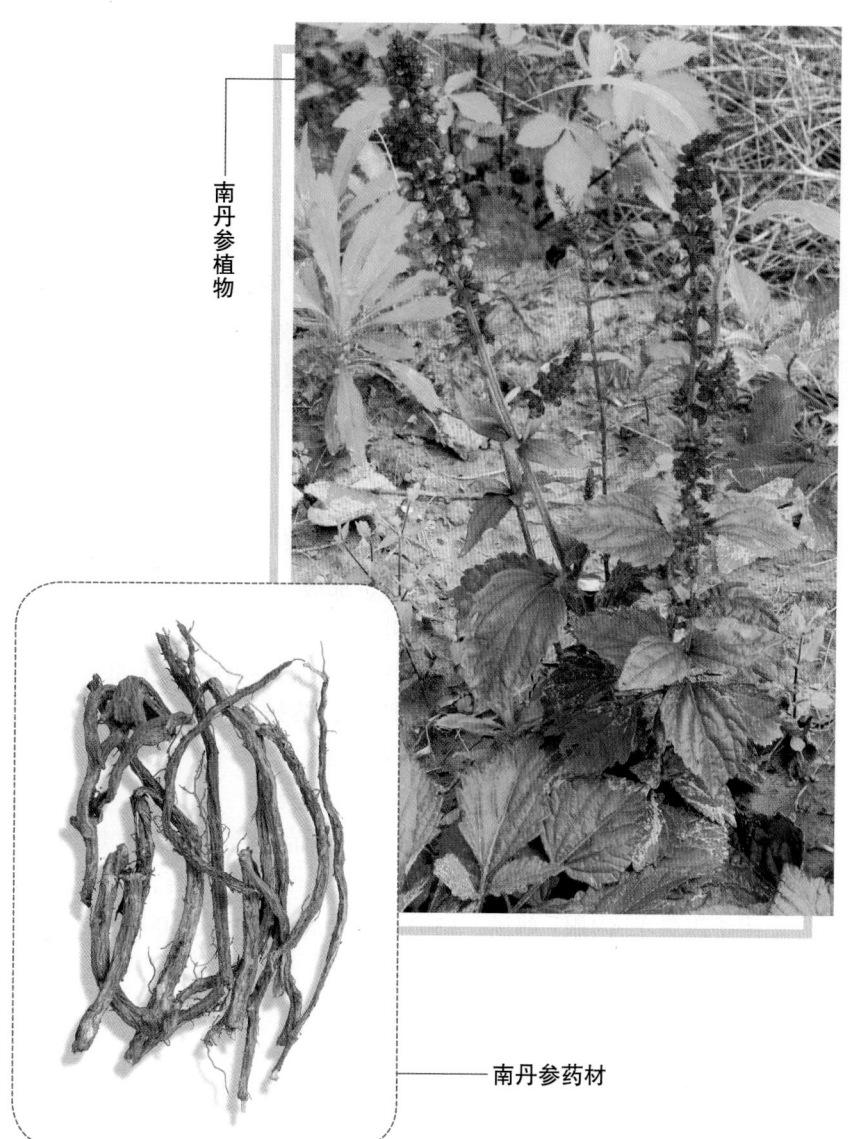

南丹参植物

南丹参药材

南板蓝

【别　　名】　土板蓝根、板蓝根、蓝靛根。

【来　　源】　为爵床科植物马蓝 Baphicacanthus cusia (Nees) Bremek. 的根和根茎。

【植物形态】　草本。根茎粗壮，断面呈蓝色；地上茎基部稍木质化，略带方形，稍分枝，节膨大，幼时被褐色微毛。叶对生；叶片倒卵状椭圆形，长 6~15cm，宽 4~8cm，先端急尖，微钝头，基部渐狭细，边缘有浅锯齿或波状齿或全缘，上面无毛，有稠密狭细的钟乳线条，下面幼时脉上稍生褐色微柔毛，侧脉 5~6 对。花无梗，成疏生的穗状花序；苞片叶状，狭倒卵形，早落；花萼裂片 5，条形，通常一片较大，匙形；花冠漏斗状，淡紫色，5 裂近相等，先端微凹；雄蕊 4，2 强，花粉椭圆形，有带条，带条上具两条平行的脊；子房上位，花柱细长。蒴果为稍狭的匙形。种子 4，有微毛。

【分　　布】　广西主要分布于阳朔、鹿寨、金秀、岑溪、北流、博白、防城、上思、田东、百色、靖西、那坡。

【采集加工】　初冬采挖，除去茎叶，洗净，晒干。

【药材性状】　根茎圆柱形，多弯曲，直径 1~10mm；上部常具短地上茎，有时分枝。表面灰褐色，节膨大，节处着生细长而略弯曲的根，表面有细皱纹。茎及根茎质脆，易折断，断面不平坦，略呈纤维状，中央有髓，较大；根质稍柔韧。气微，味淡。

【功效主治】　清热解毒，凉血消肿。主治温毒发斑，发热头痛，大头瘟疫，痄腮，流感，病毒性肝炎、肺炎，丹毒，疱疹，疮肿。

【用法用量】　内服：煎汤，15~30g，大剂量可用至 60~120g；或入丸、散剂。外用：适量，捣敷或煎汤熏洗。

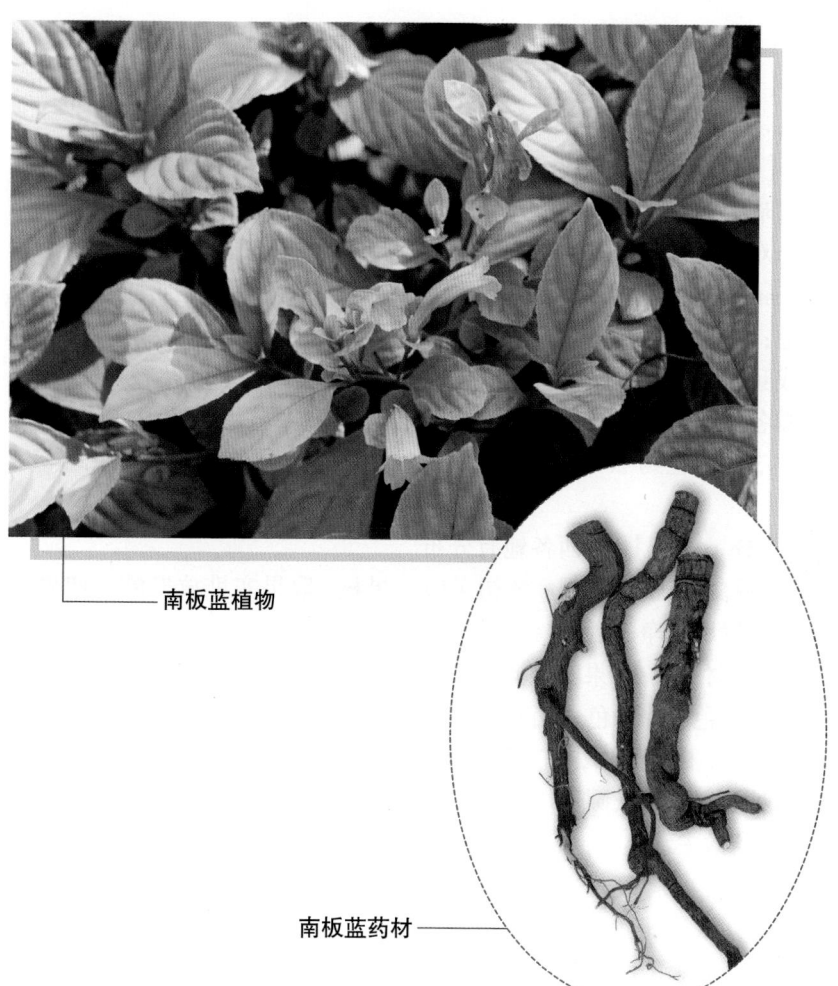

南板蓝植物

南板蓝药材

南酸枣

【别　　名】 山枣子、山桉果、五眼果、酸枣、鼻涕果。

【来　　源】 为漆树科植物南酸枣 *Choerospondias axillaris*（Roxb.）Burtt et Hill 的果实或果核。

【植物形态】 落叶乔木。树皮灰褐色，纵裂呈片状剥落，小枝粗壮，暗紫褐色，具皮孔。奇数羽状复叶互生，长 25~40cm；小叶 7~15枚，对生，膜质至纸质，卵状椭圆形或长椭圆形，长 4~12cm，宽2~5cm，先端尾状长渐尖，基部偏斜，全缘，两面无毛或稀叶背脉腋被毛；侧脉 8~10 对。花杂性，异株；雄花和假两性花淡紫红色，排列成顶生或腋生的聚伞状圆锥花序；雌花单生于上部叶腋内；萼片、花瓣各 5；雄蕊 10；子房 5 室；花柱 5，分离。核果椭圆形或倒卵形，长 2~3cm，径约 2cm，成熟时黄色，中果皮肉质浆状，果核先端具 5小孔。

【分　　布】 广西各地有分布。

【采集加工】 鲜果：冬初采收。果核：取果实堆放发酵，使果肉腐烂，然后洗净、晒干。

【药材性状】 果实呈椭圆形或卵圆形，长 2~3cm，直径 1.4~2cm；表面黑褐色或棕褐色，稍有光泽，具不规则的皱褶；基部有果梗痕；果肉棕褐色；核近卵形，红棕色或黄棕色，顶端有 5 个明显的小孔；质坚硬。种子 5 颗，长圆形。无臭，味酸。

【功效主治】 行气活血，养心安神，消积，解毒。主治气滞血瘀，胸痛，心悸气短，神经衰弱，失眠，支气管炎，食滞腹满，腹泻，疝气，烫火伤。

【用法用量】 内服：煎汤，15~24g。外用：适量，煅炭研末，调敷。

附：树皮

解毒，收敛，止痛，止血。主治烧烫伤，外伤出血，牛皮癣。

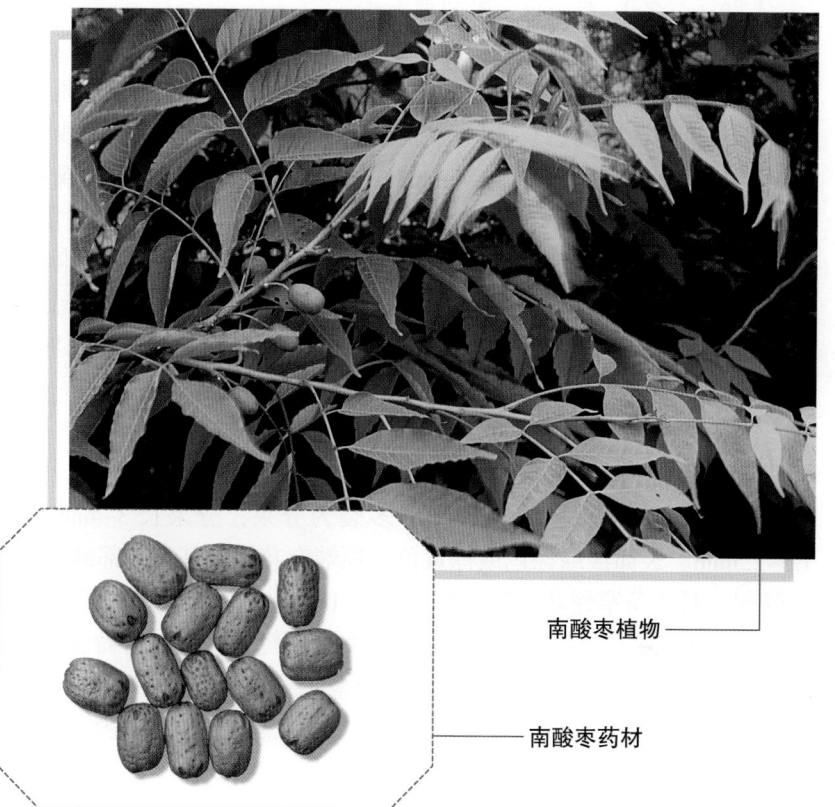

南酸枣植物

南酸枣药材

南鹤虱

【别　　名】 虱子草、野胡萝卜子。

【来　　源】 为伞形科植物野胡萝卜 *Daucus carota* L. 的果实。

【植物形态】 草本。全株被白色粗硬毛。根细圆锥形，肉质，黄白色。基生叶薄膜质，长圆形，二至三回羽状全裂，末回裂片线形或披针形，长 2~15mm，宽 0.5~4mm，先端尖，有小尖头，光滑或有糙硬毛；茎生叶近无柄，有叶鞘，末回裂片小而细长。复伞形花序顶生，花序梗有糙硬毛；总苞片多数，叶状，羽状分裂，裂片线形；伞辐多数，结果时外缘的伞辐向内弯曲；小总苞片 5~7，线形，不分裂或 2~3 裂，边缘膜质，具纤毛；花通常白色，有时带淡红色。双悬果长卵形，具棱，棱上有翅，棱上有短钩刺或白色刺毛。

【分　　布】 广西主要分布于马山。

【采集加工】 采收果枝，晒干将果实打下，除去杂质即可。

【药材性状】 双悬果椭圆形，多裂为分果，分果长 3~4mm，宽 1.5~2.5mm。表面淡绿棕色或棕黄色，顶端有花柱残基，基部钝圆；背面隆起，具 4 条窄翅状次棱，翅上密生 1 列黄白色钩刺，次棱间的凹下处有不明显的主棱，其上散生短柔毛。体轻。搓碎时有特异香气，味微辛、苦。

【功效主治】 健脾化滞，凉肝止血，清热解毒。主治脾虚食少，腹泻，惊风，逆血，咽痛，血淋。

【用法用量】 内服：煎汤，15~30g。外用：适量，捣汁涂。

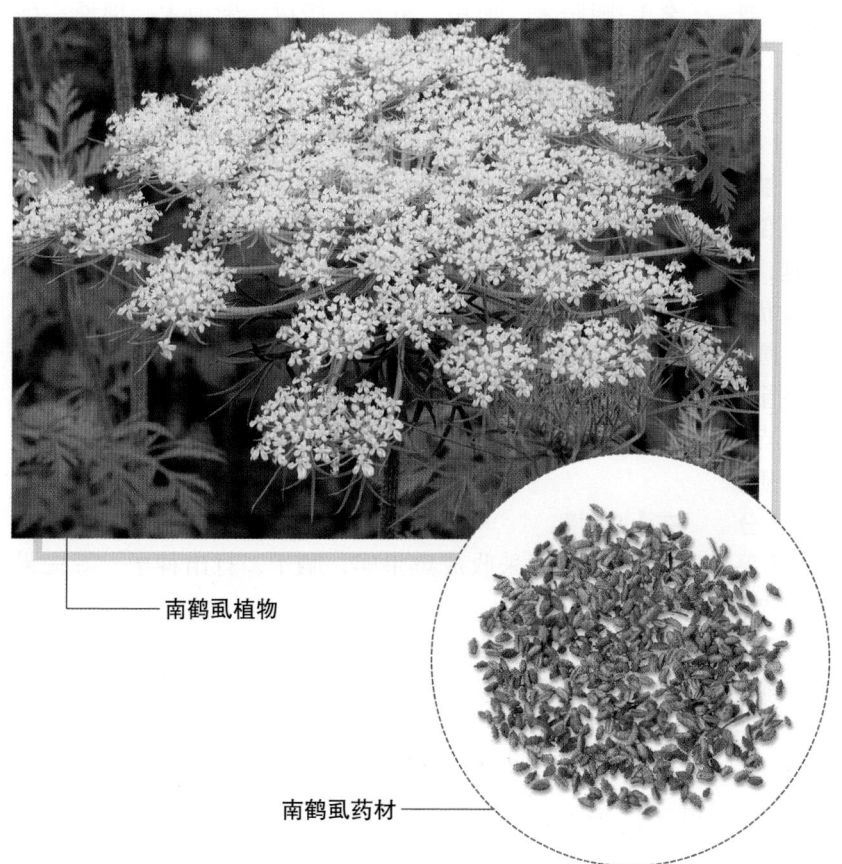

南鹤虱植物

南鹤虱药材

柚 木

【别　　名】 胭脂木、血树、麻栗、脂树、紫油木、埋桑、硬木树。

【来　　源】 为马鞭草科植物柚木 *Tectona grandis* L. f. 的种子。

【植物形态】 落叶大乔木。小枝淡灰色或淡褐色，四棱形，具4槽，被灰黄色或灰褐色星状绒毛。叶对生，厚纸质，全缘，卵状椭圆形或倒卵形，长15~70cm，宽8~37cm，顶端钝圆或渐尖，基部楔形下延，表面粗糙，有白色凸起，沿脉有微毛，背面密被灰褐色至黄褐色星状毛；侧脉7~12对，第三回脉近平行，在背面显著隆起；叶柄粗壮。圆锥花序顶生；花有香气，但仅有少数能发育；花萼钟状，萼管被白色星状绒毛，裂片较萼管短；花冠白色，花冠裂片顶端圆钝，被毛及腺点；子房被糙毛。核果球形，外果皮茶褐色，被毡状细毛，内果皮骨质。

【分　　布】 栽培。

【采集加工】 9~10月采收成熟果实，晒干，打出种子，簸去果壳、杂质。

【药材性状】 种子类圆球形，直径12~18mm，外果皮灰褐色，被毡状细毛，基部具明显果柄痕。体轻，易碎。气微，味淡。

【功效主治】 温中止呕，祛风止痒。主治恶心，呕吐，风疹瘙痒。

【用法用量】 内服：煎汤，15~20g；或研末。外用：适量，煎水洗。

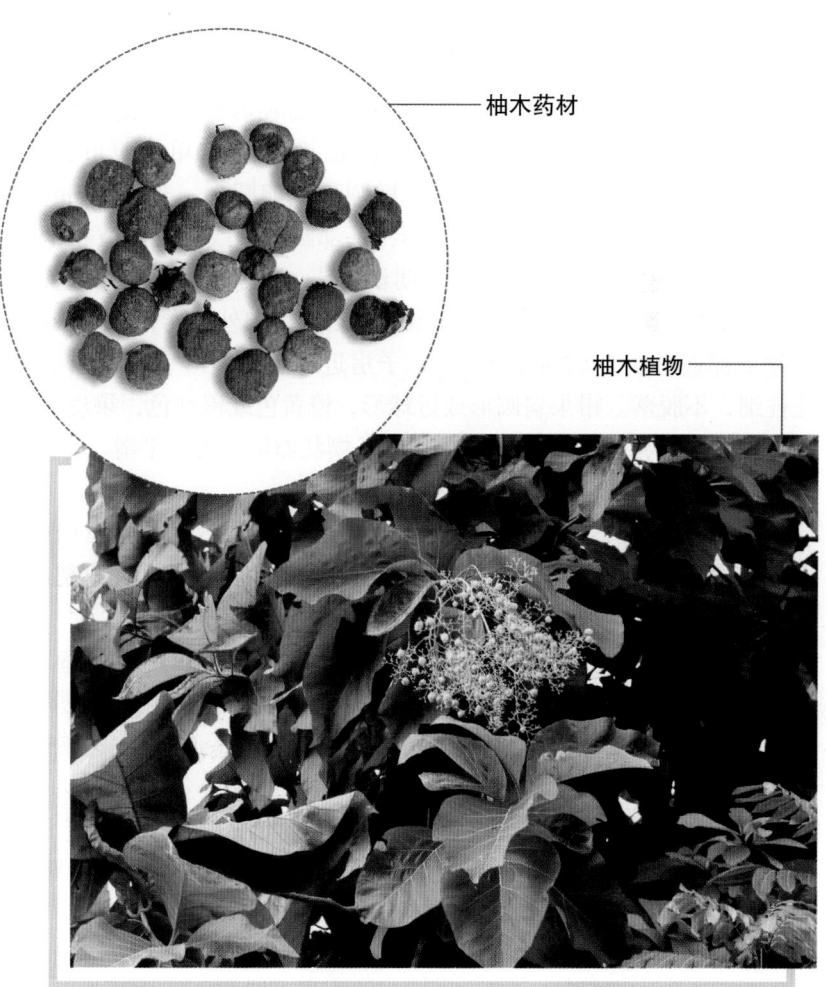

柚木药材

柚木植物

枳 实

【别　　名】 鹅眼枳实、枸头橙、香橙、枸橘、酸橙枳实、绿衣枳实、甜橙枳实、皮头橙。

【来　　源】 为芸香科植物甜橙 *Citrus sinensis* Osbeck 的幼果。

【植物形态】 小乔木。幼枝有棱角。叶互生，单身复叶；叶翼狭窄，顶端有关节；叶片质较厚，椭圆形或卵圆形，长 6~12cm，宽 2.3~5.5cm，先端短尖或渐尖，微凹，基部阔楔形或圆形，波状全缘，或有不明显的波状锯齿，有半透明油腺点。花簇生叶腋，白色，有柄；花萼 3~5 裂，裂片三角形；花瓣 5，舌形，向外反卷；雄蕊 19~29，花丝下部连合成 5~12 束；雌蕊 1，子房近球形，8~13 室，柱头头状，花柱细，不脱落。柑果扁圆形或近球形，橙黄色或橙红色，果皮较厚，不易剥离，瓤囊 8~13，果汁黄色。种子楔状卵形，表面平滑。

【分　　布】 广西各地有栽培。

【采集加工】 于果实未成熟或近成熟时摘下，从中间横切成两半，仰面晒干或用微火烘干。晒时需用东西遮盖，以免阳光直射，使挥发油损失太多，肉被浸润发黄，影响质量。

【药材性状】 果实半球形、球形或卵圆形，直径 0.5~2.5cm。外表面黑绿色或棕褐色，具颗粒状凸起和皱纹，顶部有明显的花柱基痕，基部有花盘残留或果梗脱落痕。切面灰白色，厚 3~12mm，边缘散有 1~2 列凹陷油点，瓤囊 8~13 瓣，中心有棕褐色的囊，呈车轮纹。质坚硬。气清香，味苦、微酸。

【功效主治】 破气消积，化痰除痞。主治积滞内停，痞满胀痛，大便秘结，泻痢后重，结胸，胸痹，胃下垂，子宫脱垂，脱肛。

【用法用量】 内服：水煎，3~10g；或入丸、散。外用：适量，研末调涂；或炒热熨。

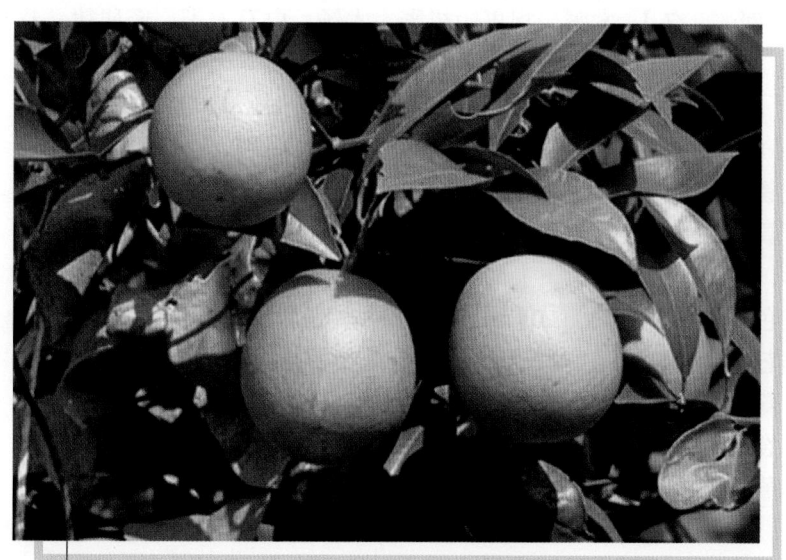

枳实植物

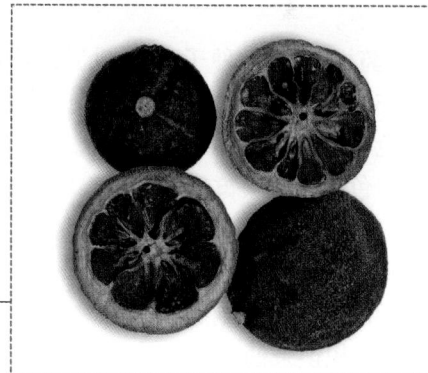

枳实药材

枳椇子

【别　　名】 木蜜、拐枣、树蜜、木饧、白石木子、蜜屈律、鸡距子、癫汉指头。

【来　　源】 为鼠李科植物枳椇 *Hovenia acerba* Lindl. 的种子。

【植物形态】 落叶乔木。树皮灰褐色，浅纵裂。小枝红褐色，幼时被锈色细毛；冬芽卵圆形，芽鳞2，大而早落。叶互生；叶柄红褐色，具细腺点；叶片卵形，长8~16cm，宽6~11cm，先端渐尖，基部圆形，边缘具细尖锯齿，上面无毛，背面脉上及脉腋有细毛；三出脉，淡红色，侧脉3~5对。二歧式聚伞花序，花杂性；萼片5，卵状三角形；花瓣5，倒卵形，黄绿色；雄花雄蕊5，中央有退化的雌蕊；两性花雄蕊5，子房上位，埋于花盘中，圆锥形，3室，每室具1胚珠，柱头半裂或深裂。果实近球形，灰褐色；果柄肉质肥大，扭曲，红褐色，上具黄色皮孔。种子扁圆形，暗褐色，有光泽。

【分　　布】 广西主要分布于南宁、上林、乐业、河池、环江、罗城、临桂、平南、藤县、苍梧。

【采集加工】 10~11月果实成熟时连肉质花序轴一并摘下，晒干，取出种子。

【药材性状】 种子扁平圆形，背面稍隆起，腹面较平坦，直径3.2~4.5mm厚1~1.5mm，暗褐色或黑紫色，有光泽，基部凹陷处有点状淡色种脐，顶端有微凹的合点，腹面有纵行隆起的种脊。种皮坚硬，胚乳白色，子叶淡黄色，肥厚，均富油质。气微，味微涩。

【功效主治】 解酒毒，止渴除烦，止呕，利二便。主治醉酒，烦渴，呕吐，二便不利。

【用法用量】 内服：煎汤，6~15g；或泡酒服。

附：枳椇果柄

健胃，补血。蒸熟浸酒，作滋养补血用。

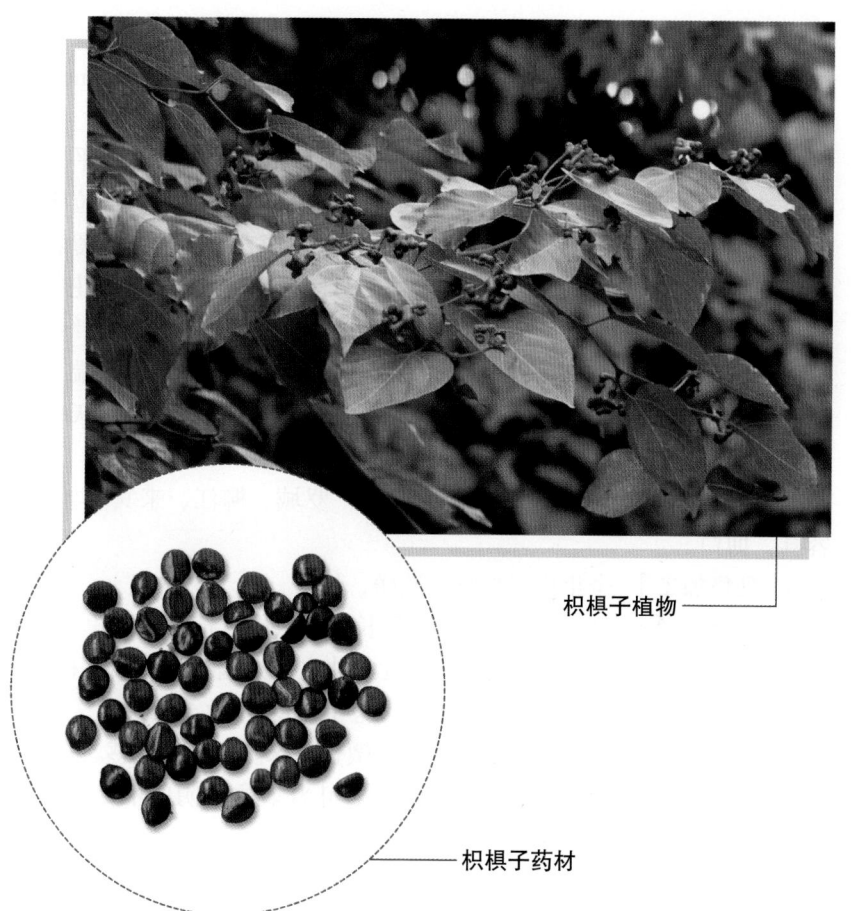

枳椇子植物

枳椇子药材

柏子仁

【别　　名】　柏实、柏子、柏仁、侧柏子、侧柏仁。

【来　　源】　为柏科植物侧柏 *Platycladus orientalis*（L.）Franco 的种仁。

【植物形态】　乔木。树皮浅灰褐色，纵裂成条片。小枝扁平，直展，排成一平面。叶鳞形，交互对生，长 1~3mm，先端微钝，位于小枝上下两面之叶的露出部分倒卵状菱形或斜方形，两侧的叶折覆着上下之叶的基部两侧，呈龙骨状；叶背中部具腺槽。雌雄同株；球花单生于短枝顶端；雄球花黄色，卵圆形。球果卵圆形，熟前肉质，蓝绿色，被白粉；熟后木质，张开，红褐色；种鳞 4 对，扁平，背部近先端有反曲的尖头，中部种鳞各有种子 1~2 颗。种子卵圆形或长卵形，灰褐色或紫褐色，无翅或有棱脊，种脐大而明显。

【分　　布】　广西主要分布于那坡、罗城、柳江、来宾、桂平、容县、博白。

【采集加工】　全年均可采收，洗净，切段，晒干。

【药材性状】　种仁长卵圆形至长椭圆形，长 4~7mm，直径 1.5~3mm，黄棕色，显油性；外包膜质内种皮，先端略尖，圆三棱形，有深褐色的小点，基部钝圆，颜色较浅。断面乳白色至黄白色，胚乳较发达，子叶 2 枚或更多，富油性。气微香，味淡而有油腻感。

【功效主治】　养心安神，润肠通便，止汗。主治阴血不足，虚烦失眠，心悸怔忡，肠燥便秘，阴虚盗汗。

【用法用量】　内服：煎汤，3~10g。

附：侧柏叶

凉血，止血，祛风湿，散肿毒。主治吐血、衄血、尿血、血痢、肠风、崩漏、风湿痹痛、细菌性痢疾、高血压、咳嗽、丹毒、疟腮、烫伤。内服：煎汤，6~15g；或入丸、散。外用：煎水洗；捣敷或研末调敷。

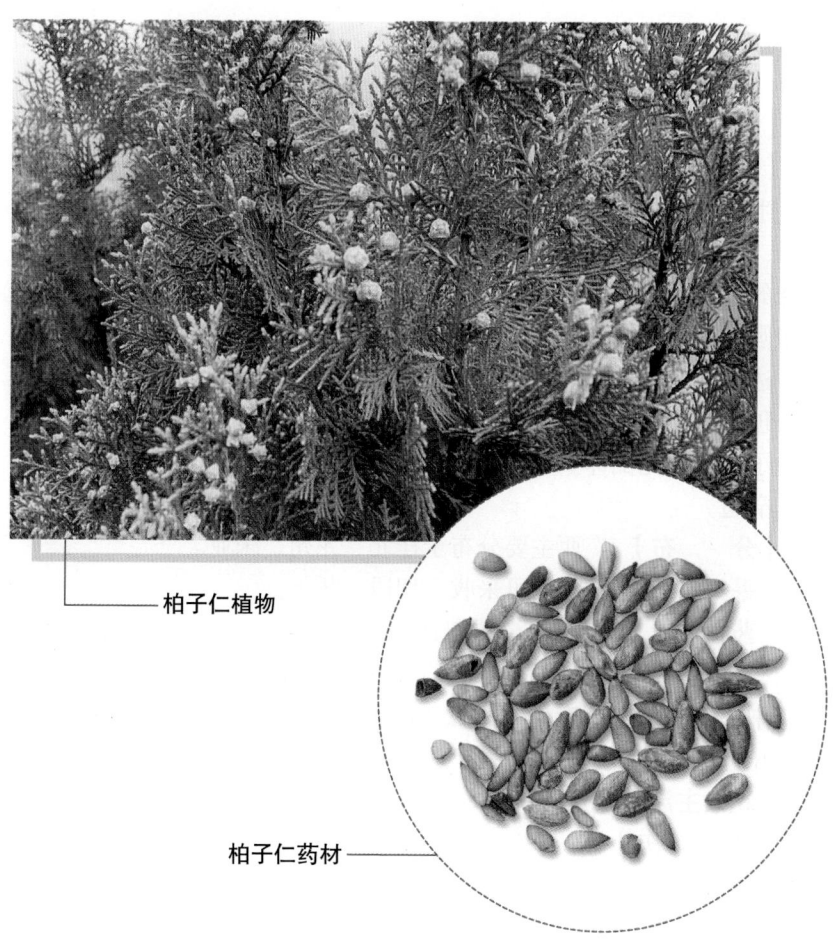

柏子仁植物

柏子仁药材

柏 木

【别 名】 柏、垂丝柏、香扁柏、扁柏、扫帚柏、柏木树、柏香树、柏树。

【来 源】 为柏科植物柏木 Cupressus funebris Endl. 的枝叶。

【植物形态】 乔木。树皮淡褐灰色，裂成窄长条片；小枝细长下垂，生鳞叶的小枝扁，排成一平面，两面同形，绿色，较老的小枝圆柱形，暗褐紫色，略有光泽。鳞叶二型，长 1~1.5mm，先端锐尖，中央叶的背部有条状腺点，两侧的叶对折，背部有棱脊。雄球花椭圆形或卵圆形，雄蕊通常 6 对，药隔顶端常具短尖头，中央具纵脊，淡绿色，边缘带褐色；雌球花近球形。球果圆球形，熟时暗褐色；种鳞 4 对，顶端为不规则五角形或方形，中央有尖头或无，能育种鳞有 5~6 粒种子。种子宽倒卵状菱形或近圆形，扁，熟时淡褐色，有光泽，边缘具窄翅。

【分 布】 广西主要分布于桂北、龙州、乐业。

【采集加工】 全年均可采收，切段，晒干。

【药材性状】 较老的小枝圆柱形，暗褐紫色；生鳞叶的小枝扁而细长，排成一平面，两面同形，表面绿色。鳞叶细小，二型，先端锐尖，中央之叶的背部有条状腺点，两侧的叶对折，背部有棱脊。气微香，味苦。

【功效主治】 祛风，和中，安神，止血。主治感冒发热，胃痛呕吐，失眠，劳伤吐血。

【用法用量】 内服：煎汤，10~15g；或研末服。

附：柏木根

清热解毒。主治麻疹身热不退。内服：煎汤，6~15g。

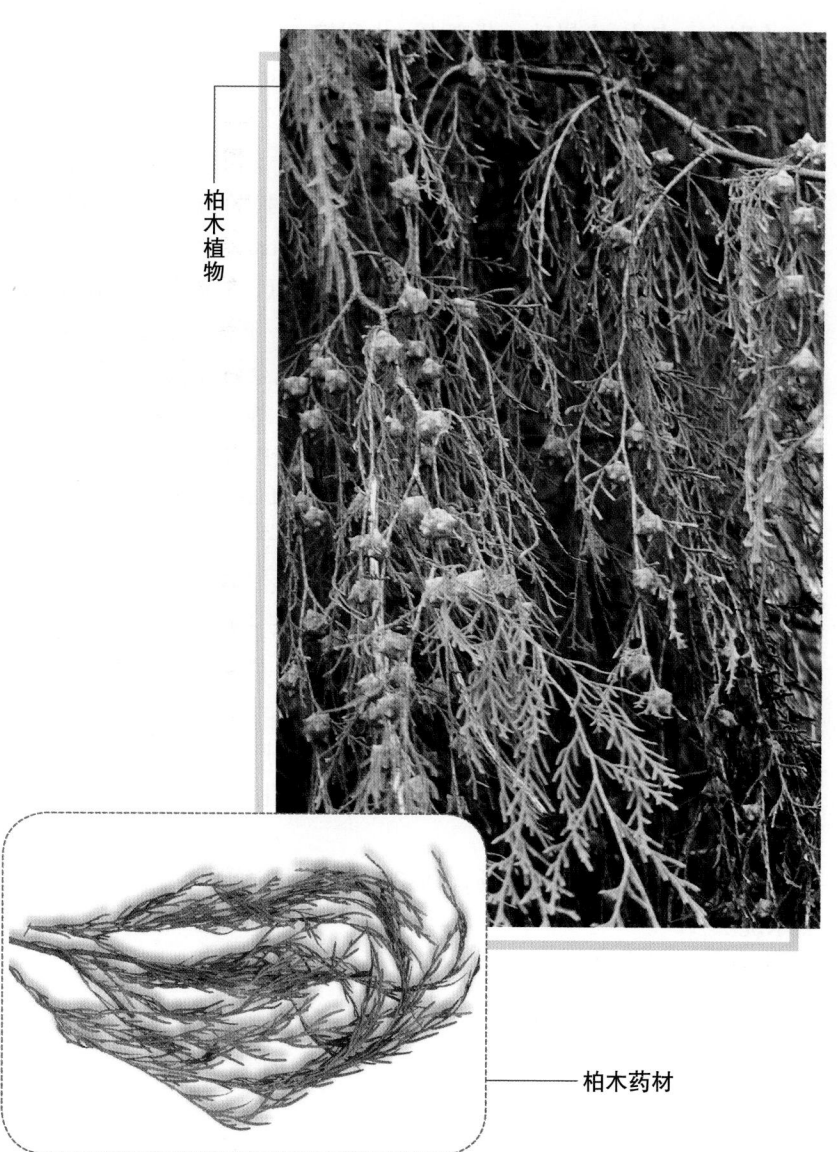

柏木植物

柏木药材

柏拉木

【别　　名】　山崩砂、黄京木、山甜娘。

【来　　源】　为野牡丹科植物柏拉木 *Blastus cochinchinensis* Lour. 的根。

【植物形态】　灌木。茎圆柱形，分枝多，幼时密被黄褐色小腺点，后脱落。叶片纸质或近坚纸质，披针形、狭椭圆形至椭圆状披针形，顶端渐尖，基部楔形，长 6~12cm，宽 2~4cm，全缘或具极不明显的小浅波状齿，3 或 5 基出脉，叶面被疏小腺点，后脱落；基出脉、侧脉明显隆起，细脉网状，明显；叶柄被小腺点。伞状聚伞花序腋生；花萼钟状漏斗形，裂片 4，广卵形；花瓣 4，白色至粉红色，卵形，顶端渐尖或近急尖，于右上角凸出一小片；雄蕊 4，等长，花药粉红色，呈曲膝状，药隔微膨大，下延直达花药基部，有时几呈小瘤状；子房坛形，下位，顶端具 4 个小凸起。蒴果椭圆形，4 裂，为宿存萼所包；宿存萼与果等长，檐部平截，被腺点。

【分　　布】　广西主要分布于阳朔、蒙山、河池、金秀、防城。

【采集加工】　全年均可采收，洗净，切段，晒干。

【药材性状】　根圆柱形，表面具细纵纹，黄褐色；断面皮部淡黄褐色，木部淡黄色。质脆，易碎。气微，味淡。

【功效主治】　收敛止血，清热解毒。主治产后流血不止，月经过多，外伤出血，肠炎，腹泻，风湿骨痛，肝硬化，疮疡肿毒，烫火伤，跌打肿痛，湿疹，疥癞。

【用法用量】　内服：煎汤，15~30g。外用：适量，捣敷研末敷；或煎水洗。

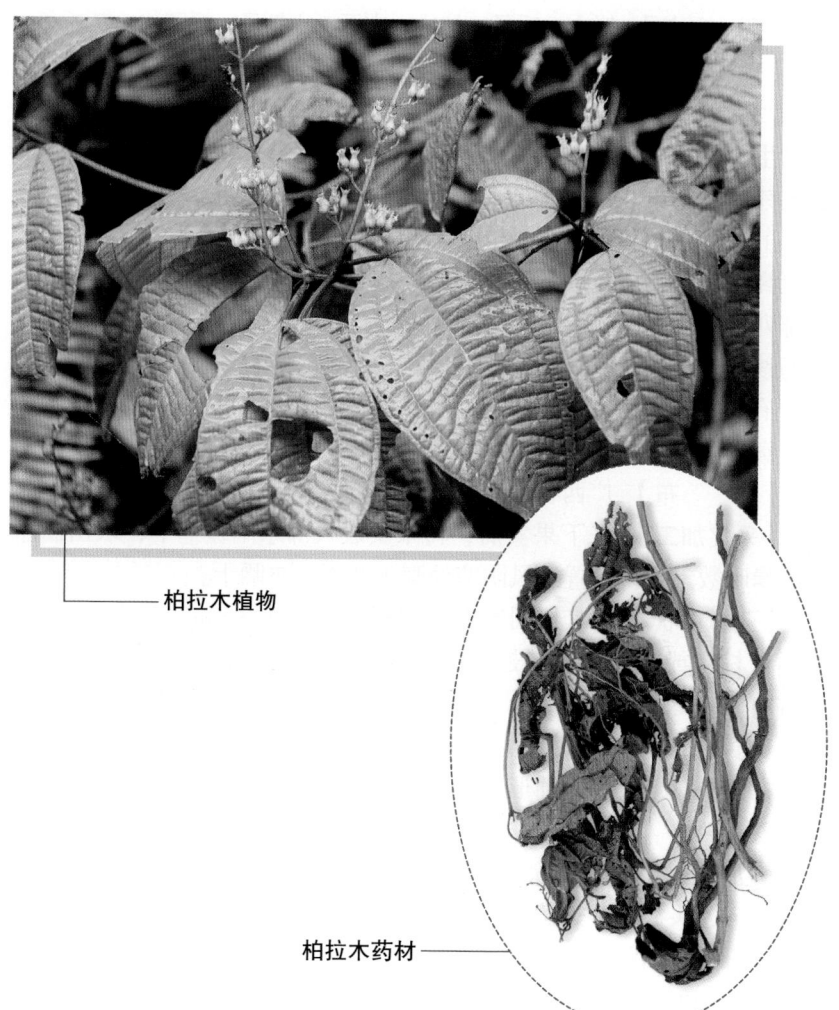

柏拉木植物

柏拉木药材

栀 子

【别　　名】 鲜支、厄子、越桃、支子、山栀子、栀子仁、黄栀子。

【来　　源】 为茜草科植物栀子 Gardenia jasminoides Ellis 的果实。

【植物形态】 灌木。小枝幼时被毛，后近无毛。单叶对生，稀三叶轮生，叶柄短；托叶两片，生于叶柄内侧；叶片革质，椭圆形、阔倒披针形或倒卵形，长 6~14cm，宽 2~7cm，先端急尖，基部楔形，全缘，上面光泽，仅下面脉腋内簇生短毛。花大，极芳香；萼筒稍长；花冠高脚碟状，白色，后变乳黄色，基部合生成筒，上部 6~7 裂，旋转排列，先端圆；雄蕊与花冠裂片同数，着生于花冠喉部，花丝极短，花药线形；雌蕊 1，子房下位，1 室。果实深黄色，倒卵形或长椭圆形，有 5~9 条翅状纵棱，先端有条状宿存萼。种子多数，鲜黄色，扁椭圆形。

【分　　布】 广西各地有分布。

【采集加工】 采下果实后，将果实放入沸水中烫一下，取出沥净水后暴晒数天，再放置通风阴凉处晾 1~2 天，再晒干。

【药材性状】 果实椭圆形或长卵圆形，长 1.5~3.5cm，直径 1~1.5cm。表面红棕色或红黄色，有翅状纵棱 6~8 条，每二翅棱间有纵脉 1 条，先端有暗黄绿色残存宿萼，先端有 6~8 条长形裂片；果皮薄而脆，内表面鲜黄色或红黄色，具隆起的假隔膜 2~3 条；折断面鲜黄色。种子多数，扁椭圆形或扁矩圆形，聚成球状团块，深红色或红黄色。气微，味微酸、苦。

【功效主治】 泻火除烦，清热利湿，凉血解毒。主治热病心烦，肝火目赤，头痛，湿热黄疸，淋证，吐血衄血，血痢尿血，口舌生疮，疮疡肿毒，扭伤肿痛。

【用法用量】 内服：煎汤，5~10g；或入丸、散。外用：适量，研末掺或调敷。清热泻火多生用；止血多炒焦用。

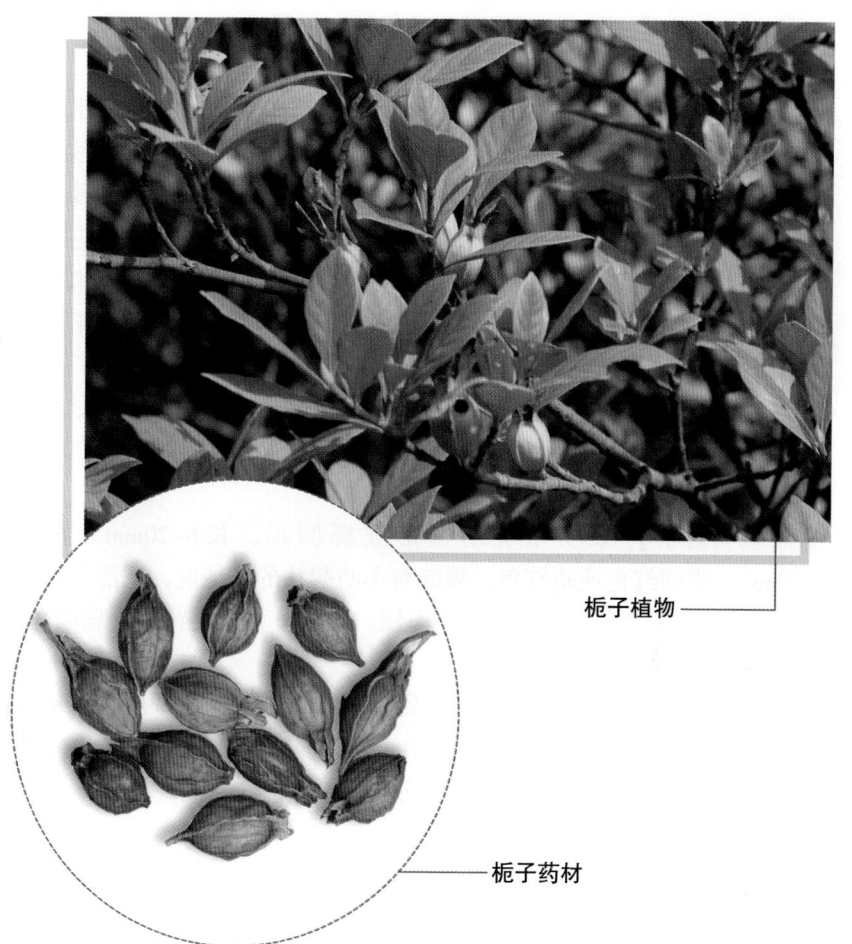

栀子植物

栀子药材

枸杞子

【别　　名】 杞、枸忌、苦杞、枸棘、地仙。

【来　　源】 为茄科植物枸杞 *Lycium chinense* Mill. 的果实。

【植物形态】 落叶灌木。植株较矮小，蔓生。茎干较细，外皮灰色，具短棘，生于叶腋。叶片稍小，卵形、卵状菱形、长椭圆形或卵状披针形，长 2~6cm，宽 0.5~2.5cm，先端尖或钝，基部狭楔形，全缘，两面均无毛。花紫色，边缘具密绒毛；花萼钟状，3~5 裂；花冠管部和裂片等长，管之下部急缩，然后向上扩大成漏斗状，管部和裂片均较宽；雄蕊 5，着生花冠内，稍短于花冠，花药丁字形着生，花丝通常伸出。浆果卵形或长圆形。种子黄色。

【分　　布】 广西全区有栽培。

【采集加工】 夏、秋季果实呈红色时采收，晾至皮皱后，在晒至外皮干硬，果肉柔软，除去果梗。

【药材性状】 果实呈类纺锤形或椭圆形，长 6~20mm，直径 3~10mm。表面红色或暗红色，顶端有小凸起状的花柱痕，基部有白色的果梗痕。果皮柔韧，皱缩；果肉肉质，柔润。种子类肾形，扁而翘，表面浅黄色或黄棕色。气微，味甜。

【功效主治】 滋肾，养肝，明目，润肺。主治肝肾亏虚，头晕目眩，目视不清，腰膝酸软，阳痿遗精，虚劳咳嗽，消渴。

【用法用量】 内服：煎汤，5~15g；或入丸、散、膏、酒剂。

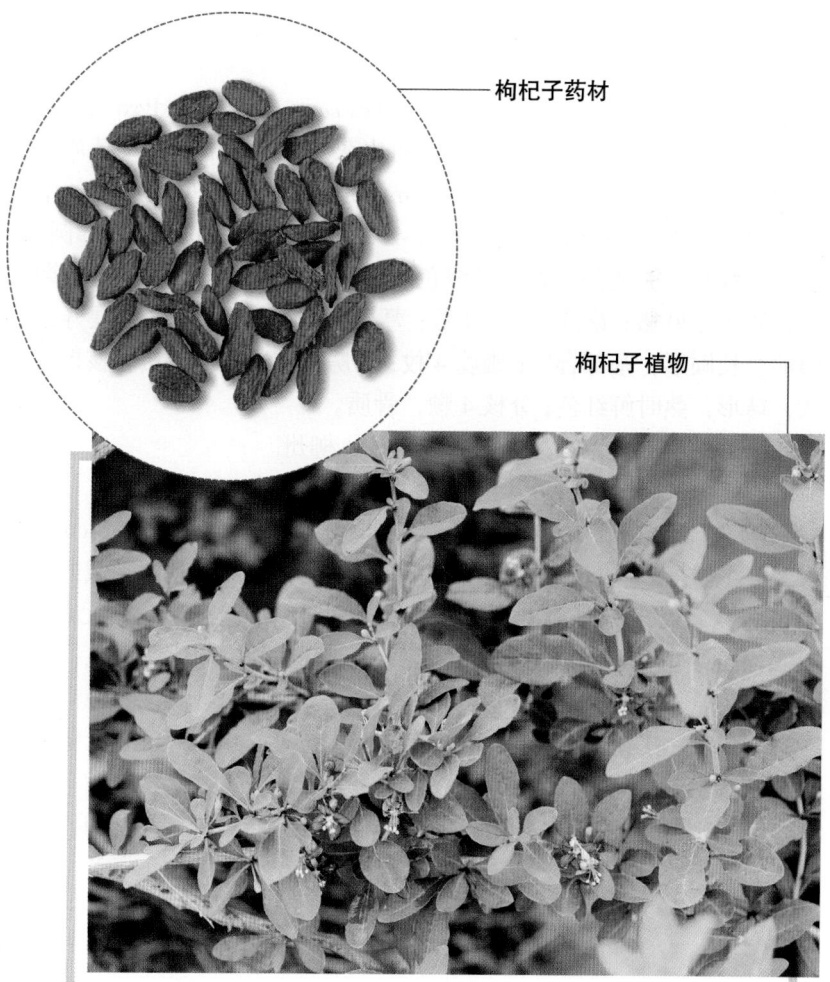

枸杞子药材

枸杞子植物

枸 骨

【别　　名】 功劳叶、猫儿刺、枸骨刺、八角茶、老鼠刺、老虎刺、狗古艻。

【来　　源】 为冬青科植物枸骨 *Ilex cornuta* Lindl. et Paxt. 的叶。

【植物形态】 小乔木或灌木。树皮灰白色，平滑。叶硬革质，长椭圆状四方形，长 4~8cm，宽 2~4cm，先端具有 3 枚坚硬刺齿，中央刺齿反曲，基部平截，两侧各有 1~2 个刺齿，先端短尖，基部圆形，表面深绿色，有光泽，背面黄绿色，两面无毛。雌雄异株或偶为杂性花，簇生于叶腋；花黄绿色，4 数；萼杯状，细小；花瓣向外展开，倒卵形至长圆形，基部合生；雄蕊 4 枚；子房 4 室，花柱极短。核果浆果状，球形，熟时鲜红色；分核 4 颗，骨质。

【分　　布】 广西主要分布于桂林、柳州。

【采集加工】 采摘叶子后，除尽细枝，晒干。

【药材性状】 叶类长方形或长椭圆状方形，长 1.5~4cm；宽 1~3cm；先端有 3 枚较大的硬刺齿，顶端 1 枚常反曲，基部平截或宽楔形，两侧有时各有刺齿 1~3 枚，边缘稍反卷；长卵圆形叶常无刺齿；上表面黄绿色，有光泽，下表面灰黄色；叶脉羽状，叶柄较短。革质，硬而厚。气微，味微苦。

【功效主治】 清虚热，益肝肾，祛风湿。主治头晕目眩，咳嗽咯血，阴虚劳热，腰膝酸软，风湿痹痛，白癜风。

【用法用量】 内服：煎汤，9~15g。外用：适量，捣汁或熬膏涂敷。

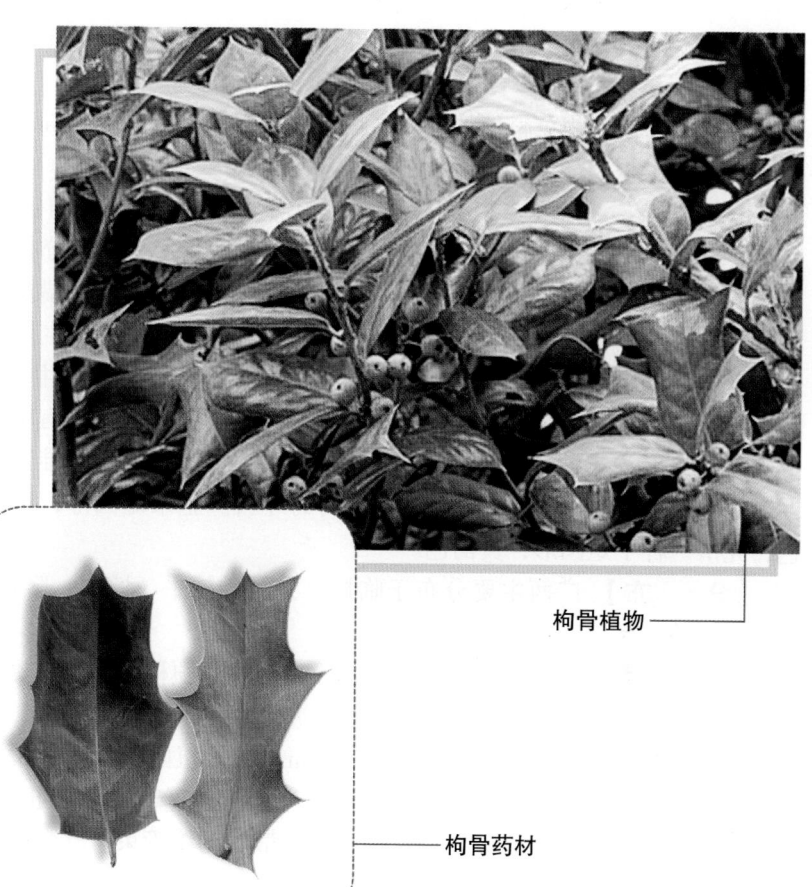

枸骨植物

枸骨药材

柳叶牛膝

【别　　名】　土牛膝、白牛膝、长叶牛膝、杜牛膝、红柳叶牛漆、红牛夕、红牛膝。

【来　　源】　为苋科植物柳叶牛膝 Achyranthes longifolia（Makino）Makino 的根及根茎。

【植物形态】　草本。根圆柱形，淡红至红色。茎有棱角或四方形，绿色或带紫色，有白色贴生或开展柔毛，或近无毛，分枝对生。叶片披针形或狭披针形，长 4.5~15cm，宽 0.5~3.5cm，先端及基部均渐尖，全缘，上面绿色，下面常呈紫红色。穗状花序顶生及腋生，花期后反折；总花梗长 1~2cm，有白色柔毛；花多数，密生；苞片宽卵形，顶端长渐尖；小苞片刺状，顶端弯曲，基部两侧各有 1 卵形膜质小裂片；花被片披针形，光亮，顶端急尖，有 1 中脉；雄蕊长 2~2.5mm；退化雄蕊方形，先端有不显明的牙齿。胞果矩圆形，黄褐色，光滑。种子矩圆形，黄褐色。

【分　　布】　广西主要分布于临桂、龙胜、桂平、博白、隆林、贺州、金秀。

【采集加工】　冬春间或秋季采挖，除去茎叶及须根，洗净，晒干或用硫黄熏后晒干。

【药材性状】　根茎短粗，直径 1~1.5cm。根常扭曲，表面灰黄褐色，具细密的纵皱纹及须根除去后的痕迹；质硬而稍有弹性，易折断，断面皮部淡灰褐色，略光亮，可见多数点状散布的维管束。气微，味初微甜后涩。

【功效主治】　活血祛瘀，泻火解毒，利尿通淋。主治闭经，跌打损伤，风湿关节痛，痢疾，白喉，咽喉肿痛，疮痈，淋证，水肿。

【用法用量】　内服：煎汤，9~15g，鲜品 30~60g。外用：适量，捣敷；或捣汁滴耳；或研末吹喉。

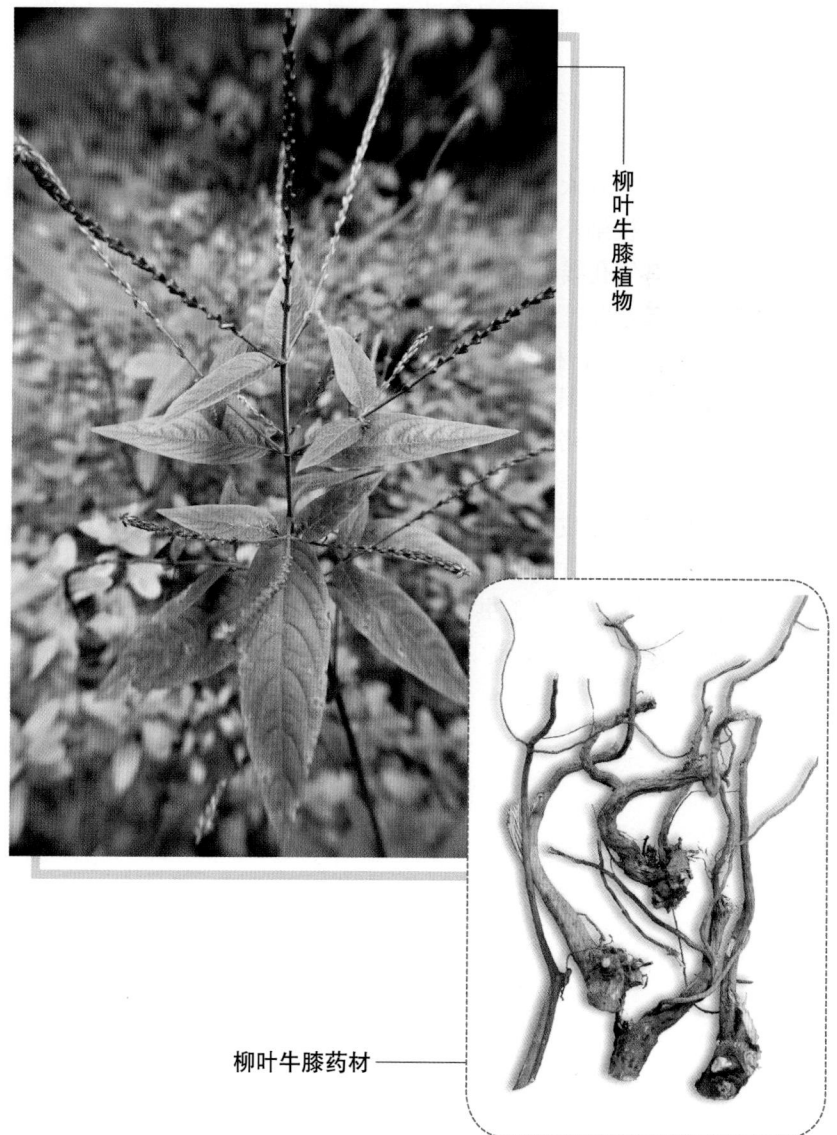

柳叶牛膝植物

柳叶牛膝药材

柳 杉

【别　　名】宝树，长叶孔雀杉、孔雀松、沙罗树、天树、温木、玉杉、按杉。

【来　　源】为杉科植物柳杉 *Cryptomeria fortunei* Hooibrenk ex Otto et Dietr 的根皮。

【植物形态】乔木。树皮红棕色，裂成长条片脱落；大枝近轮生，平展或斜展；小枝细小下垂。叶钻形，长 1~1.5cm，略向内弯曲，先端内曲，四边有气孔线；幼树及萌发枝的叶长达 2.4cm。雄球花单生叶腋，长椭圆形，集生于小枝上部，成短穗状花序状；雌球花顶生短枝上。球果径 1.2~2cm，种鳞 20 左右，上部具短三角形裂齿，苞鳞尖头长 3~5mm，发育种鳞具 2 种子。种子褐色，近椭圆形，扁平。

【分　　布】栽培。

【采集加工】全年可采，去栓皮，切片，鲜用或晒干。

【药材性状】根皮呈不规则块状，外表面红棕色，纤维状，裂成长条片脱落，内表面黄棕色。质硬，易折断。气香，味苦。

【功效主治】解毒，杀虫，止痒。主治癣疮。

【用法用量】外用：适量，捣敷或煎水洗。

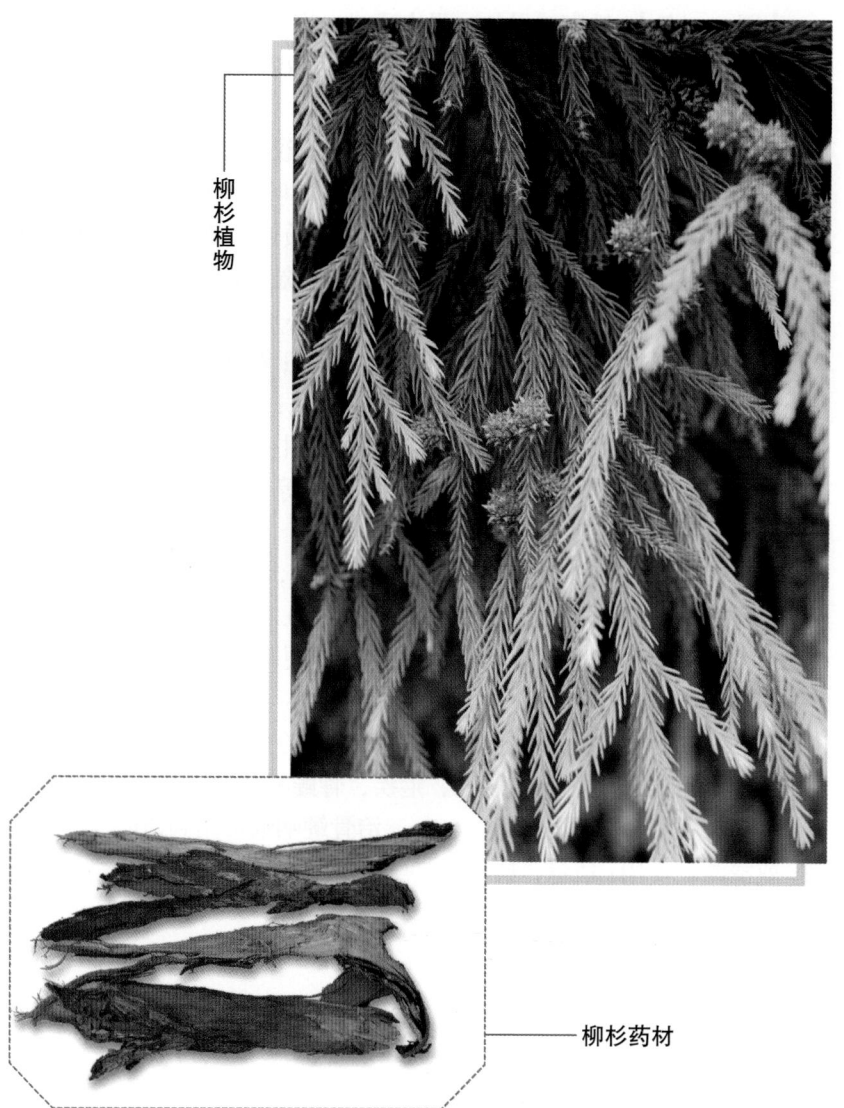

柳杉植物

柳杉药材

柱果铁线莲

【别　　名】 铁脚威灵仙、黑木通、一把扇。

【来　　源】 为毛茛科植物柱果铁线莲 *Clematis uncinata* Champ. ex Benth. 的根。

【植物形态】 藤本。茎圆柱形，有纵条纹，茎和叶均无毛，干时常变黑色。叶对生；一至二回羽状复叶，小叶 5~15，基部 2 对常为 2~3 小叶；茎基部为单叶或三出叶；小叶片纸质或薄革质，宽卵形、卵形、长圆状卵形或卵状披针形，长 3~13cm，宽 1.5~7cm，先端渐尖或锐尖，偶微凹，基部圆形或宽楔形，有时浅心形或截形，全缘，两面网脉凸起。圆锥状聚伞花序腋生或顶生，多花；花两性，萼片 4，线状披针形或倒披针形，白色，开展，干时变黑色；花瓣无；雄蕊多数；心皮多数。瘦果圆柱状钻形，干后变黑，宿存花柱羽毛状。

【分　　布】 广西主要分布于龙州、天等、隆安、上林、凌云、罗城、宜山、象州、贺州。

【采集加工】 挖取根部，除去茎叶及泥土，晒干。

【药材性状】 根圆柱形，稍扭曲，直径 0.2~0.5cm，表面淡棕色，具纵皱纹，有时皮部脱落，木部黄白色。质硬脆，易折断，断面角质样。气微，味淡。

【功效主治】 祛风除湿，通络止痛。主治风湿痹痛，肢体麻木，筋脉拘挛，屈伸不利，脚气肿痛，疟疾，骨鲠咽喉。

【用法用量】 内服：煎汤，6~9g，治骨鲠咽喉可用到 30g；或入丸、散；或浸酒。外用：适量，捣敷；或煎水熏洗；或作发泡剂。

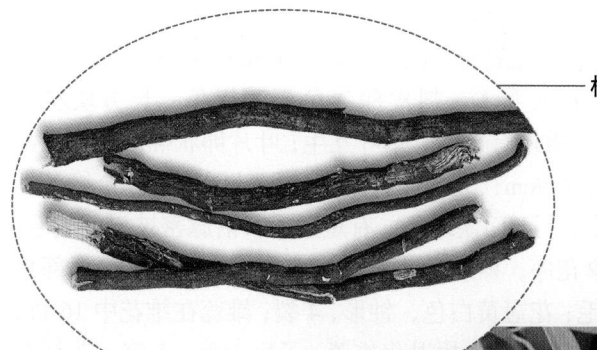

柱果铁线莲药材

柱果铁线莲植物

柿 蒂

【别　　名】 东安柿、柿果、朱果。

【来　　源】 为柿科植物柿 *Diospyros kaki* Thunb. 的宿萼。

【植物形态】 落叶大乔木。树皮深灰色至灰黑色，长方块状开裂；枝有深棕色皮孔，嫩枝有柔毛。单叶互生；叶片卵状椭圆形至倒卵形，长 5~18cm，宽 2.8~9cm，先端渐尖或钝，基部阔楔形，全缘，上面深绿色，主脉生柔毛，下面淡绿色，有短柔毛，沿脉密被褐色绒毛。花杂性，雄花成聚伞花序，雌花单生叶腋，有微小苞片；花萼下部短筒状，4 裂，内面有毛；花冠黄白色，钟形，4 裂；雄蕊在雄花中 16 枚，在两性花中 8~16 枚，雌花有 8 枚退化雄蕊；子房上位，8 室，花柱自基部分离。浆果形状多种，多为卵圆球形，橙黄色或鲜黄色，基部有宿存萼片。种子褐色，椭圆形。

【分　　布】 广西各地有栽培。

【采集加工】 做柿饼时，剥下柿蒂，晒干；或柿蒂枯萎变硬后自行掉下，收集晒干。

【药材性状】 宿萼扁圆形，直径 1.5~2.5cm。中央较厚，微隆起，有果实脱落后的圆形疤痕，边缘较薄，4 裂，裂片多反卷，易碎；基部有果梗痕。外表面黄褐色或红棕色，内表面黄棕色，密被细绒毛。质硬而脆。气微，味涩。

【功效主治】 降气止呃。主治呃逆证。

【用法用量】 内服：煎汤；6~10g。

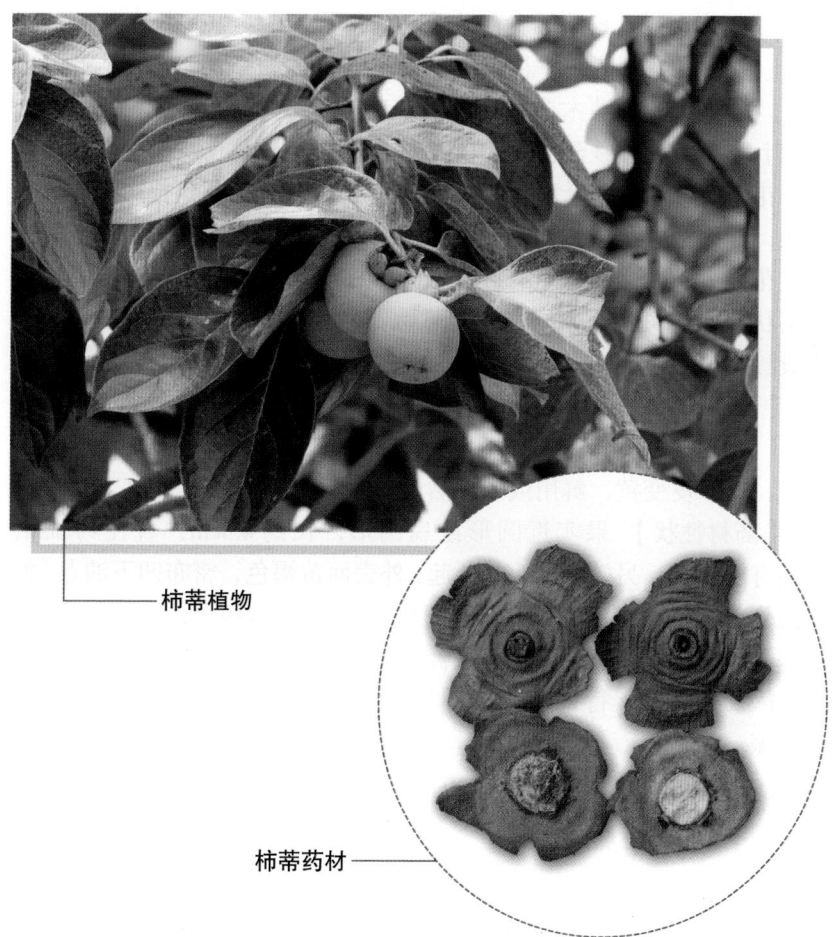

柿蒂植物

柿蒂药材

柠 檬

【别　名】 黎檬子、宜母子、里木子、黎檬干、檬子。

【来　源】 为芸香科植物黎檬 *Citrus limonia* Osbeck 的果实。

【植物形态】 灌木。具硬刺。叶互生，叶柄短，有狭翼，顶端有节；叶片小，长圆形至椭圆状长圆形，先端短锐尖或钝，边缘有钝锯齿。花单生或簇生于叶腋；萼5裂，杯状；花瓣5，条状长圆形，下部渐狭，外面淡紫色，内面白色；雄蕊20个以上；子房上部渐狭，8~10室，花柱大，脱落，每室有胚珠数个。柑果近圆形，先端有不发育的乳头状凸起，黄色至朱红色，皮薄易剥，且有黏土味，瓤囊8~10瓣，味极酸。种子3~4颗，卵形。

【分　布】 广西各地有栽培。

【采集加工】 待果实呈黄绿色时，分批采摘，再用乙烯进行催熟处理，使果皮变黄，鲜用或切片晒干。

【药材性状】 果实近圆形或扁圆形，长约4.5cm，直径约5cm，一端有短果柄，另端有乳头状凸起；外表面黄褐色，密布凹下油点；瓤囊强烈收缩。横剖者，果皮外翻显白色，瓤囊8~10瓣。种子长卵形，具棱，黄白色。质硬。味酸、微苦。

【功效主治】 行气，和胃，止痛。主治脾胃气滞，脘腹胀痛，食欲不振。

【用法用量】 内服：煎汤，9~15g。

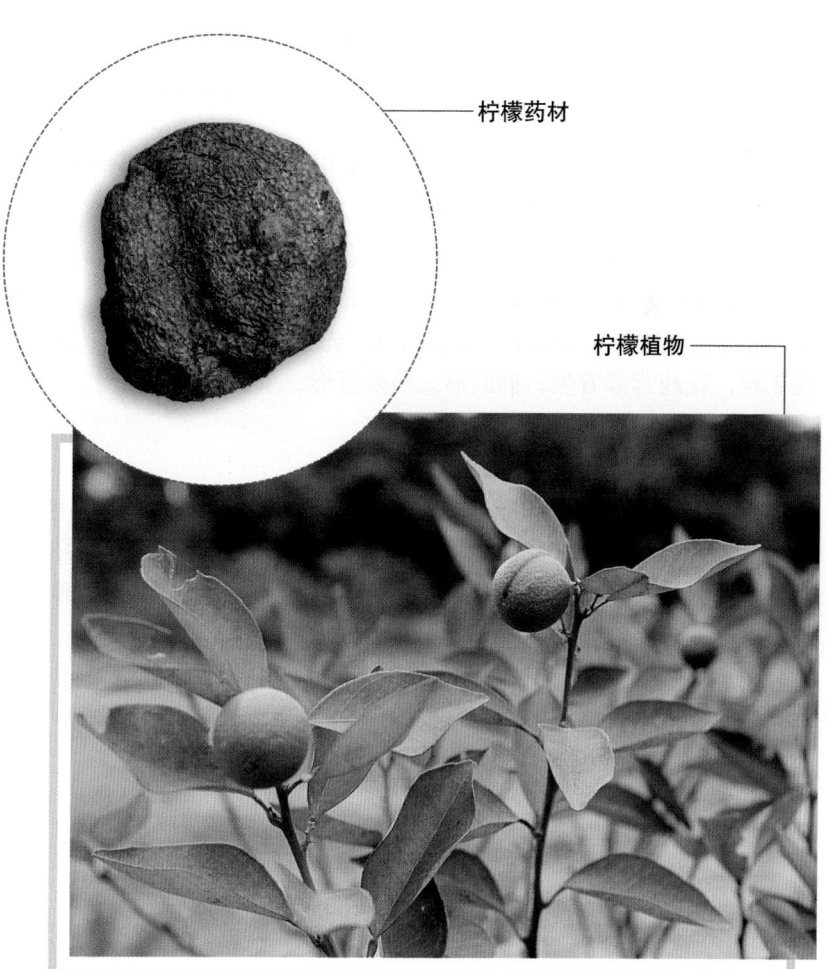

柠檬药材

柠檬植物

柠檬桉

【别　　名】 香桉、靓仔桉、樟檬桉。

【来　　源】 为桃金娘科植物柠檬桉 *Eucalyptus Citriodora* Hook. f. 的叶。

【植物形态】 大乔木。树干挺直；树皮灰白色，光滑，片状脱落。幼态叶披针形，具腺毛，基部近圆形，叶柄盾状着生；过渡叶阔披针形，长 15~18cm，宽 3~4cm；成熟叶狭披针形，长 10~15cm，宽约 1cm，稍弯曲，两面具黑腺点，揉之有浓郁的柠檬香味。圆锥花序腋生；花蕾长倒卵形；帽状体比萼管稍宽，先端圆，有一小突尖；雄蕊排成 2 列，花药背部着生，椭圆形。蒴果壶形，果瓣藏于萼管内。

【分　　布】 栽培。

【采集加工】 全年可采，鲜用或干用。

【药材性状】 叶片呈狭披针形，薄革质，质脆易碎，长 8~14cm，宽 2~3cm，灰绿色；先端渐尖，基部不对称，全缘；对光透视，可见透明小点；羽状网脉，中脉明显，侧脉细密，脉间平行。香气浓郁，味苦而凉。

【功效主治】 消肿解毒，敛疮生肌，涩肠止泻。主治疮疖，风疹，湿疹，顽癣，痧胀吐泻，痢疾。

【用法用量】 内服：煎汤，3~6g。外用：适量，煎水洗。

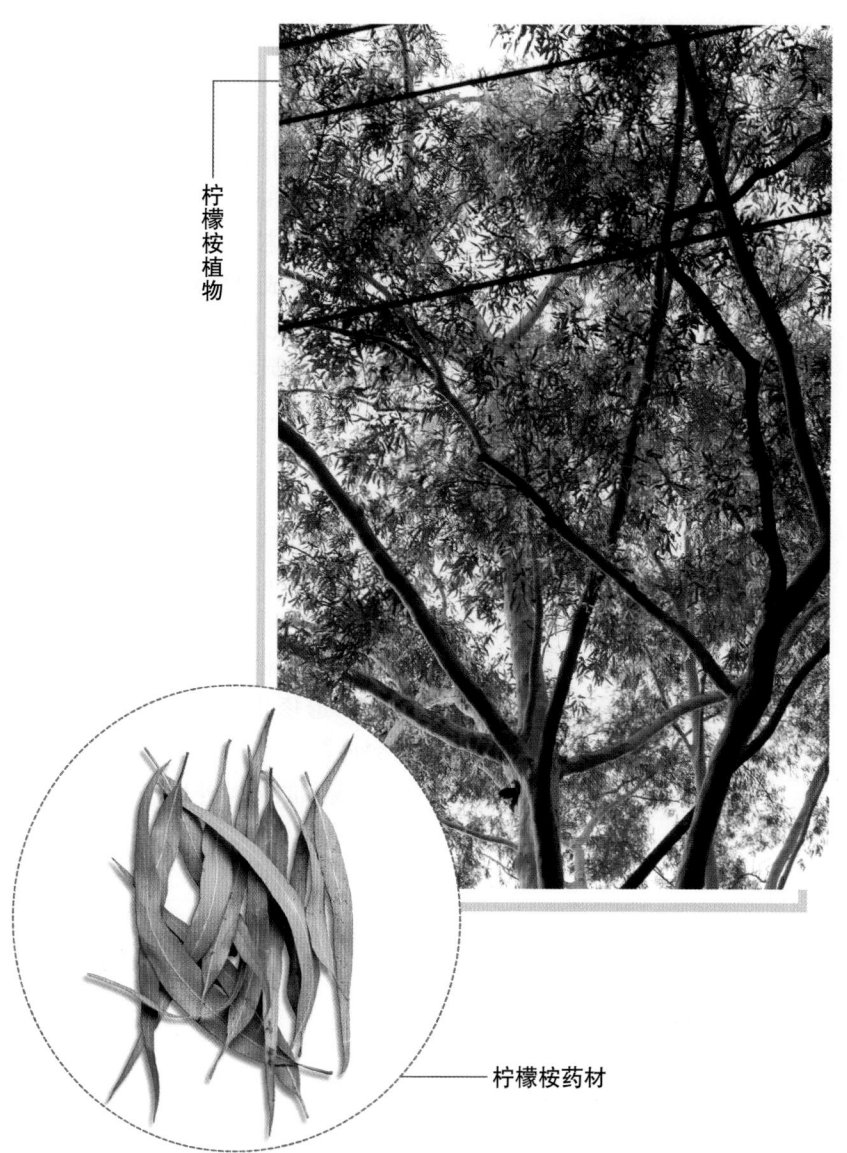

柠檬桉植物

柠檬桉药材

柽 柳

【别　　名】 西河柳、河柳、春柳、三眠柳、观音柳、垂丝柳、山柽柳。

【来　　源】 为柽柳科植物柽柳 *Tamarix chinensis* Lour. 的嫩枝叶。

【植物形态】 灌木或小乔木。幼枝柔弱，开展而下垂，红紫色或暗紫色。叶鳞片状，钻形或卵状披针形，长 1~3mm，半贴生，背面有龙骨状柱。每年开花 2~3 次；春季在去年生小枝节上侧生总状花序，花稍大而稀疏；夏、秋季在当年生幼枝顶端形成总状花序组成顶生大型圆锥花序，常下弯，花略小而密生，每朵花具 1 线状钻形的绿色小苞片；花 5 数，粉红色；萼片卵形；花瓣椭圆状倒卵形；雄蕊着生于花盘裂片之间，长于花瓣；子房圆锥状瓶形，花柱 3，棍棒状。蒴果 3 瓣裂。

【分　　布】 广西主要分布于南宁、桂林、全州、合浦。

【采集加工】 未开花时采下幼嫩枝梢，阴干。

【药材性状】 枝细圆柱形，直径 0.5~1.5mm，表面黄绿色，节较密；质脆，易折断，断面黄白色，中心有髓。叶鳞片状，钻形或卵状披针形，长 1~3mm，背面有龙骨状柱。气微，味淡。

【功效主治】 疏风解表，清热解毒，透疹止痒。主治风热感冒，风湿痹痛，麻疹初起，疹出不透，风疹瘙痒。

【用法用量】 内服：煎汤，10~15g；或入散剂。外用：适量，煎汤擦洗。

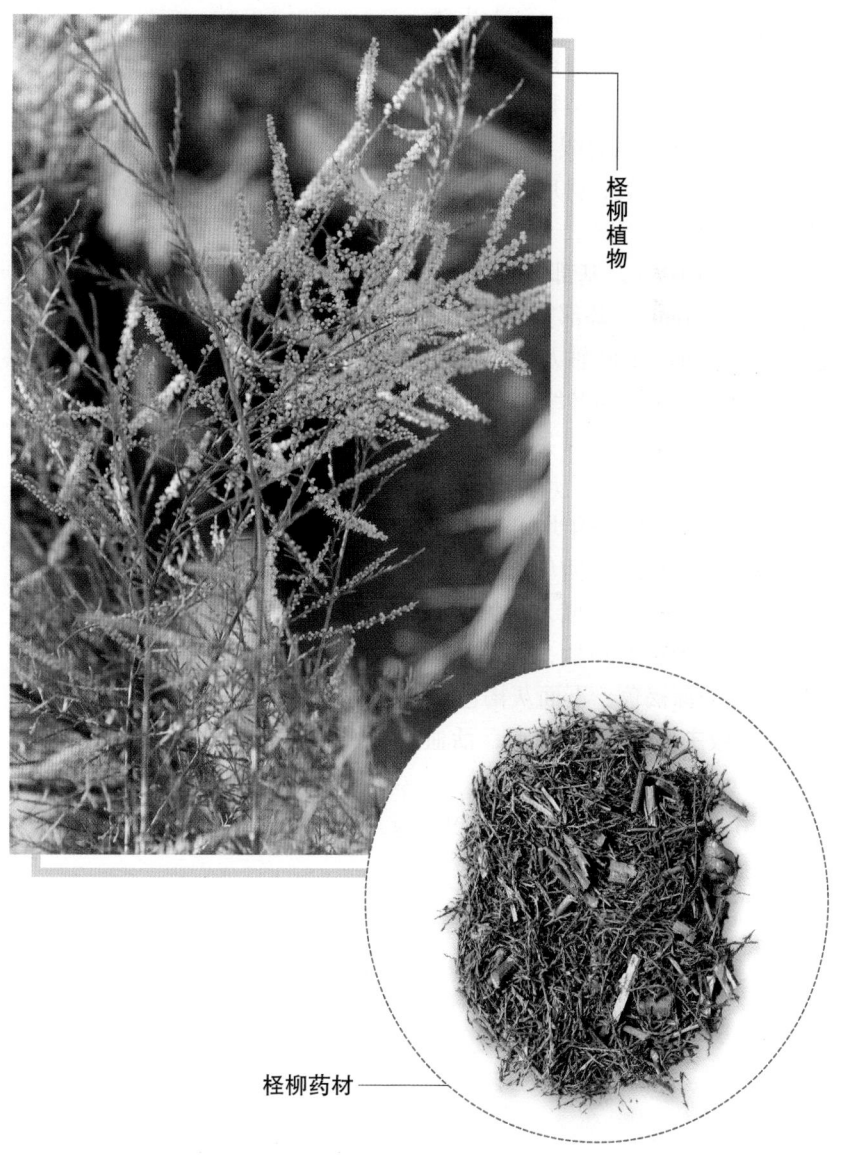

柽柳植物

柽柳药材

树 蕨

【别　　名】 黑狗脊、人头蕨。

【来　　源】 为桫椤科植物大桫椤 *Alsophila gigantea* Wall. 的叶。

【植物形态】 蕨类植物。有主干。叶柄黑色，疏被暗棕色短毛，下部密被深紫褐色的线形鳞片，长约 2cm，边缘有疏睫毛；叶片厚纸质，三回羽状分裂；羽片互生，有短柄，长圆形，长 50~60cm，中部宽约 20cm，先端渐尖，具浅齿；二回羽片约 25 对，近平展，线状披针形，长约 10cm，基部宽约 1.5cm；末回裂片 12~15 对，稍斜展，长圆形，长 5~6mm，基部宽 4~5mm，边缘有浅钝齿；叶脉下面明显，小脉约 6 对，单一；叶轴及羽轴黑色，与小羽轴上均被暗棕色的短毛。孢子囊群位于主脉与叶缘间，无囊群盖。

【分　　布】 广西主要分布于临桂、苍梧、上思、桂平、玉林、北流、那坡、宁明、龙州。

【采集加工】 全年均可采收，鲜用或晒干。

【药材性状】 叶柄乌木色，粗糙，疏被头垢状的暗棕色短毛，基部、腹面密被棕黑色鳞片，鳞片条形；叶片三回羽裂，叶轴下部乌木色，羽片平展，有短柄，羽轴下面近光滑，疣面疏被褐色毛，叶为厚纸质，疣面深褐色，下面灰褐色。气微，味淡。

【功效主治】 祛风除湿，活血止痛。主治风湿疼痛，腰痛，跌打损伤。

【用法用量】 内服：煎汤，9~15g。外用：适量，捣敷。

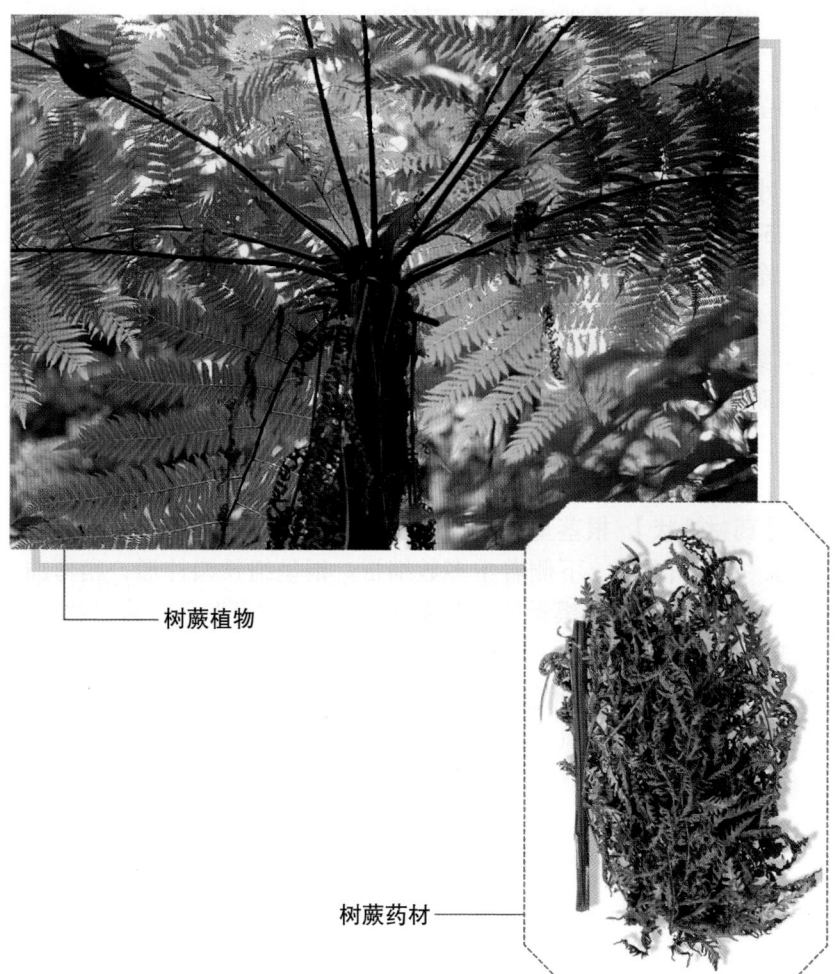

树蕨植物

树蕨药材

威灵仙

【别　　名】　铁脚威灵仙、百条根、老虎须、铁扫帚。

【来　　源】　为毛茛科植物威灵仙 *Clematis chinensis* Osbeck 的根及根茎。

【植物形态】　木质藤本。干后全株变黑色。叶对生，一回羽状复叶，小叶 5，有时 3 或 7；小叶片纸质，窄卵形、卵形或卵状披针形，长 1.5~10cm，宽 1~7cm，先端锐尖或渐尖，基部圆形、宽楔形或浅心形，全缘，两面近无毛，或下面疏生短柔毛。圆锥聚伞花序；花两性；萼片 4，长圆形或圆状倒卵形，开展，白色，先端常凸尖，外面边缘密生细绒毛；无花瓣；雄蕊多数，不等长，心皮多数，有柔毛。瘦果扁、卵形，疏生紧贴的柔毛。宿存花柱羽毛状。

【分　　布】　广西分布于各地。

【采集加工】　挖取根部，除去茎叶及泥土，晒干。

【药材性状】　根茎呈柱状；表面淡棕黄色，顶端残留茎基；质较坚韧，断面纤维性；下侧着生多数细根。根呈细长圆柱形，稍弯曲，直径 0.1~0.3cm；表面黑褐色，有细纵纹，有的皮部脱落，露出黄白色木部；质硬脆，易折断，断面皮部较广，木部淡黄色，略呈方形，皮部与木部间常有裂隙。气微，味淡。

【功效主治】　祛风除湿，通络止痛，消痰水，消骨鲠。主治风湿痹痛，肢体麻本，筋脉拘挛，屈伸不利，脚气肿痛，痰饮积聚，骨鲠咽喉。

【用法用量】　内服：煎汤，6~9g，治骨鲠咽喉可用到 30g；或入丸、散；或浸酒。外用：适量，捣敷；或煎水熏洗。

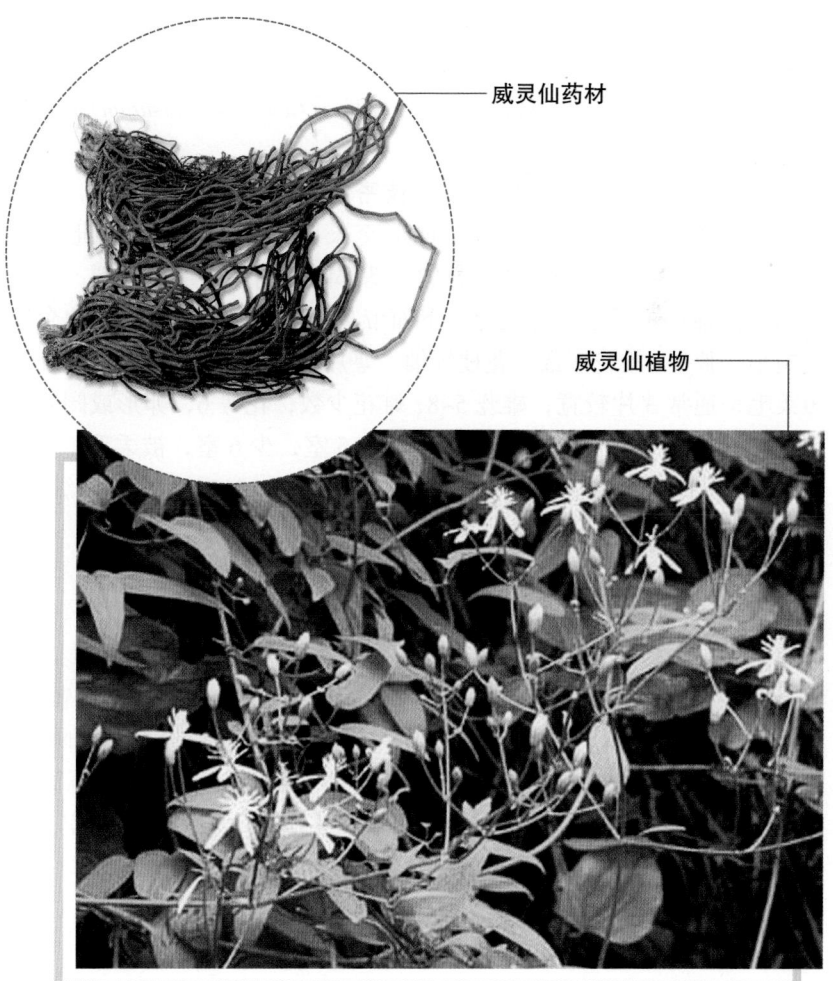

威灵仙药材

威灵仙植物

厚叶算盘子

【别　名】　大叶水榕、大洋算盘、水泡木、大算盘子、毛叶算盘子、毛算盘。

【来　源】　为大戟科植物厚叶算盘子 *Glochidion hirsutum*（Roxb.）Voigt 的根。

【植物形态】　灌木，稀乔木。枝密被锈色长柔毛或粗毛。单叶互生；托叶披针形；叶片革质，卵形至长圆状卵形，稀长圆形，长7~15cm，宽4~7cm，先端钝或急尖，基部圆或稍呈心形而偏斜，上面仅脉上被稀疏短柔毛或几无毛，下面带灰白色，密被短柔毛。聚伞花序短小，腋生；雄花多数，花梗纤细，萼片6，椭圆形或长圆形，外被短柔毛，通常3片较宽，雄蕊5~8；雌花少数，花萼6，卵形或阔卵形而厚，外被柔毛，3片较宽，子房球形，5室，少6室，被柔毛，花柱合生呈近圆锥状，先端截平。蒴果扁球形，具10~14条不显著纵沟，被柔毛。

【分　布】　广西主要分布于藤县、平南、贵港、灵山、上思、隆安、龙州、天等。

【采集加工】　全年均可采收，洗净，鲜用或晒干。

【药材性状】　根圆柱形，长短不一，直径0.5~2cm，表皮棕黄色，有纵皱纹，易脱落。质脆易断，断面皮部棕黄色，木部黄白色。味淡，气微。

【功效主治】　清热解毒，收敛固脱，止痛。主治泄泻，痢疾，咳嗽，哮喘，带下，脱肛，子宫下垂，风湿骨痛，跌打损伤。

【用法用量】　内服：煎汤，15~30g。

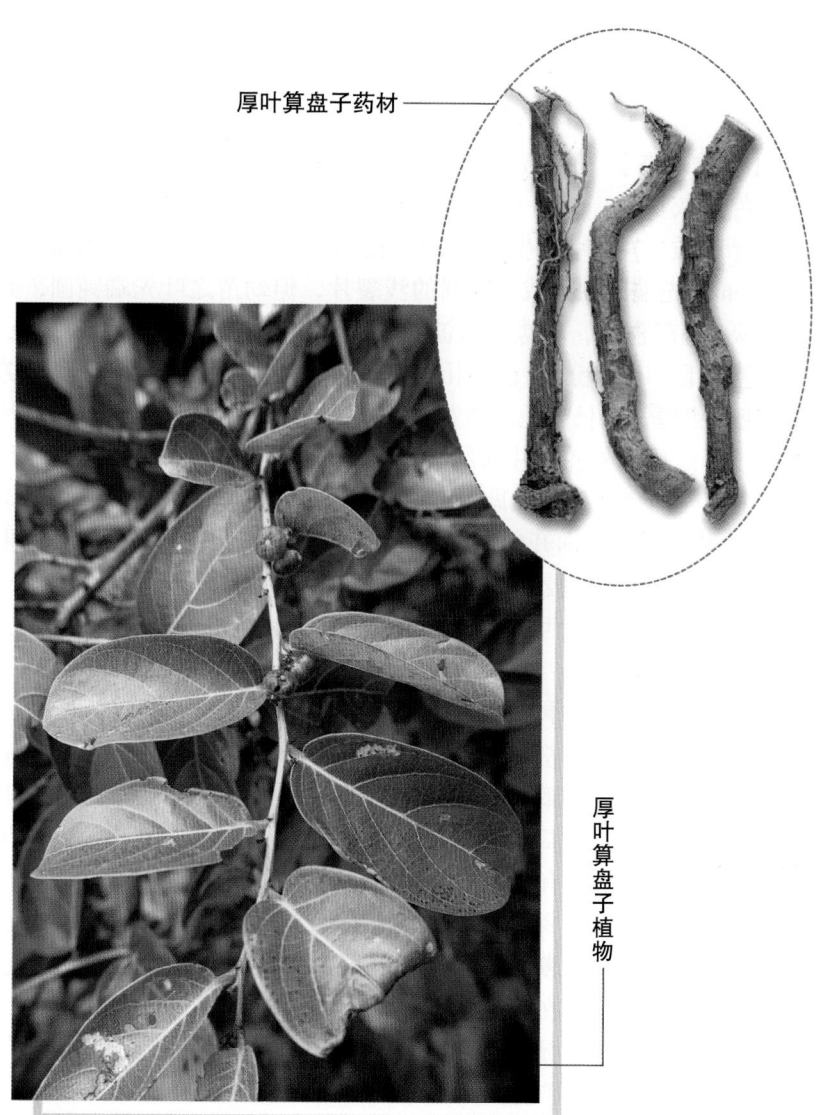

厚叶算盘子药材

厚叶算盘子植物

厚 朴

【别　　名】 庐山厚朴。

【来　　源】 为木兰科植物凹叶厚朴 *Magnolia officinalis* Rehd. et Wils. var. *biloba* Rehd.et Wils. 的树皮。

【植物形态】 落叶乔木。树皮厚，褐色，不开裂；小枝粗壮，淡黄色或灰黄色，幼时有绢毛；顶芽大，狭卵状圆锥形，无毛。叶大，近革质，7~9 片聚生于枝端，长圆状倒卵形，长 22~45cm，宽10~24cm，先端凹缺，成 2 钝圆的浅裂片，但幼苗之叶先端钝圆，并不凹缺；基部楔形，全缘而微波状，上面绿色，无毛，下面灰绿色，被灰色柔毛，有白粉；叶柄粗壮，托叶痕长为叶柄的 2/3。花白色，芳香；花梗粗短，被长柔毛，离花被片下 1cm 处具包片脱落痕，花被片 9~17，厚肉质，外轮 3 片淡绿色，长圆状倒卵形，盛开时常向外反卷，内两轮白色，倒卵状匙形，基部具爪，花盛开时中内轮直立；雄蕊约 72 枚，花药内向开裂，花丝红色；雌蕊群椭圆状卵圆形。聚合果长圆状卵圆形，基部较窄；蓇葖具喙。种子三角状倒卵形。

【分　　布】 广西主要分布于扶绥、融水、龙胜、全州、兴安、临桂、贺州、资源。

【采集加工】 夏季采收，刮去粗皮，洗净，润透，切丝，晒干。

【药材性状】 呈卷筒状或双卷筒状，长 30~35cm，厚 0.2~0.7cm，习称"筒朴"；近根部的干皮一端展开如喇叭口，长 13~25cm，厚0.3~0.8cm，习称"靴筒朴"。外表面灰棕色或灰褐色，粗糙，有时呈鳞片状，较易剥落，有明显椭圆形皮孔和纵皱纹，刮去粗皮者显黄棕色。内表面紫棕色或深紫褐色，较平滑，具细密纵纹，划之显油痕。质坚硬，不易折断，断面颗粒性，外层灰棕色，内层紫褐色或棕色，有油性，有的可见多数小亮星。气香，味辛辣、微苦。

【功能主治】 燥湿，导滞，下气，除满。主治脘腹胀痛，食积气滞，泄泻，痢疾，气逆喘咳。

【用法用量】 内服：煎汤，3~9g。

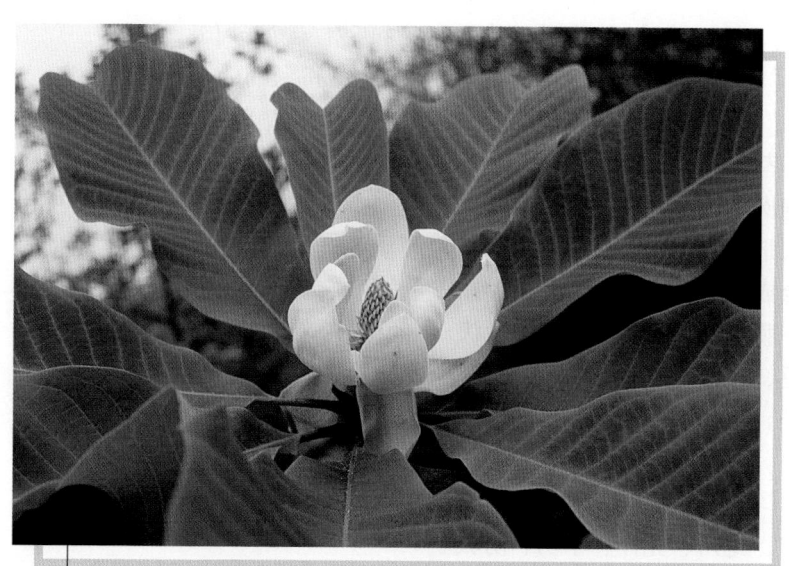

———— 厚朴植物

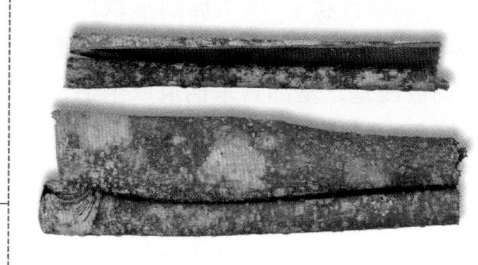

厚朴药材 ————

砂 仁

【别　　名】 阳春砂、春砂仁、蜜砂仁、缩砂仁。

【来　　源】 为姜科植物阳春砂 *Amomum villosum* Lour. 的果实。

【植物形态】 草本。根茎圆柱形，节上具鞘状膜质鳞片；芽鲜红色；茎直立，圆柱形。叶无柄或近无柄；叶舌半圆形；叶 2 列，叶片狭长椭圆形或披针形，长 15~40cm，宽 2~5cm，先端尾尖，基部渐狭或近圆形，花葶从根茎上抽出；鳞片膜质，椭圆形，先端钝圆，基部常连合成管状。穗状花序椭圆形；总苞片膜质，长椭圆形；苞片管状，白色，膜质，尖端 2 裂；花萼管状，白色，先端具三浅齿；花冠管细长，白色，唇瓣圆匙形，白色，淡黄色或黄绿色，间有红色斑点，先端 2 浅裂，反卷；侧生退化雄蕊 2；雄蕊 1，先端裂片半圆形；子房被白色柔毛。蒴果椭圆形，具软刺，棕红色。种子多数，聚成一团。

【分　　布】 广西主要分布于那坡、靖西、德保、隆安、武鸣、邕宁、龙州、凭祥、宁明、防城。

【采集加工】 果实由鲜红转为紫红色，种子呈黑褐色，破碎后有浓烈辛辣味即可采收。用剪刀剪断果序，晒干，也可用火焙干。

【药材性状】 果实椭圆形或卵形，具 3 钝棱，长 1.5~2cm，直径 0.8~1.8cm，表面红棕色或褐棕色，密被弯曲的刺状凸起，先端具凸起的花被残基，基部具果柄痕或果柄；果皮较薄，易纵向开裂，内表面淡棕色，可见明显纵行的维管束及薄的隔膜，种子集结成团。气芳香而浓烈，味辛凉、微苦。

【功效主治】 化湿开胃，行气宽中，温脾止泻，安胎。主治湿阻气滞，脘腹胀满，不思饮食，恶心呕吐，腹痛泄泻，妊娠恶阻，胎动不安。

【用法用量】 内服：煎汤，3~6g，后下；或入丸、散。

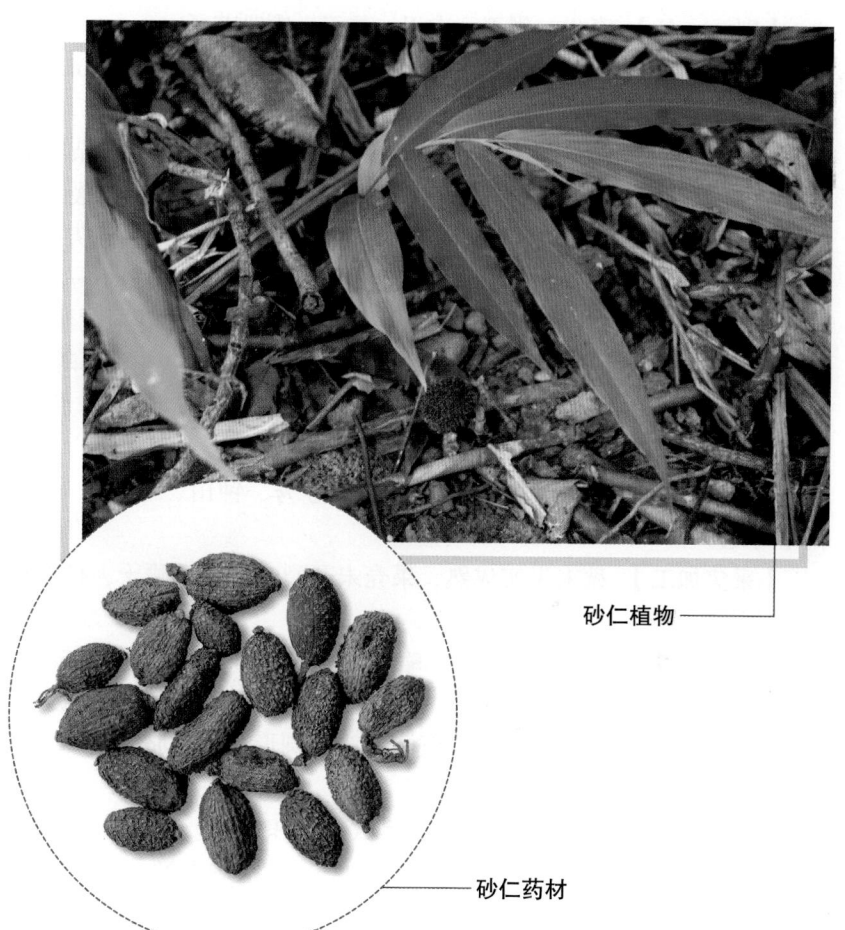

砂仁植物

砂仁药材

牵牛子

【别　　名】牵牛、黑丑、白丑、二丑、喇叭花子。

【来　　源】为旋花科植物裂叶牵牛 *Pharbitis nil*（L.）Choisy 的种子。

【植物形态】缠绕性草本。茎左旋，被倒向的短柔毛及杂有长硬毛。叶互生；叶片宽卵形或近圆形，深或浅3裂，偶有5裂，长4~15cm，宽4.5~14cm，基部心形，中裂片长圆形或卵圆形，渐尖或骤尖，侧裂片较短，三角形，叶面被微硬的柔毛。花序梗长短不一，被毛；苞片2，线形或叶状；萼片5，狭披针形，外面有毛；花冠漏斗状，蓝紫色或紫红色，花冠管色淡；雄蕊5，不伸出花冠外，花丝不等长，基部稍阔，有毛；雌蕊1，子房有毛，3室，柱头头状；蒴果近球形，3瓣裂。种子5~6颗；卵状三棱形，黑褐色或米黄色。

【分　　布】广西主要分布于桂林、金秀、钟山、岑溪、玉林、南宁等地。

【采集加工】秋末果实成熟、果壳未开裂时采收，晒干，打下种子，除去杂质。

【药材性状】种子桔瓣状，略具3棱，长4~8mm，宽3~5mm，表面灰黑色或淡黄白色，背面弓状隆起，两侧面稍平坦，略具皱纹，背面正中有一条浅纵沟，腹面棱线下端为类圆形浅色种脐。质硬。气微，味辛、苦，有麻舌感。

【功效主治】利水通便，祛痰逐饮，消积杀虫。主治水肿，腹水，脚气，痰塞喘咳，大便秘结，食滞虫积，痈疽肿毒等。

【用法用量】内服：煎汤，3~10g；入丸、散，每次0.3~1g，每日2~3次。

牵牛子药材————

牵牛子植物————

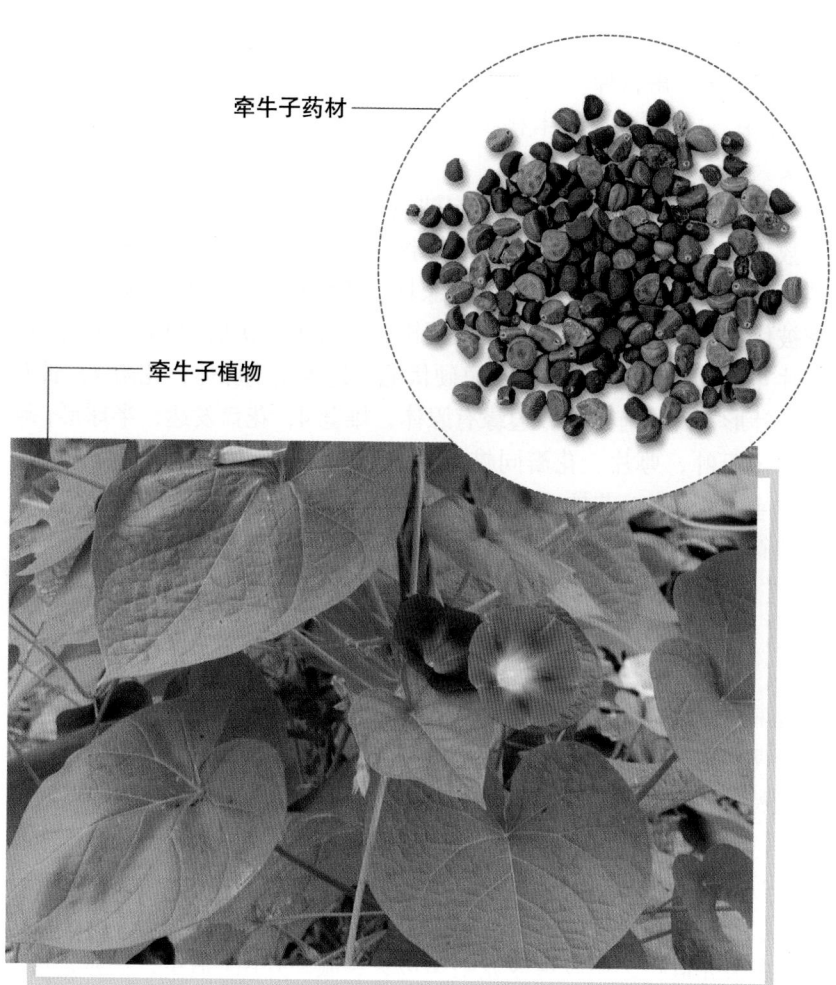

鸦胆子

【别　　名】　老鸦胆、鸦胆、苦榛子、苦参子、鸦蛋子、鸭蛋子、鸭胆子、解苦楝。

【来　　源】　为苦木科植物鸦胆子 *Brucea javanica*（L.）Merr. 的果实。

【植物形态】　灌木。全株均被黄色柔毛。小枝具有黄白色皮孔。奇数羽状复叶互生，长 20~40cm；小叶 5~11，对生，卵状披针形，先端渐尖，基部宽楔形，偏斜，边缘具三角形粗锯齿，上面疏被、下面密被伏柔毛，脉上尤密。聚伞状圆锥花序腋生，狭长；雄花序长于叶，萼片 4，卵形，外面疏被淡黄色硬伏毛，边缘疏生腺体，花瓣 4，长圆状披针形，外面有硬毛，边缘有腺体，雄蕊 4，花盘发达，半球形；雌花序短于叶，萼片、花瓣同雄花，但稍大，花盘杯状，4 浅裂，心皮通常 4，卵圆形，花柱反折，紧贴子房。核果椭圆形，紫红色转黑色，略偏斜。

【分　　布】　广西主要分布于北流、陆川、博白、灵山。

【采集加工】　秋、冬季待果皮变黑色时采收、扬净，晒干。

【药材性状】　核果卵形或椭圆形，略扁，长 0.6~1cm，直径 4~7mm，表面黑色，有隆起网状皱纹，顶端有鸟嘴状短尖的花柱残基，腹背两侧有较明显的棱线，基部钝圆，有凹点状果柄痕，果肉易剥落。气微特异，味极苦。有大毒。

【功效主治】　清热解毒，截疟，腐蚀赘疣。主治热毒血痢，休息痢，疟疾，鸡眼赘疣。

【用法用量】　内服：治疟疾每次 10~15 粒，治痢疾每次 10~30 粒；多去壳取仁，用胶囊或龙眼肉包裹吞服。外用：适量，捣敷；或制成鸦胆子油局部涂敷。

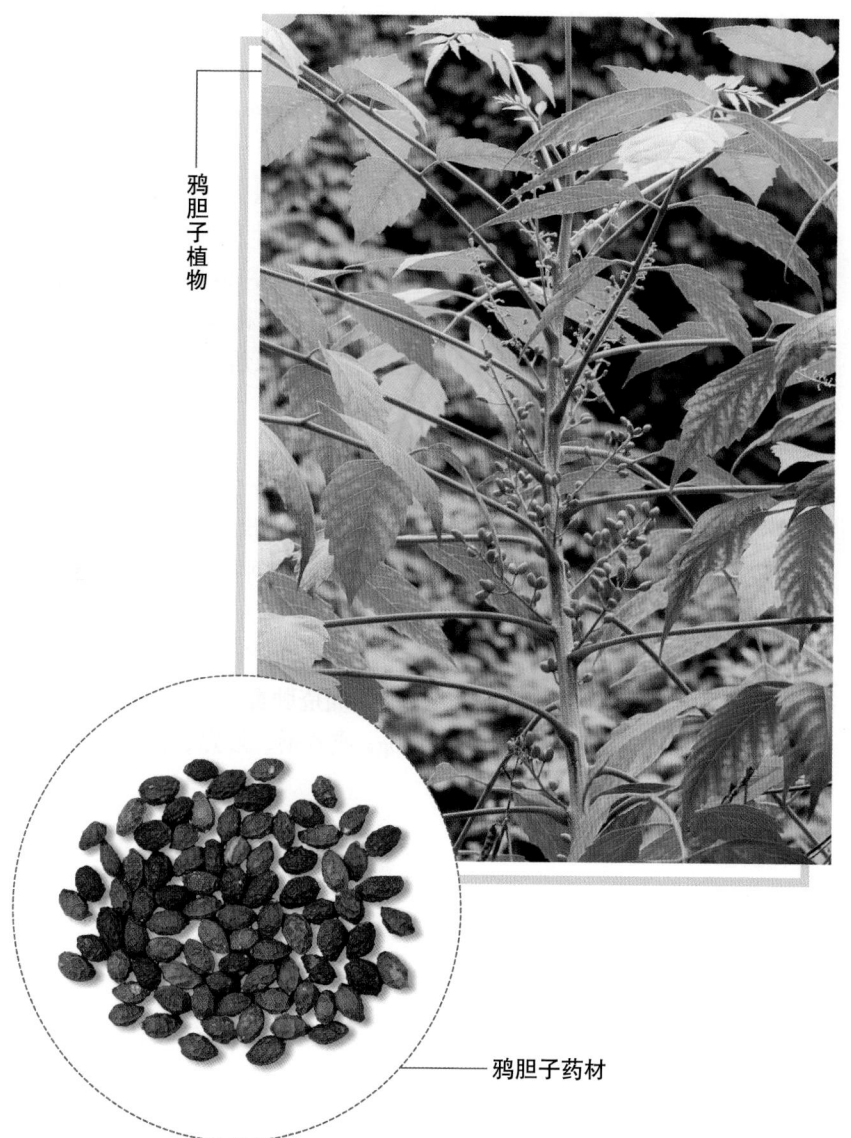

鸦胆子植物

鸦胆子药材

韭 菜

【别　　名】丰本，草钟乳，起阳草，懒人菜，长生韭，壮阳草，扁菜。

【来　　源】为百合科植物韭菜 *Allium tuberosum* Rottl. ex Spreng. 的叶。

【植物形态】多年生草本。具特殊强烈气味。根茎横卧，鳞茎狭圆锥形，簇生；鳞茎外皮黄褐色，网状纤维质。叶基生，条形，扁平，长 15~30cm，宽 1.5~7mm。总苞 2 裂，比花序短，宿存；伞形花序簇生状或球状，多花；具苞片；花白色或微带红色；花被片 6，狭卵形至长圆状披针形；花丝基部合生并与花被贴生，狭三角状锥形；子房外壁具细的疣状凸起。蒴果具倒心形的果瓣。

【分　　布】广西各地有栽培。

【采集加工】全年可采，割取地上部分，晒干，备用。

【药材性状】全草长 20~40cm，茎呈扁圆柱状，表面棕褐色，皱缩不平，质脆易折断。叶长披针形至线形，扁平，长 20~30cm，宽 3~8mm，黄褐色。具葱臭，气微，味辛。

【功效主治】补肾，温中，行气，解毒。主治肾虚阳痿，里寒腹痛，噎膈反胃，胸痹疼痛，痢疾，痔疮，痈疮肿毒，漆疮，跌打损伤。

【用法用量】内服：捣汁，60~120g；或煮粥、炒熟、作羹。外用：适量，捣敷或煎水熏洗；或热熨。

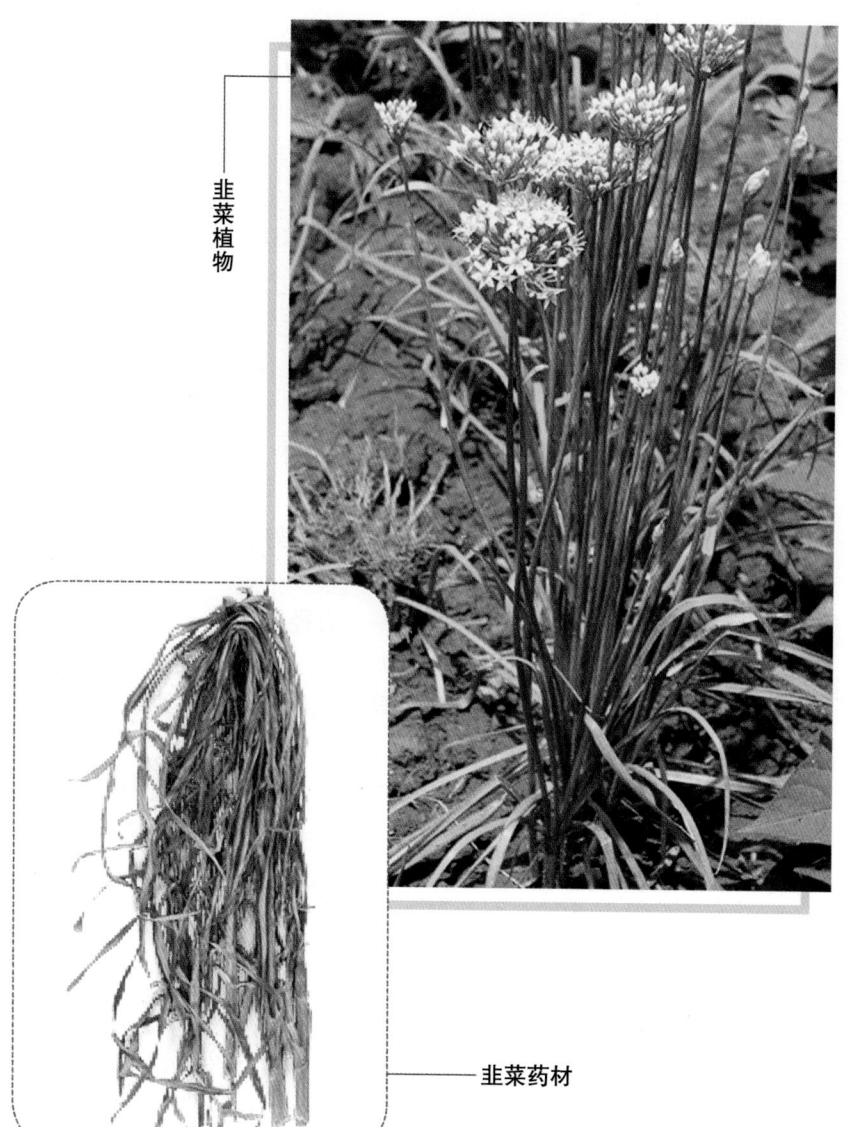

韭菜植物

韭菜药材

战 骨

【别　　名】 神仙豆腐柴、跌打王、黄毛豆腐柴、斑鸠占。

【来　　源】 为马鞭草科植物黄毛豆腐柴 *Premna fulva* Craib. 的茎。

【植物形态】 直立或攀援状灌木。单叶对生，叶片纸质，卵状椭圆形或卵形，长 4~14.5cm，宽 3~9cm，基部楔形至近圆形，全缘或上部有波状深齿，锯齿或深裂，先端急尖至尾状尖，两面生长柔毛。聚伞花序排成伞房状；苞片披针形或线形；花萼杯状，先端 5 浅裂，裂齿三角形，齿缘有纤毛；花冠绿白色，二唇形，上唇 1 裂片，圆形，下唇 3 裂，外面密被腺点，喉部有数行较长的毛；雄蕊 4，二强，伸出花冠外；子房圆形，先端有腺点。核果倒卵形，紫色至黑色，有瘤突，萼宿存。

【分　　布】 广西主要分布于天峨、隆林、西林、田东、平果、扶绥、宁明、龙州。

【采集加工】 全年均可采，以秋季采为好，除去杂质，切片，晒干。

【药材性状】 茎圆柱形，长短不一，直径 1~2.5cm。表面灰黄色，有细小的不规则纵皱纹，外皮常呈片状剥落，剥落处显红棕色。质硬，断面皮部红棕色，木部黄白色，可见导管呈细孔状，射线呈放射状排列，髓部白色。气微，味微涩。

【功效主治】 祛风湿，壮肾阳。主治风湿痹痛，肾虚阳痿，月经延期。

【用法用量】 内服：煎汤，10~30g；或浸酒。

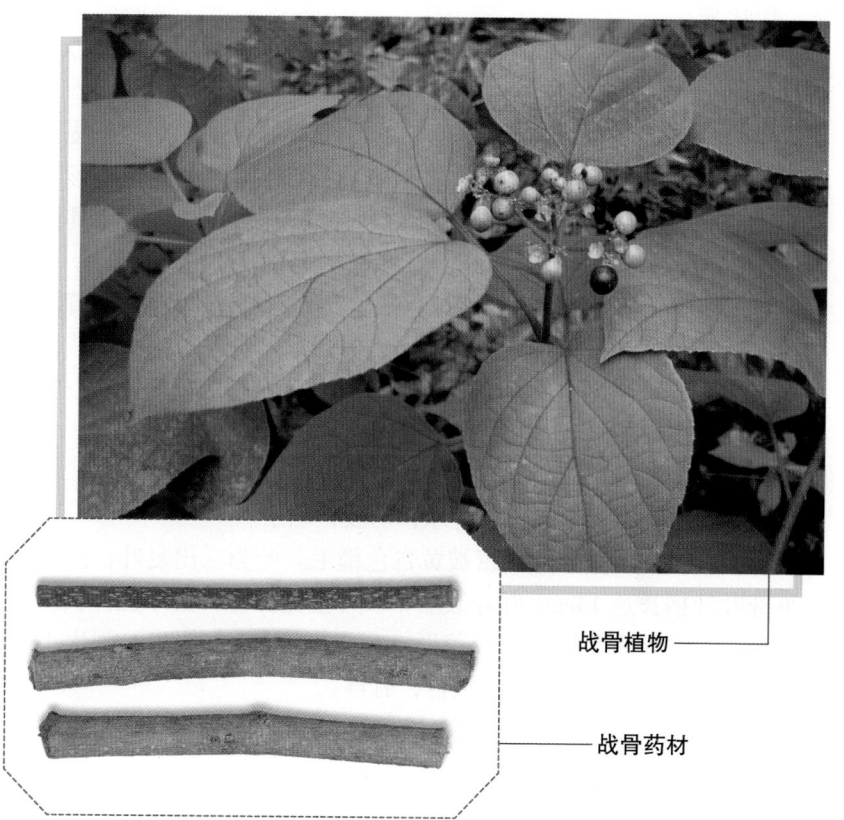

战骨植物

战骨药材

禺毛茛

【别　名】　小回回蒜、假芹菜、干里光、白灸草、野芹菜、点草、田芹菜。

【来　源】　为毛茛科植物禺毛茛 *Ranunculus cantoniensis* DC. 的全草。

【植物形态】　草本。须根多数，簇生。茎直立，上部有分枝，密生开展的黄白色糙毛。茎生叶为三出复叶；叶片宽卵形或肾圆形，长和宽均约 3~9cm；中央小叶具长柄，椭圆形或菱形，3 裂，边缘具密锯齿；侧生小叶具较短柄，2~3 深裂，两面有糙毛；茎上部叶较小，3 全裂，有短柄或无柄。花序有较多花，疏生；花两性；密生开展的黄白色糙毛；萼片 5，卵形，有糙毛；花瓣 5，椭圆形，黄色，基部有爪，蜜槽上有倒卵形小鳞片；雄蕊多数；花托长圆形，有白色短毛；心皮多数。瘦果扁，狭倒卵形，边缘有棱翼，具短喙。

【分　布】　广西全区均有分布。

【采集加工】　夏季采收，洗净，切段，晒干。

【药材性状】　茎和叶柄密被黄白色糙毛。叶为三出复叶，基生叶及下部叶叶柄长达 14cm；叶片皱缩，展开呈宽卵形，黄绿色，长、宽均约 5cm，中央小叶椭圆形或菱形，3 裂，边缘具密锯齿，侧生小叶不等地 2 或 3 深裂。气微，味微苦，有毒。

【功效主治】　清肝明目，除湿解毒，截疟。主治眼翳，目赤，黄疸，痈肿，风湿性关节炎，疟疾。

【用法用量】　内服：煎汤，9~12g，清水煎后加片糖服。

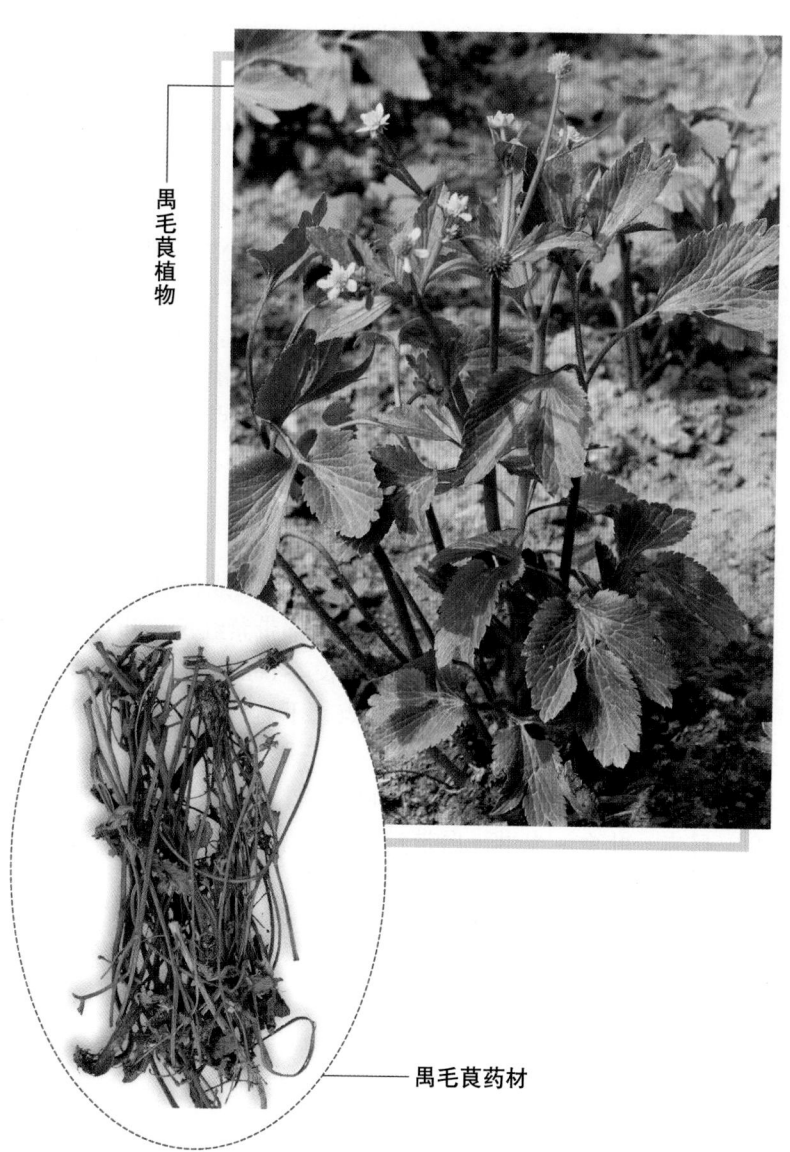

禺毛茛植物

禺毛茛药材

星宿菜

【别　　名】 大田基黄、赤脚草、红根子、红脚菜、红梗草、黄脚鸡。

【来　　源】 为报春花科植物红根草 *Lysimachia fortunei* Maxim. 的全草。

【植物形态】 草本。根茎细长，棕红色，有匍匐枝，茎直立，柔弱，常分枝，浅褐色，基部带红色，有黑色小点。叶互生，具短柄，叶长椭圆状披针形或阔披针形，长4~9cm，宽1~2cm，两端渐尖，全缘，上面绿色，有黑色腺状斑点，下面淡绿色，中脉稍凸出。总状花序顶生，细长柔弱，稍有腺毛；苞片三角状披针形；萼片长约为花冠之半，钝头，边缘有缘毛，膜质，中部有黑色点；花冠深5裂，白色，裂片卵形；雄蕊5，短于花冠；花柱稍短于雄蕊。蒴果小球形，果梗长于蒴果。

【分　　布】 广西分布于各地。

【采集加工】 夏、秋季采收，洗净，切段或扎把，晒干。

【药材性状】 地下茎紫红色。茎基部带紫红色。叶互生，叶片皱缩，展平后呈阔披针形、倒披针形，长4~6cm，宽1~2cm，先端渐尖，基部渐狭，近无柄，两面有褐色腺点，干后呈粒状凸起。有时可见总状花序或果序。气微，味苦。

【功效主治】 清热利湿，凉血活血，解毒消肿。主治黄疸，泻痢，目赤，吐血，血淋，白带过多，崩漏，痛经，闭经，咽喉肿痛，痈肿疮毒，瘰疬，跌打损伤，蛇虫咬伤。

【用法用量】 内服：煎汤，15~30g；或代茶饮。外用：适量，鲜品捣敷；或煎水洗。

星宿菜药材

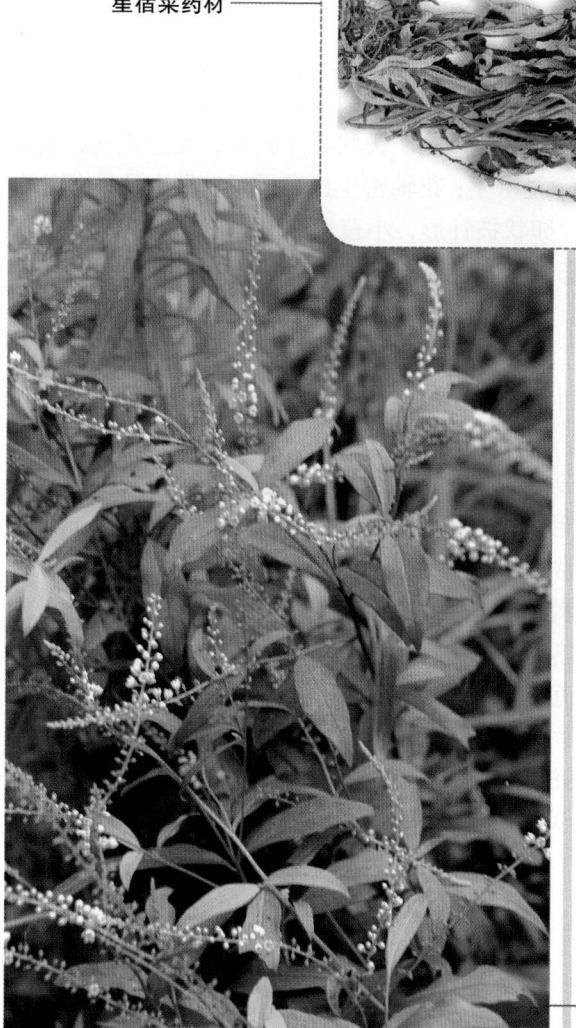

星宿菜植物

虾钳草

【别　　名】满天星、虾钳菜、白花仔、节节花。

【来　　源】为苋科植物莲子草 *Alternanthera sessilis*（L.）DC. 全草。

【植物形态】草本。圆锥根粗。茎绿色或稍带紫色，有条纹及纵沟，沟内有柔毛，在节处有一行横生柔毛。叶片形状及大小有变化，条状披针形、矩圆形、倒卵形、卵状矩圆形，长 1~8cm，宽 0.2~2cm，顶端急尖、圆形或圆钝，基部渐狭。头状花序腋生，无总花梗，初为球形，后渐成圆柱形，花密生；花轴密生白色柔毛；苞片及小苞片白色，顶端短渐尖，苞片卵状披针形，小苞片钻形；花被片卵形，白色，顶端渐尖或急尖；雄蕊 3，基部连合成杯状，花药矩圆形；退化雄蕊三角状钻形，比雄蕊短；花柱极短，柱头短裂。胞果倒心形，侧扁，翅状，深棕色，包在宿存花被片内。种子卵球形。

【分　　布】广西各地有分布。

【采集加工】夏、秋季采收，切段晒干。

【药材性状】茎黄绿色，多分枝，具纵沟，沟内有柔毛，叶皱卷，展开呈条状披针形或倒卵状矩圆形，长 1~8cm，宽 0.2~2cm，全缘或具不显明锯齿。常见有腋生的头状花序；苞片、小苞片和花被片白色，宿存。气微，味淡。

【功效主治】清热凉血，利湿消肿，拔毒止痒。主治痢疾，鼻衄，咯血，便血，尿道炎，咽炎，乳腺炎，小便不利；外用治疮疖肿毒，湿疹，皮炎，体癣，毒蛇咬伤。

【用法用量】内服：煎汤，15~25g；或鲜全草 60~90g，绞汁炖温服。外用：适量，鲜全草捣烂敷或水煎浓汁洗患处。

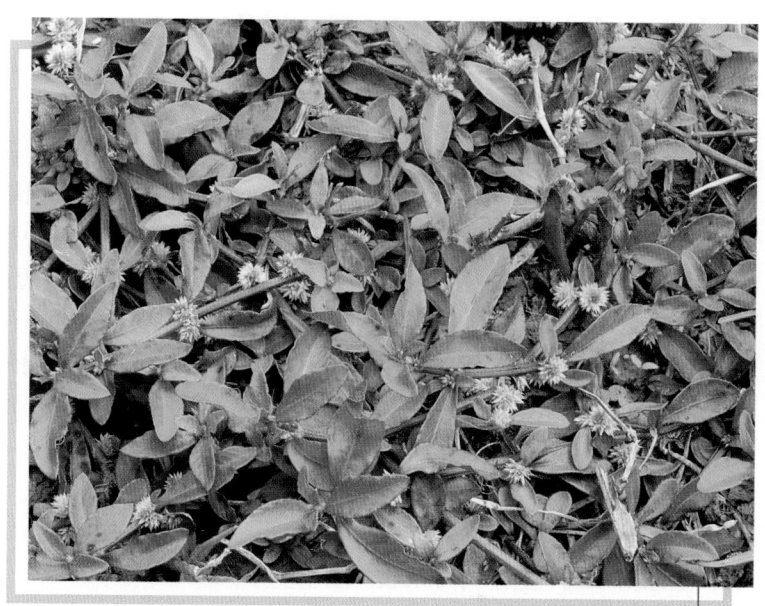

虾钳草植物

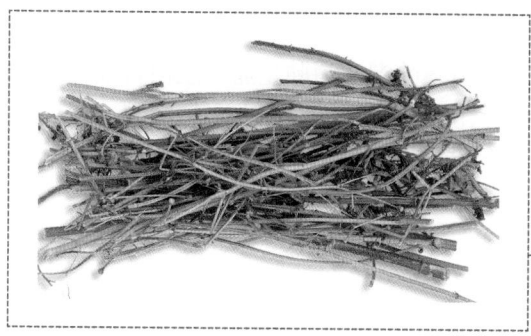

虾钳草药材

蚂蝗七

【别　　名】　红蚂蝗七、石螃蟹、岩蚂蝗。

【来　　源】　为苦苣苔科植物蚂蝗七 *Chirita fimbrisepala* Hand.-Mazz. 的根茎。

【植物形态】　草本，具粗根状茎。叶均基生；叶片草质，两侧不对称，卵形、宽卵形或近圆形，长4~10cm，宽3.5~11cm，顶端急尖或微钝，基部斜宽楔形或截形，或一侧钝或宽楔形，另一侧心形，边缘有小或粗牙齿，上面密被短柔毛并散生长糙毛，下面疏被短柔毛；叶柄有疏柔毛。聚伞花序1~7条，有1~5花；花序梗被柔毛；苞片狭卵形至狭三角形，被柔毛；花梗被柔毛。花萼5裂至基部，裂片披针状线形。花冠淡紫色或紫色，筒细漏斗状。蒴果被短柔毛。种子纺锤形。

【分　　布】　广西主要分布于融安、融水、三江、临桂、全州、兴安、龙胜、桂平、那坡、贺州、罗城、金秀。

【采集加工】　全年均可采收。晒干。

【药材性状】　本品根茎膨大，扁圆柱形，略弯曲，皱缩，直径1.2~3cm，表面栓皮较厚，灰棕色或褐色，具纵皱纹及横向粗裂痕，木部与皮部易分离。断面皮部较厚，黄白色或浅棕色，木部灰黄色。体轻，质稍硬。气微，味微苦。

【功效主治】　健脾和中，清热除湿，消肿止痛。主治胃痛，小儿疳积，肝炎，痢疾。外用接骨，治跌打。

【用法用量】　内服：煎汤，6~18g。外用：适量，捣敷。

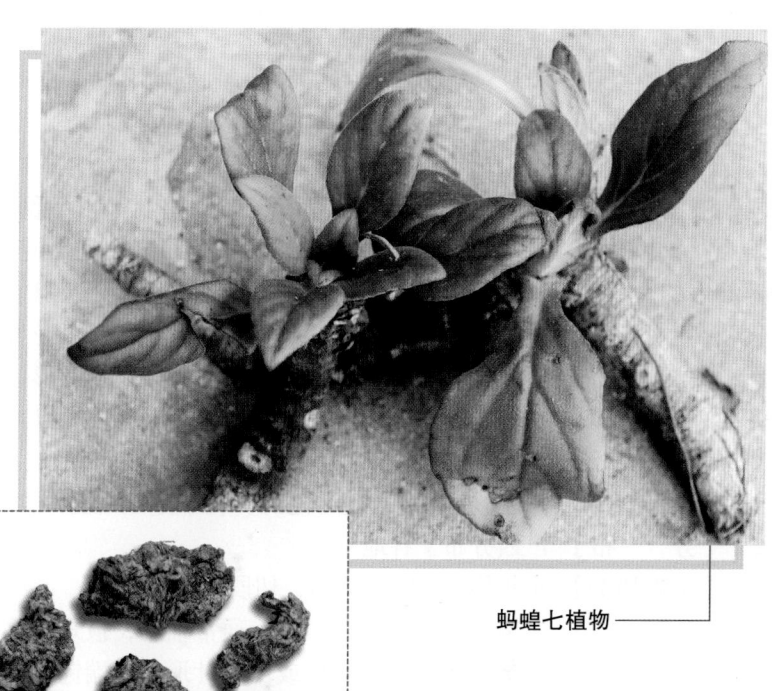

蚂蝗七植物

蚂蝗七药材

响铃豆

【别　　名】 硬毛白鹤藤、毛藤花。

【来　　源】 为豆科植物响铃豆 *Crotalaria albida* Heyne ex Roth 的全草。

【植物形态】 直立草本。基部常木质；植株或上部分枝，通常细弱，被紧贴的短柔毛。托叶细小，刚毛状，早落；单叶，叶片倒卵形、长圆状椭圆形或倒披针形，长 1~2.5cm，宽 0.5~1.2cm，先端钝或圆，具细小的短尖头，基部楔形，上面绿色，近无毛，下面暗灰色，被短柔毛；叶柄近无。总状花序；苞片丝状，小苞片与苞片同形；花萼二唇形，深裂，上面二萼齿宽大，先端稍钝圆，下面三萼齿披针形，先端渐尖；花冠淡黄色，旗瓣椭圆形，先端具束状柔毛，基部胼胝体可见，翼瓣长圆形，约与旗瓣等长，龙骨瓣弯曲，中部以上变狭形成长喙；子房无柄。荚果短圆柱形，稍伸出花萼之外。种子 6~12 颗。

【分　　布】 广西分布于各地。

【采集加工】 全年均可采收，洗净，切段，晒干。

【药材性状】 茎圆柱形，上部多分枝，通常细弱，被短柔毛。叶稍皱缩，展平呈倒卵形、长圆状椭圆形或倒披针形，先端钝或圆，具细小的短尖头，基部楔形，上面灰绿色，近无毛，下面暗灰色，略被短柔毛；叶柄近无。有时可见花序和果实。气微，味淡。

【功效主治】 利水通淋，止咳平喘，消肿止痛，清热解毒，截疟。主治淋证，肺热咳嗽，肝炎，痢疾，跌打损伤，关节肿痛；外用治疮痈肿毒，乳痈，疟疾。

【用法用量】 内服：煎汤，9~15g。外用：适量，鲜叶捣烂敷患处。

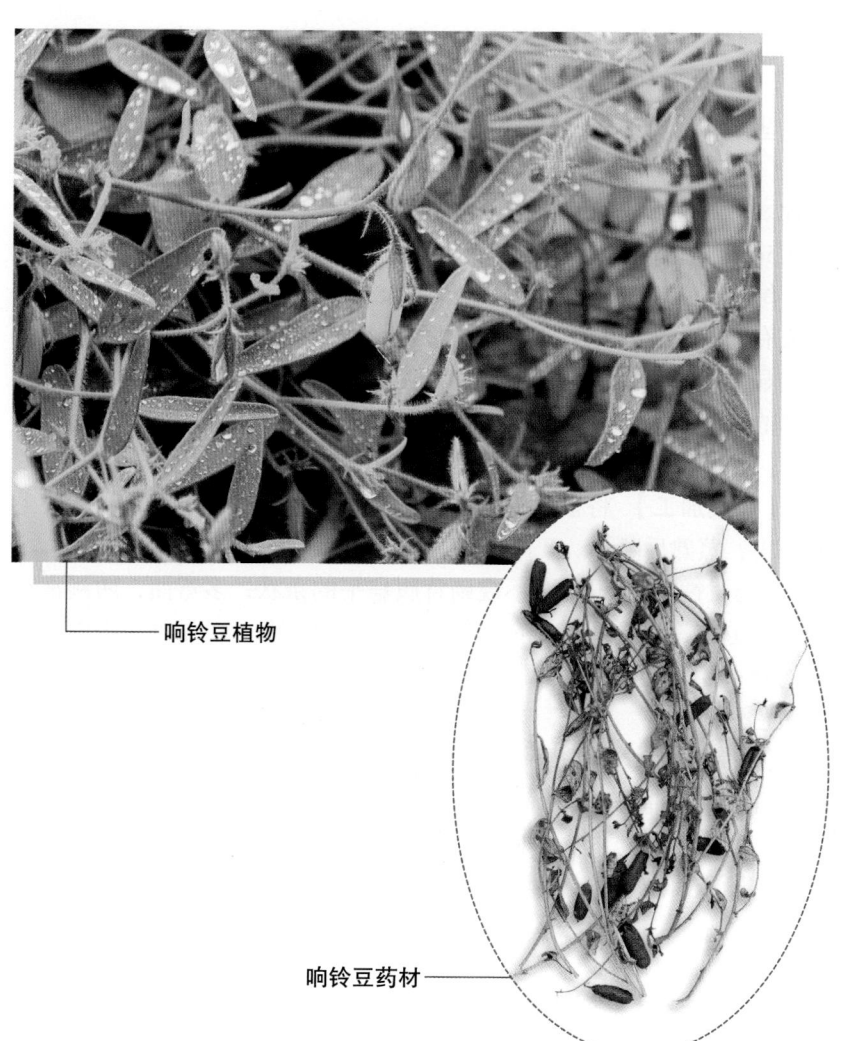

———— 响铃豆植物

响铃豆药材 ————

骨碎补

【别　　名】 猴姜、石毛姜、过山龙、石良姜、爬岩姜、石岩姜。

【来　　源】 为槲蕨科植物槲蕨 *Drynaria fortunei*（Kunze）J. Sm. 的根茎。

【植物形态】 草本。根状茎横生，粗壮肉质，密被钻状披针形鳞片。叶二型：营养叶灰棕色，卵形，无柄，干膜质，长 5~7cm，宽约 3.5cm，基部心形，背面有疏短毛，边缘有粗浅裂；孢子叶高大，纸质，绿色，无毛，长椭圆形，宽 14~18cm，向基部变狭而成波状，下延成有翅膀的短柄，中部以上深羽裂；裂片 7~13 对，短尖头，边缘有不明显的疏钝齿；网状脉，两面均明显。孢子囊群圆形，着生于内藏小脉的交叉点上，沿中脉两侧各排成 2~3 行；无囊群盖。

【分　　布】 广西分布于全区各地。

【采集加工】 将根茎挖出，洗净泥土，用火燎去鳞毛，刮去绒毛和外皮，蒸熟后晒干。

【药材性状】 根茎为不规则背腹扁平的条状，多弯曲，两侧常有缢缩和分枝，直径 0.7~1.5cm；鳞片脱落处显棕色，可见细小纵向纹理和沟脊；上面有叶柄痕，下面有纵脊纹及细根痕。质脆，断面红棕色，有白色分体中柱。气香，味淡、微涩。

【功效主治】 补肾强骨，活血止痛。主治肾虚腰痛，足膝痿弱，耳鸣耳聋，牙痛，久泄，遗尿，跌打骨折及斑秃。

【用法用量】 内服：煎汤，10~20g；或入丸、散。外用：适量，捣烂敷或晒干研末敷；或浸酒搽。

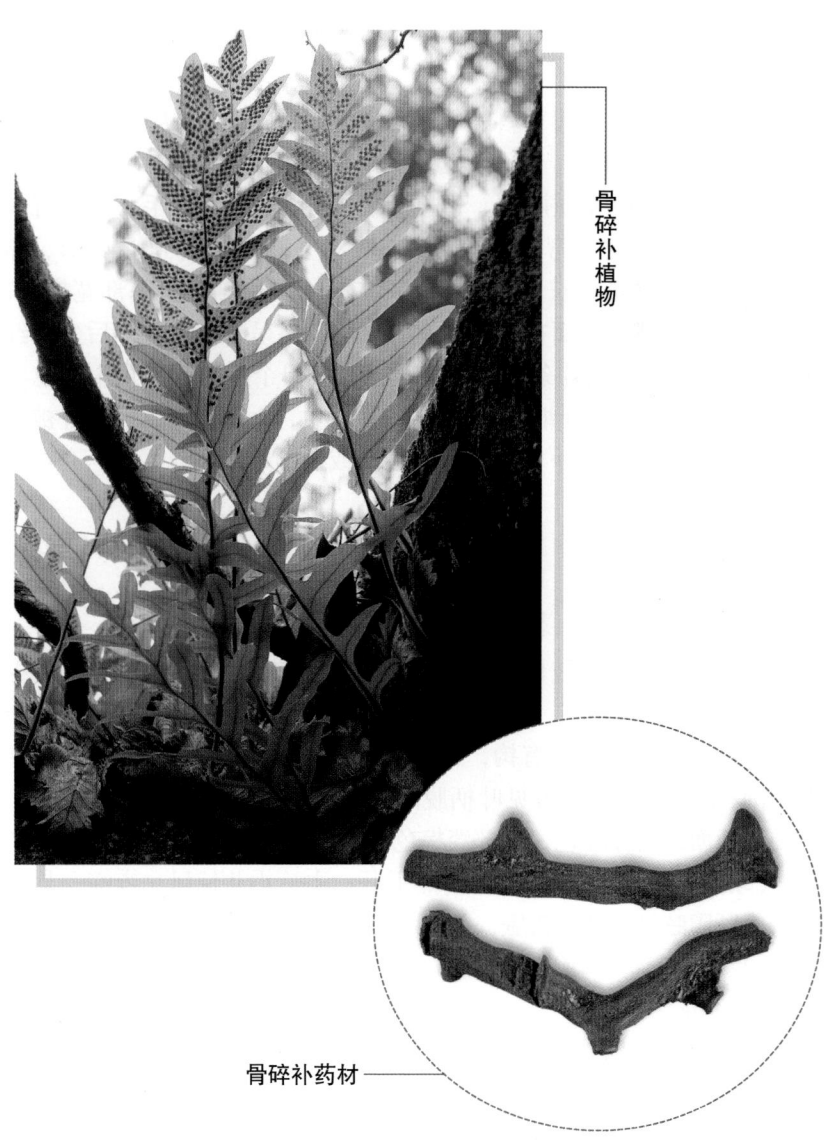

骨碎补植物

骨碎补药材

钩 藤

【别　　名】 莺爪风、金钩藤、挂钩藤、钩丁、倒挂金钩、双钩藤、鹰爪风、倒挂刺。

【来　　源】 为茜草科植物钩藤 *Uncaria rhynchophylla*（Miq.）Miq. ex Havil. 的带钩茎枝。

【植物形态】 木质藤本。小枝四棱柱形，褐色，无毛。叶腋有成对或单生的钩，向下弯曲，先端尖。叶对生；具短柄；叶片卵形、卵状长圆形或椭圆形，长 5~12cm，宽 3~7cm，先端渐尖，基部宽楔形，全缘，上面光亮，下面在脉腋内常有束毛，略呈粉白色，干后变褐红色；托叶 2 深裂，裂片条状钻形。头状花序单个腋生或为顶生的总状花序式排列；总花梗纤细；花黄色；花冠合生，上部 5 裂，裂片外被粉状柔毛；雄蕊 5；子房下位。蒴果倒卵形或椭圆形，被疏柔毛，有宿存萼。种子两端有翅。

【分　　布】 广西主要分布于防城、上思、武鸣、德保、那坡、凌云、融水、金秀。

【采集加工】 秋、冬季采收，去叶，切段，晒干。

【药材性状】 茎枝圆柱形或类方柱形，直径 2~5mm，表面红棕色至紫棕色或棕褐色，上有细纵纹；茎上具略凸起的环节，对生两个向下弯曲的钩或仅一侧有钩，钩长 1~2cm，形如船锚，先端渐尖，基部稍圆；钩基部的枝上可见叶柄脱落后的凹点及环状的托叶痕。体轻，质硬。断面外层棕红色，髓部淡棕色。气微，味淡。

【功效主治】 息风止痉，清热平肝。主治小儿惊风，夜啼，热盛动风，肝阳眩晕，肝火头胀，头痛。

【用法用量】 内服：煎汤，6~30g，不宜久煎；或入散剂。

附：钩藤根

舒筋活络，清热消肿。主治关节痛风，半身不遂，癫痫，水肿，跌扑损伤。

同属植物毛钩藤、大叶钩藤、华钩藤的带钩茎枝亦作钩藤用。

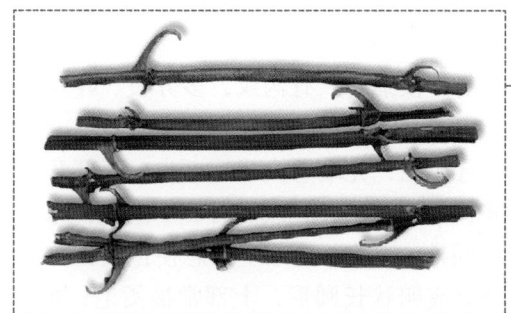

钩藤药材

钩藤植物

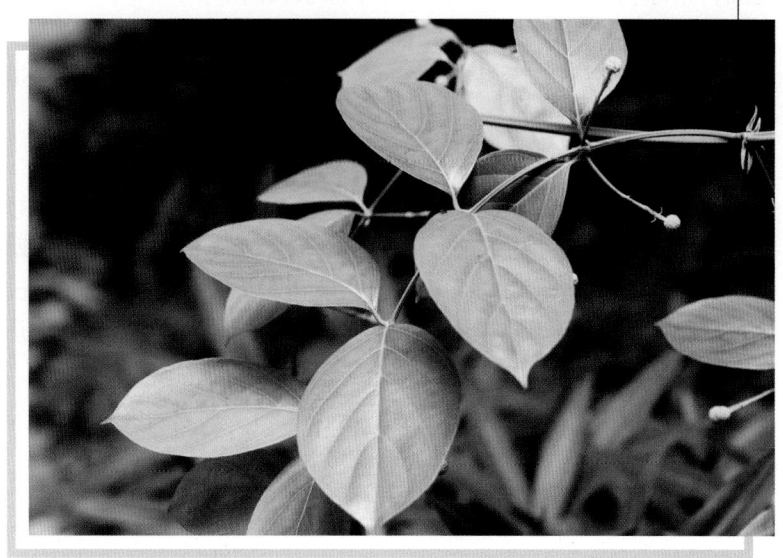

钮子瓜

【别　　名】　土瓜、野黄瓜、野杜瓜、天罗网、钮子果、红果果。

【来　　源】　为葫芦科植物钮子瓜 *Zehneria maysorensis*（Wight et Arn.）Arn. 的全草。

【植物形态】　草质藤本。茎、枝细弱，有沟纹，多分枝。叶片膜质，宽卵形和稀三角状卵形，长、宽均为1.5~8cm，上面深绿色，粗糙，被短糙毛，背面苍绿色，近无毛，先端急尖或短渐尖，基部弯缺半圆形，边缘有细锯齿或深波状锯齿，不分裂或有时3~5浅裂，脉掌状。卷须丝状，单一。花雌雄同株；雄花3~9朵生于总梗顶端，花萼筒宽钟状；花冠白色，裂片卵形或卵状长圆形，上部常被柔毛；雄蕊3；雌花单生，稀几朵着生在总梗顶端或极稀雌雄同序；子房卵形。果梗细，果球状或卵形，浆果状。种子卵状长圆形。

【分　　布】　广西主要分布于上林、邕宁、龙州、那坡、隆林、凌云、乐业、南丹、天峨、融安、富川，贺州、临桂、龙胜、灵川、苍梧、

【采集加工】　夏、秋两季采收，洗净，切段，晒干。

【药材性状】　全草常成团状。茎纤细，暗绿色或暗棕色，有细纵棱。卷须细丝状。叶片皱缩，卷曲，多破碎，完整叶呈宽卵形或稀三角状卵形，上表面暗绿色或暗棕色，被毛，下表面颜色稍淡，先端急尖或短渐尖，基部弯缺半圆形，边缘有细锯齿或深波状锯齿。质脆，易碎。气微，微甘。

【功效主治】　清热解毒，息风止痉，利湿通淋。主治外感发热，惊风抽搐，头痛，咽喉肿痛，疮痈肿毒，淋证。

【用法用量】　内服：煎汤，10~15g。外用：适量，鲜品捣敷。

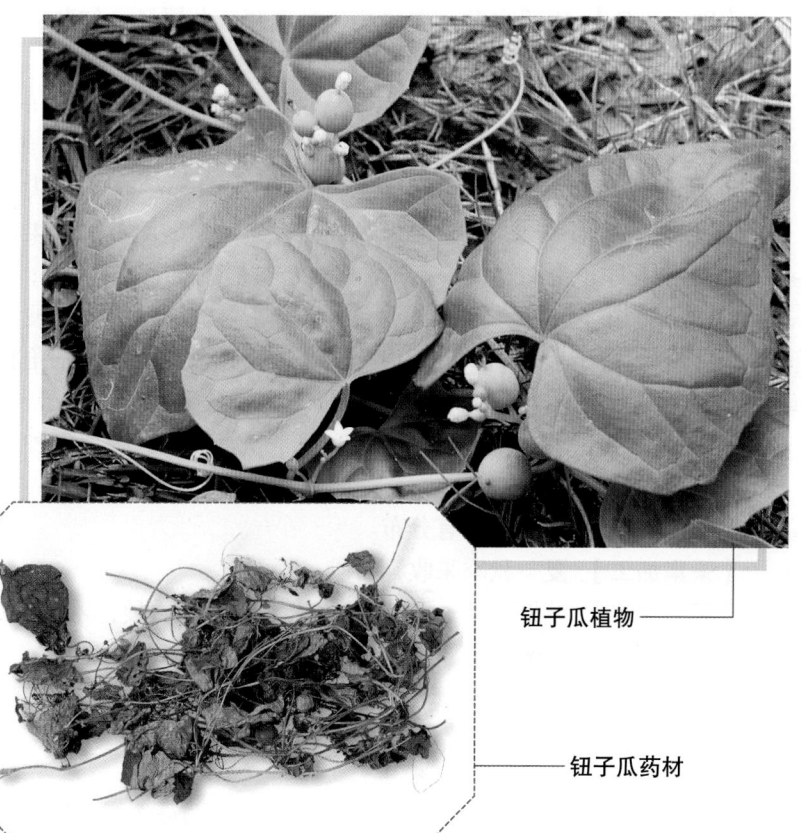

钮子瓜植物

钮子瓜药材

香花崖豆藤

【别　　名】　山鸡血藤、血风藤、马鹿藤、九层风、红藤、活血藤、大血藤。

【来　　源】　为豆科植物香花崖豆藤 *Millettia dielsiana* Harms 的茎。

【植物形态】　攀援灌木。茎皮灰褐色，剥裂。羽状复叶，纸质，披针形、长圆形至狭长圆形，长 5~15cm，宽 1.5~6cm，先端急尖至渐尖，偶钝圆，基部钝圆，偶近心形，上面有光泽，下面被平伏柔毛或无毛。圆锥花序顶生，宽大，花序轴多少被黄褐色柔毛；花单生；苞片线形，宿存，小苞片线形，贴萼生，早落；花萼阔钟状，与花梗同被细柔毛，萼齿短于萼筒，上方 2 齿几全合生，其余为卵形至三角状披针形；花冠紫红色；雄蕊二体；子房线形，密被绒毛，花柱长于子房，旋曲，柱头下指。荚果线形至长圆形，扁平，密被灰色绒毛。种子长圆状凸镜形。

【分　　布】　广西各地有分布。

【采集加工】　夏、秋季采收，切段，晒干。

【药材性状】　茎圆柱形，皮灰褐色，常剥裂。质硬，不易折断。切断面皮部较厚，褐色，木部白色。气微，味淡、微涩。

【功效主治】　补血止血，活血通络。主治血虚体弱，劳伤筋骨，月经不调，闭经，产后腹痛，恶露不尽，各种出血，风湿痹痛，跌打损伤。

【用法用量】　内服：煎汤，9~30g；或浸酒；或熬膏。外用：适量，煎水洗；或鲜根、叶捣烂敷。

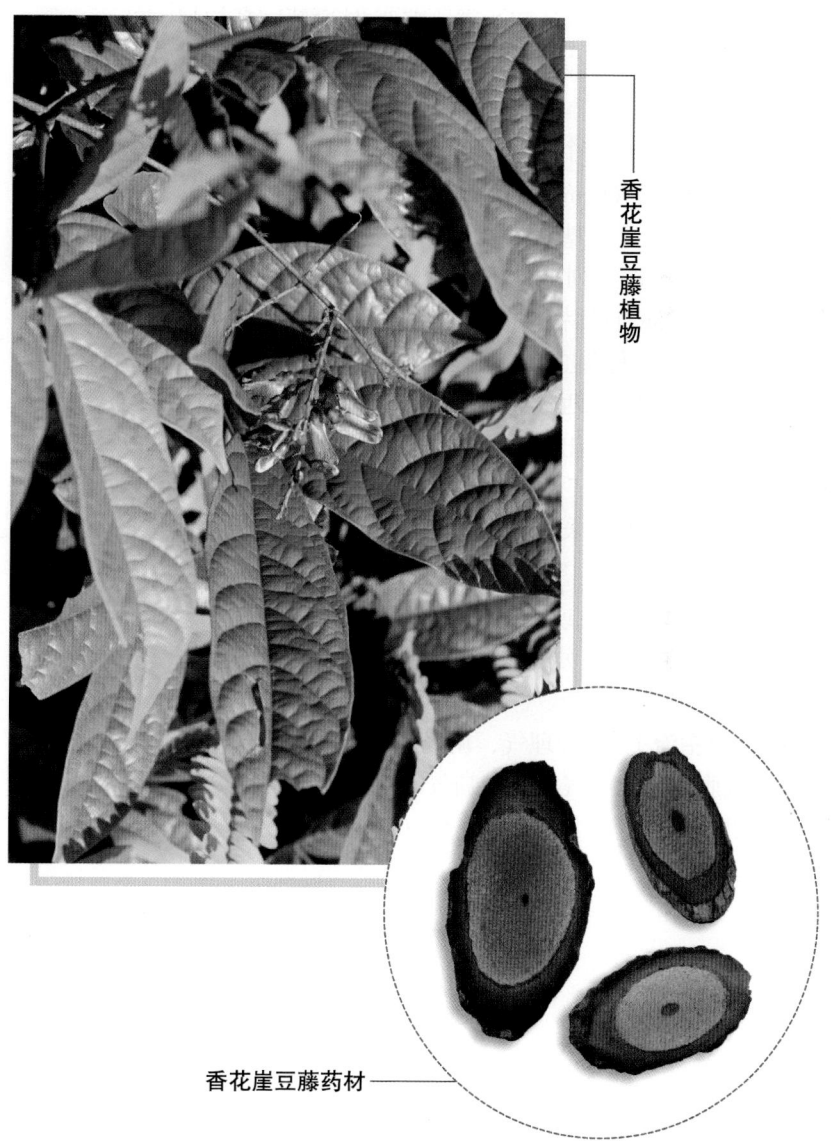

香花崖豆藤植物

香花崖豆藤药材

香 附

【别　　名】 莎随、回头青、野韭菜、隔夜抽、地构草。

【来　　源】 为莎草科植物莎草 *Cyperus rotundus* L. 的根茎。

【植物形态】 草本。茎直立，三棱形；根状茎匍匐延长，部分膨大呈纺锤形，有时数个相连。叶丛生于茎基部，叶鞘闭合包于茎上；叶片线形，长 20~60cm，宽 2~5mm，先端尖，全缘，具平行脉，主脉于背面隆起。花序复穗状，3~6 个在茎顶排成伞状，每个花序具 3~10 个小穗，线形；颖 2 列，紧密排列，卵形至长圆形，膜质，两侧紫红色有数脉，基部有叶片状的总苞 2~4 片，与花序等长或过之；每颖着生 1 花，雄蕊 3；柱头 3，丝状。小坚果长圆状倒卵形，三棱状。

【分　　布】 广西各地有分布。

【采集加工】 挖出后，用火燎去须根，置沸水中略煮或蒸透，取出晒干，称"毛香附"。将毛香附晒至七八成干，除去须毛，除去杂质，晒干即为"香附米"。

【药材性状】 根茎为纺锤形，有的略弯曲，长 2~3.5cm，直径 0.5~1cm。表面棕褐色或黑褐色，有纵皱纹，并有 6~10 个隆起的环节，节上有棕色的毛须及残留的根痕，去掉须毛者较光滑，环节不明显。质坚硬。气香，味微苦。

【功效主治】 疏肝理气，调经止痛，安胎。主治胁肋胀痛，乳房胀痛，脘腹疼痛，嗳气吞酸，疝气疼痛，月经不调，痛经，胎动不安。

【用法用量】 内服：煎汤，5~10g；或入丸、散。外用：适量，研末调敷。

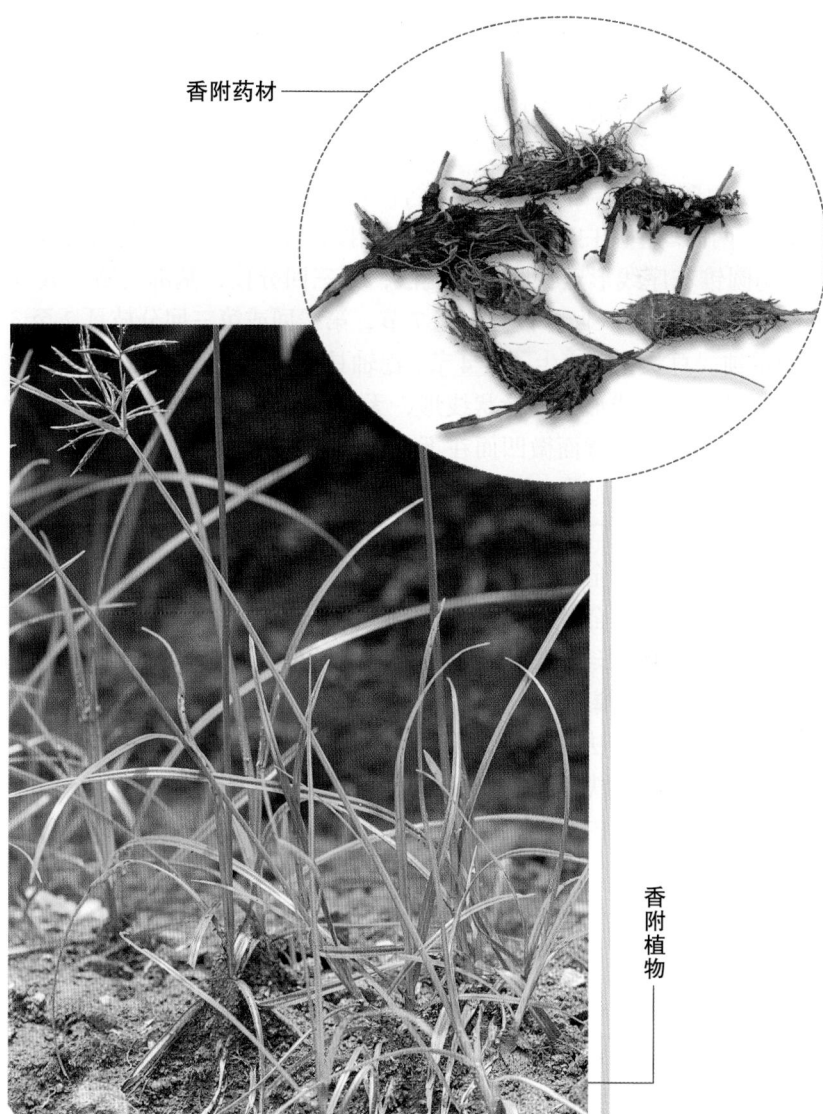

香附药材

香附植物

香 茅

【别　　名】 茅香、香麻、大风茅、柠檬茅、茅草茶、姜巴茅、姜草、香巴茅。

【来　　源】 为禾本科植物柠檬草 *Cymbopogon citratus*（DC.）Stapf 的全草。

【植物形态】 草本。秆粗壮。含有柠檬香味。叶片长达 1m，宽 15mm，两面均呈灰白色而粗糙。佛焰苞披针形，狭窄，红色或淡黄褐色；伪圆锥花序线形至长圆形，疏散，具三回分枝，基部间断，其分枝细弱而下倾；第一回分枝具 5 至 7 节，第二回或第三回分枝具 2 至 3 节而单纯。总状花序孪生，具 4 节；穗轴具稍长柔毛，但不遮蔽小穗；无柄小穗两性，线形或披针状线形，无芒，锐尖，第 1 颖先端具 2 微齿，脊上具狭翼，背面微凹而在下部凹陷，脊间无脉，第 2 外稃先端浅裂，具短尖头，无芒；有柄小穗暗紫色。

【分　　布】 广西各地有栽培。

【采集加工】 全年均可采收，鲜用或晒干。

【药材性状】 全草长可达 2m，秆粗壮，节处常被蜡粉。叶片条形，宽约 15mm，长可达 1m，基部抱茎；两面粗糙，均呈灰白色；叶鞘光滑；叶舌厚，鳞片状。全体具柠檬香气。

【功效主治】 祛风通络，温中止痛，止泻。主治风寒湿痹疼痛，脘腹冷痛，泄泻，跌打损伤。

【用法用量】 内服：煎汤，6~15g。外用：适量，水煎洗或研末敷。

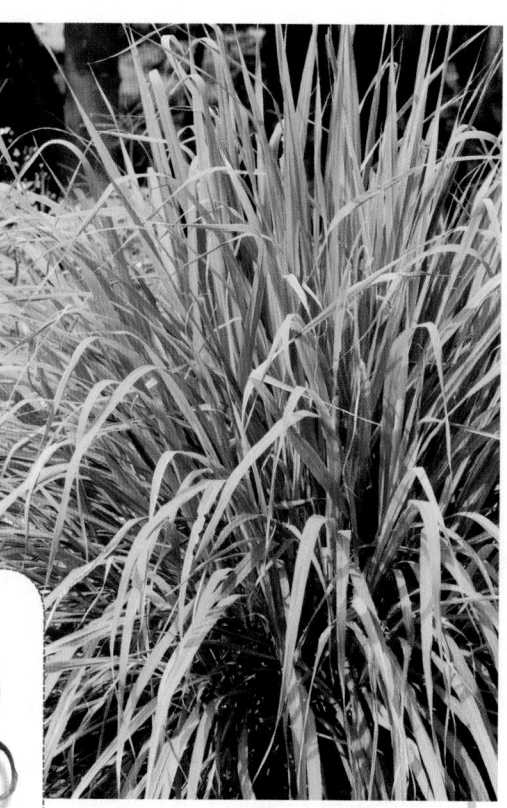

香茅植物

香茅药材

香港算盘子

【别　　名】 大叶面豆果、大叶馒头果、毛叶算盘子、大红心、金龟树。

【来　　源】 为大戟科植物香港算盘子 *Glochidion hongkongense* Muell. -Arg. 的树皮、叶。

【植物形态】 灌木或小乔木。小枝无毛。单叶互生；托叶三角形；叶片革质，卵形至长圆状卵形，长 5~15cm，宽 3~6cm，先端钝或圆形，两侧稍偏斜，基部截形，微心形或浑圆，干时上面淡绿色，下面紫赤色。花通常雌雄同株，排成短小的聚伞花序，或簇生成花束；雌花及雄花常分别生于小枝的上下部，或雌花序内具 1~3 朵雄花；雄花花梗纤细，萼片 6，卵形至阔卵形，两面均无毛，雄蕊 5~8，花丝合生；雌花花梗稍粗短，萼片 6，阔卵形，通常较雄花为短，子房幼时被极短柔毛或无毛，花柱合生呈圆锥状，先端近截平。蒴果扁球形，先端稍凹下，具 5~6 条不显著纵沟。种子扁，具 3 棱，深红色。

【分　　布】 广西主要分布于平果、柳州、贵县、玉林。

【采集加工】 全年均可采挖，洗净，切片，晒干。

【药材性状】 茎圆柱形，表面褐色，粗糙。叶皱缩，革质，展平呈长圆形、卵状长圆形或卵形，长 6~18cm，宽 4~6cm，顶端钝或圆形，基部浅心形、截形或圆形，两侧稍偏斜。气微，味淡。

【功效主治】 止咳平喘，止血。主治咳嗽，腹痛，鼻衄。

【用法用量】 内服：煎汤，9~12g。

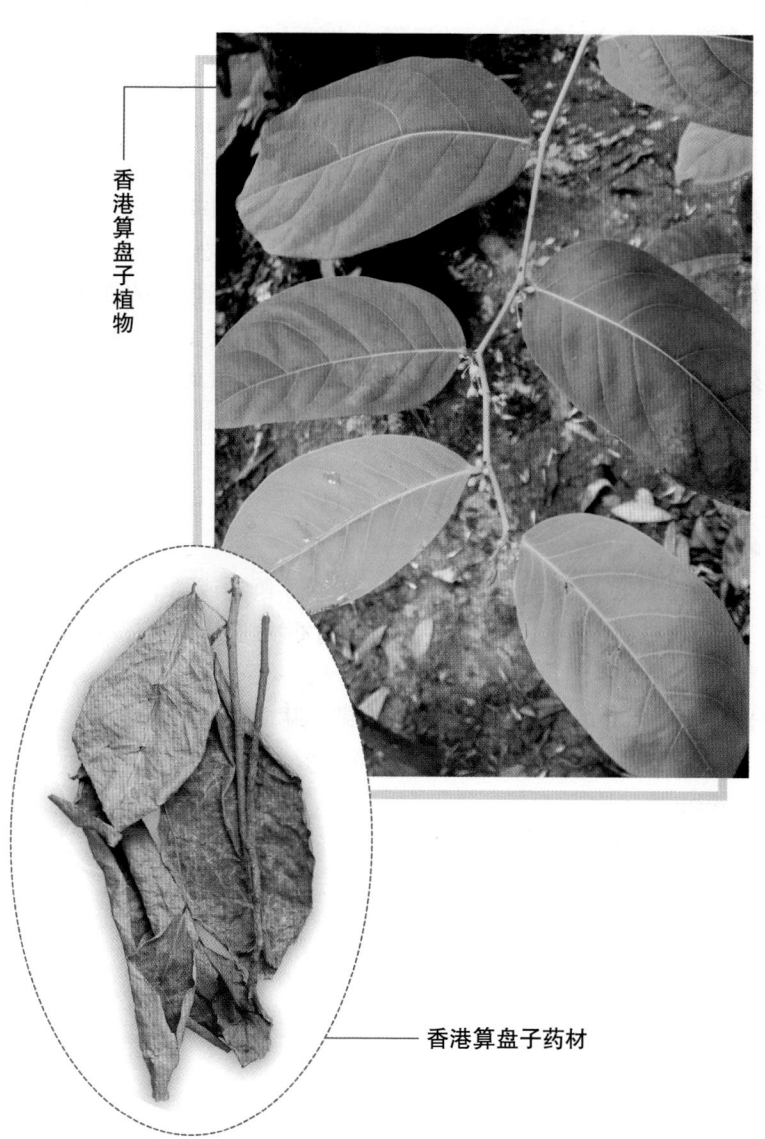

香港算盘子植物

香港算盘子药材

秋　枫

【别　　名】重阳木、秋风子、水梁木、三叶红、鸭脚板、大秋枫、过冬梨。

【来　　源】为大戟科植物秋枫 *Bischofia javanica* Bl. 的叶。

【植物形态】常绿或半常绿乔木。树干圆满通直，顶枝粗壮；树皮灰褐色至棕褐色，近平滑。三出复叶，革质；小叶片卵形、倒卵形、长椭圆形、椭圆形或稀有披针形，长 7~15cm，宽 4~8cm，先端急尖或短尾状渐尖，基部宽楔形或钝圆，边缘有疏锯齿，两面光滑无毛。花小，单性，雌雄异株，无花瓣；圆锥状花序腋生；萼片 5，覆瓦状排列；雄花雄蕊 5，退化子房盾状；雌花子房光滑无毛，3 或 4 室，花柱 3，不分裂。果实浆果状，不开裂，球形或略扁，淡褐色。种子长圆形。

【分　　布】广西主要分布于防城、崇左、宁明、靖西、德保、天峨、融安、金秀。

【采集加工】叶全年均可采收，洗净，鲜用或晒干用。

【药材性状】叶为 3 小叶复叶互生；叶片近革质，棕绿色，易碎，完整者卵形、矩圆形或椭圆状卵形，长 7~15cm，宽 4~8cm，先端渐尖，基部宽楔形，边缘有波状齿。气微，味微辛、涩。

【功效主治】祛风除湿，化瘀消积。主治风湿骨痛，噎膈，反胃，痢疾。

【用法用量】内服；煎汤，9~15g；或浸酒。外用：适量，捣敷。

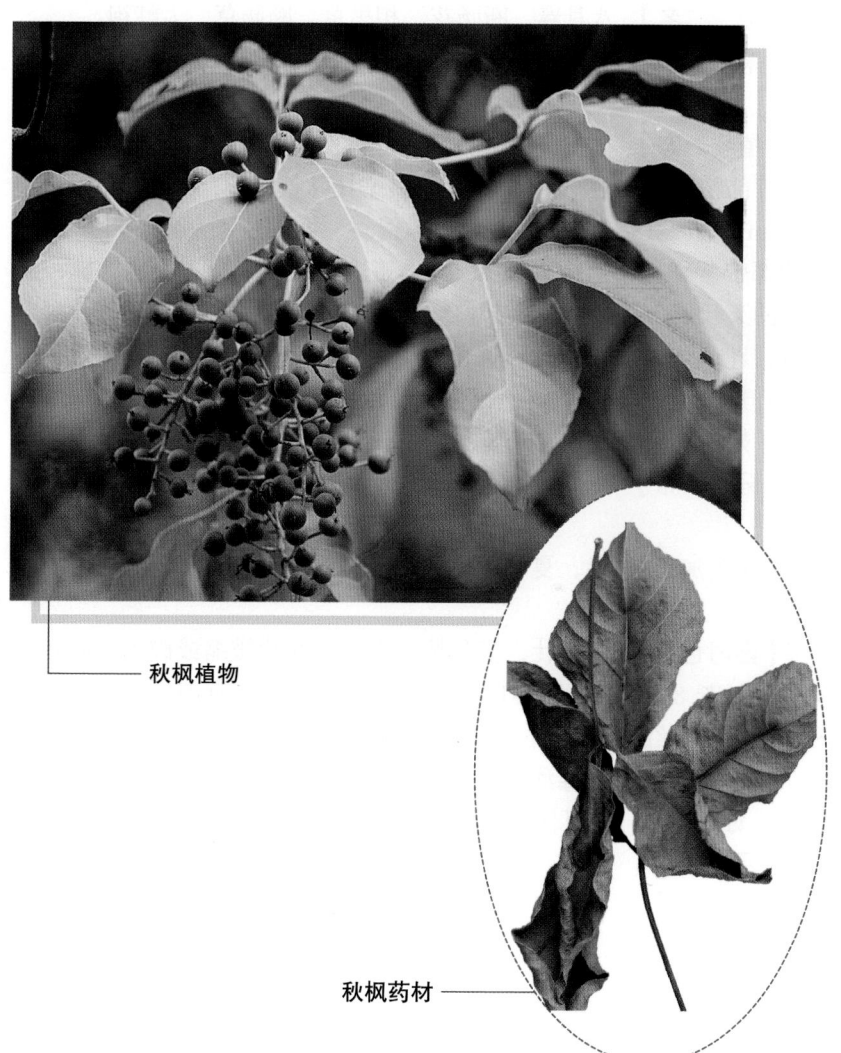

秋枫植物

秋枫药材

秋海棠

【别　　名】 八月春、断肠花、相思草、断肠草、大红袍。

【来　　源】 为秋海棠科植物秋海棠 *Begonia evansiana* Andr. 的全草。

【植物形态】 草本。地下具球形块茎。茎直立粗壮，多分枝，光滑，节部膨大。叶腋间生珠芽；叶互生；托叶披针形；叶片斜卵形，长8~20cm，宽6~18cm，先端尖，基部偏斜，两面生细刺毛，叶下面和叶柄部带紫红色，边缘有细尖牙齿。花单性，粉红色；雌雄同株，成腋生的叉状聚伞花序；雄花被片4，外2片圆形较大，雄蕊多数，聚成头状，花丝成1总柄，花药黄色；雌花被片5，在内的较小，雌蕊1，由3心皮分生，子房下位，花柱3歧，柱头扭曲状。蒴果上有3翅，其中1翅通常较大。种子极多数，小，长圆形，淡褐色，光滑。

【分　　布】 广西主要分布于凌云、全州、融水、金秀、都安、柳城。

【采集加工】 春、夏季采收茎、叶，洗净，分别切碎，晒干或鲜用。

【药材性状】 茎粗壮，多分枝，光滑。叶片皱缩或破碎，展开呈宽卵形，长8~20cm，宽6~18cm，边缘呈尖波状，有细尖牙齿，下面和叶柄都带紫红色；叶柄长5~12cm。气微，味淡。

【功效主治】 解毒消肿，散瘀止痛，杀虫。主治咽喉肿痛，疮痈肿毒，毒蛇咬伤，跌打伤痛，皮癣。

【用法用量】 外用：适量，鲜品捣敷或绞汁含漱。

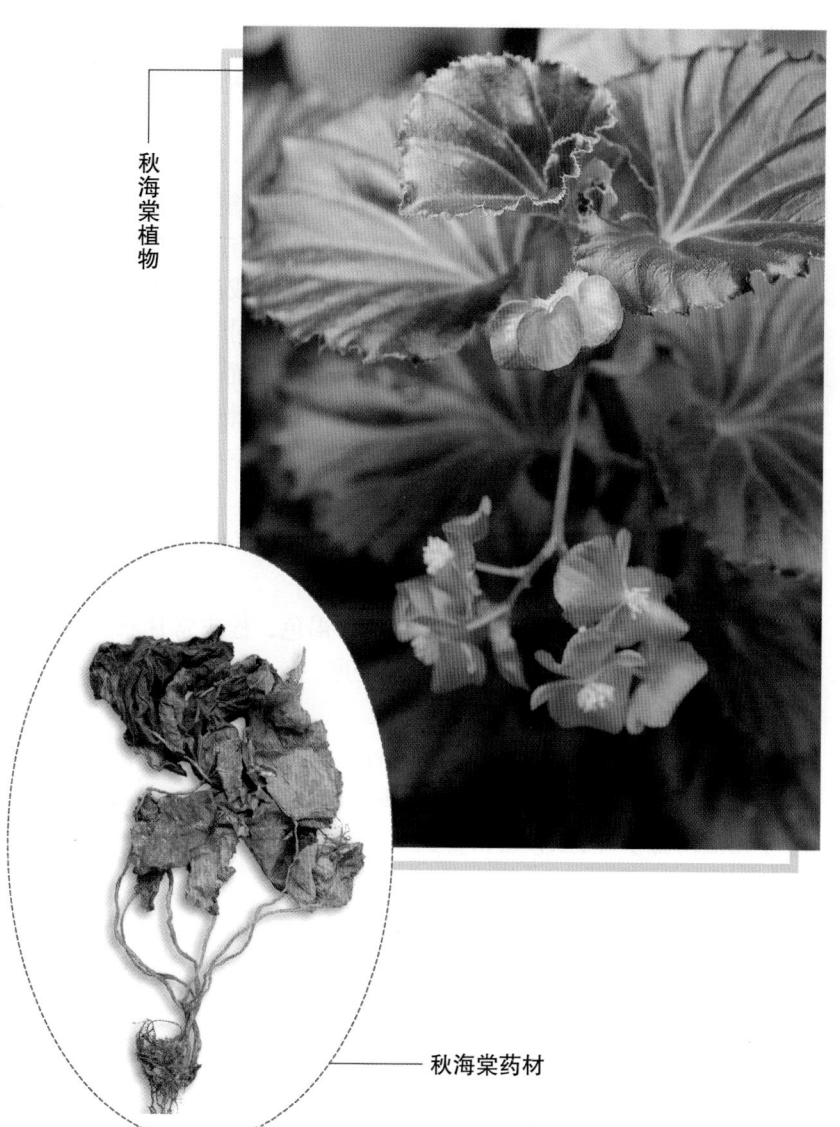

秋海棠植物

秋海棠药材

重阳木

【别　　名】乌杨、茄冬树、红桐、水枳木。

【来　　源】为大戟科植物重阳木 *Bischofia polycarpa*（Levl.）Airy Shaw 的茎。

【植物形态】落叶乔木。树皮褐色，纵裂；小枝皮孔明显，灰白色，老枝变褐色，皮孔变锈褐色；全株无毛。三出复叶；顶生小叶通常较两侧的大，小叶片纸质，卵形或椭圆状卵形，有时长圆状卵形，长5~14cm，宽3~9cm，顶端突尖或短渐尖，基部圆或浅心形，边缘具钝细锯齿；托叶小，早落。花雌雄异株，春季与叶同时开放，组成总状花序；花序通常着生于新枝的下部，花序轴纤细而下垂；雄花萼片半圆形，膜质，向外张开，花丝短，有明显的退化雌蕊；雌花萼片与雄花的相同，有白色膜质的边缘，子房3~4室，每室2胚珠。果实浆果状，圆球形，成熟时褐红色。

【分　　布】广西主要分布于临桂、全州、梧州、龙州。

【采集加工】全年均可采收，洗净，晒干。

【药材性状】茎圆柱形，表面粗糙，褐色，栓皮常片状脱离，皮孔明显。质硬，不易折断，断面皮部较厚，有纵向裂纹，木部较宽，淡黄色，髓部小，黄白色。气微，味淡。

【功效主治】宽中消积，清热解毒。主治噎膈反胃，传染性肝炎，小儿疳积，肺热咳嗽，咽痛，疮疡。

【用法用量】内服：煎汤，鲜品60~90g；或捣汁。外用：适量，鲜品捣敷。

附：**重阳木根**

行气活血，清热解毒，消肿。主治风湿痹痛，痢疾。内服；煎汤，9~15g；或浸酒。外用：适量，捣敷；或浸酒擦。

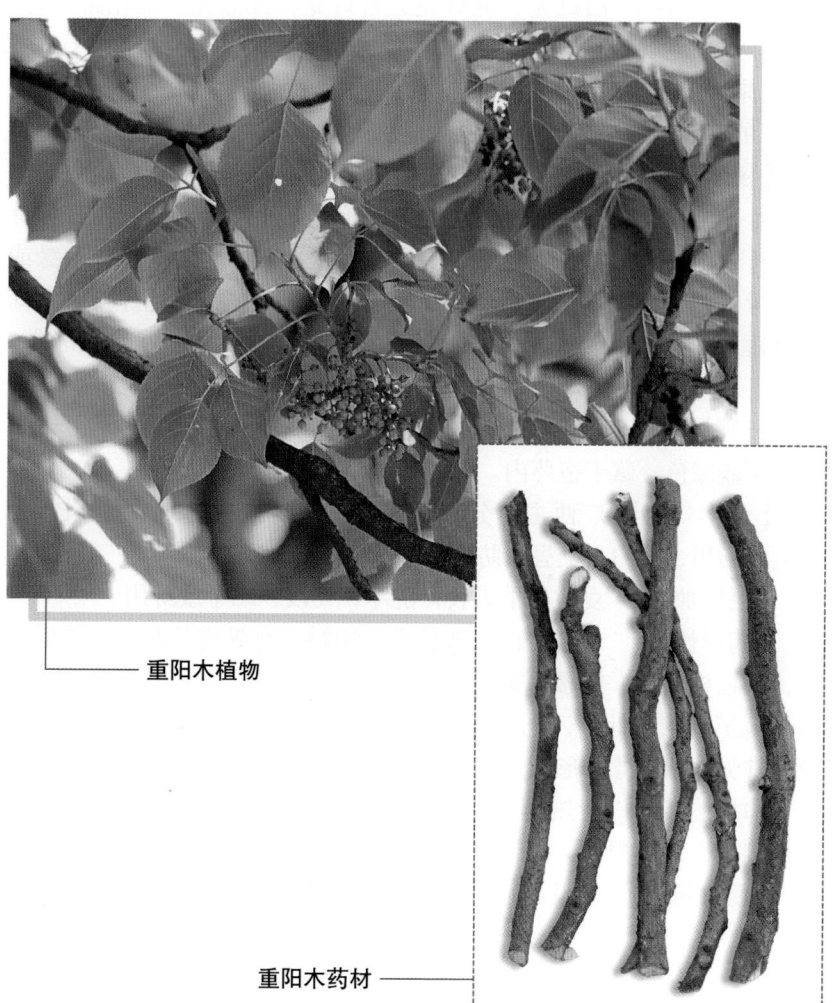

重阳木植物

重阳木药材

鬼灯笼

【别　　名】　白灯笼、虎灯笼、苦灯笼、红灯笼、红花路边青、夜鬼灯笼。

【来　　源】　为马鞭草科植物白花灯笼 *Clerodendrum fortunatum* Lindl. 的茎叶。

【植物形态】　灌木。嫩枝密被黄褐色短柔毛，小枝暗棕褐色。单叶对生；叶柄密被黄褐色短柔毛；叶片纸质，长椭圆形或椭圆状披针形，长 5~17cm，宽 1.5~5cm，先端渐尖，基部楔形至宽楔形，全缘或波状缘，背面密被黄色腺点。聚伞花序腋生，花序梗与苞片均密被棕褐色短毛；花萼紫红色，膨大似灯笼，具 5 棱，外面被短毛，先端 5 深裂，裂片宽卵形，渐尖；花冠淡红色或白色而稍带紫色，先端 5 裂，裂片长圆形；雄蕊 4，与花柱同伸出花冠外；柱头 2 裂。核果近球形，熟时深蓝绿色，藏于宿萼内。

【分　　布】　广西主要分布于金秀、藤县、苍梧、平南、桂平、北流、陆川、博白、上思、防城、岑溪。

【采集加工】　夏、秋季采收，洗净，切段，晒干或鲜用。

【药材性状】　老枝表面淡灰棕色、粗糙，有纵沟及凸起的圆形皮孔，幼枝棕绿色，密被短柔毛。叶皱缩，易破碎，完整者展平后呈矩圆形至矩圆状披针形，先端渐尖，基部楔形，全缘或略呈波状，黑绿色。常见残留花萼，形似灯笼并有五棱角。气微，味微苦。

【功效主治】　清热止咳，解毒消肿。主治肺痨咳嗽，咽喉肿痛，骨蒸潮热，跌打损伤，疮肿疔疮。

【用法用量】　内服：煎汤，15~30g。外用：适量，捣敷。

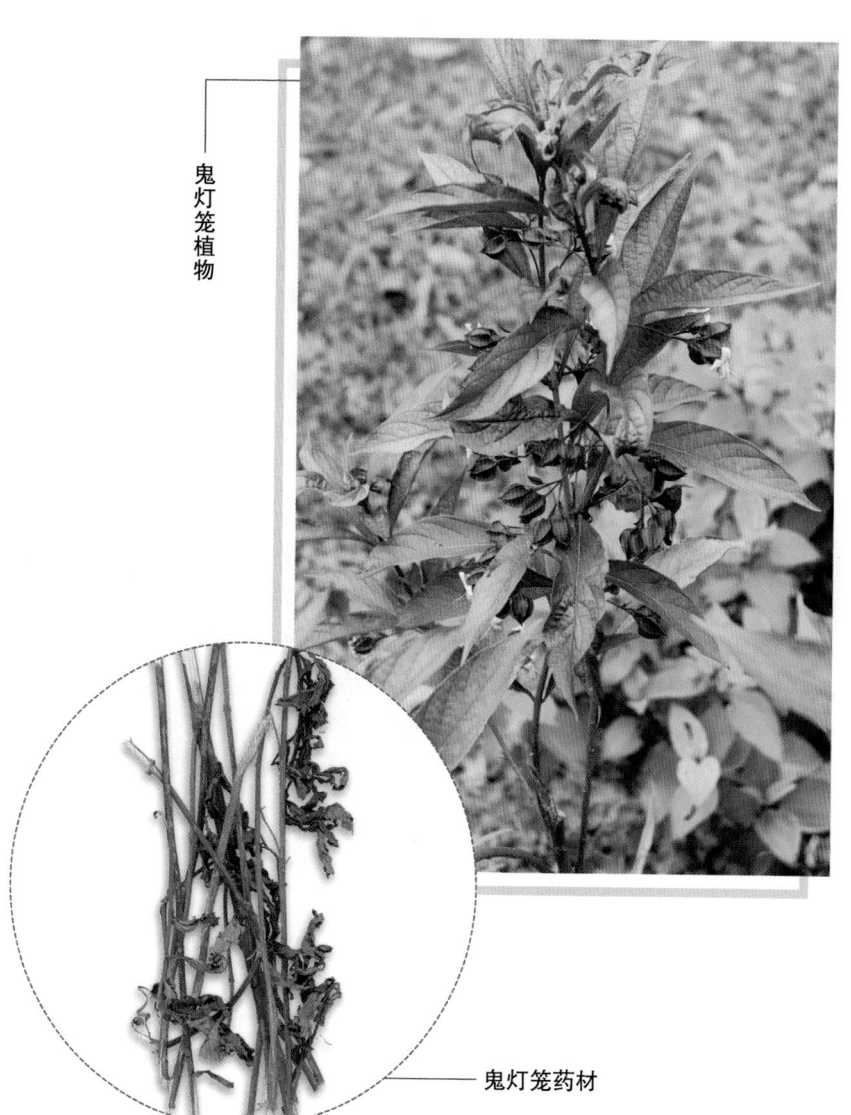

鬼灯笼植物

鬼灯笼药材

鬼针草

【别　　名】鬼黄花，针包草，一把针，鬼菊，粘身草，小鬼针，刺针草。

【来　　源】为菊科植物鬼针草 *Bidens bipinnata* L. 的全草。

【植物形态】草本。茎中部叶和下部叶对生；叶片长5~14cm，二回羽状深裂，裂片再次羽状分裂，小裂片二角状或菱状披针形，先端尖或渐尖，边缘具不规则细齿或钝齿两面略有短毛，上部叶互生，羽状分裂。头状花序；总苞片条状椭圆形，先端尖或钝，被细短毛；舌状花黄色，通常有1~3朵不发育；筒状花黄色，发育，裂片5。瘦果条形，具3~4棱，有短毛；先端冠毛芒状，3~4枚。

【分　　布】广西分布于全区各地。

【采集加工】在夏、秋季开花盛期，收割地上部分，拣去杂草，鲜用或晒干。

【药材性状】茎略呈方形，幼茎有短柔毛。叶纸质而脆，多皱缩、破碎，常脱落。茎顶常有扁平盘状花托。着生10余个呈条形、有3~4棱的瘦果，冠毛3~4枚，有时带有头状花序。气微，味淡。

【功效主治】清湿热毒，止痛。主治咽痛，泄泻，痢疾，疔疮，毒蛇咬伤，风湿骨痛，跌打损伤，黄疸，肠痈。

【用法用量】内服：煎汤，15~30g，鲜品倍量；或捣汁。外用：适量，捣敷或取汁涂；或煎水熏洗。

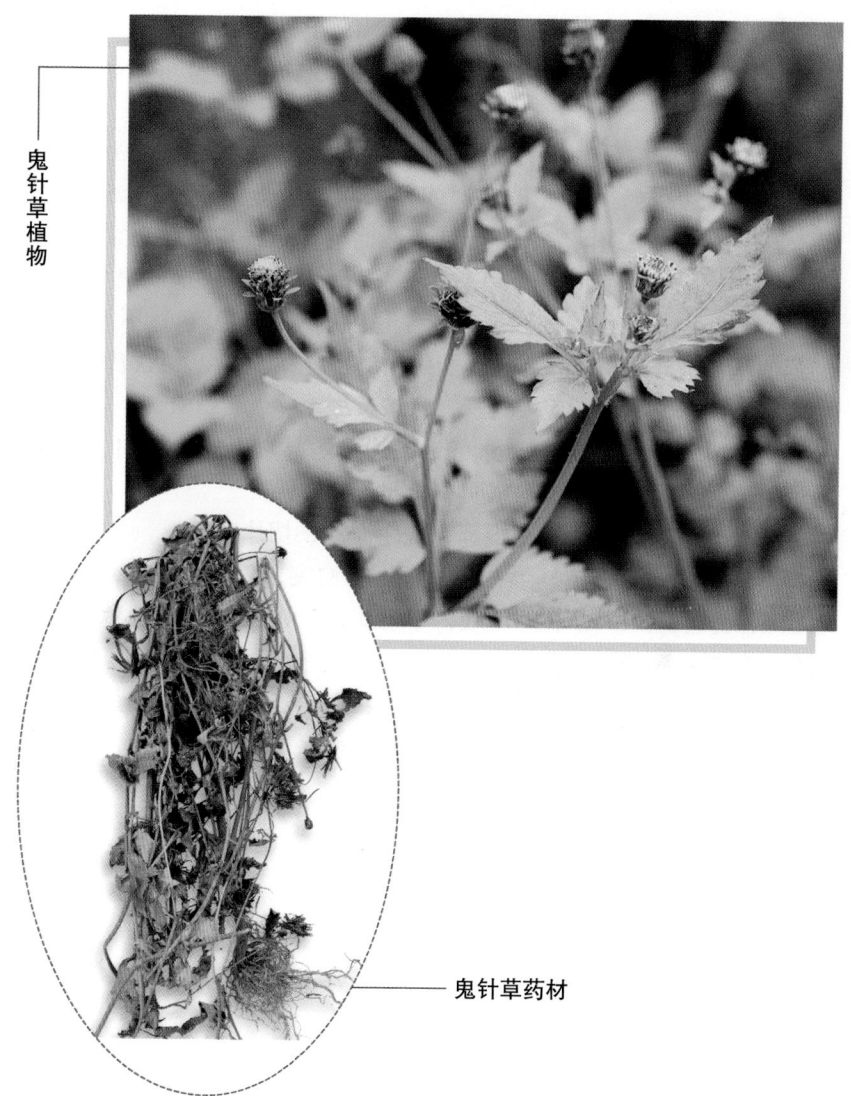

鬼针草植物

鬼针草药材

剑叶山芝麻

【别　　名】 山油麻、假芝麻、大山芝麻。

【来　　源】 为梧桐科植物剑叶山芝麻 *Helicteres lanceolata* DC. 的根。

【植物形态】 灌木。小枝密被黄褐色星状短柔毛。叶互生；叶柄长密被星状柔毛；叶片披针形或长圆状披针形，长 3.5~7.5cm，宽 2~3cm，先端急尖或渐尖，基部钝，两面均被黄褐色星状短柔毛，尤以下面为密，全缘或近先端有数个小锯齿。花簇生或排成聚伞花序，腋生；花细小；萼筒状，5 浅裂，被茸毛；花瓣 5，红紫色，不等大；雌雄蕊柄基部被茸毛；雄蕊 10，花药外向，退化雄蕊 5，条状披针形；子房 5 室。蒴果圆筒状，先端具喙，密被长绒毛。

【分　　布】 广西主要分布于柳州、藤县、上思、博白、北流、那坡、隆林、凤山、扶绥、宁明、龙州。

【采集加工】 冬季采挖根部，洗净泥沙，切片，晒干。

【药材性状】 根圆柱形，多有疙瘩状瘤突，表面土黄色，稍具皱缩状纵纹，直径 1~1.2cm。质硬，不易折断，断面皮部浅黄色，木部黄色。气微，味淡。

【功效主治】 清热解毒，止咳化痰，解表透疹。主治感冒发热，咳嗽痰喘，麻疹透发不畅，便秘，痢疾，疟疾，毒蛇咬伤。

【用法用量】 内服：煎汤，6~15g。

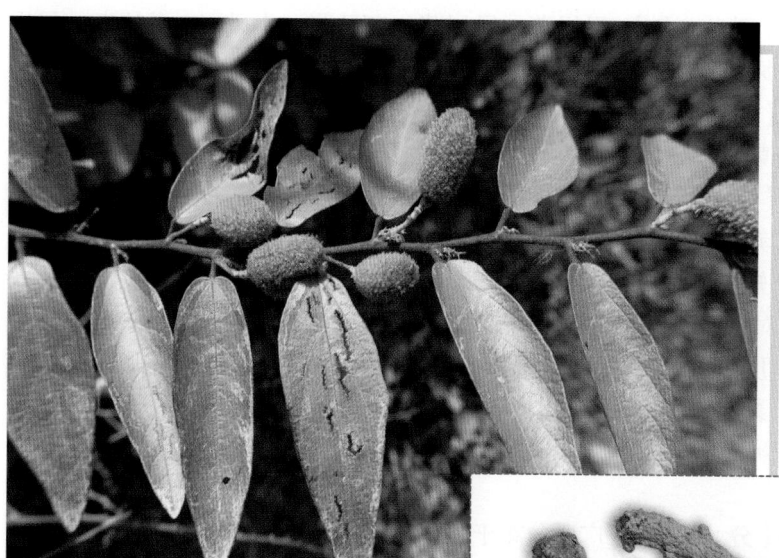

剑叶山芝麻植物

剑叶山芝麻药材

剑叶凤尾蕨

【别　　名】　凤凰草、凤尾草、三叉草、小凤尾、井边茜、凤尾蕨、凤凰尾、鸡脚草。

【来　　源】　为凤尾蕨科植物剑叶凤尾蕨 *Pteris ensiformis* Burm. 的全草。

【植物形态】　草本。根茎短细，斜升或匍匐，有条状披针形鳞片，赤褐色。叶簇生，叶柄禾秆色，上面光滑，有四棱；生孢子囊的叶片矩圆状卵形，长 10~25cm，宽 5~15cm，2 回羽状分裂，有羽片 3~5 对，下部的羽片有柄，向上无柄，侧生小羽片 1~3 对，或仅为 2 叉，顶生小羽片特长，和其下的一对合生，小羽片披针形，除不生孢子囊的顶部有细锯齿外均全缘；不生孢子囊的叶较小，小羽片矩圆形或卵状披针形，边缘有尖锯齿。孢子囊群线形，连续排列于孢子叶边缘。

【分　　布】　广西分布于各地。

【采集加工】　全年均可采收，洗净，鲜用或晒干。

【药材性状】　叶簇生；叶柄禾秆色，细长，表面光滑，有棱；叶皱缩，展平后能育叶片矩圆状卵形，二回羽状；羽片 3~5 对，下部的有柄，向上无柄，有侧生小羽片 1~3 对，或有时仅为二叉，顶生小羽片特长，和其下的一对合生；小羽片披针形或条状披针形；不育叶小羽片矩圆形，边缘有尖锯齿。孢子囊群沿叶缘分布。体轻，质脆。气微，味淡。

【功效主治】　清热利湿，凉血止血，解毒消肿。主治黄疸，痢疾，泄泻，淋病，带下，咽喉肿痛，痄腮，痈疽，瘰疬，疟疾，崩漏，痔疮出血，外伤出血，跌打肿痛，疥疮，湿疹。

【用法用量】　内服：煎汤，15~30g。外用：适量，煎水洗；或捣敷。

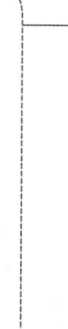

剑叶凤尾蕨药材

剑叶凤尾蕨植物

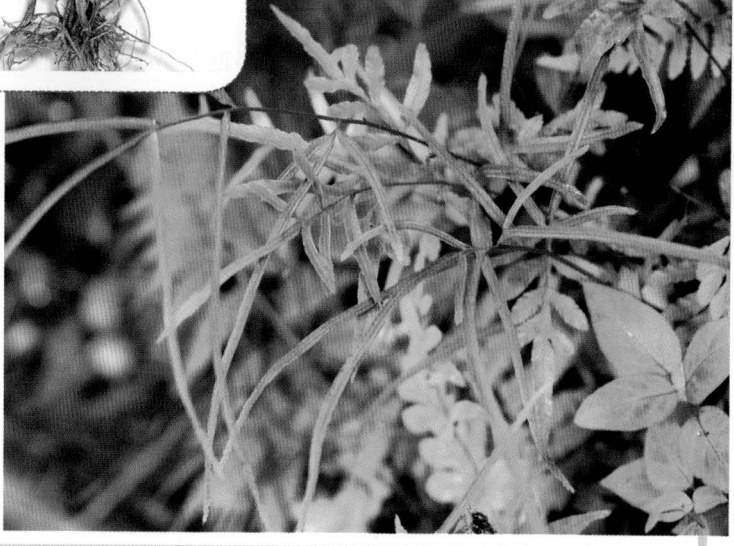

剑 麻

【别　　名】 菠萝麻、凤尾兰、水丝麻、龙舌兰麻、西纱尔麻、巴哈马麻。

【来　　源】 为龙舌兰科植物剑麻 *Agave sisalana* Perr. ex Engelm. 的叶。

【植物形态】 草本。茎粗短。叶莲座状排列于茎上；叶剑形，长 1~1.5m，宽 10~15cm，挺直，肉质，初被白霜，后渐脱落而呈深蓝绿色，表面凹，背面凸，常全缘，先端有红褐色刺尖。大型圆锥花序；花黄绿色，有浓烈气味；花被裂片卵状披针形；花丝着生于花被裂片的基部；子房长圆形，花柱线形，柱头稍膨大。蒴果长圆形。花落后，花序上产生大量珠芽。

【分　　布】 栽培。

【采集加工】 待叶片长达 100cm 以上，叶片数达 50 片左右时开割。冬季割叶，洗净，鲜用或晒干。

【药材性状】 干叶多卷缩带状，基部抱茎成鞘状，有细纵皱纹，叶尖税利。质柔韧，难折断，断面纤维性很强。气微，味微苦、涩。

【功效主治】 凉血止血，解毒消肿。主治肺痨咯血，便血，痢疾，痈疮肿毒，痔疮。

【用法用量】 内服：煎汤，9~15g。外用：适量，鲜品捣敷。

剑麻药材 ————

剑麻植物 ————

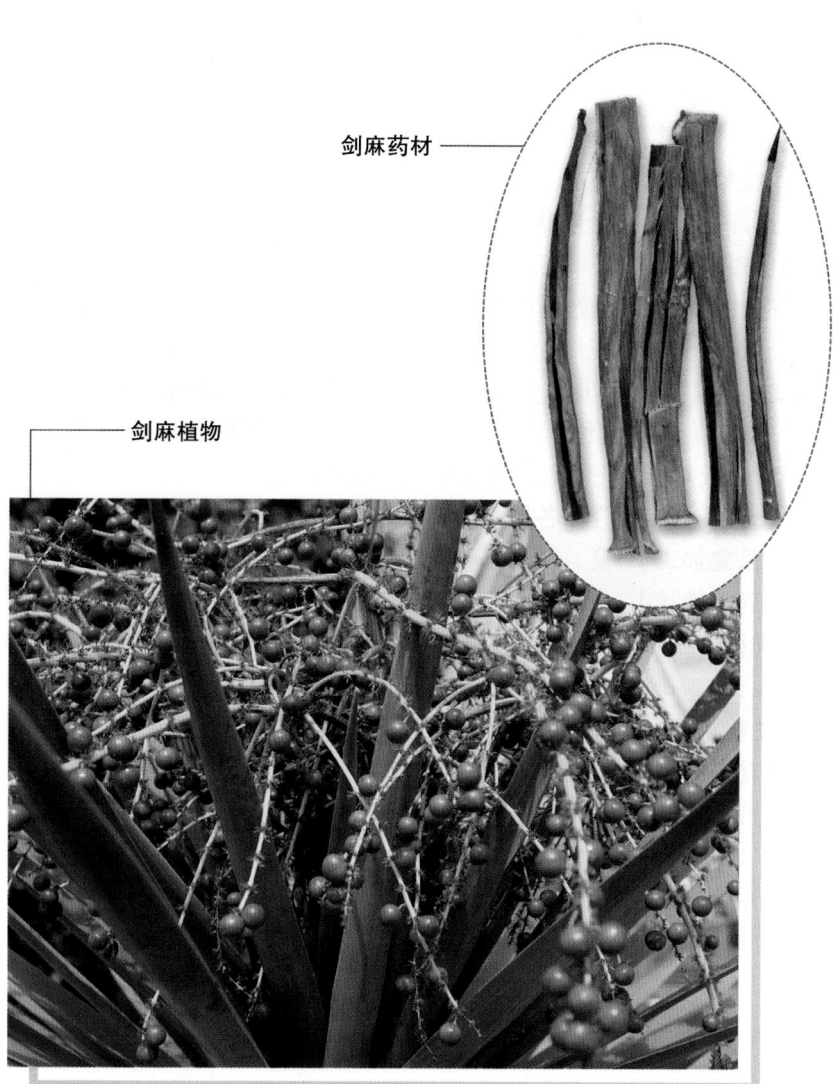

胜红蓟

【别　名】 白花草、脓泡草、绿升麻、毛射香、白花臭草、消炎草、胜红药。

【来　源】 为菊科植物藿香蓟 *Ageratum conyzoides* L. 的全草。

【植物形态】 草本。茎直立，多分枝，较粗壮，茎枝淡红色，通常上部绿色，具白色尘状短柔毛或长绒毛。叶对生，上部互生；叶柄生白色短柔毛及黄色腺点；叶片卵形，长 5~13cm，宽 2~5cm，上部叶及下部叶片渐小，多为卵形或长圆形，叶先端急尖，基部钝或宽楔形，边缘有钝齿。头状花序小，于茎顶排成伞房状花序；花梗具尘状短柔毛；总苞钟状或半球形，突尖；总苞片 2 层，长圆形或披针状长圆形，边缘撕裂；花冠淡紫色，全部管状，先端 5 裂。瘦果黑褐色，5 棱，冠毛膜片 5 或 6 个，先端急狭或渐狭成长或短芒状。

【分　布】 广西各地有分布。

【采集加工】 夏、秋季采收，除去根部，鲜用或切段晒干。

【药材性状】 全株被粗毛。须根多数，黄白色。茎绿色稍带紫色，直径 2~5mm，多分枝。叶对生，上部互生，微皱缩，展平后呈卵形，长 5~13cm，先端钝圆，基部钝或浑圆，罕有心形的，叶缘钝齿状。头状花序小。有特殊气味。

【功效主治】 清热解毒，止血，止痛。主治感冒发热，咽喉肿痛，口舌生疮，咯血，衄血，崩漏，脘腹疼痛，风湿痹痛，跌打损伤，外伤出血，痈肿疮毒，湿疹瘙痒。

【用法用量】 内服：煎汤，15~30g，鲜品加倍；或研末；或鲜品捣汁。外用：适量，捣敷；研末吹喉或调敷。

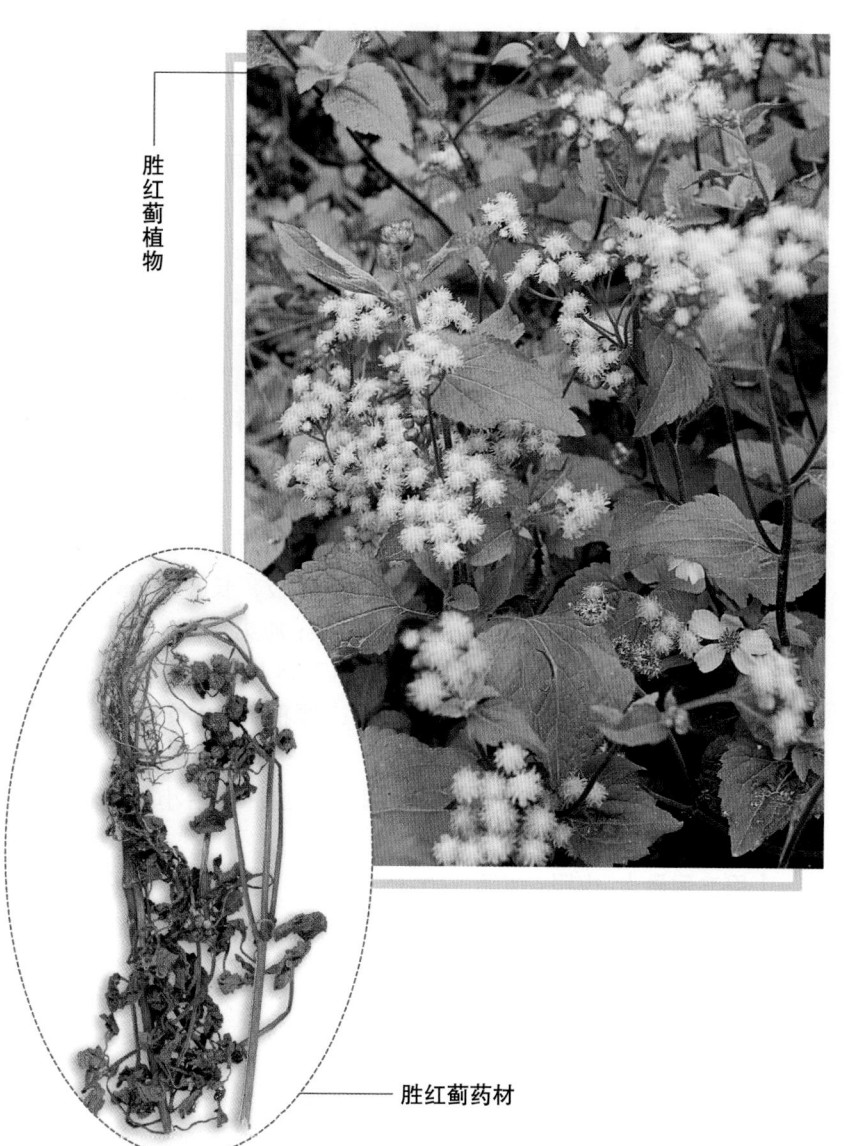

胜红蓟植物

胜红蓟药材

独脚金

【别　　名】 独脚疳、疳积草、黄花草、消米虫、矮脚子。

【来　　源】 为玄参科植物独脚金 *Striga asiatica*（L.）O. Kuntze. 的全草。

【植物形态】 小草本。半寄生。全株粗糙，且被硬毛。茎多少呈四方形，有 2 条纵沟，不分枝或在基部略有分枝。下部的叶对生，上部的互生，无柄，叶片线形或狭卵形，长 5~12mm，宽 1~2mm，但最下部的叶常退化成鳞片状。花单生于上部的叶腋；小苞片 2 枚，线形或披针；萼筒状，膜质，萼齿线状披针形；花冠黄色或有时带粉红色，花冠管狭窄，被短腺毛，上部突然向下弯；冠檐二唇形，上唇较短，顶端微缺或 2 裂，下唇 3 裂，上唇长约为下唇之半；雄蕊 4 枚，内藏，花药 1 室；花柱顶端棒状。蒴果长卵形。种子细小，黄色。

【分　　布】 广西分布于全区各地。

【采集加工】 夏、秋季采收，洗净，晒干。

【药材性状】 茎单一，纤细，通常不分枝，长 8~15cm，直径约 1mm，灰黑色，被粗糙短毛，下有稀疏细根；质柔稍韧。叶小，互生，线形或披针形，灰褐色或绿褐色，常疏贴于茎上。叶腋有黄色或紫色小花，成疏穗状，苞片明显，长于萼，萼筒有 10 条棱线。气无，味淡。

【功效主治】 健脾消食，清热消积，杀虫。主治小儿疳积黄肿，夜盲症，夏季热，腹泻，肝炎，五脏虫积。

【用法用量】 内服：煎汤，10~15g。

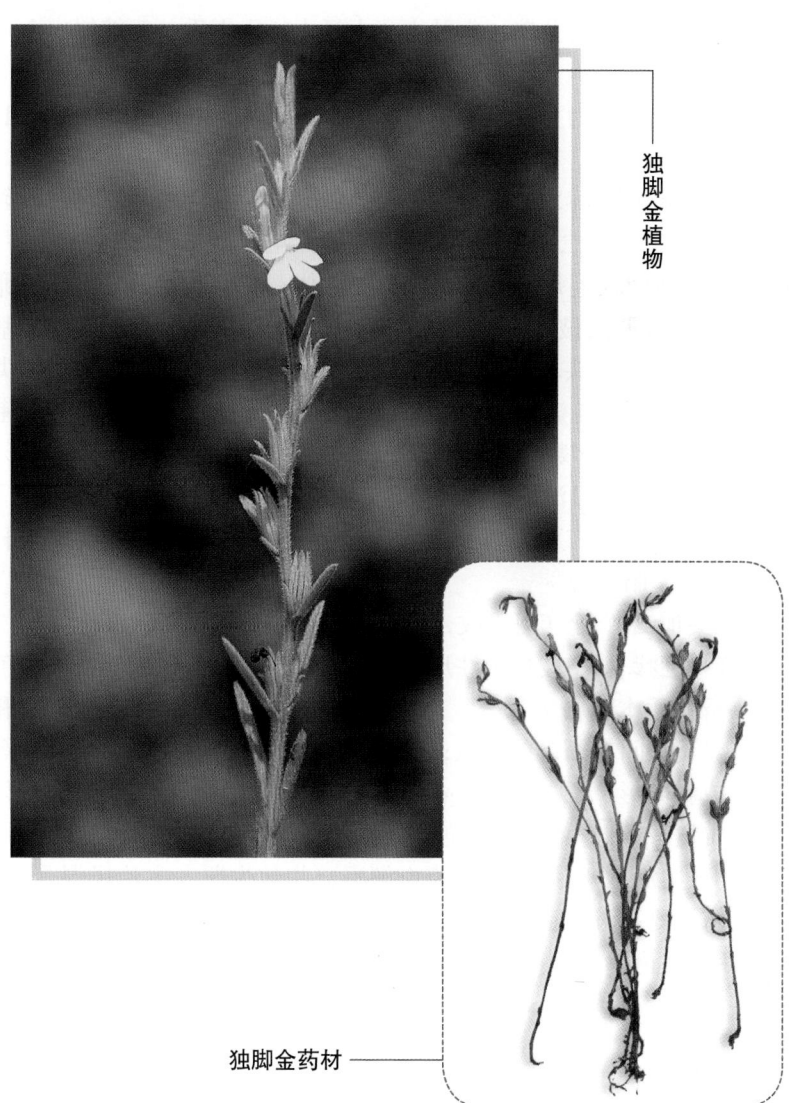

独脚金植物

独脚金药材

亮叶围涎树

【别　　名】 雷公柴、水肿木、火汤木、山木香、亚婆树、金耳环、落地金钱。

【来　　源】 为豆科植物亮叶猴耳环 *Pithecellobium lucidum* Benth. 的枝叶。

【植物形态】 乔木。小枝无刺，各部被锈色柔毛；小枝近圆柱形，具不明显的条棱。二回偶数羽状复叶，羽片2~4个；叶柄近基部有1凸出腺体；在叶轴上每对羽片之间有1腺体；小叶4~10，互生，斜卵形、不等四边形或披针形，长1.7~10.5cm，宽1.2~4cm，先端钝，基部楔形或阔楔形。头状花序排列成圆锥状；苞片倒卵形或卵形，渐尖或急尖，被柔毛；花瓣白色，中部以下合生，无柄，萼和花瓣外面密被锈色柔毛；雄蕊多数，近基部合生；子房有短柄，无毛。荚果条形，旋卷呈环状，外缘呈波形。种子黑色；种柄丝状；种皮皱缩。

【分　　布】 广西主要分布于南宁、武鸣、田东、东兰、柳州、金秀、北流、昭平。

【采集加工】 全年可采收，洗净，切段，晒干。

【药材性状】 小枝近圆柱形，具不甚明显的纵棱，表面密被锈色柔毛，折断面木部占大部分。二回羽状复叶，羽片2~4；叶柄下部和轴上每对羽片间有凸起的腺点；小叶皱缩，6~10个，展平后呈近不等四边形或斜卵形，长1.7~10.5cm，宽1.4~4cm，先端急尖，基部楔形，全缘。质脆易碎。气微，味微苦。

【功效主治】 祛风消肿，凉血解毒，收敛生肌。主治风湿骨痛，跌打损伤，烫火伤，溃疡。

【用法用量】 外用：适量，研末油调敷；或鲜品捣敷；或煎水洗。

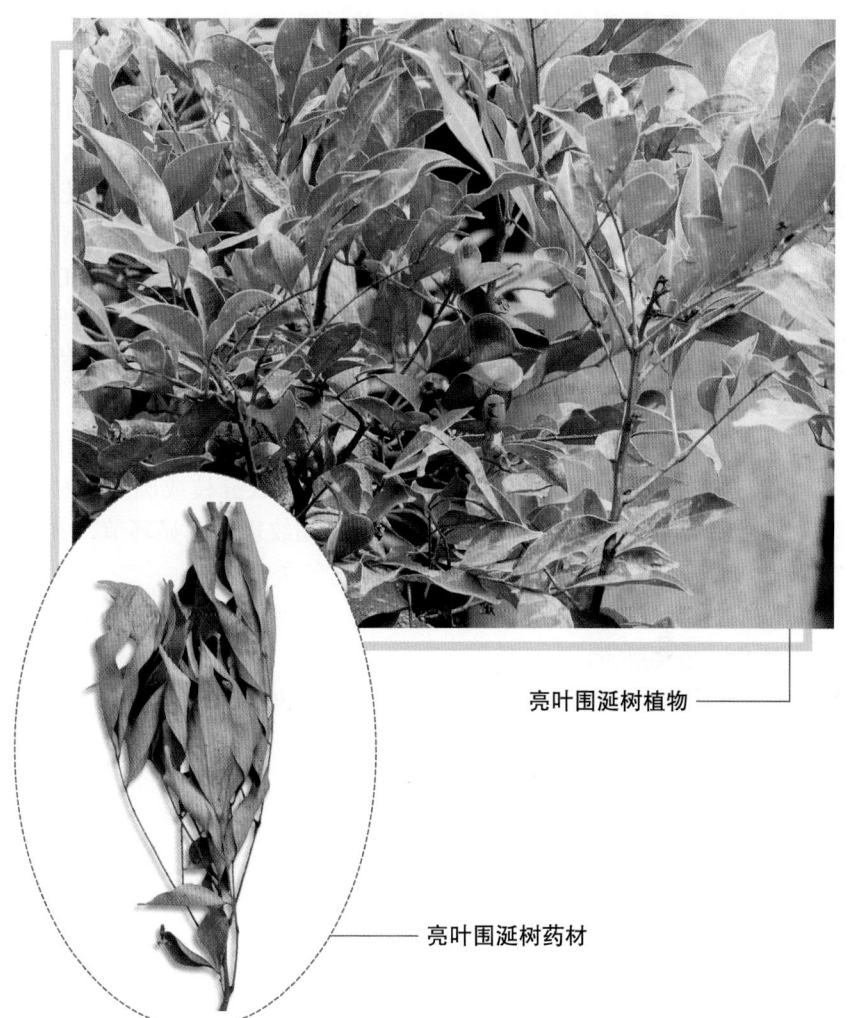

亮叶围涎树植物

亮叶围涎树药材

美人蕉

【别　　名】 观音姜、小芭蕉头、状元红、白姜。

【来　　源】 为美人蕉科植物美人蕉 *Canna indica* L. 的根茎。

【植物形态】 草本。全株绿色无毛，被蜡质白粉。具块状根茎。地上枝丛生。单叶互生；具鞘状的叶柄；叶片卵状长圆形，长10~30cm，先端尖，全缘或微波状，基部阔楔形至圆形。总状花序，花单生或对生；每花具 1 苞片，苞片卵形；萼片 3，绿白色，先端带红色；花冠大多红色，花冠裂片披针形；外轮退化雄蕊 2~3 枚，鲜红色，倒披针形；唇瓣披针形，弯曲；发育雄蕊花药和花丝相连接处稍呈弯曲；子房下位，3 室，花柱 1。蒴果，长卵形，绿色，具柔软刺状物。

【分　　布】 广西各地普遍栽植，亦有野生于湿润草地。

【采集加工】 全年可采挖，除去茎叶，洗净，切片，晒干或鲜用。

【药材性状】 根茎不规则块状，常具短叉状分枝或圆形分枝断痕，直径 1~2cm；表面黑褐色，粗糙，有皱缩纹理和明显环节，并有多数须根痕。质坚实，断面淡黄色或褐色。气香，味苦。

【功效主治】 调经，利水，清热解毒。主治月经不调，带下，黄疸，痢疾，疮疡肿毒。

【用法用量】 内服：煎汤，6~15g，鲜品 30~120g。外用：适量，捣敷。

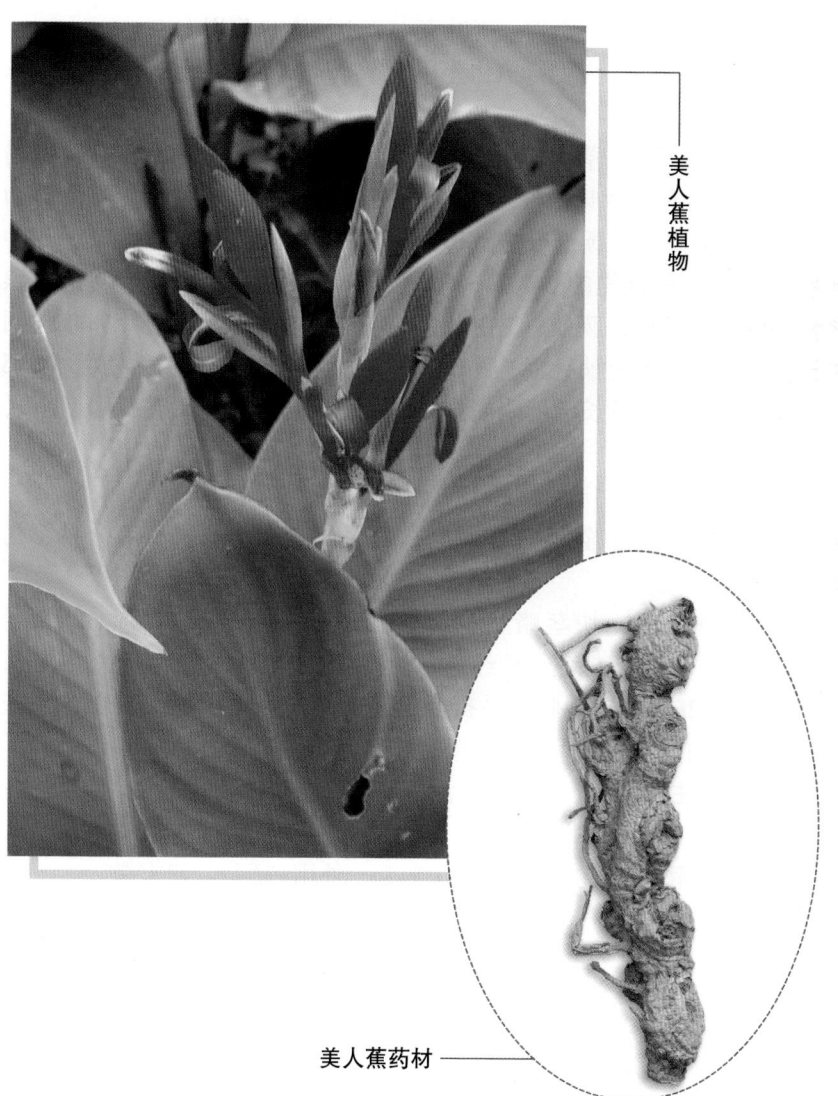

美人蕉植物

美人蕉药材

姜三七

【别　　名】 三七姜、姜叶三七、土田七、姜田七。

【来　　源】 为姜科植物土田七 *Stahlianthus involucratus*（King ex Bak.）Craib 的块茎。

【植物形态】 草本。根茎块状，外面棕褐色，内面棕黄色，粉质，芳香而有辛辣味，根末端膨大成球形的块根。叶基生，通常 2~4 片；叶片倒卵状长圆形或披针形，绿色或染紫。花 10~15 朵聚生于钟状总苞中，总苞先端 2~3 裂，总苞及花的各部有棕色、透明的小腺点；小苞片线形，膜质；花白色，萼管先端浅 3 裂；花裂片卵状长圆形；侧生退化雄蕊披针形；唇瓣圆形，白色，中央有杏黄色斑，基部楔形；药隔先端具长圆形附属体；花柱线形，柱头具缘毛；子房下位，卵形。

【分　　布】 广西主要分布于那坡、隆林。

【采集加工】 全年均可采挖，鲜用或置沸水中烫 1~2 分钟，捞出，晒干。

【药材性状】 块茎略呈扁圆锥形或纺锤形，长 1~2.5cm，直径 0.5~0.8cm；表面灰棕色至棕红色，常皱缩，节密，具白色点状须根痕，节间长 1~2mm。质硬脆，易折断，断面平坦，角质化，灰白色或灰色，可见白色点状维管束。气微，味辛。

【功效主治】 散瘀止痛，消肿止血。主治跌打损伤，骨折，吐血、衄血，崩漏，外伤出血。

【用法用量】 内服：煎汤，1.5~3g。外用：适量，研末撒。

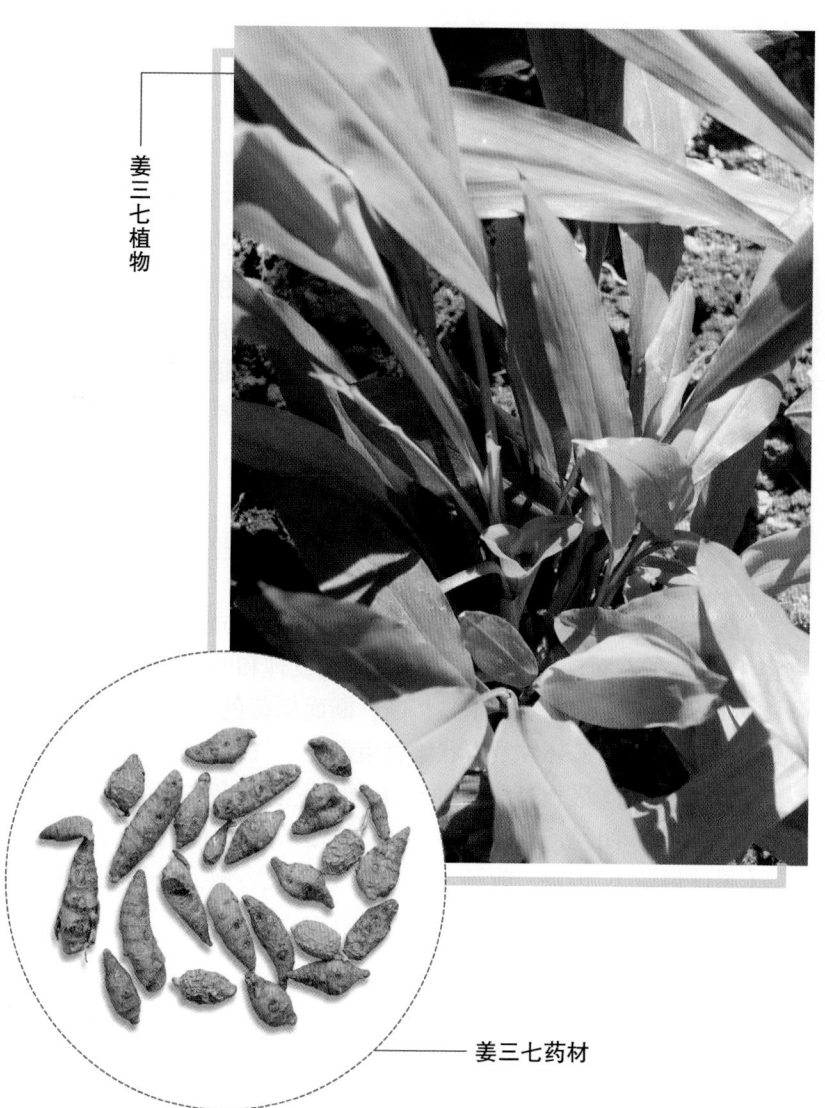

姜三七植物

姜三七药材

姜 黄

【别　　名】 宝鼎香、黄姜、毛姜黄、黄丝郁金。

【来　　源】 为姜科植物姜黄 *Curcuma longa* L. 的根茎。

【植物形态】 草本。根茎发达，成丛，分枝呈椭圆形或圆柱状，橙黄色，极香；根粗壮，末端膨大成块根。叶基生，5~7 片，2 列；叶片长圆形或窄椭圆形，长 20~50cm，宽 5~15cm，先端渐尖，基部楔形，下延至叶柄，上面黄绿色，下面浅绿色。花葶由叶鞘中抽出，穗状花序圆柱状；上部无花的苞片粉红色或淡红紫色，长椭圆形，中下部有花的苞片嫩绿色或绿白色，卵形至近圆形；萼筒绿白色，具 3 齿；花冠管漏斗形，淡黄色，喉部密生柔毛，裂片 3；能育雄蕊 1，花丝短而扁平，花药长圆形，基部有距；子房下位，外被柔毛；花柱细长，基部有 2 个棒状腺体，柱头稍膨大，略呈唇形。

【分　　布】 广西主要分布于容县、龙州。

【采集加工】 将根茎挖出后，洗净泥沙，煮或蒸至透心，晒干，撞去根及外皮再晒干。

【药材性状】 根茎呈不规则卵圆形、圆柱形或纺锤形，常弯曲，直径 1~3cm，表面深黄色，粗糙，有皱缩纹理和明显环节，并有圆形分枝痕及须根痕。质坚实，不易折断，断面棕黄色至金黄色，角质样，有蜡样光泽，有明显环纹及点状维管束散在。气香特异，味苦、辛。

【功效主治】 破血行气，通经止痛。主治血瘀气滞诸证，胸腹胁痛，妇女痛经，闭经，产后瘀滞腹痛，风湿痹痛，跌打损伤，痈肿。

【用法用量】 内服：煎汤，3~10g；或入丸、散。外用：适量，研末调敷。

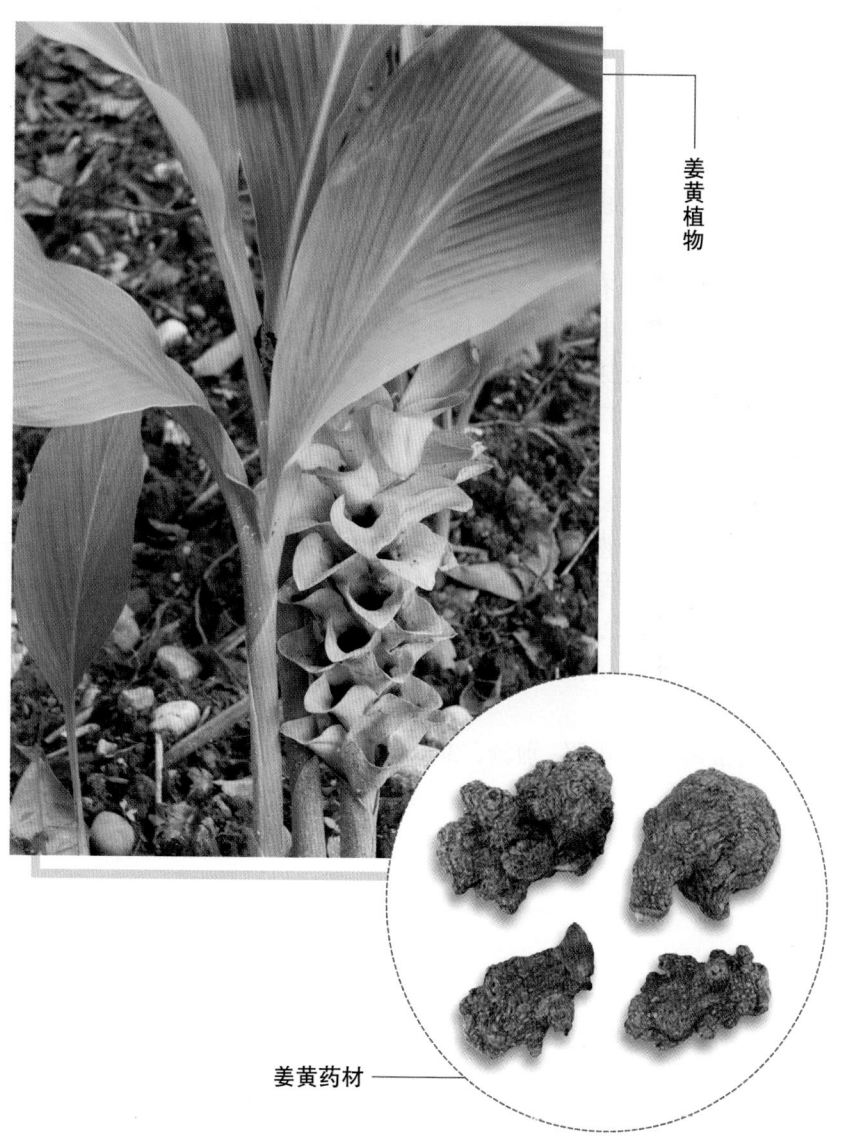

姜黄植物

姜黄药材

类 芦

【别　　名】 卿箭杆子、石珍茅。

【来　　源】 为禾本科植物类芦 *Neyraudia reynaudiana*（Kunth） Keng. 的嫩苗。

【植物形态】 草本。具木质根茎，须根较粗而坚硬。秆直立，通常具分枝，节间被白粉。叶鞘紧密抱茎，无毛而仅沿其颈部具柔毛；叶舌密被柔毛；叶片长 20~70cm，宽 4~10mm，先端细渐尖，扁平或卷折，无毛或者上面有时被柔毛。圆锥花序分枝长而细弱，开展下垂；小穗含 4~8 朵花，其第 1 花仅具外稃而无毛；颖无毛；外稃先端具向外反曲的短芒，边脉上有白柔毛；内稃短于外稃，透明膜质。

【分　　布】 广西主要分布于龙州、大新、南宁、武鸣、马山、金秀。

【采集加工】 夏、秋季采收，除去杂质，洗净，切段，晒干。

【药材性状】 嫩苗灰绿色，叶鞘紧密抱茎，无毛，仅沿其颈部具柔毛，黄绿色；叶舌密被柔毛；叶片常向内卷曲，展平后长 20~70cm，宽 4~10mm，浅绿色，无毛或上面有柔毛。气微，味甘、淡。

【功效主治】 清热利湿，消肿解毒。主治毒蛇咬伤，竹木刺入肉。

【用法用量】 内服：煎汤，30~60g。外用：适量，捣敷。

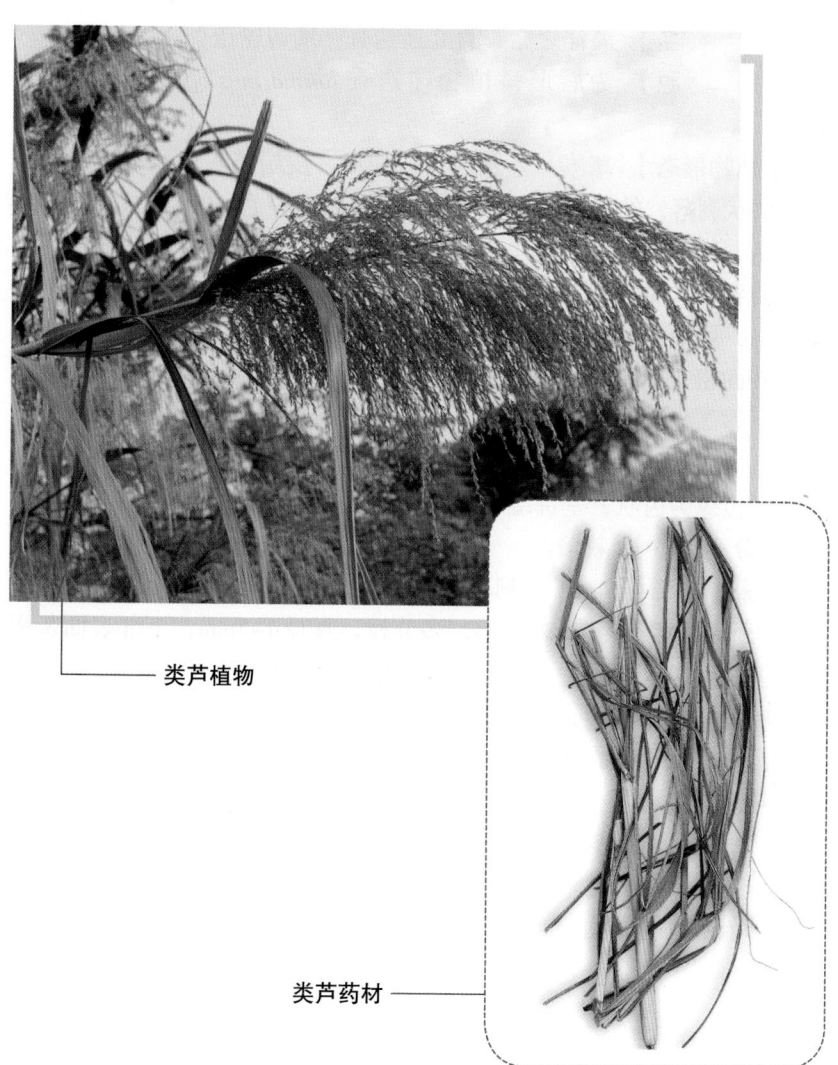

类芦植物

类芦药材

迷迭香

【别　　名】 海洋之露、直立迷迭香、匍匐迷迭香。

【来　　源】 为唇形科植物迷迭香 *Rosmarinus officinalis* L. 的嫩茎叶。

【植物形态】 草本。茎及老枝圆柱形，皮层暗灰色，不规则的纵裂，块状剥落，幼枝四棱形，密被白色星状细绒毛。叶常在枝上丛生，近无柄，叶片线形，长 1~2.5cm，宽 1~2mm，先端钝，基部渐狭，全缘，向背面卷曲，革质，上面稍具光泽，下面密被白色的星状绒毛。花对生，聚集在短枝的顶端组成总状花序；苞片小，具柄；花萼卵状钟形，外面密被白色星状绒毛及腺体，二唇形，上唇全缘或具很短的3齿，下唇2齿；花冠蓝紫色，外被疏短柔毛，冠筒稍外伸，冠檐二唇形，上唇直伸，2浅裂，裂片卵圆形，下唇宽大，3裂，中裂片内凹，下倾，边缘为齿状，基部缢缩成柄，侧裂片长圆形；雄蕊2枚发育。

【分　　布】 栽培。

【采集加工】 4~11月割取绿色未木质化的茎叶，晒干。

【药材性状】 茎呈方柱形，多分枝，直径1~5mm，下部表面灰褐色，茎尖部分灰白色，密被白色星状细绒毛；体轻，质脆，断面黄绿色。叶片草质，线形，长1~3cm，宽1~2mm，绿色至暗绿色，上面稍具光泽，下面密被白色星状绒毛，先端钝，全缘，向背面卷曲。气芳香，味辛凉。

【功效主治】 燥湿健脾，活血通络，发汗，安神，止痛，调经。主治胃寒痛，脾湿纳呆，胸闷痹痛，头痛，并可防止早期脱发，驱虫。

【用法用量】 内服：煎汤，5~9g。外用：适量，浸水洗。

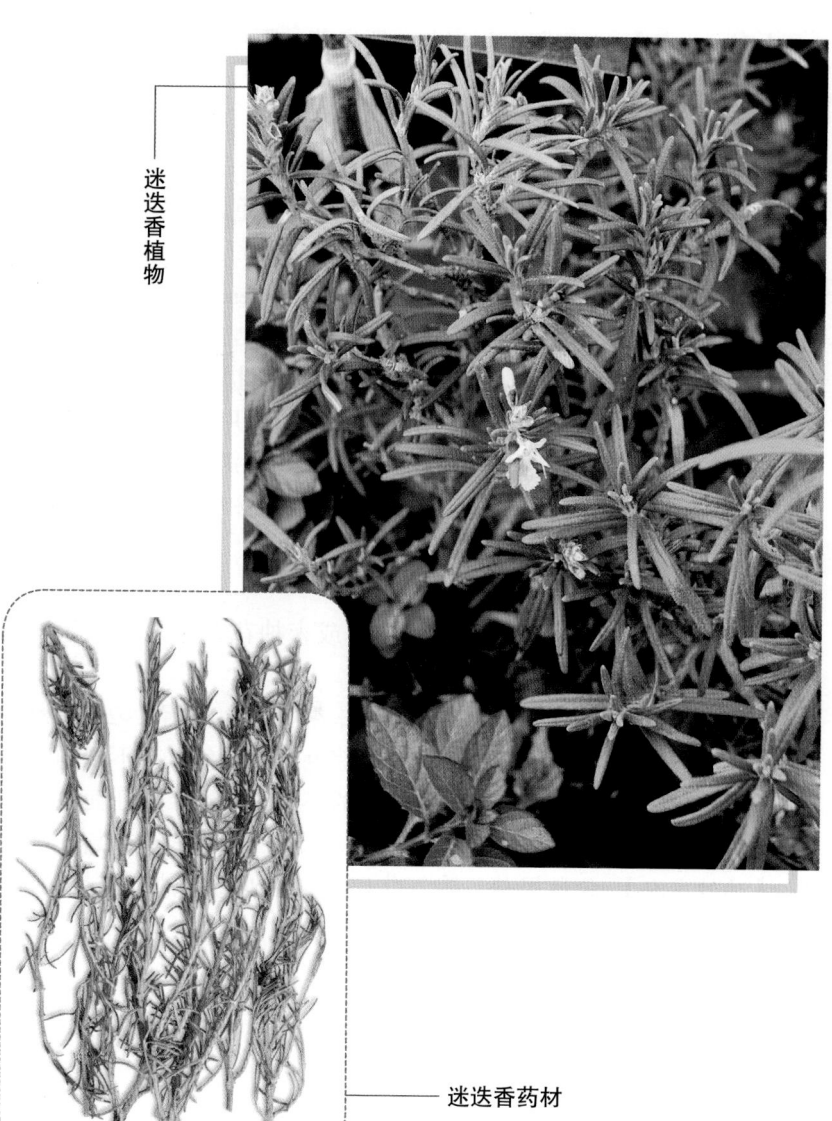

迷迭香植物

迷迭香药材

前 胡

【别　　名】　土当归、野当归、罗鬼菜、野芹菜、岩风、鸡脚前胡、大猫脚趾。

【来　　源】　为伞形科植物白花前胡 *Peucedanum praeruptorum* Dunn 的根。

【植物形态】　草本。根粗大，圆锥状，棕褐色。茎圆柱状，甚粗壮，浅绿色，有纵线纹，基部有多数棕褐色叶鞘纤维。基生叶和茎下部叶纸质，三角状阔卵形，有时近圆形，长5~9cm，宽约5cm，二或三回三出羽状分裂，一回裂片阔卵形至卵圆形，二回裂片卵形至椭圆形，最后裂片菱状倒卵形，基部楔尖，不规则羽状分裂，边缘有圆锯齿；叶柄基部有阔鞘；茎上部叶二回羽状分裂，裂片较小。花白色，甚小，排成复伞形花序，无总苞片；伞辐12~18；花瓣5，顶端渐尖而内折，有明显的中肋。双悬果卵形或椭圆形，背棱和中棱线状，侧棱有狭翅。

【分　　布】　广西全区各地均有分布。

【采集加工】　冬季至次春茎叶枯萎或未抽花茎时采挖，除去须根，晒干或低温干燥。

【药材性状】　根近圆柱形或圆锥形，稍扭曲，直径1~2cm；根头粗短，极少有纤维状叶鞘残基；表面灰棕色至黑褐色，有不规则纵沟及纵皱纹，并有横向皮孔；上部有密集的环纹。质硬，折断面皮部易与木部分离，皮部厚，淡黄白色，木部淡黄色。气芳香，味微苦、辛。

【功效主治】　疏散风热，降气化痰。主治外感风热，肺热痰郁，咳喘痰多，呕逆食少，胸膈满闷。

【用法用量】　内服：煎汤5~10g；或入丸、散。

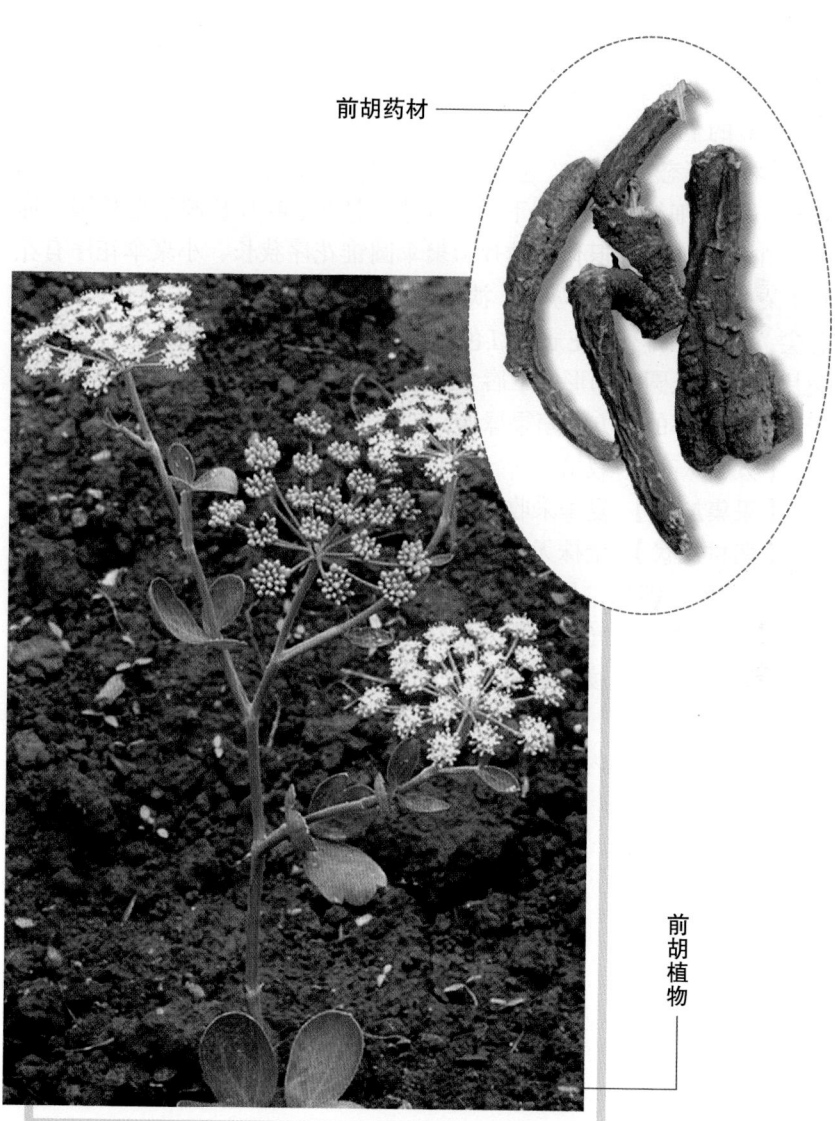

前胡药材

前胡植物

炮仗竹

【别　　名】 爆仗竹、马鬃花。

【来　　源】 为玄参科植物爆仗竹 *Russelia equisetiformis* Schlecht. et Cham. 的全草。

【植物形态】 灌木。直立，木贼状，几乎无叶。全株无毛。茎四棱形，枝纤细轮生，顶端下垂。叶小，散生；叶片长圆形至长圆状卵形，在枝上的大部退化为鳞片。聚伞圆锥花序狭长，小聚伞花序有花1~3朵；苞片钻形；花萼小，淡绿色，5深裂过半，裂片卵状三角形，急尖，覆瓦状排列；花冠鲜红色，具长筒，不明显2唇形，上唇2裂，裂片卵形或长圆状卵形，下唇3裂；雄蕊4，内藏，退化雄蕊极小，位于花冠筒基部的后方。蒴果球形，室间开裂。

【分　　布】 栽培。

【采集加工】 夏季采收，鲜用或晒干。

【药材性状】 全株无毛。茎灰绿色至暗棕色，直径约2mm，枝轮生，四棱形，细长，具纵棱。叶小，几乎无叶，对生或轮生，退化成披针形的小鳞片。气微，味淡。

【功效主治】 续筋接骨，活血祛瘀。主治跌扑闪挫，骨折筋伤，刀伤金疮。

【用法用量】 内服：煎汤，10~15g。外用：鲜品适量，捣敷。

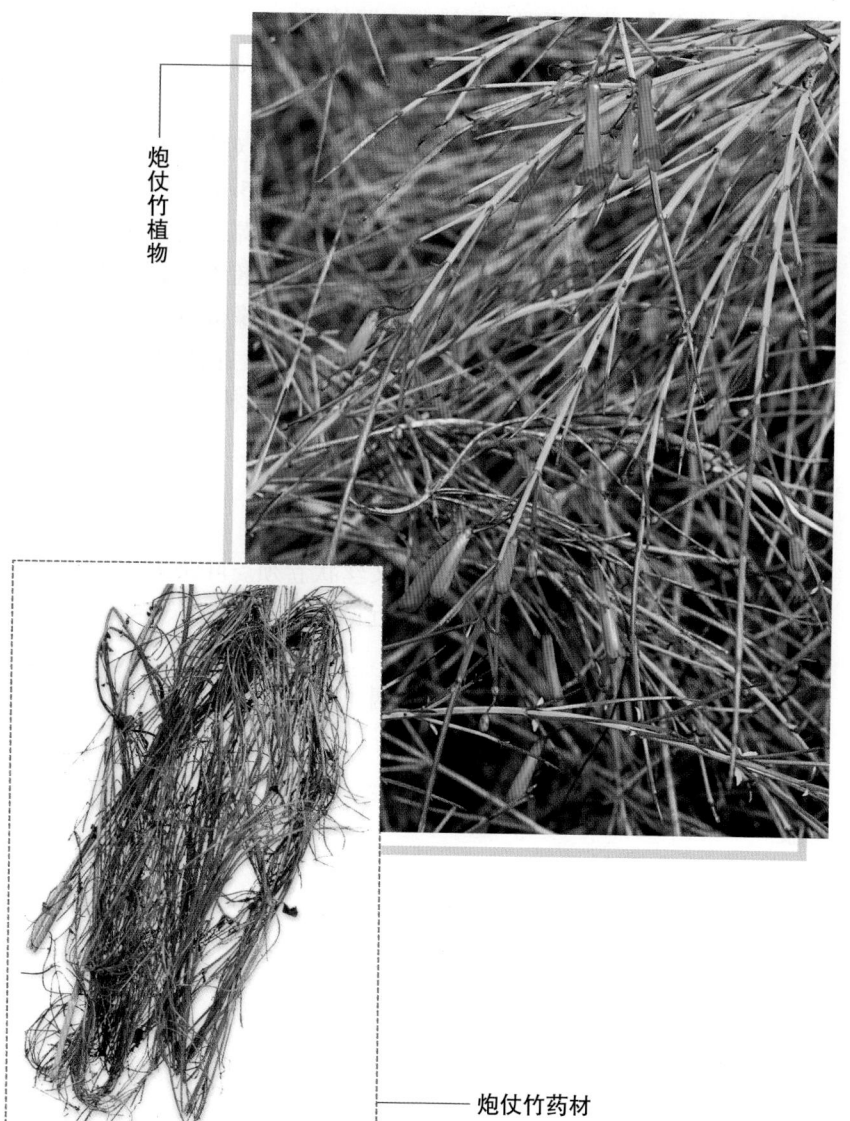

炮仗竹植物

炮仗竹药材

炮仗花

【别　　名】　黄金珊瑚、黄鳝藤、爆仗花。

【来　　源】　为紫葳科植物炮仗花 *Pyrostegia venusta*（Ker-Gawl.）Miers 茎叶。

【植物形态】　藤本。具有 3 叉丝状卷须。叶对生；小叶 2~3 枚，卵形，顶端渐尖，基部近圆形，长 4~10cm，宽 3~5cm，下面具有极细小分散的腺穴，全缘。圆锥花序着生于侧枝的顶端；花萼钟状，有 5 小齿；花冠筒状，内面中部有一毛环，基部收缩，橙红色，裂片 5，长椭圆形，花蕾时镊合状排列，花开放后反折，边缘被白色短柔毛；雄蕊着生于花冠筒中部；子房圆柱形，密被细柔毛，花柱细，柱头舌状扁平，花柱与花丝均伸出花冠筒外。果瓣革质，舟状，内有种子多列。种子具翅，薄膜质。

【分　　布】　栽培。

【采集加工】　夏、秋季采收，晒干。

【药材性状】　藤茎细长，具有 3 叉丝状卷须。叶皱缩，小叶 2~3 枚，展平呈卵形，顶端渐尖，基部近圆形，全缘，长 4~10cm，宽 3~5cm。质脆，易碎。气微，味淡。

【功效主治】　润肺止咳，清热利咽。主治肺痨，新久咳嗽，咽喉肿痛。

【用法用量】　内服：煎汤，10~15g；或研粉，每次 3g，温开水送服。

炮仗花药材

炮仗花植物

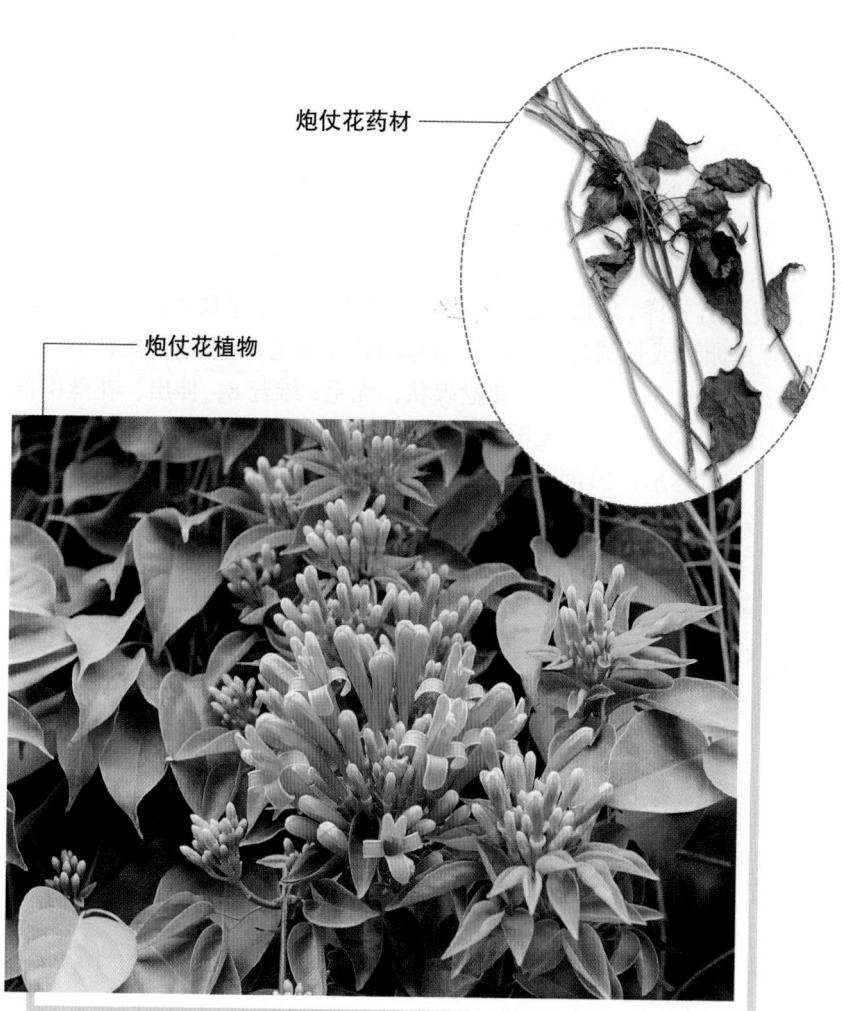

洗手果

【别　　名】油患子，油皂果，圆肥皂，无患子。

【来　　源】为无患子科植物无患子 *Sapindus mukorossi* Gaertn. 的种子。

【植物形态】落叶大乔木。嫩枝绿色。偶数羽状复叶，互生，叶轴上面两侧有直槽；小叶 5~8 对，近对生；小叶片纸质，长椭圆状披针形或稍呈镰形，长 7~15cm 或更长，宽 2~5cm，先端短尖，基部楔形，腹面有光泽，两面无毛或背面被微柔毛。花序顶生，圆锥形；花小；萼片卵形或长圆状卵形，外面基部被疏柔毛；花瓣 5，披针形，有长爪，鳞片 2 个，小耳状；花盘碟状，无毛；雄蕊 8，伸出，花丝中部以下密被长柔毛；子房无毛。核果肉质，分果近球形，橙黄色，干时变黑。种子球形，黑色，坚硬。

【分　　布】广西全区均有分布。

【采集加工】采摘成熟果实，除去果肉，取出种子，晒干。

【药材性状】种子球形或椭圆形，直径 1.5cm。表面黑色，光滑，种脐线形，附白色绒毛。质坚硬。剖开后，子叶 2 枚，黄色，肥厚，叠生，背面的 1 枚较大，半抱腹面的 1 枚，胚粗短，稍弯曲。气微，味苦。

【功效主治】清热祛痰，行气止痛，消积，杀虫。主治肺热痰咳，咽喉肿痛，胃痛，食积，蛔虫腹痛。

【用法用量】内服：煎汤，5~10g；或研末服。

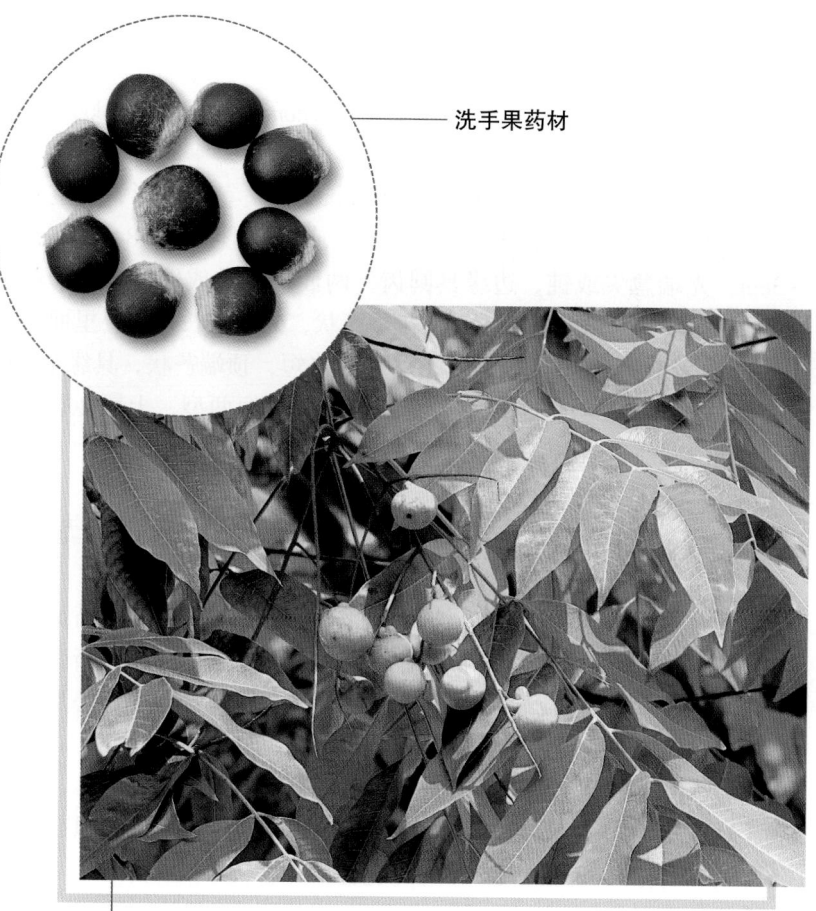

洗手果药材

洗手果植物

活血丹

【别　　名】 遍地香、地钱儿、连钱草、铜钱草、团经草、乳香藤、透骨消、金钱草。

【来　　源】 为唇形科植物活血丹 Glechoma longituba（Nakai）Kupr. 的全草。

【植物形态】 草本。幼嫩部分被疏长柔毛。茎四棱形，节上有不定根。叶对生；叶柄被长柔毛；叶片心形或近肾形，长 1.8~2.6cm，宽 2~3cm，先端急尖或钝，边缘具圆齿，两面被柔毛或硬毛。轮伞花序通常 2 花；小苞片线形，被缘毛；花萼筒状，外面被长柔毛，里面略被柔毛，萼齿 5，上唇 3 齿较长，下唇 2 齿略短，顶端芒状，具缘毛；花冠蓝或紫色，下唇具深色斑点，花冠筒有长和短两型，上唇 2 裂，裂片近肾形，下唇伸长，3 裂，中裂片最大，先端凹入；雄蕊 4，内藏；子房 4 裂，花柱略伸出。小坚果长圆状卵形，深褐色。

【分　　布】 广西主要分布于那坡、柳州、金秀、临桂、龙胜。

【采集加工】 4~5 月采收全草，晒干或鲜用。

【药材性状】 茎方柱形，细而扭曲，直径 1~2mm，表面黄绿色或紫红色，具纵棱及短柔毛，节上有不定根；质脆，易折断，断面常中空。叶对生，灰绿色或绿褐色，多皱缩，展平后呈肾形或近心形，长 1~3cm，宽 1.5~3cm，边缘具圆齿；叶柄纤细。轮伞花序腋生，花冠淡蓝色或紫色。搓之气芳香，味微苦。

【功效主治】 利湿通淋，清热解毒，散瘀消肿。主治湿热黄疸，白带，热淋石淋，疮痈肿痛，跌扑损伤。

【用法用量】 内服：煎汤，15~30g；或浸酒；或捣汁。外用：适量，捣敷或绞汁涂敷。

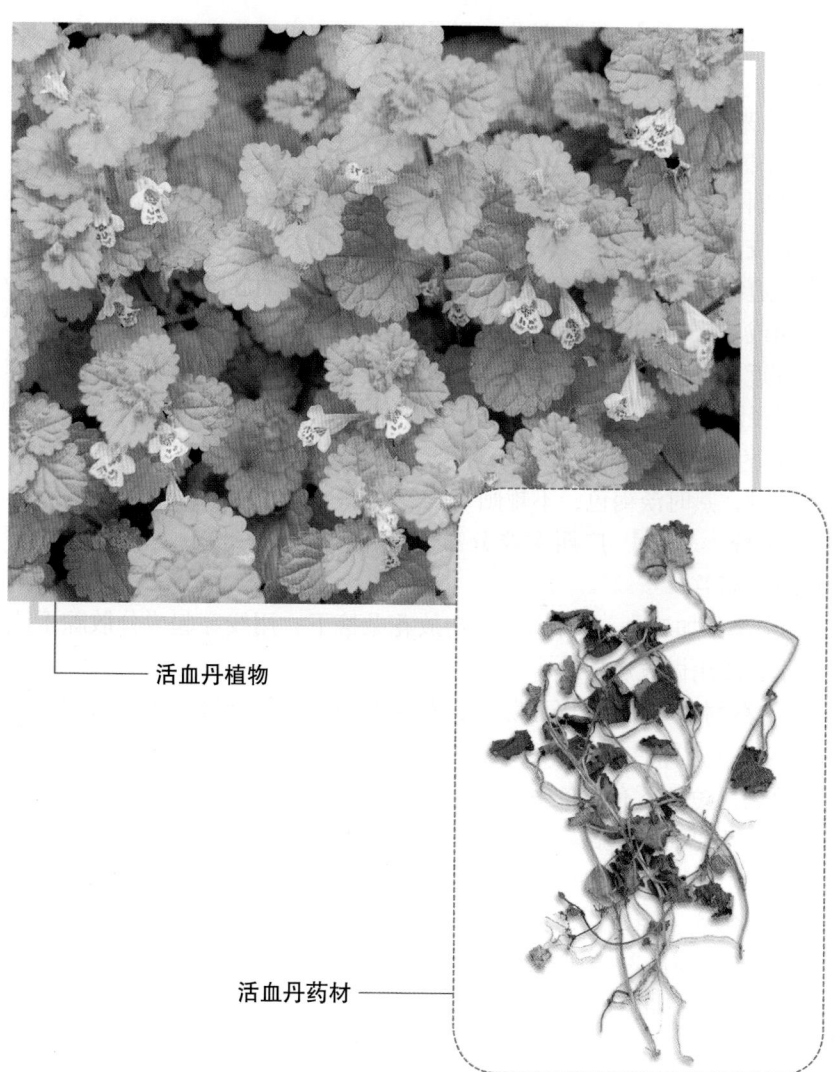

活血丹植物

活血丹药材

洋金花

【别　　名】 曼陀罗花、风茄花、洋大麻子花、酒醉花、广东闹羊花、大喇叭花。

【来　　源】 为茄科植物白曼陀罗 *Datura metel* L. 的花。

【植物形态】 草本。茎圆柱形，上部呈叉状分枝，绿色，表面有不规则皱纹，幼枝四棱形。叶互生，上部叶近对生；叶片宽卵形、长卵形或心脏形，长 5~20cm，宽 4~15cm，先端渐尖或锐尖，基部不对称，边缘具不规则短齿，或全缘而波状，叶背面脉隆起。花单生于枝叉间或叶腋；花萼筒状，淡黄绿色，先端 5 裂，裂片三角形，花后萼管自近基部处周裂而脱落，果时增大呈盘状；花冠管漏斗状，檐部下部直径渐小，向上扩大呈喇叭状，白色，具 5 棱，裂片 5，三角形；雄蕊 5，生于花冠管内；雌蕊 1，子房球形。蒴果圆球形或扁球状，外被疏短刺，熟时淡褐色，不规则 4 瓣裂。

【分　　布】 广西主要分布于昭平、岑溪、北流、上林、武鸣、那坡、东兰。

【采集加工】 在日出前将初放花朵摘下，用线穿起或分散晾干或晒干，或用微火烘干。

【药材性状】 花萼已除去，花冠及附着的雄蕊皱缩成卷条状，长 9~15cm，黄棕色。展平后，花冠上部呈喇叭状，先端 5 浅裂，裂片先端短尖，短尖下有 3 条明显的纵脉纹，裂片间微凹陷；雄蕊 5，花丝下部紧贴花冠筒。质脆易碎。气微，味微苦。

【功效主治】 平喘止咳，麻醉止痛，止痉。主治哮喘咳嗽，风湿痹痛，癫痫，惊风，外科麻醉。

【用法用量】 内服：煎汤，0.3~0.6g；宜入丸、散用；如作卷烟分次燃吸，每日量不超过 1.5g。外用：适量，煎水洗；或研末调敷衍。

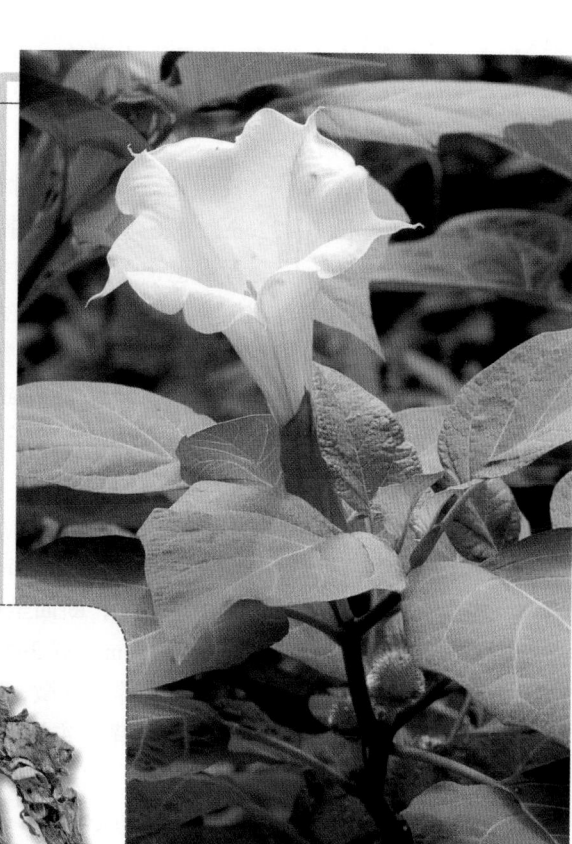

洋金花植物

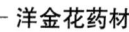

洋金花药材

洋蒲桃

【别　　名】 金山蒲桃、莲雾、水石榴、紫蒲桃、爪哇蒲桃。

【来　　源】 为桃金娘科植物洋蒲桃 *Syzygium samarangense*（BL.）Merr. et Perry 的叶或树皮。

【植物形态】 乔木。嫩枝压扁。叶对生；叶柄极短；叶片薄革质，椭圆形至长圆形，长 10~22cm，宽 6~8cm，先端钝或稍尖，基部变狭，圆形或微心形，上面干后变青褐色，下面多细小腺点；侧脉 14~19 对，离边缘 5mm 处互相结合成边脉，在靠近边脉 1.5mm 处有 1 条附加边脉。有明显网脉。聚伞花序顶生或腋生，有花数朵；花白色；萼管倒圆锥形，萼齿 4，半圆形；雄蕊极多。果实梨形或圆锥形，肉质，洋红色，发亮，先端凹陷，有宿存的肉质萼片。种子 1 颗。

【分　　布】 栽培。

【采集加工】 叶全年可采；夏、秋季剥取树皮，切段晒干。

【药材性状】 树皮呈板片状，厚 0.3~0.5cm，外表面灰棕色至黄棕色，内表面土黄色，质坚硬，易折断，断面呈数层。叶纸质，微皱，完整者展开后呈长披针形，长 13~28cm，宽 3~5cm，先端渐尖，基部钝圆，全缘，灰绿色。质韧，不易破碎。气微，味清香。

【功效主治】 泻火解毒，燥湿止痒。主治口舌生疮，鹅口疮，疮疡湿烂，阴痒。

【用法用量】 内服：煎汤，3~9g；或研末。外用：适量，煎汤漱口或熏洗。

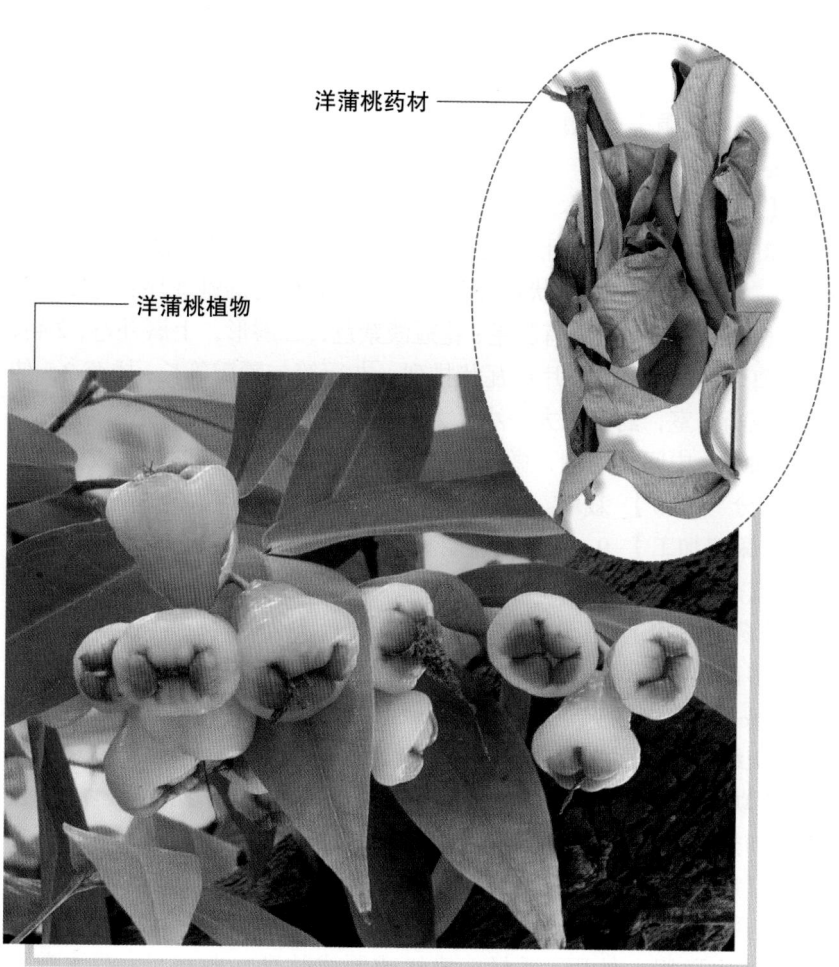

洋蒲桃药材

洋蒲桃植物

穿心莲

【别　　名】 一见喜、四支帮、榄核莲、苦胆草、斩龙剑、日行千里、四方莲。

【来　　源】 为爵床科植物穿心莲 *Andrographis paniculata*（Burm. f.）Nees 的全草。

【植物形态】 草本。茎直立，具4棱，多分枝，节处稍膨大，易断。叶对生；叶片披针形或长椭圆形，先端渐尖，基部楔形，边缘浅波状，两面均无毛。总状花序顶生，集成大型的圆锥花序；苞片和小苞片微小，披针形；萼有腺毛；花冠淡紫色，二唇形，上唇外弯，2裂，下唇直立，3浅裂，裂片覆瓦状排列，花冠筒与唇瓣等长；雄蕊2，伸出，花药2室，药室一大一小，大的基部被髯毛，花丝有毛。蒴果扁，长椭圆形，中间具一沟，微被腺毛。种子12颗，四方形，有皱纹。

【分　　布】 栽培。

【采集加工】 9~10月花盛期和种子成熟初期采收，齐地割取全株晒干或割取全株后，摘下叶子分别晒干。

【药材性状】 茎呈方柱形，多分枝，节稍膨大；质脆，易折断。叶片多破碎脱落，完整者展平后呈披针形或卵状披针形，长3~12cm，宽2~5cm，先端渐尖，基部楔形下延，全缘或波状；上表面绿色，下表面灰绿色，两面光滑。气微，味极苦。

【功效主治】 清热解毒，泻火，燥湿。主治风热感冒，温病发热，肺热咳喘，百日咳，咽喉肿痛，湿热黄疸，淋证，丹毒，疮疡痈肿，湿疹，毒蛇咬伤。

【用法用量】 内服：煎汤，9~15g；研末，每次1~3g，装胶囊吞服或开水送服。外用：适量，捣烂或制成软膏涂敷患处；或水煎滴眼、耳。

穿心莲植物

穿心莲药材

穿心藤

【别　　名】 穿孔藤、穿心风、串心藤、寄心藤。

【来　　源】 为天南星科植物穿心藤 *Amydrium hainanense*（Ting et T. L. Wu ex H. Li）H. Li. 的全株。

【植物形态】 攀援藤本。茎圆柱形，基部抱茎，鞘部早落。叶片绿色，压干后呈黑褐色，纸质，卵状披针形，镰状披针形，骤狭细渐尖，基部圆形或浅心形，芽时席卷，略不等侧，全缘，两侧沿中肋有大小不一的长圆形或卵形空洞或否；老枝叶片大，长 28~35cm，宽 9~12cm，中肋背面隆起；Ⅰ级侧脉 5~7 对，弧曲上升，其间Ⅱ级侧脉细弱，细脉网结，Ⅰ级侧脉之间有卵形或长圆形空洞。花序柄于枝顶叶腋单生、圆柱形；佛焰苞黄红色，革质，短舟状，先端具短喙；肉穗花序圆柱形，两头略狭；花两性，无花被，子房角柱状、顶平、近六边形，无花柱，柱头长圆形；雄蕊 6，略短于子房，花丝扁平，药室长圆形，外向纵裂。

【分　　布】 广西主要分布于阳朔、贺州、昭平、金秀。

【采集加工】 全年均可采收，晒干。

【药材性状】 茎圆柱形，直径 0.3~1.5cm，表面灰黑色，有纵皱纹，有的有须根，体轻易折断，断面皮部常粘连，纤维性强，中柱灰褐色。叶纸革质，卵状披针形，顶端渐尖，全缘，长 5~25cm，宽 3~11cm，基部截斜，上下表面灰黄色。气微，味淡。

【功效主治】 具清热解毒，消肿止痛，祛风除湿。主治胃炎，胃溃疡，胆囊炎，风湿痹痛，鹤膝风，骨髓炎，骨结核，疔疮，脉管炎，蜂窝织炎。

【用法用量】 内服：煎汤，9~12g。外用：适量。

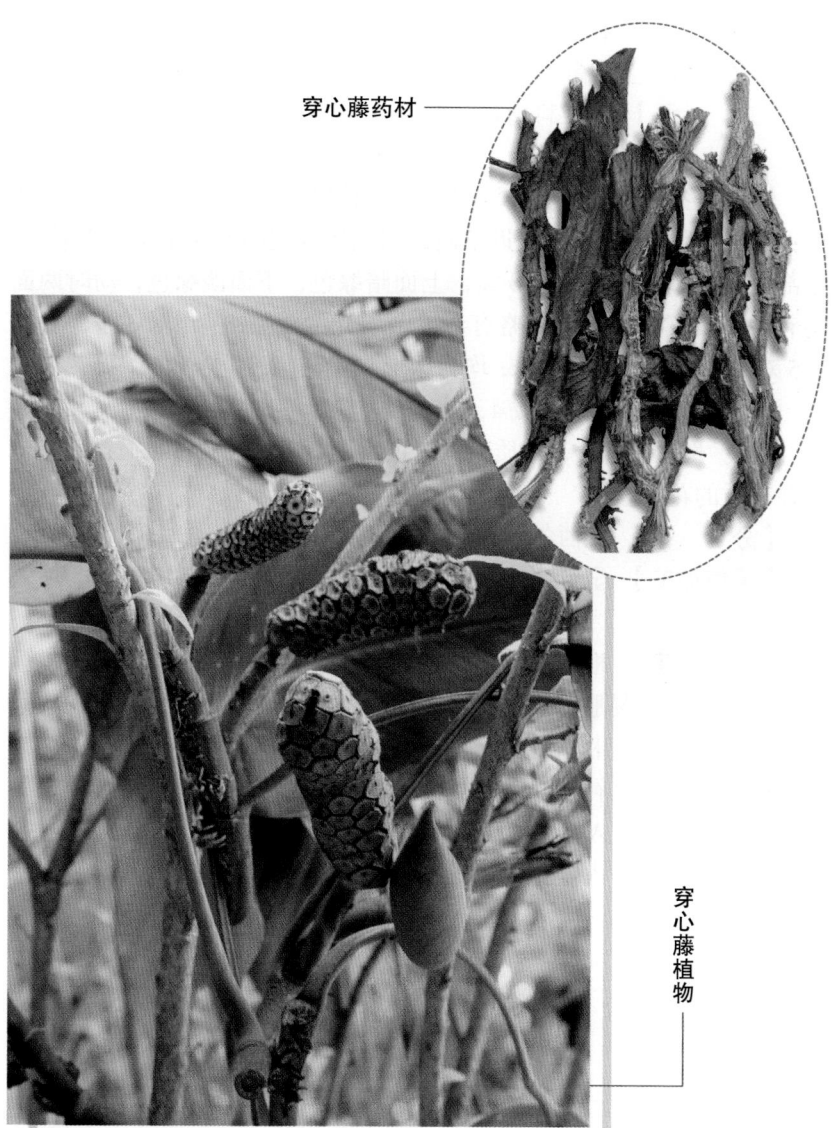

穿心藤药材

穿心藤植物

穿破石

【别　　名】 柘根、黄蛇、黄龙脱皮、蔹芝、九层皮、金蝉退壳、牵牛入石、金腰带。

【来　　源】 为桑科植物柘树 *Cudrania tricuspidata* (Carr.) Bureau 的根。

【植物形态】 落叶灌木。小枝暗绿褐色，具坚硬棘刺。单叶互生；托叶侧生，分离；叶片近革质，卵圆形或倒卵形，先端钝或渐尖，基部楔形或圆形，全缘或3裂，上面暗绿色，下面淡绿色，幼时两面均有毛，成长后下面主脉略有毛，余均光滑无毛；基出脉3条，侧脉4~5对。花单性，雌雄异株；均为球形头状花序，生于叶腋；雄花被片4，长圆形，基部苞片2或4，雄蕊4，花丝直立；雌花被片4，花柱1，线状。聚花果球形，肉质，橘红色或橙黄色，表面微皱缩，瘦果包裹在肉质的花被里。

【分　　布】 广西各地有分布。

【采集加工】 全年均可挖，砍取树干及粗枝，切段或切片，晒干。

【药材性状】 根圆柱形，长短不一，直径1.5~12cm。外表栓皮橙黄色或橙红色，易脱落；栓皮脱落后，表面显灰黄色或淡黄色。质坚硬，断面皮部薄，木部发达，黄白色。气微，味甘。

【功效主治】 补虚，活血化瘀，清肝明目，截疟。主治虚损，妇女崩中血结，飞丝入目，疟疾。

【用法用量】 内服：煎汤，15~60g。外用：适量，煎水洗。

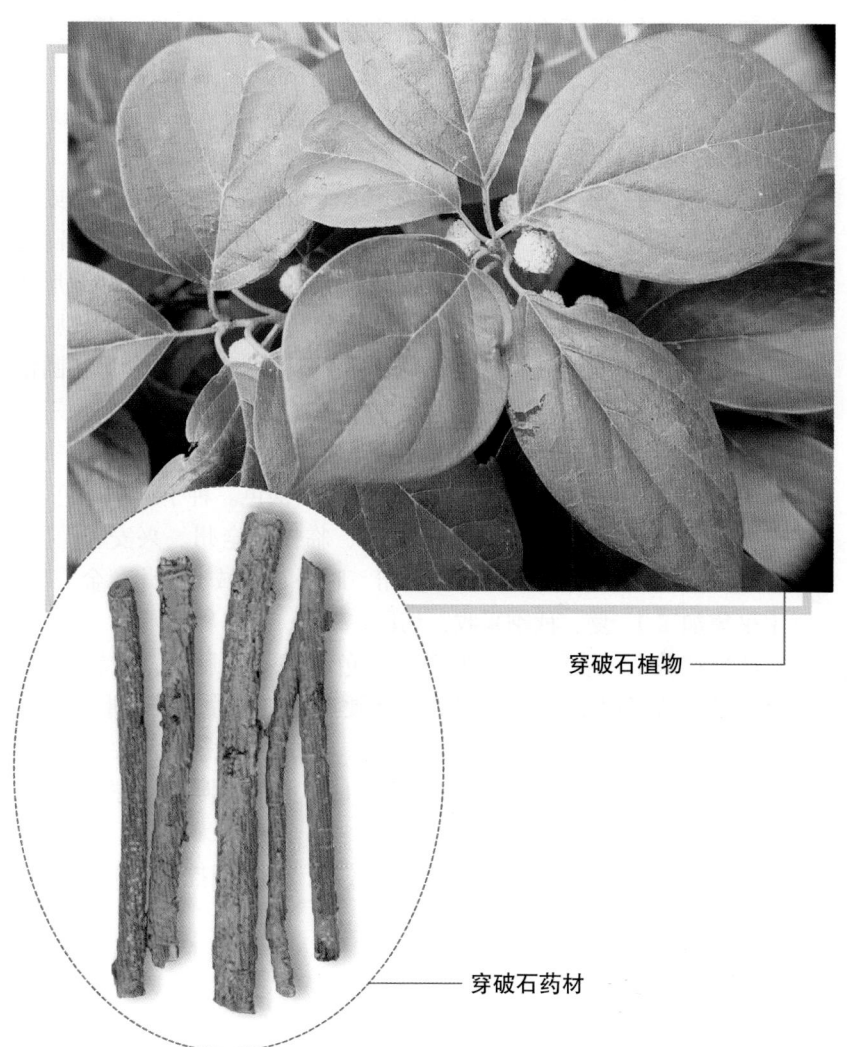

穿破石植物

穿破石药材

冠盖藤

【别　　名】旱禾树、星毛青棉花、红大一枝花、棉毛藤、大藤。

【来　　源】为虎耳草科植物星毛冠盖藤 *Pileostegia tomentella* Hand. -Mazz. 的地上部分。

【植物形态】攀援灌木。嫩枝、叶下面和花序均密被淡褐色或锈色星状柔毛；老枝圆柱形，灰褐色。叶革质，长圆形或倒卵状长圆形，长 5~18cm，宽 2.5~8cm，先端急尖或阔急尖，尖头凸出，基部圆形或近叶柄处稍凹入呈心形，边近全缘或近顶端具三角形粗齿或不规则波状，背卷，嫩叶上面疏被星状毛，后脱落，下面密被毛。伞房状圆锥花序顶生。苞片线形或钻形，被星状毛；花白色；萼筒杯状，裂片三角形，疏被星状毛；花瓣卵形，早落；雄蕊 8~10。蒴果陀螺状，平顶，被稀疏星状毛，具宿存花柱和柱头，具棱，暗褐色。种子细小棕色。

【分　　布】广西主要分布于融水、临桂、全州、兴安、灌阳、资源、荔浦、上思、容县、隆林、贺州、昭平、罗城、象州、金秀。

【采集加工】夏、秋季采收，切段，晒干。

【药材性状】茎圆柱形，密被灰黄色黏绒毛和腺毛，质较轻脆，易折断；老茎基部木质化，黑褐色，坚硬。完整叶片呈长圆形或倒卵状长圆形，长 5~18cm，宽 2.5~8cm，先端急尖或阔急尖，尖头凸出，基部圆形或近叶柄处稍凹入呈心形。有时可见顶生圆锥花序。气微，味淡。

【功效主治】强筋壮骨。主治腰腿酸痛，跌扑闪挫，骨折。

【用法用量】内服：煎汤，15~20g。

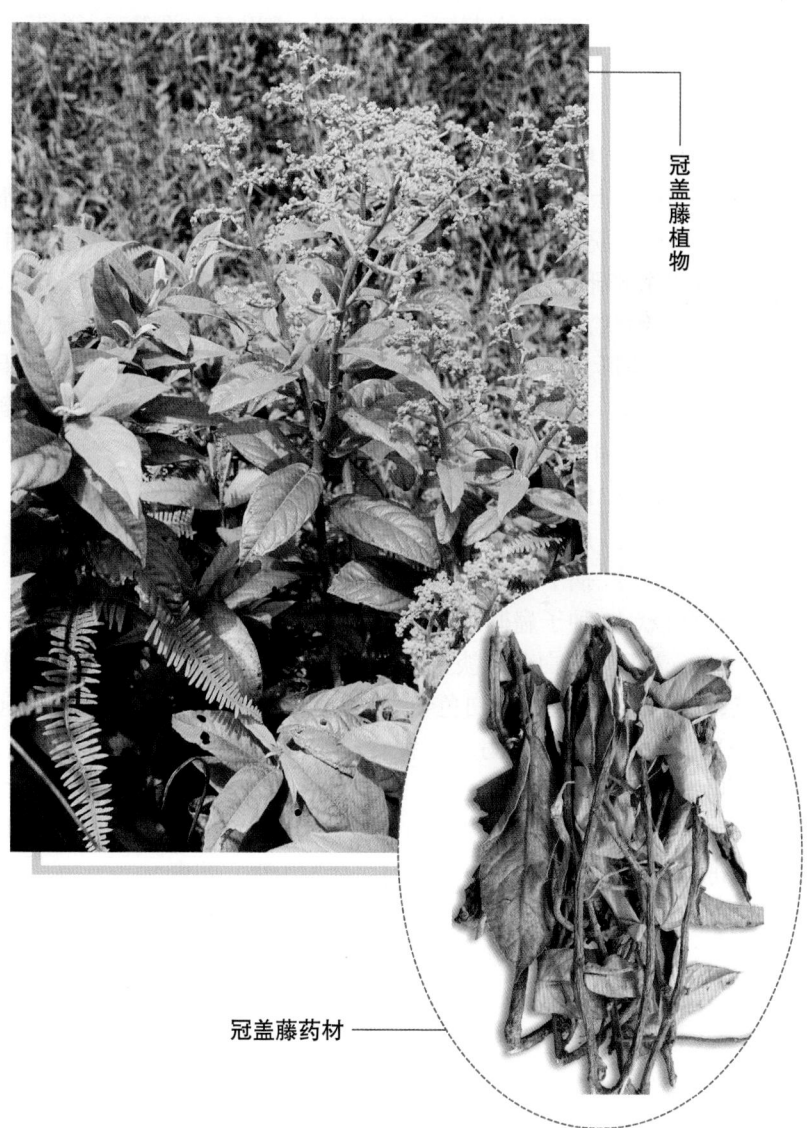

冠盖藤植物

冠盖藤药材

扁 豆

【别　　名】 藊豆、白藊豆、南扁豆、蛾眉豆、羊眼豆、白藊豆子、白扁豆。

【来　　源】 为豆科植物扁豆 *Dolichos lablab* Linn. 的种子。

【植物形态】 缠绕草质藤本。茎常呈淡紫色或淡绿色，无毛或疏被柔毛。三出复叶；托叶披针形，被白色柔毛；顶生小叶宽三角状卵形，长 5~10cm，宽约与长相等，全缘，两面均被短柔毛，基出 3 主脉；侧生小叶斜卵形，两边不均等。总状花序腋生，小苞片舌状，2 枚，早落；花萼宽钟状，先端 5 齿，上部 2 齿几乎完全合生，边缘密被白色柔毛；花冠蝶形，白色或淡紫色；雄蕊 10，二体；子房线形，有绢毛，基部有腺体，花柱近先端有白色髯毛，柱头头状。荚果镰形或倒卵状长椭圆形，扁平，顶上具一向下弯曲的喙，边缘粗糙。种子 2~5颗，扁椭圆形，白色、红褐色或近黑色。

【分　　布】 广西各地均有栽培。

【采集加工】 摘下成熟荚果晒干，剥出或敲出种子，晒干。

【药材性状】 种子扁椭圆形或扁卵形，长 0.8~1.3cm，宽 6~9mm，厚约 7mm。表面淡黄白色或淡黄色，平滑，稍有光泽，有的可见棕褐色斑点，一侧边缘有隆起的白色半月形种阜，剥去后可见凹陷的种脐，接连种阜的一端有珠孔，另端有种脊。质坚硬，种皮薄而脆。气微，味淡，嚼之有豆腥气。

【功效主治】 健脾，化湿，消暑，解毒。主治脾虚生湿，食少便溏，白带过多，暑湿吐泻，烦渴胸闷，食物中毒，药毒。

【用法用量】 内服：煎汤，10~15g；或生品捣研水绞汁；或入丸、散。外用：适量，捣敷。

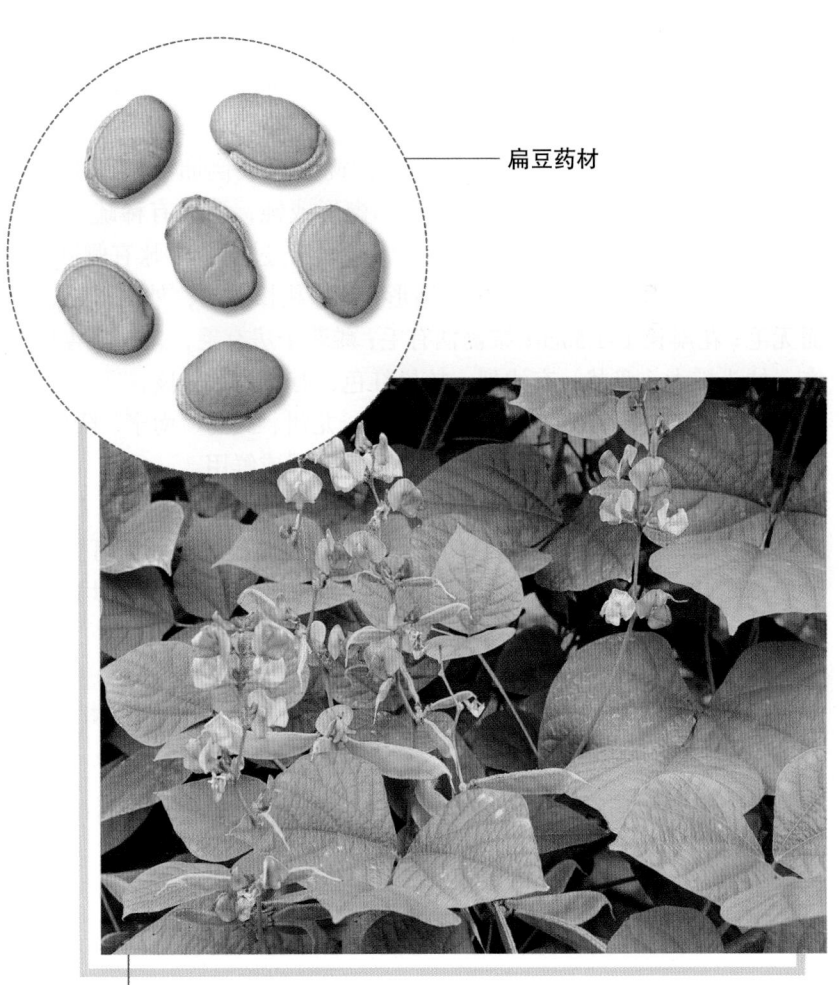

扁豆药材

扁豆植物

扁担杆

【别　　名】荚蒾、孩儿拳头、麻糖果、拗山皮、棉筋条。

【来　　源】为椴树科植物扁担杆 *Grewia biloba* G. Don 的全株。

【植物形态】灌木或小乔木。多分枝，嫩枝被粗毛。叶互生；叶柄被粗毛；托叶钻形；叶片薄革质，椭圆形或倒卵状椭圆形，长4~9cm，宽2.5~4cm，先端锐尖，基部楔形或钝，两面有稀疏星状粗毛，边缘有细锯齿；基出脉3条，两侧脉上行过半，中脉有侧脉3~5对。聚伞花序腋生，多花，苞片钻形；萼片狭长圆形，外面被毛，内面无毛；花瓣长1~1.5mm；雄蕊柄有毛；雌蕊子房有毛，花柱与萼片平齐，柱头扩大，盘状，有浅裂。核果红色，有2~4颗分核。

【分　　布】广西主要分布于天等、龙州、武鸣、南宁、隆安。

【采集加工】夏、秋季采收，洗净，晒干或鲜用。

【药材性状】根圆柱形，黑褐色或棕褐色；表面有纵纹，折断时有甘甜气味。茎圆柱形，被毛，黄褐色，有纵皱纹，折断面可见细小的髓部。叶长椭圆形，长4~9cm，宽2.5~4cm，浅黄色，两面均被毛，边缘有细锯齿，基出脉3条。气微，味甘、苦。

【功效主治】健脾益气，祛风除湿，固精止带。主治脾虚食少，久泻脱肛，小儿疳积，蛔虫病，风湿痹痛，遗精，崩漏，带下，子宫脱垂。

【用法用量】内服：煎汤，9~15g；或浸酒。外用：适量，鲜品捣敷。

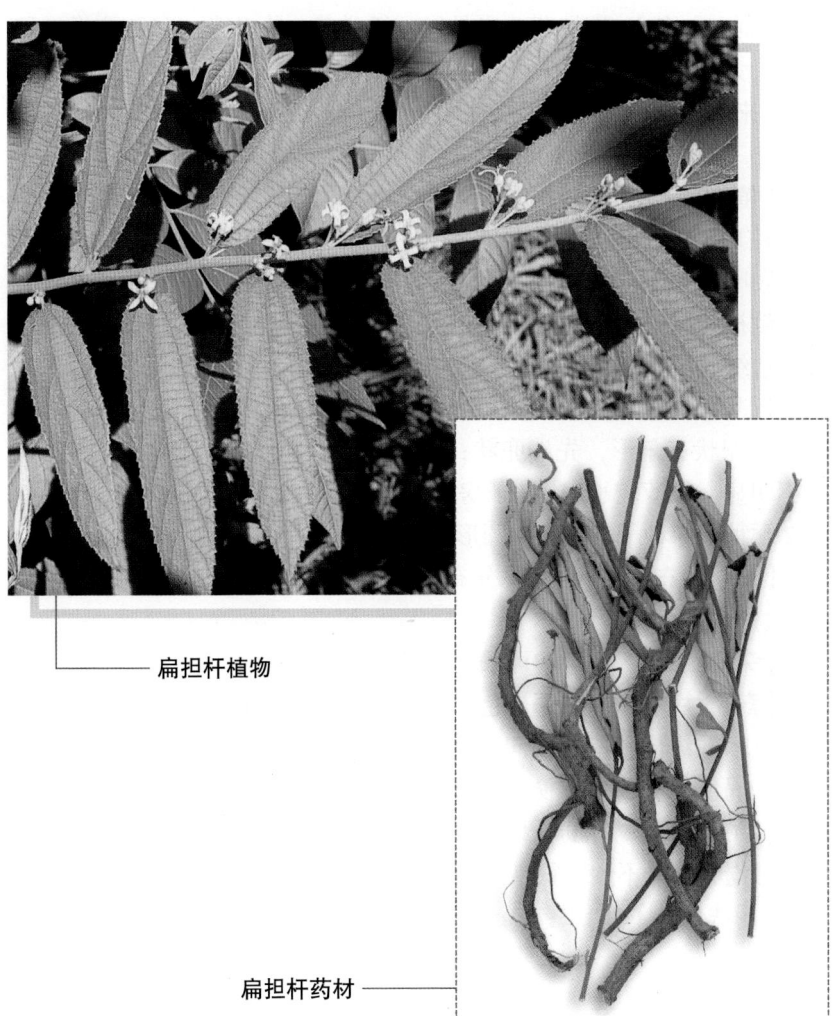

扁担杆植物

扁担杆药材

扁担藤

【别　　名】腰带藤、扁骨风、铁带藤、大芦藤、过江扁龙、脚白藤、大血藤。

【来　　源】 为葡萄科植物扁担藤 *Tetrastigma planicaule*（Hook. f.）Gagnep. 的藤茎。

【植物形态】 攀援木质大藤本。茎深褐色，阔而扁，基部宽，分枝圆柱形，常有肿大的节，有条纹；卷须粗壮，不分枝。掌状复叶互生；总叶柄粗壮，基部常扁而宽；小叶 5，革质，中间叶片长圆状披针形或倒披针状长圆形，长 8~13cm，宽 3~6cm，先端渐尖，基部钝或楔形，边缘有浅钝齿；侧生小叶较狭窄或稍短。复伞形聚伞花序腋生；总花梗近基部具苞片；花萼杯状，先端截平，有乳凸状小点；花瓣 4，绿白色，卵状三角形，先端兜状；花盘在雄花中明显，浅 4 裂，在雌花中不明显，雄蕊较子房短；子房宽圆锥形。浆果较大，近球形，肉质，具 2 颗种子。种子倒卵状椭圆形。

【分　　布】 广西主要分布于百色、那坡、隆安、上林、武鸣、邕宁、上思、防城。

【采集加工】 全年均可采收，切片，晒干。

【药材性状】 藤茎深褐色，阔而扁，宽 3~6cm，厚 0.5~1.2cm，表面可见多数纵向凹槽及横向细裂隙。质硬且韧，不易折断，断面呈纤维性，褐色。气微，味酸。

【功效主治】 舒筋活络，息风止痉，祛风止痒。主治风湿骨痛，腰肌劳损，半身不遂，跌打损伤，惊风抽搐，荨麻疹。

【用法用量】 内服：煎汤，15~30g；或浸酒。外用：适量，捣敷；或煎水洗。

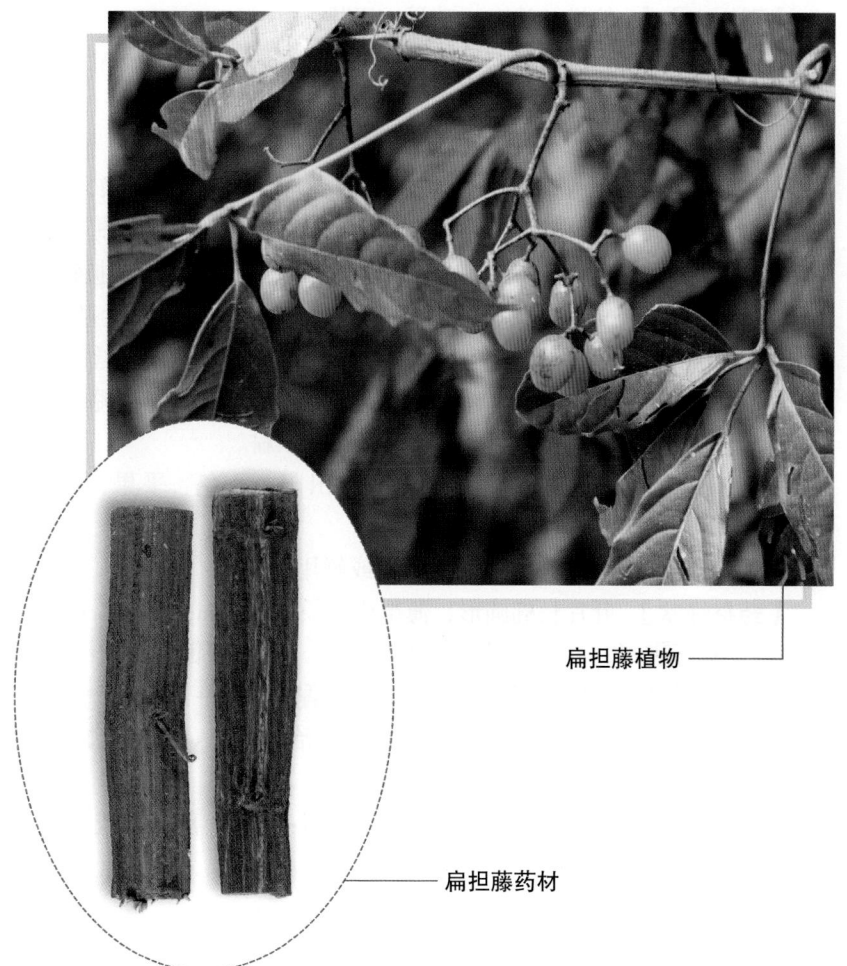

扁担藤植物

扁担藤药材

扁桃叶

【别　　名】 偏桃、唛咖、酸果、天桃木。

【来　　源】 为漆树科植物扁桃 *Mangifera persiciformis* C. Y. Wu et T. L. Ming 的叶。

【植物形态】 乔木。小枝暗褐色。单叶互生，薄革质，长圆状披针形或披针形，长 15~40cm，宽 3~5.5cm，顶端渐尖，全缘，侧脉 16~20 对，斜升；叶柄基部增粗。圆锥花序顶生；花白色，花梗纤细，中部具节；萼片 5，卵状披针形，内凹；花瓣 5，披针形或线状披针形，里面中下部具 3~5 条暗褐色脉纹，中间 1 条粗而隆起，于近基部汇合，花瓣在开花时外卷；花盘垫状 5 裂；雄蕊仅 1 个发育，花丝线形；退化雄蕊 2~3，明显；子房球形。核果斜长卵形，不压扁或略压扁，顶端伸长呈喙状勾曲；中果皮薄，果核大，不压扁。

【分　　布】 广西主要栽培于田东、田阳、百色、平果、南宁、大新、龙州、凭祥、武鸣。

【采集加工】 全年均可采收，晒干或鲜用。

【药材性状】 叶片长椭圆形，薄革质，长 10~40cm，宽 2~5cm，先端骤尖，基部楔形，叶缘浅波状，羽状网脉，上表面黄绿至浅绿，下表面棕黄至深绿，叶柄稍弯曲。气微，味清香。

【功效主治】 止咳，化滞，止痒。主治消渴，疳积，湿疹瘙痒，疣。

【用法用量】 内服：煎汤，15~30g。外用：适量，煎水洗或捣敷。

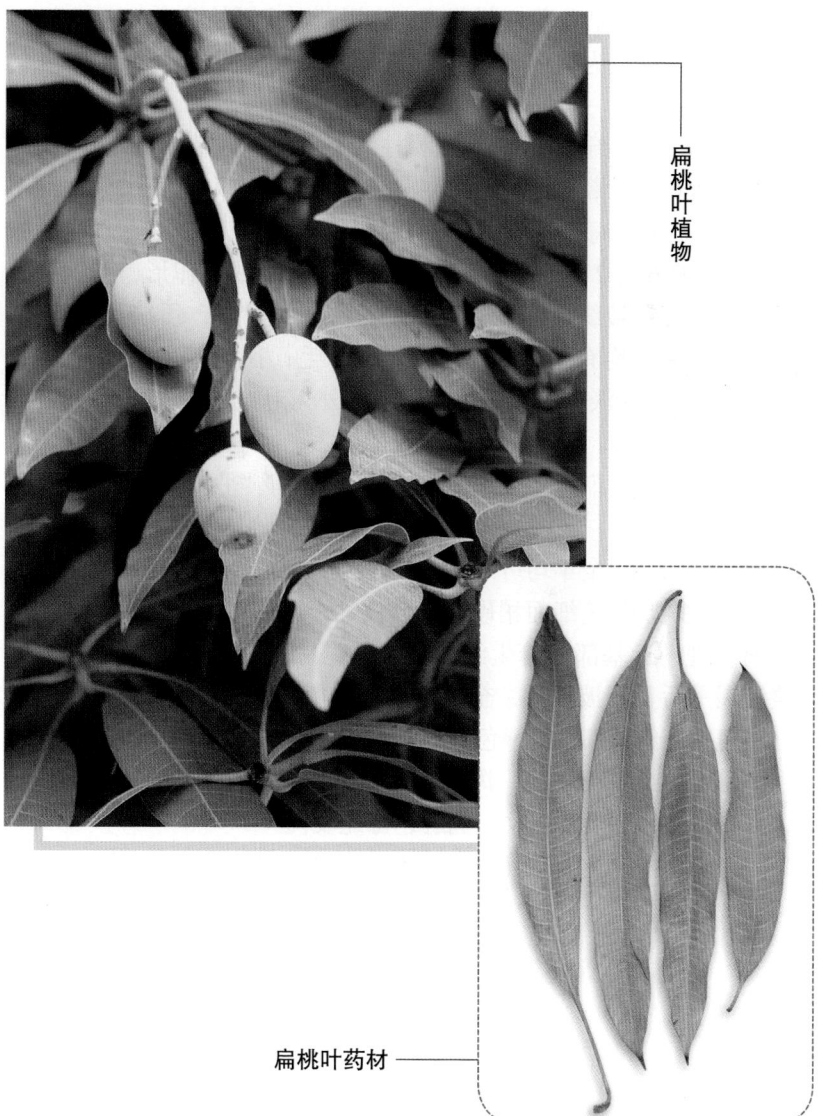

扁桃叶植物

扁桃叶药材

孩儿草

【别　　名】　蓝色草、明萼草、由甲草、土夏枯草。

【来　　源】　为爵床科植物孩儿草 *Rungia pectinata*（L.）Nees 的全草。

【植物形态】　纤细草本。枝圆柱状。叶薄纸质，下部的叶长卵形，长可达 6cm，常 4cm，顶端钝，基部渐狭或有时近急尖，两面被紧贴疏柔毛；侧脉每边 5 条，常不甚明显。穗状花序密花，顶生和腋生；苞片 4 列，仅 2 列有花，有花的苞片近圆形或阔卵形，背面被长柔毛，膜质边缘被缘毛，无花的苞片长圆状披针形，顶端具硬尖头，一侧或有时两侧均有狭窄的膜质边缘和缘毛；小苞片稍小；花萼裂片线形，等大；花冠淡蓝色或白色，除下唇外无毛，上唇顶端骤然收狭，下唇裂片近三角形。蒴果无毛。

【分　　布】　广西主要分布于那坡、合浦、平南、梧州、藤县、博白、玉林。

【采集加工】　全年均可采收，洗净，切段，晒干。

【药材性状】　茎细而稍硬，有分枝，青绿色，直径约 2mm，表面有纵向纹理，近基部上着生细须根，质脆易折断。叶对生，青绿色，完整者展平后呈狭披针形，全缘，具短叶柄。穗状花序短，顶生或腋生，压扁，形似蟑螂，青绿色。气微，味淡。

【功效主治】　消积滞，泻肝火，清湿热。主治小儿食积，目赤肿痛，湿热泻痢，肝炎，瘰疬，痈肿，毒蛇咬伤。

【用法用量】　内服：煎汤，9~15g。外用：鲜品适量，捣敷。

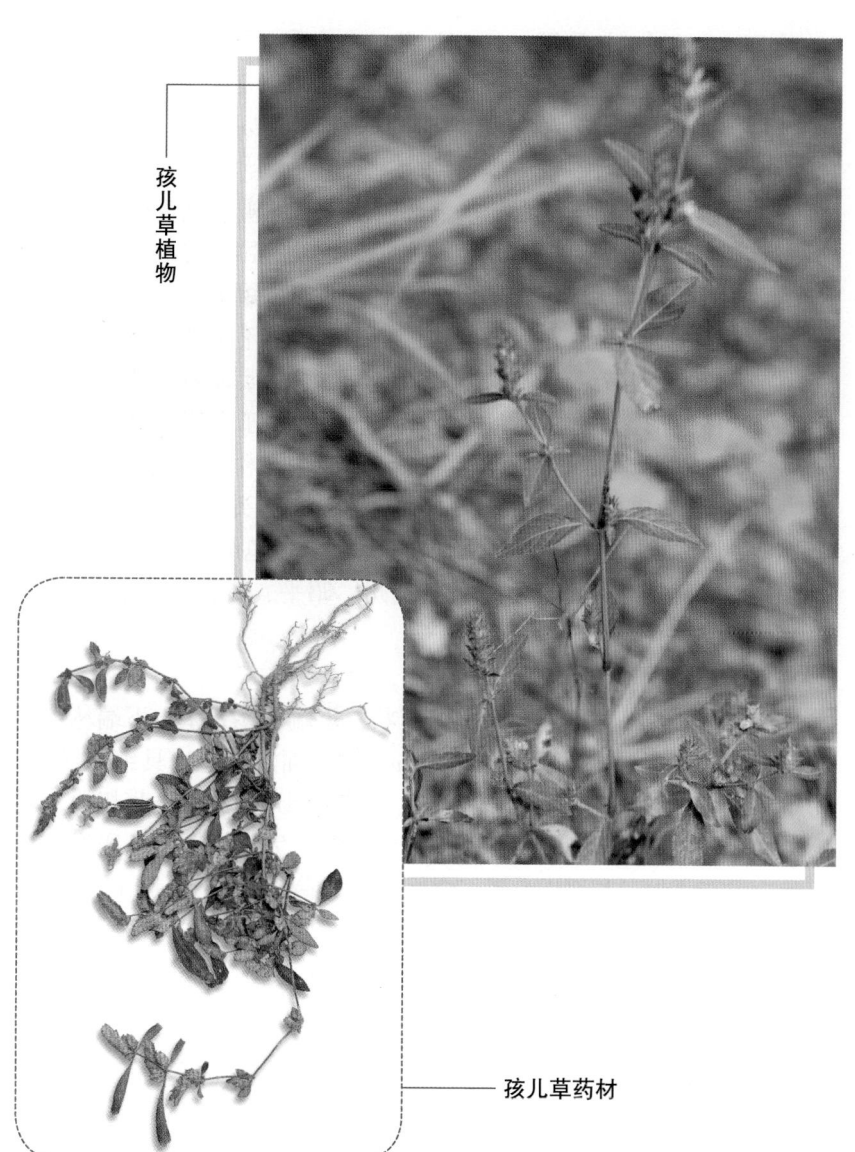

孩儿草植物

孩儿草药材

娃儿藤

【别　　名】 老君须、三十六荡、鸡骨香、土细辛、藤叶细辛、哮喘草、白龙须、藤细辛。

【来　　源】 为萝藦科植物卵叶娃儿藤 *Tylophora ovata*（Lindl.）Hook. et Steud. 的全株。

【植物形态】 攀援灌木。茎上部缠绕，全株被锈色黄柔毛。须根多，淡黄白色。单叶对生；叶片卵形，长 2.5~6cm，宽 2~5.5cm，先端急尖，具小尖头，基部浅心形，全缘，两面密被短柔毛，中脉两面凸起，侧脉 4~5 对。聚伞花序伞房状，腋生，通常不规则二歧，着花多朵；花萼 5 裂，淡黄绿色，裂片卵形；花冠 5 深裂，辐状，淡黄色，裂片长圆状披针形，平展；副花冠裂片卵形，贴生于合蕊冠上，背部隆肿；雄蕊 5，花丝连成筒状，包围雌蕊，紫色；花粉块每室 1 个，圆球形；子房由 2 枚离生心皮组成；花柱短，连合，柱头五角状。蓇葖果双生，圆柱状披针形。种子卵形，先端截形，具白色绢质种毛。

【分　　布】 广西主要分布于贺州、昭平、藤县、平南、桂平、陆川、博白、上思、武鸣。

【采集加工】 全年均可采，洗净，晒干。

【药材性状】 根茎粗短，呈结节状，上端有茎残基，下端丛生多数细根。根细长，略弯，直径 1~1.5mm，表面淡黄色，具细纵皱纹，粉质，断面皮部灰白色，木部淡黄色。茎类圆形，细长，稍扭曲，表面黄绿色被柔毛，具细纵纹；叶多皱缩破碎，完整者展平呈卵形或长卵形，先端急尖，基部近心形，全缘，略反卷。气微香，味辛、麻舌。

【功效主治】 化痰止咳，祛风除湿，散瘀止痛。主治风湿痹痛，咳喘痰多，跌打肿痛。

【用法用量】 内服：煎汤，3~9g；或研末。外用：鲜品适量，捣敷。

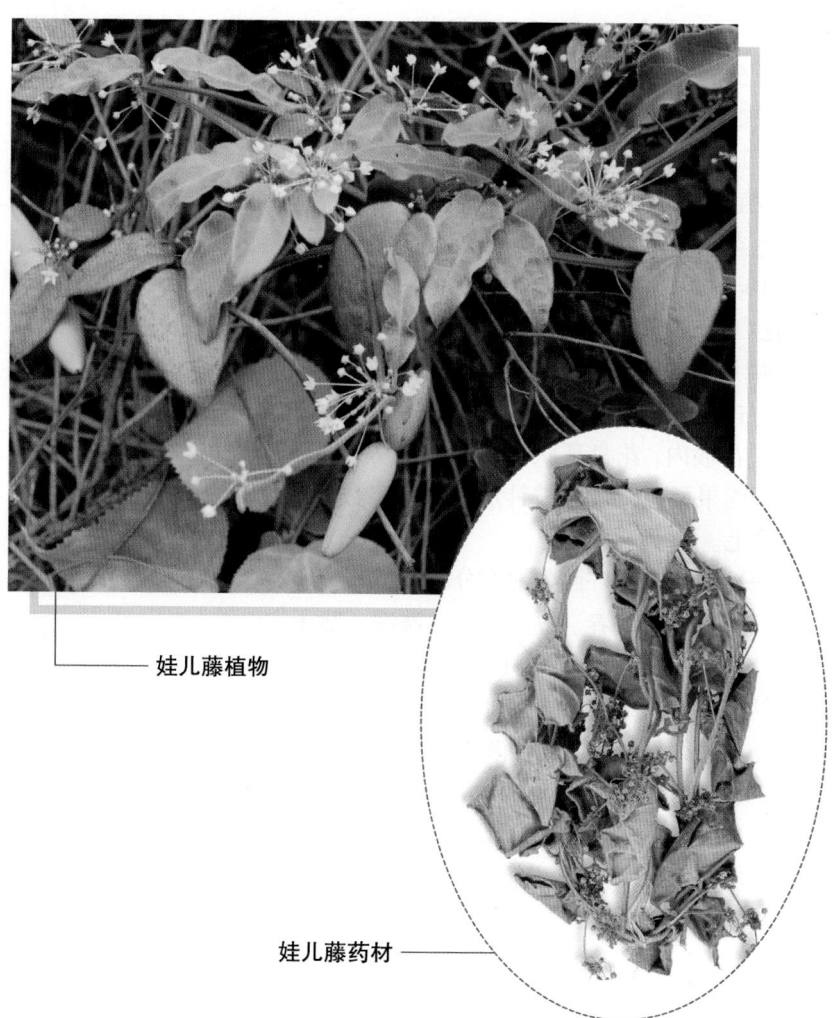

娃儿藤植物

娃儿藤药材

络石藤

【别　　名】 白花藤、石邦藤、骑墙虎、风藤、折骨草、铁线草、络石草。

【来　　源】 为夹竹桃科植物络石 *Trachelospermum jasminoides* (Lindl.)Lem. 的带叶藤茎。

【植物形态】 木质藤本。全株具乳汁。茎圆柱形，有皮孔；嫩枝被黄色柔毛，老时渐无毛。叶对生，近革质，椭圆形或卵状披针形，长 2~10cm，宽 1~4.5cm，上面无毛，下面被疏短柔毛。聚伞花序，二歧；花白色，芳香；花萼 5 深裂，裂片线状披针形，顶部反卷，基部具 10 个鳞片状腺体；花蕾顶端钝，花冠筒圆筒形，中部膨大，花冠裂片 5，向右覆盖；雄蕊 5，着生于花冠筒中部，花药箭头状，基部具耳，隐藏在花喉内；花盘环状 5 裂，与子房等长；子房由 2 枚离生心皮组成。蓇葖果叉生，线状披针形。种子多数，褐色，线形，顶端具白色绢质种毛。

【分　　布】 广西各地有分布。

【采集加工】 春、夏季采收，洗净，晒干。

【药材性状】 藤茎圆柱形，多分枝，直径 0.1~0.5cm；表面红褐色，具点状皮孔和不定根；质较硬，折断面纤维状，黄白色；有时中空。叶具短柄，完整叶片椭圆形或卵状椭圆形，长先端渐尖或钝，有时微凹，叶缘略反卷，革质，折断时可见白色绵毛状丝。气微，味微苦。

【功效主治】 通络止痛，凉血清热，解毒消肿。主治风湿痹痛，腰膝酸痛，筋脉拘挛，咽喉肿痛，跌打损伤，外伤出血，疔疮肿毒。

【用法用量】 内服：煎汤，6~15g，单味可用至 30g；浸酒，30~60g；或入丸、散剂。外用：适量，研末调敷或捣汁涂。

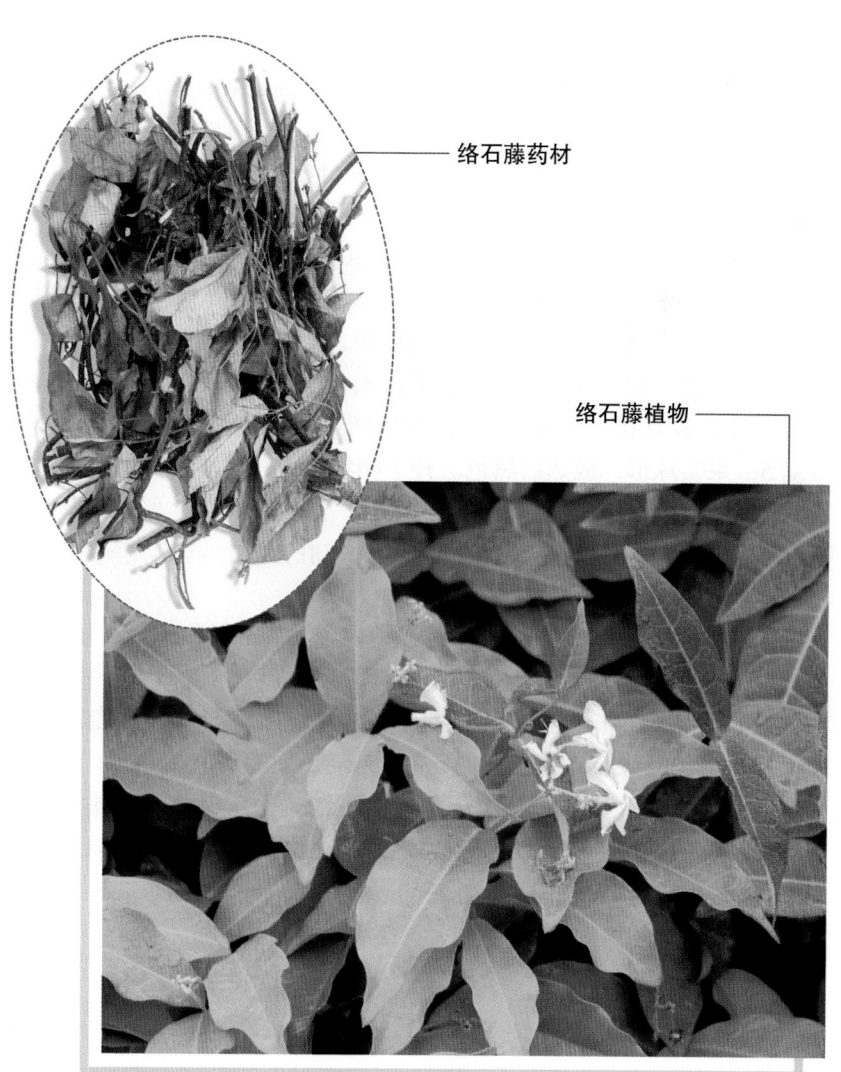

络石藤药材

络石藤植物

绞股蓝

【别　　名】 七叶胆、小苦药、公罗锅底、落地生、遍地生根。

【来　　源】 为葫芦科植物绞股蓝 *Gymostemma pentaphyllum*（Thunb.）makino 的地上部分。

【植物形态】 攀援草本。茎细弱，多分枝，具纵棱和沟槽。叶互生；卷须纤细，2歧；叶片膜质或纸质，鸟足状，5~9小叶，常5~7枚，卵状长椭圆形或卵状披针形；小叶先端急尖或短渐尖，基部渐狭，边缘具波状齿或圆齿状牙齿，两面均被短硬毛。雌雄异株；雄花为圆锥花序，花序穗纤细，多分枝；花萼筒极短，5裂，裂片三角形；花冠淡绿色，5深裂，裂片卵状披针形；雄蕊5，花丝短，联合花柱；雌花为圆锥花序，较雄花小，花萼、花冠均似雄花；子房球形，具短小退化雄蕊5。果实球形，成熟后黑色。种子卵状心形，表面具乳突状凸起。

【分　　布】 广西主要分布于灵山、龙州、靖西、那坡、隆林、凌云、河池、柳江、金秀、临桂、灵川、龙胜。

【采集加工】 夏、秋季采收，洗净，晒干。

【药材性状】 茎纤细，灰棕色或暗棕色，表面具纵沟纹，被稀疏毛茸，叶皱缩，展开后叶为复叶，小叶膜质，通常5~7枚，叶柄被糙毛；侧生小叶卵状长椭圆形，中央1枚较大，先端渐尖，基部楔形，两面被粗毛，叶缘有锯齿，齿尖具芒。味苦，具草腥气。

【功效主治】 清热，补虚，解毒。主治慢性气管炎，体虚乏力，虚劳失精，白细胞减少症，高脂血症，病毒性肝炎，慢性胃肠炎。

【用法用量】 内服：煎汤，15~30g；研末，3~6g；或泡茶饮。外用：适量，捣烂涂擦。

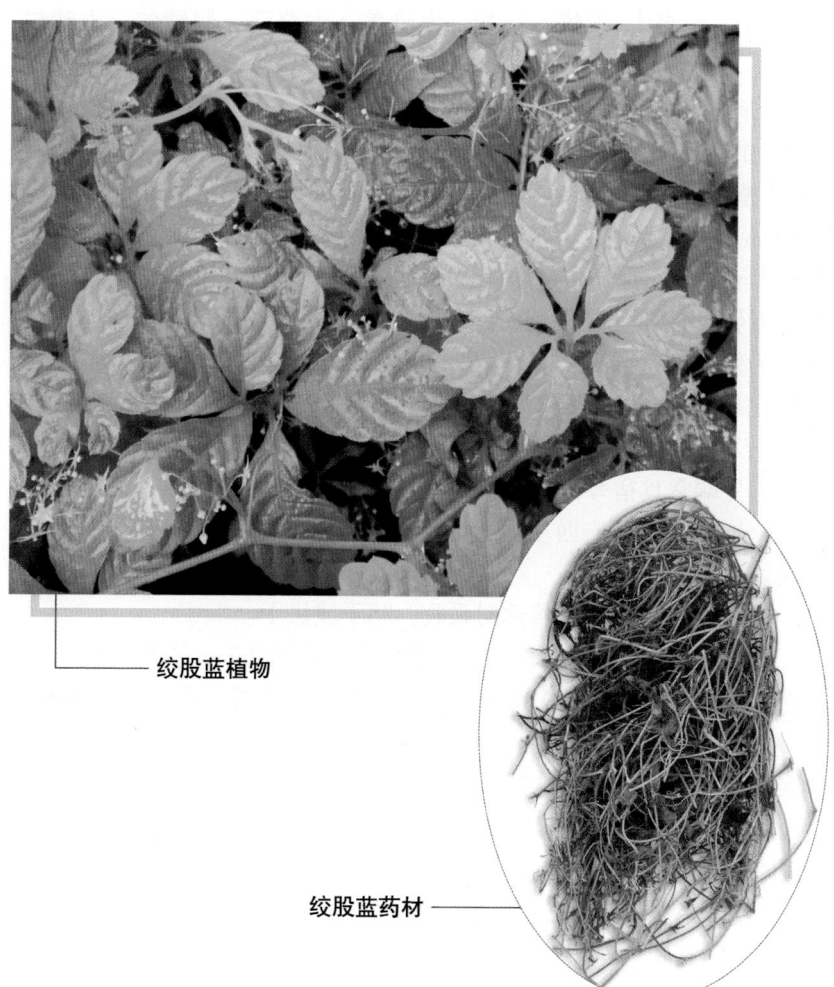

绞股蓝植物

绞股蓝药材

艳山姜

【别　　名】 玉桃、草扣、大良姜、大草蔻、假砂仁、土砂仁、草豆蔻。

【来　　源】 为姜科植物艳山姜 *Alpinia zerumbet*（Pers.）Burtt.. et Smith. 的果实。

【植物形态】 草本。叶大，互生，叶片披针形，长 30~60cm，宽 8~12cm。圆锥花序，下垂，花序轴紫红色，被绒毛，分枝极短，每一分枝上有花 1~2 朵；小苞片椭圆形，白色，先端粉红色；小花梗极短；花萼近钟形，白色，先端粉红色，一侧开裂，先端 2 齿裂；花冠管较花萼为短，裂片长圆形，后方的 1 枚较大，乳白色，先端粉红色；侧生退化雄蕊钻状；唇瓣匙状宽卵形，先端皱波状，黄色而有紫红色纹彩；子房被金黄色粗毛。蒴果卵圆形，被稀疏的粗毛，具显露的纵向条纹，先端常具宿萼，熟时朱红色。种子有棱角。

【分　　布】 广西主要分布于那坡、天峨、都安、南宁、博白、岑溪。

【采集加工】 果实将熟时采收，晒干或烘干。

【药材性状】 果实球形，两端略尖，长约 2cm，直径 1.5cm，黄棕色，略有光泽，有 10 数条隆起的纵棱，顶端具一凸起，为花被残基，基部有的具果柄断痕。种子团瓣排列疏松，易散落，假种皮膜质，白色。种子为多面体。味淡，略辛。

【功效主治】 温中燥湿，行气止痛，截疟。主治心腹冷痛，脘腹胀满，呕吐泄泻，疟疾。

【用法用量】 内服：煎汤，种子或根茎 3~9g，种子研末，每次 5g。外用：适量，鲜根茎捣敷。

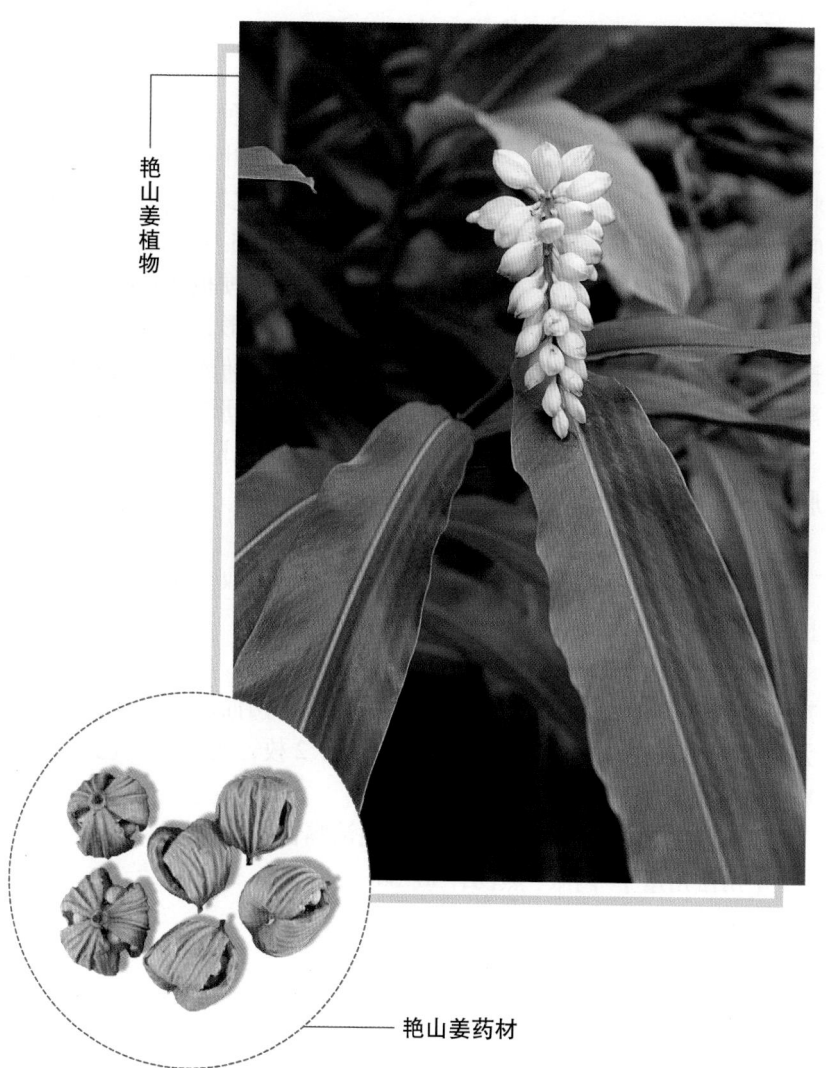

艳山姜植物

艳山姜药材

蚕 豆

【别　　名】 佛豆、胡豆、南豆、马齿豆、湾豆、夏豆、罗汉豆、川豆。

【来　　源】 为豆科植物蚕豆 *Vicia faba* L. 的种子。

【植物形态】 草本。茎不分枝。偶数羽状复叶；托叶大，半箭头状，边缘白色膜质，具疏锯齿，叶轴顶端具退化卷须；小叶 2~6 枚，叶片椭圆形或广椭圆形至长形，长 4~8cm，宽 2.5~4cm，先端圆形或钝，具细尖，基部楔形，全缘。总状花序，总花梗极短；萼钟状，膜质，5 裂，裂片披针形，上面 2 裂片稍短；花冠蝶形，白色，具红紫色斑纹，旗瓣倒卵形，先端钝，向基部渐狭，翼瓣椭圆形，先端圆，基部作耳状三角形，一侧有爪，龙骨瓣三角状半圆形，有爪；雄蕊 10，二体；子房无柄，无毛，花枝先端背部有一丛白色髯毛。荚果长圆形，肥厚。种子 2~4 颗，椭圆形，略扁平。

【分　　布】 栽培。

【采集加工】 夏季果实成熟呈黑褐色时，拔取全株，晒干，打下种子，扬净后再晒干或鲜用。

【药材性状】 种子扁矩圆形，长 1.2~1.5cm，直径约 1cm，厚 7mm。种皮表面浅棕褐色，光滑，做有光泽，两面凹陷。种脐位于较大端，褐色或黑褐色。质坚硬，内有子叶 2 枚，肥厚，黄色。气微，味淡，嚼之有豆腥气。

【功效主治】 健脾利水，解毒。主治膈食，水肿，脚气，疮毒。

【用法用量】 内服：煎汤，30~60g；或研末；或作食品。

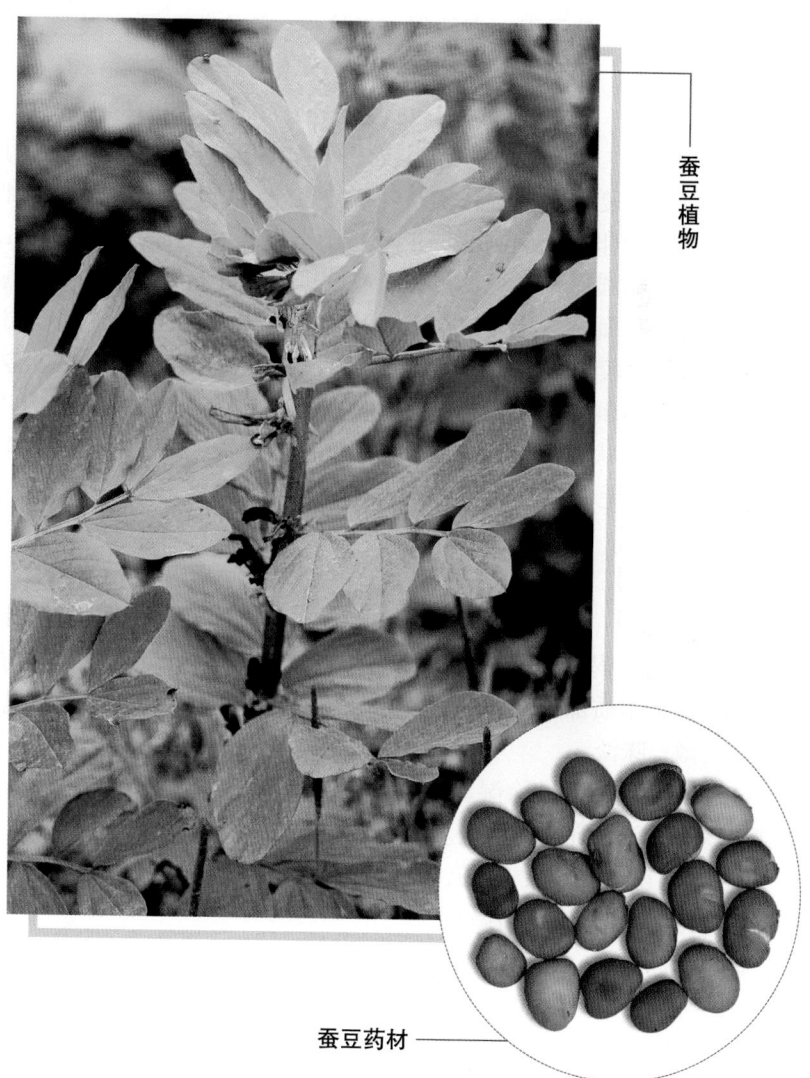

蚕豆植物

蚕豆药材

盐肤木

【别　　名】　麸子根、文蛤根、五倍根、泡木根、耳八蜈蚣、五倍子根。

【来　　源】　为漆树科植物盐肤木 *Rhus chinensis* Mill. 的根。

【植物形态】　落叶小乔木。小枝棕褐色，被锈色柔毛，具圆形小皮孔。奇数羽状复叶互生，叶轴及叶柄常有翅；小叶5~13，无柄，纸质，多形，常为卵形或椭圆状卵形或长圆形，长6~12cm，宽3~7cm，先端急尖，基部圆形，边缘具粗锯齿或圆锯，叶面暗绿色，叶背粉绿色，被白粉，叶面沿中脉疏被柔毛，叶背被锈色柔毛。圆锥花序，雄花序长，雌花序较短，密被锈色柔毛；花小，杂性，黄白色；雄花萼裂片长卵形，花瓣倒卵状长圆形，开花时外卷，雄蕊伸出；雌花萼裂片较短，花瓣椭圆状卵形；子房卵形，密被白色微柔毛。核果球形，略压扁，被具节柔毛和腺毛，成熟时红色。

【分　　布】　广西各地有分布。

【采集加工】　全年均可采挖，洗净，切片，晒干。

【药材性状】　根长圆锥状，直径0.5~3cm，具少数支根；表面具不规则纵纹，灰褐色至灰黑色，质坚硬，不易折断；断面较平整，皮薄，红褐色，木质部外部黄白色，中央黄褐色，可见同心环及辐射状射线。气微，味淡。

【功效主治】　祛风除湿，利水消肿，活血散毒。主治风湿痹痛，水肿，跌打肿痛，乳痈，癣疮。

【用法用量】　内服：煎汤，9~15g；鲜品30~60g。外用：适量，研末调敷；或煎水洗；或鲜品捣敷。

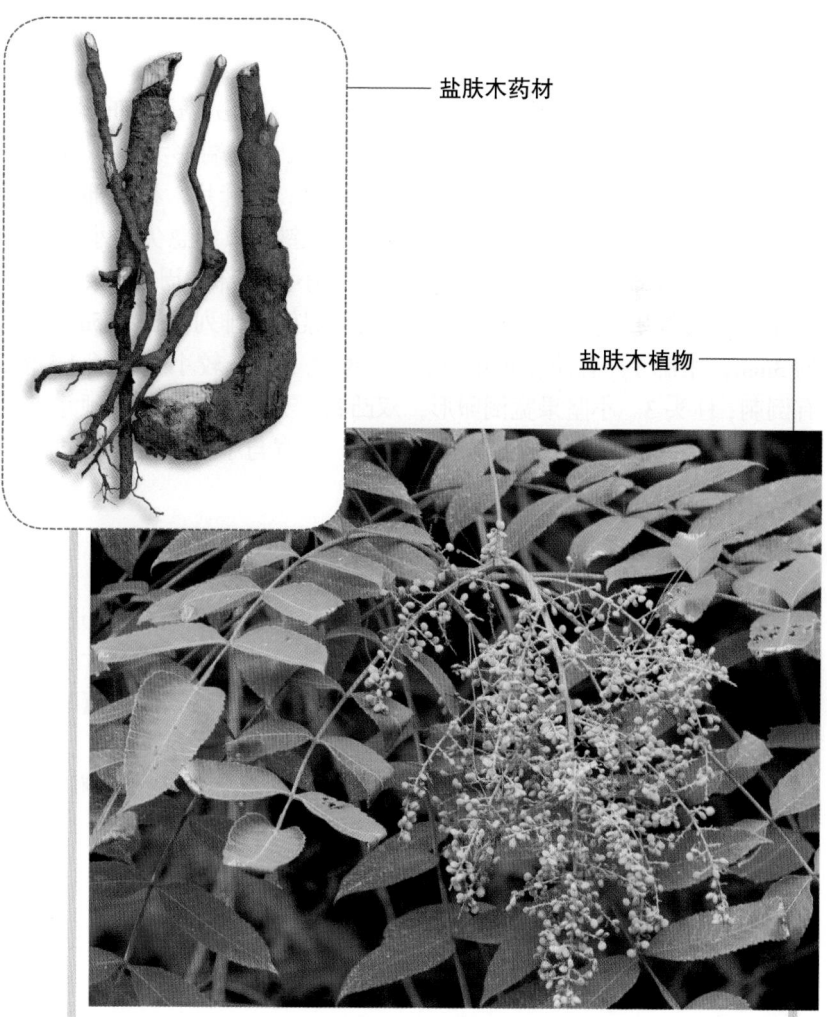

盐肤木药材

盐肤木植物

荸 荠

【别　名】 水芋、乌茨、荸脐、黑山棱、地栗、铁荸脐、马蹄、红慈菇、马薯。

【来　源】 为莎草科植物荸荠 *Eleocharis tuberosa* Schult 的球茎。

【植物形态】 水生草本。匍匐根茎细长，顶端膨大成球茎。秆丛生，直立，圆柱状，光滑，有多数横膈膜。无叶片，秆基部有叶鞘2~3，鞘近膜质，绿黄色，紫红色或褐色，斜，顶端急尖。小穗圆柱状，在小穗基部有两片鳞片中空无花，抱小穗基部一周；其余鳞片全有花，松散覆瓦状排列，鳞片卵状长圆形螺旋状排列，长约 5mm，宽约 3mm，中脉 1，有淡棕色细点；下位刚毛 7 条，较小坚果长 1.5 倍，有倒刺；柱头 3。小坚果宽倒卵形，双凸状，先端不缢缩，有颈并成领状的环，棕色，光滑，基部具领状的环，环宽与小坚果质地相同，宽约为小坚果的 1/2。

【分　布】 栽培。

【采集加工】 冬季采挖，洗净泥土，鲜用或风干。

【药材性状】 球茎圆球形，稍扁，大小不等，大者直径可达 3cm，下端中央凹陷，上部顶端有数个聚生的嫩芽，外包枯死的鳞片。表面紫褐色或黄褐色，节明显，环状，附残存的黄色膜质鳞叶，有时有小侧芽。质嫩脆，剖面白色，富含淀粉和水分。气微，味甜。

【功效主治】 清热生津，化痰消积。主治温病口渴，咽喉肿痛，痰热咳嗽，目赤，消渴，痢疾，黄疸，热淋，食积。

【用法用量】 内服：煎汤，60~120g；或嚼食；或捣汁；或浸酒；或澄粉。外用：适量，煅存性研末撒；或澄粉点目；或生用涂擦。

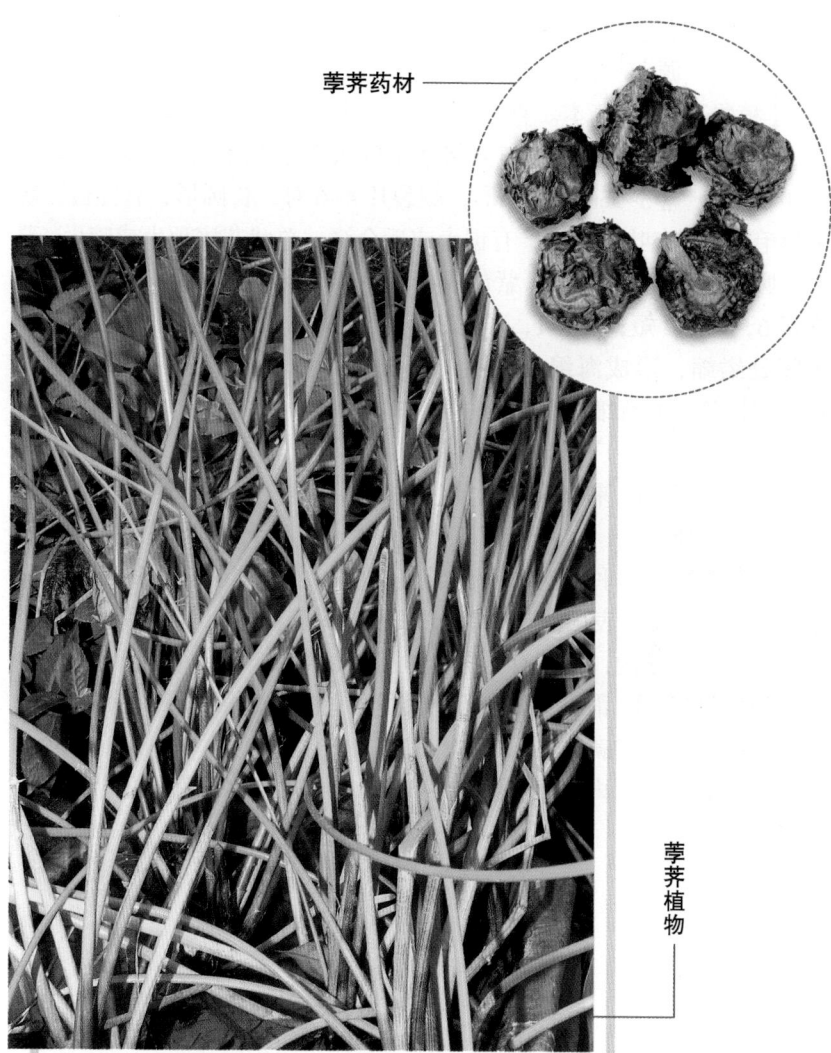

荸荠药材

荸荠植物

莱菔子

【别　　名】 萝卜子、芦菔子。

【来　　源】 为十字花科植物萝卜 *Raphanus sativus* L. 的种子。

【植物形态】 草本。直根肉质，长圆形或圆锥形，外皮白色或红色。茎稍具粉霜。基生叶和下部茎生叶大头羽状半裂；顶裂片卵形，长 8~30cm，宽 3~5cm，片卵形，侧裂片 4~6 对，长圆形，有钝齿，疏生粗毛；上部有叶长圆形，有锯齿或近全缘。总状花序顶生或腋生；萼片长圆形；花瓣 4，白色，紫色或粉红色，卵形，具紫纹，下部有爪；雄蕊 6，4 长 2 短；雌蕊 1，子房钻状，柱头柱状。角果圆柱形，在种子间处缢缩，形成海绵质横隔，先端有喙。种子 1~6 颗，卵形，微扁，红棕色，并有细网纹。

【分　　布】 广西全区均有栽培。

【采集加工】 果实成熟变黄色时，割取地上部分，晒干，打下种子，除去杂质。

【药材性状】 种子类圆形或椭圆形，略扁，长 2.5~4mm，宽 2~3mm；种皮薄，表面红棕色、黄棕色或深灰棕色，有细密网纹，种子一侧有数条纵沟，一端有深棕色种脐。气微，味淡、微苦辛。

【功效主治】 消食导滞，降气化痰。主治食积气滞，脘腹胀满，咳嗽多痰，气逆喘满。

【用法用量】 内服：煎汤，5~10g；或入丸、散，宜炒用。外用：适量，研末调敷。

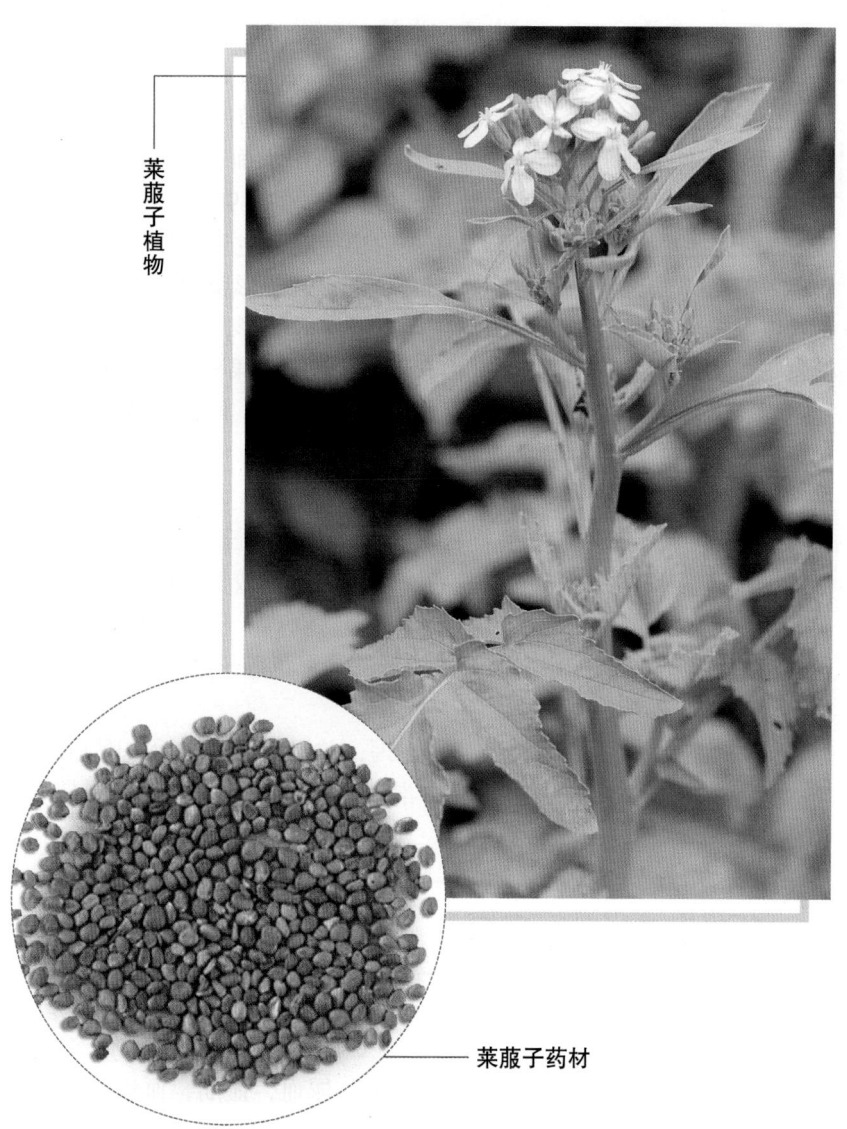

莱菔子植物

莱菔子药材

莲 子

【别　　名】 藕实、水芝丹、莲实、泽芝、莲蓬子、莲肉、莲米。

【来　　源】 为睡莲科植物莲 *Nelumbo nucifera* Gaertn. 的种子。

【植物形态】 水生草本。根茎横生，肥厚，节间膨大，内有多数纵行孔洞，外生须状不定根。节上生叶，露出水面；叶柄着生于叶背中央，粗壮，圆柱形，多刺；叶片圆形，长宽 25~90cm，全缘或稍呈波状，上面粉绿色，下面叶脉从中央射出。花单生于花梗顶端，散生小刺；花芳香，红色、粉红色或白色；花瓣椭圆形或倒卵形；雄蕊多数；心皮多数，埋藏于膨大的花托内，子房椭圆形，花后结"莲蓬"，倒锥形，有小孔 20~30 个，每孔内含果实 1 枚。坚果椭圆形或卵形，果皮革质，坚硬，熟时黑褐色。种子卵形，或椭圆形，种皮红色或白色。

【分　　布】 广西全区有栽培。

【采集加工】 种子于秋季成熟时采摘，晒干。

【药材性状】 种子略呈椭圆形或类球形，长 1.2~1.8cm，直径 0.8~1.4cm，表面浅黄棕色至红棕色，有细纵纹和较宽的脉纹，先端中央呈乳头状凸起；种皮薄，紧贴子叶，不易剥离。质硬，破开后可见黄白色肥厚子叶 2 枚，中心凹入成槽形，具绿色莲子心。气无，味甘、微涩，莲子心极苦。

【功效主治】 养心安神，补脾止泻，益肾固精。主治失眠心神不宁，脾虚久泻，久痢，肾虚遗精，滑泄，小便失禁，妇人崩漏带下，惊悸。

【用法用量】 内服：煎汤，6~15g；或入丸、散。

附：荷叶

清热解暑，升发清阳，散瘀止血。主治暑热烦渴，头痛眩晕，脾虚腹胀，大便泄泻，吐血下血，产后恶露不净。内服：煎汤，3~10g。

藕节

散瘀止血。主治吐血，咯血，便血，尿血，血崩，血痢。内服：煎汤，10~30g；鲜用捣汁，可用 60g 左右取汁冲服；或入散剂。

莲须

①固肾涩精。主治遗精，滑精，尿频，遗尿，带下，崩漏。内服：煎汤，3~9g；或入丸、散。②散瘀止血。主治月经过多，崩漏，尿血，便血。内服：煎汤，5~10g。

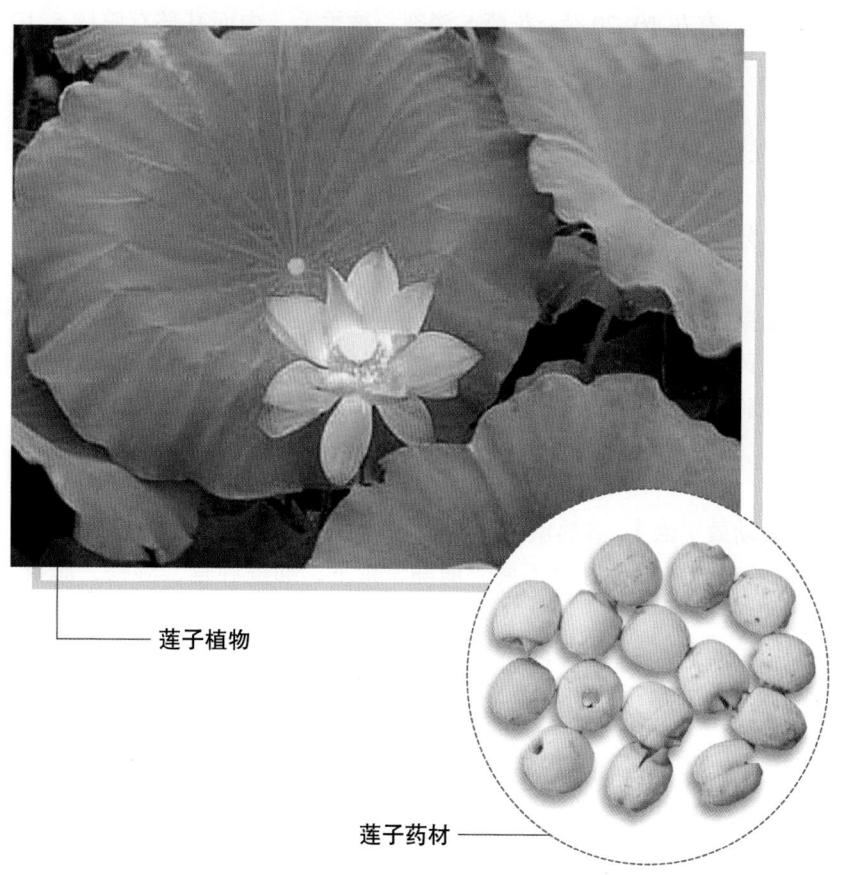

莲子植物

莲子药材

莲生桂子花

【别　　名】 水羊角、金凤花、细牛角仔树、野辣椒、竹林标、黄花仔。

【来　　源】 为萝藦科植物马利筋 *Asclepias curassavical* L. 的全草。

【植物形态】 直立灌木状草本。全株有白色乳汁。叶对生；叶片膜质，披针形或椭圆状披针形，先端短渐尖或急尖，基部楔形而下延至叶柄，长 6~13cm，宽 1~3.5cm，侧脉每边约 8 条。聚伞花序顶生或腋生，有花 10~20 朵；花萼 5 深裂，被柔毛，内面基部有腺体 5~10 个；花冠裂片 5，紫红色，长圆形，反折；副花冠 5 裂，着生于合蕊冠上，黄色，匙形，有柄，内有舌状片，花粉块长圆形，下垂，着粉腺紫红色。蓇葖果披针形，两端渐尖。种子卵圆形，先端具白色绢质种毛。

【分　　布】 广西主要分布于北海、灵山、龙州、上林、天等、平果、凌云、河池、桂平、苍梧、那坡、藤县、德保。

【采集加工】 全年均可采，晒干或鲜用。

【药材性状】 茎直，较光滑，黄绿色，直径 3~6mm。单叶对生，叶片披针形，先端急尖，基部楔形，全缘。有的可见伞形花序，花梗被毛，或披针形蓇葖果，内有许多具白色绢毛的种子。气特异，味微苦。

【功效主治】 清热解毒，活血止血，消肿止痛。主治咽喉肿痛、肺热咳嗽，热淋，月经不调，崩漏，带下，痈疮肿毒，湿疹，顽癣，创伤出血。

【用法用量】 内服：煎汤，6~9g。外用：鲜品适量，捣敷；或干品研末撒。

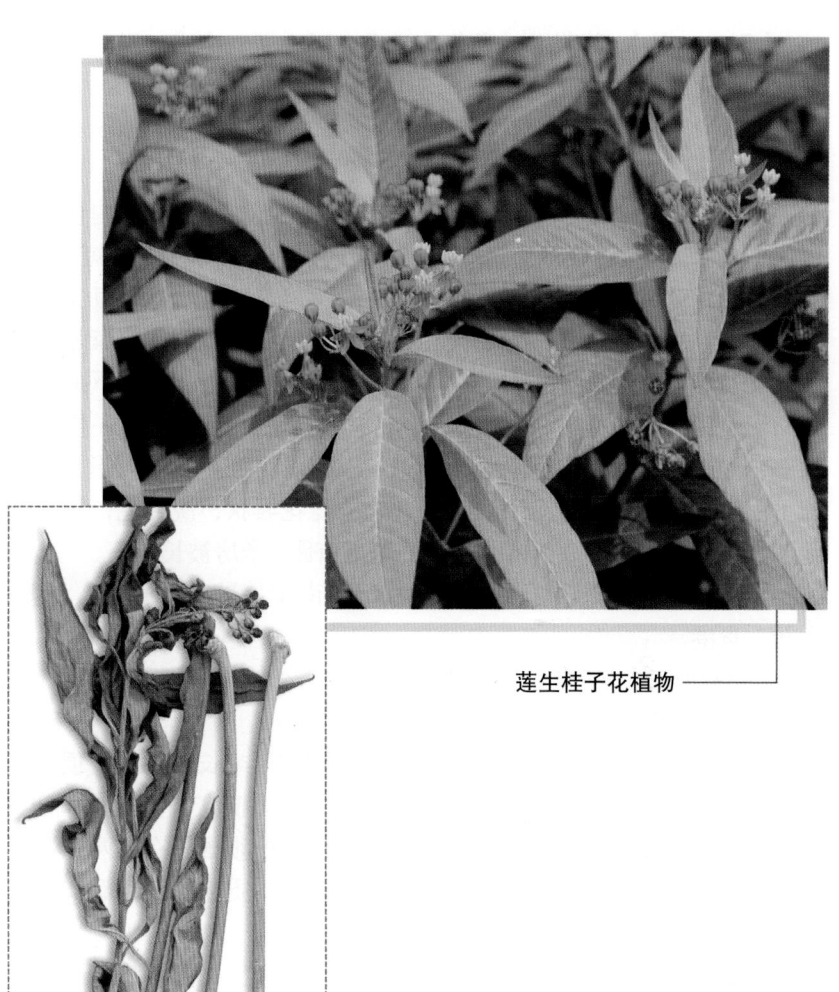

莲生桂子花植物

莲生桂子花药材

莪 术

【别　名】 蓬莪术、青姜、广术、黑心姜、文术、温莪术、山姜黄、芋儿七。

【来　源】 为姜科植物广西莪术 *Curcuma Kwangsiensis* S. G. Lee et C. F. Liang 的根茎。

【植物形态】 草本。主根茎卵圆形，侧根茎指状，断面白色或微黄色；须根末端常膨大成纺锤形块根，断面白色。叶基生，被短柔毛；叶 2~5 片，叶片长椭圆形，长 14~39cm，宽 4.5~7cm，先端短尖至渐尖，基部渐狭，下延，两面密被粗柔毛，有的沿中脉两侧有紫晕。穗状花序从根茎中抽出，圆柱形，先叶或与叶同时抽出；花序下的苞片阔卵形，淡绿色，上部的苞片长圆形，淡红色；花萼白色，一侧裂至中部，先端有 3 钝齿；花冠近漏斗状，花瓣 3，粉红色，长圆形，后方的 1 片较宽，先端略成兜状；侧生退化雄蕊花瓣状，淡黄色，唇瓣近圆形，淡黄色，先端 3 浅圆裂，花药基部有距；子房被长柔毛。

【分　布】 广西主要分布于武鸣、南宁、邕宁、横县、上思、大新、贵港。

【采集加工】 冬季茎叶枯萎后采挖，洗净，除去须根及杂质，蒸或煮至透心，晒干或低温干燥。

【药材性状】 根茎卵圆形、长卵形、圆锥形或长纺锤形，顶端多钝尖，基部钝圆，长 2~8cm，直径 1.5~4cm。表面灰黄色至灰棕色，上部环节凸起，有圆形微凹的须根痕或有残留的须根，有的两侧各有 1 列下陷的芽痕和类圆形的侧生根茎痕。体重，质坚实，断面灰褐色至蓝褐色。气微香，味微苦而辛。

【功效主治】 破血行气，消积止痛。主治血瘀气滞心痛，饮食积滞，脘腹胀痛，血滞经闭，痛经，癥瘕痞块，跌打损伤。

【用法用量】 内服：煎汤，3~10g；或入丸、散。外用：适量，煎汤洗；或研末调敷。行气止痛多生用；破血祛瘀宜醋炒。

莪术药材 ————

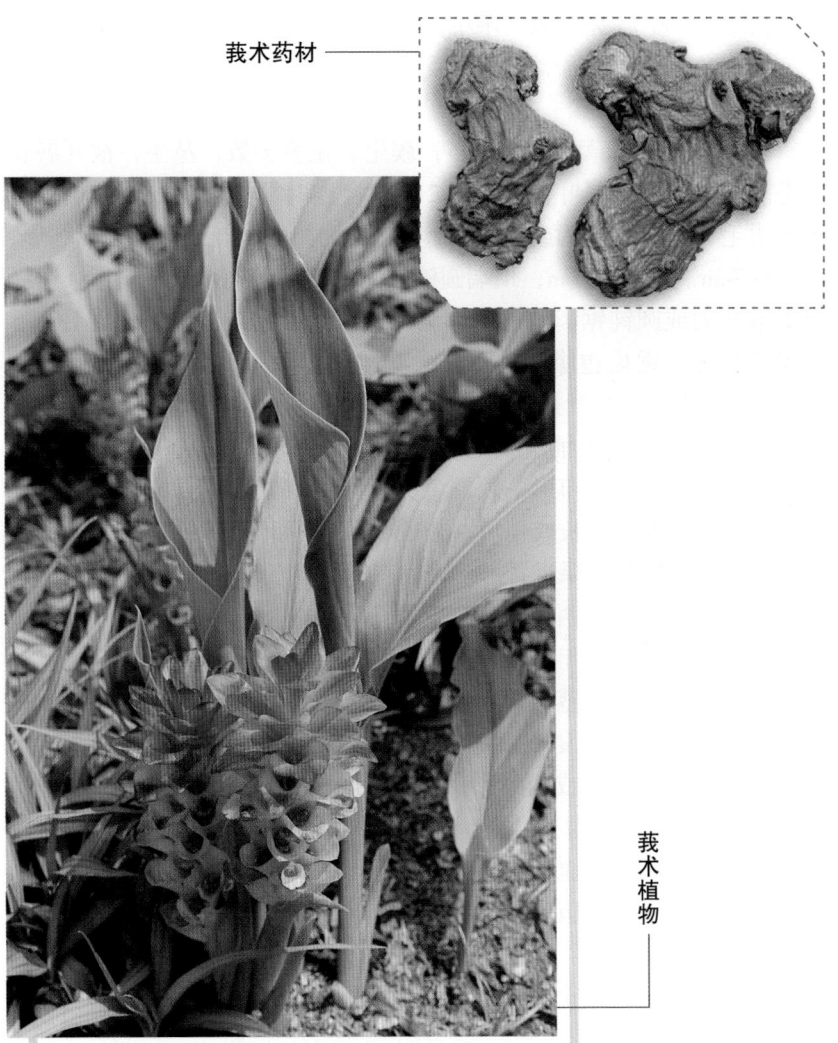

莪术植物

莓叶委陵菜

【别　　名】 鬼刺风、雉子筵、毛猴子、委陵菜。

【来　　源】 为蔷薇科植物莓叶委陵菜 *Potentilla fragarioudes* Linn. 的全草。

【植物形态】 草本。根极多，簇生。花茎多数，丛生，被开展长柔毛。基生叶羽状复叶，有小叶 2~3 对，连叶柄长 5~22cm；叶柄被开展疏柔毛，小叶有短柄或几无柄；小叶片倒卵形、椭圆形或长椭圆形，长 0.5~7cm，宽 0.4~3cm，顶端圆钝或急尖，基部楔形或宽楔形，边缘有多数急尖或圆钝锯齿，近基部全缘，两面绿色，被平铺疏柔毛，下面沿脉较密，锯齿边缘有时密被缘毛；茎生叶常有 3 小叶，小叶与基生叶小叶相似；基生叶托叶膜质，褐色，外面有稀疏开展长柔毛；茎生叶托叶草质，外被平铺疏柔毛。伞房状聚伞花序顶生，多花，松散，花梗纤细；萼片三角卵形，顶端急尖至渐尖，副萼片长圆披针形，顶端急尖，与萼片近等长或稍短；花瓣黄色，倒卵形，顶端圆钝或微凹；花柱近顶生。成熟瘦果近肾形，表面有脉纹。

【分　　布】 广西主要分布于乐业、隆林。

【采集加工】 全年可采，洗净，除去杂质，晒干。

【药材性状】 根茎呈短圆状或块状，表面棕褐色，被绒毛。须根细长，暗褐色。羽状复叶。基生叶有小叶 5~9，顶端三小叶较大，小叶宽倒卵形、卵圆形或椭圆形，先端尖或稍钝，基部楔形或圆形，边缘具粗锯齿；茎生叶为三出复叶。无臭，味涩。

【功效主治】 活血化瘀，养阴清热。主治疝气，干血痨。

【用法用量】 内服：煎汤，9~15g。外用：适量。

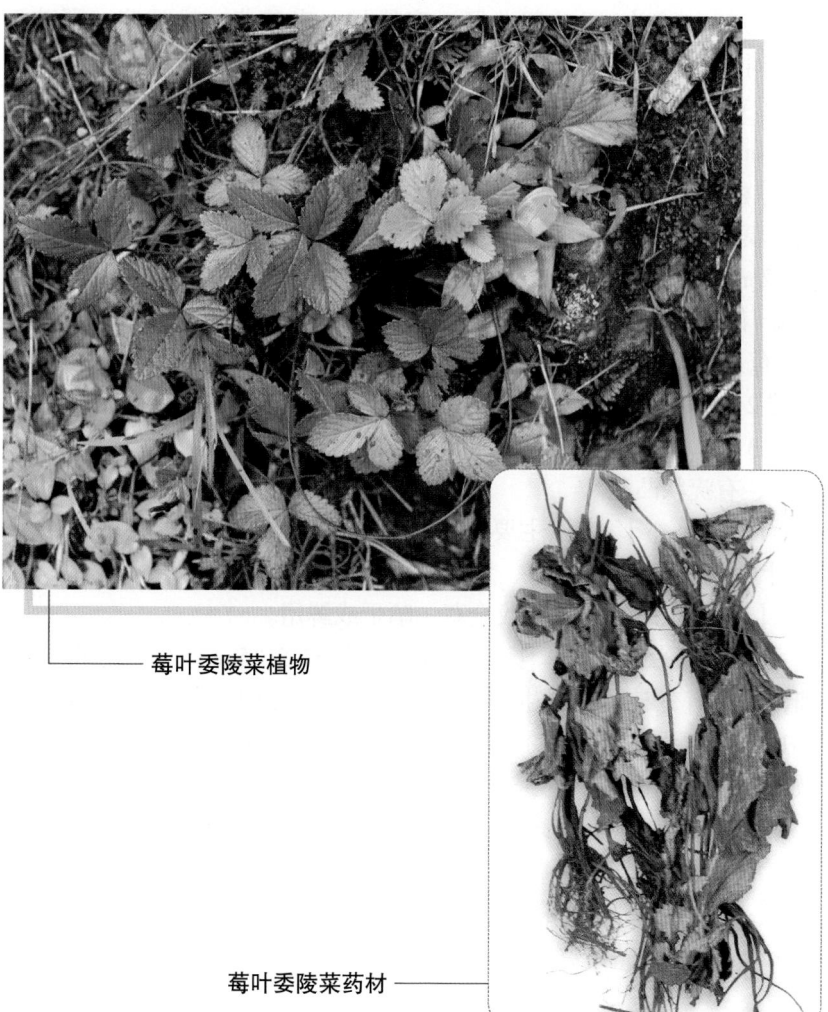

莓叶委陵菜植物

莓叶委陵菜药材

荷莲豆

【别　　名】 团叶鹅儿肠、穿线蛇、串莲草、粉丹草、野豌豆尖、对叶莲、荷莲辽草。

【来　　源】 为石竹科植物荷莲豆草 *Drymaria cordata*（L.）Willd. ex Roem. et Schult. 的全草。

【植物形态】 披散草本。茎光滑，近基部分枝，枝柔弱。单叶对生，膜质；叶柄短；托叶刚毛状；叶片卵圆形至圆形，长 1~1.5cm，宽 1~1.2cm，先端圆而具小凸尖，基部宽楔形、圆形或近楔形；基出脉 3~5，花成顶生或腋生的聚伞花序；花小，绿色，花梗纤细，有短柔毛；苞片具膜质边缘；萼片 5，狭长圆形，有 3 脉，边缘膜质；花瓣 5，先端 2 裂，裂片狭，短于萼片；雄蕊 3~5，与萼片对生；花柱短，柱头 2~3 裂，基部联合。蒴果卵圆形，2~3 瓣裂。种子 1 至多粒，圆形，压扁，有疣状凸起。

【分　　布】 广西主要分布于隆林、凌云、凤山、灵川、恭城、富川、藤县、平南、桂平、贵县、北流、武鸣。

【采集加工】 夏季采收全草，晒干或鲜用。

【药材性状】 全草长 60~90cm，直径 5~15mm。茎光滑，纤细，下部有分枝。叶对生，完整者卵圆形至近圆形，长 1~1.5cm，宽 1~1.2cm，叶脉 3~5 条，膜质；具短叶柄，顶生或腋生绿色小花。气微，味微涩。

【功效主治】 清热利湿，消食化痰，活血解毒。主治黄疸，水肿，疟疾，惊风，风湿脚气，痈疮肿毒，小儿疳积，目翳，胬肉。

【用法用量】 内服：煎汤，6~9g，鲜品 15~30g；或泡酒；或绞汁。外用：适量，鲜品捣敷。

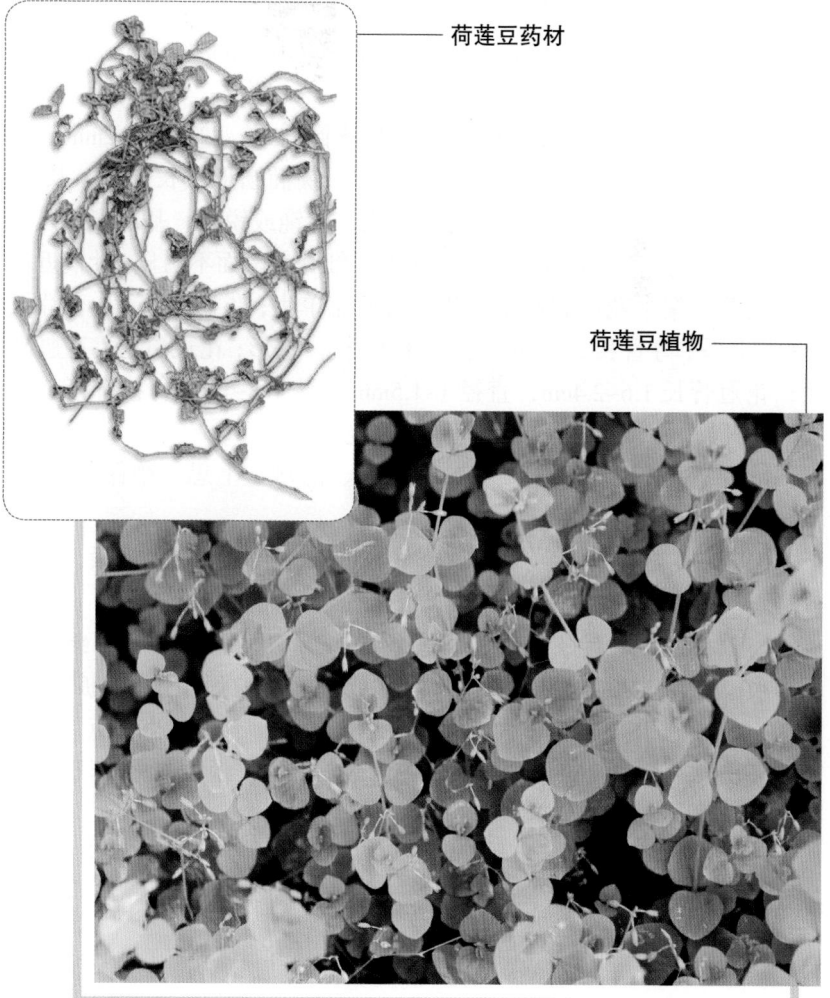

荷莲豆药材

荷莲豆植物

桂叶素馨

【别　　名】 大黑骨、岭南茉莉。

【来　　源】 为木犀科植物桂叶素馨 *Jasminum laurifolium* Roxb. 的全株。

【植物形态】 常绿缠绕藤本。小枝圆柱形，直径 1~2mm。叶对生，单叶，叶片革质，线形、披针形、狭椭圆形或长卵形，长 4~12.5cm，宽 0.7~3.3cm，先端渐尖至尾尖，稀钝或锐尖，基部楔形或圆形，叶缘反卷；基出脉 3 条，常不明显，细脉在两面不明显；叶柄近基部具关节。聚伞花序有花 1~8 朵，通常花单生；花梗细长；小苞片线形；花芳香；萼管长 2~3mm，裂片 4~12 枚，线形；花冠白色，高脚碟状，花冠管长 1.6~2.4cm，直径 1~1.5mm，裂片 8~12 枚，披针形或长剑形，开展。果卵状长圆形，呈黑色，光亮。

【分　　布】 广西主要分布于全州、防城、上思、德保、那坡、罗城、金秀。

【采集加工】 全年或夏、秋季采收，除去杂质，切片或段，鲜用或晒干。

【药材性状】 茎圆柱形，直径约 5mm，表面黄棕色，有细纵纹及枝痕；质硬，断面有髓。叶片多皱缩或脱落，展平后呈条状披针形，长 3~12cm，宽 1~3cm，上面绿色，下面暗绿色，有褐色小斑点，具明显的三出脉。有时可见聚伞花序，花多皱缩成团，淡黄白色。气清香，味微苦、涩。

【功能主治】 清热解毒，消炎利尿，消肿散瘀。主治痢疾，尿路感染，膀胱炎，尿道炎，肾炎水肿，跌打损伤，扭挫伤。

【用法用量】 内服：煎汤，9~15g。外用：适量捣敷。

桂叶素馨药材

桂叶素馨植物

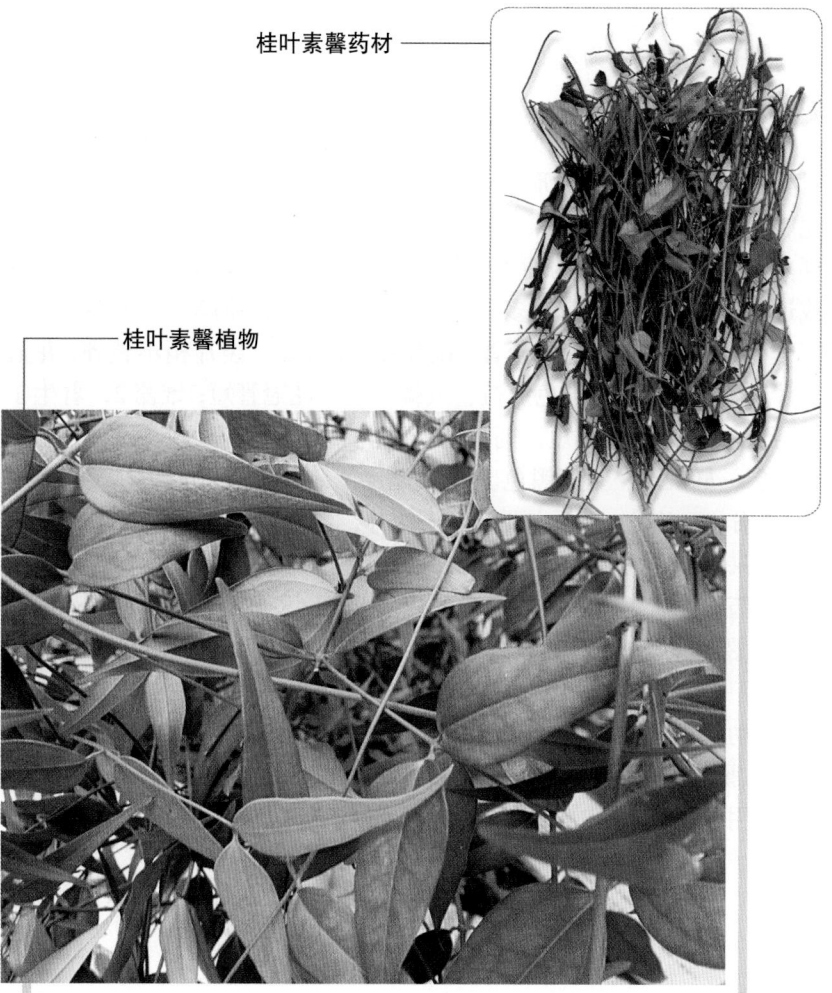

桂 花

【别　　名】 木犀花、月桂、桂花树。

【来　　源】 为木犀科植物木犀 *Osmanthus fragrans* (Thunb.) Lour. 的花。

【植物形态】 乔木或灌木。树皮灰褐色。小枝黄褐色，无毛。叶对生；叶片革质，椭圆形、长椭圆形或椭圆状披针形，长 7~14.5cm，宽 2.6~4.5cm，先端渐尖，基部渐狭呈楔形或宽楔形，全缘或通常上半部具细锯齿，腺点在两面连成小水泡状凸起。聚伞花序簇生于叶腋，或近于帚状，每腋内有花多朵；苞片 2，宽卵形，质厚，具小尖头，基部合生；花梗细弱；花极芳香；花萼钟状，4 裂，裂片稍不整齐；花冠裂片 4，黄白色、淡黄色、黄色或橘红色，花冠管短；雄蕊 2，着生于花冠管中部，花丝极短，药隔在花药先端稍延伸呈不明显的小尖头。果歪斜，椭圆形，呈紫黑色。

【分　　布】 广西主要分布于桂林，各地有栽培。

【采集加工】 秋、冬季采收，晒干。

【药材性状】 花小，具细柄；花萼细小，浅 4 裂，膜质；花冠 4 裂，裂片矩圆形，多皱缩，长 3~4mm，淡黄至黄棕色。气芳香，味淡。

【功效主治】 温肺化饮，散寒止痛。主治痰饮咳喘，牙痛，脘腹冷痛，肠风血痢，经闭痛经，寒疝腹痛，口臭。

【用法用量】 内服：煎汤，3~9g；或泡茶。外用：适量，煎汤含漱或蒸热外熨。

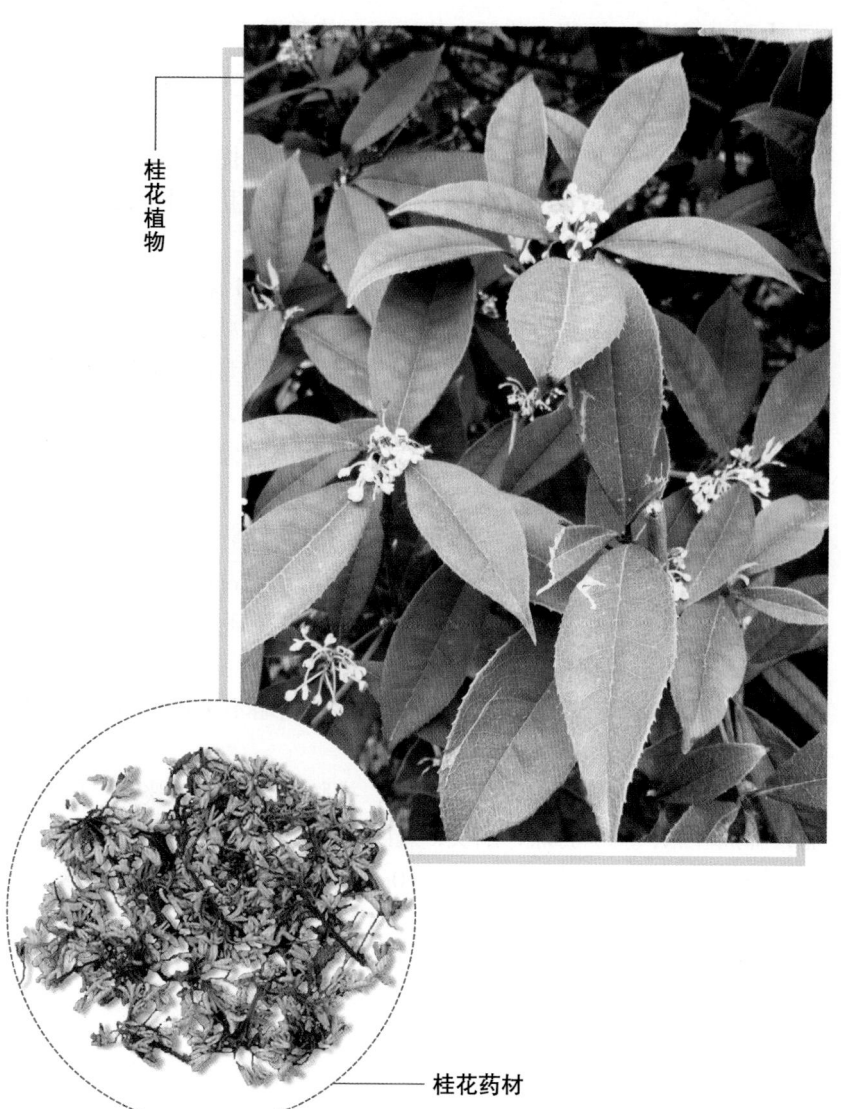

桂花植物

桂花药材

桔 梗

【别　　名】 梗草、苦梗、苦桔梗、苦菜根、铃当花。

【来　　源】 为桔梗科植物桔梗 *Platycodon grandiflorus*（Jacq.）A. DC. 的根。

【植物形态】 草本。全株有白色乳汁。主根长纺锤形，少分枝。茎无毛，通常不分枝或上部稍分枝。叶 3~4 片轮生、对生或互生；无柄或有极短的柄；叶片卵形至披针形，长 2~7cm，宽 0.5~3cm，先端尖，基部楔形，边缘有尖锯齿，下面被白粉。花 1 朵至数朵单生茎顶或集成疏总状花序；花萼钟状，裂片 5；花冠阔钟状，蓝色或蓝紫色，裂片 5，三角形；雄蕊 5，花丝基部变宽，密被细毛；子房下位，花柱 5 裂。蒴果倒卵圆形，熟时顶部 5 瓣裂。种子多数，褐色。

【分　　布】 广西主要分布于宾阳、北流、蒙山、钟山、富川、恭城、桂林。

【采集加工】 春、夏季采收，洗净，切片，晒干。

【药材性状】 根圆柱形或纺锤形，直径 0.7~2cm，表面淡黄白色，微有光泽，皱缩，有扭曲的纵沟，并有横向皮孔环痕及支根痕，有时可见未刮净的黄棕色或灰棕色栓皮；上端根茎直径约 1cm，具半月形的茎痕，呈盘节状。质硬脆，易折断，折断面略不平坦，可见放射状裂隙。气微，味微甜后苦。

【功效主治】 宣肺，祛痰，利咽，排脓。主治咳嗽痰多，咽喉肿痛，肺痈吐脓，胸满胁痛，痢疾，癃闭。

【用法用量】 内服：煎汤，3~10g；或入丸、散。外用：适量，烧灰研末敷。

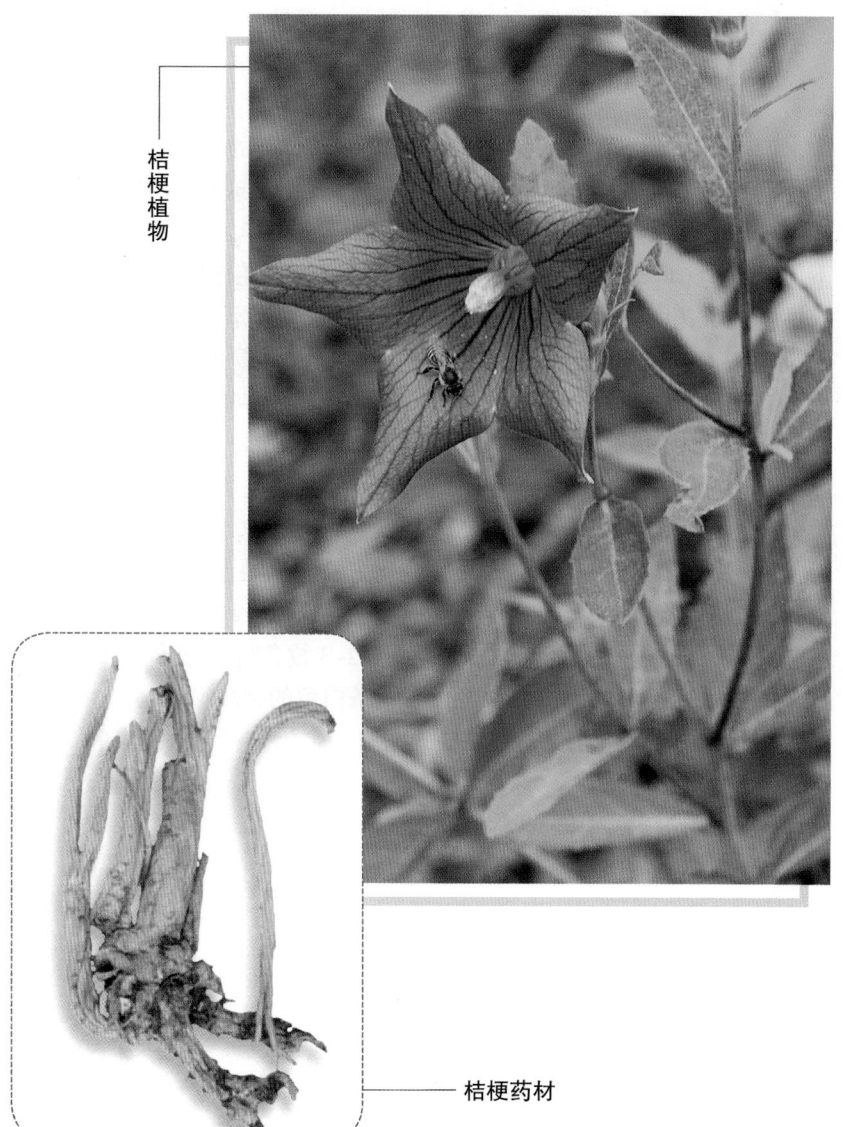

桔梗植物

桔梗药材

桄 榔

【别　　名】 砂糖椰子、莎木、糖树、糖棕。

【来　　源】 为棕榈科植物桄榔 *Arenga pinnata*（Wurmb.）Merr. 的果实。

【植物形态】 乔木状。茎较粗壮，有疏离的环状叶痕。叶簇生于茎顶，羽状全裂，羽片呈 2 列排列，线形或线状披针形，长80~150cm，宽 4~5.5cm，顶端有啮蚀状齿，基部有 2 个不等长的耳垂，下面苍白色；叶鞘粗纤维质，包茎，黑色。肉穗花序腋生，从上往下部抽生几个花序；总花梗粗壮，下弯，分枝很多，下垂的圆锥花序式；佛焰苞 5~6 枚，披针形；花雌雄同株；雄花成对着生，萼片 3，近圆形，花瓣 3，长圆形，革质，雄蕊 70~80；雌花常单生，萼片宽过于长，花瓣长 1.3cm，子房具 3 棱。果实倒卵状球形，具 3 棱，棕黑色，基部有宿存的花被片。种子 3 颗，黑色，卵状三棱形。

【分　　布】 广西主要分布于隆安、田林、龙州、靖西、大新。

【采集加工】 果实成熟时采收，除去杂质，晒干。

【药材性状】 果实呈球形或扁球形，直径约 2.5~5cm。果皮灰黄色，坚硬，顶端具三角形的花萼。种子 2~3 枚，呈半球形，外包具有细毛的膜，种仁土棕色，在种脐处有几条白色的裂纹。

【功效主治】 活血祛瘀，破积止痛。主治产后血瘀腹痛，心腹冷痛。

【用法用量】 内服：磨汁或研末，1.5~3g。

桄榔药材————

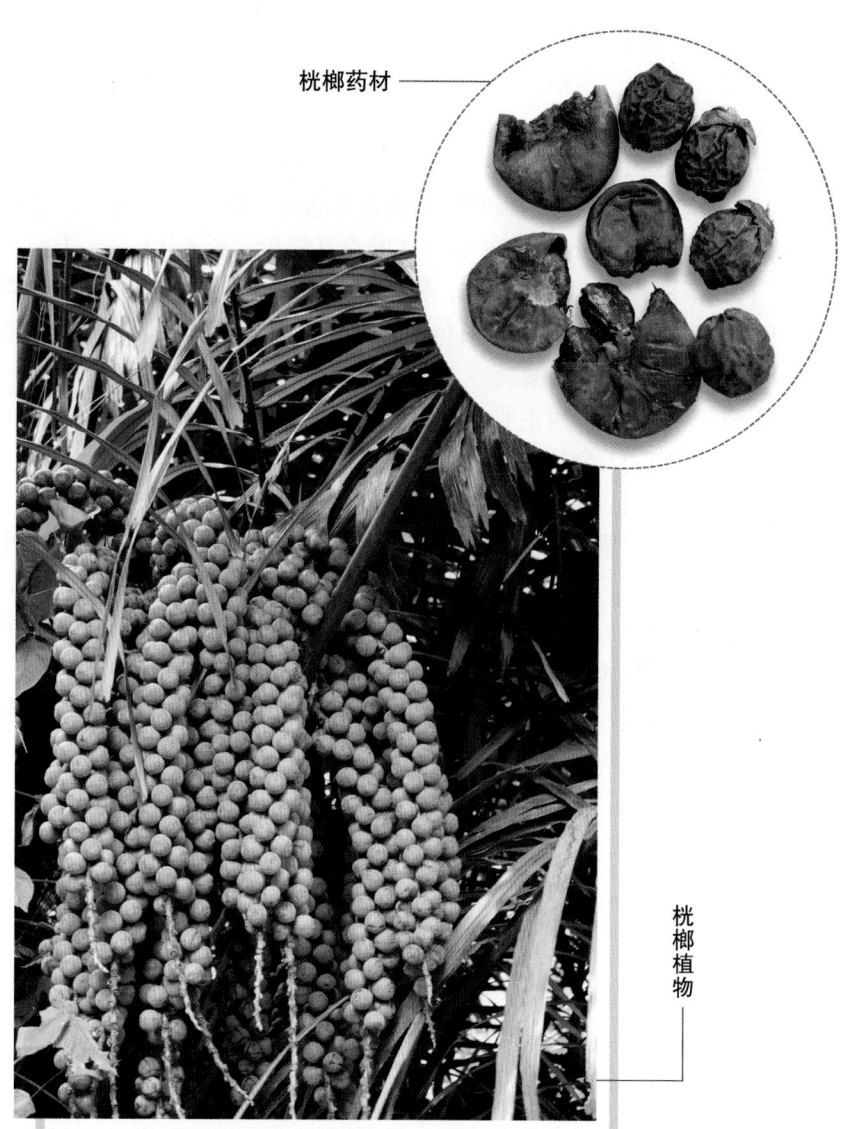

桄榔植物

桧 叶

【别　　名】 桧、刺柏、桧柏、松柏、珍珠柏、圆柏枝。

【来　　源】 为柏科植物圆柏 *Sabina chinensis*（L.）Ant. 的叶。

【植物形态】 乔木。树皮深灰色，纵裂，成长条片；幼树枝条斜上伸展，树冠尖塔形或圆锥形；老树下部大枝近平展，树冠广圆形。叶二型，鳞叶及刺叶；生鳞叶的小枝近四棱形，鳞叶先端钝尖，背面近中部有椭圆形微凹的腺体；刺叶 3 叶交叉轮生，长 6~12mm，上面微凹，有 2 条白粉带。雌雄异株，稀同株；雄球花黄色，椭圆形。球果翌年成熟，近圆形，熟时暗褐色，被白粉。种子 2~4，卵圆形，先端钝，有棱脊及少数树脂槽。

【分　　布】 广西主要分布于桂北地区。

【采集加工】 全年均可采摘，洗净，晒干备用。

【药材性状】 叶二型，即刺状叶及鳞叶，生于不同枝上；鳞叶 3 叶轮生，直伸而紧密，近被针形，先端渐尖，长 2.5~5mm；刺叶 3 叶交互轮生，斜展，疏松，披针形，长 6~12mm。气微香，味微涩。

【功效主治】 祛风散寒，活血解毒。主治风寒感冒，风湿关节痛，荨麻疹，阴疽肿毒初起，尿路感染。

【用法用量】 内服：煎汤，鲜品 15~30g。外用：适量，捣敷；煎水熏洗或烧烟熏。

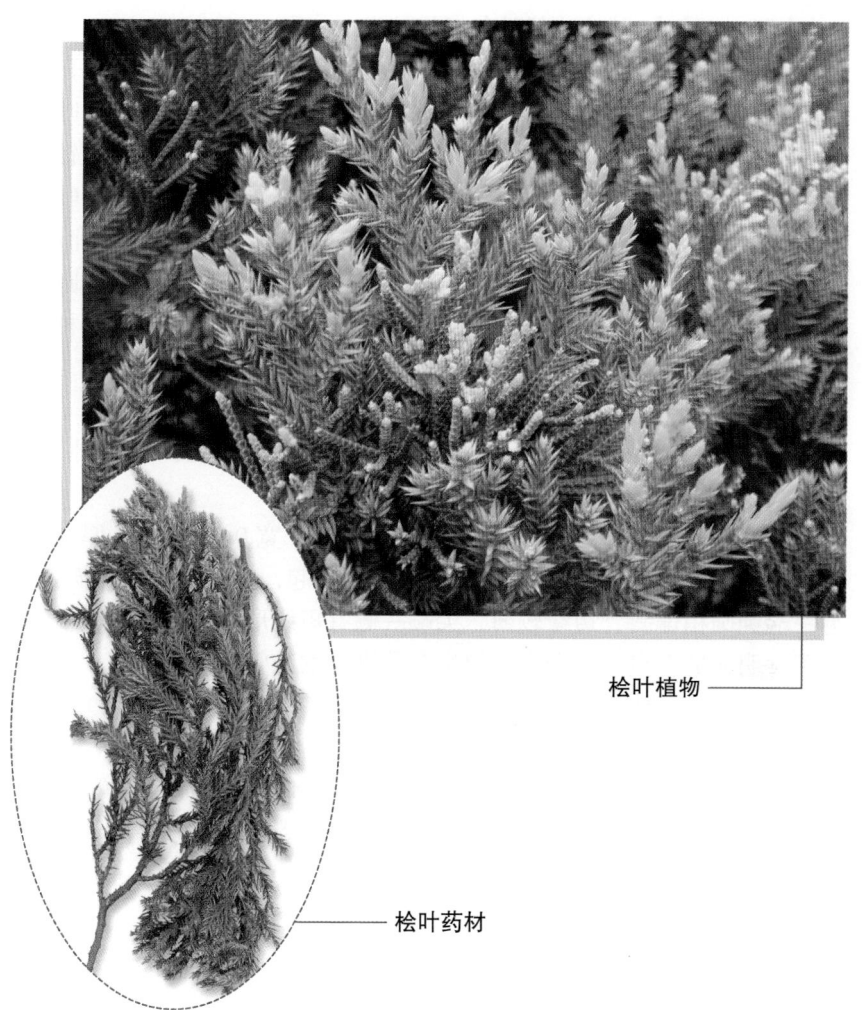

桧叶植物

桧叶药材

桃 仁

【别　　名】桃实、桃核仁、桃核人。

【来　　源】为蔷薇科植物桃 *Prunus persica*（L.）Batsch 的种子。

【植物形态】落叶小乔木。小枝绿色或半边红褐色，无毛。叶互生，在短枝上呈簇生状；叶柄通常有 1 至数枚腺体；叶片椭圆状披针形至倒卵状披针形，边缘具细锯齿，两面无毛。花通常单生，先于叶开放，具短梗；萼片 5，基部合生成短萼筒，外被绒毛；花瓣 5，倒卵形，粉红色，罕为白色；雄蕊多数，子房 1 室。花柱细长，柱头小，圆头状。核果近球形，表面有短绒毛；果肉白色或黄色；离核或黏核。种子 1 枚，扁卵状心形。

【分　　布】栽培。

【采集加工】果实成熟后采收，除去果肉及核壳，取出种子，晾干。

【药材性状】种子长卵形，长 1.2~1.8cm，宽 0.8~1.2cm，厚 0.2~0.4cm。表面黄棕色至红棕色，密布颗粒状凸起，一端尖，中部膨大，另一端钝圆稍偏斜，边缘较薄，尖端一侧有短线形种脐，圆端颜色略深不胜明显的合点，自合点处散出多数纵向的维管束。种皮薄，子叶 2，类白色，富油性。气微，味微苦。

【功效主治】活血祛瘀，润肠通便。主治痛经，血滞经闭，产后瘀滞腹痛，癥瘕结块，跌打损伤，瘀血肿痛，肺痈，肠痈，肠燥便秘。

【用法用量】内服：煎汤，6~10g，用时打碎；或入丸、散。

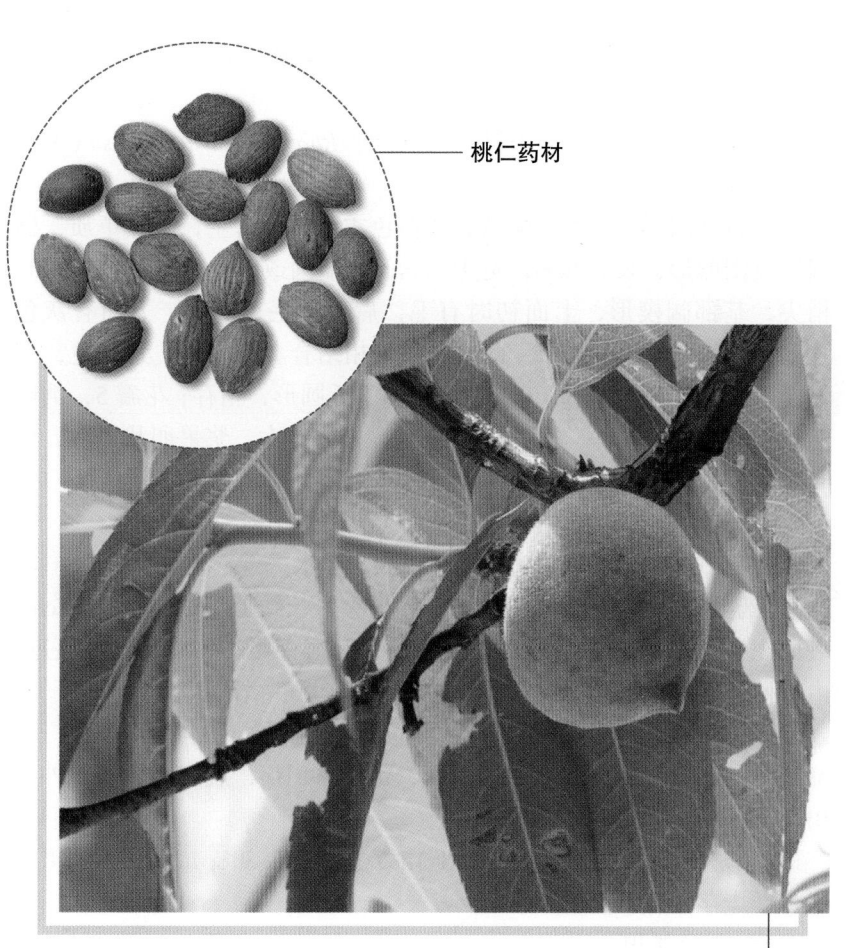

桃仁药材

桃仁植物

桃金娘

【别　　名】 岗稔、山稔、多莲、当梨根、山旦仔、稔子树、豆稔。

【来　　源】 为桃金娘科植物桃金娘 *Rhodomyrtus tomentosa*（Ait.）Hassk. 的果实。

【植物形态】 灌木。嫩枝有灰白色柔毛。叶对生，叶片革质，椭圆形或倒卵形，长 3~8cm，宽 1~4cm，先端圆或钝，常微凹入，有时稍尖，基部阔楔形，上面初时有毛，后变无毛，发亮，下面有灰色茸毛，全缘；离基 3 出脉，直达先端且相结合。花单生，紫红色，有长梗；花萼管倒卵形，有灰毛，裂片 5，近圆形，宿存；花瓣 5，倒卵形；雄蕊红色，多数；子房下位，3 室，柱头扩大。浆果卵状壶形，熟时紫黑色。种子多数。

【分　　布】 广西主要分布于南宁、百色、河池、柳州。

【采集加工】 秋季果实成熟时采收，沸水烫过，晒干。

【药材性状】 果实长圆形，一端稍尖，长约 1.5cm，直径约 1cm，表面土黄色或暗绿褐色，质较硬，顶端有宿存萼片 5 枚及花柱残迹，内有种子多数，黄白色，扁平。气微香，味淡、微甜。

【功效主治】 养血止血，涩肠固精。主治血虚体弱，吐血，鼻衄，劳伤咳血，便血，崩漏，遗精，带下，痢疾，脱肛，烫伤，外伤出血。

【用法用量】 内服：煎汤，6~15g，鲜品 15~30g；或浸酒。外用：适量，烧存性研末调敷。

附：桃金娘根

理气止痛，利湿止泻，祛瘀止血。主治脘腹疼痛，呕吐泻痢，胁痛黄疸，癥瘕痞块，崩漏，跌打伤痛，风湿痹痛。内服：煎汤，15~60g；或酒水各半煎；或炖肉。外用：适量，烧存性研末调涂。

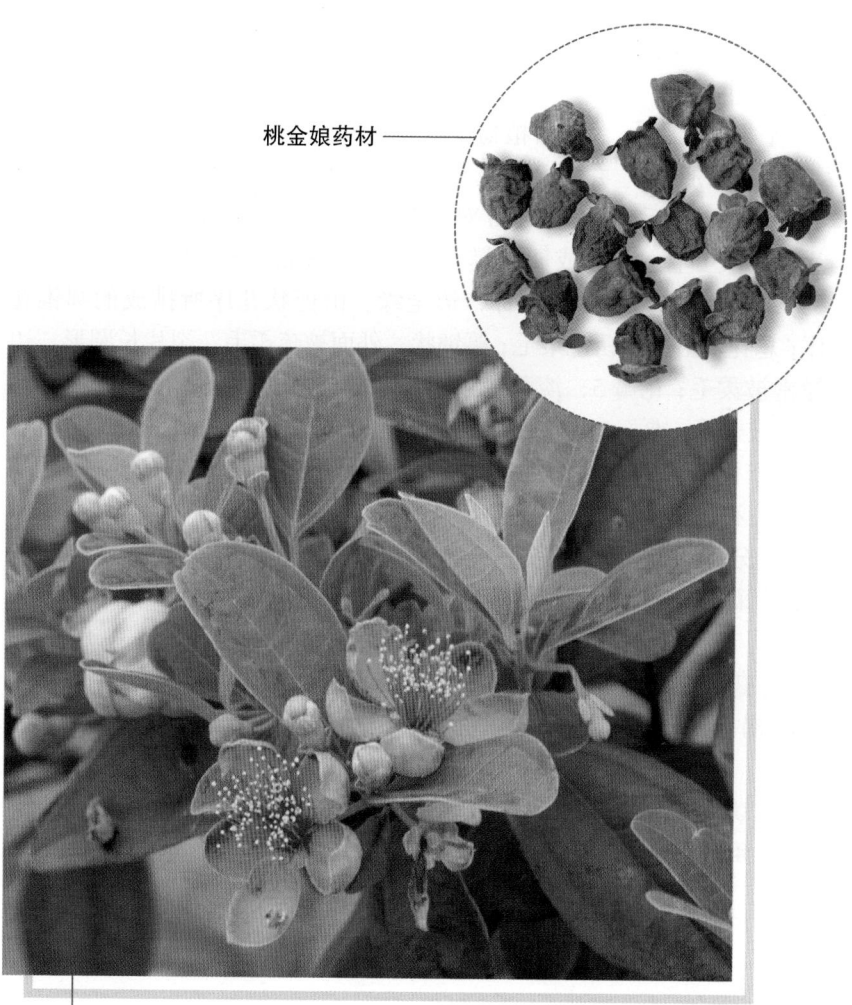

桃金娘药材

桃金娘植物

格 木

【别　　名】 赤叶木、铁木、东京木、铁力水、斗登风、孤坟柴、赤叶柴。

【来　　源】 为豆科植物格木 *Erythrophloeum fordii* Oliv. 的种子。

【植物形态】 乔木。嫩枝和幼芽被铁锈色短柔毛。叶互生，二回羽状复叶，无毛；羽片通常 3 对，对生或近对生，每羽片有小叶 8~12 片；小叶互生，卵形或卵状椭圆形，长 5~8cm，宽 2.5~4cm，先端渐尖，基部圆形，两侧不对称，边全缘。由穗状花序所排成的圆锥花序；总花梗上被铁锈色柔毛；萼钟状，外面被疏柔毛，裂片长圆形，边缘密被柔毛；花瓣 5，淡黄绿色，长于萼裂片，倒披针形，内面和边缘密被柔毛；雄蕊 10 枚，无毛，长为花瓣的 2 倍；子房长圆形，具柄，外面密被黄白色柔毛。荚果长圆形，扁平，厚革质，有网脉。种子长圆形，稍扁平，种皮黑褐色。

【分　　布】 栽培。

【采集加工】 果实成熟时采收，晒干，取出种子，除去果皮、杂质。

【药材性状】 种子长圆形，稍扁，长 2~2.5cm，宽 1.5~2cm，种皮黑褐色，表面可见裂纹，基部具种柄痕。质硬，不易破碎。气微，味淡。

【功效主治】 益气活血。主治心气不足所致的气虚血瘀之证。

【用法用量】 内服：煎汤，1~3g。

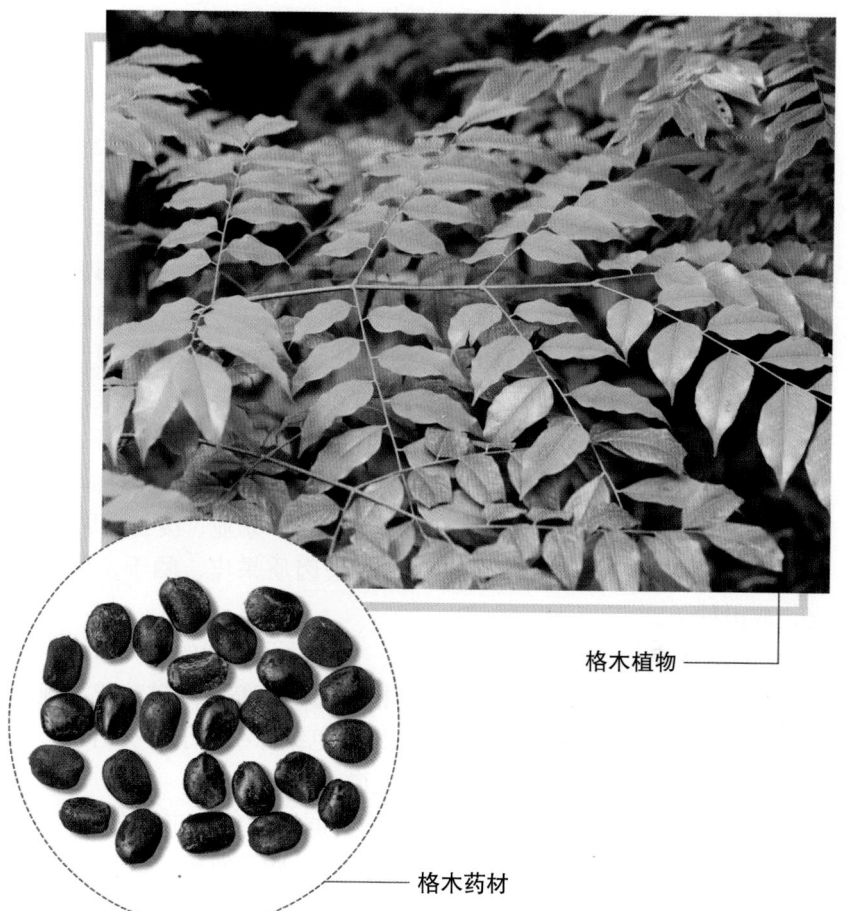

格木植物

格木药材

核 桃

【别　　名】　虾蟆、胡桃穰、胡桃肉、核桃仁。

【来　　源】　为胡桃科植物胡桃 *Juglans regia* L. 的种仁。

【植物形态】　落叶乔木。树皮灰白色。小枝被短腺毛，具明显的叶痕和皮孔；髓部白色，薄片状。奇数羽状复叶，互生，小叶 5~9 枚，先端 1 片常较大，椭圆状卵形至长椭圆形，长 6~15cm，宽 3~6cm，先端钝圆，基部偏斜，全缘，背面脉腋内有一簇短柔毛。花单性，雌雄同株；雄花荑黄花序腋生，下垂，花小而密集，苞片 1，长圆形，小苞片 2，长卵形，花被片 1~4，均被腺毛，雄蕊 6~30；雌花序穗状，雌花 1~3 朵，总苞片 3 枚，长卵形，花后随子房增大；花被 4 裂，裂片线形；子房下位，柱头羽毛状，鲜红色。果实近球形，核果状，外果皮绿色，表面有斑点；中果皮肉质；内果皮骨质，表面凹凸不平，有 2 条纵棱，先端具短尖头，内果皮壁内具空隙而有皱折，隔膜较薄。

【分　　布】　广西主要分布于隆林、田林、乐业、凌云、那坡。

【采集加工】　9~10 月采集果实，除去肉质果皮，晒干，敲去果壳，取出种子。

【药材性状】　种仁完整者类球形，由两片呈脑状的子叶组成，直径 2~3cm，一端可见三角状凸起的胚根，通常两瓣裂或破碎成不规则块状。种皮薄，淡黄色或黄褐色，有深棕色纵脉纹。子叶类白色，碎断后内部黄白色或乳白色，富油性。气微香，味甘。

【功效主治】　温肺定喘，补肾益精，润肠通便。主治久咳喘促、瘰疬、腰痛脚弱、尿频、遗尿、阳痿、遗精、肠燥便秘、石淋及疮疡。

【用法用量】　内服；煎汤，9~15g；嚼服，10~30g；或入丸、散。

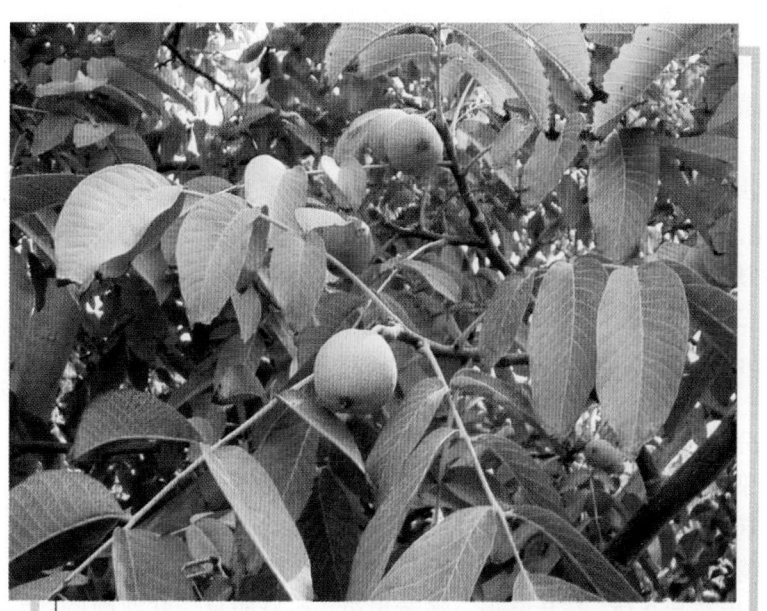

核桃植物

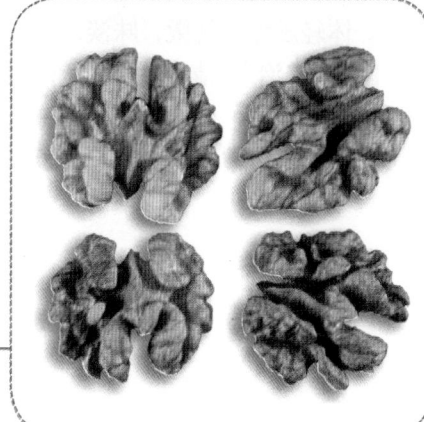

核桃药材

夏枯草

【别　　名】 麦穗夏枯草、钱线夏枯草。

【来　　源】 为唇形科植物夏枯草 *Prunella vulgaris* L. 的果穗。

【植物形态】 草本。有匍匐地上的根状茎，在节上生须根。茎上升，下部伏地，自基部多分枝，钝四棱形，具浅槽，紫红色。叶对生；叶片卵状长圆形或圆形，大小不等，长 1.5~6cm，宽 0.7~2.5cm，先端钝，基部圆形、截形至宽楔形，下延至叶柄成狭翅。轮伞花序密集排列成顶生的假穗状花序；苞片肾形或横椭圆形，具骤尖头；花萼钟状，二唇形，果时花萼由于下唇 2 齿斜伸而闭合；花冠紫、蓝紫或红紫色；雄蕊 4，二强；子房无毛。小坚果黄褐色，长圆状卵形，微具沟纹。

【分　　布】 广西全区均有分布。

【采集加工】 夏季果穗呈棕色时采收，除去杂质，晒干。

【药材性状】 果穗呈长圆柱形，直径 0.8~1.5cm，棕色或淡紫褐色；宿萼数轮至十数轮，作覆瓦状排列，每轮有 5~6 个具短柄的宿萼，下方对生苞片 2 枚；苞片肾形，淡黄褐色，纵脉明显，基部楔形，先端尖尾状，背面生白色粗毛；宿萼唇形，外面有粗毛；花冠及雄蕊都已脱落。体轻质脆。气微，味淡。

【功效主治】 清肝明目，消肿散结。主治头目眩晕，目珠疼痛，羞明流泪，瘰疬，瘿瘤。

【用法用量】 内服：煎汤，10~15g；或熬膏服。

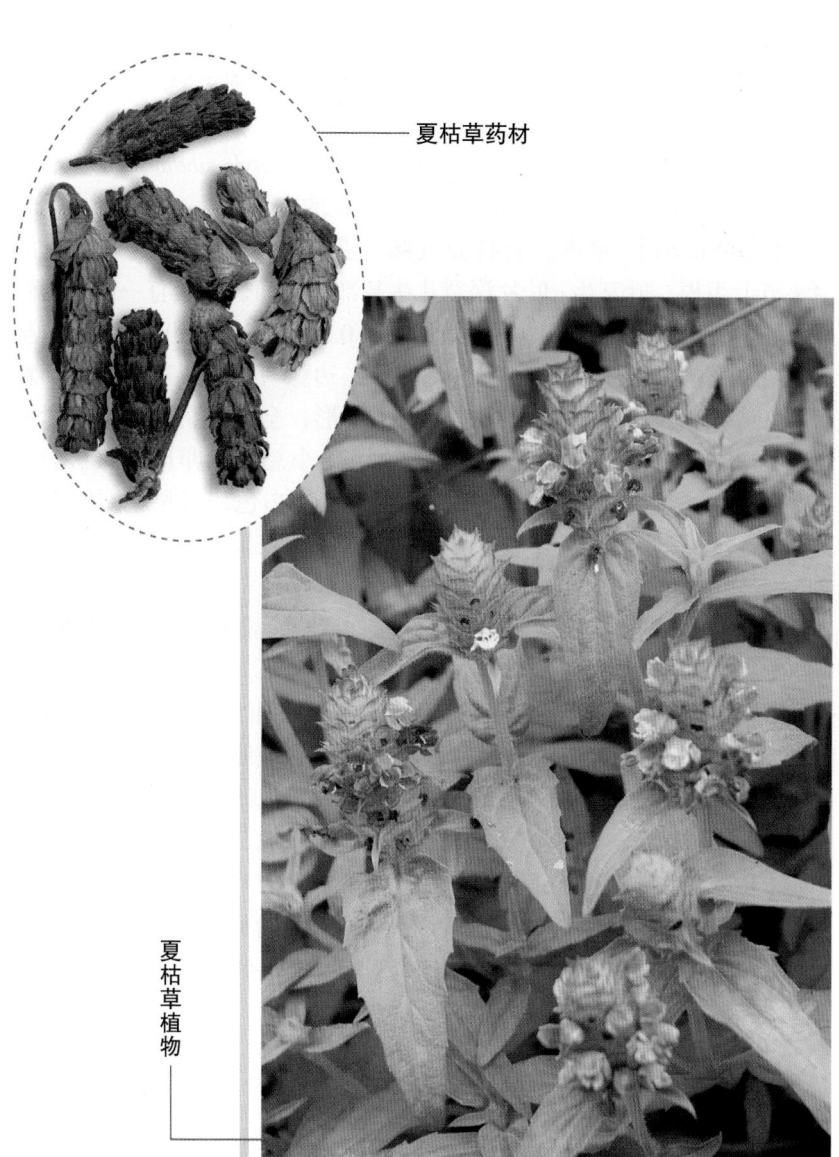

夏枯草药材

夏枯草植物

破铜钱

【别　　名】　破钱草、满天星、天胡荽、落地金钱、花边灯盏、小叶破铜钱。

【来　　源】　为伞形科植物破铜钱 *Hydrocotyle sibthorpioides Lam.* var. *batrachium*（Hance）Hand.-Mazz. ex Shan 的全草。

【植物形态】　草本。有特异气味。茎细长而匍匐，平铺地上成片；节上生根。叶互生；叶片深裂几达基部，侧面裂片间有一侧或两侧仅裂达基部 1/3 处，裂片均呈楔形，长 0.5~1.5cm，宽 0.8~2.5cm，基部心形，不分裂或 3~7 裂，裂片阔卵形，边缘有钝齿，表面无毛，背面及叶柄顶端疏被白柔毛；托叶略呈半圆形，全缘或稍有浅裂。伞形花序与叶对生，单生于节上；花序梗纤细；小总苞片卵形至卵状披针形，有黄色透明腺点，小形花序花瓣卵形，绿白色，有腺点；雄蕊 5；子房下位。双悬果略呈心形，两面扁压，中棱在果熟时极为隆起，成熟时有紫色斑点。

【分　　布】　广西主要分布于南宁、武鸣、融水、龙胜、罗城。

【采集加工】　夏秋间采收全草，洗净，晒干。

【药材性状】　全草多皱缩成团。根细，表面淡黄色。茎极纤细，弯曲，黄绿色，节处有根痕及残留细根。叶多皱缩破碎，完整叶圆形或近肾形，5~7 浅裂，少不分裂，边缘有钝齿；托叶膜质；叶柄扭曲状。伞形花序小。双悬果略呈心形，两侧压扁。气香，味淡。

【功效主治】　清热解毒，利湿消肿。主治黄疸，痢疾，水肿，淋证，目翳，喉肿，痈肿疮毒，带状疱疹，跌打损伤。

【用法用量】　内服：煎汤，4~15g，鲜品 30~60g；或捣汁。外用：适量，捣烂敷；或捣取汁涂。

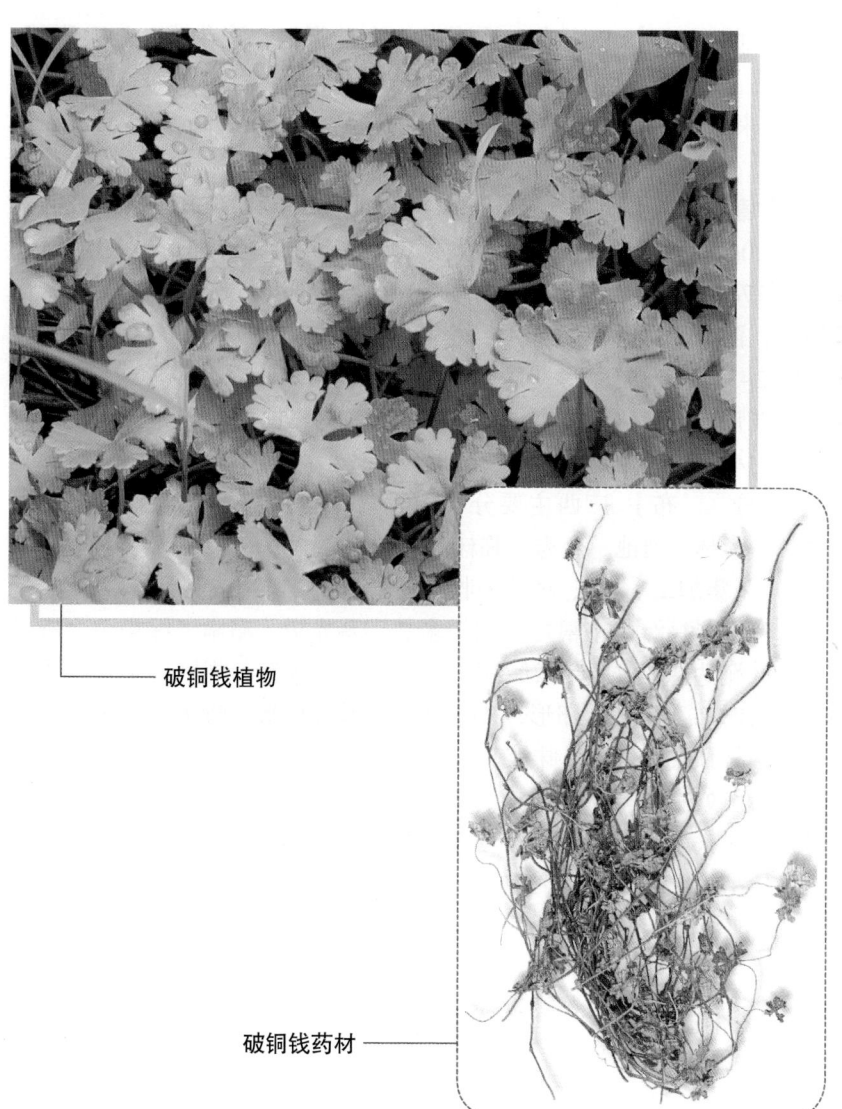

破铜钱植物

破铜钱药材

鸭儿芹

【别　名】 三叶芹、水白芷、大鸭脚板、野芹菜、红鸭脚板、水芹菜、鸭脚草。

【来　源】 为伞形科植物鸭儿芹 *Cryptotaenia japonica* Hassk. 的茎叶。

【植物形态】 草本。茎光滑，具叉状分枝。基生叶及茎下部叶有长 5~20cm 的叶柄，叶鞘边缘膜质；叶片三角形至广卵形，长 2~14cm 宽 3~17cm；常为 3 小叶，中间小叶片菱状倒卵形，先端有短尖，基部楔形，两侧小叶片斜倒卵形，小叶片边缘均有不规则的尖锐重锯齿，有时 2~3 浅裂。复伞形花序圆锥状，总苞片及小总苞线形或钻形；小伞形花序有花 2~4，萼齿细小，三角形；花瓣白色，倒卵形，顶端有内折的小舌片。分生果线状长圆形。

【分　布】 广西主要分布于武鸣、上林、马山、百色、那坡、西林、隆林、河池、金秀、临桂、龙胜。

【采集加工】 夏、秋季采收，割取茎叶，鲜用或晒干。

【药材性状】 主根短，侧根多数。茎光滑，略扁，绿褐色，有纵纹。叶鞘边缘膜质；叶微皱缩，三角形，叶缘有不规则的尖锐，重锯齿，有时 2~3 浅裂，卵形，先端渐尖，基部楔形，近无柄。复伞形花序生于枝顶端。气微，味淡。

【功效主治】 祛风止咳，利湿解毒，化瘀止痛。主治感冒咳嗽、肺痈，风火牙痛，淋病，疝气痛，跌打肿痛，痈疽疮肿，皮肤瘙痒。

【用法用量】 内服：煎汤，15~30g。外用：适量，捣敷；或研末撒；或煎汤洗。

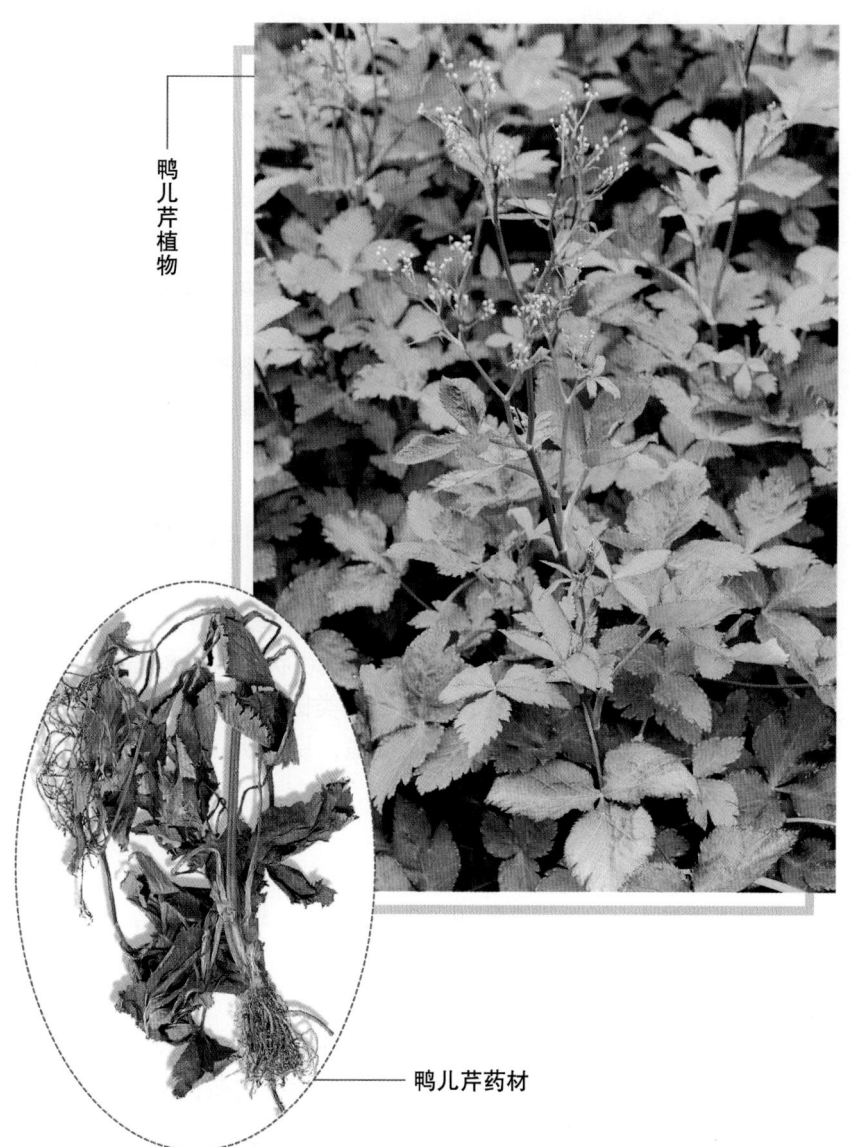

鸭儿芹植物

鸭儿芹药材

鸭脚木

【别　　名】 西加皮、鸭脚皮、鸭脚罗伞、九节牛、小叶鸭脚木。

【来　　源】 为五加科植物鹅掌柴 *Schefflera octophylla*（Lour.）Harms. 的茎皮。

【植物形态】 乔木。树皮灰白色，有皱纹，幼时密生星状短柔毛，后渐脱落至稀。掌状复叶互生，小叶 6~9；托叶半圆形；小叶革质或纸质，椭圆形或长椭圆形，长 9~17cm，宽 3~5cm，先端急尖或短渐尖，基部宽楔形或近圆形，全缘，上面深绿，下面灰白色，幼时密被星状短柔毛，后渐脱落。伞形花序聚生成顶生大型圆锥花序，初密生星状短柔毛，后渐脱落；萼边缘有 5~6 个细齿；花瓣 5，肉质，花后反曲，白色，芳香；花柱合生成粗短的柱状；花盘平坦。果实球形，黑色，有不明显的棱；宿存花柱很粗短，柱头头状。

【分　　布】 广西主要分布于藤县、平南、桂平、南宁、武鸣、邕宁、天等、龙州。

【采集加工】 全年均可采收，环剥树皮，切段，晒干。

【药材性状】 茎皮呈卷筒状或不规则板块状，厚 2~8mm。外表面灰白色或暗灰色，粗糙，常有地衣斑，具类圆形或横向长圆形皮孔；内表面灰黄色或灰棕色，具细纵纹。质脆，易折断，断面不平坦，纤维性。气微香，味苦、涩。

【功效主治】 清热解表，祛风除湿，舒筋活络。主治感冒发热，咽喉肿痛，风湿痹痛，跌打损伤，骨折，无名肿毒。

【用法用量】 内服：煎汤。9~15g；或浸酒。外用：适量，煎水洗；或捣敷。

附：鸭脚木叶

祛风化湿，解毒，活血。主治风热感冒，咽喉肿痛，风湿疼痛，跌打肿痛，刀伤出血，风疹，湿疹，疮疡肿毒。内服：煎汤，6~15g；或研末为丸。外用：适量，捣汁涂；或酒炒敷。

鸭脚木根

疏风清热，除湿通络。主治感冒发热，妇女热病夹经，风湿痹痛，跌打损伤。内服：煎汤，3~9g，鲜品加倍；或浸酒。外用：适量，煎汤洗；或研末调敷；捣敷。

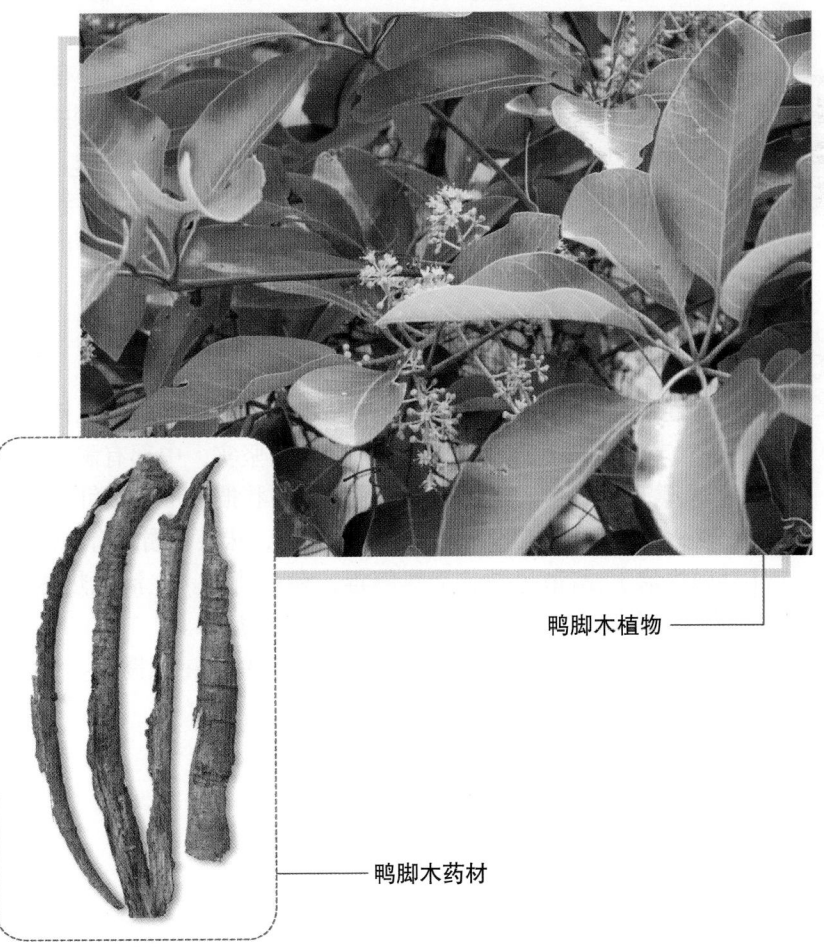

鸭脚木植物

鸭脚木药材

鸭跖草

【别　　名】 鸡舌草、青耳环花、碧蟾蜍、竹叶草、鸭脚草、耳环草、竹鸡草。

【来　　源】 为鸭跖草科植物鸭跖草 Commelina communis L. 的全草。

【植物形态】 草本。茎多分枝，具纵棱，基部匍匐，上部直立，仅叶鞘及茎上部被短毛。单叶互生，叶片卵圆状披针形或披针形，长4~10cm，宽1~3cm，先端渐尖，基部下延成膜质鞘，抱茎，有白色缘毛，全缘。总苞片佛焰苞状，与叶对生，心形，稍镰刀状弯曲，先端短急尖，边缘常有硬毛；聚伞花序生于枝上部者，花3~4朵，具短梗；萼片3，卵形，膜质；花瓣3，深蓝色，较小的1片卵形，较大的2片近圆形，有长爪。蒴果椭圆形，每室种子2颗。种子表面凹凸不平，具白色小点。

【分　　布】 广西主要分布于三江、钟山、贺州。

【采集加工】 6~7月花期采收全草，鲜用或阴干。

【药材性状】 全草黄绿色。老茎略呈方形，表面具数条纵棱，直径约2mm，节膨大，基部节上常有须根；断面坚实，中部有髓。叶皱缩成团，质薄脆，易碎；完整叶片展平后呈卵状披针形或披针形，先端尖，全缘，基部下延成膜质鞘，抱茎。气微，味淡，嚼之有黏性。

【功效主治】 疏散风热，清热解毒，利水消肿。主治风热感冒，热病发热，咽喉肿痛，水肿，小便热淋涩，痈肿疔毒。

【用法用量】 内服：煎汤，15~30g，鲜品60~90g；或捣汁。外用：适量，捣敷。

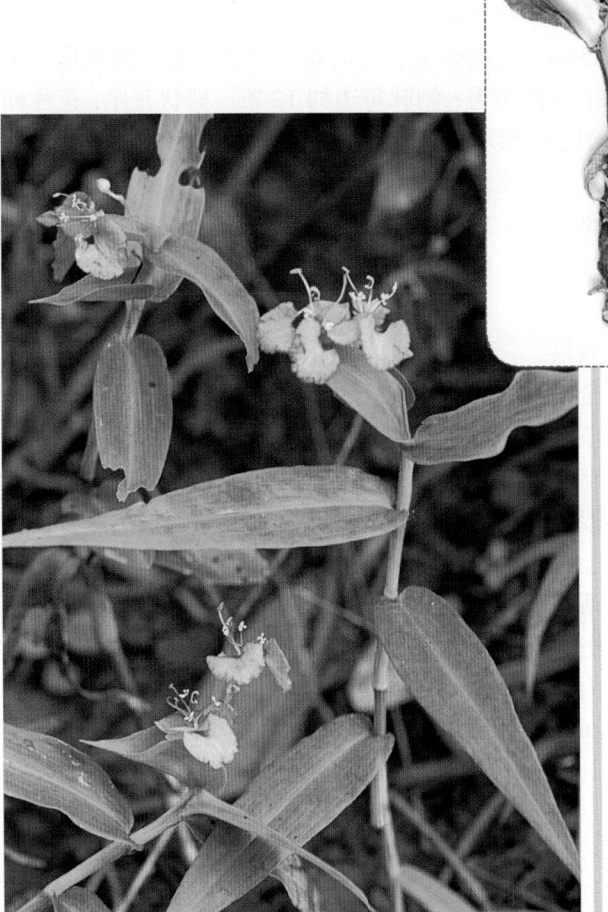

鸭跖草药材

鸭跖草植物

鸭嘴花

【别　　名】 野靛叶、大还魂、鸭子花、大驳骨消、大骨节草、大骨风、接骨木。

【来　　源】 为爵床科植物鸭嘴花 *Adhatoda vasica* Nees. 的茎叶。

【植物形态】 大灌木。枝圆柱形，幼枝密生灰白色柔毛，各部揉后有特殊臭气。叶对生；叶片纸质；卵形或椭圆状卵形至披针形，长 15~20cm，宽 4.5~7.5cm，先端渐尖，有时稍呈尾状，基部阔楔形，全缘，上面近无毛，下面被柔毛；侧脉每边约 12 条。穗状花序；苞片卵形或宽卵形，小苞片披针形，较苞片稍短；花萼裂片 5，长圆状披针形；花冠白色而有紫色条纹，被柔毛，具卵形短管，管中部膨胀，两端收狭，喉部的下侧扩大，冠檐二唇形，上唇直立，拱形，先端浅 2 裂，下唇伸展，先端 3 裂。蒴果近木质，上部具 4 个种子，下部实心似短柄状。

【分　　布】 栽培。

【采集加工】 全年均可采，切段，晒干或鲜用。

【药材性状】 茎枝圆柱形，老枝光滑，幼枝密被灰白色微毛。叶皱缩；完整叶片长圆状椭圆形至披针形，长 8~15cm，宽 3~6cm，先端渐尖，基部楔形；全缘，两面被微毛；叶柄明显。气微，搓揉后有特殊臭气。

【功效主治】 活血止痛，接骨续伤，止血。主治风湿痹痛，腰痛，瘀血肿痛，筋伤骨折，扭伤，月经过多，崩漏。

【用法用量】 内服：煎汤，10~30g；或浸酒。外用：适量，鲜品捣敷；或研末调敷；或煎水洗。

鸭嘴花药材

鸭嘴花植物

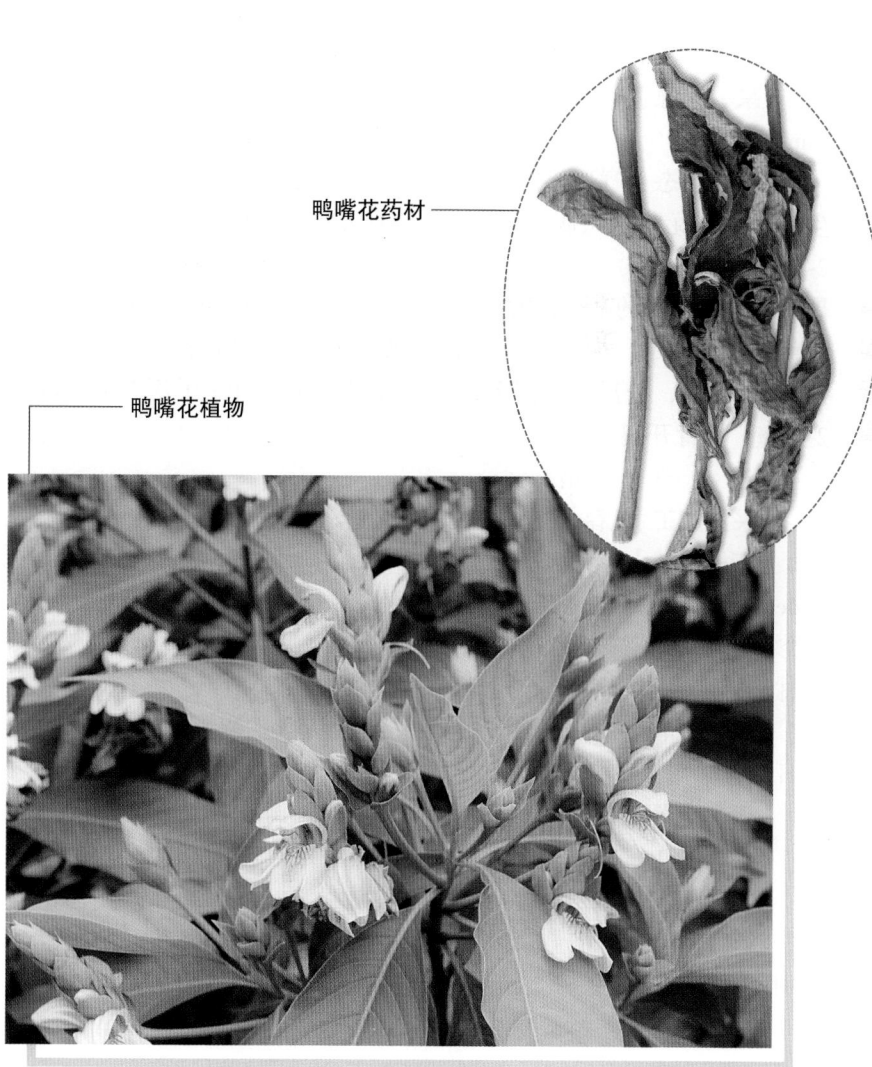

蚌 花

【别　　名】 紫万年青花、荷包兰、蚌兰衣、菱角花、蚌兰花。

【来　　源】 为鸭跖草科植物紫万年青 *Rhoeo discolor*（L. Herit）Hance 的花。

【植物形态】 草本。茎较粗壮，肉质；节密生，不分枝。叶基生，密集覆瓦状，无柄；叶片披针形或舌状披针形，长 10~30cm，宽 2~6cm，先端渐尖，基部扩大成鞘状抱茎，上面暗绿色，下面紫色。聚伞花序生于叶的基部，大部藏于叶内；苞片 2，蚌壳状，大而扁，淡紫色，包围花序，花多而小，白色；萼片 3，长圆状披针形，分离，花瓣状；花瓣 3，分离，卵圆形；雄蕊 6，花丝被长毛；子房 3 室。蒴果 2~3 室，室背开裂。

【分　　布】 栽培。

【采集加工】 春、夏季采收，除去叶，切片，晒干。

【药材性状】 本品常带 2 苞片，大而扁，蚌壳状，无茸毛，长 3~4cm，紫黑色，包围花序，花多而小，白色。萼片展平后长圆状披针形，分离，花瓣状。花瓣 3，分离，皱缩，展平后卵圆形。气淡，味甘。

【功效主治】 清肺化痰，凉血止血，解毒止痢。主治肺热咳喘，百日咳，咯血，鼻衄，血痢，便血，瘰疬。

【用法用量】 内服：煎汤，10~15g。

附：蚌花叶

清热解毒，化瘀止血。主治肺热咳嗽，吐血，衄血，便血，泻痢，跌打损伤，瘰疬，疮疖。内服：煎汤，15~30g，鲜品可用至 30g。外用：适量，捣敷。

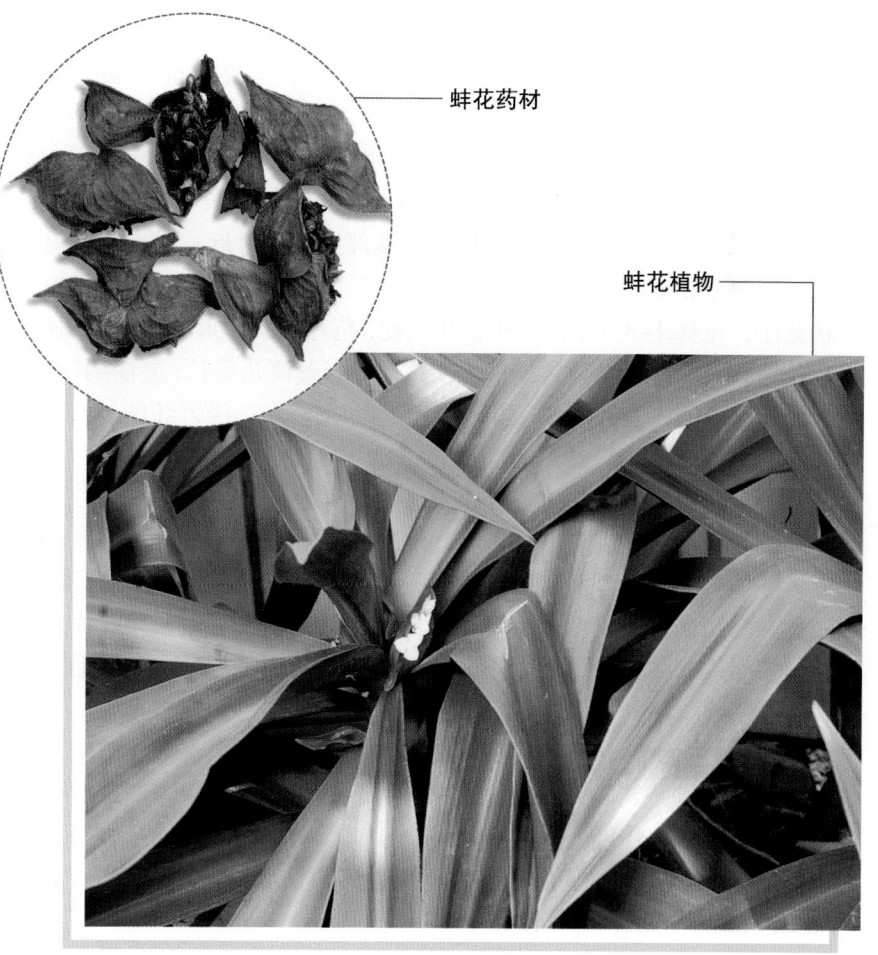

蚌花药材

蚌花植物

圆叶节节菜

【别　　名】　水苋菜、水指甲、水马桑、肉矮陀陀、田马齿苋、水红莲草、水猪母乳。

【来　　源】　为千屈菜科植物圆叶节节菜 *Rotala rotundifolia*（Buch. -Ham. ex Roxb）Koehne. 的全草。

【植物形态】　草本。茎直立，纤细，通常带紫色。叶对生；无柄或有短柄；叶片近圆形，阔倒卵形或阔椭圆形，长 5~12mm，有时达 20mm，宽 3.5~10mm，先端圆形，基部钝或有时近心形，两面均无毛；侧脉通常 4 对，背面明显。花单生于苞片内，组成顶生稠密的穗状花序，每株 1~3 个；花极小，几无梗；苞片叶状卵形或卵状长圆形，与花等长，小苞片 2 枚，披针形或钻形，与萼筒几等长；萼筒阔钟形，膜质，半透明，裂片 4，三角形；花瓣 4，倒卵形，淡紫红色，长约为萼齿的 2 倍；雄蕊 4；子房近梨形。

【分　　布】　广西主要分布于北流、南宁、上思、防城。

【采集加工】　夏、秋季采收，洗净，切段，晒干。

【药材性状】　茎稍扁，有纵棱，灰黄色至红黄色，直径约 2mm，质软，易折断，基部节上有须根。叶对生，无柄或有短柄，叶片灰黄色，多皱缩，展开叶片近圆形，阔倒卵形或阔椭圆形，两面无毛，叶背倒脉明显。

【功效主治】　清热利湿，消肿解毒。主治痢疾，淋病，水臌，急性肝炎，痈肿疮毒，牙龈肿痛，痔肿，乳痈，急性脑膜炎，急性咽喉炎，月经不调，痛经，烫火伤。

【用法用量】　内服：煎汤，15~30g；或鲜品绞汁。外用：适量，鲜品捣敷；或研末撒；或煎水洗。

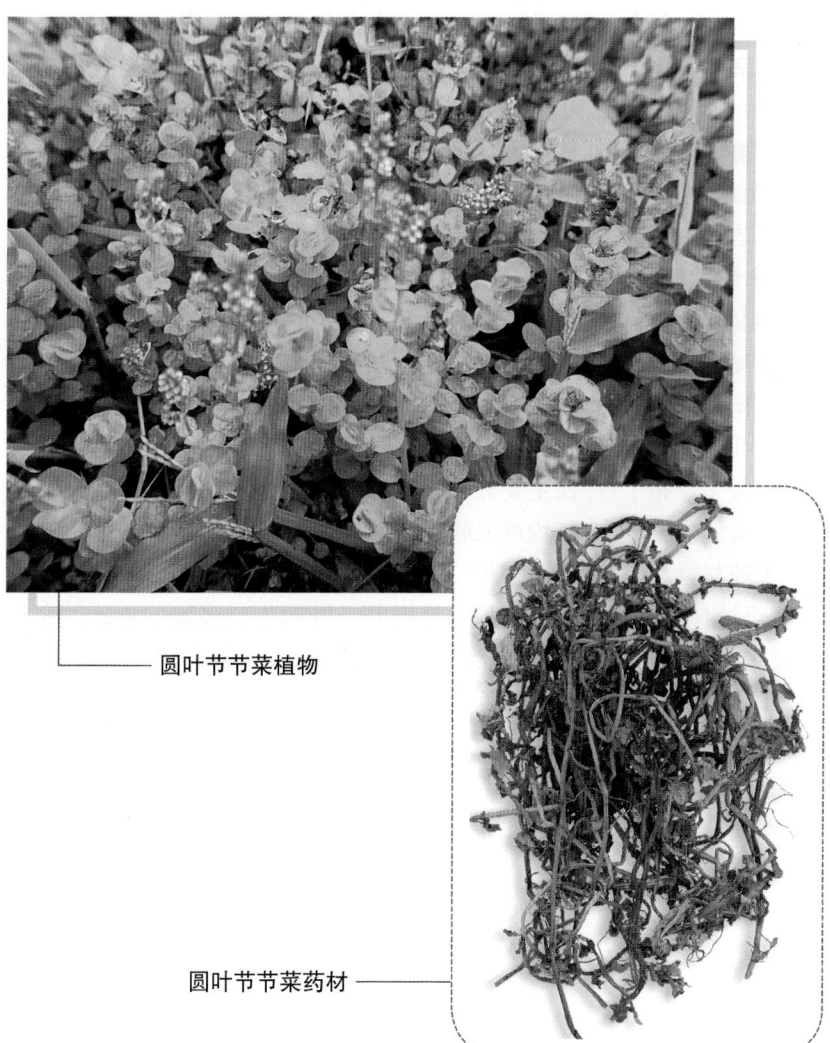

圆叶节节菜植物

圆叶节节菜药材

圆叶娃儿藤

【别　　名】 通脉丹、三白根、大白前、三十六荡。

【来　　源】 为萝藦科植物圆叶娃儿藤 *Tylophora trichophylla* Tsiang 的全株。

【植物形态】 匍匐性藤状灌木。茎、叶的两面、叶柄、花梗、花萼外面均被疏柔毛。叶纸质，近圆形或卵形或倒卵形，长 4~5.5cm，宽 3.5~5cm，通常上部较宽，顶端圆形，具短尖头，基部圆形。聚伞花序伞形状，腋生，花黄色；花萼裂片卵状三角形，花萼内面基部具 5 枚腺体；花冠辐状，比花萼长两倍，花冠筒短，裂片长圆形；副花冠裂片卵状，背部隆肿，顶端到达花药基部；花药四方形；花粉块每室 1 个，圆球状，平展；心皮离生；柱头五角状，顶端扁平。蓇葖双生，披针形，顶端渐尖，略被微毛。种子卵形，顶端具白色绢质种毛。

【分　　布】 广西主要分布于南宁、武鸣、邕宁、防城、宁明。

【采集加工】 全年均可采收，洗净，切段，晒干。

【药材性状】 藤茎圆柱形，细长，稍扭曲，直径 1~3mm，表面黄绿色至淡棕色，被柔毛；质脆，易折断。叶对生，多皱缩破碎，完整者展平后呈近圆形、卵形或倒卵形，先端圆，具短尖头，基部圆形，边缘略反卷，黄绿色或灰绿色，两面被柔毛。气微，味苦。

【功效主治】 祛风活络，活血止痛。主治风寒湿痹痛，跌打肿痛。

【用法用量】 内服：煎汤，5~10g。外用：鲜品适量，捣敷。

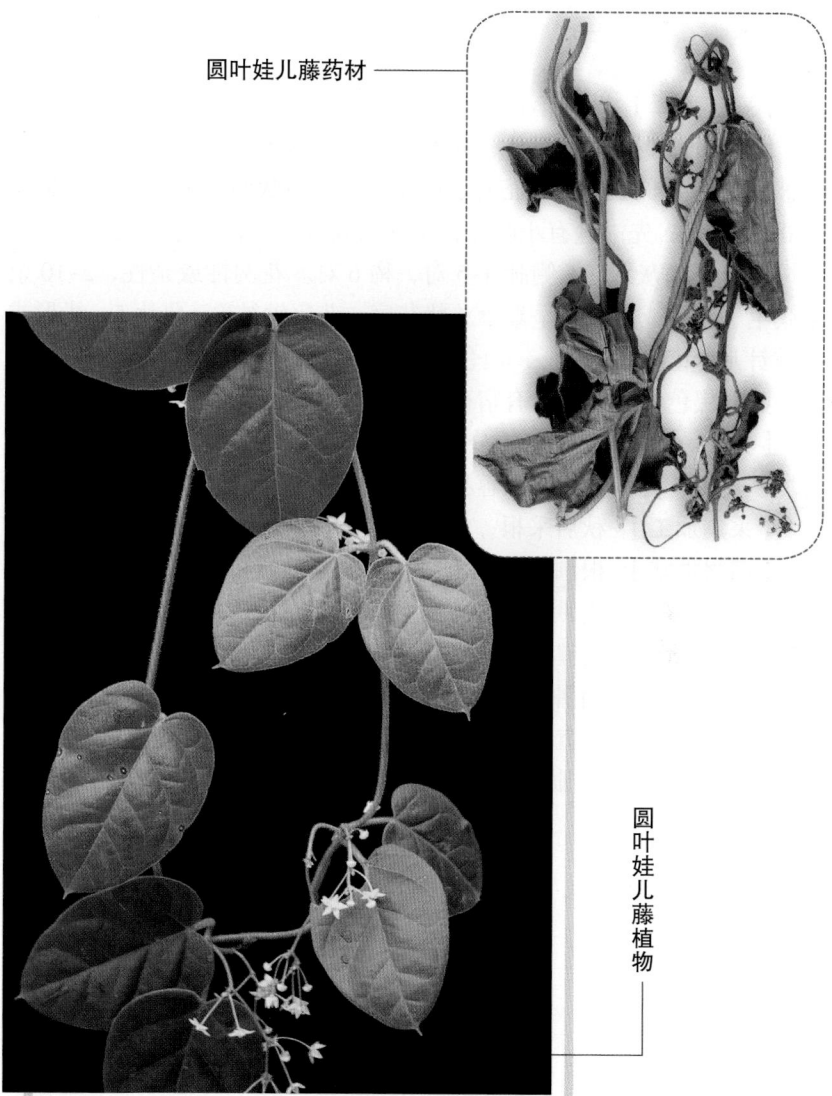

圆叶娃儿藤药材

圆叶娃儿藤植物

铁包金

【别　　名】 老鼠耳、鼠乳头、乌金藤、老鼠草、鼠米、乌石米。

【来　　源】 为鼠李科植物铁包金 *Bercheniu lineata*（L.）DC. 的根。

【植物形态】 藤状灌木。嫩枝黄绿色，密被短柔毛。叶互生；托叶披针形，略长于叶柄，宿存；叶片卵形罕卵状椭圆形，长 1.5~2cm，宽 0.4~1.2cm，先端钝有小凸点，基部圆或微心形，全缘，无毛，上面深绿色，下面灰绿色；侧脉 4~5 对，稀 6 对。花两性或杂性，2~10 余朵簇生于叶腋或枝顶，呈聚伞总状花序，花序轴被毛；萼片 5，线形或狭披针形；花瓣 5，匙形，白色；雄蕊 5；子房 2 室。核果圆柱形，肉质，熟时黑色或紫黑色，有宿存的花盘和萼筒。

【分　　布】 广西主要分布于都安、那坡、凤山、百色、大新、防城、灵山、桂平、北流、容县、藤县、梧州、钟山、全州、岑溪。

【采集加工】 秋后采根，鲜用或切片晒干。

【药材性状】 根圆柱形，大小长短不一。皮部较厚，坚实，表面棕褐色或黑褐色，有明显的网状裂隙及纵皱纹；木质部宽，橙黄色或暗黄棕色。质坚，纹理致密。气微，味淡。

【功效主治】 消肿解毒，止血，止痛，祛风除湿。主治痈疽疔毒，咳嗽咯血，消化道出血，跌打损伤，烫伤，风湿骨痛。

【用法用量】 内服：煎汤，15~30g；鲜品 30~60g。外用：适量，捣敷。

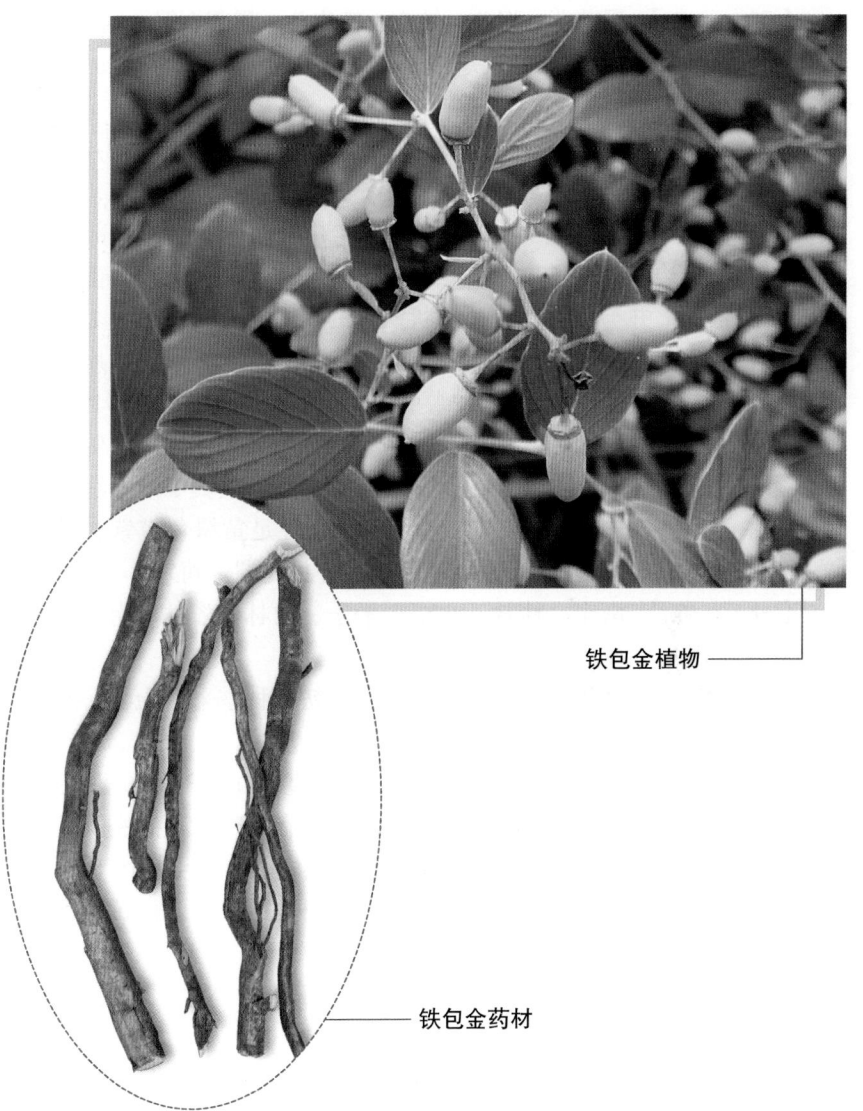

铁包金植物

铁包金药材

铁皮石斛

【别　　名】 黑节草、枫斗、铁皮、铁皮斗、黑节石斛、细黄草。

【来　　源】 为兰科植物铁皮石斛 *Dendrobium officinale* Kimura et Migo 的茎。

【植物形态】 草本。茎直立，圆柱形，长9~35cm，粗2~4mm，不分枝，具多节，常在中部以上互生3~5枚叶。叶二列，纸质，长圆状披针形，长3~7cm，宽9~15mm，先端钝并且多少钩转，基部下延为抱茎的鞘，边缘和中肋常带淡紫色；叶鞘常具紫斑，老时其上缘与茎松离而张开，并与节留下1个环状铁青的间隙。总状花序具2~3朵花；花序基部具2~3枚短鞘；苞片干膜质，浅白色，卵形，萼片长圆状披针形，先端锐尖，具5条脉；萼囊圆锥形；唇瓣白色，基部具1个绿色或黄色的胼胝体，卵状披针形，比萼片稍短，中部以下两侧具紫红色条纹；唇盘密布细乳突状的毛，并且在中部以上具1个紫红色斑块；蕊柱黄绿色，先端两侧各具1个紫点；蕊柱足黄绿色带紫红色条纹；药帽白色，长卵状三角形，顶端近锐尖并且2裂。蒴果。

【分　　布】 南宁、桂林、永福、平乐、西林、隆林、南丹、东兰、环江、巴马、宜州。

【采集加工】 全年均可采收，以春末夏初和秋季采者为好，煮蒸透或烤软后，晒干或烘干或鲜用。

【药材性状】 茎圆柱形，长15~50cm，直径1.5~3mm，节间长1~4cm。表面黄色，基部稍有光泽，具纵纹，节上有花序柄痕及残存叶鞘；叶鞘短于节间，常与节间上部留下环状间隙，褐色，鞘口张开。质硬而脆，易折断，断面纤维状。鲜品茎直径3~6mm，表面黄绿色或黑绿色，叶鞘灰白色。气微，味淡，嚼之有黏性。

【功效主治】 滋阴清热，生津止渴。用于热病伤津，口渴舌燥，病后虚热，胃病，干呕，舌光少苔。

【用法用量】 内服：煎汤，6~12g，鲜品15~30g。

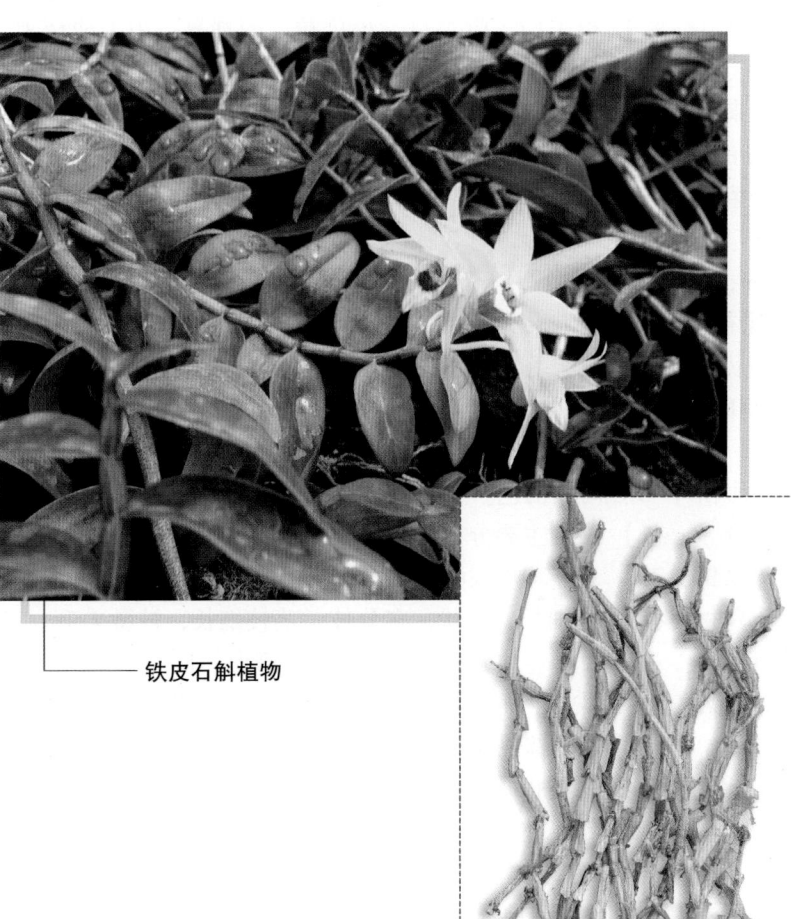

铁皮石斛植物

铁皮石斛药材

铁扫帚

【别　　名】 夜关门、野鸡草、小苜蓿、胡蝇翼、绢毛胡枝子、退烧草、截叶铁扫帚。

【来　　源】 为豆科植物铁扫帚 *Lespedeza cuneata*（Dum.-Cours.）G. Don 的全草。

【植物形态】 小灌木。上部有坚韧细长的分枝。叶互生，三出复叶，具柔毛；托叶条形，有 3 脉；叶片倒披针形，长 10~35mm，宽 2~5mm，先端截形或微凹，有短尖，基部狭楔形，上面有少数短毛，下面密被白色柔毛。花几无花梗；小苞片 2，狭卵形；花萼浅杯状，具 5 裂，齿披针形，被柔毛；花冠蝶形，白色，有紫斑，旗瓣中央紫红色，倒卵形，基部具爪，翼瓣斜长椭圆形，龙骨瓣顶端钝而偏斜，一侧基部下延成耳，均具爪；雄蕊 10，二体；雌蕊线形。荚果斜卵圆形。种子肾圆形，成熟时赭褐色。

【分　　布】 广西主要分布于隆林、凌云、乐业、天峨、河池。

【采集加工】 全年均可采收，切段，晒干。

【药材性状】 根细长，条状，多分枝。茎枝细长，被微柔毛。三出复叶互生，密集，多卷曲皱缩，完整叶线状楔形，长 1~2.5cm；叶端钝或截形，有小锐尖；下面被灰色丝毛。总状花序，花萼钟形，花冠淡黄白色。荚果卵形，棕色，先端有喙。气微，味苦。

【功效主治】 祛痰止咳，清热解毒，补肾涩精，健脾利湿。主治咳嗽气喘，肾虚遗精，遗尿，尿频，白浊、带下，泄泻，痢疾，小儿疳积，痈疮肿毒，毒虫咬伤。

【用法用量】 内服：煎汤，15~30g，鲜品 30~60g；或炖肉。外用：适量，煎水熏洗；或捣敷。

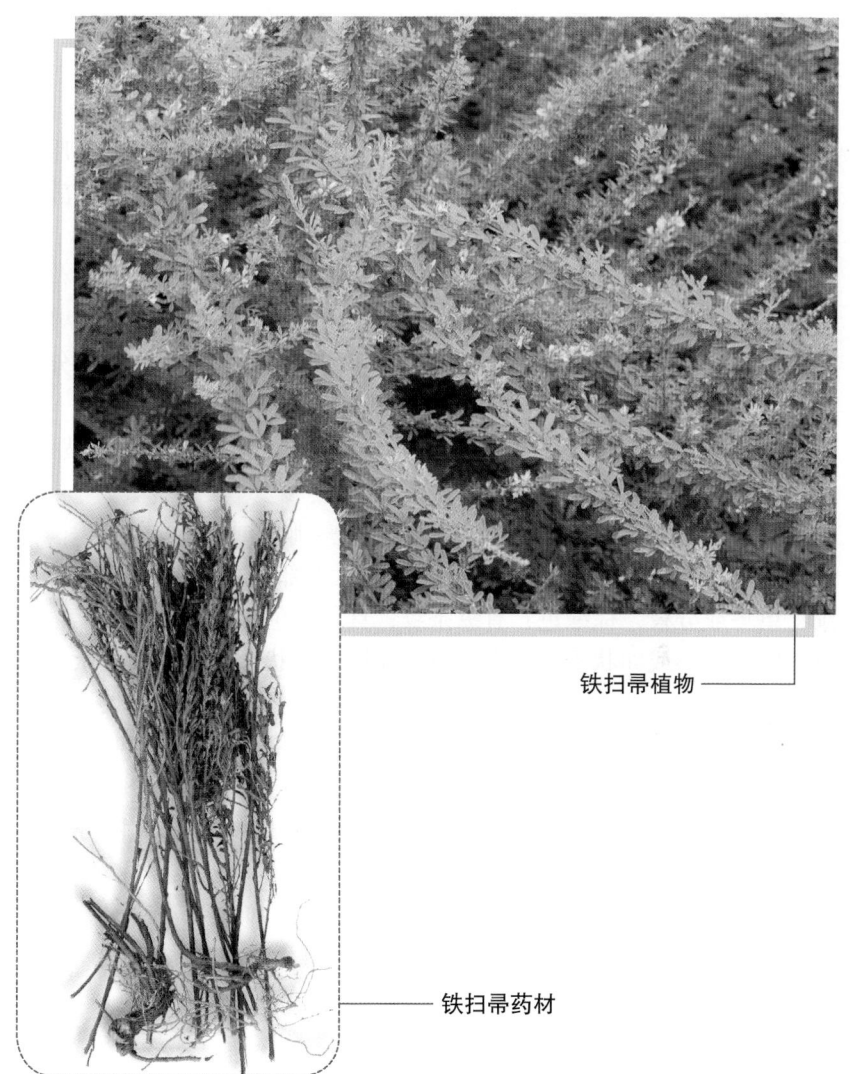

铁扫帚植物

铁扫帚药材

铁苋菜

【别　　名】 人苋、海蚌含珠、半边珠、痢疾草、金盘野苋菜、下合草、瓦片草。

【来　　源】 为大戟科植物铁苋菜 *Acalypha australis* L. 的全草。

【植物形态】 草本。茎直立，分枝，被微柔毛。叶互生；叶片卵状菱形或卵状椭圆形，长 2~7.5cm，宽 1.5~3.5cm，先端渐尖，基部楔形或圆形；基出脉 3 条，边缘有钝齿，两面均粗糙。穗状花序腋生；花单性，雌雄同株；雄花序极短，生于极小苞片内；雌花序生于叶状苞片内；苞片展开时肾形，合时如蚌，边缘有钝锯齿，基部心形，花萼四裂；无花瓣；雄蕊 7~8 枚；雌花 3~5 朵；子房被疏柔毛；花柱羽状分裂至基部。蒴果小，三角状半圆形，被粗毛。种子卵形，灰褐色。

【分　　布】 广西主要分布于马山、隆安、邕宁、苍梧、贺州、全州。

【采集加工】 5~7 月间采收，除去泥土，晒干或鲜用。

【药材性状】 根细长，皮部黄褐色，木部黄白色，质坚韧。茎细，单一或分枝，棕绿色，有纵条纹，具灰白色细柔毛。叶易碎，完整者叶片卵形或卵状菱形，有时可见花序及叶状肾形苞片。气微，味苦、涩。

【功效主治】 清热利湿，凉血解毒。主治痢疾，泄泻，吐血，衄血，便血，尿血，崩漏，痈疖疮疡，皮肤湿疹。

【用法用量】 内服：煎汤，10~15g，鲜品 30~60g。外用：适量，水煎洗或捣敷。

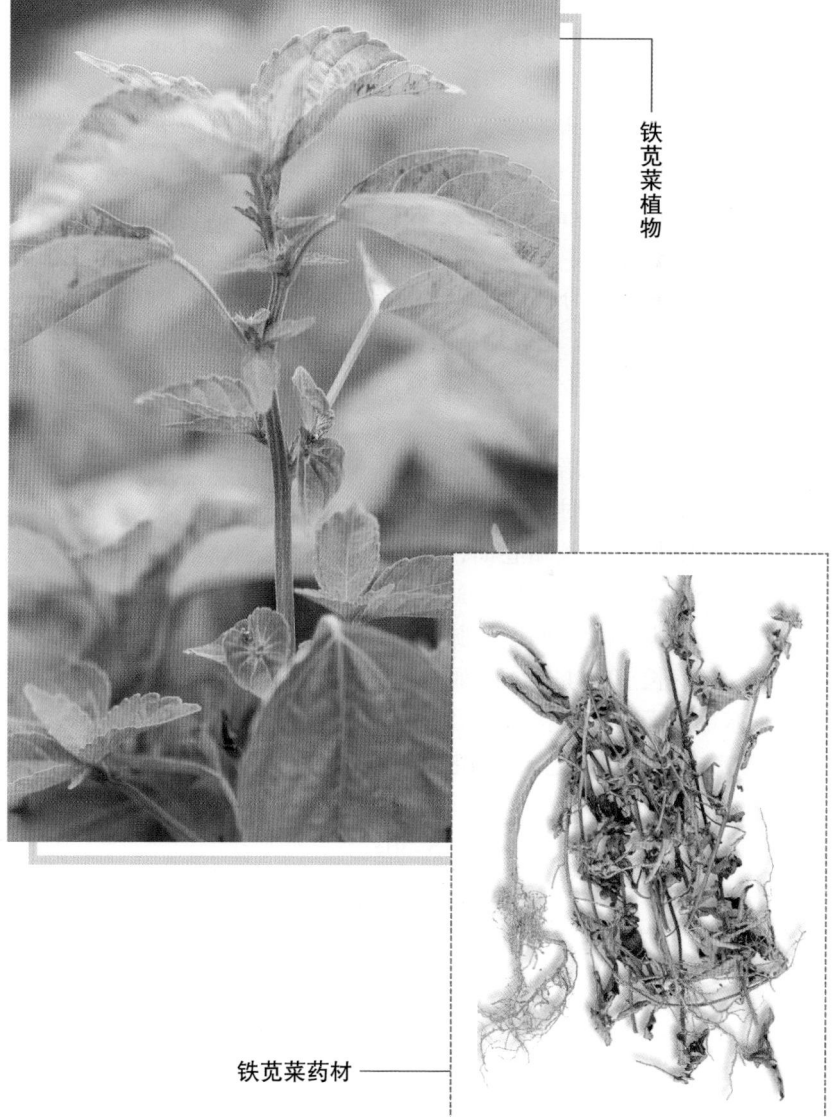

铁苋菜植物

铁苋菜药材

铁 树

【别　　名】 朱竹、铁莲草、红叶铁树、红铁树。

【来　　源】 为百合科植物朱蕉 *Cordyline fruticosa*（Linn.）A. Cheval. 的叶。

【植物形态】 灌木。茎通常不分枝。叶在茎顶呈 2 裂状旋转聚生；叶柄腹面宽槽状，基部扩大，抱茎；叶片披针状椭圆形至长圆形，长 30~50cm，宽 5~10cm，绿色或染紫红，中脉明显，侧脉羽状平行，先端渐尖，基部渐狭。圆锥花序生于上部叶腋，多分枝；花序主轴上的苞片条状披针形，分枝上花基部的苞片小，卵形；花淡红色至紫色，稀为淡黄色，近无梗；花被片条形，约 1/2 互相靠合成花被管；花丝略比花被片短，约 1/2 合生并与花被管贴生；子房下位，3 室。蒴果每室有种子数颗。

【分　　布】 栽培。

【采集加工】 随时可采，鲜用或晒干。

【药材性状】 叶皱缩卷曲，展平后完整者呈长条形或长披针形，长 20~48cm，宽 3~8cm。上表面暗灰绿色，中脉明显，稍下陷；下表面黄绿色，中脉凸起，两面侧脉较细，先端短尾尖，基部渐狭，不对称下延；叶柄长 10~14cm，腹面成槽状，背面强烈凸起，基部渐宽成鞘状，基部断面呈毛须状。质柔韧，不易折断。气微，味淡。

【功效主治】 凉血止血，化瘀定痛。主治咳血，吐血，便血，尿血，月经过多，跌打肿痛，胃痛。

【用法用量】 内服：煎汤，15~30g。

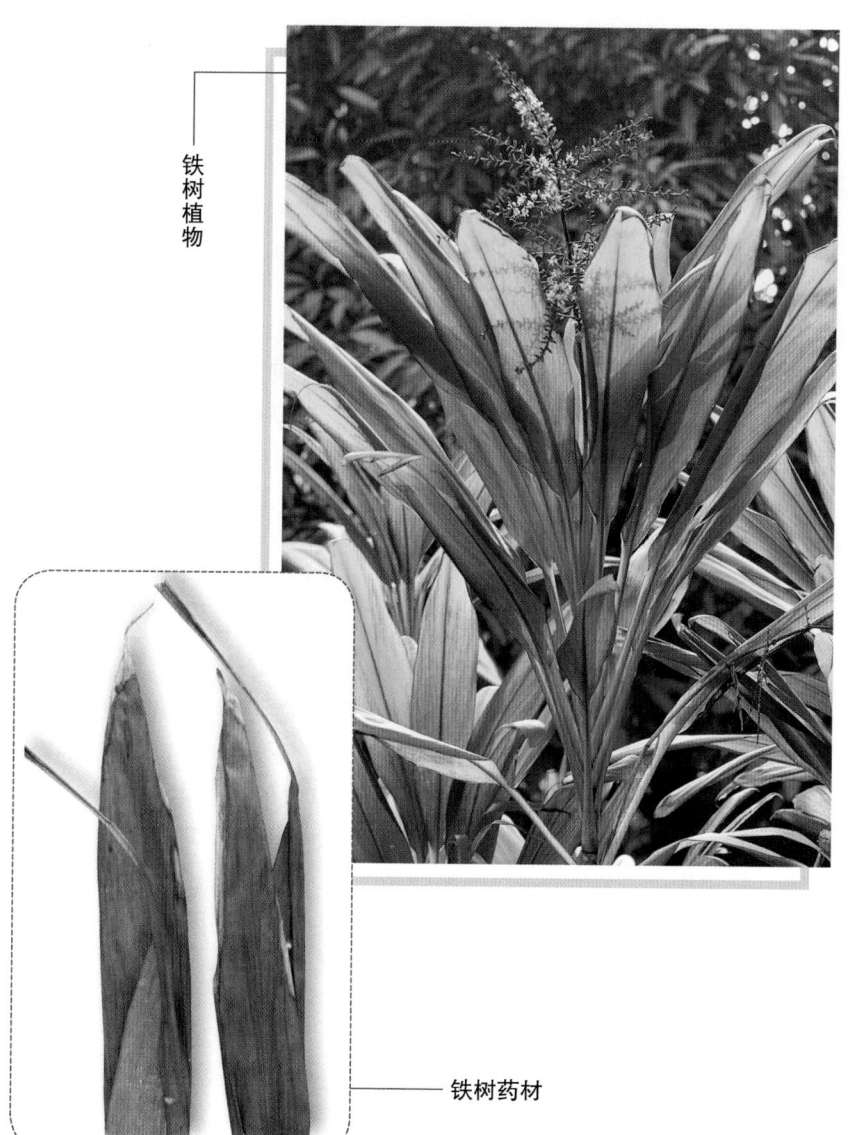

铁树植物

铁树药材

铁轴草

【别　　名】　凤凰草、绣球防风、黄香科、小裂石蚕、红毛将军、红油麻、红痧药。

【来　　源】　为唇形科植物铁轴草 *Teucrium quadrifarium* Buch.-Ham. 的全草。

【植物形态】　半灌木。茎基部块状，密被金黄色或锈色长柔毛或糙毛。叶片卵圆形或长圆状卵圆形，长 3~7.5cm，宽 1.5~2.5cm，上面被短柔毛，下面脉上与叶柄被有与茎同一式毛，余为灰白色绒毛。假穗状花序组成顶生圆锥花序；苞片极发达；花具短梗；花萼筒状钟形，二唇形，上唇中齿极发达，倒卵状扁圆形，具明显网状侧脉，下唇 2 齿披针形，喉部内具毛环；花冠淡红色，檐部单唇形，中裂片倒卵形；雄蕊伸出；花盘盘状，4 浅裂。小坚果倒卵状近圆形，背面具网状雕纹。

【分　　布】　广西主要分布于南宁、天峨、南丹、罗城、融水、三江、来宾、金秀。

【采集加工】　全年均可采收，切段，晒干。

【药材性状】　茎略呈方柱形，直径 2~4mm，表面棕紫色，密被锈色或金黄色长柔毛；质脆，易折断，断面白色，有髓。叶多皱缩，破碎，完整叶片展平后呈卵形或长卵形，先端钝或急尖，基部近心形，上面被锈色柔毛，下面密被灰白色柔毛。气微香，味微苦、涩。

【功效主治】　祛风解暑，利湿消肿，凉血解毒。主治风热感冒，中暑无汗，热毒泻痢，水肿，风湿痛，吐血，便血，跌打损伤，无名肿毒，蜂蜇伤。

【用法用量】　内服：煎汤，6~15g；或泡酒。外用：适量，捣敷、研末撒或煎汤洗。

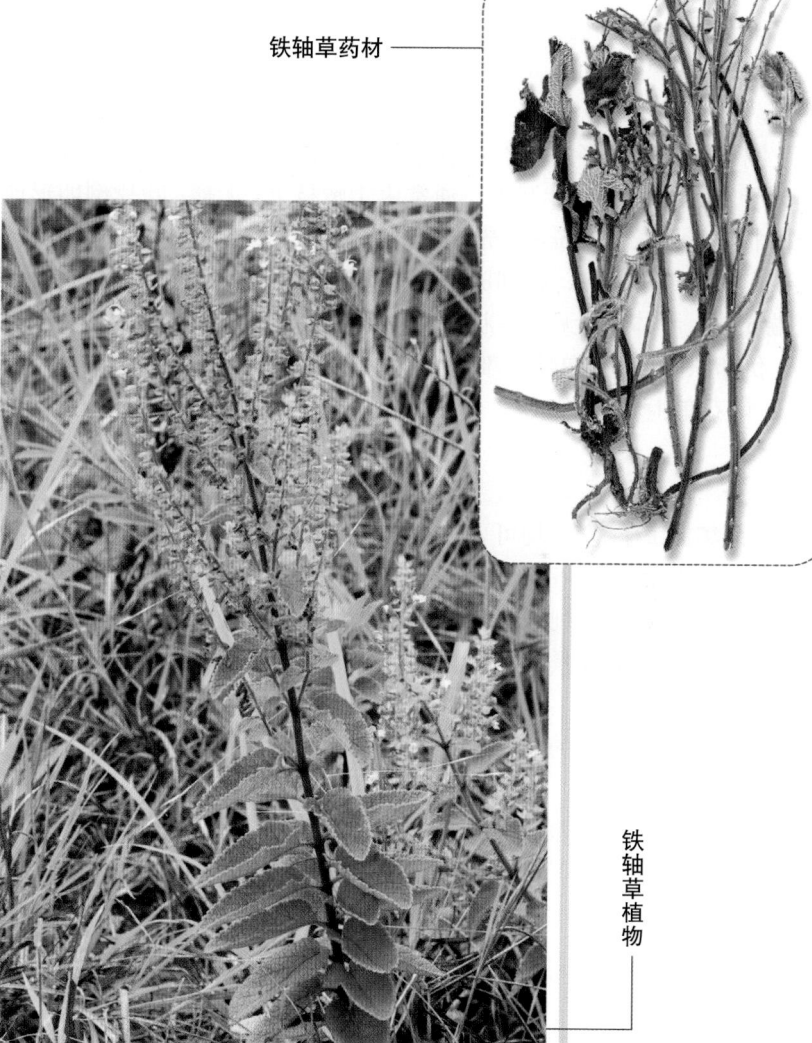

铁轴草药材

铁轴草植物

铁海棠

【别　　名】 玉麒麟、番鬼刺、海棠、万年刺、霸王鞭、干脚刺、细龙骨、爬壁刺。

【来　　源】 为大戟科植物铁海棠 *Euphorbia milii* Ch. des Moulins 的茎。

【植物形态】 多刺灌木。茎直立或稍攀援状，刺硬而尖，成5行排列于茎的纵棱上。叶互生，通常生于嫩枝上；无柄；叶片倒卵形或长圆状匙形，长2.5~5cm，先端浑圆而具凸起，基部渐狭，楔形。杯状聚伞花序生于枝端，排列成具长花序梗的二歧聚伞花序；总苞钟形，先端5裂，腺体4，无花瓣状附属物；总苞基部具2苞片，苞片鲜红色，倒卵状圆形；花单性，雌雄花同生于萼状总苞内；雄花多数，具雄蕊1；雌花单生于花序中央，子房上位，花柱3枚，柱头2浅裂。蒴果扁球形。

【分　　布】 广西分布于各地。

【采集加工】 全年均可采收，鲜用或晒干。

【药材性状】 茎多皱缩，直径0.5~0.8cm，绿色，有纵棱，棱上有锥状的硬刺，刺长1~2.5cm。叶片倒卵形至矩圆状匙形，长2.5~5cm，先端圆或具凸尖，基部渐狭呈楔形，黄绿色。气微，味苦、涩。

【功效主治】 解毒，排脓，活血，逐水。主治痈疮肿毒，烫火伤，跌打损伤，腹水。

【用法用量】 内服：煎汤，9~15g；或捣汁。外用：适量，捣敷。

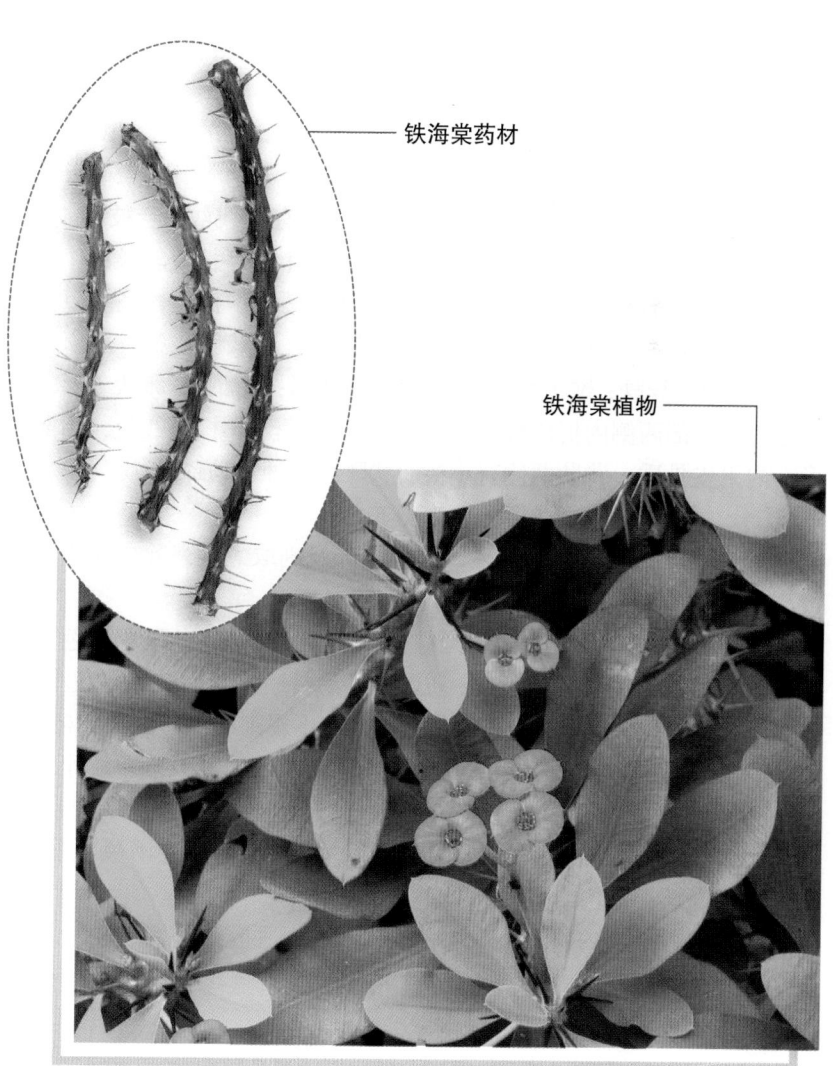

铁海棠药材

铁海棠植物

秤钩风

【别　　名】 追骨风、华防己、湘防己、穿山藤、杜藤、土防己、过山龙、花防己。

【来　　源】 为防己科植物秤钩风 *Diploclisia affinis*（Oliv.）Diels 的根或茎。

【植物形态】 木质藤本。嫩枝草黄色，有直线纹；老枝红褐色，散生纵裂的皮孔；腋芽 2 个，叠生。叶柄与叶片等长或较长；叶三角状扁圆形或菱状扁圆形，长 3.5~10cm，宽度稍大于长度，先端短尖或钝，基部近截平至浅心形，边缘有波状圆齿，掌状脉 5 条。聚伞花序腋生；花单性异株；雄花萼片 6，2 轮，椭圆形；花瓣 6，卵状菱形，短于萼片，基部两侧内折成耳状，抱着花丝；雄蕊 6。核果红色，阔倒卵形，内果皮骨质，背肋两侧有小横肋状雕纹。种子马蹄形。

【分　　布】 广西大部地区有分布。

【采集加工】 全年均可采，挖取根部及割取老茎，除去泥土，砍成小段，晒干。

【药材性状】 根呈不规则圆柱形，直径 1~6cm；表面灰棕色至深棕色，有不规则沟纹和横裂纹；质硬，不易折断，断面散布多数小孔。茎藤圆柱形，直径 1~2cm；表面灰棕色，有不规则沟纹、裂隙和枝痕；质硬，不易折断，断面有 2~7 轮偏心性环纹及放射状纹理，髓小。气微，味微苦。

【功效主治】 祛风除湿，利尿解毒，活血止痛。主治风湿痹痛，小便淋涩，跌扑损伤，毒蛇咬伤。

【用法用量】 内服：煎汤，9~15g。外用：适量，鲜品捣敷。

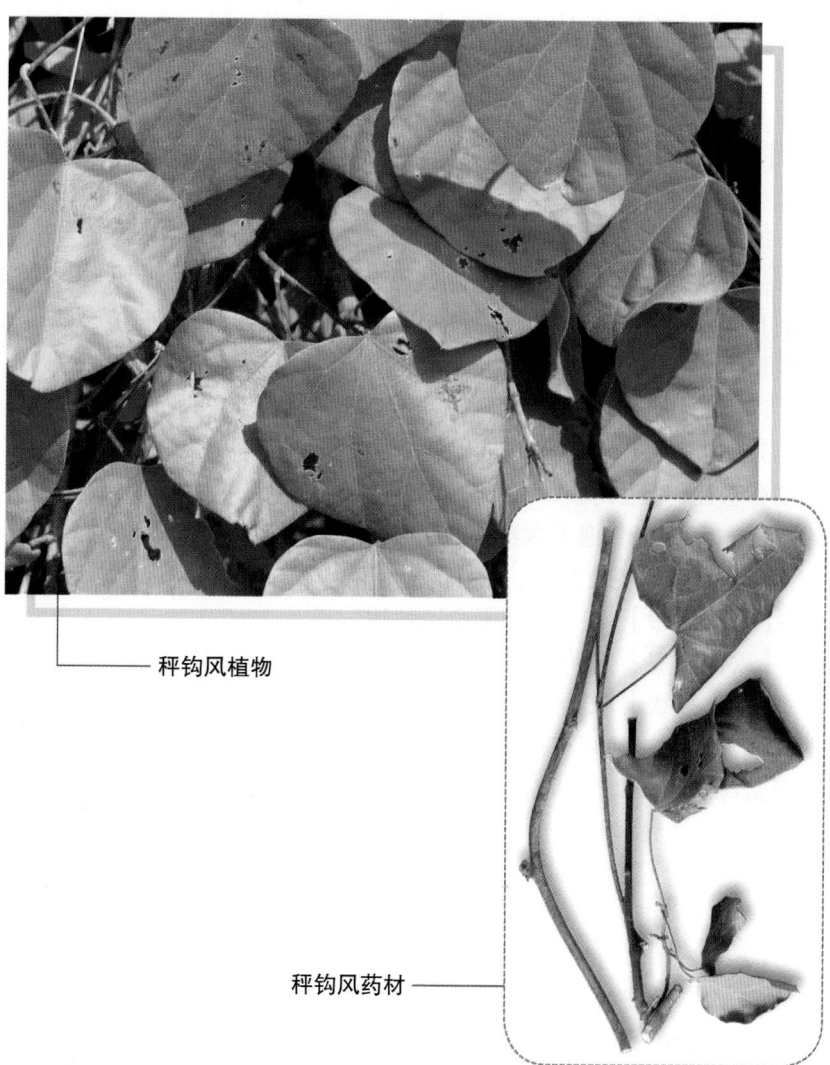

秤钩风植物

秤钩风药材

倒生根

【别　　名】 石上风、倒生莲、定草根、岩角蕨。

【来　　源】 为铁角蕨科植物长叶铁角蕨 Asplenium prolongatum Hook. 的全草。

【植物形态】 草本。根状茎短而直立，先端密被鳞片。叶簇生，叶片线状披针形，长10~25cm，宽3~4.5cm，二回羽状；羽片20~24对，近无柄，彼此密接，下部羽片长1.3~2.2cm，宽0.8~1.2cm，狭椭圆形，圆头，基部不对称，上侧截形，紧靠叶轴，下侧斜切，羽状；小羽片互生，上先出，上侧有2~5片，下侧0~4片，斜向上，疏离，狭线形，略向上弯，长4~10mm，宽1~1.5mm，钝头，基部与羽轴合生并以阔翅相连，全缘，上侧基部1~2片常再二至三裂，基部下侧一片偶为二裂；裂片与小羽片同形而较短，每小羽片或裂片有小脉1条，先端有水囊；叶近肉质；叶轴顶端往往延长成鞭状而生根，羽轴上面隆起，两侧有狭翅。孢子囊群狭线形，位于小羽片的中部上侧边；囊群盖狭线形，灰绿色，膜质，全缘，开向叶边，宿存。

【分　　布】 广西分布于全区各地。

【采集加工】 全年采收，除去杂质，洗净，晒干。

【药材性状】 根状茎短而直立，直径0.2~1.0cm；表面棕褐色，下端有多数须根，顶端有褐色披针形鳞片及丛生的叶。叶簇生，叶黄绿色至暗绿色，长12~40cm，多卷曲，展平后呈线状披针形，二回羽状深裂；小羽片狭线形，顶端钝，全缘，每裂片有小脉1条，顶端有小囊，有的叶片顶端有不定根。孢子囊群沿叶脉上侧着生，囊群盖狭线形，膜质，棕褐色。气微，味涩、微苦。

【功效主治】 活血化瘀，祛风湿，通关节。主治吐血，衄血，咳嗽痰多，黄肿，跌打损伤，筋骨疼痛。

【用法用量】 内服：煎汤，15~30g。外用：适量。

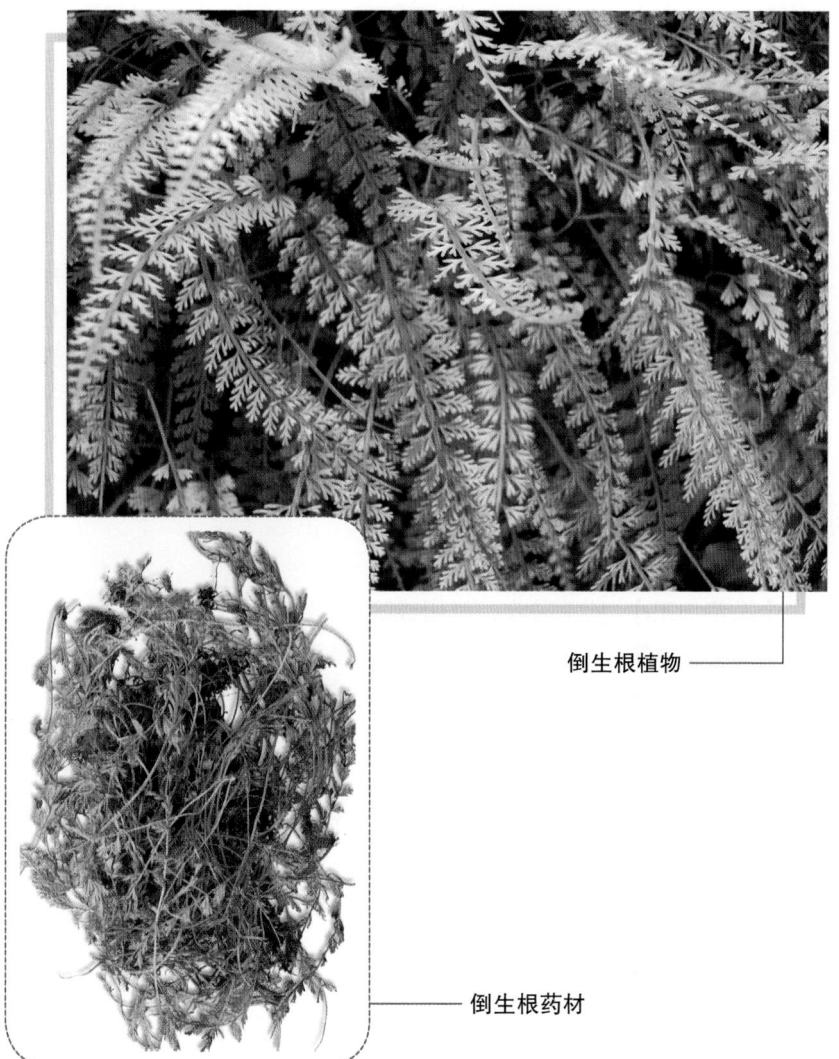

倒生根植物

倒生根药材

臭矢菜

【别　名】羊角草、黄花菜、向天癀、黄花蝴蝶草、蚝猪钻床。

【来　源】为白花菜科植物黄花草 *Cleome viscosa* Linn. 的全草。

【植物形态】直立草本。全株密被黏质腺毛与淡黄色柔毛，有恶臭气味。叶为具 3~5 小叶的掌状复叶；小叶倒披针状椭圆形，中央小叶长 1~5cm，宽 5~15mm，侧生小叶逐渐减小，边缘有腺纤毛。花单生于叶腋，顶部则成总状或伞房状花序，花梗纤细；萼片狭椭圆形至倒披针状椭圆形，有细条纹，背面及边缘有黏质腺毛；花瓣淡黄色或橘黄色，倒卵形或匙形，基部楔形至多少有爪；雄蕊 10~20，花期时不露出花冠外；子房无柄，圆柱形，除花柱与柱头外密被腺毛，子房顶部变狭而伸长，柱头头状。果直立，圆柱形，密被腺毛，成熟后果瓣自先端向下开裂，表面有多条纵向平行凸起的棱，花柱宿存。种子黑褐色，表面约有 30 条横向平行皱纹。

【分　布】广西分布于各地。

【采集加工】秋季采收，鲜用或晒干。

【药材性状】茎多分枝，密被黏性腺毛。叶具长叶柄，灰绿色，被毛，小叶 5，小叶片皱缩，展开呈倒卵形，果实长角状，被毛。气浓，味辛。

【功效主治】散瘀消肿，祛风止痛，生肌疗疮。主治跌打肿痛，劳伤腰痛，疝气疼痛，头痛，痢疾，疮疡溃烂，耳尖流脓，眼红痒痛，白带淋浊。

【用法用量】内服：煎汤 6~9g。外用：适量，捣敷或煎水洗；或研粉撒敷。

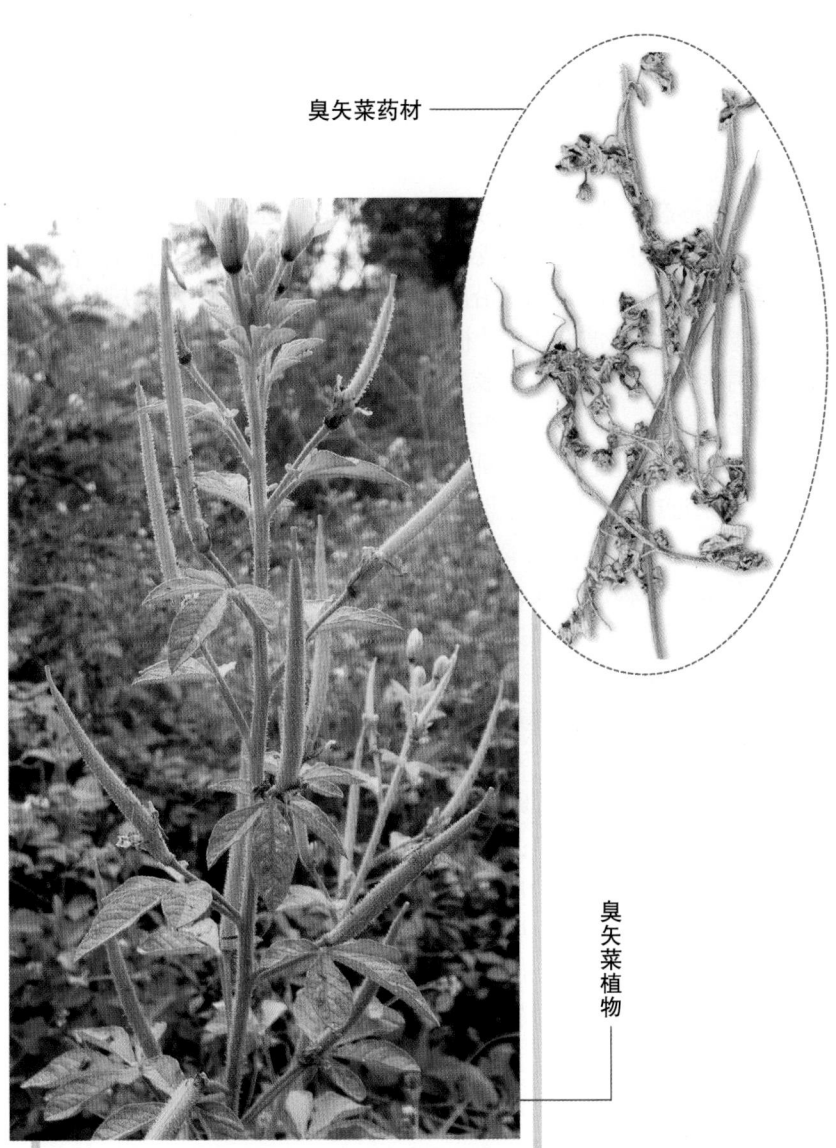

臭矢菜药材

臭矢菜植物

臭茉莉

【别　　名】　臭屎茉莉、山茉莉、大髻婆、过墙风、臭朱桐、臭牡丹。

【来　　源】　为马鞭草科植物臭茉莉 *Clerodendron fragrans* Vent. 的根、叶。

【植物形态】　灌木。幼枝近四棱形；老枝近圆形，皮孔明显，被短柔毛。叶片纸质，宽卵形或心形，长 10~22cm，宽 8~21cm，表面散生短柔毛，背面有短柔毛，沿脉较密，基部脉腋有数个盘状腺体，叶缘有不规则锯齿或波状齿；叶柄被短柔毛。伞房状聚伞花序密集，顶生，花序梗被短柔毛；苞片多，披针形，被短柔毛、腺点和少数盘状腺体；花萼钟状，密被柔毛和少数盘状腺体，萼齿线状披针形；花冠紫红色或淡红色，花冠裂片倒卵形；雄蕊与花柱伸出花冠外，花柱长于雄蕊。核果近球形，成熟时蓝黑色，大半被紫红色增大的宿萼所包。

【分　　布】　广西主要分布于马山、平果、靖西、德保、那坡、凌云、乐业、隆林、天峨、东兰、都安、龙州。

【采集加工】　全年可采，洗净切片，晒干或鲜用。叶多鲜用，随时采。

【药材性状】　根圆柱形，表面土黄色，具纵皱纹，有分枝或凸起侧根痕。茎表面棕褐色，有细纵皱纹及多数黄褐色点状皮孔。叶多皱缩破碎，完整者展平呈宽卵形，边缘有细锯齿，表面棕褐色或棕绿色，疏被短柔毛，质脆，易碎；叶柄细长。气臭，味微苦。

【功效主治】　解毒消肿，祛风湿，降血压。主治痈疽，疔疮，发背，乳痈，痔疮，湿疹，丹毒，风湿痹痛，高血压病。

【用法用量】　内服：煎汤，10~15g，鲜品 30~60g；或捣汁；或入丸剂。外用：适量，煎水熏洗；或捣敷；或研末调敷。

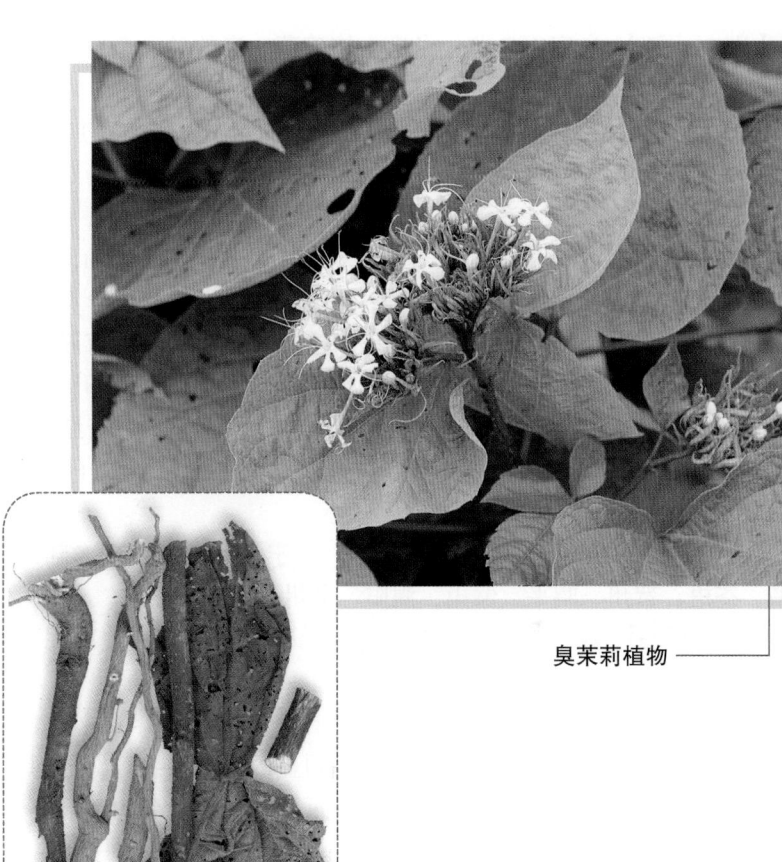

臭茉莉植物

臭茉莉药材

射 干

【别　　名】 乌扇、乌蒲、鬼扇、较剪草、扁竹兰、金绞剪、扇把草、扇竹根。

【来　　源】 为鸢尾科植物射干 *Belamcanda chinensis*（L.）DC. 的根茎。

【植物形态】 草本。茎直立，实心，下部生叶。叶互生，扁平，宽剑形，对折，互相嵌叠，排成 2 列，长 20~60cm，宽 2~4cm，先端渐尖，基部抱茎，全缘，绿色带白粉；叶脉数条，平行。聚伞花序伞房状顶生，2 叉状分枝，枝端着生数花，花梗及分枝基部均有膜质苞片；苞片披针形至狭卵形；花被片 6，2 轮，外轮花被裂片倒卵形或长椭圆形，内轮 3 片略小，倒卵形或长椭圆形，橘黄色，有暗红色斑点；雄蕊 3；雌蕊 1。蒴果倒卵形或长椭圆形，具 3 纵棱。种子多数，近圈形，黑紫色，有光泽。

【分　　布】 广西主要分布于龙州、南宁、武鸣、宾阳、陆川、桂平、苍梧、贺州、昭平、蒙山、灌阳、全州、三江。

【采集加工】 栽后 2~3 年收获，春、秋季挖掘根茎，洗净泥土，晒干，搓去须根，再晒至全干。

【药材性状】 根茎呈不规则结节状，有分枝，直径 1~2cm。表面黄褐色、棕褐色或黑褐色，皱缩不平，有明显的环节及纵纹。上面有圆盘状凹陷的茎痕，有时残存有茎基；下面及两侧有残存的细根及根痕。质硬，折断面黄色，颗粒性。气微，味苦、微辛。

【功效主治】 清热解毒，祛痰利咽，消肿散结。主治咽喉肿痛，痰壅咳喘，瘰疬，痈肿疮毒。

【用法用量】 内服：煎汤，5~10g；或入丸、散剂；或鲜品捣汁。外用：适量，煎水洗；或研末吹喉；或捣烂敷。

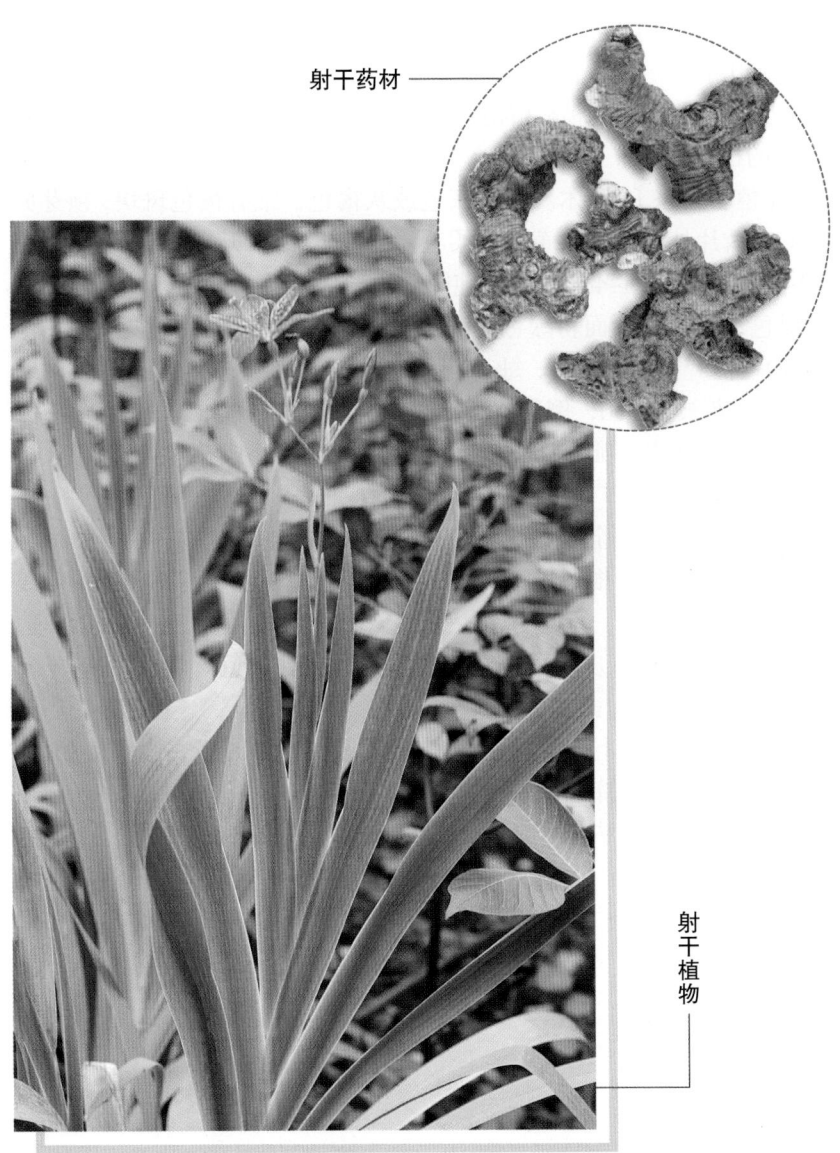

射干药材

射干植物

豹皮樟

【别　　名】　过山香、山桂、山肉桂、豹皮黄肉楠、大灰木、白柴、香叶子。

【来　　源】　为樟科植物豹皮樟 *Litsea rotundifolia* BL. var. *oblongifolia* Nees 的根。

【植物形态】　灌木。树皮灰色或灰褐色，常有褐色斑块；顶芽卵圆形，鳞片外面被丝状黄色短柔毛。叶散生，宽卵圆形至近圆形，长 2.2~4.5cm，宽 1.5~4cm，先端钝圆或短渐尖，基部近圆，薄革质，上面绿色，光亮，下面粉绿色；叶柄粗短，初时有柔毛，后变无毛。伞形花序常 3 个簇生叶腋；每一花序有花 3~4 朵，花小；花被筒杯状，被柔毛；花被裂片 6，倒卵状圆形，大小不等，能育雄蕊 9，花丝有稀疏柔毛，腺体小，圆形；退化雌蕊细小。果球形，成熟时灰蓝黑色。

【分　　布】　广西主要分布于天峨、北海、玉林、南宁、武鸣。

【采集加工】　全年均可采，鲜用或阴干。

【药材性状】　根圆柱形，表面黄棕色至黄褐色，有细密的纵皱纹及支根痕。质坚硬，不易折断，断面不平整，黄白色，有放射状纹理，指甲划之有油痕。皮层薄，有时脱落，露出处黄色。气香，味微辛、有清凉感。

【功效主治】　行气活血止痛，祛风湿。主治胃痛，腹痛，腹泻，痢疾，风湿痹痛，痛经，跌打损伤。

【用法用量】　内服：煎汤，15~30g；或浸酒服。

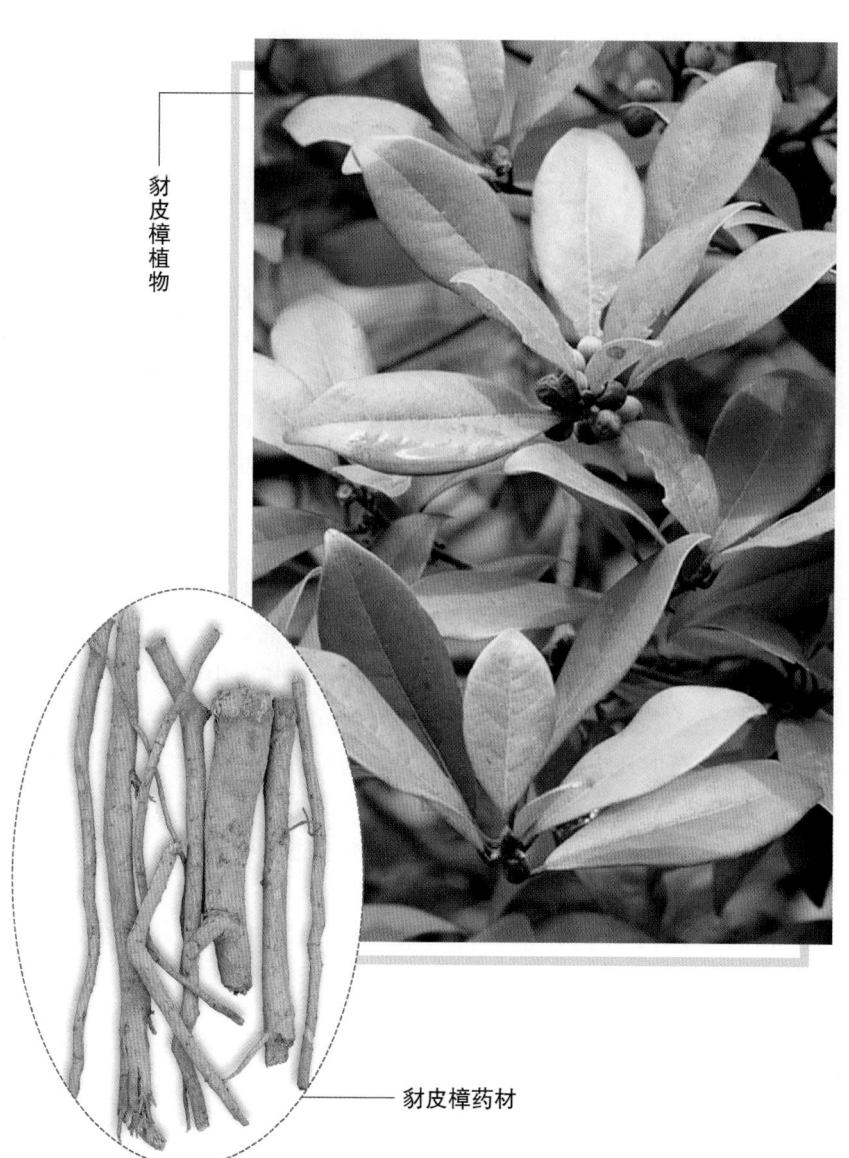

豹皮樟植物

豹皮樟药材

留兰香

【别　　名】 南薄荷、升阳菜、香花菜、绿薄荷、鱼香菜、狗肉香、假薄荷。

【来　　源】 为唇形科植物留兰香 *Mentha spicata* L. 的全草。

【植物形态】 芳香性草本。叶对生；叶披针形、披针状卵形或长圆状披针形，长 3~7cm，宽 1~2cm，先端锐尖，基部圆钝至楔形，边缘具稀疏不规则的锯齿，齿尖凸出向前，鲜绿色，两面具腺鳞，无毛或下面略具短毛。轮伞花序密集成顶生的穗状花序；小苞片线形，长超过花序；花萼钟形，具肋脉 13，略呈二唇形，上唇 3 齿，中齿略短，下唇 2 齿，萼齿边缘略具纤毛；花冠淡紫色、两唇形，上唇较宽，先端微凹，下唇 3 裂较狭，上唇外略具短毛，花冠筒内、外光滑；雄蕊 4，近于相等，花药 2 室，紫色，后变褐色。小坚果卵形，黑色，具细小窝孔。

【分　　布】 广西主要分布于灵山、隆林。

【采集加工】 全年均可采收，洗净，切段，晒干。

【药材性状】 茎方柱形，直径 3~6mm，基部常见须根，上部有分枝；茎表面呈紫红色或紫褐色，质脆易折断，断面中空。叶对生，多皱缩，绿色，展平后呈卵状长圆形，长 3~7cm，宽 1~2cm，先端尖，基部圆钝至楔形，边缘具稀疏不规则的锯齿。气清香，味甘淡、有清凉感。

【功效主治】 解表，和中，理气。主治感冒咳嗽，头痛咽痛，目赤，腹痛吐泻，跌打肿痛，疮疖，皮肤皲裂。

【用法用量】 内服：煎汤，3~9g，鲜品 15~30g。外用：适量，捣敷；或绞汁点眼。

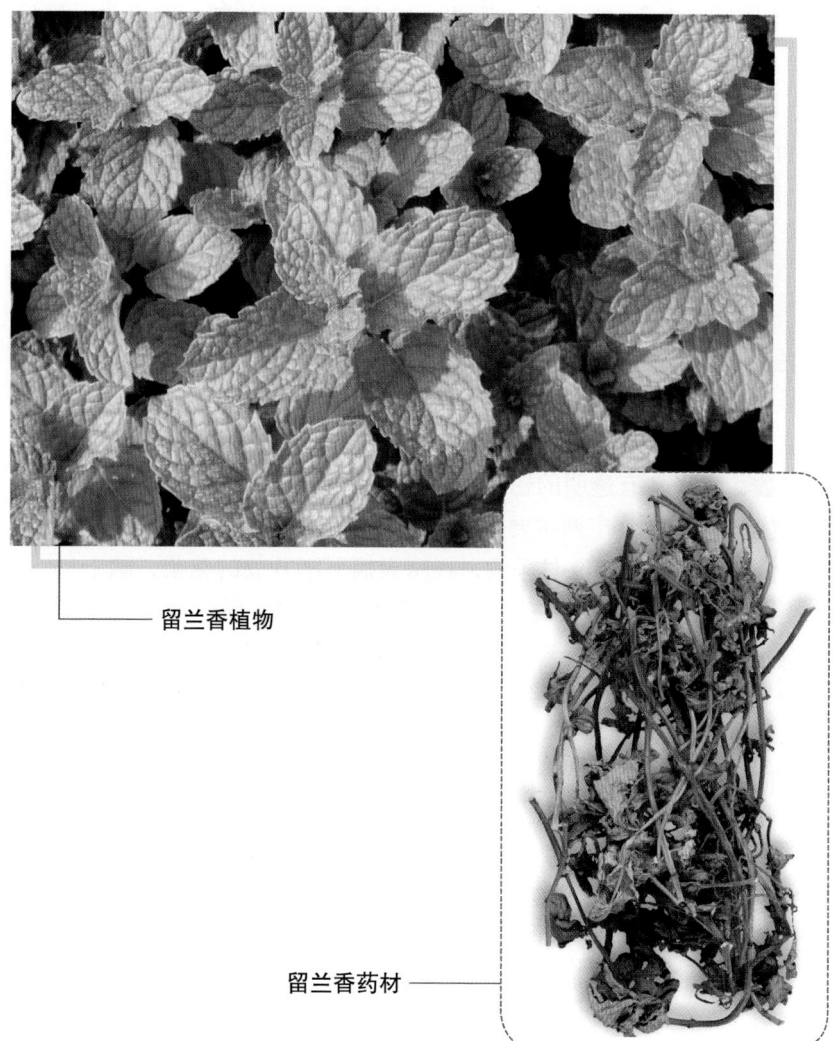

留兰香植物

留兰香药材

凌霄花

【别　　名】 紫葳花、爱花、凌甘花、堕胎花、藤萝花、吊墙花、杜灵霄花。

【来　　源】 为紫葳科植物凌霄 Campsis grattdiflora（Thunb.）K. Schum. 的花。

【植物形态】 落叶木质藤本，借气根攀附于其他物上。茎黄褐色具棱状网裂。叶对生，奇数羽状复叶；小叶 7~9 枚，卵形至卵状披针形，长 4~6cm，宽 1.5~3cm，先端尾状渐尖，基部阔楔形，两侧不等大，边缘有粗锯齿，两面无毛，小叶柄着生处有淡黄褐色束毛。花序顶生，圆锥状，花大；花萼钟状，不等 5 裂，裂至筒之中部，裂片披针形；花冠漏斗状钟形，裂片 5，圆形，橘红色，开展；雄蕊 4；子房上位，2 室，基部有花盘。蒴果长如豆荚，具子房柄；2 裂及瓣裂。种子多数，扁平，有透明的翅。

【分　　布】 广西主要分布于全州、资源、临桂、桂林。

【采集加工】 7~9 月采收，择晴天摘下刚开放的花朵，晒干。

【药材性状】 花多皱缩卷曲。花萼钟状，棕褐色或棕色，质薄，先端不等 5 深裂，裂片三角状披针形，萼筒表面有 10 条纵脉，其中 5 条明显。花冠黄棕色，完整者展平后长 3~5.5cm；先端 5 裂，裂片半圆形，下部联合成漏斗状，表面可见细脉纹。气清香，味微苦、酸。

【功效主治】 破血通经，凉血祛风。主治血瘀经闭，月经不调，癥瘕积聚，风热痒疹。

【用法用量】 内服：煎汤，3~10g。外用：适量。

附：凌霄根

凉血祛风，活血通络。主治血热痒疹，风湿痹痛，跌打损伤。内服：煎汤，6~9g；或入丸、散；或浸酒。外用：鲜品适量，捣敷。

凌霄花植物

凌霄花药材

高良姜

【别　　名】　高凉姜、良姜、蛮姜、小良姜，海良姜。

【来　　源】　为姜科植物高良姜 *Alpinia officinarum* Hance 的根状茎。

【植物形态】　草本。根茎圆柱形，横生，棕红色，具节，节上有环形膜质鳞片，节上生根。茎丛生，直立。叶无柄或近无柄；叶片线状披针形，长 15~30cm，宽 1.5~2.5cm，先端渐尖或尾尖，基部渐窄，全缘，两面无毛；叶鞘开放，抱茎，具膜质边缘；叶舌膜质，不开裂。总状花序顶生，直立，花序轴被绒毛；花萼筒状，先端不规则 3 浅圆裂；花冠管漏斗状，花冠裂片 3，长圆形，唇瓣卵形，白色而有红色条纹；侧生退化雄蕊锥状；发育雄蕊 1，生于花冠管喉部上方；子房 3 室，密被绒毛，花柱细长，基部下方具 2 个合生的圆柱形蜜腺，柱头 2 唇状。蒴果球形，不开裂，被绒毛，熟时橙红色。种子具假种皮，有钝棱角，棕色。

【分　　布】　广西主要分布于陆川、东兴、南宁、武鸣、上林。

【采集加工】　夏末秋初，挖起 4~6 年的根茎，除去地上茎及须根，洗净，切段晒干。在晒至六七成干时，堆在一起闷放 2~3 天，再晒至全干，则皮皱肉凸，表皮红棕色，质量更佳。

【药材性状】　根茎圆柱形，多弯曲，有分枝，长 5~9cm，直径 1~1.5cm。表面棕红色或暗褐色，有细密纵皱纹及灰棕色波状环节，节间长 0.2~1cm，下面有圆形根痕。质坚韧，不易折断，断面灰棕色或红棕色，纤维性，内皮层环较明显，散有维管束点痕。气香，味辛辣。

【功效主治】　温中散寒，理气止痛。主治脘腹冷痛，呕吐，噫气。

【用法用量】　内服：煎汤，3~6g；或入丸、散。

高良姜药材 ————

高良姜植物 ————

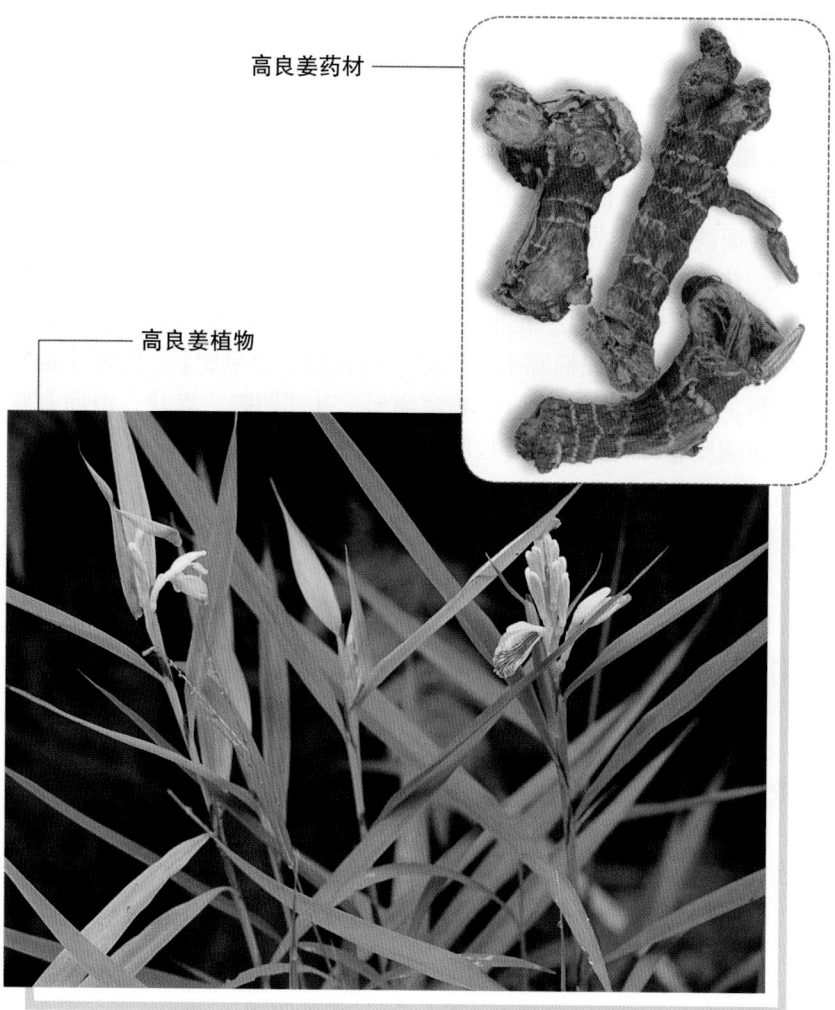

高斑叶兰

【别　　名】 石风丹、兰花草、高杆竹叶兰、观音竹、山石竹。

【来　　源】 为兰科植物高斑叶兰 *Goodyera procera*（Ker Gawl.）Hook. 的全草。

【植物形态】 草本。根状茎短而粗，具节。茎直立，无毛，具6~8枚叶。叶片长圆形或狭椭圆形，长7~15cm，宽2~5.5cm，上面绿色，背面淡绿色，先端渐尖，基部渐狭，具柄；叶柄基部扩大成抱茎的鞘。花茎具5~7枚鞘状苞片；总状花序具多数密生的小花；花苞片卵状披针形，先端渐尖；花小，白色带淡绿，芳香；萼片具1脉，先端急尖，中萼片卵形或椭圆形，凹陷，与花瓣黏合呈兜状；侧萼片偏斜的卵形。花瓣匙形，白色；唇瓣宽卵形，基部凹陷，囊状，内面有腺毛，前端反卷，唇盘上具2枚胼胝体；蕊喙直立，2裂；柱头1个，横椭圆形。

【分　　布】 广西各地有分布。

【采集加工】 全年均可采收。洗净，鲜用或晒干。

【药材性状】 根茎短，有数条根。根弯曲而相互纠结，表面有黄柔毛，质较韧。茎圆柱形，黄绿色，无毛。叶多皱缩，棕黄色或带绿色，展平后呈宽披针形或矩圆形，长8~15cm，宽2~5.5cm，先端渐尖，基部渐狭而成叶柄，长3~7cm，基部鞘状抱茎，全缘，具平行脉。气微，味辣。

【功效主治】 祛瘀止血，行气活血，止咳平喘。主治风寒湿痹，瘫痪，跌打损伤，咳喘，胃痛，水肿。

【用法用量】 内服：煎汤，9~15g；或浸酒。

高斑叶兰药材

高斑叶兰植物

高　粱

【别　　名】 蜀黍、高粱米、番黍。

【来　　源】 为禾本科植物高粱 *Sorghum bicolor*（L.）Moench 的种子。

【植物形态】 草本。秆较粗壮，基部节上具支撑根。叶舌硬膜质，先端圆，边缘有纤毛；叶片线形至线状披针形，长 40~70cm，宽 3~8cm，先端渐尖，基部圆或微呈耳形，边缘软骨质，中脉较宽，白色。圆锥花序；主轴具纵棱；小穗倒卵形或倒卵状椭圆形，基盘钝，有髯毛；两颖均革质，上部及边缘通常具毛，初时黄绿色，成熟后为淡红色至暗棕色；第一颖背部圆凸，边缘内折而具狭翼，脉仅达中部，有横脉，顶端尖或具 3 小齿；第二颖 7~9 脉，背部圆凸，略呈舟形；外稃透明膜质，第一外稃披针形，边缘有长纤毛，第二外稃披针形至长椭圆形，自裂齿间伸出一膝曲的芒；雄蕊 3 枚；子房倒卵形，花柱分离，柱头帚状。颖果淡红色至红棕色。

【分　　布】 广西各地有栽培。

【采集加工】 种子成熟时采收，去壳、晒干。

【药材性状】 种子呈椭圆形、倒卵形或圆形，大小不一，表面呈白、黄、红、褐、黑等颜色。气清香，味微甜。

【功效主治】 健脾止泻，化痰安神。主治脾虚泄泻，恶心呕吐，消化不良，痰湿咳嗽，失眠多梦。

【用法用量】 内服：煎汤，30~60g；或研末。

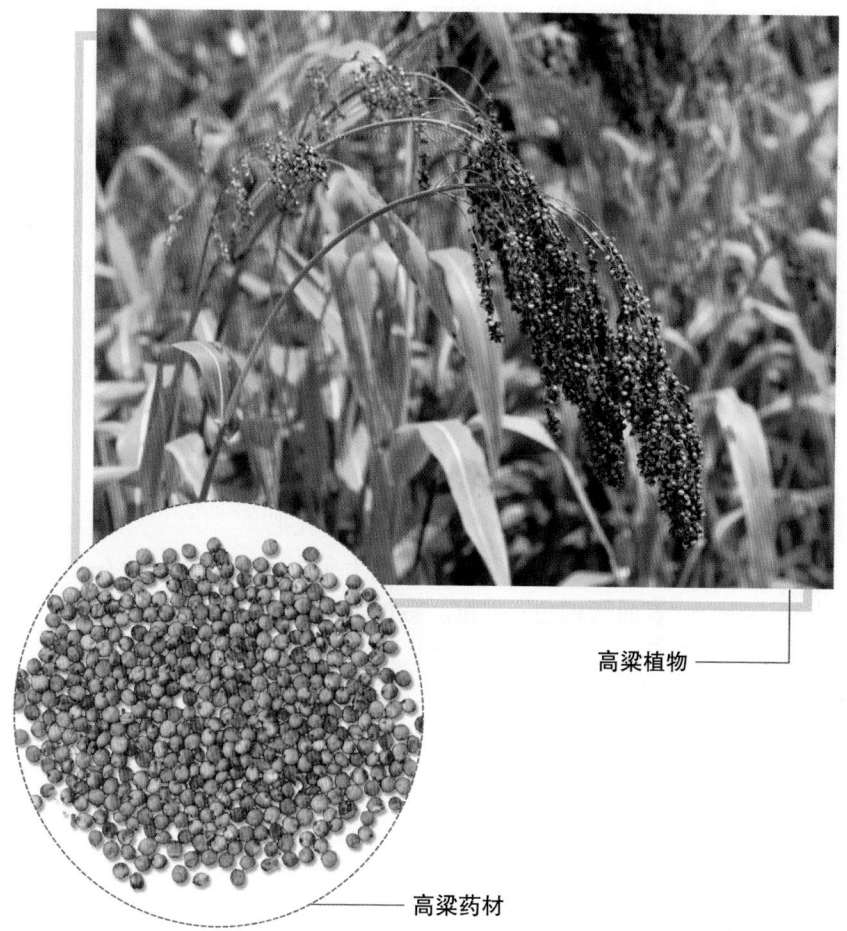

高粱植物

高粱药材

唐松草

【别　　名】　水黄连、软杆子、软水黄连。

【来　　源】　为毛茛科植物多枝唐松草 *Thalictrum ramosum* Boivin 的全草。

【植物形态】　草本。茎直立，基部以上有分枝。叶直生；叶柄基部有膜质短鞘；基生叶与茎下部叶为二至三回三出复叶；小叶草质，宽卵形、近圆形或倒卵形，长0.7~2cm，宽0.5~1.5cm，先端钝有短尖，基部圆或浅心形，不明显3浅裂，边缘有疏钝齿，叶上面脉平，下面稍隆起，网脉明显。复单歧聚伞花序圆锥状；花两性，花梗丝状；萼片4，花瓣状，卵形，淡黄色或白色，早落；花瓣无；雄蕊16~24，花丝丝状，上部比花药稍窄，花药长圆形；心皮6~16，花柱向外弯，柱头生腹面。瘦果狭卵形或纺锤形，无柄，有8条纵肋。

【分　　布】　广西主要分布于凤山、巴马、兴安、上林。

【采集加工】　夏季采收，洗净，晒干，扎把。

【药材性状】　根状茎极短；细根数十条生于根茎下，长6~10cm，直径1~3mm；表面灰褐色；质脆，易折断，断面可见浅黄色木心。茎多分枝，纤细柔软。叶质薄，边缘具圆齿。

【功效主治】　清热燥湿，泻火解毒。主治痢疾，黄疸，目赤肿痛，急性结膜炎，疮疖肿毒。

【用法用量】　内服：煎汤，9~15g。外用：适量，捣敷；或煎水熏洗。

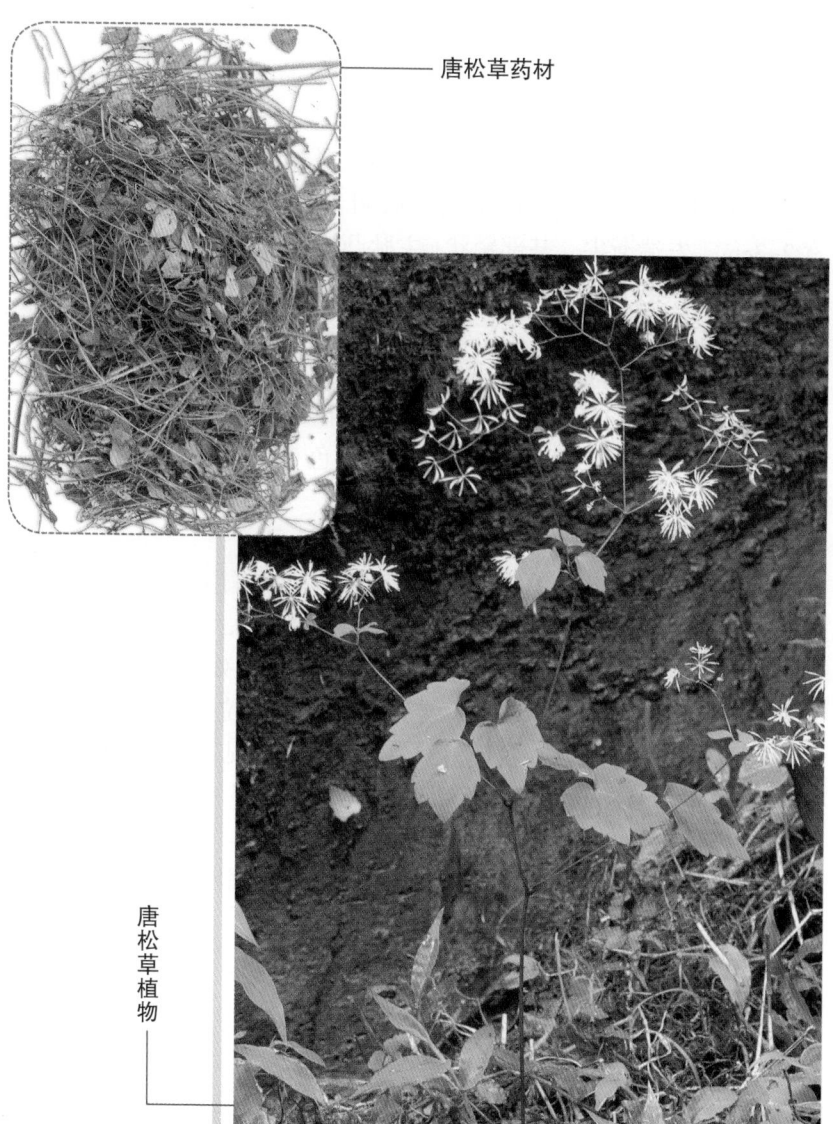

唐松草药材

唐松草植物

唐菖蒲

【别　　名】　标杆花、八百锤、千锤打、铜锤。

【来　　源】　为鸢尾科植物唐菖蒲 *Gladiolus gandavensis* Van Houtte 的球茎。

【植物形态】　草本。球茎扁圆球状，外包棕黄色膜质包被。叶基生，或于茎上互生，嵌叠状排成 2 列；叶片剑形，质硬，长 40~60cm，宽 2~3cm，先端渐尖，基部鞘状；主脉凸出，具多条平行脉。花茎不分枝，下部具数片互生叶；穗状花序顶生，具卵形或宽卵形的苞片 2枚；花单生苞片内，无柄，左右对称，具红、粉红、白、黄等艳丽色彩；花被裂片 6，排成 2 轮，内轮 3 片较大，花冠管漏斗状，向上多少弯曲而有一长形的管檐；雄蕊 3，着生于花被管上，多少偏向花的一侧，花药蓝紫色；子房下位，椭圆形，绿色 3 室，花柱先端 3 裂。蒴果椭圆形。种子扁平，具膜质翅。

【分　　布】　栽培。

【采集加工】　秋季采挖，洗净，晒干备用或鲜用。

【药材性状】　球茎扁圆球形，直径 1.5~3.5cm，厚 1~1.5cm。表面黄棕色、棕褐色或暗棕红色；基部具须根痕或偶见残根；上面中央为 1尖凸状顶芽，腋芽数个，较小，分列顶芽两侧而位于同一径向面上；全体尚见数个同心环状线纹，为鳞片痕，有时可见残存的膜质鳞叶基部。体重脆而易碎，断面淡棕褐色或污白色，显粉性。气微，味辣刺舌。

【功效主治】　清热解毒，散瘀消肿。主治痈肿疮毒，咽喉肿痛，疰腮，瘰症，跌打损伤。

【用法用量】　内服：煎汤，3~9g。外用：适量，酒磨或水磨汁涂；或捣敷。

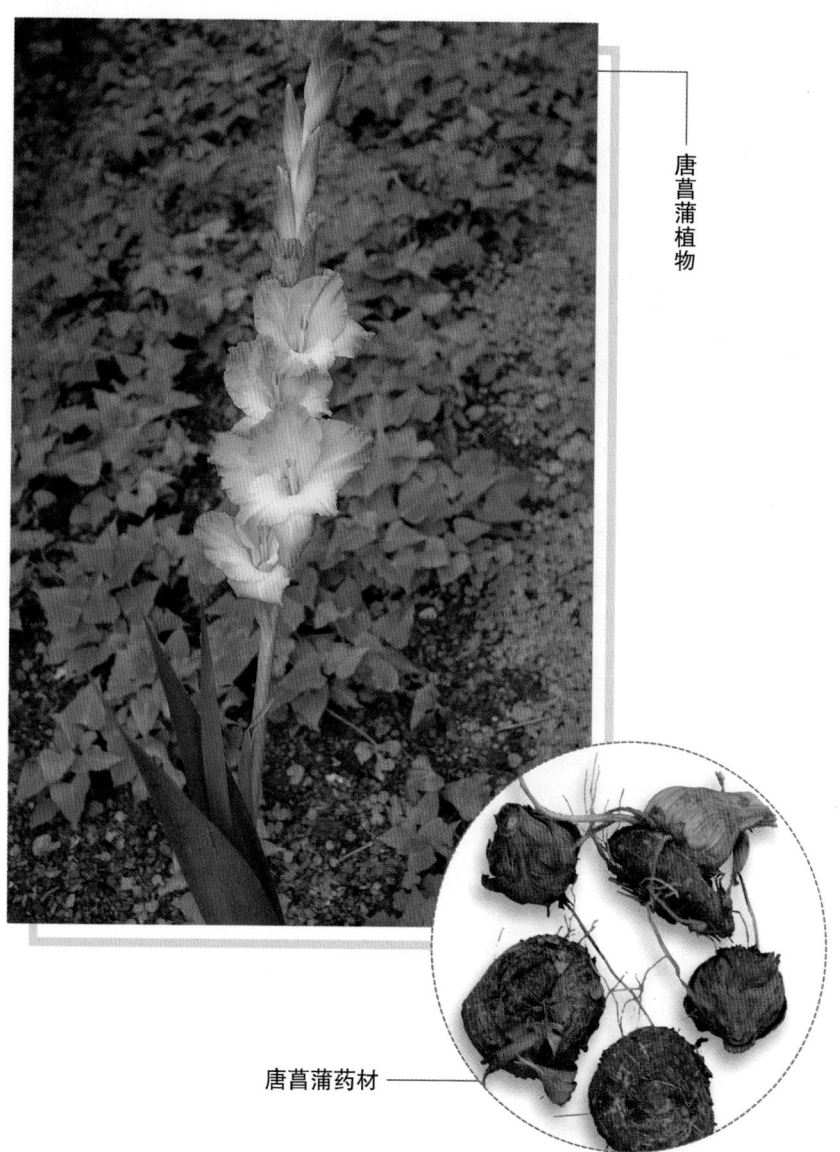

唐菖蒲植物

唐菖蒲药材

凉粉草

【别　　名】大叶面豆果、大叶馒头果、毛叶算盘子、大红心、金龟树。

【来　　源】为唇形科植物凉粉草 *Mesona chinensis* Benth. 的全草。

【植物形态】草本。直立或匍匐。茎、枝四棱形，有时具槽，被脱落的长疏柔毛或细刚毛。叶狭卵圆形至阔卵圆形或近圆形，长2~5cm，宽0.8~2.8cm，先端急尖或钝，基部急尖、钝或有时圆形，边缘具或浅或深锯齿，纸质或近膜质，两面被细刚毛或柔毛。轮伞花序组成顶生总状花序；苞片圆形或菱状卵圆形；花萼开花时钟形，密被白色疏柔毛，二唇形，果时花萼筒状或坛状筒形；花冠白色或淡红色，小，冠筒极短，喉部极扩大，冠檐二唇形，上唇宽大，具4齿，2侧齿较高，中央2齿不明显；雄蕊4；花柱远超出雄蕊之上。小坚果长圆形，黑色。

【分　　布】广西主要分布于容县、博白。

【采集加工】夏季收割地上部分，晒干，或晒至半干，堆叠闷之使发酵变黑，再晒至足干。

【药材性状】茎方形，被灰棕色长毛，外表棕褐色或黑色，有沟槽，幼茎常扭曲；质脆易断，中心有髓。叶对生，多皱缩，纸质，稍柔韧，不易捻碎，长圆形或卵圆形，两面皆被疏长毛。气微，嚼之味淡甘，有胶性。

【功效主治】消暑，清热，凉血，解毒。主治中暑，糖尿病，黄疸、泄泻、痢疾、高血压病，肌肉、关节疼痛，急性肾炎，风火牙痛，烧烫伤，丹毒，梅毒，漆过敏。

【用法用量】内服：煎汤，15~30g。外用：适量，研末调敷；煎水洗；或鲜品捣敷。

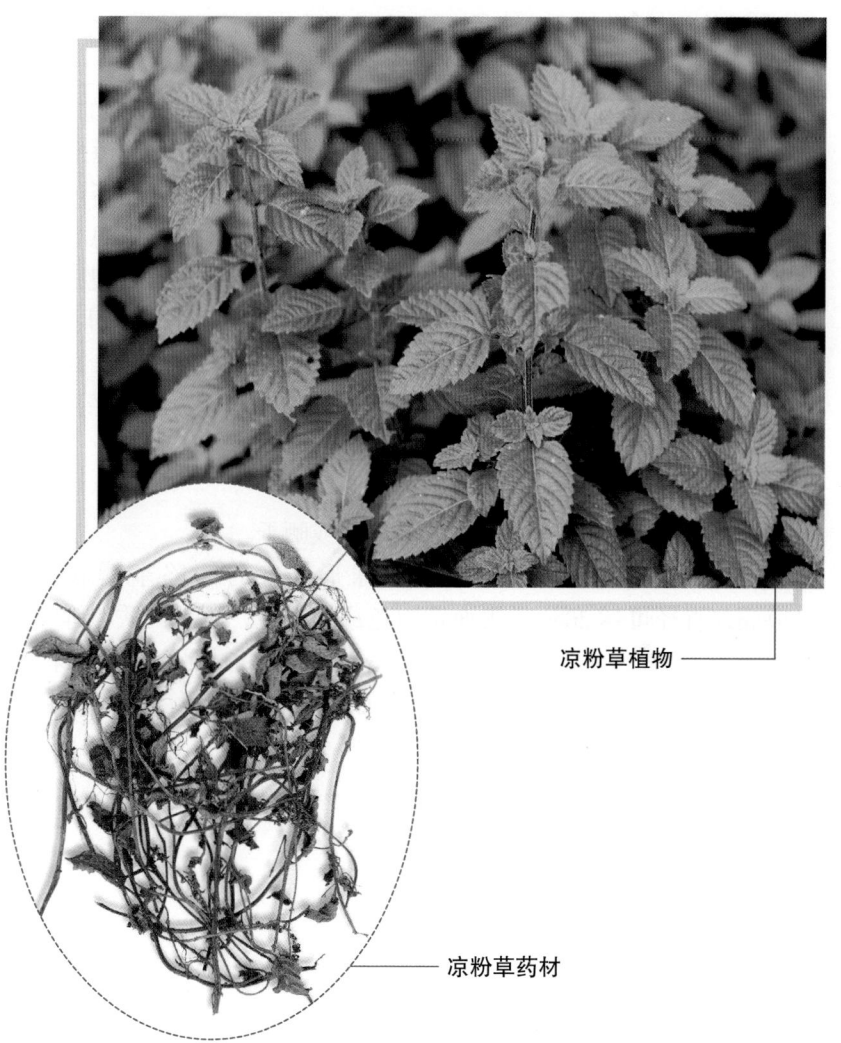

凉粉草植物

凉粉草药材

凉 薯

【别　　名】 土瓜、地瓜、凉瓜、葛瓜、葛薯、豆薯、草瓜茹、沙葛。

【来　　源】 为豆科植物豆薯 *Pachyrhizus erosus*（L.）Urban 的块根。

【植物形态】 草质藤本。块根肉质肥大，圆锥形或纺锤形，肉白色，味甜多汁。茎缠绕状。三出复叶，互生；顶端小叶菱形，长 5~7cm，宽 5.5~18cm，两侧小叶卵形或菱形，两面均有毛。总状花序生于枝端；苞片小，卵形；花萼钟形，绿色，有毛，先端 5 裂，裂片披针形，蝶形花冠蓝紫色或淡紫红色，旗瓣近四形，先端微凹，基部两侧有耳，翼瓣稍呈倒卵形、基部有两爪，龙骨瓣分离；雄蕊 10，二体；子房长柱形而扁，有毛，花柱内弯，柱头圆形。荚果扁平，表面有绒毛，褐色。种子近方形而扁，棕褐色，平滑，有光泽。

【分　　布】 广西全区有栽培。

【采集加工】 秋季采挖，通常鲜用，或晒干。

【药材性状】 块根纺锤形或扁球形，有的凹陷呈瓣状，长 5~20cm，直径可达 20cm，表面黄白色或棕褐色，肥厚肉质，鲜时外皮易撕去，内面白色，水分较多。干品粉白色，粉性足。气微，味甘。

【功效主治】 清肺生津止咳，利尿通乳，解酒毒。主治肺热咳嗽，肺痈，中暑烦渴，消渴，乳少，小便不利。

【用法用量】 内服：生用，120~250g；或煮食；或绞汁。

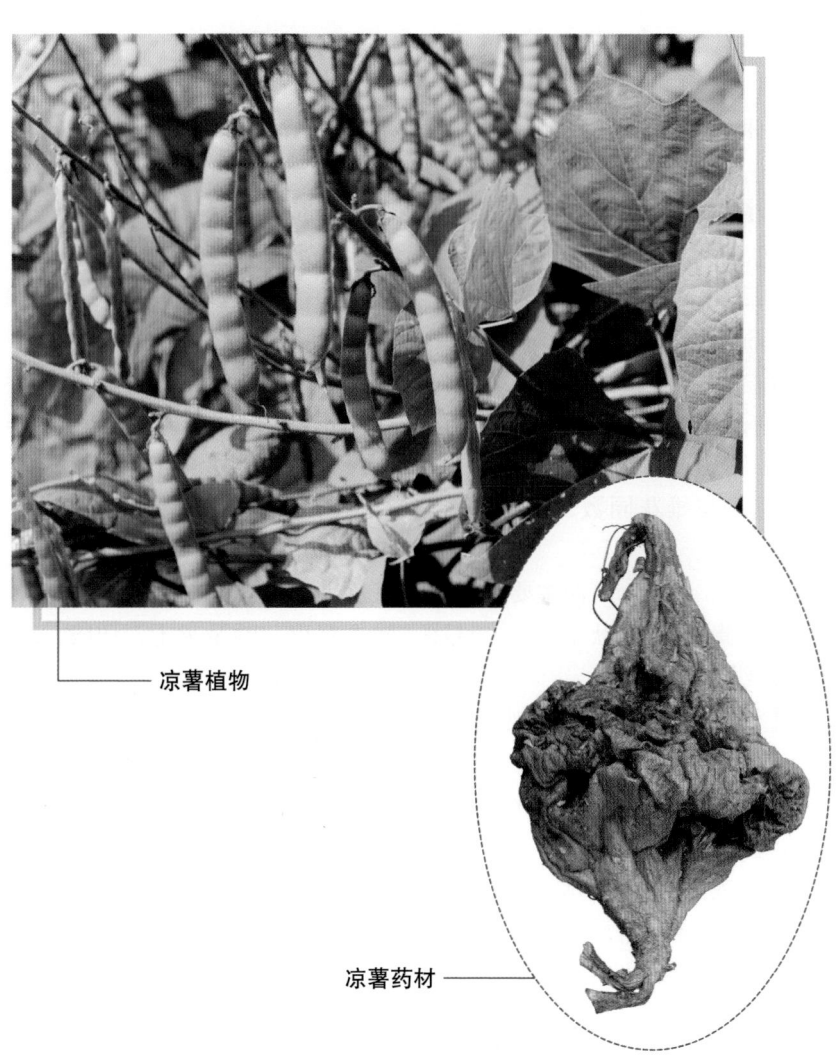

凉薯植物

凉薯药材

粉防己

【别　名】防己、粉寸己、汉防己、土防己、石蟾蜍、倒地拱、猪大肠。

【来　源】为防己科植物粉防己 *Stephania tetrandra* S. Moore 的根。

【植物形态】缠绕藤本。根圆柱状，有时呈块状，外皮淡棕色或棕褐色。茎柔韧，圆柱形，枝光滑无毛，基部梢带红色。叶互生，质薄较柔，叶柄盾状着生，长与叶片相等；叶片外形近圆形，有 3~5 角，长 4~6cm，宽 4.5~6cm，先端锐尖，基部截形或稍心形，全缘，两面均被短柔毛，上面绿色，下面灰绿色。花小，雌雄异株，为头状的聚伞花序；雄花花萼 4，肉质，三角状，基部楔形，外面被毛，花瓣 4，略呈半圆形，边缘微向内弯，具爪，雄蕊 4，花药近圆形；雌花的花萼、花瓣与雄花同数，无退化雄蕊，心皮 1，花柱 3 枚。核果球形，熟时红色。

【分　布】广西主要分布于合浦。

【采集加工】秋季采挖，洗净，除去粗皮，晒至半干，切段，个大者再纵切，干燥。

【药材性状】根呈不规则圆柱形、半圆柱形或块状，多弯曲，直径 1~5cm。表面淡灰黄色，在弯曲处常有深陷横沟而成结节状的瘤块样。体重，质坚实，断面平坦，灰白色，富粉性，有排列较稀疏的放射状纹理。气微，味苦。

【功效主治】利水消肿，祛风止痛。主治风湿痹证，肾炎水肿，淋证，坐骨神经痛，脚气水肿，咽喉炎，中暑，高血压病，蛇虫蛟伤。

【用法用量】内服：煎汤，5~10g。

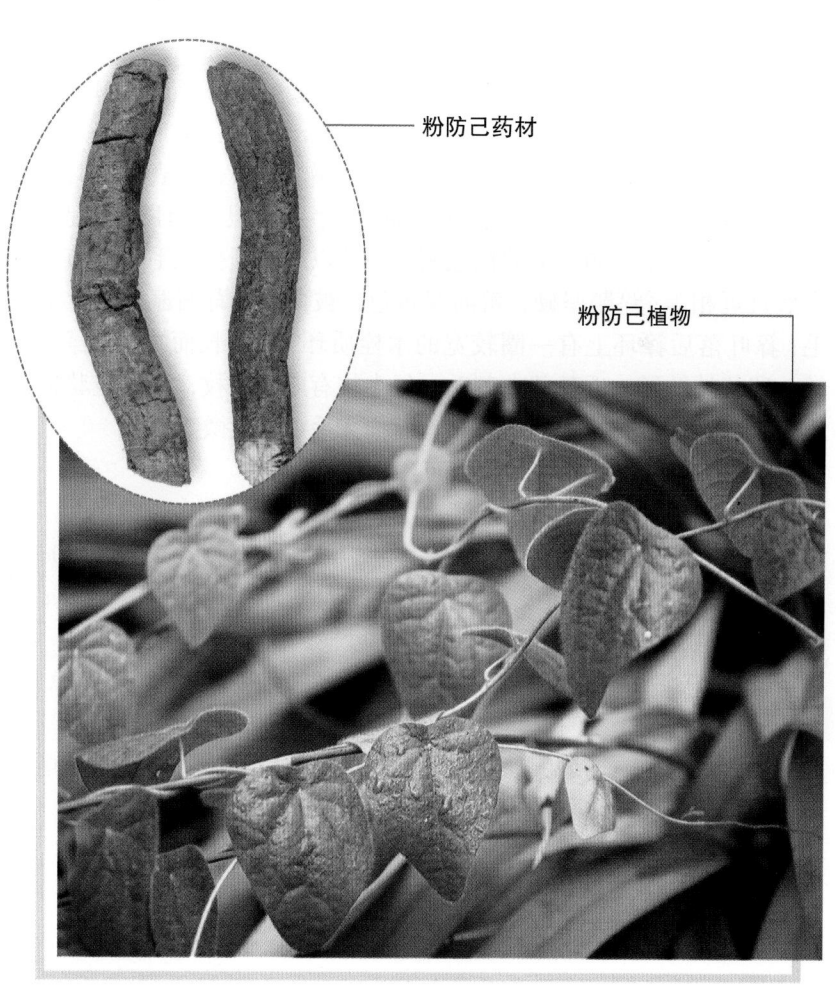

粉防己药材

粉防己植物

粉单竹

【别　　名】 单竹、丹竹、白粉单竹。

【来　　源】 为禾本科植物粉单竹 Lingnania chungii（McClure）McClure 的嫩叶。

【植物形态】 乔木状竹。竿直立，顶端微弯曲，秆表面幼时密被白粉，节间长 30~60cm。竿壁厚 3~5mm；竿环平坦；箨环稍隆起，最初在节下方密生一圈向下的棕色刺毛环，以后则渐变无毛，每节分枝多数且近相等；箨鞘坚硬，鲜时绿黄色，被白粉，背面遍生淡色细短毛；箨叶落后箨环上有一圈较宽的木栓质环；箨耳长而狭窄；箨叶反转，卵状披针形，近基部有刺毛，每小枝有叶 4~8 枚，叶片线状披针形，长 20cm，宽 2cm，质地较薄，背面无毛或疏生微毛。

【分　　布】 广西各地有分布。

【采集加工】 全年均可采摘，晒干备用。

【药材性状】 嫩叶多卷成针状，展开后呈披针形，长 15~20cm，直径 1.2~1.8cm，先端渐尖，基部两侧不对称，全缘，直出平行脉；上表面略粗糙，下表面光滑，嫩绿色，无叶柄。气微，味清香。

【功效主治】 清热除烦，消暑止渴。主治热病烦渴，小儿惊痫，咳逆吐衄，肝炎，小便短赤，口糜舌疮，烧烫伤。

【用法用量】 内服：煎汤，2~5g，鲜品 6~12g。外用：适量，煅存性研末调敷。

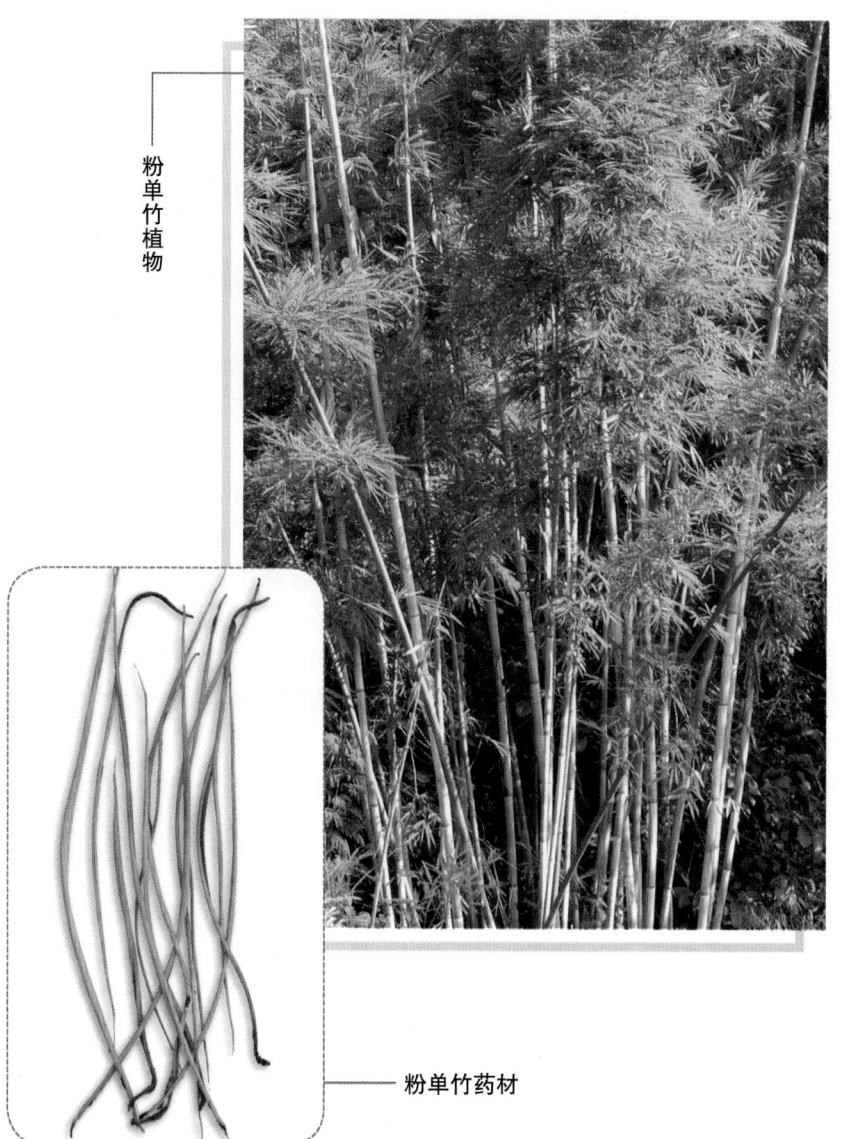

粉单竹植物

粉单竹药材

粉 葛

【别　　名】 葛、葛麻藤、甘葛根、葛根。

【来　　源】 为豆科植物粉葛 *Pueraria thomsonii* Benth. 的块根。

【植物形态】 粗壮藤本。全体被黄色长硬毛，根肥大。三出复叶，具长柄；托叶披针状长椭圆形，具线条；小托叶线状披针形；小叶三裂，偶尔全缘，顶生小叶宽卵形，小叶片菱状卵形，长 9~21cm，宽8~18cm，有时 3 裂。总状花序腋生；苞片线状披针形，远比小苞片长，早落；小苞片卵形；花萼钟状，萼齿 5，披针形，较萼筒长；花冠紫色，旗瓣倒卵形，基部有 2 耳及一黄色硬痂状附属体，具短瓣柄，翼瓣镰状，较龙骨瓣为狭，基部有线形、向下的耳，龙骨瓣镰状长圆形，基部有极小、急尖的耳；对旗瓣的 1 枚雄蕊仅上部离生；子房线形。荚果长椭圆形，扁平。种子肾形或圆形。

【分　　布】 广西主要分布于龙州、邕宁、南宁、武鸣、金秀、全州等地。

【采集加工】 秋、冬季采收，洗净，切片晒干。

【药材性状】 块根圆柱形、类纺锤形或半圆柱形，有的为纵切或斜切的厚片，大小不一。除去外皮的表面黄白色或淡棕色，未去外皮的呈灰棕色。质坚硬而重，纤维性较弱，有的呈绵毛状，富粉性。气微，味微甜。

【功效主治】 解肌退热，发表透疹，生津止渴，升阳止泻。主治外感发热，头项强痛、麻疹初起、疹出不畅，温病口渴，消渴病，泄泻，痢疾，高血压，冠心病。

【用法用量】 内服：煎汤，6~12g。外用：适量，捣敷；或煎水熏洗。解表、透疹、生津宜生用；止泻多煨用。

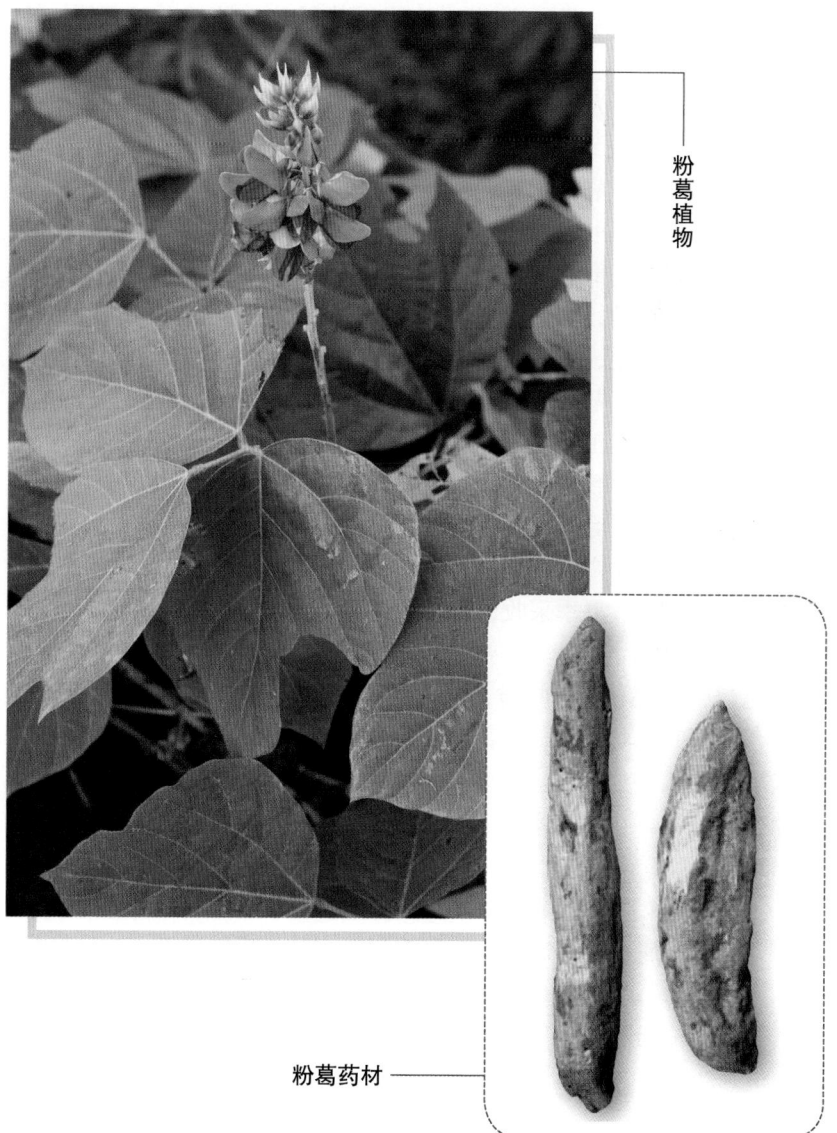

粉葛植物

粉葛药材

益母草

【别　　名】　益母、茺蔚、益明、苦低草、坤草、益母艾、红花艾。

【来　　源】　为唇形科植物益母草 *Leonurus artemisia*（Lour.）S. Y. 的茎叶。

【植物形态】　草本。茎四棱形，被微毛。叶对生；叶形多种，一年生植物基生叶具长柄，叶片略呈圆形，直径4~8cm，5~9浅裂，裂片具2~3钝齿，基部心形；茎中部叶有短柄，3全裂，裂片近披针形，中央裂片常再3裂，两侧裂片再1~2裂；上部叶不分裂，线形，近无柄，上面被糙伏毛，下面被疏柔毛及腺点。轮伞花序腋生；小苞片针刺状；花萼钟形，先端5齿裂，具刺尖，下方2齿比上方3齿长，宿存；花冠唇形，淡红色或紫红色，上唇长圆形，全缘，下唇3裂，中央裂片较大，倒心形；雄蕊4，二强，着生在花冠内面近中部；雌蕊1，子房4裂。小坚果褐色，三棱形。

【分　　布】　广西全区均有分布。

【采集加工】　夏季采收，洗净，切段，晒干。

【药材性状】　茎呈方柱形，四面凹下成纵沟，直径约5mm；表面灰绿色，密被糙伏毛；质脆，断面中部有髓。叶多脱落，皱缩破碎，完整者下部叶掌状3裂，中部叶分裂成多个长圆形线状裂片，上部叶羽状深裂或浅裂成3片。轮伞花序腋生，花紫色，多脱落；花序上的苞叶全缘或具稀齿，花萼宿存，筒状，黄绿色，萼内有小坚果4。气微，味微苦。

【功效主治】　活血调经，利尿消肿，清热解毒。主治月经不调，经闭，产后腹痛，跌打损伤，小便不利，水肿，痈肿疮毒，皮肤瘙痒。

【用法用量】　内服；煎汤，10~15g；熬膏或入丸、散。外用：适量，煎水洗或鲜草捣敷。

益母草植物

益母草药材

益 智

【别　　名】 益智子、益智仁。

【来　　源】 为姜科植物益智 *Alpinia oxyphylla* Miq. 的果实。

【植物形态】 草本。叶片披针形，长 20~35cm，宽 3~6cm，先端尾状渐尖，基部宽楔形，边缘具脱落性小刚毛，两面无毛；叶舌膜质，二裂，被淡棕色柔毛。总状花序顶生，在花蕾时包藏于鞘状的总苞片内；苞片膜质，棕色；花萼管状，先端 3 浅齿裂，一侧深裂，外被极短柔毛；花冠管与萼管几等长，裂片 3，长圆形，上方 1 片稍大，先端略呈兜状，白色，外被短柔毛；唇瓣倒卵形，雄蕊 1，花丝扁平，线形，药隔先端具圆形鸡冠状附属物；子房下位，密被绒毛。蒴果球形或椭圆形，果皮上有明显的纵向维管束条纹，不开裂，果熟时黄绿色或乳黄色。种子多数，不规则扁圆形，被淡黄色假种皮。

【分　　布】 广西主要分布于桂平、陆川、浦北。

【采集加工】 除去杂质及外壳。用时捣碎。

【药材性状】 果实椭圆形，两端渐尖，长 1.2~2cm，直径 1~1.3cm，表面棕色或灰棕色，有凹凸不平的断续状隆起线 13~20 条，先端有花被残基，基部残留果柄或果柄痕；果皮薄韧，与种子紧贴；种子团因隔膜分成 3 室，每室有种子 6~11 颗。种子呈不规则多面形，灰褐色，具淡棕色假种皮，腹面中央有凹陷的种脐，种脊沟状。有特异香气，味辛、微苦。

【功效主治】 温脾止泻摄唾，暖肾固精缩尿。主治脾胃虚寒，呕吐，泄泻，腹中冷痛，口多唾涎，肾虚遗尿，尿频，遗精，白浊。

【用法用量】 内服：煎汤，3~9g；或入丸、散，每次 1.5g。外用：适量，鲜根茎捣敷。

益智药材 ——

益智植物

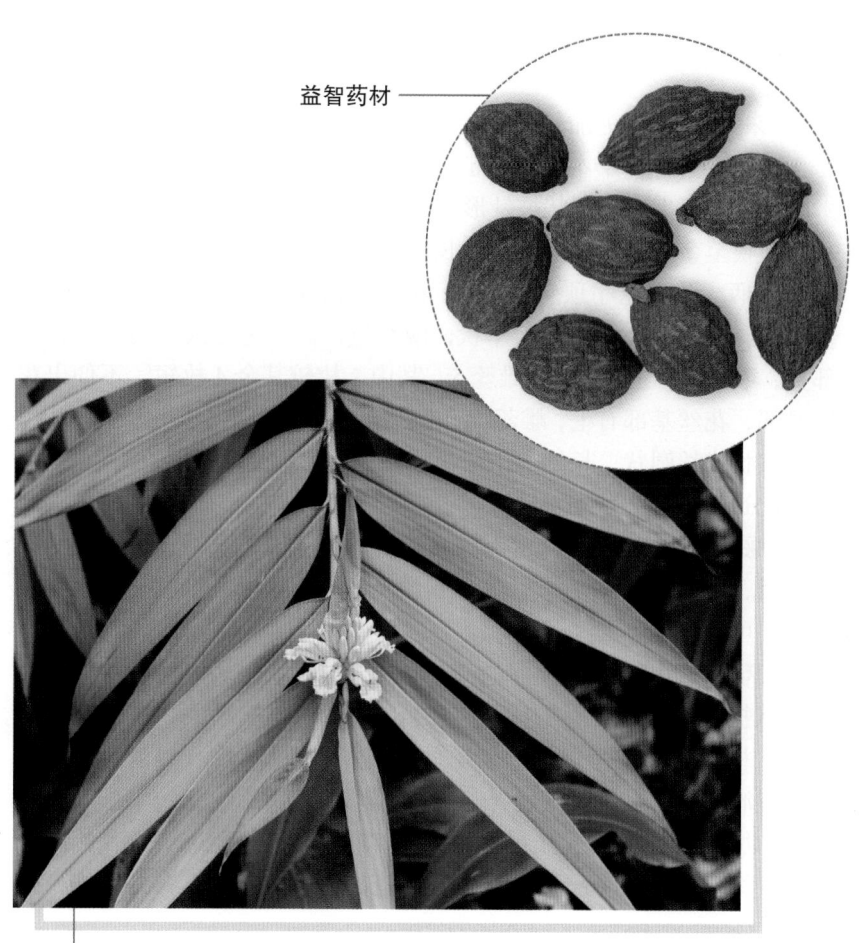

烟　草

【别　　名】　野烟、金丝烟、水烟、土烟草、金鸡脚下红、烟叶。

【来　　源】　为茄科植物烟草 *Nicotiana tabacum* L. 的叶。

【植物形态】　草本。全株被腺毛。根粗壮。茎高 0.7~2m，基部稍木质化。叶互生，长圆状披针形、披针形、长圆形或卵形，先端渐尖，基部渐狭至茎成耳状耐半抱茎，长 10~30cm，宽 8~15cm，柄不明显或成翅状柄。圆锥花序顶生，多花；花萼微状或筒状钟形，裂片三角披针形，长短不等；花冠漏斗状，淡红色，筒部色更淡，稍弓曲，檐部宽，裂片 5，先端急尖；雄蕊 5，其中 1 枚较其余 4 枚短，不伸出花冠喉部，花丝基部有毛；雌蕊 1，花柱长，柱头圆形，子房上位，2 室。蒴果卵状或长圆状，长约等于宿存萼。种子圆形或宽圆形，褐色。

【分　　布】　栽培。

【采集加工】　当烟叶由深绿变成淡黄，叶尖下垂时，可按叶的成熟先后，分数次采摘。采后晒干或烘干，再经回潮、发酵、干燥后即可。亦可鲜用。

【药材性状】　叶片黄棕色，常向内卷曲，展平后完整叶片卵形或椭圆状披针形，长约至 60cm，宽约至 25cm，先端渐尖，基部稍下延成翅状柄，全缘或带微波状，下面色较淡，主脉宽而凸出，具腺毛，稍经湿润，则带黏性。气特异，味苦、辣。

【功效主治】　行气止痛，燥湿，解毒消肿，杀虫。主治食滞饱胀，气结疼痛，关节痹痛，痈疽，疔疮，疥癣，湿疹，毒蛇咬伤，扭挫伤。

【用法用量】　内服：煎汤，鲜叶 9~15g；或点燃吸烟。外用：适量，煎水洗；或捣敷；或研末调敷。

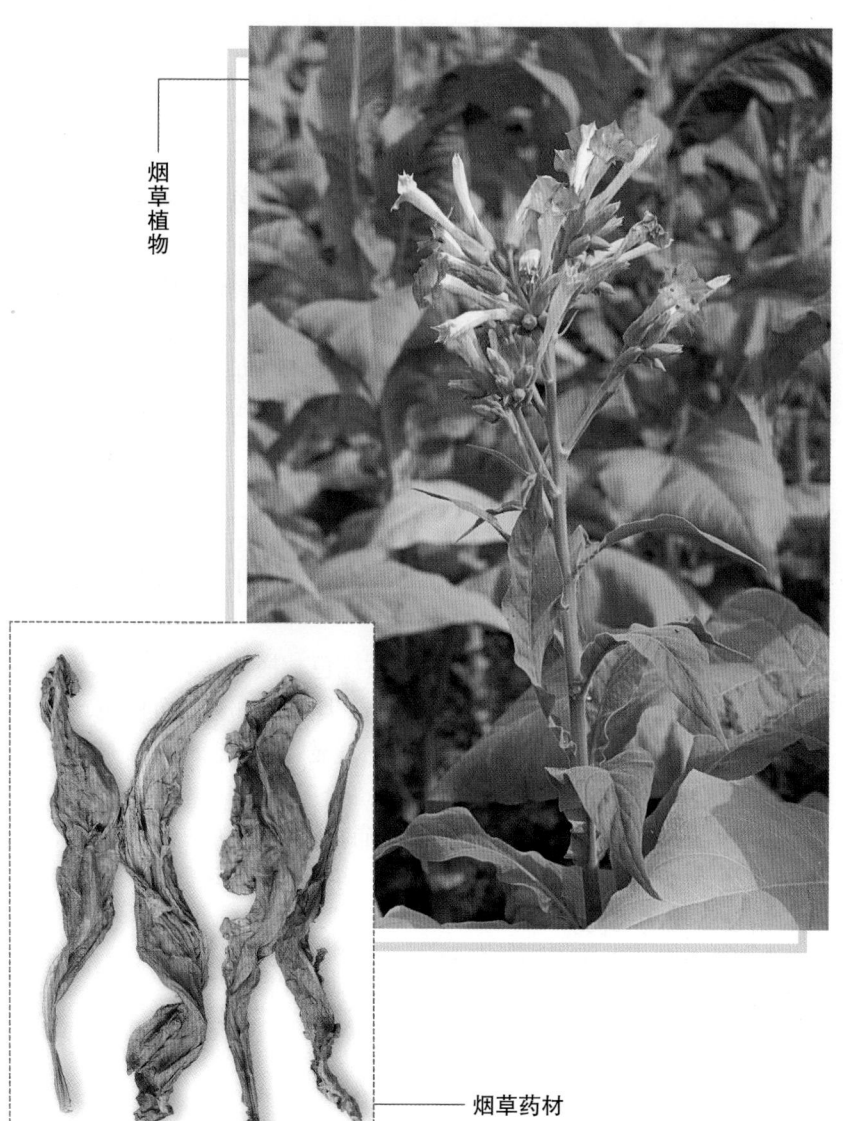

烟草植物

烟草药材

海 芋

【别　　名】　广狼毒、观音莲、狼毒头、独脚莲、野芋、木芋头、老虎芋。

【来　　源】　为天南星科植物海芋 *Alocasia macrorrhiza*（L.）Schott 的根茎。

【植物形态】　草本。茎粗壮，圆柱形，黄棕色。叶螺状排列，叶柄粗壮，绿色或污紫色，下部粗大，抱茎；叶片阔卵形，长 30~90cm，宽 20~60cm，先端短尖，基部广心状箭头形，边缘波状，侧脉 9~12 对，粗而明显，绿色。花雌雄同株；花序柄粗壮；佛焰苞的管粉绿色，苞片舟状，绿黄色，先端锐尖；肉穗花序短于佛焰苞；雌花序位于下部；中性花序长位于雌花序之上；雄花序长，位于中性花序之上；附属器长约 3cm，有网状槽纹；子房 3~4 室。浆果红色。种子 1~2 颗。

【分　　布】　广西各地有分布。

【采集加工】　全年均可采收，用刀削去外皮，鲜用或切片晒干，或清水浸漂 5~7 天，并多次换水，取出鲜用或晒干。加工时以布或纸垫手，以免中毒。

【药材性状】　根茎圆柱形，表面黄棕色。横切片类圆形或长椭圆形，常卷曲成各种形态，直径 6~10cm，厚 2~3cm；表面棕色或棕褐色。质轻，易折断，断面白色或黄白色，显颗粒性。气微，味淡，嚼之麻舌而刺喉。

【功效主治】　清热解毒，行气止痛，散结消肿。主治流感、感冒、腹痛、肺结核、风湿骨痛、疔疮、痈疽肿毒、瘰疬、附骨疽、斑秃、疥癣、虫蛇咬伤。

【用法用量】　内服：煎汤，3~9g，鲜品 15~30g，需切片与大米同炒至米焦后加水煮至米烂，去渣用；或久煎 2 小时后用。外用：适量，捣敷（不可敷健康皮肤）；或焙贴；或煨热擦。

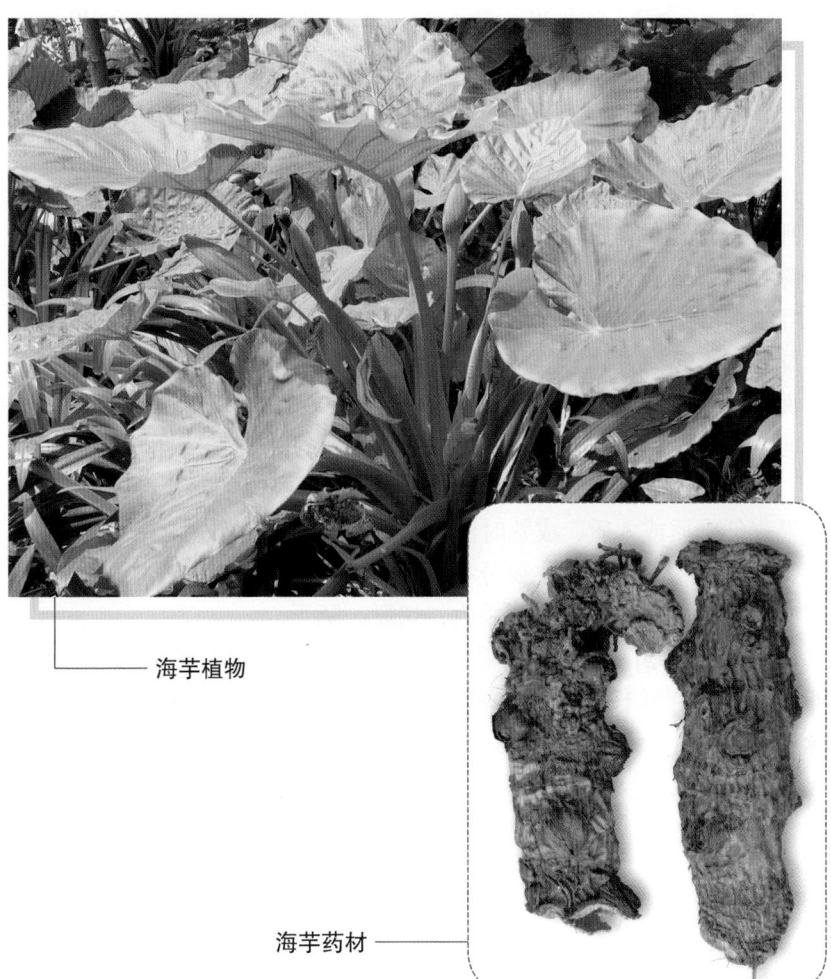

海芋植物

海芋药材

海杧果

【别　　名】 海芒果、黄金茄、牛心荔、牛心茄、山杧果、牛金茄。

【来　　源】 为夹竹桃科植物海杧果 *Cerbera manghas* L. 的叶。

【植物形态】 乔木。树皮灰褐色；枝条粗厚，绿色，具不明显皮孔；全株具丰富乳汁。叶厚纸质，倒卵状长圆形或倒卵状披针形，稀长圆形，顶端钝或短渐尖，基部楔形，长 6~37cm，宽 2.3~7.8cm，叶面深绿色，叶背浅绿色；中脉和侧脉在叶面扁平，在叶背凸起，侧脉在叶缘前网结。花萼裂片长圆形或倒卵状长圆形，不等大，向下反卷，黄绿色；花冠筒圆筒形，上部膨大，下部缩小，外面黄绿色，无毛，内面被长柔毛，喉部染红色，具 5 枚被柔毛的鳞片，花冠裂片白色，背面左边染淡红色，倒卵状镰刀形，水平张开；雄蕊着生在花冠筒喉部；心皮 2，离生。核果双生或单个，阔卵形或球形，顶端钝或急尖，外果皮纤维质或木质，成熟时橙黄色。种子通常 1 颗。

【分　　布】 广西主要分布于合浦、钦州、东兴、浦北。

【采集加工】 全年均可采收，切段，晒干。

【药材性状】 叶表面黑褐色，常皱缩，展平呈倒卵状长圆形或倒卵状披针形，稀长圆形，顶端钝或短渐尖，基部楔形，两面无毛；中脉和侧脉在叶背凸起；叶柄长 2.5~5cm。气微，味淡。

【功效主治】 催吐，泻下，强心，祛风湿。

【用法用量】 外用：适量，捣敷。

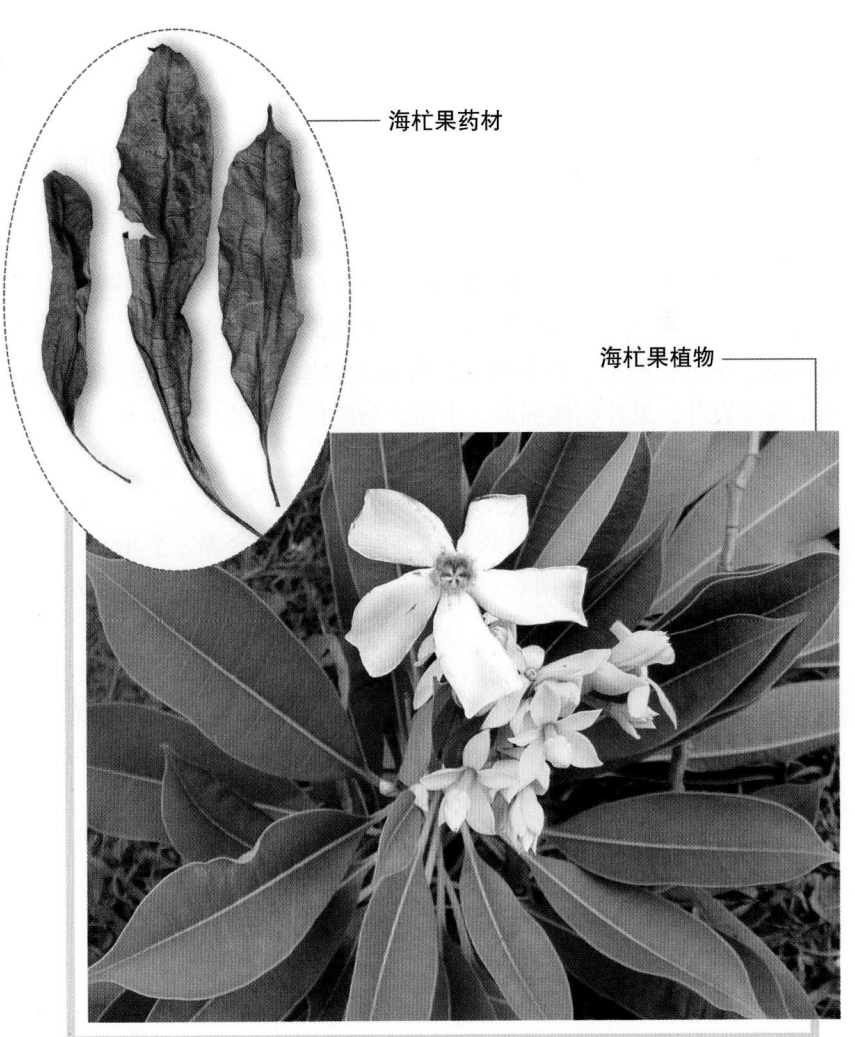

海杜果药材

海杜果植物

海金子

【别　　名】 满山香，五月上树风。

【来　　源】 为海桐花科植物少花海桐 *Pittosporum pauciflorum* Hook. et Arn. 的茎枝。

【植物形态】 常绿灌木。嫩枝无毛，老枝有皮孔。叶散布于嫩枝上，有时呈假轮生状，革质，狭窄矩圆形或狭窄倒披针形，长 5~8cm，宽 1.5~2.5cm，先端急锐尖，基部楔形，上面深绿色，发亮，下面在幼嫩时有微毛，以后变秃净。花生于枝顶叶腋内，呈假伞形状；苞片线状披针形；萼片窄披针形，边缘有睫毛；花瓣长 8~10mm；雄蕊长 6~7mm；子房长卵形，被灰绒毛，有侧膜胎座 3 个。蒴果椭圆形或卵形，3 片裂开，果片阔椭圆形，木质，胎座位于果片中部。种子红色，稍压扁。

【分　　布】 广西主要分布于马山、融安、融水、三江、桂林、阳朔、临桂、灵川、全州、兴安、永福、龙胜、资源、平乐、荔浦、恭城、藤县、蒙山、平南、容县、凌云、贺州、昭平、钟山、富川、罗成、金秀。

【采集加工】 除去杂质，洗净泥土，润透，切段或片，晒干。

【药材性状】 茎枝圆柱形，直径 0.2~1cm。表面灰棕色，光滑。体轻，不易折断，断面皮部常粘连，纤维性，木部白色，髓部小或不明显。气微，味淡。

【功效主治】 祛风活络，散寒止痛，镇静。主治腰腿疼痛、牙痛，胃痛，神经衰弱，遗精，早泄，毒蛇咬伤。

【用法用量】 内服：煎汤，10~30g。外用：适量。

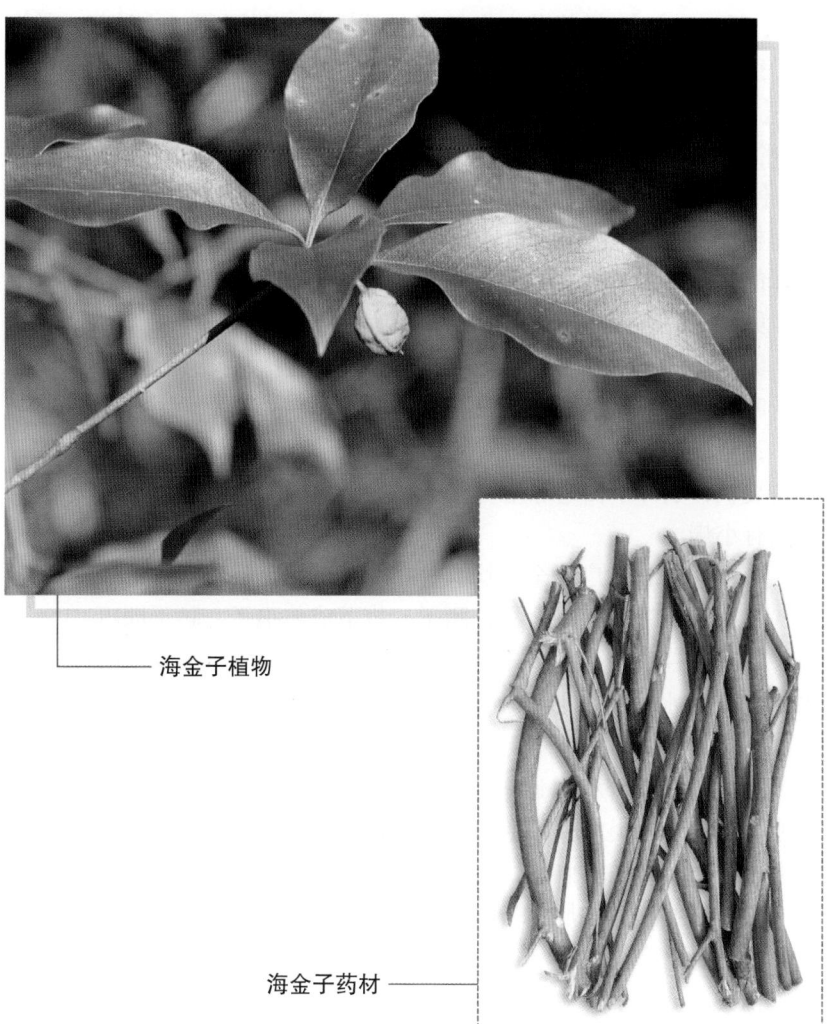

海金子植物

海金子药材

海金沙

【别　　名】 铁线藤、左转藤、蛤蟆藤、罗网藤、吐丝草、鼎擦藤、猛古藤。

【来　　源】 为海金沙科植物海金沙 *Lygodium japonicum*（Thunb.）Sw. 的孢子。

【植物形态】 攀援草本。根黑褐色，被毛。根状茎近褐色，细长而横走。叶二型，多数，对生于叶轴的短枝两侧，短枝顶端有被毛茸的休眠小芽；营养叶尖三角形，二回羽状，一回羽片 2~4 对，互生，卵圆形，长 4~8cm，宽 3~6cm，有具狭翅的短柄，二回羽片 2~3 对，卵状三角形，掌状 3 裂，裂片短而阔，边缘有不规则的浅圆齿；孢子叶卵状三角形，长宽近相等，一回羽片 4~5 对，互生，长圆状披针形，长 5~10cm，宽 4~6cm，二回羽片 3~4 对，卵状三角形，多收缩呈撕裂状，羽片下面边缘生有流苏状孢子囊穗，黑褐色。孢子三角形，表面有小疣。

【分　　布】 广西全区均有分布。

【采集加工】 收割全株，晒干，打下成熟孢子，晒干即可。

【药材性状】 孢子粉末状，棕黄色或淡棕黄色，质轻滑润，撒在水中则浮于水面，加热后逐渐下沉；燃烧而发爆鸣及闪光，无灰渣残留。气微，味淡。

【功效主治】 利水通淋，清热解毒。主治尿路感染，尿路结石，白浊，白带，肾炎水肿，咽喉肿痛，皮肤湿疹，湿热黄疸。兼治吐血、衄血、尿血及外伤出血。

【用法用量】 内服：煎汤，5~9g；包煎或研末，每次 2~3g。

附：金沙藤

清热解毒，利水通淋。主治尿路感染，尿路结石，白浊带下，小便不利，肾炎水肿，湿热黄疸，感冒发热，咳嗽，咽喉肿痛，肠炎，痢疾，烫伤，丹毒。内服：煎汤，15~30g；或研末。外用：适量，煎水洗或捣敷。

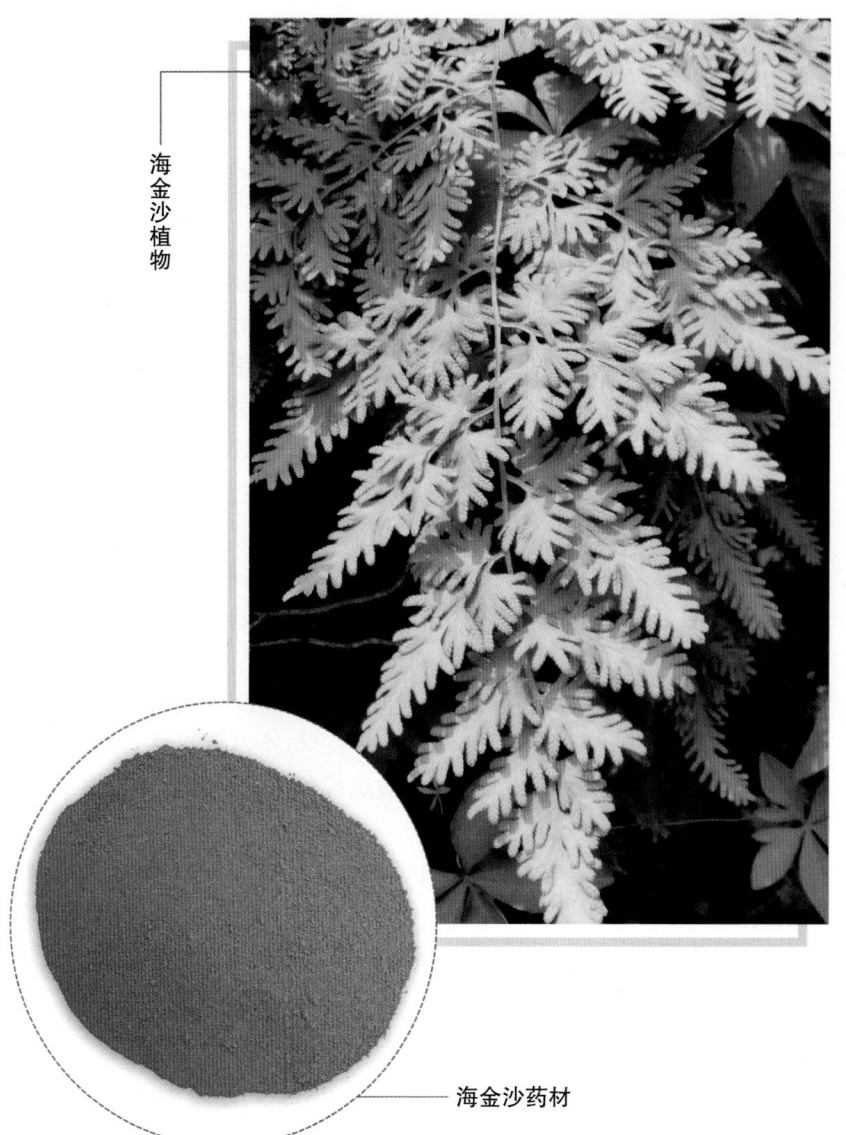

海金沙植物

海金沙药材

海南大风子

【别　　名】 龙角、高根、乌壳子、海南麻风树、大风子、大枫子。

【来　　源】 为大风子科植物海南大风子 *Hydnocarpus hainanensis* (Merr.) Sleum. 的种子。

【植物形态】 乔木。树皮灰褐色；小枝圆柱形。叶薄革质，长圆形，长 9~13cm，宽 3~5cm，先端短渐尖，有钝头，基部楔形，边缘有不规则浅波状锯齿。花 15~20 朵，呈总状花序；花序梗短；萼片 4，椭圆形；花瓣 4，肾状卵形，边缘有睫毛，内面基部有肥厚鳞片，鳞片不规则 4~6 齿裂，被长柔毛；雄花有雄蕊约 12 枚，花丝基部粗壮，有疏短毛，花药长圆形；雌花有退化雄蕊约 15 枚，子房卵状椭圆形，密生黄棕色绒毛，1 室，侧膜胎座 5，胚珠多数，花柱缺，柱头 3 裂，裂片三角形，顶端 2 浅裂。浆果球形，密生棕褐色茸毛，果皮革质，果梗粗壮。种子约 20 粒。

【分　　布】 广西主要分布于靖西、那坡、柠檬、龙州。

【采集加工】 采收后摊放晾干，砸破果皮，取出种子晒干。

【药材性状】 种子略呈不规则卵圆形，稍有钝棱；长 1~2.5cm，直径 4~2cm；种皮坚硬，表面灰棕色至黑棕色，较小一端有凹纹射出，全体有细的纵纹，内表面浅黄色至黄棕色，与外表面凹纹末端相应处有一棕色圆形环纹。种仁外被红棕色或黑棕色薄膜，较小一端略皱缩，并有一环纹。气微，味淡，有油性。

【功效主治】 攻毒杀虫，祛风燥湿。主治麻风病，梅毒，疥癣，风湿病。

【用法用量】 内服：煎汤；或入丸、散，0.3~1g。外用：适量，捣敷；或煅存性研末调敷。

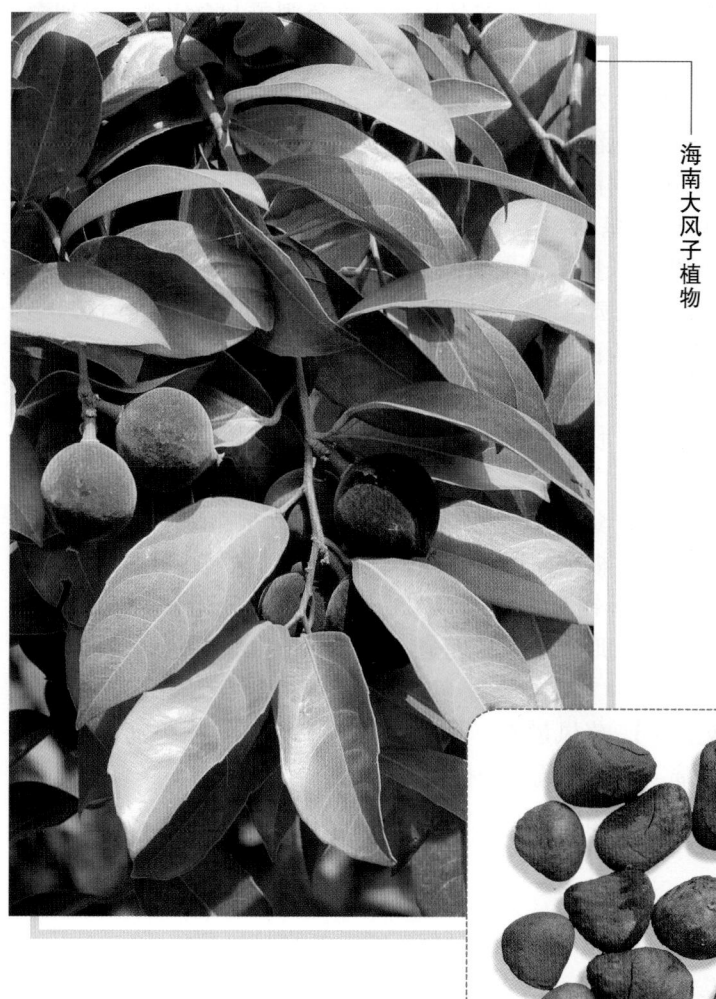

海南大风子植物

海南大风子药材

海南茄

【别　　名】 小丁茄、雀耳环草、鸡公刺子、金钮头、衫钮藤、细颠茄。

【来　　源】 为茄科植物海南茄 Solanum procumbens Lour. 的根、叶。

【植物形态】 灌木。茎直立或平卧，多分枝，小枝无毛，具土黄色基部宽扁的倒钩刺，嫩枝、叶下面、叶柄及花序柄均被分枝多、无柄或具短柄的星状短绒毛及小钩刺。叶互生；叶片长 2~6cm，宽 1.5~3cm，卵形至长圆形，先端钝，基部楔形或圆形不相等，近全缘或作 5 个粗大的波状圆浅裂。蝎尾状花序顶生或腋外生；花萼杯状，4 裂，裂片三角形，在两面先端均被星状绒毛；花冠淡红色，先端深 4 裂，裂片披针形，外被星状绒毛；雄蕊 4；子房球形，先端被星状毛，花柱先端 2 裂。浆果球形，熟时红色，光亮。种子淡黄色，近肾形，扁平。

【分　　布】 广西主要分布于钦州、防城、北海，合浦。

【采集加工】 夏季采叶，秋、冬季挖取地下根，洗净，晒干。

【药材性状】 根圆柱形，分枝多，稍弯曲。嫩枝、叶下面及叶柄被星状短绒毛及小钩刺。叶皱缩，展开长 2~6cm，宽 1.5~3cm，先端钝，基部楔形或圆形不相等，近全缘或作 5 个粗大的波状浅圆裂。味辛，微苦。

【功效主治】 疏风散热，活血止痛。主治感冒，头痛，咽喉肿痛，关节肿痛，月经不调，跌打损伤。

【用法用量】 内服：煎汤，30~60g。

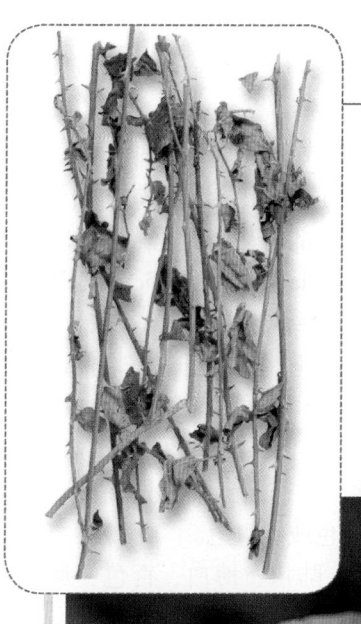

海南茄药材

海南茄植物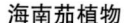

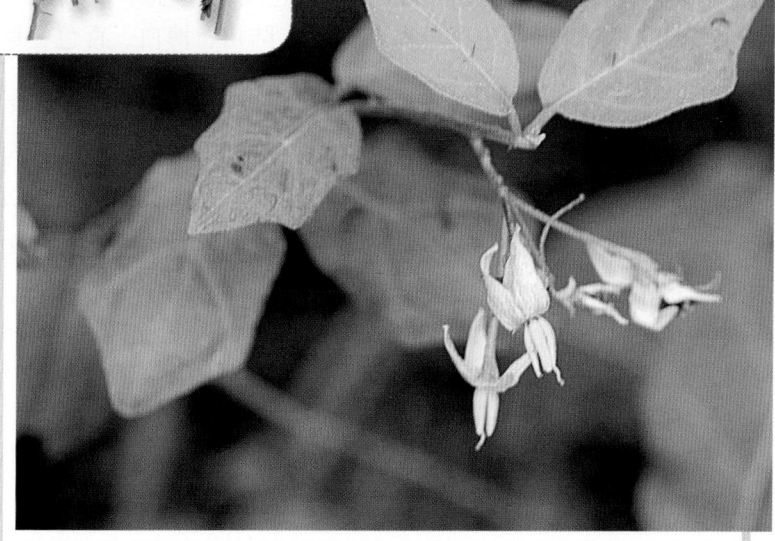

海南海金沙

【别　　名】掌叶海金沙。

【来　　源】为海金沙科植物海南海金沙 *Lygodium conforme* C. Chr. 的全草。

【植物形态】攀援藤状蕨类。羽片多数，对生于叶轴的短距上，向两侧平展，距端有一丛红棕色短柔毛；羽片二型；不育羽片生于叶轴下部，顶端两侧稍有狭边，掌状深裂几达基部，基部近平截或阔楔形，裂片6个，披针形，先端渐尖，长17~22cm，宽1.8~2.5cm或稍宽，侧面各一片常水平开展，其余指向上方，叶缘全缘，有一条软骨质狭边，中脉粗凸，有光泽，侧脉纤细，分离，明显，略向上斜出，二回叉状分歧，直达叶缘，叶厚近革质，两面光滑；能育羽片常为二叉掌状深裂，裂片几达基部，每个掌状小羽片有长5~17mm的柄，柄两侧有狭翅，深裂几达基部，末回裂片通常三片，披针形，先端长渐尖。孢子囊穗排列较紧密，线形，无毛，褐棕色或绿褐色。

【分　　布】广西主要分布于柳江、陆川、博白、百色、那坡、罗城、龙州、大新。

【采集加工】全年可采，除去杂质，晒干。

【药材性状】全草扭曲，淡绿色。不育羽片生于叶轴下部，柄长4~4.5cm，顶端两侧稍有狭边，多皱缩，展平后叶缘全缘，有一条软骨质狭边，常向下面反卷，掌状深裂几达基部，基部近平截或阔楔形，裂片6个，披针形，先端渐尖。能育羽片生于叶轴的上部，二叉掌状深裂至近基部，每个掌状小羽片有长5~17mm的柄。孢子囊穗排列于叶缘，线形，褐棕色或绿褐色。体轻，质脆，易折断。气微，味淡。

【功能主治】清热，利尿，通淋。主治砂淋，热淋，血淋，水肿，小便不利，痢疾，火眼，风湿疼痛。

【用法用量】内服：煎汤，15~30g。外用：适量，鲜品捣敷。

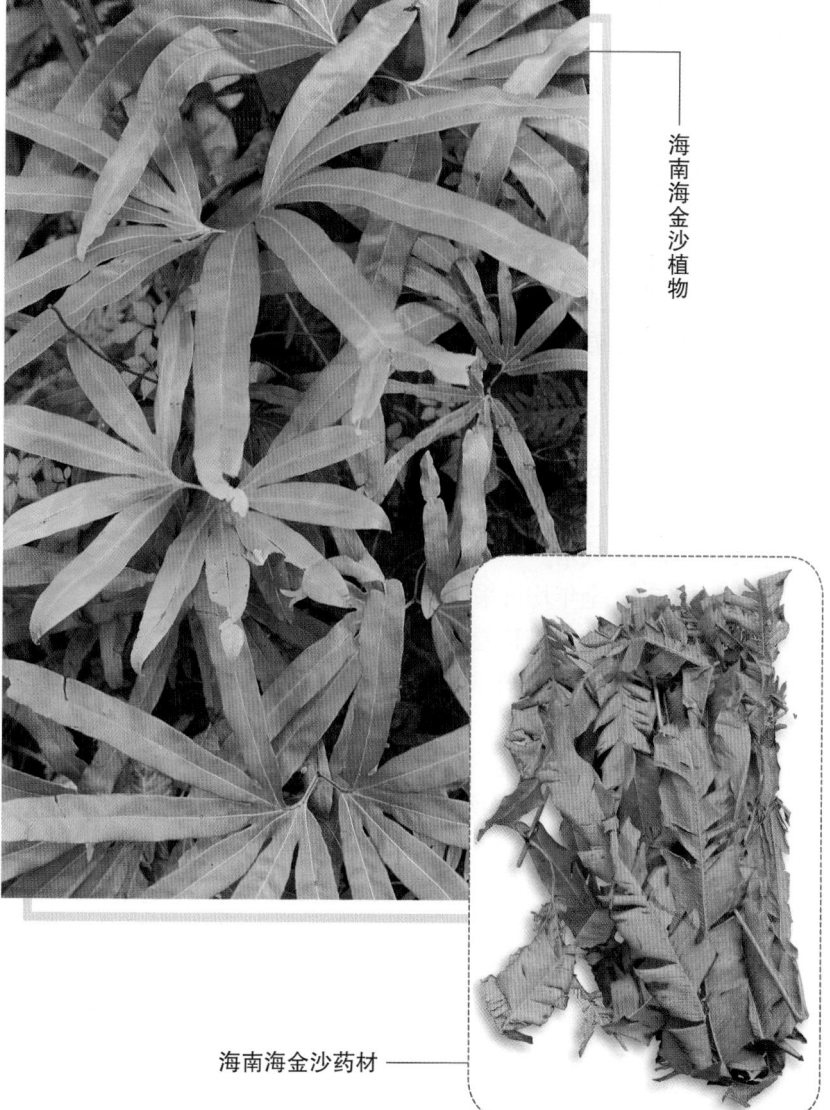

海南海金沙植物

海南海金沙药材

海 桐

【别　　名】 宝珠香、垂青树、海桐花、金边海桐、七里香、水香花、山瑞香。

【来　　源】 为海桐花科植物海桐 *Pittosporum tobira*（Thunb.）Ait. 的叶。

【植物形态】 灌木。嫩枝被褐色柔毛，有皮孔。叶聚生于枝顶，革质，嫩时上下两面有柔毛，以后变秃净，倒卵形或倒卵状披针形，长 4~9cm，宽 1.5~4cm，上面深绿色，发亮、干后暗晦无光，先端圆形或钝，常微凹入或为微心形，基部窄楔形，全缘，干后反卷。伞形花序，密被黄褐色柔毛；花白色，有芳香，后变黄色；萼片卵形，被柔毛；花瓣倒披针形，离生；雄蕊 2 型，退化雄蕊的花丝长 2~3mm，花药近于不育，正常雄蕊的花丝长 5~6mm，花药长圆形；子房长卵形，密被柔毛。蒴果圆球形，有棱或呈三角形，3 片裂开，果片木质。种子多数，红色。

【分　　布】 栽培。

【采集加工】 全年均可采收，切段，晒干。

【药材性状】 叶边缘稍卷曲。叶片革质，展平呈倒卵形或倒卵状长圆形，先端圆或钝而微缺，基部狭楔形，全缘，上面灰绿色、黄绿色或黄褐色，下面色稍淡。

【功效主治】 收敛止血，消肿止痛，解毒。主治吐血，鼻衄，崩漏，便血，外伤出血，风湿痹痛，腰腿疼痛，跌打损伤，无名肿毒，毒蛇咬伤。

【用法用量】 内服：煎汤，15~30g；或浸酒。外用：适量，鲜品捣敷；或干品研末撒。

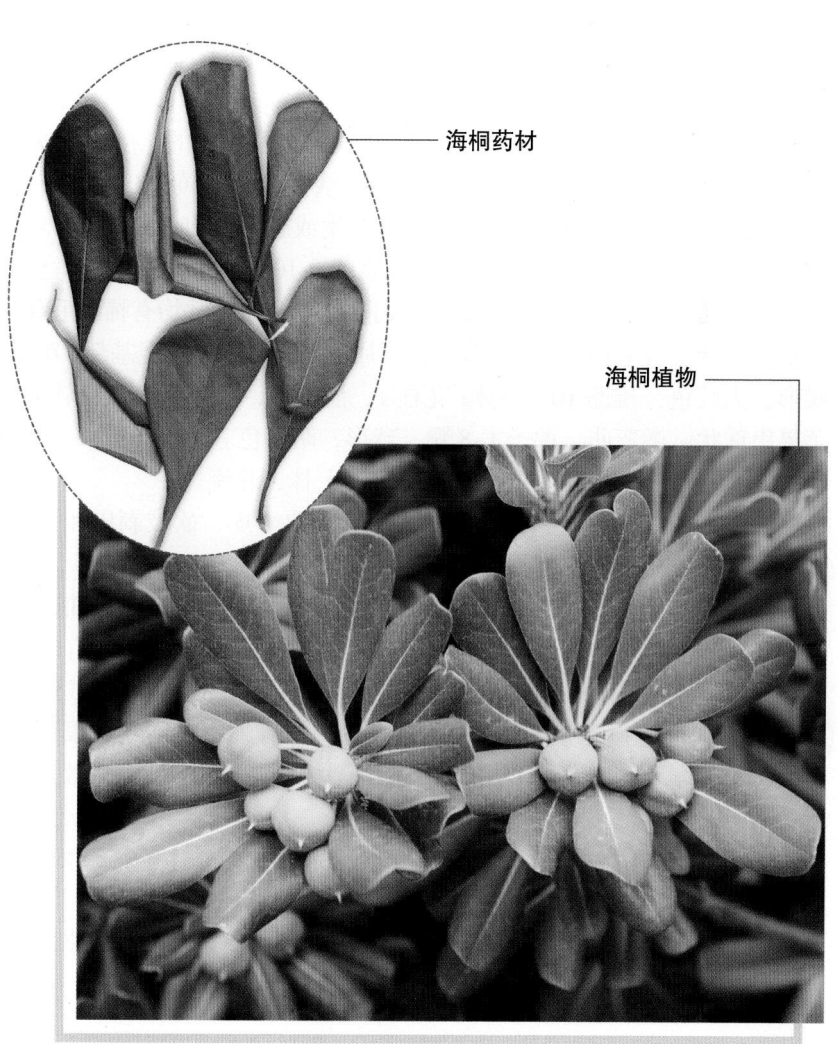

海桐药材

海桐植物

海桐皮

【别　　名】钉铜皮、鼓铜皮、丁皮、刺桐皮、刺通、接骨药、刺桐。

【来　　源】为豆科植物刺桐 *Erythrina varieate* L. 的茎皮或根皮。

【植物形态】乔木。树皮灰棕色，枝淡黄色至土黄色，密被灰色绒毛，具黑色圆锥状刺，后即脱落。叶互生或簇生；托叶 2，线形，早落；3 出复叶；小叶阔卵形至斜方状卵形，长 10~15cm，顶端小叶宽大于长，先端渐尖而钝，基部近截形或阔菱形，两面叶脉均有稀疏毛茸。总状花序，被绒毛；花萼佛焰苞状，萼片斜裂，由背开裂至基部；花冠蝶形，大红色，雄蕊 10，二体；花柱 1，淡绿色，柱头密被紫色软毛。荚果串珠状，微弯曲。种子 1~8 颗，球形，暗红色。

【分　　布】广西主要分布于南宁、上林、北流。

【采集加工】夏、秋季剥取树皮。有剥取干皮、砍枝剥皮和挖根剥皮 3 种方法。剥后，刮去灰垢，晒干。

【药材性状】茎皮和根皮呈半圆筒状或板片状，两边略卷曲，厚 0.25~1.5cm，茎皮外表面黄棕色至棕黑色，常有纵沟纹，栓皮有时被刮去，未除去栓皮的表面粗糙，有黄色皮孔，并散布有钉刺，或除去钉刺后的圆形疤痕；内表面黄棕色，较平坦，有细密纵网纹，根皮无刺。质坚韧，易纵裂，不易折断，断面浅棕色，裂片状。气微，味微苦。

【功效主治】祛风除湿，舒筋通络，杀虫止痒。主治风湿痹痛，肢节拘挛，跌打损伤，疥癣，湿疹。

【用法用量】内服：煎汤，6~12g；或浸酒。外用：适量，煎汤熏洗；或浸酒搽；或研末调敷。

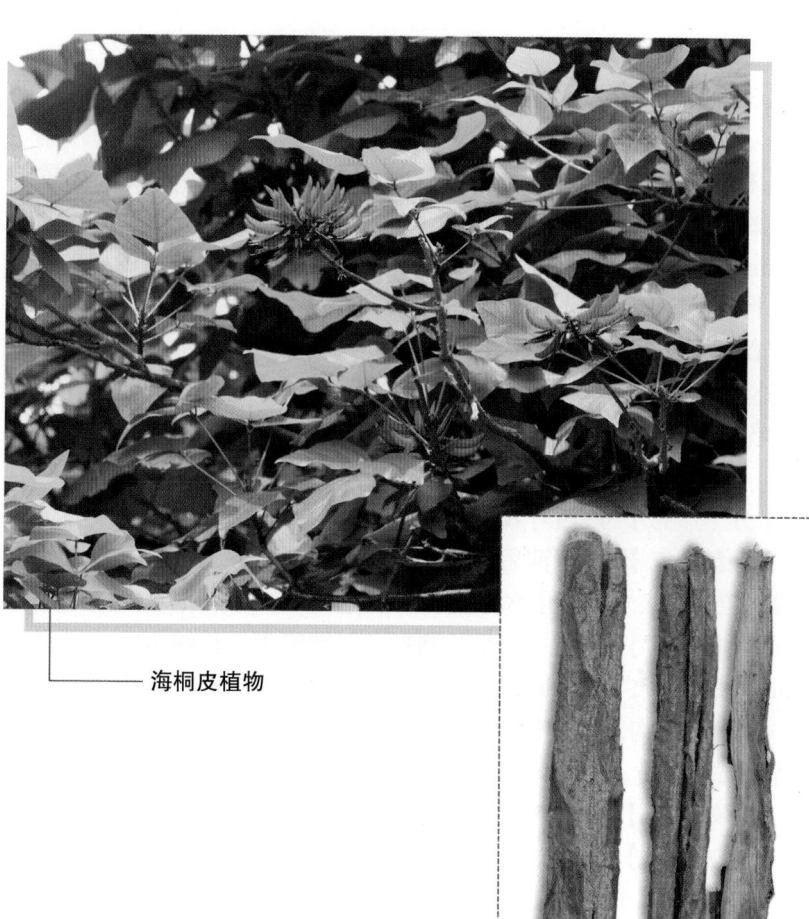

海桐皮植物

海桐皮药材

浮小麦

【别　名】浮麦。

【来　源】为禾本科植物小麦 *Triticum aestivum* L. 干瘪轻浮的颖果。

【植物形态】草本。秆直立，通常6~9节。叶鞘光滑，常较节间为短；叶舌膜质，短小；叶片扁平，长披针形，长15~40cm，宽8~14mm，先端渐尖，基部方圆形。穗状花序直立，小穗两侧扁平，在穗轴上平行排列或近于平行，每小抽具3~9花，仅下部的花结实；颖短，第1颖较第2颖为宽，两者背面均具有锐利的脊，有时延伸成芒；外稃膜质，微裂成3齿状，中央的齿常延伸成芒，内稃与外稃等长或略短，脊上具鳞毛状的窄翼；雄蕊3；子房卵形。颖果长圆形或近卵形，浅褐色。

【分　布】广西有栽培。

【采集加工】夏至前后，成熟果实采收后，取瘪瘦轻浮与未脱净皮的麦粒，筛去灰屑，用水漂洗，晒干。

【药材性状】干瘪颖果呈长圆形，两端略尖，长约7mm，直径约2.6mm。表面黄白色，皱缩，有时尚带有未脱净的外稃与内稃。腹面有一深陷的纵沟，顶端钝形，带有浅黄棕色柔毛，另一端成斜尖形，有脐。质硬而脆，易断，断面白色，粉性差。无臭，味淡。

【功效主治】除虚热，止汗。主治阴虚发热，自汗，盗汗。

【用法用量】内服：煎汤15~30g；或研末，3~5g。

附：小麦（小麦的成熟颖果）

养心除烦，益肾，除热，止渴。主治脏躁，烦热消渴，泄利，痈肿，外伤出血，烫伤。内服：煎汤50~100g；或煮粥。外用：适量，炒黑研末，调敷。

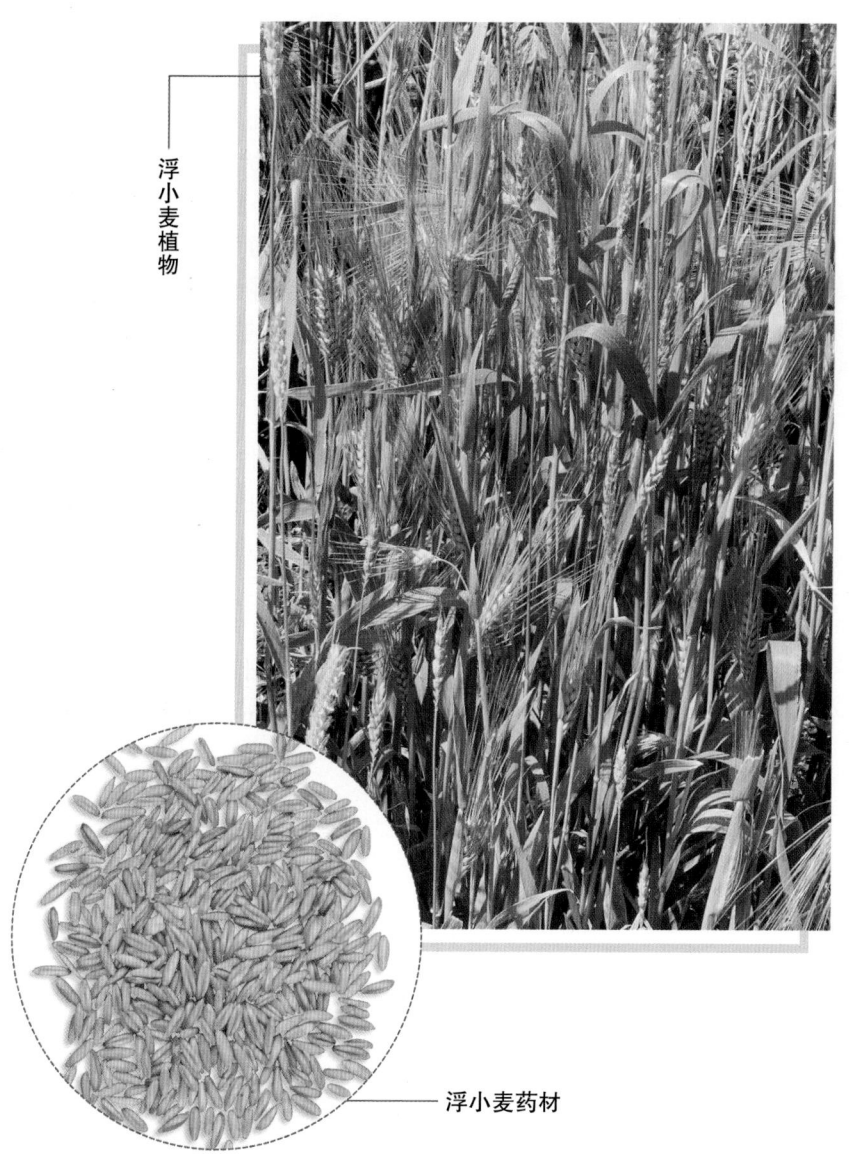

浮小麦植物

浮小麦药材

浮　萍

【别　　名】 青萍、青浮萍。

【来　　源】 为浮萍科植物小浮萍 *Lemna minor* L. 的全草。

【植物形态】 漂浮植物。叶状体对称，表面绿色，背面浅黄色或绿白色或常为紫色，近圆形、倒卵形或倒卵状椭圆形，全缘，长1.5~5mm，宽 2~3mm，上面稍凸起或沿中线隆起；脉 3，不明显；背面垂生丝状根 1 条，根白色，根鞘无翅；叶状体背面一侧具囊，新叶状体于囊内形成浮出，以极短的细柄与母体相连，随后脱落。雌花具弯生胚珠 1 枚。果实无翅，近陀螺状。种子具凸出的胚乳。

【分　　布】 广西各地均有分布。

【采集加工】 6~9 月间捞取，晒干。

【药材性状】 叶状体扁平细小，呈椭圆形、倒卵形或近圆形，单一，长 1.5~5mm，宽 2~3mm，上表面淡绿至灰绿色，下表面深绿至紫棕色，边缘整齐或微卷，上表面两侧有一小凹陷，下表面该处生有数条须根。质轻而薄，松软。气微香，味淡。

【功效主治】 发汗解表，祛风清热，利水消肿。主治麻疹不透，风热瘾疹，风疹瘙痒，水肿尿少，经闭，疮癣，丹毒，烫伤。

【用法用量】 内服：煎汤，5~10g。外用：适量，煎汤浸洗。

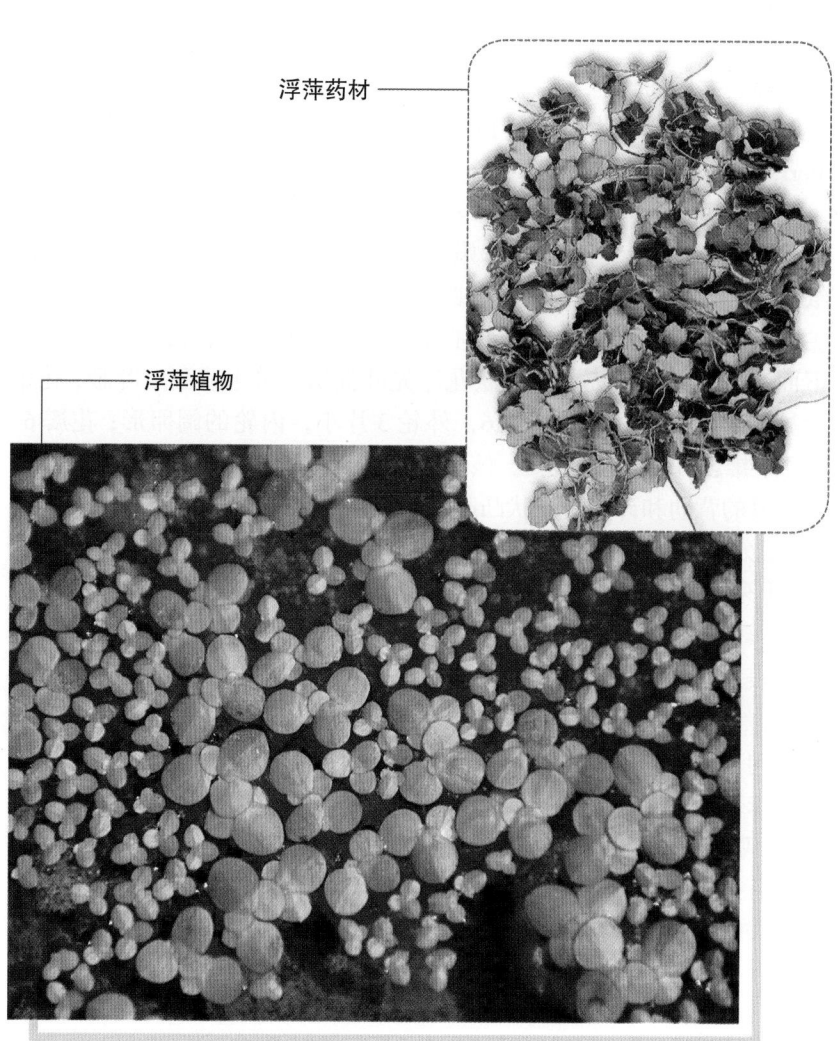

浮萍药材

浮萍植物

宽筋藤

【别　名】 无地生须、青宽筋藤、伸筋藤、青筋藤、软筋藤、松筋藤、大接筋藤。

【来　源】 为防己科植物中华青牛胆 *Tinospora sinensis*（Lour.）Merr. 的藤茎。

【植物形态】 落叶藤本。老茎肥壮，表皮褐色，膜质，有光泽，散生瘤突状皮孔，叶痕明显；嫩枝绿色，有条纹，被柔毛。叶膜质或纸质；叶柄被柔毛；叶片阔卵状圆形，长 7~15cm，宽 5~14cm，先端急尖，具尖头，基部浅心形至深心形，弯缺有时很宽，两面被短柔毛，下面基密，掌状脉 5 条。总状花序先叶抽出，单生或簇生叶腋；花单性异株，淡绿色；雄花萼片 6，外轮 3 片小，内轮的阔卵形；花瓣 6，有爪；雄蕊 6；雌花心皮 3。核果红色，近球形，内果皮卵状半球形，有明显的背肋和许多小瘤状凸起。

【分　布】 广西主要分布于桂南。

【采集加工】 全年可采，洗净，切碎，晒干。

【药材性状】 藤茎圆柱形，略扭曲，长短不一，粗 5~20mm，栓皮外表呈黄绿色，较光滑或具皱纹，有明显的皮孔及叶痕。质硬，可折断，断面灰白色，木部呈放射状纹理，可见众多的细小圆孔；剖开时，向一方扭曲，木部从射线部分分裂呈折纸扇的扇骨状张开样。气微，味微苦。

【功效主治】 祛风止痛，舒筋活络，清热利湿。主治风湿骨痛，腰肌劳损，无名肿毒，跌打损伤，外伤出血，肝热目赤肿痛。

【用法用量】 内服：煎汤，10~30g。外用：鲜品适量，捣敷。

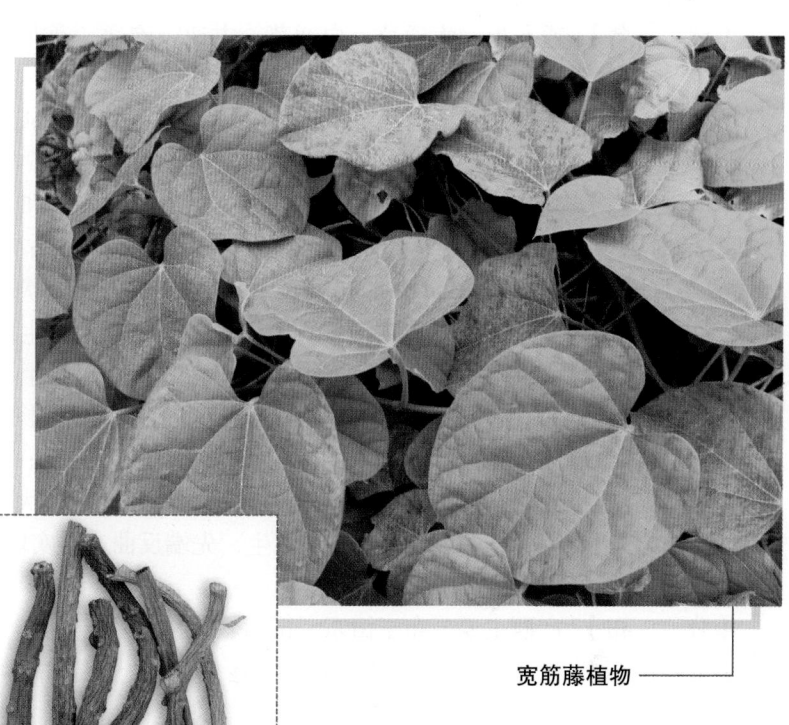

宽筋藤植物

宽筋藤药材

通 草

【别　　名】　通花根、大通草、白通草、方通、泡通、通花、方草、寇脱。

【来　　源】　为五加科植物通脱木 *Tetrapanax papyrifer*（Hook.）K. Koch 的茎髓。

【植物形态】　灌木或小乔木。树皮深棕色；有明显的叶痕和大形皮孔，幼时密生黄色星状厚绒毛，后渐脱落。叶大，集生茎顶；叶片纸质或薄革质，长 50~75cm，宽 50~70cm，掌状 5~11 裂，倒卵状长圆形，常再分裂为 2~3 小裂片，先端渐尖，上面深绿色，下面密生白色厚绒毛，边缘全缘或疏生粗齿；叶柄粗壮；托叶和叶柄基部合生，锥形，密生淡棕色或白色厚绒毛。圆锥花序，分枝多；苞片披针形，密生白色或淡棕色星状绒毛；伞形花序；小苞片线形；花淡黄白色；萼全缘，密生白色星状绒毛；花瓣 4 或 5，三角状卵形，外面密生星状厚绒毛；雄蕊和花瓣同数；子房 2 室；花柱 2，离生，先端反曲。果实球形，紫黑色。

【分　　布】　广西主要分布于田东、田阳、隆林。

【采集加工】　秋季割取茎，截成段，趁鲜取出髓部，理直，晒干。

【药材性状】　茎髓圆柱形，直径 1~2.5cm。表面白色或淡黄色，有浅纵沟纹。体轻，质松软，稍有弹性，易折断，断面平坦，显银白色光泽，中部有空心或半透明的薄膜，纵剖面呈梯状排列。气微，味淡。

【功效主治】　清热利水，通经下乳。主治淋证涩痛，小便不利，水肿，黄疸，湿温病，小便短赤，产后乳少，经闭，月经不调，带下。

【用法用量】　内服：煎汤，2~5g。

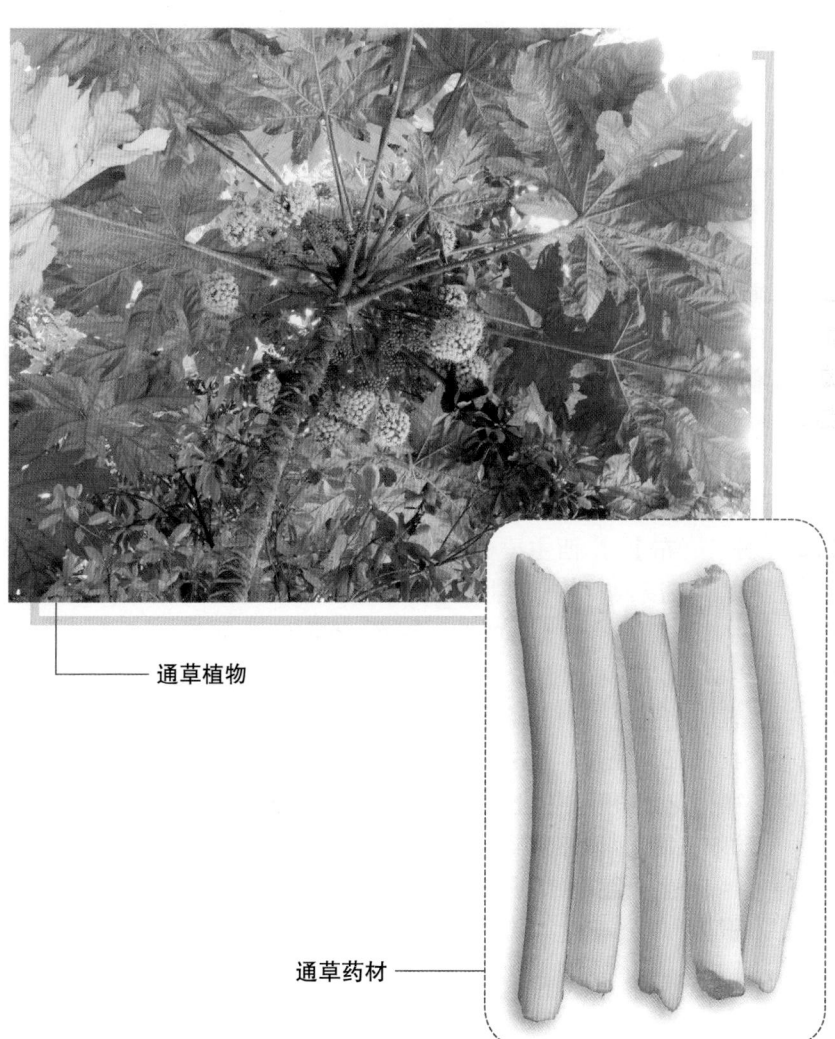

通草植物

通草药材

通泉草

【别　　名】 脓泡药、汤湿草、猫儿草、五角星、野紫菜、地金钟、石淋草。

【来　　源】 为玄参科植物通泉草 *Mazus japonicus*（Thunb.）O. Kuntze 的全草。

【植物形态】 草本。主根垂直向下或短缩，须根纤细。茎常基部多分枝而披散。基生叶成莲座状；叶片倒卵状匙形至卵状披针形，膜质至薄纸质，长 2~6cm，宽 0.6~1.5cm，先端全缘或具疏齿，基部楔形，下延成带翅的叶柄。总状花序生于茎枝顶端，花稀疏；花萼钟状，果期增大，萼片与萼筒近等长，卵形，先端急尖；花冠紫色或蓝色，上唇短而直立，2 裂，裂片卵状三角形，下唇中裂片较小凸出，倒卵圆形；雄蕊 4，两两成对；子房无毛，花柱 2 裂。蒴果球形，与萼筒平。种子小而多数，黄色，种皮上有不规则的网纹。

【分　　布】 广西主要分布于龙胜、桂林、融水、柳州、柳江、东兰、凤山、凌云、邕宁、上思。

【采集加工】 春、夏季采收，洗净，晒干。

【药材性状】 根纤细。茎丛生，较细，有细棱，被疏毛；基部多分枝，表面暗紫色，嫩茎暗绿色。叶对生，叶片皱缩，展平后呈倒卵形或广披针形，长 1.5~3cm，宽 0.5~1cm，先端钝，基部楔形，质脆，易碎。宿存花萼留于花枝上，花冠橙黄色。气微，味淡。

【功效主治】 清热解毒，利湿通淋，健脾消积。主治热毒痈肿，脓疱疮，疔疮，烧烫伤，尿路感染，腹水，黄疸型肝炎，消化不良，小儿疳积。

【用法用量】 内服：煎汤，10~15g。外用：鲜品适量，捣敷。

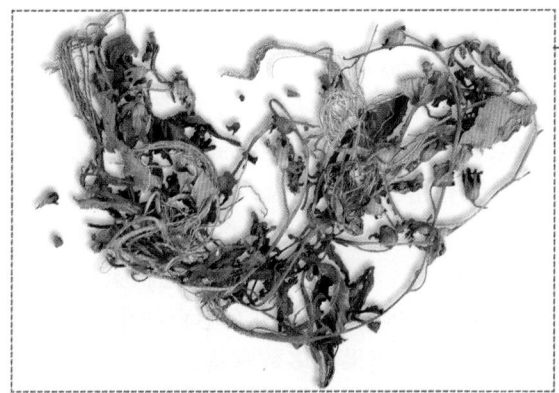

通泉草药材

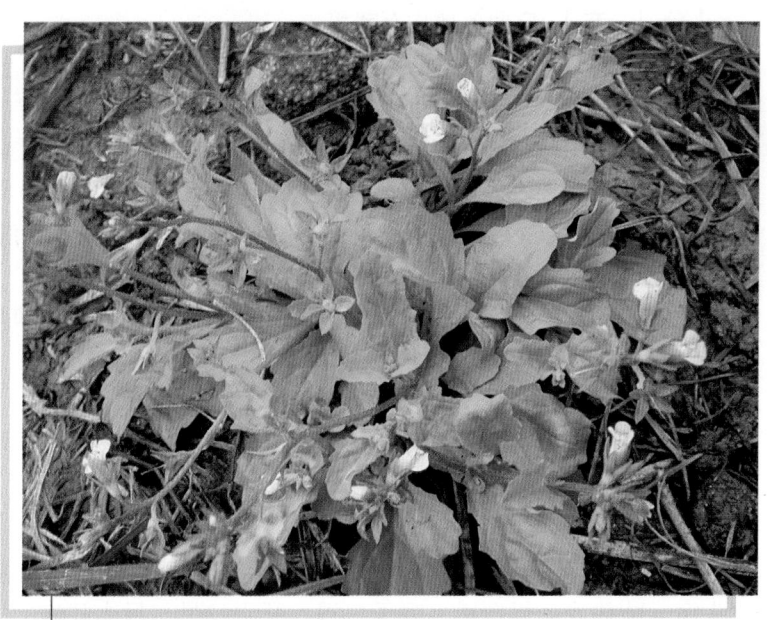

通泉草植物

桑白皮

【别　　名】家桑、桑椹树、桑根白皮、桑皮、桑根皮、白桑皮。

【来　　源】为桑科植物桑 Morus alba L. 的根皮。

【植物形态】落叶灌木或小乔木。树皮灰白色，有条状浅裂。单叶互生；叶片卵形或宽卵形，长 5~20cm，宽 4~10cm，先端锐尖或渐尖，基部圆形或近心形，边缘有粗锯齿或圆齿，有时有不规则的分裂；下面脉有短毛，腋间有毛，基出脉 3 条与细脉交织成网状；托叶披针形，早落。花单性，雌雄异株；雌、雄花序均排列成穗状葇荑花序，腋生；雌花序被毛；雄花具花被 4，雄蕊 4，中央有不育的雌蕊；雌花具花被片 4，基部合生，柱头 2 裂。瘦果，多数密集成一卵圆形或长圆形的聚合果，初时绿色，成熟后变肉质，黑紫色或红色。种子小。

【分　　布】广西各地均有栽培。

【采集加工】秋末落叶时至次春发芽前采挖根部，除去泥土及须根，刮去黄棕色粗皮，纵向剖开皮部，剥取根皮晒干。

【药材性状】根皮呈扭曲的卷筒状、槽状或板片状，长短宽窄不一，厚 1~4mm。外表面白色或淡黄白色，较平坦，有的残留橙黄色鳞片状粗皮；内表面黄白色或灰黄色，有细纵纹。体轻，质韧，纤维性强，难折断，易纵向撕裂，撕裂时有粉尘飞扬。气微，味微甘。

【功效主治】止咳平喘，利水消肿。主治肺热喘咳，胀满喘急，水肿，脚气，小便不利。

【用法用量】内服：煎汤，9~15g；或入散剂。外用：适量，捣汁涂或煎水洗。泻肺、利水生用；治肺虚咳嗽蜜炙用。

附：

桑叶

疏风清热，清肺止咳，平肝明目。主治风热感冒，风温初起，发热头痛，肺热或肺燥咳嗽，咽干口渴，肝阳眩晕，目赤肿痛。内服：煎汤，4.5~9g；或入丸、散。外用：适量，煎水洗或捣敷。

桑枝

祛风通络，行水消肿。主治风湿痹痛，中风半身不遂，水肿，脚气浮肿。内服：煎汤，15~30g。外用：适量，煎水熏洗。

桑椹

滋阴补血，生津，润肠。主治阴血亏虚的头晕耳鸣，目暗昏花，失眠，须发早白，遗精，津伤口渴，内热消渴，肠燥便秘。内服：煎汤，10~15g。

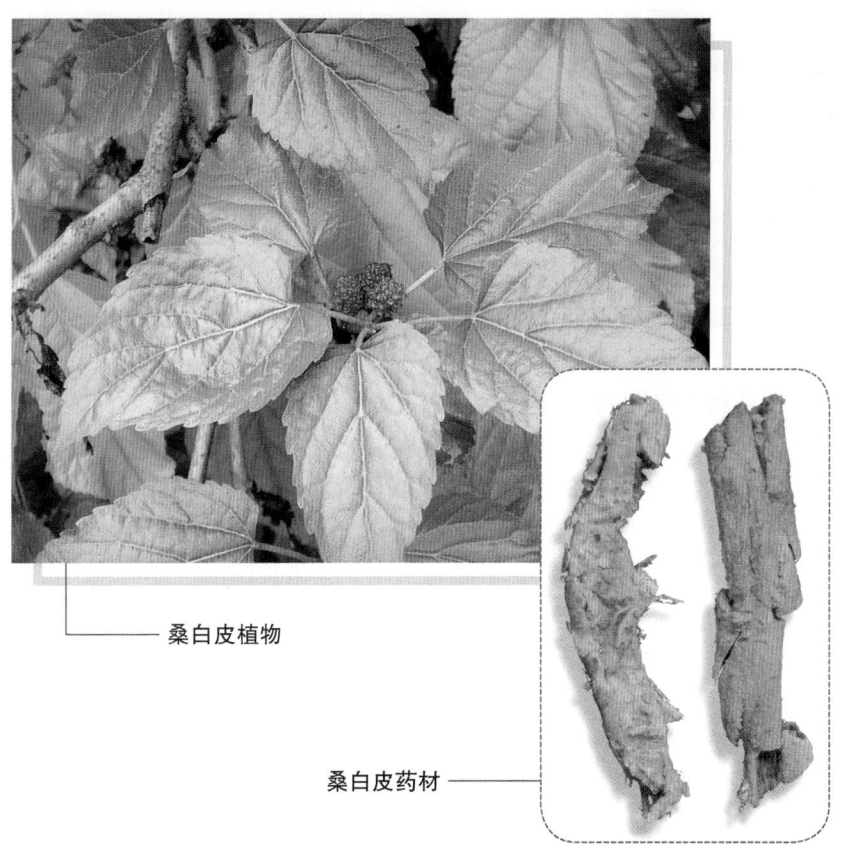

桑白皮植物

桑白皮药材

桑寄生

【别　名】 茑、寓木、宛童、桑上寄生、寄屑、寄生树、寄生草、茑木。

【来　源】 为桑寄生科植物桑寄生 *Taxillus chinenesis*（DC.）Danser 的枝叶。

【植物形态】 寄生小灌木。嫩枝、叶密被锈色星状毛，有时具疏生星状毛，后变无毛；小枝灰褐色，具细小皮孔。叶对生或近对生；叶片厚纸质，卵形至长卵形，长 2.5~6cm，宽 1.5~4cm，先端圆钝，基部楔形或阔楔形；侧脉 3~4 对。伞形花序具花 1~4 朵，花序和花被星状毛，苞片鳞片状；花褐色；花托椭圆形或卵球形；副萼环状；花冠花蕾时管状，稍弯，下半部膨胀，顶端卵球形，裂片 4，匙形，反折。浆果椭圆状或近球形，果皮密生小瘤体，被疏毛，成熟果浅黄色，果皮变光滑。

【分　布】 广西主要分布于梧州、苍梧、平南、北流、陆川、邕宁、武鸣、崇左、大新。

【采集加工】 冬季至次春采收，除去粗茎，切段，干燥，或蒸后干燥。

【药材性状】 茎枝圆柱形，直径 0.5~1cm，表面粗糙，有多数圆点状皮孔和纵向细皱纹，表面红褐色，有凸起的叶痕；质坚脆，易折断，断面不平坦，皮部薄，易与木部分离；木部宽。叶易脱落，叶片常卷缩破碎，完整者卵圆形至长圆形，黄褐色。花、果常脱落；花蕾管状，稍弯，顶部卵圆形，被锈色绒毛。浆果长圆形，红褐色，密生小瘤体。气微，味涩。

【功效主治】 补肝肾，强筋骨，祛风湿，安胎。主治风湿痹痛，腰膝酸痛，头晕目眩，胎动不安，崩漏下血，乳少，跌打损伤。

【用法用量】 内服：煎汤，30~60g。外用：适量，嫩枝叶捣敷。

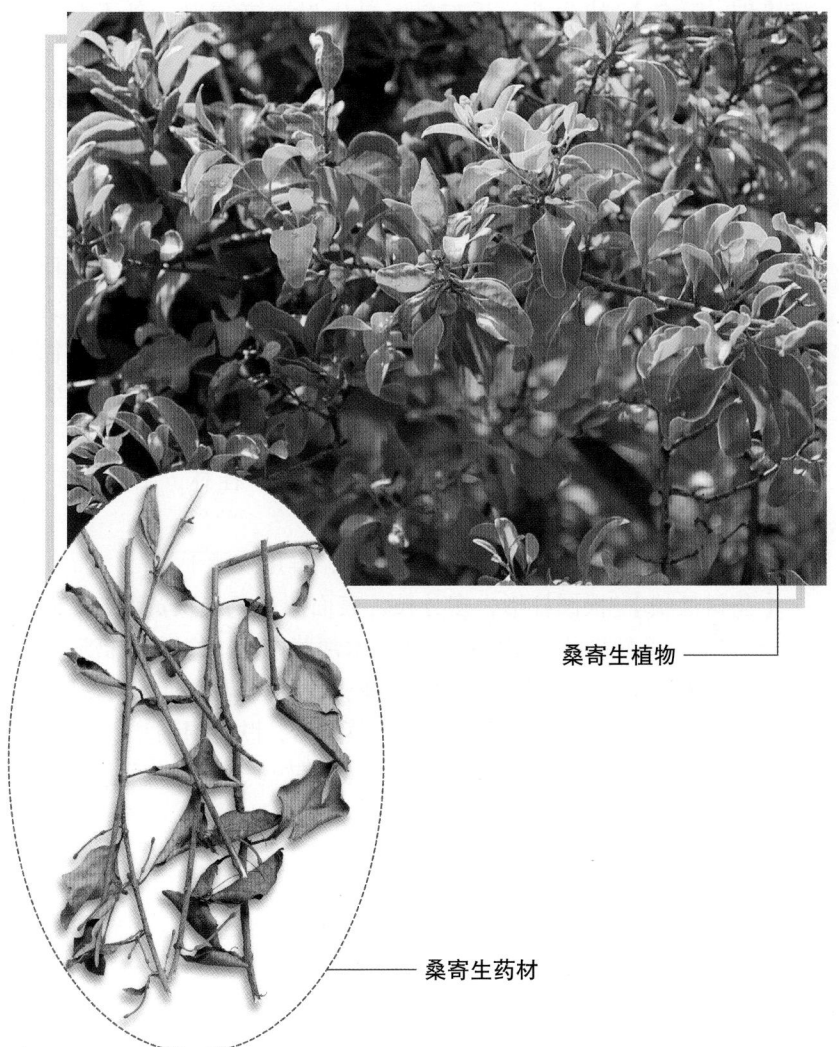

桑寄生植物

桑寄生药材

绣花针

【别　　名】 伏牛花、千口针、针上叶、老鼠刺、鸟不踏、黄鸡脚。

【来　　源】 为茜草科植物虎刺 *Damnacanthus indicus* Gaertn. f. 的根。

【植物形态】 常绿小灌木。根粗大分枝，或缢缩呈念珠状，根皮淡黄色。枝条细，灰白色，分枝多，有直刺，常对生于叶柄间，黄绿色，小枝有灰黑色细毛。叶对生，卵形或阔椭圆形，常一对较大而邻接的一对较小，长 1.2 cm，宽 1 cm 左右，先端凸尖，基部圆形，表面有光泽，革质，全缘；几无柄。花小，白色，1~2 朵生于叶腋；萼筒倒卵形，宿存；花冠漏斗状，裂片 4；雄蕊 4；雌蕊 1。核果球形，熟时红色。

【分　　布】 广西主要分布于柳州、柳城、桂林、阳朔、临桂、全州、资源、钦州。

【采收加工】 全年可采。洗净，切碎，鲜用或晒干。

【药材性状】 根圆柱形，多分枝，表面淡黄色或灰黄色，具皱缩纵纹。质硬，不易折断，切断面皮薄，木部黄白色。气微，味淡。

【功效主治】 祛风利湿，散瘀消肿。主治风湿痹痛，痰饮咳嗽，肺痈，水肿，黄疸，经闭，小儿疳积，荨麻疹，跌打损伤。

【用法用量】 内服：煎汤，10~15g；或入散剂。外用：适量，捣敷、捣汁涂或研末撒。

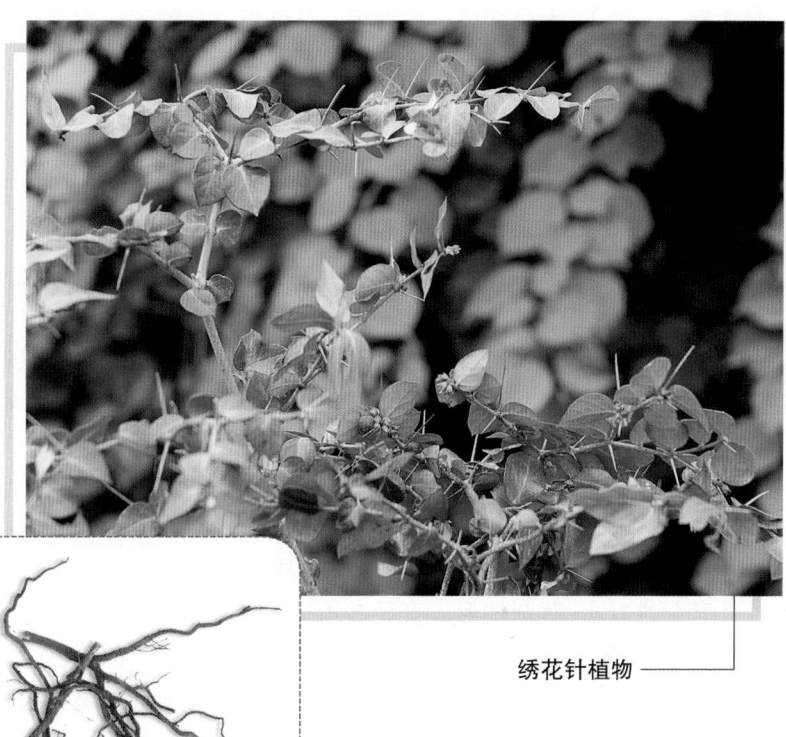

绣花针植物

绣花针药材

球 兰

【别　　名】 大白背风、爬岩板、草鞋板、马骝解、狗舌藤、铁脚板、绣球花。

【来　　源】 为萝藦科植物球兰 *Hoya carnosa*（Linn. f.）R. Br. 的地上部分。

【植物形态】 攀援灌木，附生于树上或石上。茎节上生气根。叶对生，肉质，卵圆形至卵圆状长圆形，长 3.5~12cm，宽 3~4.5cm，顶端钝，基部圆形；侧脉不明显，约有 4 对。聚伞花序伞形状，腋生，着花约 30 朵；花白色；花冠辐状，花冠筒短，裂片外面无毛，内面多乳头状凸起；副花冠星状，外角急尖，中脊隆起，边缘反折而成 1 孔隙，内角急尖，直立；花粉块每室 1 个，伸长，侧边透明。蓇葖线形，光滑，长 7.5~10cm。种子顶端具白色绢质种毛。

【分　　布】 广西主要分布于百色、德保、那坡、乐业、金秀、宁明、龙州。

【采集加工】 全年均可采收，除去杂质，晒干。

【药材性状】 茎圆柱形，直径 2~4mm；表面灰白色或棕黄色，具细纵棱，有时可见节上有气生根；质脆，易折断，断面深黄色，纤维性强，中空。叶对生，灰绿色或黄绿色，皱缩或卷曲，完整者展平后呈卵圆形至卵圆状长圆形，长 3~12cm，宽 3.0~4.5cm，先端钝，基部宽楔形，全缘，质脆。有时可见聚伞花序。气微，味苦、涩。

【功效主治】 清热解毒，消肿止痛。主治肺热咳嗽，急性扁桃体炎，急性睾丸炎，跌打肿痛，骨折，疮疖肿痛。

【用法用量】 内服：煎汤，6~15g，鲜品 30~90g。外用：适量。

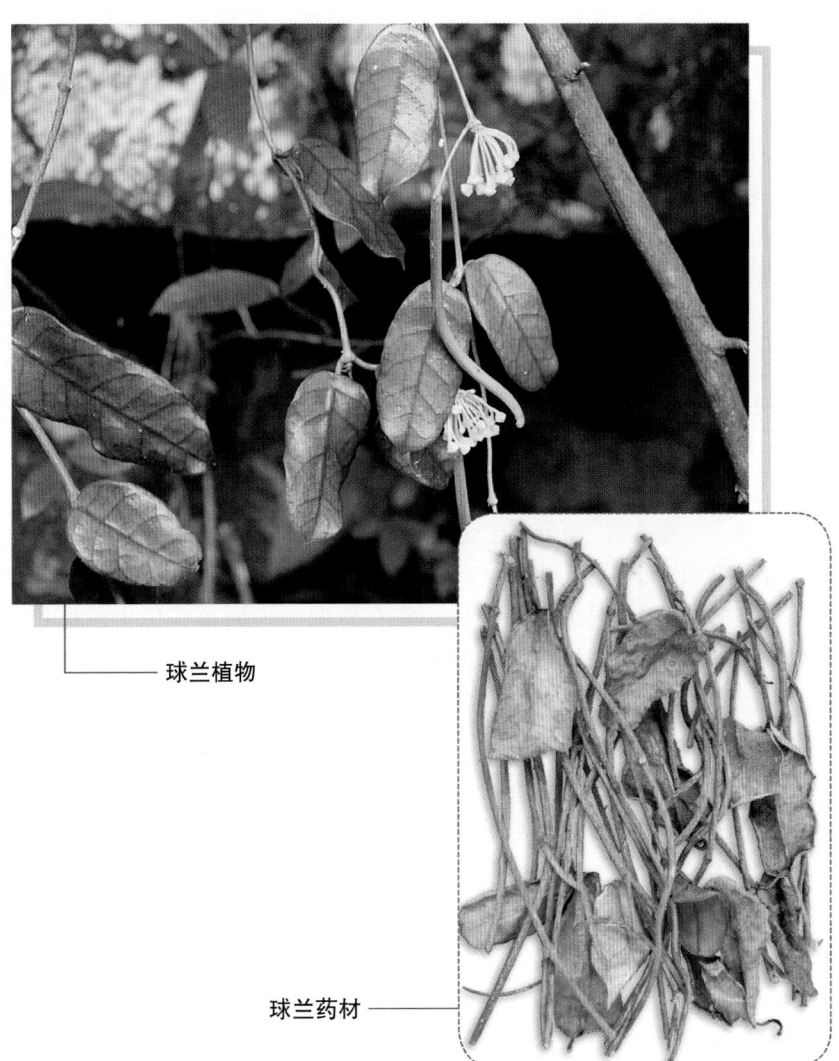

球兰植物

球兰药材

排钱草

【别　　名】 金钱草、午时灵、叠钱草、钱排草、双排钱金钱豹、钱串草、双金钱。

【来　　源】 为豆科植物排钱树 *Phyllodium pulchellum*（L.）Desv. 的根。

【植物形态】 直立亚灌木。枝圆柱形，柔弱，被柔毛。三出复叶，具柄；叶片革质，顶生小叶长圆形，长 6~12cm，顶生小叶约为侧生小叶 2 倍，先端钝或近尖，基部近圆形，边缘略波状，上面绿色，无毛，或两面均有柔毛。总状花序顶生或侧生，由多数伞形花序组成，每一伞形花序隐藏于 2 个圆形的叶状苞片内，形成排成串的铜钱；萼裂齿披针形，有柔毛；花冠蝶形，白色，旗瓣椭圆形，翼瓣贴生于龙骨瓣；雄蕊 10，二体；雌蕊 1，花柱内弯。荚果长圆形，无毛或有柔毛，边缘具睫毛，通常有 2 节，先端有喙。种子褐色。

【分　　布】 广西分布于全区各地。

【采集加工】 夏、秋采收，鲜用或切片晒干。

【药材性状】 根细长圆柱形，常有弯曲。表面黄棕色至暗棕色，有细微皱纹及稀疏细根或凸起的细根痕，外皮易成片脱落。质硬，不易折断，断面不整齐，纤维性。气微，味苦。

【功效主治】 祛风湿，利水，活血消肿，清热解毒。主治痹证，水肿，瘀血肿痛，热毒疮痈。

【用法用量】 内服：煎汤，6~15g，鲜品 60~120g；或浸酒。外用：适量，捣敷。

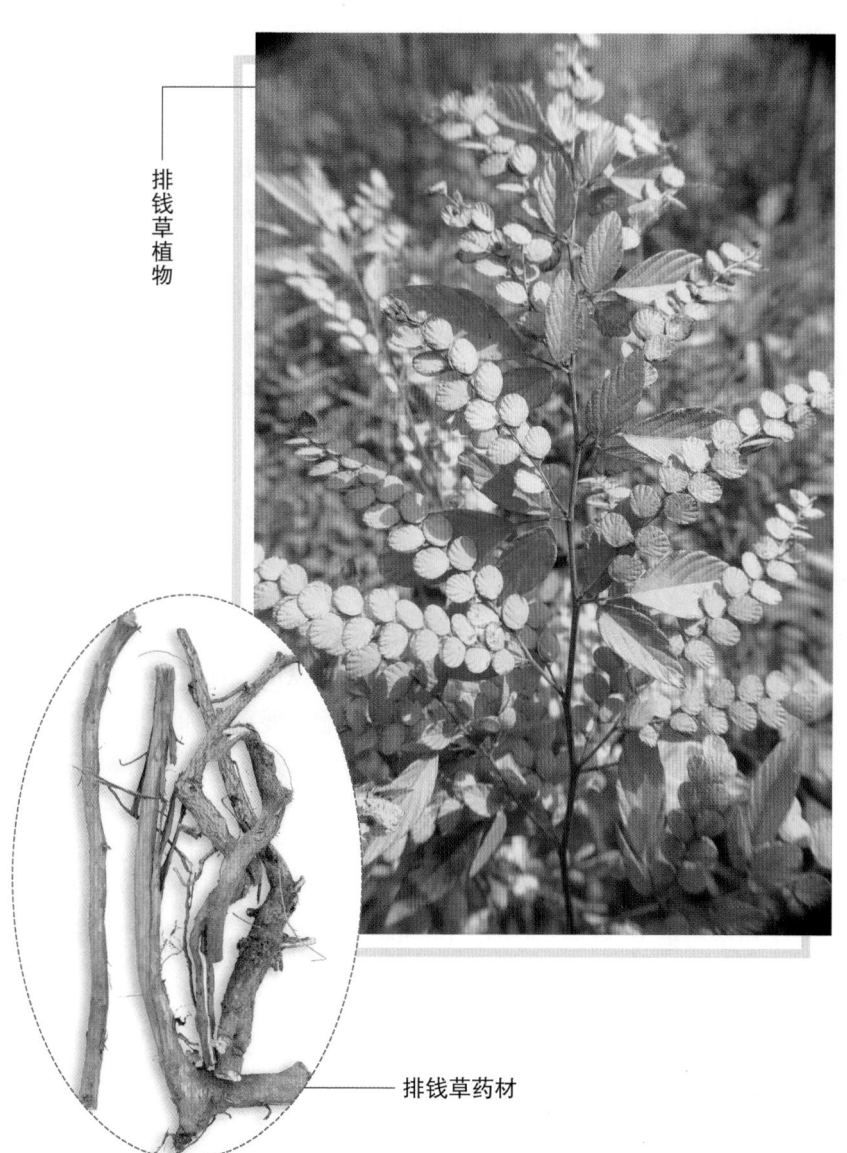

排钱草植物

排钱草药材

接骨木

【别　　名】 木蒴藋、续骨草、九节风。

【来　　源】 为忍冬科植物接骨木 *Sambucus williamsii* Hance 的茎叶。

【植物形态】 落叶灌木或小乔木。老枝淡红褐色，具明显的长椭圆形皮孔，髓部淡褐色。羽状复叶，侧生小叶片卵圆形、狭椭圆形至倒矩圆状披针形，长5~15cm，宽1.2~7cm，顶端尖、渐尖至尾尖，边缘具不整齐锯齿，有时基部或中部以下具一至数枚腺齿，基部楔形或圆形，两侧不对称，顶生小叶卵形或倒卵形，顶端渐尖或尾尖，基部楔形，叶搓揉后有臭气。圆锥形聚伞花序顶生；花小而密；萼筒杯状，萼齿三角状披针形，稍短于萼筒；花冠蕾时带粉红色，开后白色或淡黄色，筒短，裂片矩圆形或长卵圆形；雄蕊与花冠裂片等长；子房3室，花柱短，柱头3裂。果实红色，卵圆形或近圆形。

【分　　布】 广西主要分布于那坡、乐业、田林、南丹、罗城、桂林、富川。

【采集加工】 全年均可采收，切段，晒干。

【药材性状】 茎圆柱形，稍皱缩，淡红褐色，具明显的长椭圆形皮孔，髓部淡褐色。羽状复叶，小叶片皱缩，展平呈卵圆形、狭椭圆形至倒矩圆状披针形，顶端尖、渐尖至尾尖，边缘具不整齐锯齿，有时基部或中部以下具一至数枚腺齿。

【功效主治】 祛风利湿，活血化瘀，止血。主治风湿痹痛，痛风，大骨节病，急慢性肾炎，风疹，跌打损伤，骨折肿痛，外伤出血。

【用法用量】 内服：煎汤，15~30g；或入丸、散。外用：适量，捣敷或煎汤熏洗；或研末撒。

接骨木药材

接骨木植物

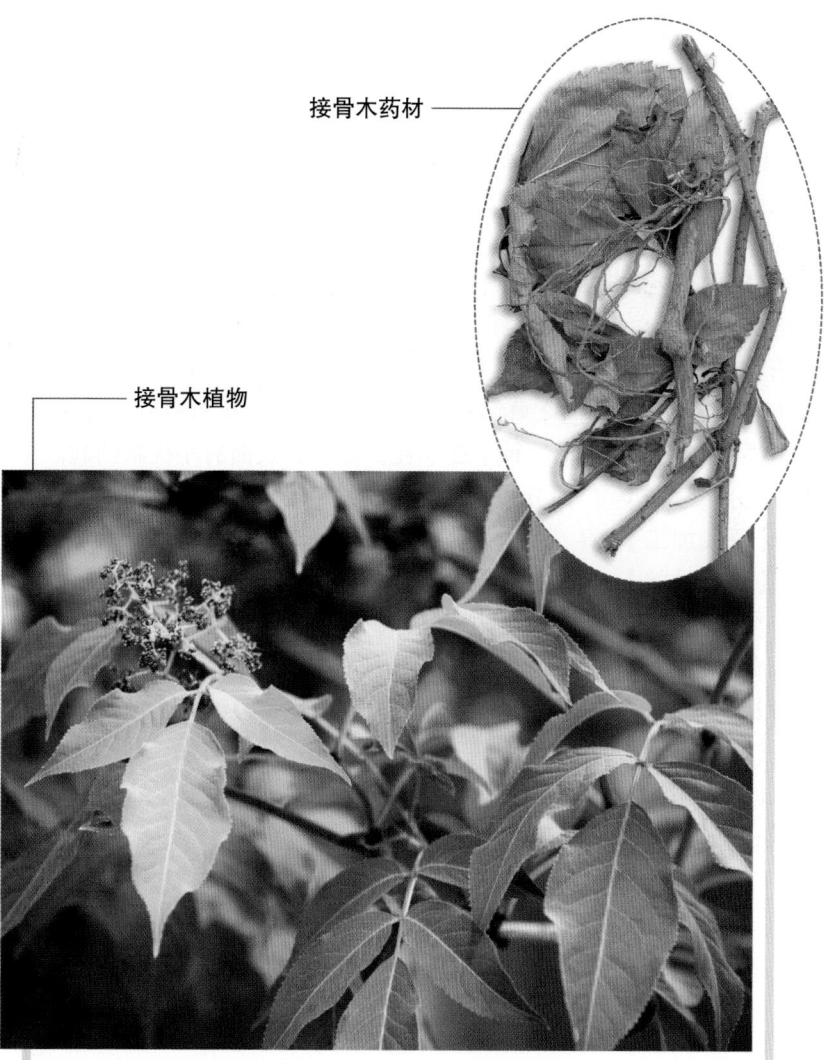

接骨草

【别　　名】 蒴藋、陆英、走马箭、接骨木、黑节风、接骨丹、过墙风、走马风。

【来　　源】 为忍冬科植物接骨草 *Sambucus chinemsis* Liadl. 的全草。

【植物形态】 高大草本。茎有棱条，髓部白色。羽状复叶的托叶叶状或有时退化成蓝色的腺体；小叶 2~3 对，狭卵形，长 6~13cm，宽 2~3cm，嫩时上面被疏长柔毛，先端长渐尖，基部钝圆，两侧不等，边缘具细锯齿，近基部或中部以下边缘常有 1 或数枚腺齿；顶生小叶卵形或倒卵形，基部楔形，有时与第一对小叶相连，小叶无托叶。复伞形花序顶生，大而疏散。总花梗基部托以叶状总苞片；杯形不孕性花不脱落，可孕性花小；萼筒杯状，萼齿三角形；花冠白色，仅基部联合。果实红色，近圆形。种子 2~3 粒，卵形，表面有小疣状凸起。

【分　　布】 广西分布于各地区。

【采集加工】 春、夏季采收，鲜用或晒干。

【药材性状】 茎枝圆柱形，长短不等，直径 5~12mm；表面绿褐色，皮部剥离后呈浅绿色至浅黄棕色；体轻，质硬；切面皮部褐色，木部浅黄白色至浅黄褐色，髓部疏松，海绵状。叶黄绿色，多破碎，完整者长 5~10cm。气无，味微苦。

【功效主治】 祛风除湿，接骨疗伤。主治风湿骨痛，骨折。

【用法用量】 内服：煎汤，9~15g，鲜品 60~120g。外用：适量，捣敷；或煎水洗；或研末调敷。

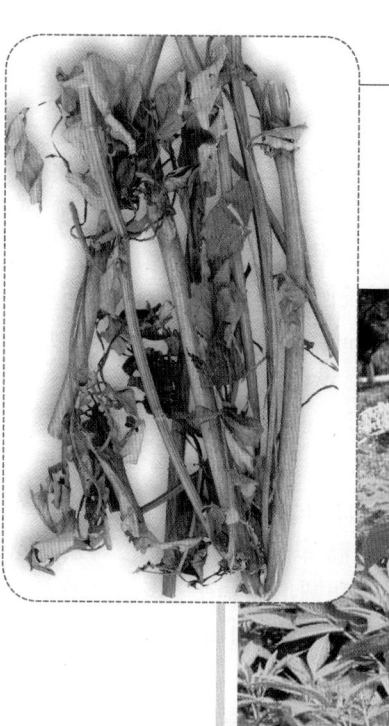

接骨草药材

接骨草植物

菥　蓂

【别　　名】　遏蓝菜、败酱草、犁头草。

【来　　源】　为十字花科植物菥蓂 *Thlaspi arvense* Linn. 的地上部分。

【植物形态】　草本。茎直立，不分枝或分枝，具棱。基生叶倒卵状长圆形，长 3~5cm，宽 1~1.5cm，顶端圆钝或急尖，基部抱茎，两侧箭形，边缘具疏齿；叶柄长 1~3cm。总状花序顶生；花白色，花梗细；萼片直立，卵形，顶端圆钝；花瓣长圆状倒卵形，顶端圆钝或微凹。短角果倒卵形或近圆形，长 13~16mm，宽 9~13mm，扁平，顶端凹入，边缘有翅。种子倒卵形，稍扁平，黄褐色，有同心环状条纹。

【分　　布】　广西主要分布于临桂。

【采集加工】　夏季果实成熟时采割。除去杂质，干燥。

【药材性状】　茎呈圆柱形，直径 0.2~0.5cm；表面黄绿色或灰黄色，有细纵棱线；质脆，易折断，断面髓部白色。叶互生，披针形，基部叶多为倒披针形。总状果序，果实卵圆形而扁平；表面灰黄色或灰绿色，中心略隆起，边缘有翅，两面中间各有 1 条纵棱线，先端凹陷，基部有细果梗。种子扁卵圆形。气微，味淡。

【功效主治】　清热解毒，利湿消肿，和中开胃。主治阑尾炎，肺脓疡，痈疖肿毒，丹毒，子宫内膜炎，白带，肾炎，肝硬化腹水，小儿消化不良。

【用法用量】　内服：煎汤，15~30g。

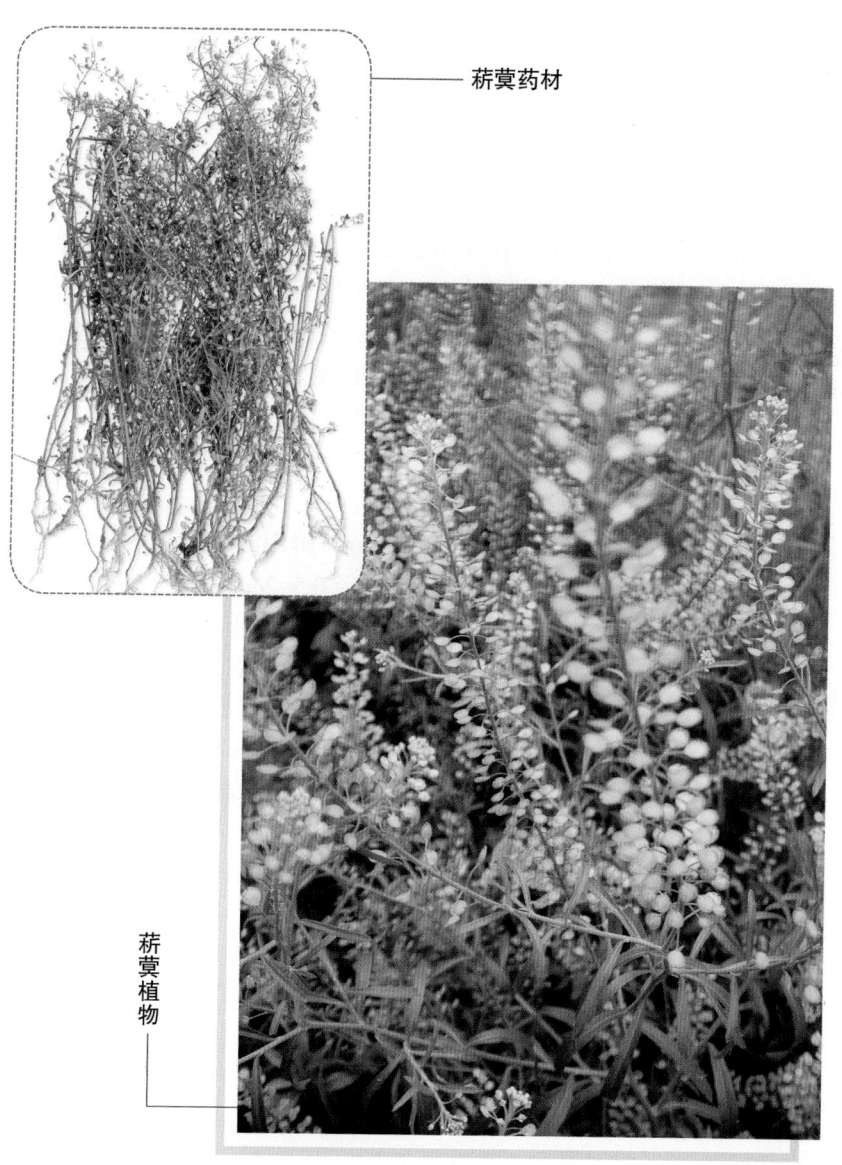

菥蓂药材

菥
蓂
植
物

黄牛木

【别　　名】 雀笼木、黄芽木。

【来　　源】 为藤黄科植物黄牛木 *Cratoxylum cochinchinense*（Lour.）Bl. 的根。

【植物形态】 灌木或小乔木。树干下部有簇生的长枝刺；枝条对生，幼枝略扁，无毛，淡红色。叶片薄革质或纸质，椭圆形或长圆形，长 5~9cm，宽 2~3cm，先端渐尖或急尖，基部楔形，边缘全缘，两面均无毛，上面绿色，下面粉绿色，有透明腺点及黑点。聚伞花序有花 1~3 朵，腋生及顶生；花粉红色；萼片 5，椭圆形，有黑色纵腺条，果时增大；花瓣 5，长为萼片的 2 倍，先端圆形，基部楔形，脉间有黑腺纹。蒴果椭圆形，有宿存花萼。种子一侧有翅。

【分　　布】 广西主要分布于金秀、平南、桂平、北流、北海、龙州、武鸣、靖西、隆安。

【采集加工】 全年可采，洗净，切碎，鲜用或晒干。

【药材性状】 根圆柱形，弯曲，直径 0.5~2cm。表面灰褐色至红棕色，有明显纵纹，栓皮薄而多层，易脱落成小片状。皮部薄，剥落处显棕色，有纵纹。质坚硬，难折断。横切面皮部红黑色，木部棕红色。气微，味甘、微苦。

【功效主治】 清热解毒，化湿消滞，祛瘀消肿。主治感冒，中暑发热，黄疸，泄泻，痈肿疮疖，跌打损伤。嫩叶制清凉饮料能解暑热烦渴。

【用法用量】 内服：根、树皮煎汤，9~15g，鲜品 15~30g；鲜叶适量，泡茶或煎汁含咽。

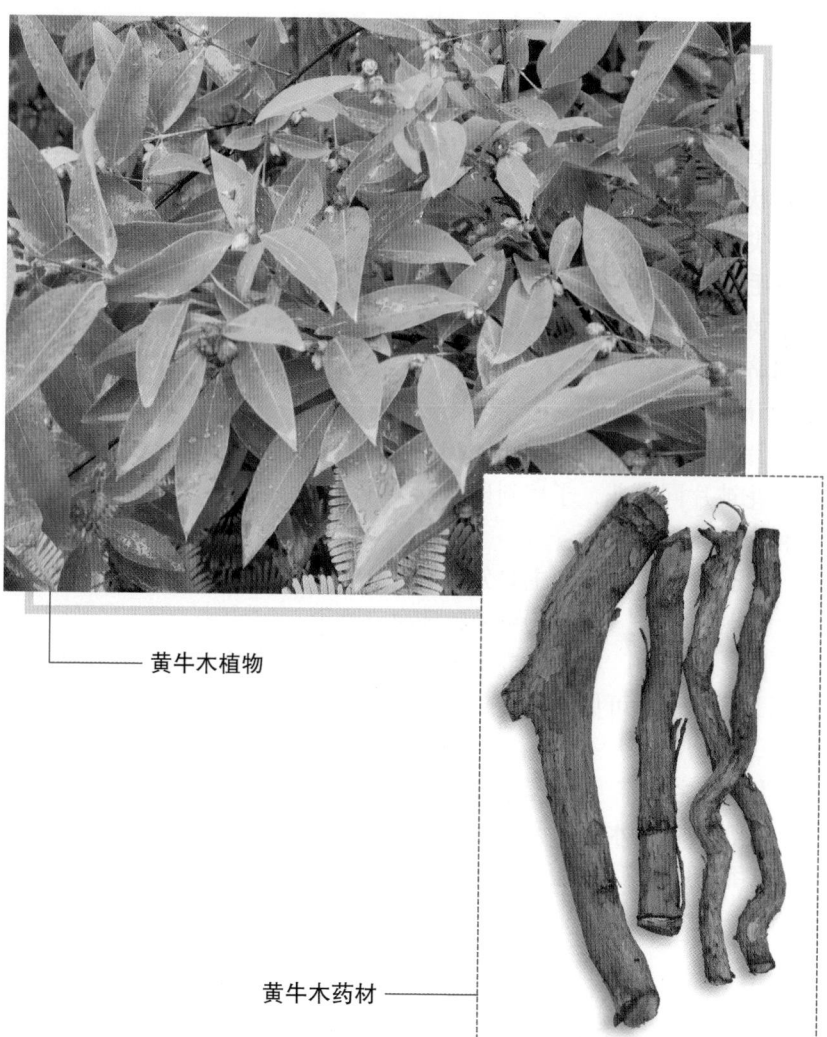

黄牛木植物

黄牛木药材

黄毛榕

【别　　名】 土桑白皮、土黄芪、麻婆风、大摇风、老鸦风。

【来　　源】 为桑科植物黄毛榕 *Ficus fulva* Reinw. ex Bl. 的根皮。

【植物形态】 小乔木或灌木。小枝圆柱形，中空，密被黄褐色粗毛。单叶互生；叶柄密被黄褐色硬毛；托叶卵状披针形，红褐色，先端尾状，外面密被褐色长粗毛和柔毛；叶片膜质，卵形或宽卵形，先端骤尖，通常3~5浅裂或深裂，基部心形，边缘有细锯齿，上面疏被长硬毛，下面密被短柔毛和长粗毛；基生脉5~7对，主脉和侧脉上密生金黄色长硬毛。花序托成对腋生，无柄，球形至卵球形，顶部具明显的脐状，密被黄褐色粗毛；顶生苞片披针形，边缘有锯齿；基生苞片3，红褐色；雄花、瘿花着生于同一花序托中；雄花生于近口部，梗短，花被片4，雄蕊2；瘿花花被片4~5，花柱侧生；雌花生于另一花序托内，花被片同瘿花，子房斜卵圆形，花柱长，侧生。瘦果斜卵形，表面有小瘤体。

【分　　布】 广西主要分布于邕宁、宁明、南宁、上思、博白。

【采集加工】 全年均可采，洗净，晒干。

【药材性状】 根皮常卷缩成筒状。表面红褐色。具有多数纵向皱缩而裂开的皮，可见侧根痕。纤维性强，不易折断，断面多呈黄白色。气微，味淡。

【功效主治】 益气健脾，活血祛风。主治中气虚弱，阴挺，脱肛，便溏腹泻，水肿，风湿痹痛。

【用法用量】 内服：煎汤，15~30g。外用：适量，捣敷。

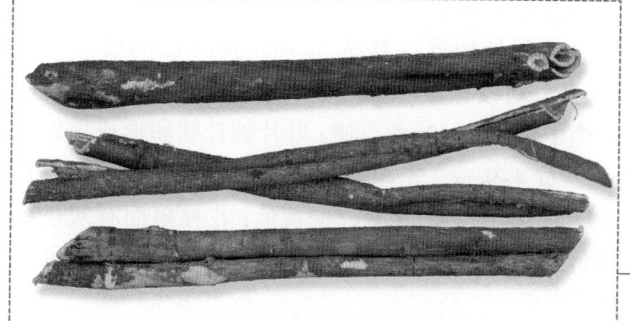

黄毛榕药材

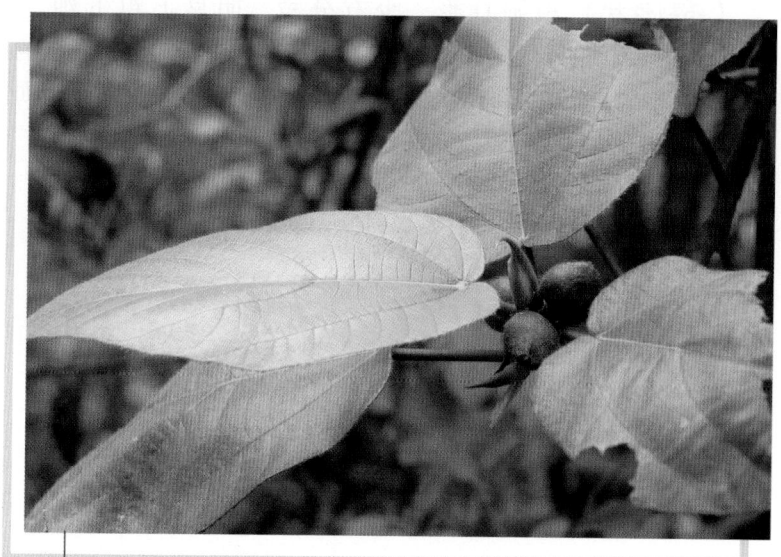

黄毛榕植物

黄 兰

【别　　名】 黄缅桂、大黄桂、黄桷兰。

【来　　源】 为木兰科植物黄兰 *Michelia champaca* L. 的根。

【植物形态】 乔木。幼枝、嫩叶和叶柄均被淡黄色平伏的柔毛。叶互生；托叶痕达叶柄中部以上；叶薄革质；叶片披针状卵形或披针长椭圆形，长 10~20cm，宽 4~9cm，先端长渐尖或近尾状渐尖，基部宽楔形或楔形，两面绿色。花单生于叶腋，橙黄色；花梗短而有灰色绒毛，花被 15~20，披针形。蓇葖果倒卵状长圆形外有疣状凸起。种子 2~4，有红色假种皮。

【分　　布】 广西各地有栽培。

【采集加工】 全年均可采挖，洗净，切片，晒干。

【药材性状】 根圆柱形，少有分枝，明显上粗下细，直径 0.8~2.5cm。表面灰黄色至灰褐色，有粗糙的皱纹、沟纹及稀疏的细小疙瘩状支根痕。皮孔圆而呈疙瘩状。质轻而硬，不易折断。切面皮部暗棕色，木部灰黄色。气微，味苦。

【功效主治】 祛风湿，利咽喉。主治风湿痹痛，咽喉肿痛。

【用法用量】 内服：煎汤，6~15g；或浸酒。

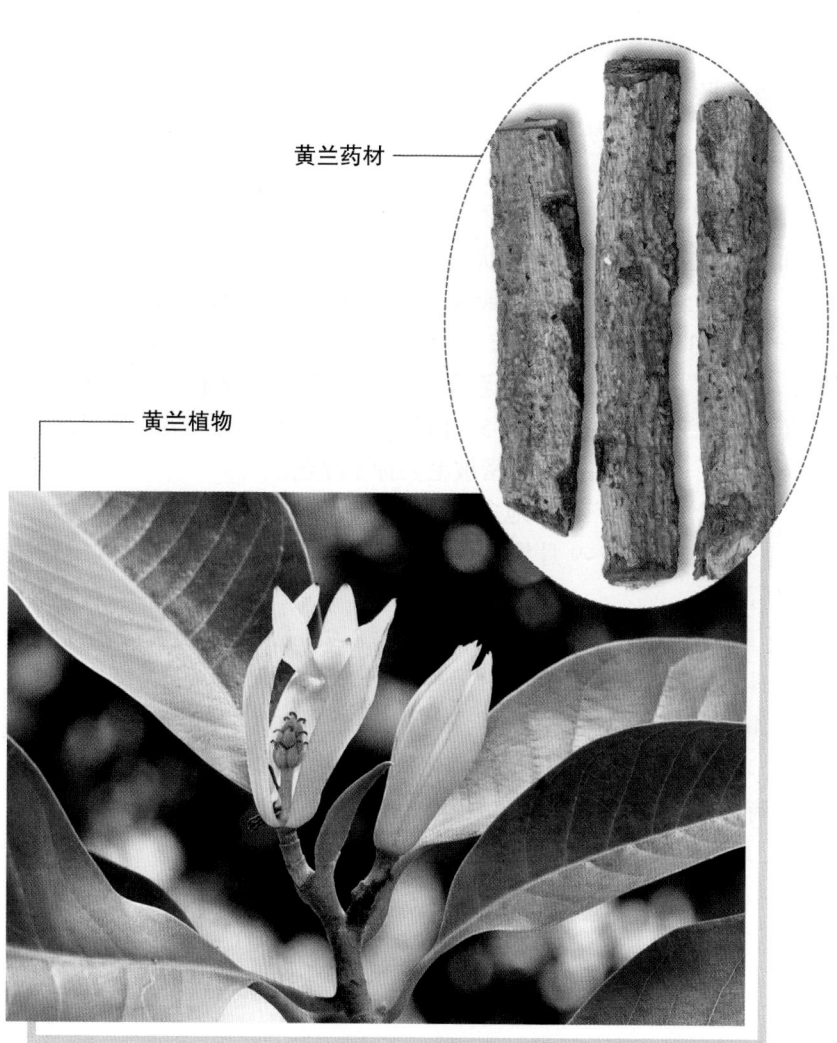

黄兰药材

黄兰植物

黄 皮

【别　　名】 黄皮子、黄皮果、黄弹子、黄弹、金弹子、水黄皮、黄皮果。

【来　　源】 为芸香科植物黄皮 *Clausena lansium*（Lour.）Skeels 的果实。

【植物形态】 灌木或小乔木。幼枝、花轴、叶轴、叶柄及嫩叶下面脉上均有集生成簇的丛状短毛及长毛，有香味。奇数羽状复叶互生；小叶片 5~13，顶端 1 枚最大，向下逐渐变小，卵形或椭圆状披针形，长 6~13cm，宽 2.5~6cm，先端锐尖或短渐尖，基部宽楔形，不对称，边浅波状或具浅钝齿。聚伞状圆锥花序顶生或腋生，花枝扩展，多花；萼片 5，广卵形；花瓣 5，白色，匙形，开放时反展。浆果球形、扁圆形，淡黄色至暗黄色，密被毛。种子绿色。

【分　　布】 广西各地多有栽培。

【采集加工】 7~9 月果实成熟时采摘，鲜用，直接晒干或用食盐腌制后晒干。

【药材性状】 果实类圆形，直径 0.8~2.3cm；外表面黄褐色或深绿色，具有皱纹；果肉较薄。种子扁卵圆形，长 1.1~1.4cm，宽 8~9mm，厚 3~4mm，棕色或棕黄色，具不规则皱纹。气微，味辛、略苦。

【功效主治】 行气，消食，化痰。主治痰饮咳喘，食积胀满，脘腹疼痛，疝痛。

【用法用量】 内服：煎汤，15~30g。

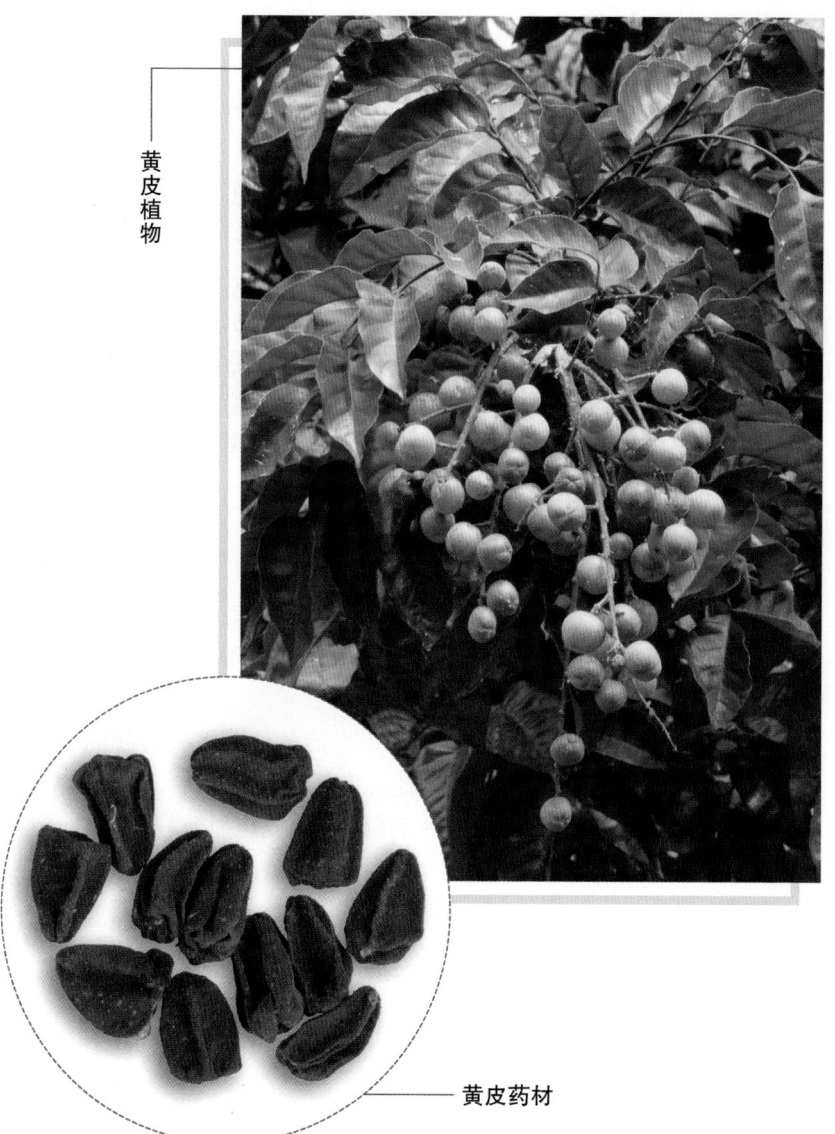

黄皮植物

黄皮药材

黄花夹竹桃

【别　　名】柳木子、相等子、台湾柳、黄花状元竹、美国黄蝉、夹竹桃。

【来　　源】为夹竹桃科植物黄花夹竹桃 *Thevetia peruviana*（Pers.）K. Schum. 的果实。

【植物形态】小乔木。有乳液。树皮棕褐色，皮孔明显；小枝下垂，灰绿色。叶互生，无柄；叶片革质，线形或线状披针形，长10~15cm，宽7~10cm，两端长尖，鲜绿色，光亮，边稍背卷；中肋明显。聚伞花序顶生；有总柄，通常6花成簇，黄色，芳香；萼片5，三角形；花冠大型，漏斗形，花冠筒喉部具5个被毛的鳞片，花冠裂片5，向左覆盖，比花冠筒长，雄蕊着生于花冠筒喉部，花丝被银白色毛；柱头圆形，先端2裂；花盘缺；子房2裂。核果扁三角球形干时黑色。种子长圆形，淡灰色。

【分　　布】广西各地有栽培。

【采集加工】秋季果熟时采收，晒干。

【药材性状】果实扁三角状球形，表面皱缩，黑色，先端微凸起，基部有宿萼及果柄，外果皮稍厚，中果皮肉质，内果皮坚硬。质脆，易破碎。气微，味极苦。

【功效主治】强心，利尿，消肿。主治各种心脏病引起的心力衰竭，阵发性室上性心动过速，阵发性心房纤颤。

【用法用量】用提取物制成片剂服；或制成注射液静脉注射。

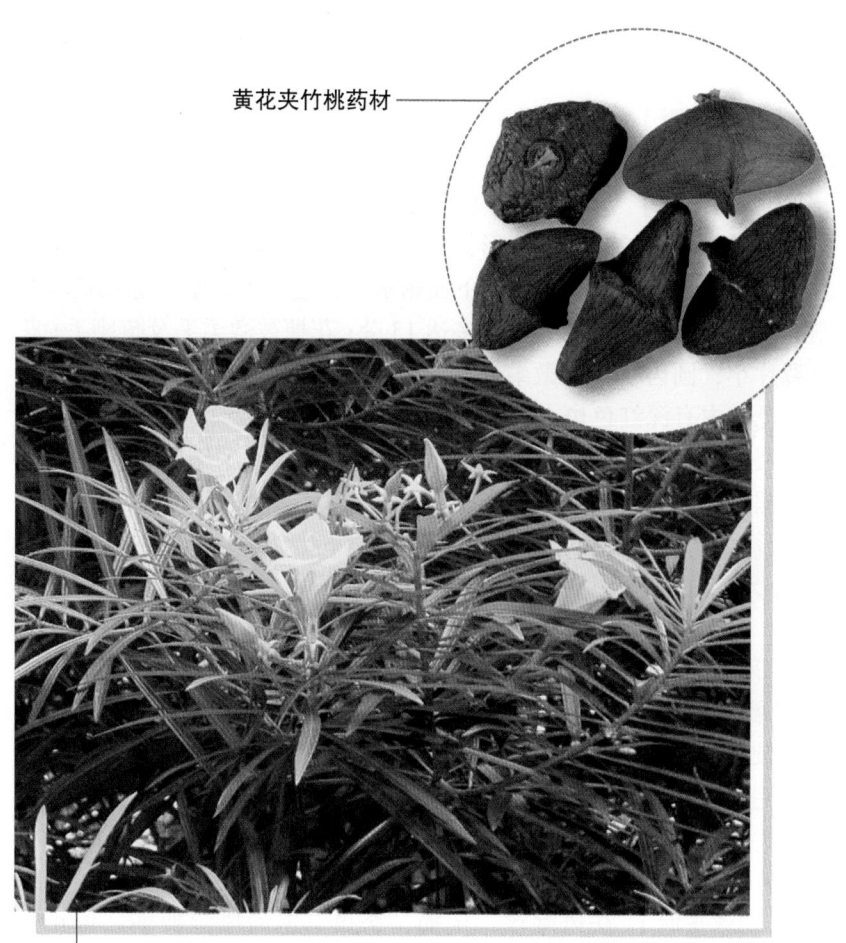

黄花夹竹桃药材

黄花夹竹桃植物

黄花杜鹃

【别　　名】 黄杜鹃、闹羊花、三钱三、玉枝、毛老虎、羊不食草。

【来　　源】 为杜鹃花科植物羊踯躅 *Rhododendron molle*（Blume）G. Don 的花。

【植物形态】 落叶灌木。枝条幼时密被灰白色柔毛及疏刚毛。叶纸质，长圆形至长圆状披针形，先端钝，具短尖头，基部楔形，边缘具睫毛，幼时上面被微柔毛，下面密被灰白色柔毛，沿中脉被黄褐色刚毛。总状伞形花序顶生，花多达 13 朵；花梗被微柔毛及疏刚毛；花萼裂片小，圆齿状，被微柔毛和刚毛状睫毛；花冠阔漏斗形，黄色或金黄色，内有深红色斑点，花冠管向基部渐狭，圆筒状，外面被微柔毛，裂片 5，椭圆形或卵状长圆形，外面被微柔毛；雄蕊 5，不等长，长不超过花冠；子房圆锥状，密被灰白色柔毛及疏刚毛。蒴果圆锥状长圆形，具 5 条纵肋，被微柔毛和疏刚毛。

【分　　布】 广西主要分布于灌阳、凌云、罗城、临桂、全州、钟山。

【采集加工】 每年 4~5 月开花，可在开花盛期采摘，晒干。

【药材性状】 花多皱缩。花梗灰白色，长短不等。花萼 5 裂，边缘有较长的细毛。花冠钟状，长至 3cm，5 裂，顶端卷折，表面疏生短柔毛，灰黄色至黄褐色。雄蕊较花冠为长，弯曲，露出花冠外，花药棕黄色，2 室，孔裂。商品不带子房，花萼及花梗也常除去。气微，味微苦。

【功效主治】 祛风除湿，定痛，杀虫。主治风湿痹痛，偏正头痛，跌扑肿痛，龋齿疼痛，皮肤顽癣，疥疮。

【用法用量】 内服：研末，0.3~0.6g；煎汤，0.3~0.6g；或入丸、散；或浸酒。外用：适量，研末调敷；或鲜品捣敷。

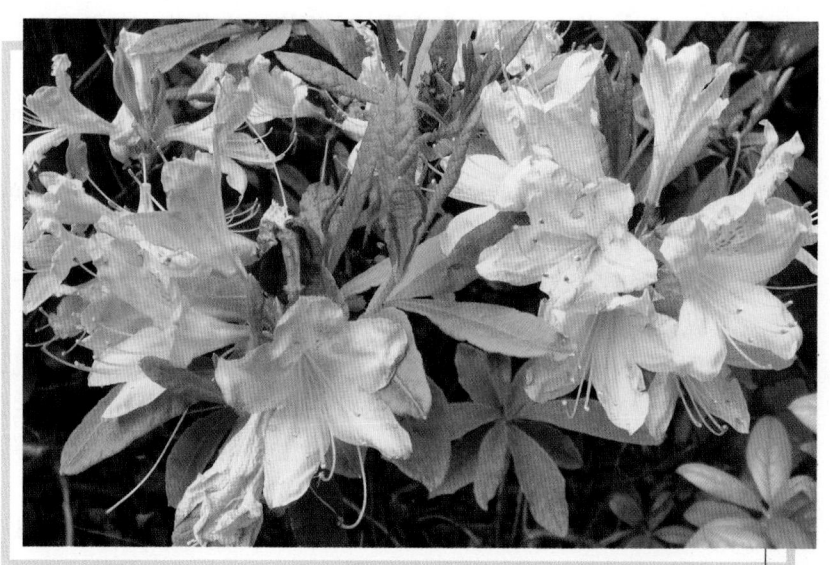

黄花杜鹃植物

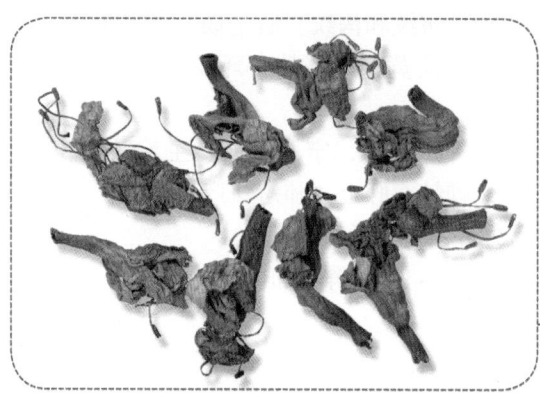

黄花杜鹃药材

黄花倒水莲

【别　　名】 黄金卵、黄花鸡骨、金不换、土黄芪、黄杨参、树人参、黄花远志。

【来　　源】 为远志科植物黄花倒水莲 *Polygala arillata* Buch.-Ham. 的根。

【植物形态】 灌木。小枝圆柱形，有时具纵棱，密被短柔毛。单叶互生；叶纸质，椭圆形或长圆状椭圆形，长 6.5~14cm，宽 2~2.5cm，先端渐尖，基部楔形或钝圆，全缘，具缘毛。花两性，总状花序单一，下垂，具纵棱及槽，密被短柔毛；三角状苞片 1 枚；萼片 5 枚，外面 2 枚小，中间 1 枚深兜状，里面 2 枚大，呈小卵形，花瓣状，红紫色，长圆状倒卵形；花瓣 3 枚，肥厚，黄色，侧生花瓣下部与龙骨瓣合生，龙骨瓣盔形，具鸡冠状附属物；雄蕊下部合生成鞘，与花瓣贴生。蒴果阔肾形，浆果状，紫红色，具缘毛。种子球形，红棕色。

【分　　布】 广西主要分布于上林、天等、靖西、那坡、隆林、天峨、罗城、金秀、龙胜。

【采集加工】 全年均可采根，洗净，晒干。

【药材性状】 根长短不一，具少数支根或支根痕，直径 1~3cm。表面淡黄褐色至棕褐色，有明显皱纹和沟纹。质坚韧，不易折断，断面皮部薄，淡黄褐色；木部宽，淡黄色，有数个环纹。气微，味淡、微麻。

【功效主治】 祛痰除湿，补虚健脾，宁心活血。主治咳嗽痰多，风湿痹痛，小便淋痛，水肿，脚气，肝炎，肺痨，产后虚弱，食欲不振，小儿疳积，失眠多梦，月经不调，跌打损伤。

【用法用量】 内服：煎汤，10~15g，鲜品加倍。

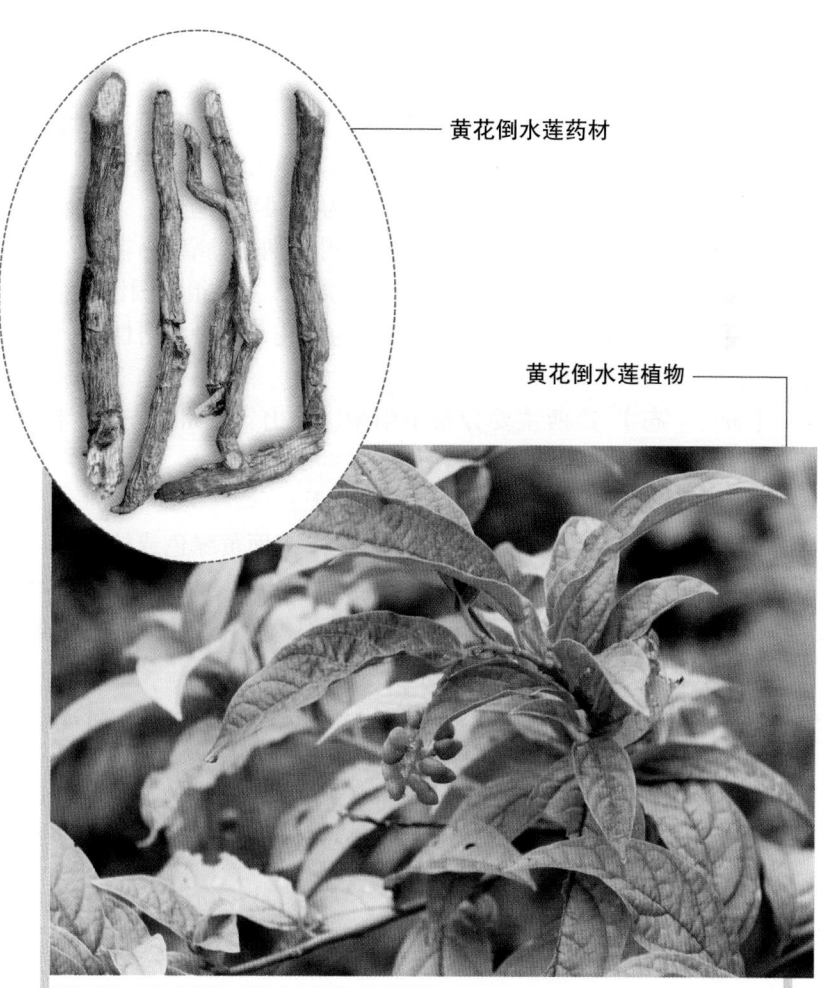

黄花倒水莲药材

黄花倒水莲植物

黄花蒿

【别　　名】香青蒿、香丝草、酒饼草、苦蒿、青蒿、细叶蒿。

【来　　源】为菊科植物黄花蒿 Artemisiae annua L. 的地上部分。

【植物形态】草本。全株具较强挥发油气味。茎直立，具纵条纹，多分枝，光滑无毛。基生叶平铺地面，开花时凋谢；茎生叶互生，幼时绿色，老时变为黄褐色；叶片通常为三回羽状全裂，裂片短细，有极小粉末状短柔毛或粉末状腺状斑点；叶轴两侧具窄翅；茎上部的叶向上逐渐细小呈条形。头状花序细小，球形，多数组成圆锥状；总苞小，球状；花全为管状花，黄色，外围为雄花，中央为两性花。瘦果椭圆形。

【分　　布】广西主要分布于阳朔、钟山、贺州、岑溪、桂平、贵港、博白、合浦、南宁、南丹。

【采集加工】花蕾期采收，切碎，晒干。

【药材性状】茎圆柱形，上部多分枝；表面黄绿色或棕黄色，具纵棱线；质略硬，易折段，断面中部有髓。叶互生，暗绿色或棕绿色，卷缩，易碎，完整者展平后为三回羽状深裂，裂片及小裂片矩圆形或长椭圆形，两面被短毛。气味特异，味微苦。

【功效主治】清热，解暑，除蒸，截疟。主治暑热、暑湿、湿温、阴虚发热，疟疾，黄疸。

【用法用量】内服：煎汤，6~15g，治疟疾可用20~40g，不宜久煎；鲜品用量加倍，绞汁饮；或入丸、散剂。外用：适量，研末调敷；或鲜品调敷；或煎水洗。

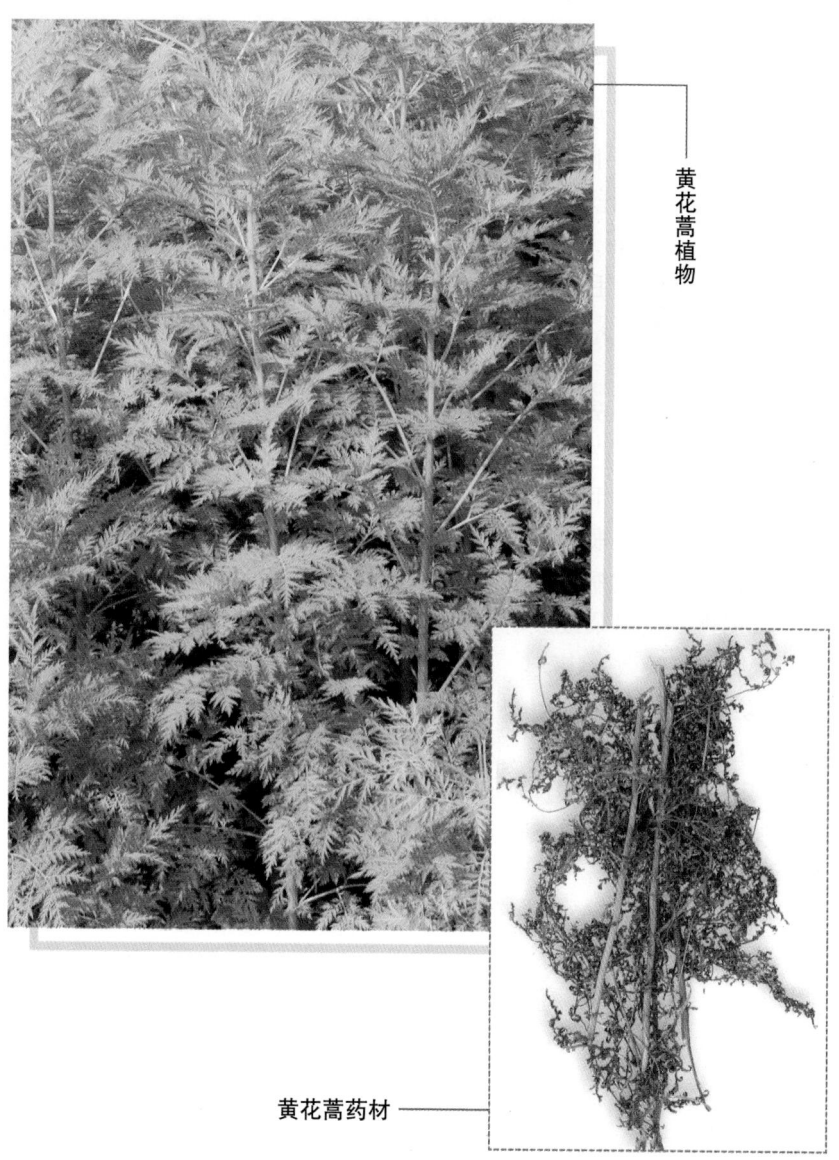

黄花蒿植物

黄花蒿药材

黄花稔

【别　　名】　黄花地桃花、黄花母、千斤坠、素花草、四米草、尖叶嗽血草、白索子。

【来　　源】　为锦葵科植物黄花稔 *Sida acuta* Burm F. 的全株。

【植物形态】　亚灌木状草本。分枝多，小枝被柔毛至近无毛。叶互生；疏被柔毛；托叶线形，与叶柄近等长，常宿存；叶披针形，长2~5cm，宽 4~10mm，先端短尖或渐尖，基部圆或钝，具锯齿，两面均无毛或疏被星状柔毛，上面偶被单毛。花单朵或成对生于叶腋，被柔毛，中部具节；萼浅杯状，无毛，下半部合生，裂片5，尾状渐尖；花黄色，花瓣倒卵形，先端圆，基部狭，被纤毛。蒴果近圆球形，分果4~9，但常为 5~6，先端具 2 短芒，果皮具网状皱纹。

【分　　布】　广西主要分布于合浦、钦州、防城、百色。

【采集加工】　年均可采收，洗净，切段，晒干。

【药材性状】　根圆柱形，直径 1.2~2cm，多支根，表面黄棕色。茎多分枝。叶片皱缩，展平后呈披针形，先端短尖或渐尖，基部圆或钝，具锯齿。花单朵或成对生于叶腋，被柔毛，蒴果近圆球形，果皮具网状皱纹。气微，味淡。

【功效主治】　清利湿热，解毒消肿，活血止痛。主治湿热泻痢，疮疡肿毒，乳痈，痔疮，骨折，跌打损伤，外伤出血。

【用法用量】　内服：煎汤，15~30g。外用：适量，捣敷或研粉撒敷。脾胃虚寒者及孕妇慎服。

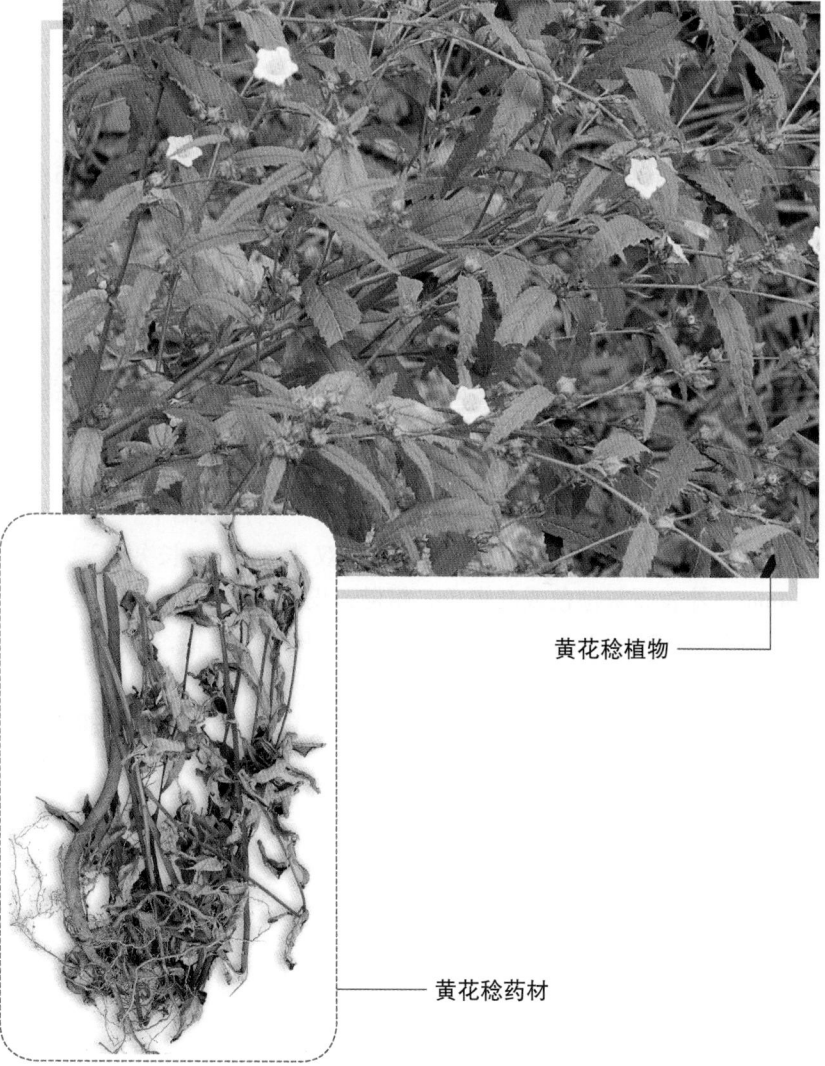

黄花稔植物

黄花稔药材

黄 杞

【别　　名】　土厚朴、假玉桂。

【来　　源】　为胡桃科植物黄杞 *Engelhardtia roxburghiana* Wall. 的树皮。

【植物形态】　半乔木。树皮褐色，深纵裂；枝条细瘦，实心；裸芽叠生，有柄；全株被橙黄色盾状腺体。偶数羽状复叶小叶 3~5 对；叶片革质，长椭圆状披针形至长椭圆形，长 6~14cm，宽 2~5cm，先端渐尖或短渐尖，基部偏斜，全缘，两面光泽。花单性，雌雄同株或稀异株；雌花序 1 条及雄花序数条长而俯垂，形成一项生的圆锥花序束，顶端为雌花序，下方为雄花序，或雌雄花序分开，则雌花序单独顶生；雌雄花的苞片均 3 裂，花被片 4，花被片贴生于子房。果实球形，密生黄褐色腺体，苞片托于果实基部，形成膜质状果翅。

【分　　布】　广西各地有分布。

【采集加工】　夏、秋季剥取树皮，洗净，鲜用或晒干。

【药材性状】　树皮呈单卷筒状或双卷筒状，长短不一，厚 3~4mm。外表面灰棕色或灰褐色，粗糙，皮孔椭圆形；内表面紫褐色，平滑，有纵浅纹。质坚硬而脆，易折断，断面不平整，略呈层片状。气微，味微苦、涩。

【功效主治】　行气，化湿，导滞。主治脾胃湿滞，脘腹胀闷，泄泻。

【用法用量】　内服：煎汤，6~15g。

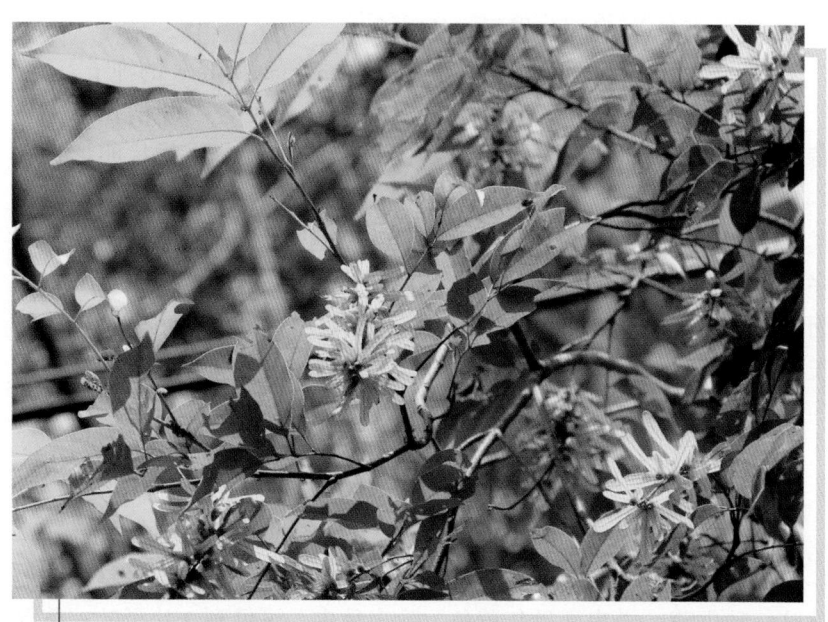

黄杞植物

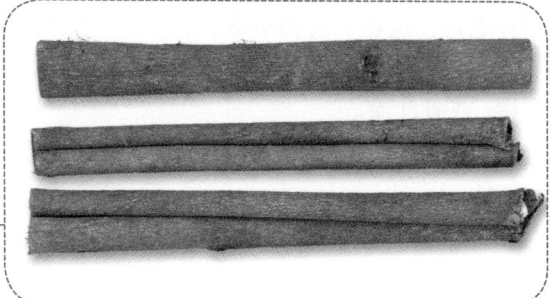

黄杞药材

黄　豆

【别　　名】乌豆、黑豆、冬豆子。

【来　　源】为豆科植物大豆 *Glycine max*（L.）Merr. 的种子。

【植物形态】草本。茎粗壮，密生褐色长硬毛。叶柄长，密生黄色长硬毛；托叶小，披针形；三出复叶，顶生小叶菱状卵形，长7~13cm，宽 3~6cm，先端渐尖，基部宽楔形或圆形，两面均有白色长柔毛；侧生小叶较小，斜卵形；叶轴及小叶柄密生黄色长硬毛。总状花序腋生；苞片及小苞片披针形，有毛；花萼钟状，萼齿 5，披针形，下面 1 齿最长，均密被白色长柔毛；花冠小，白色或淡紫色，稍较花萼长。荚果带状长圆形，略弯，下垂，黄绿色，密生黄色长硬毛。种子2~5 颗，黄绿色或黑色，卵形至近球形。

【分　　布】广西各地广泛栽培。

【采集加工】收割全株，晒干，打下成熟种子，晒干即可。

【药材性状】种子椭圆形而略扁，长 6~10mm，直径 5~7mm，厚1~6mm。表面黄色，略有光泽，有时具横向皱纹，一侧边缘具长圆形种脐。种皮薄，内表面呈灰黄色，除去种皮，可见到 2 片子叶，黄绿色，肥厚。质较坚硬。气微，具豆腥味。

【功效主治】活血利水，祛风解毒，健脾益肾。主治黄疸浮肿，水肿胀满，风毒脚气，肾虚腰痛，遗尿，风痹筋挛，产后风痉，口噤，痈肿疮毒，药物、食物中毒。

【用法用量】内服：煎汤，9~30g；或入丸、散。外用：适量，研末掺；或煮汁涂。

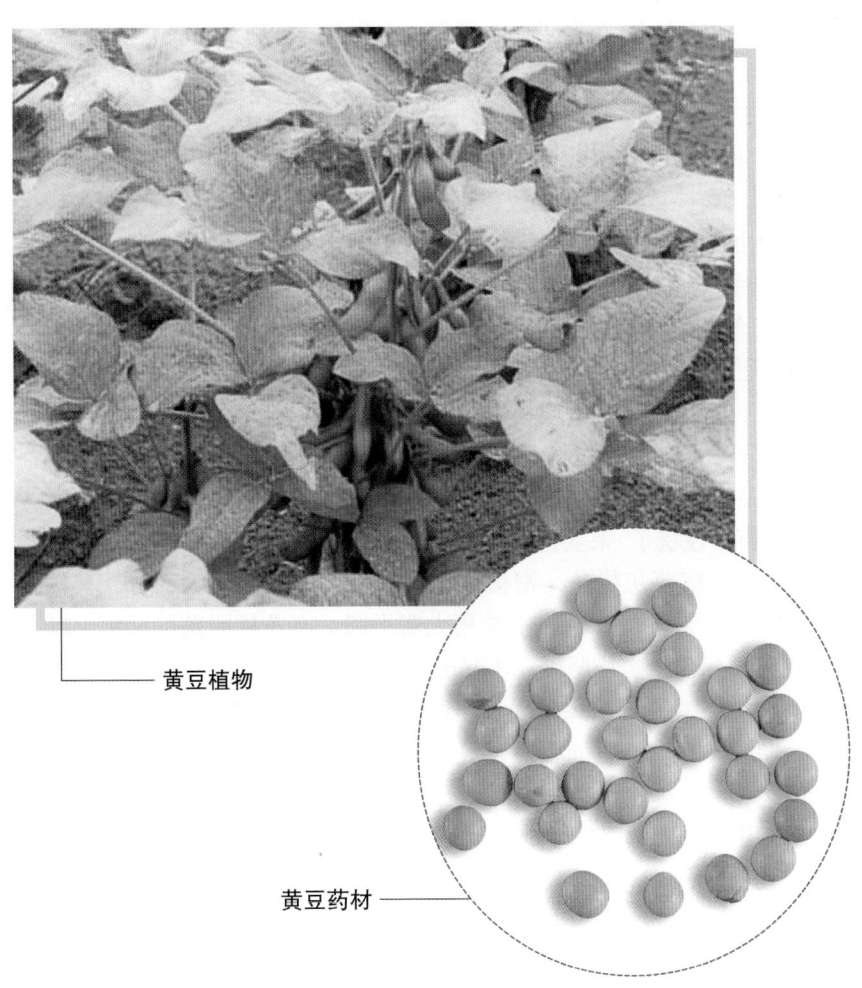

黄豆植物

黄豆药材

黄 荆

【别　　名】布荆子、五指柑、山黄荆、黄荆条、埔姜、五指枫。

【来　　源】为马鞭草科植物黄荆 *Vitex negundo* L. 的果实。

【植物形态】直立灌木。小枝四棱形，与叶及花序常被灰白色短柔毛。掌状复叶，小叶 5，稀为 3，小叶片长圆状披针形至披针形，基部楔形，全缘或上部有少数粗锯齿，先端渐尖，表面绿色，背面密生灰白色绒毛，中间小叶长 4~13cm，宽 1~4cm，两侧小叶渐小，若为 5 小叶时，中间 3 片小叶有柄，最外侧 2 枚无柄或近无柄；侧脉 9~20 对。聚伞花序排列成圆锥花序式，顶生；花萼钟状，先端 5 齿裂，外面被灰白色绒毛；花冠淡紫色，外有微柔毛，先端 5 裂，二唇形。核果褐色，近球形，等于或稍短于宿萼。

【分　　布】广西全区各地均有分布。

【采集加工】秋季果熟时采收，去杂质，晒干。

【药材性状】果实连同宿萼呈倒卵状类圆形，长 3~5.5mm，直径 1.5~2mm。宿萼灰褐色，密被棕黄色绒毛，包被果实大部分，萼筒先端 5 齿裂。果实近球形，上端稍大略平圆，有花柱脱落的凹痕，基部稍狭尖，棕褐色。质坚硬，不易破碎。气香，味微苦、涩。

【功效主治】祛风解表，止咳平喘，理气消食止痛。主治伤风感冒，咳嗽，哮喘，胃痛吞酸，消化不良，食积泻痢，胆囊炎，胆结石，疝气。

【用法用量】内服：煎汤，5~10g；或入丸、散。

附：黄荆根

解表，止咳，祛风除湿，理气止痛。主治感冒，慢性气管炎，风湿痹痛，胃痛，疝气，腹痛。内服：煎汤 15~30g，根皮用量酌减。

黄荆叶

解表散热，化湿和中，杀虫止痒。主治感冒发热，伤暑吐泻，疝气腹痛，肠炎，痢疾，湿疹，癣疥，蛇虫咬伤。内服：煎汤，15~30g，鲜品 30~60g。外用：适量，煎水洗；或捣敷；或绞汁涂。

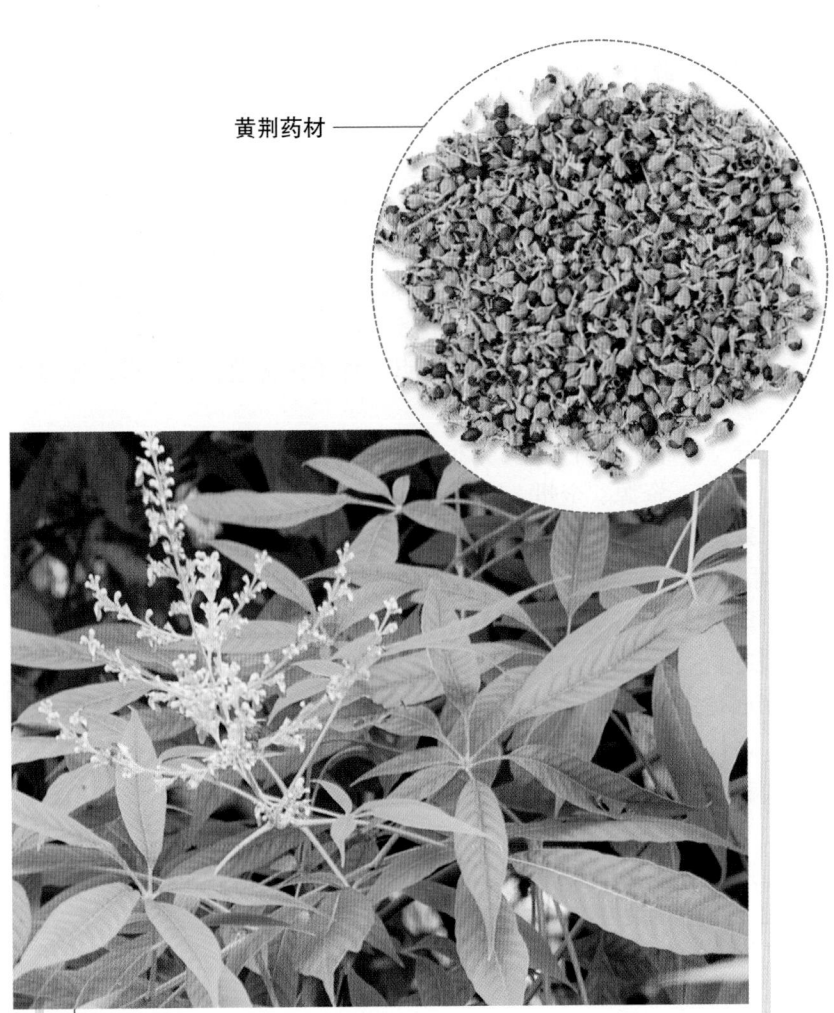

黄荆药材

黄荆植物

黄药子

【别　　名】　黄药根、苦药子、三慈姑、金钱吊蛤蟆、红药子。

【来　　源】　为薯蓣科植物黄独 *Dioscorea bulbifera* L. 的块茎。

【植物形态】　缠绕草质藤本。块茎卵圆形至长圆形，表面密生多数细长须根；茎圆柱形。单叶互生，叶片宽卵状心形或卵状心形，长5~26cm，宽 2~26cm，先端尾状渐尖，全缘或微波状；叶腋内紫褐色的球形或卵圆形珠芽，外有圆形斑点。花单性，雌雄异株；雄花序穗状下垂，雄花基部有卵形苞片 2 枚；花被片披针形，新鲜时紫色；雌花序与雄花序相似，常 2 至数个丛生叶腋。蒴果反折下垂，三棱状长圆形，成熟时淡黄色，表面密生紫色小斑点。种子深褐色，扁卵形，种翅栗褐色。

【分　　布】　广西主要分布于上林、南宁、龙州、靖西、田林、隆林、罗城、资源、全州、岑溪、玉林。

【采集加工】　挖出后，洗净泥土，略去毛须，切成片，晒干或烘干即可。

【药材性状】　块茎近圆形，直径 2.5~7cm。表面棕黑色，皱缩，有众多白色、点状凸起的须根痕，或有弯曲残留的细根，栓皮易剥落；切面黄白色至黄棕色，颗粒状，并散有橙黄色麻点。气微，味苦。

【功效主治】　清热解毒，散结消瘿，凉血止血。主治百日咳，肺热咳喘，吐血，衄血，咯血，痈疮肿毒，肿瘤，瘿瘤，喉痹，毒蛇咬伤。

【用法用量】　内服：煎汤，3~9g；或浸酒；研末 1~2g。外用：适量，鲜品捣敷；或研末调敷；或磨汁涂。

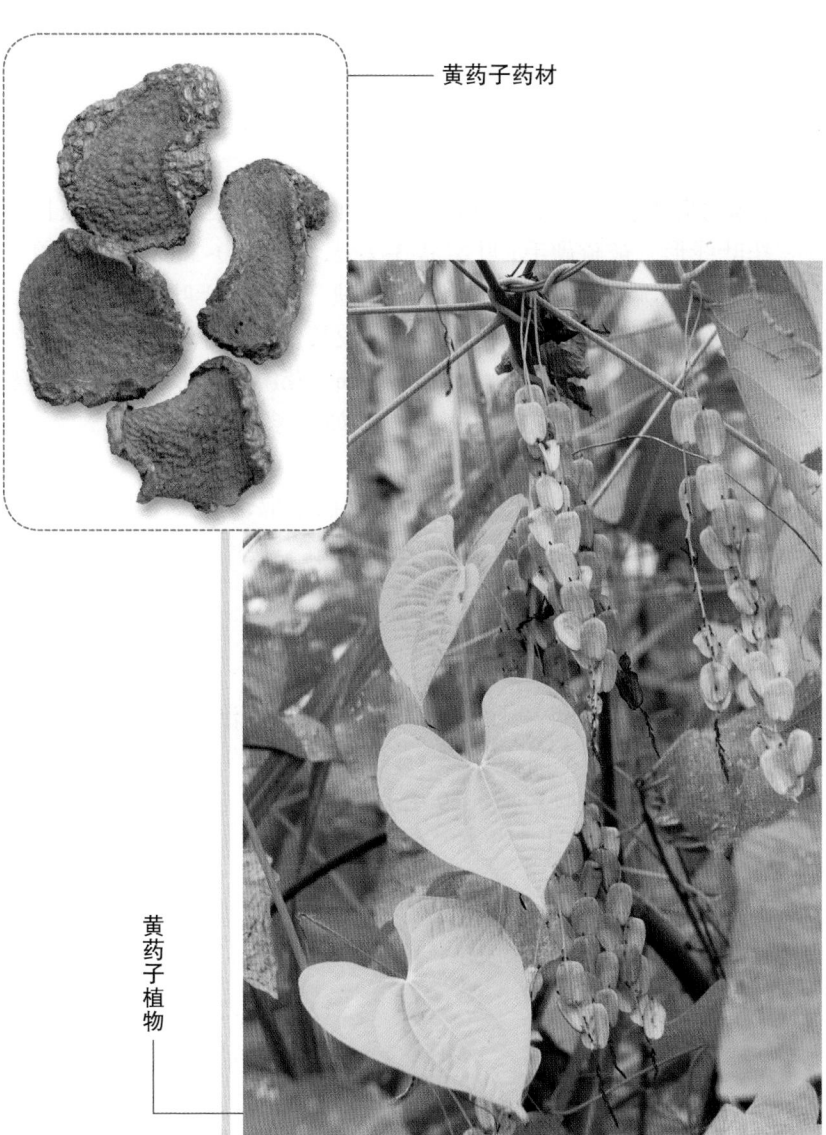

黄药子药材

黄药子植物

黄秋葵

【别　　名】 毛茄、羊角豆、咖啡黄葵、木丝瓜、黄葵、越南芝麻。

【来　　源】 为锦葵科植物咖啡黄葵 *Abelmoschus esculentus*（L.）Moench 的根。

【植物形态】 草本。茎圆柱形，疏生散刺。叶互生；叶柄被长硬毛；托叶线形，被疏硬毛；叶掌状 3~7 裂，直径 10~30cm，裂片阔至狭，两面均被疏硬毛，边缘具粗齿及凹缺。花单生于叶腋间，疏被糙硬毛；小苞片 8~10，线形；花萼钟形，较长于小苞片，密被星状短绒毛；花黄色，内面基部紫色，直径 5~7cm，花瓣倒卵形。蒴果筒状尖塔形，先端具长喙，疏被糙硬毛。种子球形，多数，具毛脉纹。

【分　　布】 栽培。

【采集加工】 于 11 月到第二年 2 月前挖取，抖去泥上，晒干或烘干。

【药材性状】 根圆柱形，主根直径约 1.5cm。有分枝，表面土黄色，皮孔点状，较多。质韧，断面纤维性，白色。皮部与木部易于分离。气微，味淡。

【功效主治】 利咽，通淋，下乳，调经。主治咽喉肿痛，淋证，产后乳汁稀少，月经不调。

【用法用量】 内服：煎汤，9~15g。

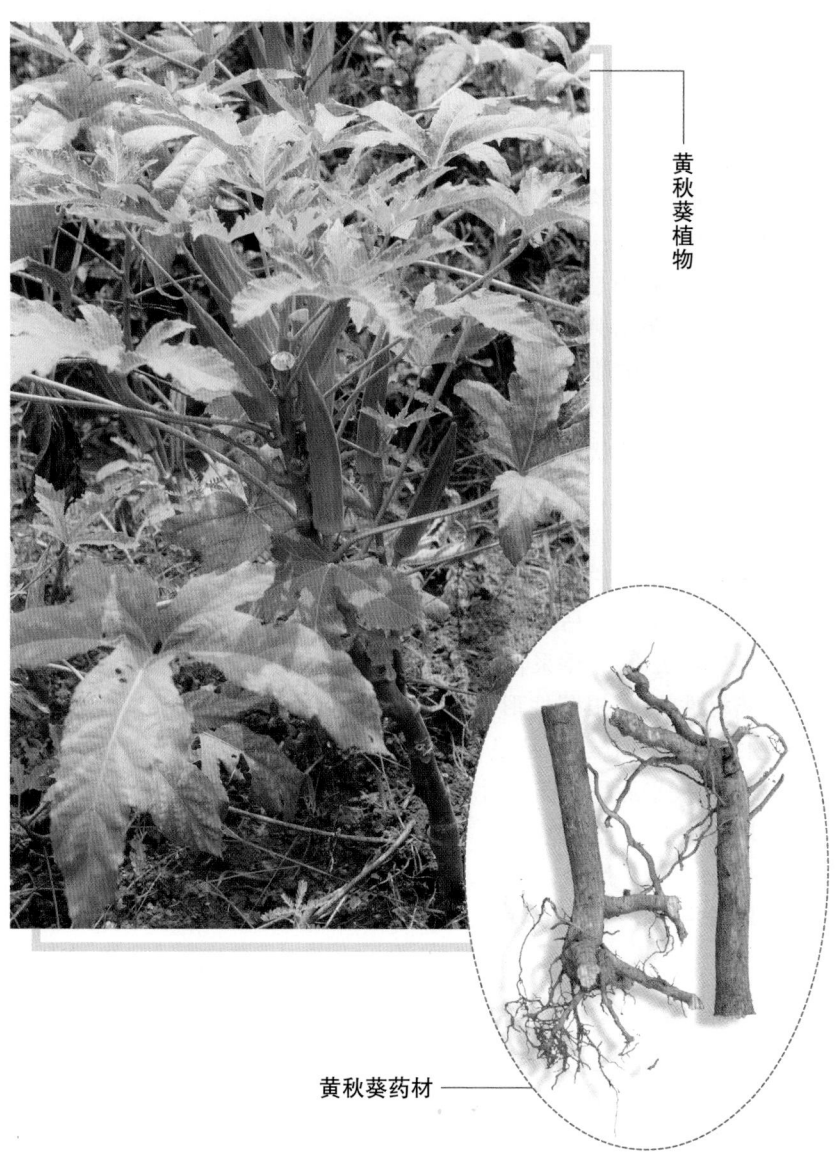

黄秋葵植物

黄秋葵药材

黄珠子草

【别　　名】 珍珠草、鱼骨草、日开夜闭、音叶叶下珠、山油柑。

【来　　源】 为大戟科植物黄珠子草 *Phyllanthus virgatus* Forst. f. 的全草。

【植物形态】 草本。有时主茎不明显，枝通常自茎基部分出。全株无毛。单叶互生；几无柄；托叶膜质，卵状三角形，粉红色；叶片近革质，线状披针形、长圆形或狭椭圆形，长 5~25mm，宽 2~7mm，先端钝或急尖，基部圆而稍偏斜，上面绿色，下面略带白霜。花小，单性同株；通常 1 朵雌花和 2~4 朵雄花簇生于叶腋；雄花萼片 6，雄蕊 3，花丝分离，花盘腺体 6；雌花花萼 6 深裂，紫红色，外折，子房球形，3 室，具鳞片状凸起，花柱分离，2 深裂；花盘不分裂。蒴果扁球形，果皮紫红色，具鳞片状凸起，果梗丝状，萼片宿存。种子具细疣点。

【分　　布】 广西主要分布于隆林、天峨、东兰、罗城、三江、贺州、岑溪、平南、马山、武鸣、龙州。

【采集加工】 秋季采收，除去泥沙、杂质，切段，晒干。

【药材性状】 根圆柱形，其上长许多须根。茎圆柱形，灰黄色，直径约 2mm，于节处下延呈脊，嫩茎呈扁平状。叶片黄白色，近无柄，皱缩，展平后呈长椭圆形。气微，味淡。

【功效主治】 健脾消积，利尿通淋，清热解毒。主治疳积，痢疾，淋病，肾炎，肠炎，乳痈，牙疳，毒蛇咬伤。

【用法用量】 内服：煎汤，9~15g。外用：适量，捣敷；煎水洗或含漱。

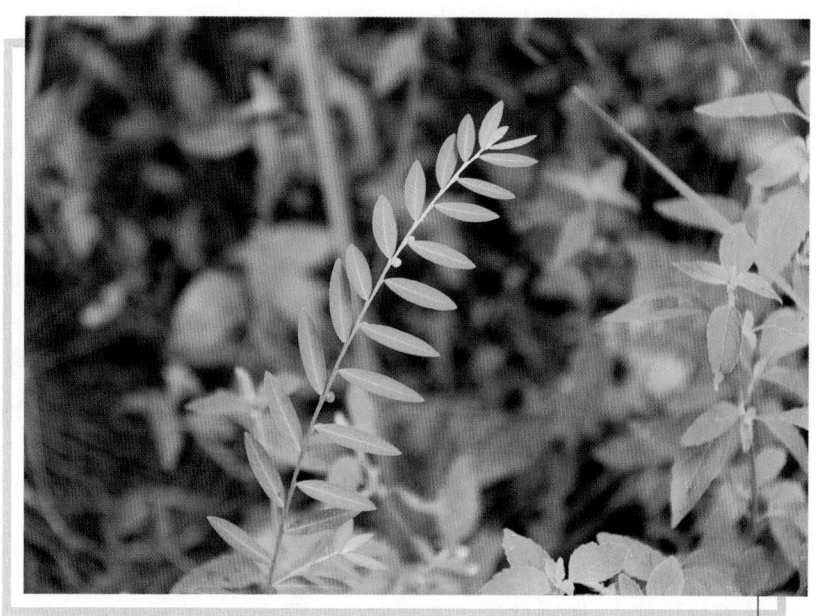

黄珠子草植物

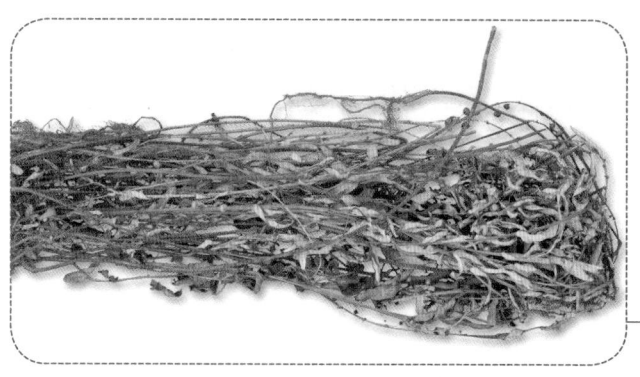

黄珠子草药材

黄 根

【别　　名】 狗骨木、白狗骨、黑根子。

【来　　源】 为茜草科植物南山花 *Prismutumeris tetrandra*（Roxb.）K. Schum. 的根。

【植物形态】 灌木。小枝四棱柱形，干后黄色。叶对生，薄革质；叶柄上面有槽；托叶三角形，宿存；叶片长椭圆形或倒披针形，长7~15cm，宽 2~5cm，先端渐尖，两面有光泽。伞形花序；花芳香；花萼杯状；花冠碟形，白色，冠管向下渐狭，檐部 5 裂，裂片披针形，蕾时具棱，镊合状排列；雄蕊 5，与花冠裂片互生，着生冠管中至上部，花丝内藏；花柱异长，柱头扩大，二裂，裂片蕾时粘连或分离，开放时通常粘连成一扁纺锤体，子房 2 室。核果近球形，顶部具环状宿萼，熟时紫蓝色。种子 1~2 颗，球形，角质，侧面具 1 凹陷种脐。

【分　　布】 广西主要分布于横县、邕宁、上思、防城、灵山、博白。

【采集加工】 根全年均可采，洗净，晒干。

【药材性状】 根圆柱形，常扭曲，长短不一，直径 0.5~4cm。表面黄棕色，具纵皱纹，有的具纵裂纹，栓皮易脱落，脱落处显赭红色。质坚硬，不易折断，断面皮部极薄，棕黄色，木部发达，土黄色，具细密的同心环纹及放射状纹理。气微，味淡。

【功效主治】 凉血止血，利湿退黄，散瘀强筋。主治牙龈出血，贫血，肝炎，风湿性关节炎，跌打损伤，尿路感染。

【用法用量】 内服：煎汤，10~30g。

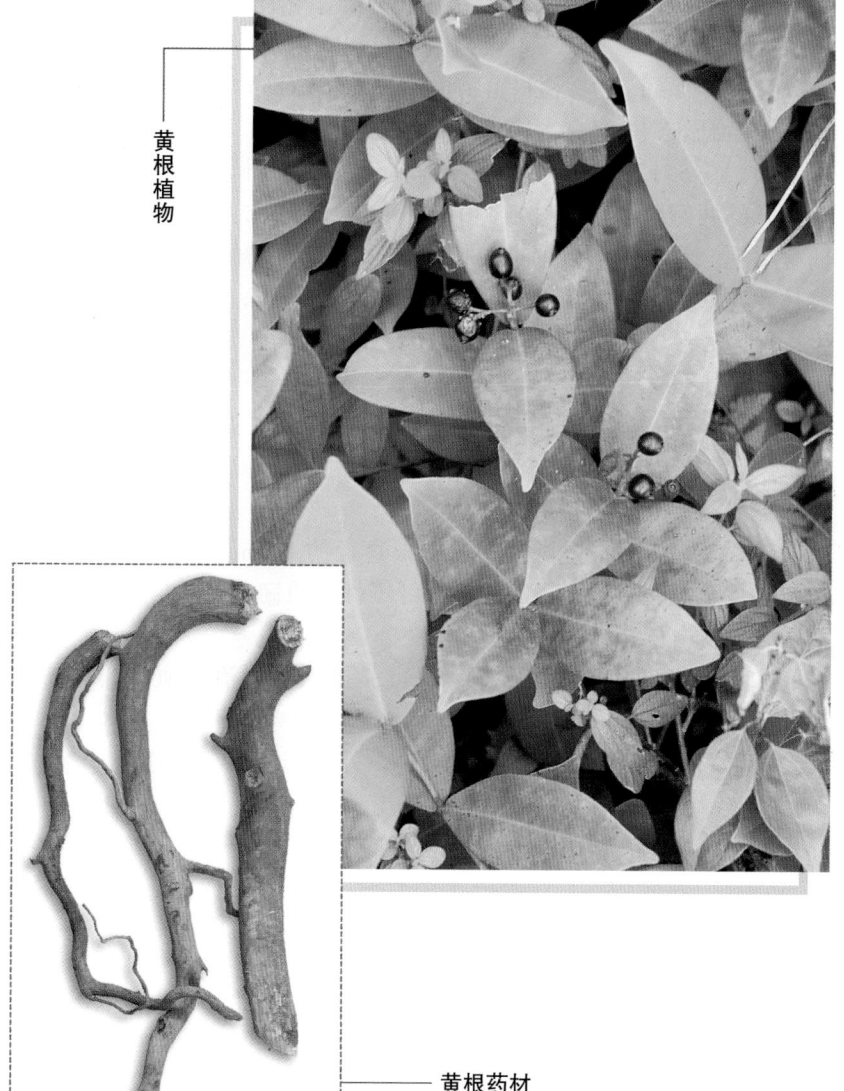

黄根植物

黄根药材

黄 麻

【别　　名】 苦麻叶、老麻叶、麻叶、麻仔叶、嫩叶心、络麻、圆蒴黄麻。

【来　　源】 为椴树科植物黄麻 *Corchorus capsularis* L. 的根。

【植物形态】 直立木质草本。无毛。叶纸质，卵状披针形至狭窄披针形，长 5~12cm，宽 2~5cm，先端渐尖，基部圆形，两面均无毛；三出脉的两侧脉上行不过半，中脉有侧脉 6~7 对，边缘有粗锯齿；叶柄有柔毛。花单生或数朵排成腋生聚伞花序，有短的花序柄及花柄；萼片 4~5 片，花瓣黄色，倒卵形，与萼片约等长；雄蕊 18~22 枚，离生；子房无毛，柱头浅裂。蒴果球形，顶端无角，表面有直行钝棱及小瘤状凸起，5 片裂开。

【分　　布】 广西主要分布于东兰、上林、博白、玉林、苍梧。

【采集加工】 根于 11 月到第二年 2 月前挖取，抖去泥土，晒干或烘干。

【药材性状】 根呈圆柱形，主根直径约 1.5cm。有分枝，表面土黄色，皮孔点状，较多。断面皮部纤维性，质韧，皮部与木部易于分离，木部黄白色。气微，味淡。

【功效主治】 理气，止血，解毒，排脓。主治咯血，吐血，血崩，便血，腹痛，痢疾，疮痈。

【用法用量】 内服：煎汤，6~10g。外用：适量，鲜品捣敷。

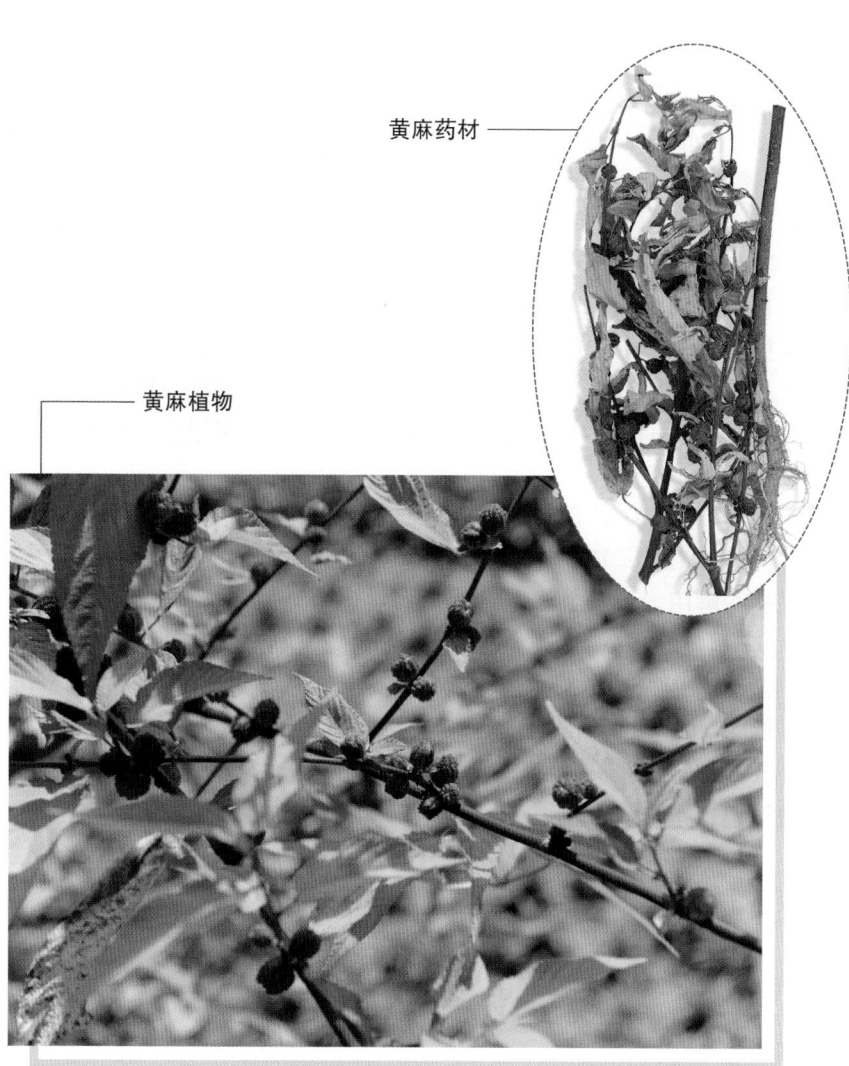

黄麻药材

黄麻植物

黄梁木

【别　　名】 大叶黄梁木、大叶团花。

【来　　源】 为茜草科植物团花 Anthocephalus. chinensis.（Lam.）Rich. ex. Walp. 的树皮、叶。

【植物形态】 乔木。树皮褐色，粗糙；枝平展，幼时稍扁，褐色，而后灰色。叶对生；叶柄长粗壮；托叶大，披针形，生于叶柄间，早落；叶片椭圆形或长圆状椭圆形，长 15~25cm，宽 7~12cm，先端短尖，基部圆或阔尖，上面光亮，下面无毛或被密短的柔毛，革质。头状花序顶生，单个，球形；苞片托叶状，无小苞片；花小，黄色；花萼 5 裂，萼筒光滑；花冠漏斗状，5 裂，裂片披针形，背面有棱；雄蕊 5，花丝短；子房下位，柱头纺锤形。果球形，成熟时黄绿色。种子多数，有棱，种皮粗糙。

【分　　布】 广西各地有栽培。

【采集加工】 树皮全年均可采剥，洗净，鲜用或晒干。叶夏、秋季采摘，鲜用。

【药材性状】 树皮卷筒状或双卷筒状，厚 1~2cm；外表面黄白色，易剥落，有细纵纹，刮去粗皮后现墨绿色；内表面黄白色，有细密纵纹；断面黄白色，纤维性。叶多皱折，完整者展开呈长椭圆形，长 25~35cm，宽 12~18cm，先端渐尖，基部钝圆，全缘，上表面黄褐色至黄棕色，密被浅黄色绒毛。气微，味清香。

【功效主治】 清热。主治高热不退，头晕，头痛，失眠，神经性皮炎，牛皮癣。

【用法用量】 内服：煎汤，10~15g；或泡茶。外用：适量，鲜叶捣敷。

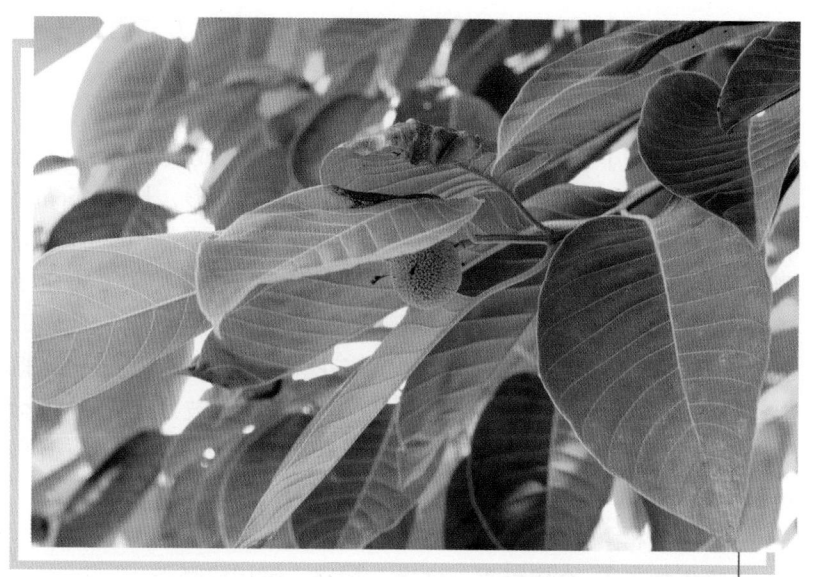

黄梁木植物

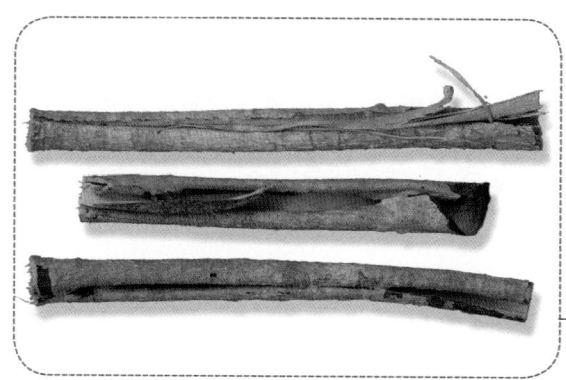

黄梁木药材

黄葛树

【别　　名】 万年青、雀榕、山榕、大叶榕、万年阴、马尾榕、小无花果。

【来　　源】 为桑科植物黄葛树 *Ficus lacor* Buch.-Ham. 的根。

【植物形态】 落叶或半落叶乔木。有板根或支柱根，幼时附生。叶薄革质或皮纸质，卵状披针形至椭圆状卵形，长 8~16cm，宽4~7cm，先端短渐尖，基部钝圆或楔形至浅心形，全缘；基生叶脉短，侧脉背面凸起，网脉稍明显；托叶披针状卵形，先端急尖。榕果单生或成对腋生或簇生于已落叶枝叶腋，球形，直径 7~12mm，成熟时紫红色，基生苞片 3，细小；有总梗。雄花、瘿花、雌花生于同一榕果内；雄花，无柄，少数，生榕果内壁近口部，花被片 4~5，披针形，雄蕊 1 枚，花药广卵形，花丝短；瘿花具柄，花被片 3~4，花柱侧生，短于子房；雌花与瘿花相似，花柱长于子房。瘦果表面有皱纹。

【分　　布】 广西分布于各地。

【采集加工】 全年可采，洗净，切碎，鲜用或晒干。

【药材性状】 根圆柱状，少分枝。表面灰红棕色，上具纵皱纹，少量支根痕及横长或椭圆形皮孔，外皮有时脱落，露出处灰白色。质柔韧，难折断，皮部纤维性强，断面皮部浅红棕色，木部浅棕色，色线放射状。断面有时可见褐色分泌物。气微，味淡。

【功效主治】 祛风除湿，清热解毒。主治风湿骨痛，感冒，扁桃体炎，眼结膜炎。

【用法用量】 内服：煎汤，15~25g。外用：适量，捣烂敷患处。

黄葛树药材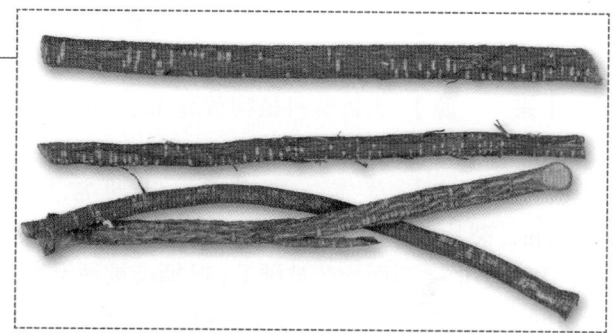

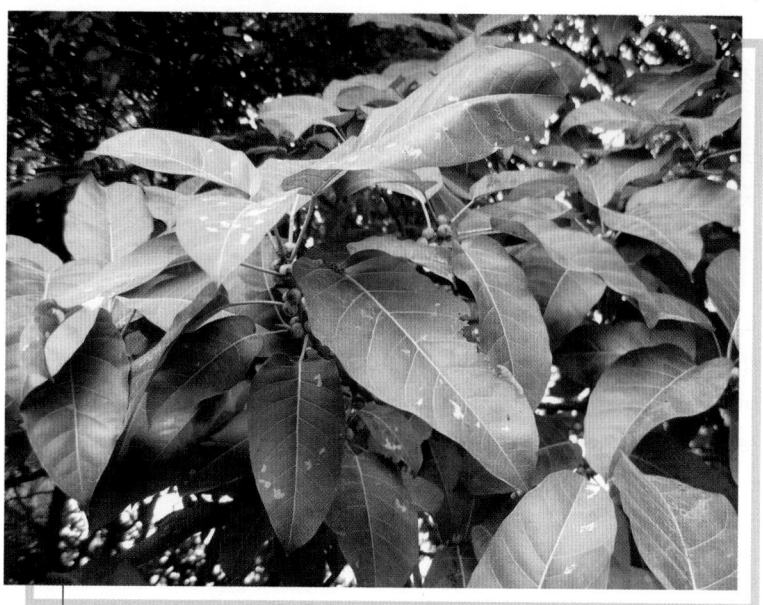

黄葛树植物

黄 葵

【别　　名】 山油麻、野油麻、野棉花、芙蓉麻、鸟笼胶、假三稜、山芙蓉、香秋葵。

【来　　源】 为锦葵科植物黄葵 *Abelmoschus moschatus*（L.）Medic. 的根、叶。

【植物形态】 草本。被粗毛。叶通常掌状 5~7 深裂，直径 6~15cm，裂片披针形至三角形，边缘具不规则锯齿，偶有浅裂似槭叶状，基部心形，两面均疏被硬毛；叶柄疏被硬毛；托叶线形。花单生于叶腋间，花梗被倒硬毛；小苞片 8~10，线形；花萼佛焰苞状，5 裂，常早落；花黄色，内面基部暗紫色；雄蕊柱平滑无毛；花柱分枝 5，柱头盘状。蒴果长圆形，顶端尖，被黄色长硬毛。种子肾形，具腺状脉纹，具香味。

【分　　布】 广西主要分布于龙州、武鸣、邕宁、灵山、桂平、金秀、平南、岑溪、苍梧、梧州、昭平、钟山、贺州。

【采集加工】 根全年可采挖，洗净切成块晒干。

【药材性状】 根圆柱形，略弯曲，多分枝，上生多数须根，表面淡黄色，具纵皱纹。质硬，断面呈破裂状，断面木部黄白色。气微，味淡。

【功效主治】 清热解毒，下乳，通便，散瘀消肿。主治高热不退，肺热咳嗽，产后乳汁不通，痢疾，大便秘结，骨折，痈疮脓肿，无名肿毒，水火烫伤。

【用法用量】 内服：煎汤，9~15g。外用：适量，鲜品捣敷。

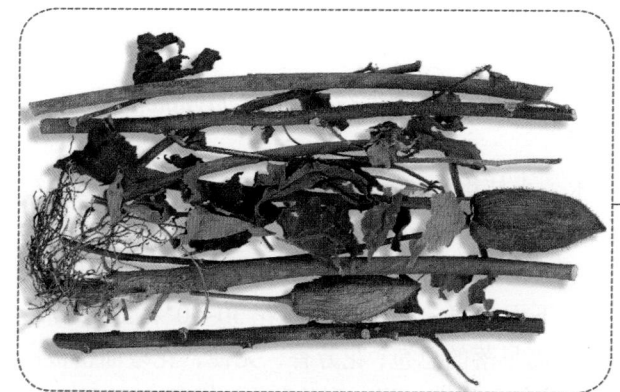

黄葵药材

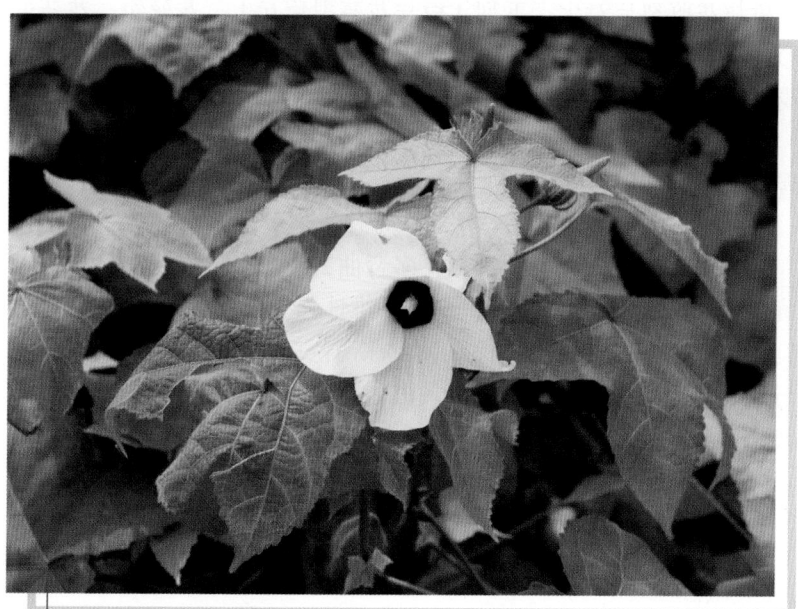

黄葵植物

黄瑞香

【别　　名】 蒙花、打结花、雪里开、蒙雪花皮、一身保暖、蒙花。

【来　　源】 为瑞香植物科结香 Edgeworthia chrysantha Lindl. 的全株。

【植物形态】 灌木。小枝粗壮，褐色，常作三叉分枝，幼枝常被短柔毛，韧皮极坚韧，叶痕大。叶在花前凋落，长圆形，披针形至倒披针形，先端短尖，基部楔形或渐狭，长 8~20cm，宽 2.5~5.5cm，两面均被银灰色绢状毛，下面较多。头状花序具花 30~50 朵成绒球状，外围为 10 枚左右被长毛而早落的总苞；花芳香，无梗，花萼面密被白色丝状毛，内面无毛，黄色，顶端 4 裂，裂片卵形；雄蕊 8，2 列，上列 4 枚与花萼裂片对生，下列 4 枚与花萼裂片互生，花丝短，花药近卵形；子房卵形，顶端被丝状毛，花柱线形，柱头棒状，具乳突，花盘浅杯状，膜质，边缘不整齐。果椭圆形，绿色，顶端被毛。

【分　　布】 广西主要分布于天峨、南丹、河池、环江、三江、金秀、贺州、富川、灌阳、龙胜。

【采集加工】 全年可采，洗净，切片，晒干。

【药材性状】 根呈长圆锥形，多弯曲，有分枝，有纵皱纹，表面灰黄色；质坚韧；断面淡黄色，皮部纤维性强。茎圆柱形，有纵皱纹、叶痕及黄色横长皮孔，表面棕红色或棕褐色；质坚韧；断面皮部白色，易与木部分离，纤维性强，木部黄白色，可见年轮和放射状纹理。叶多破碎，全缘，表面被柔毛。气微，味辛辣。

【功效主治】 舒筋络，益肝肾。主治风湿痹痛，月经不调，夜盲症，小儿抽筋，跌打损伤。

【用法用量】 内服：煎汤，15~30g。外用：适量。

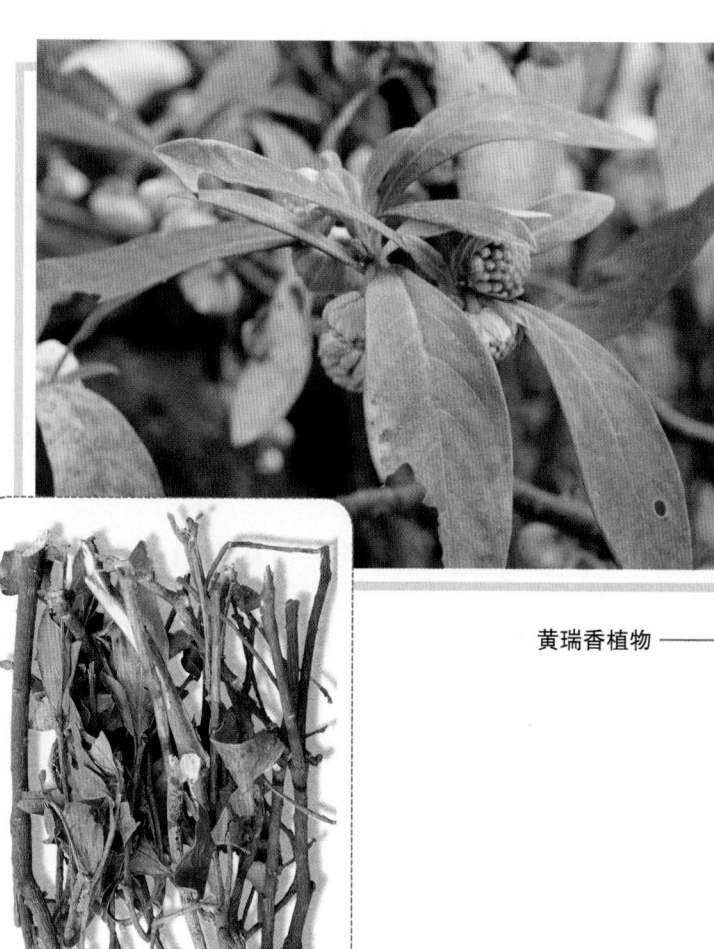

黄瑞香植物

黄瑞香药材

黄　槐

【别　　名】　凤凰花、粉叶决明。

【来　　源】　为豆科植物黄槐决明 *Cassia surattensis* Burm. F. 的叶、花和果实。

【植物形态】　乔木。嫩枝有毛；树皮光滑，灰褐色。叶互生，偶数羽状复叶；在 2 或 3 对小叶之间和叶柄上部有棍棒状腺体；小叶柄被柔毛，托叶线形，弯曲，早落；小叶 7~9 对，叶片长椭圆形或卵形，长 2~5cm，宽 1~1.5cm，先端圆，微凹，基部圆，常偏斜，全缘，被疏散长柔毛。总状花序；苞片卵状长圆形，外被微柔毛；萼片 5，不等大，卵圆形；花黄色，5 瓣，卵形至倒卵形；雄蕊 10，下面的 2~3 枚雄蕊的花药较大；子房线形，花柱弯曲。荚果扁平，带状，开裂，顶端具细长的喙。种子有光泽。

【分　　布】　广西各地广为栽培。

【采集加工】　叶全年均可采收；花 9~10 月采收；果实春季采收，晒干。

【药材性状】　叶片黄绿色，皱缩，展开后呈长椭圆形或卵形，长 2~5cm，宽 1~1.5cm，先端圆，微凹，基部圆，常偏斜，全缘，叶背被疏散长柔毛；质稍脆，味淡。花质稍软，皱缩；萼片 5 枚，黄白色；花瓣 5 枚，黄色；雄蕊 10 枚，条形。果实为荚果，深褐色，质脆，扁平，带状，顶端具细长的喙，种子 10~12 颗，光滑。气微，味臭。

【功效主治】　清热通便。主治肠燥便秘，痔疮出血。

【用法用量】　内服：煎汤，6~15g。外用：适量，煎水洗。

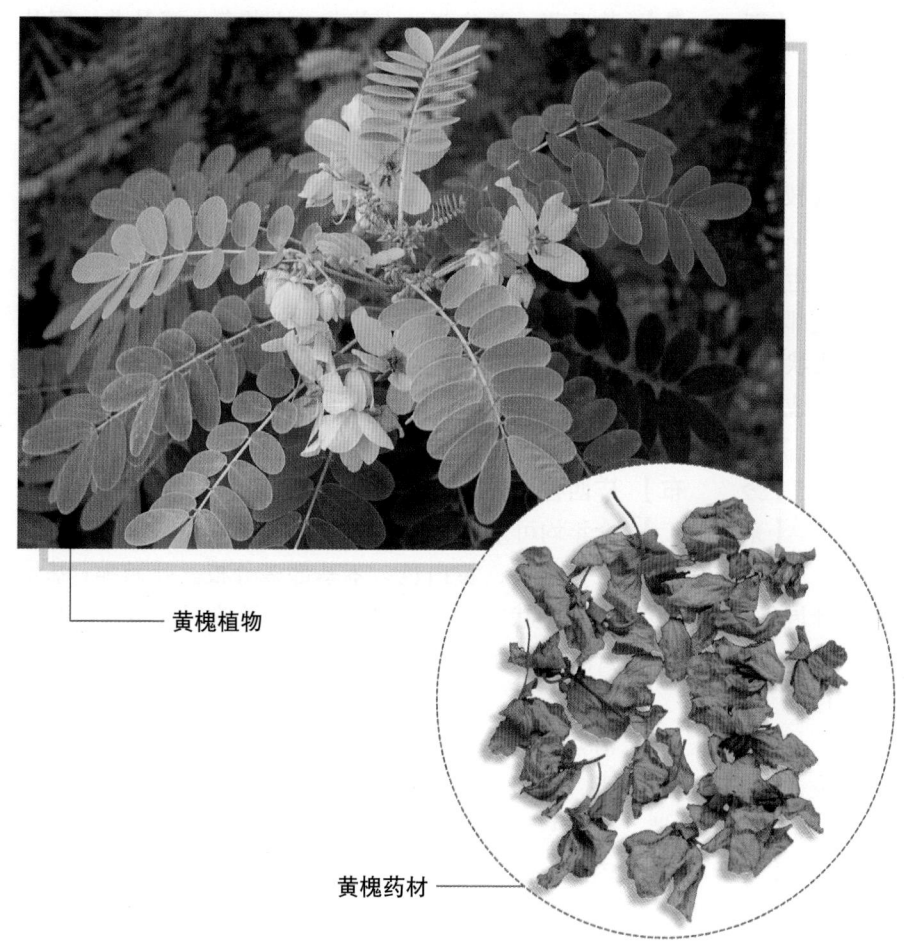

黄槐植物

黄槐药材

黄鹌菜

【别　　名】黄瓜菜、黄花菜、山芥菜、土芥菜、野芥菜、野芥兰、芥菜仔、土公英。

【来　　源】为菊科植物黄鹌菜 *Youngia japonica*（L.）DC. 的全草。

【植物形态】草本。具乳汁，须根白色。茎由基部抽出一至数枝。基生叶丛生，倒披针形，琴状或羽状半裂，长8~14cm，宽1~3cm，顶裂片较侧裂片稍大，侧裂片向下渐小，有深波状齿；茎生叶互生，通常1~2片，少有3~5片，叶形同基生叶，等样分裂或不裂；上部叶小，线形，苞片状；叶质薄，上面被细柔毛，下面被密细绒毛。头状花序小，具长梗，排列成聚伞状圆锥花丛；总苞外层苞片5，三角形或卵形，内层苞片8，披针形，舌状花黄色。瘦果红棕色，具纵棱条；冠毛白色。

【分　　布】广西各地区。

【采集加工】全年均可采收，洗净，切段，晒干。

【药材性状】根为须根，黄白色。茎基部多分枝。叶皱缩；基生叶展平后呈倒披针形，琴状或羽状深裂，顶裂片较侧裂片稍大，有深波状齿；茎生叶叶质薄，上面被细柔毛，下面被细密绒毛。常有具长梗的头状花序。气微，味淡。

【功效主治】清热解毒，利尿消肿。主治感冒，咽痛，眼结膜炎，乳痛，疮疖肿毒，毒蛇咬伤，痢疾，肝硬化腹水，急性肾炎，淋浊，血尿，白带，风湿关节炎，跌打损伤。

【用法用量】内服：煎汤，9~15g，鲜品30~60g。外用：适量，鲜品捣敷；或捣汁含漱。

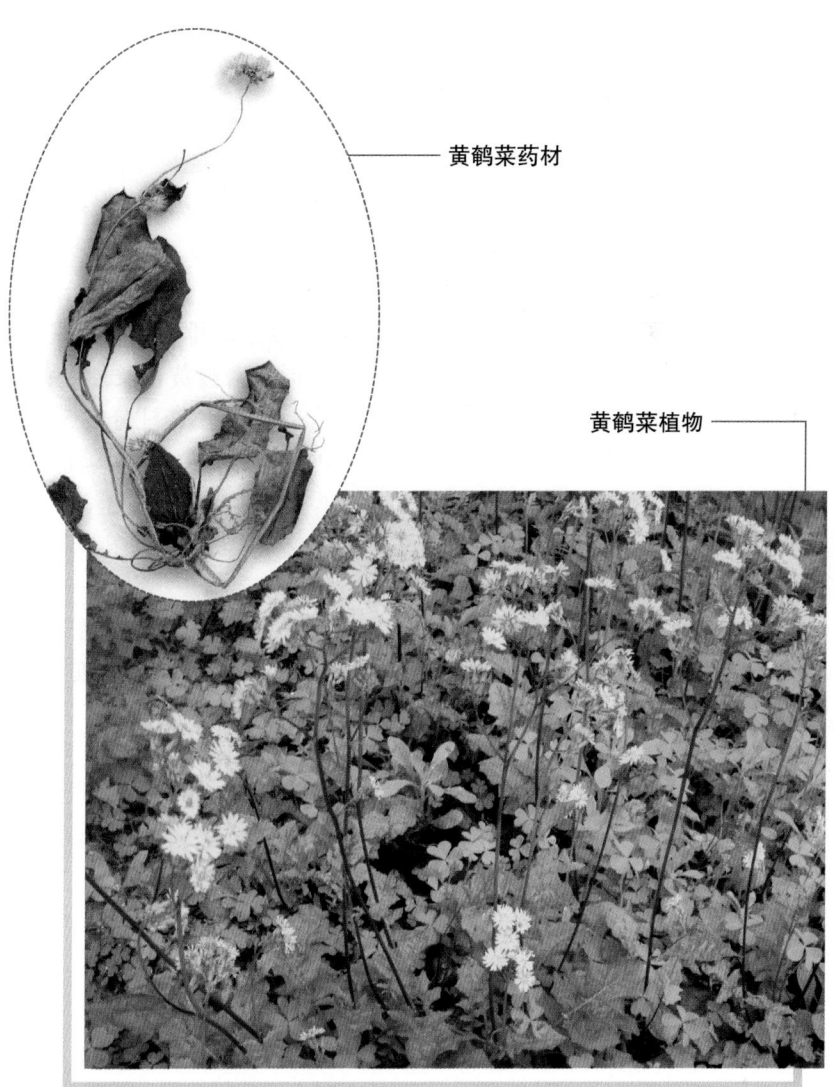

黄鹌菜药材

黄鹌菜植物

黄蜀葵

【别　　名】　假芙蓉、白背木、黄花马宁、秋葵、豹子眼睛花、霸天伞、棉花蒿。

【来　　源】　为锦葵科植物长毛黄葵 *Abelmoschus crinitus* Wall. 的根、叶。

【植物形态】　草木。全株被黄色长硬毛。叶互生；叶柄密被黄色长硬毛；托叶线形，密被黄色长硬毛；茎下部的叶圆形，具5浅裂；茎中部的叶心形，具粗齿；茎上部的叶箭形；两面均密被长硬毛，沿脉上疏被长刚毛或星状长刚毛。花顶生或腋生，3~9朵花排列成总状花序，花梗密被黄色长硬毛；小苞片15~20片，线形，密被黄色长硬毛；萼佛焰苞状，较长于小苞片，密被黄色长硬毛；花黄色；花柱分枝5，柱头扁平。蒴果近球形，密被黄色长硬毛。种子多数，肾形，具乳突状脉纹。

【分　　布】　广西主要分布于防城、上林、马山、田东、那坡、隆林、乐业、东兰、全州、钟山、南丹。

【采集加工】　秋、冬季采根，洗净，切片；夏秋采收叶，晒干。

【药材性状】　根长圆柱形，黄棕色，直径0.5~1.5cm，可见纵皱纹；上部具多数须根迹大量须根痕，下部常分枝。叶黄绿色，为5~9掌状复叶或深裂，叶片多皱缩，展平后裂片长披针形，长可达25cm，边缘有不规则粗锯齿，两面具黄色长硬毛。气微，味淡。

【功效主治】　健脾消食，解毒。主治胸腹胀满，消化不良，便秘、咽喉肿痛，肺热咳嗽，疮疖。

【用法用量】　内服：煎汤，9~15g。

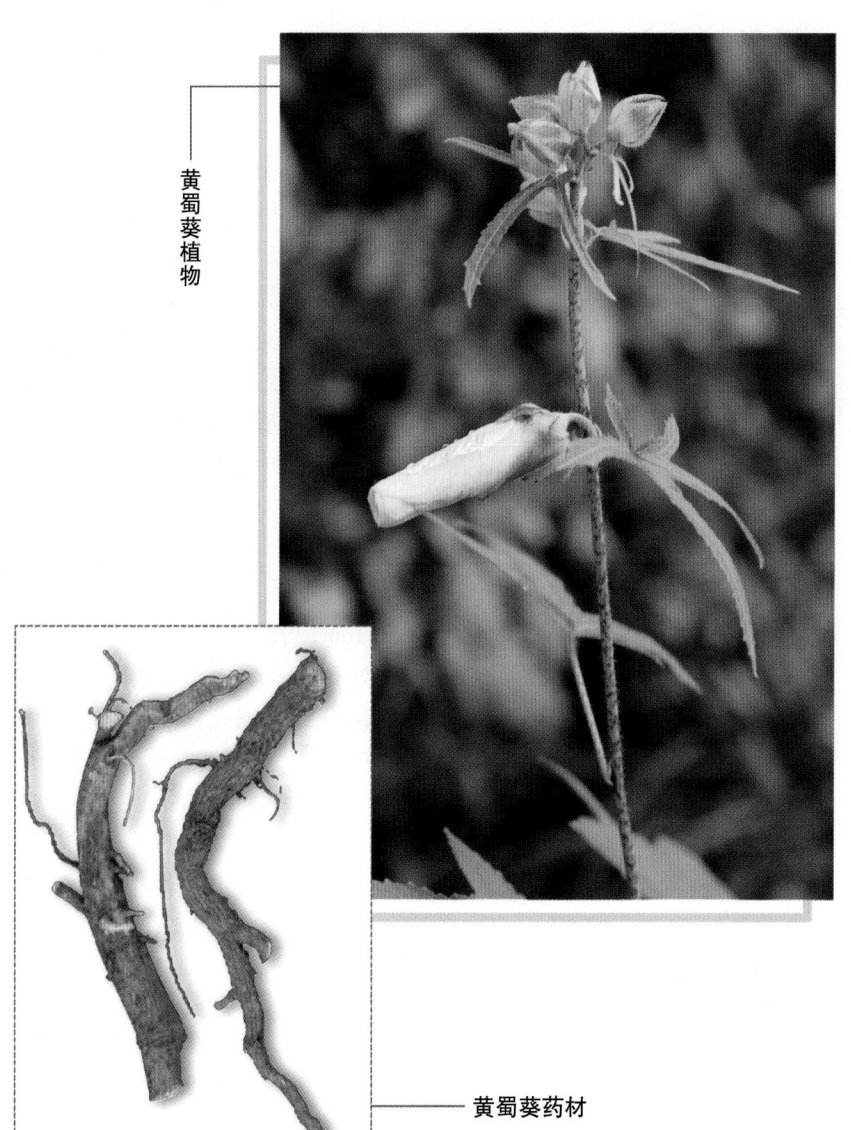

黄蜀葵植物

黄蜀葵药材

黄稔根

【别　　名】　红节风。

【来　　源】　为野牡丹科植物北酸脚杆 *Medinilla septentrionalis* （W. W. Smith）H. L. Li 的全株。

【植物形态】　灌木，有时呈攀援状灌木。分枝多；小枝圆柱形。叶片纸质或坚纸质，披针形、卵状披针形至广卵形，顶端尾状渐尖，基部钝或近圆形，长 7~8.5cm，宽 2~3.5cm，边缘在中部以上具疏细锯齿；5 基出脉，基出脉下凹，背面多少具糠秕。聚伞花序，腋生，通常有花 3 朵；苞片早落；花萼钟形，密布小凸起，具钝棱，具小突尖头；花瓣粉红色、浅紫色或紫红色，三角状卵形，顶端钝急尖，下部略偏斜；雄蕊 8，4 长 4 短，花药基部具小瘤，药隔基部微伸长呈短距；子房下位，卵形，顶端具 4 波状齿。浆果坛形。种子楔形，密被小凸起。

【分　　布】　广西主要分布于那坡、平果、隆安、上林、龙州、上思、防城。

【采集加工】　全年可采收，除去杂质，干燥。

【药材性状】　茎圆柱形，直径 0.2~1cm，表面灰绿色、黄绿色至棕绿色，有细纵纹及细小点状皮孔，节处膨大，小枝具二翅棱；质硬，难折断；断面淡黄棕色，皮部极薄，木部有致密细孔，髓部较大，中空。叶纸质或坚纸质，易碎，完整者披针形、卵状披针形至广卵形，顶端尾状渐尖，基部钝或近圆形，长 2~4cm，宽 1~1.5cm，边缘中部以上具疏细锯齿。气微，味淡。

【功效主治】　息风定惊，热解毒，凉血止血，消肿止痛。主治小儿惊风热感冒，尿淋尿血，月经不调，牙龈出血，牙周炎。

【用法用量】　内服：煎汤，6~15g。外用：适量。

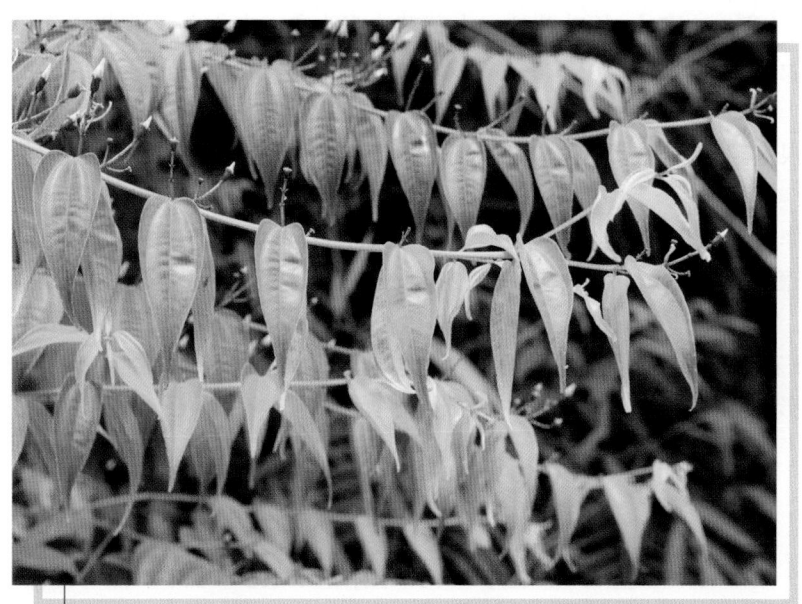

黄稔根植物

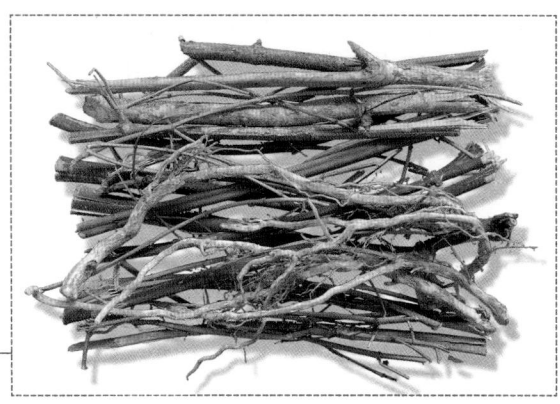

黄稔根药材

黄 精

【别　名】 长叶黄精、大黄精、鸡头参、老虎姜、节节高、仙人饭、懒姜。

【来　源】 为百合科植物多花黄精 Polygonatum cyrtonema Hua 的根茎。

【植物形态】 草本。根茎肥大，稍呈块状或结节状膨大。茎顶端常作缠绕状。叶互生，椭圆形、卵状披针形至矩圆状披针形，少有稍作镰状弯曲，长 10~18cm，宽 2~7cm，先端尖至渐尖。花序具 2~14花，伞形，具总花梗及花梗；苞片微小，位于花梗中部以下，或不存在；花被黄绿色；花丝两侧扁或稍扁，具乳头状凸起至具短绵毛，顶端稍膨大乃具至囊状凸起。浆果球形，黑色，具 3~9 颗种子。

【分　布】 栽培。

【采集加工】 夏、秋季采收，洗净，切片晒干。

【药材性状】 根茎肥厚，姜块状或连珠状，直径 2~4cm 或以上，每一结节有明显茎痕，圆盘状，稍凹陷；须根痕多，常凸出，表面黄白色至黄棕色，有明显环节及不规则纵皱。质实，较柔韧，不易折断；断面黄白色，平坦，颗粒状，有众多深色维管束小点。气微，味甜，嚼之有黏性。

【功效主治】 养阴润肺，补脾益气，滋肾填精。主治阴虚劳咳，肺燥咳嗽；脾虚乏力，食少口干，消渴，肾亏腰膝酸软，阳痿，耳鸣目暗，须发早白，体虚羸瘦，风癞癣疾。

【用法用量】 内服：煎汤，10~15g，鲜品 30~60g；或入丸、散；或熬膏。外用：适量，煎汤洗；熬膏涂；或浸酒搽。

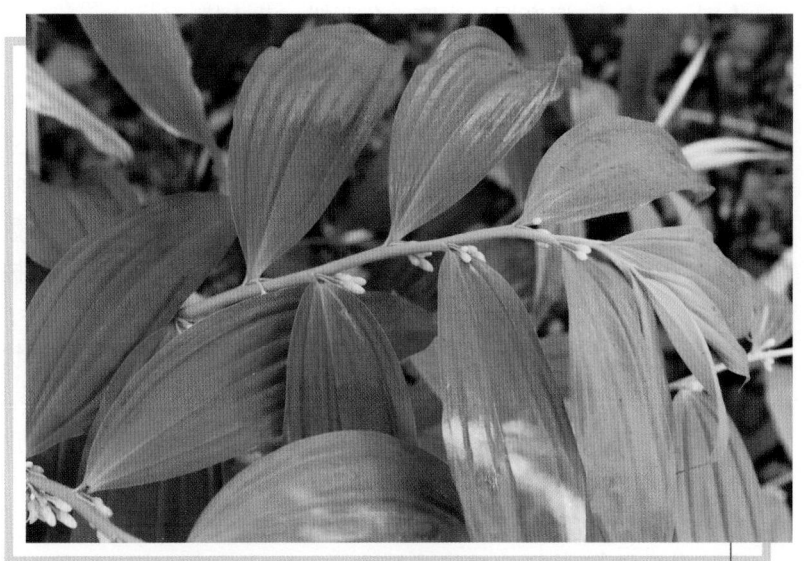

黄精植物

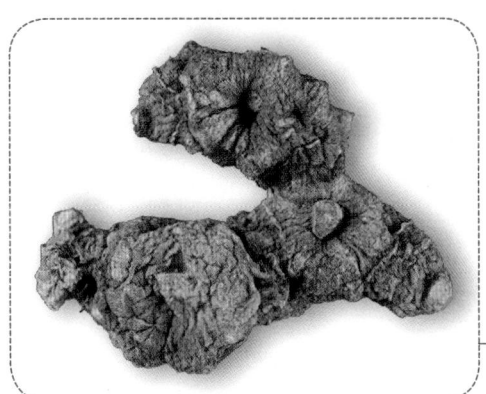

黄精药材

黄 槿

【别　　名】　海麻桐、木麻、公背树、黄木槿。

【来　　源】　为锦葵科植物黄槿 *Hibiscus tiliaceus* L. 的叶。

【植物形态】　常绿灌木或小乔木。树皮灰白色，纤维丰富。单叶互生，革质，近圆形或广卵形，长宽 7~15cm，顶端短尖，基部心形，边全缘或为浅波状，上面绿色，下面灰白色，密被星状绒毛；托叶叶状，长圆形，长圆形，早落，被星状疏柔毛。花顶生或腋生，常数朵排成聚伞花序；花梗基部有一对托叶状苞片；小苞片 7~10，线状披针形，被绒毛，中部以下连合成杯状；萼基部合生，裂片 5，披针形；花冠钟形，黄色，花瓣内面基部暗紫色，倒卵形，外面密被黄色星状柔毛。蒴果木质，椭圆形，密被黄色柔毛，5 瓣裂。种子光滑，肾形。

【分　　布】　广西主要分布于合浦、浦北、玉林、钦州、防城、合浦。

【采集加工】　叶全年可采，鲜用或晒干用。

【药材性状】　叶大多破碎或皱缩，完整叶近圆形或广卵形，直径 7~14cm，先端突尖，有时短渐尖，基部心形，全缘或具不明显细圆齿，叶下面密被星状柔毛，叶脉 7~9 条；叶柄长 3~8cm。质脆。气微，味淡。

【功效主治】　清肺止咳，解毒消肿。主治肺热咳嗽，疮疖肿痛，木薯中毒。

【用法用量】　内服：煎汤，30~60g；或捣汁。外用：适量，捣烂敷。

黄槿药材 ——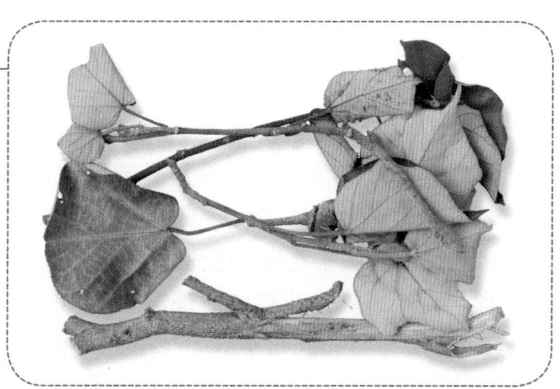

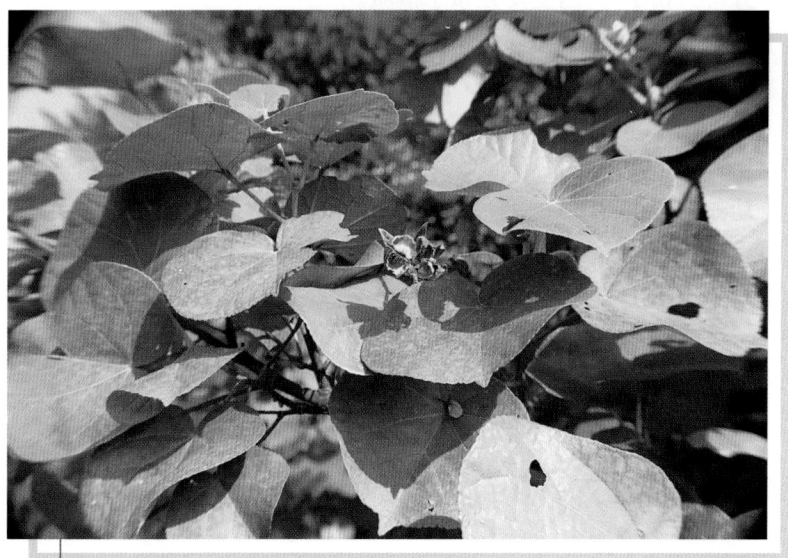

黄槿植物

黄 樟

【别　　名】樟木、山椒、油樟、大叶樟、臭樟、冰片树。

【来　　源】为樟科植物黄樟 *Cinnamomum porrectum*(Roxb.)Kosterm. 的根。

【植物形态】乔木。树皮暗灰褐色，纵裂。枝条绿褐色。叶互生，革质，叶片椭圆状卵形或长椭圆状卵形，长 6~12cm，宽 3~6cm，先端急尖或短渐尖，基部楔形或阔楔形，全缘，上面深绿色，有光泽，下面带粉绿色。圆锥花序；花两性，黄绿色；花被筒倒锥形，花被裂片椭圆形，先端钝尖，花被内面被短柔毛；能育雄蕊 9，花丝被短柔毛，第 1、2 轮雄蕊与花丝近等长，第 3 轮雄蕊花丝近基部有 1 对近心形腺体；退化雄蕊 3，三角状心形，位于最内一轮；子房球形，柱头不明显，3 浅裂。果实球形，黑色。

【分　　布】广西主要分布于恭城。

【采集加工】根全年均可采，除去杂质，晒干或鲜用。

【药材性状】根呈圆柱状，表面棕褐色，有纵皱纹或纵沟。质坚实，不易折断，断面皮薄，棕黄色，木部黄白色，中央红褐色，呈纤维状。部分隐约可见同心环状纹理。气辛，具有樟脑气味。

【功效主治】祛风散寒，温中止痛，行气活血。主治风寒感冒，风湿痹痛，胃寒腹痛，泄泻，痢疾，跌打损伤，月经不调。

【用法用量】内服：煎汤，10~15g。外用：适量，煎汤熏洗或捣敷。

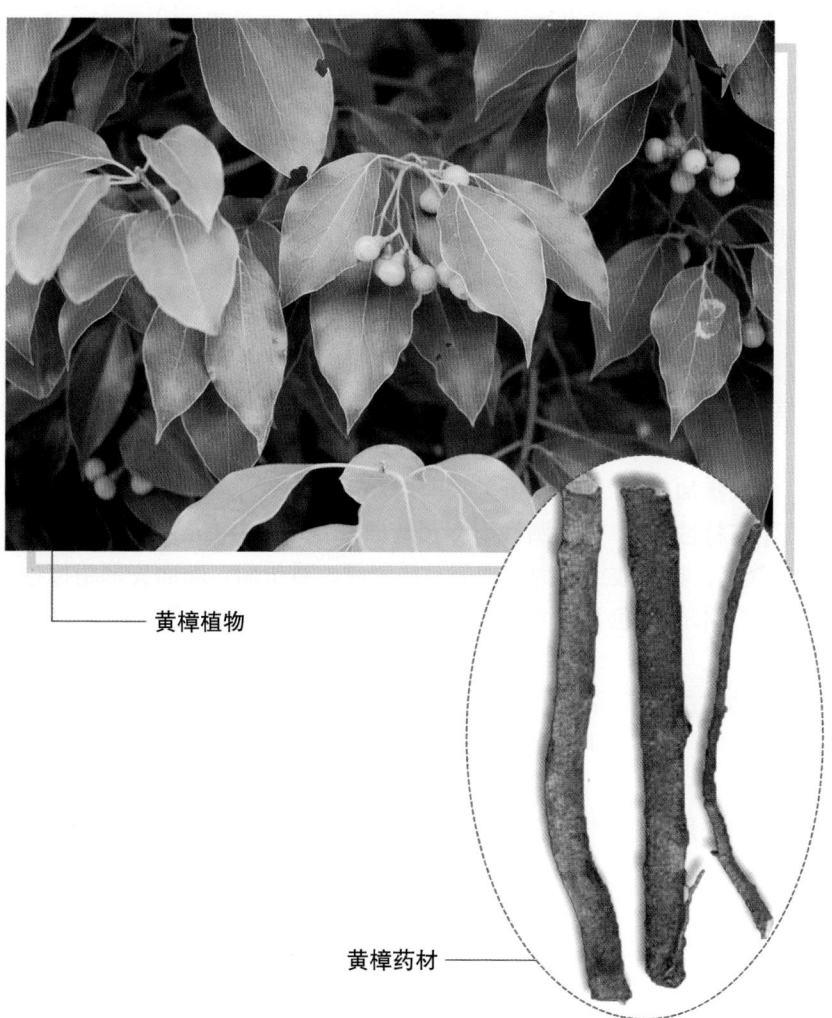

黄樟植物

黄樟药材

黄 藤

【别　　名】 藤黄连、古山龙、土黄连、伸筋藤、山大王、天仙藤、金锁匙、大黄藤。

【来　　源】 为防己科植物天仙藤 *Fibraurea recisa* Pierre 的茎。

【植物形态】 木质大藤本。根和茎的木质部均鲜黄色。茎粗壮，常扭曲，灰棕色，具深沟状裂纹。叶柄两端明显膨大；叶片革质，长圆状卵形或长圆状椭圆形，有时阔卵形，长 10~25cm，宽 4~11cm，先端急尖或短渐尖，基部圆或钝，两面均有光泽；离基 3~5 脉，侧脉及网脉均在背面凸起。圆锥花序生于无叶的老枝或老茎上，阔大而疏散；花单性异株，花被片 8~12，自外向内渐大；雄花雄蕊 3，分离，花丝肥厚；雌花具 3 心皮。核果长圆状椭圆形，黄色，内果皮木质。

【分　　布】 广西主要分布于钦州、南宁、百色。

【采集加工】 茎全年可采收，切片，晒干。

【药材性状】 茎呈圆柱形，稍弯曲，直径 0.6~3cm，外表土灰色，节微隆起，具多数细纵沟和横裂。质坚硬，难折断，断面皮部暗棕色，有空隙；木部黄色至棕黄色，中心有小形髓部，射线色较暗。气微，味苦。

【功效主治】 清热利湿，泻火解毒。主治肠炎，菌痢，黄疸，疟疾，疮肿，湿疹，阴道炎，支气管炎，百日咳，扁桃体炎，眼结膜炎味极苦。

【用法用量】 内服：煎汤，10~20g。外用：适量，煎水洗；或研末敷。

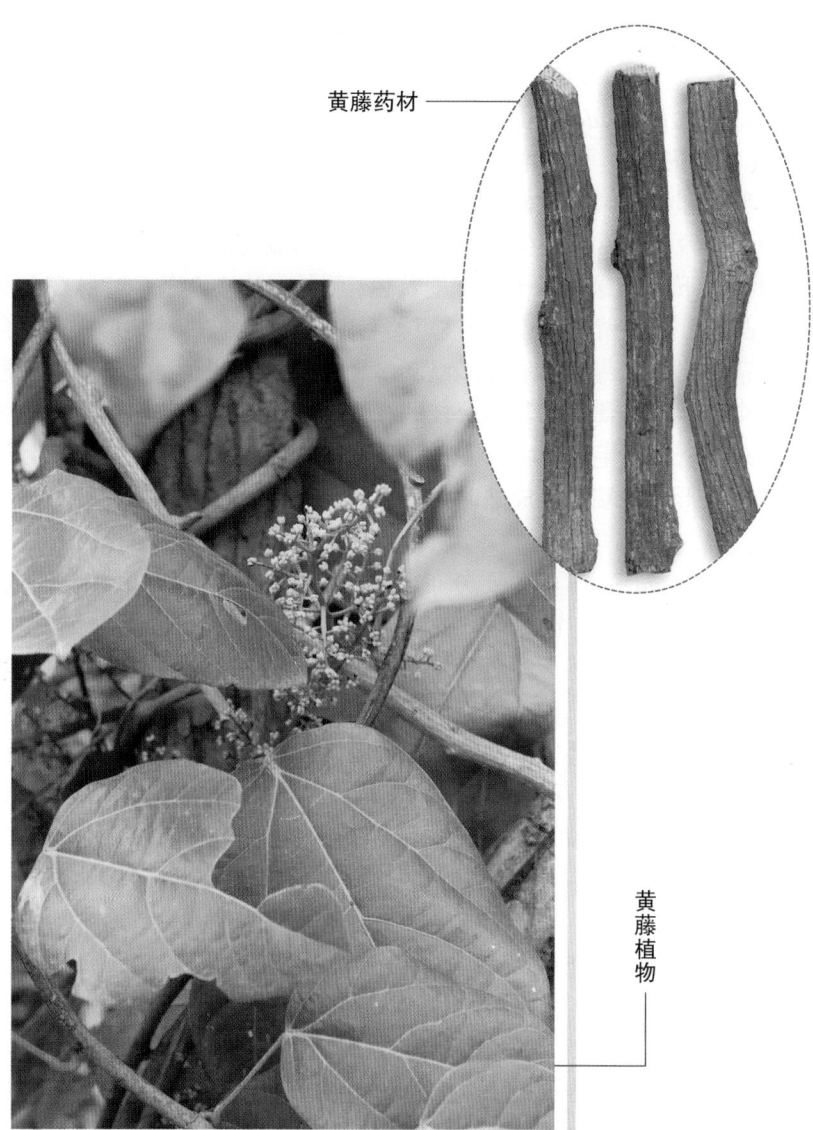

黄藤药材

黄藤植物

黄鳝藤

【别　　名】 小通花、金刚藤、多叶勾儿茶。

【来　　源】 为鼠李科植物光枝勾儿茶 Berchemia polyphylla Wall. ex Laws. var. *leioclada* Hand.-Mazz. 的茎叶。

【植物形态】 藤状灌木。小枝黄褐色，被短柔毛。叶纸质，卵状椭圆形、卵状矩圆形或椭圆形，长 1.5~4.5cm，宽 0.8~2cm，顶端圆形或钝，稀锐尖，常有小尖头，基部圆形，稀宽楔形，两面无毛，上面深绿色，下面浅绿色，干时常变黄色；侧脉每边 7~9 条，叶脉在上面明显凸起，下面稍凸起；叶柄被短柔毛；托叶小，披针状钻形，基部合生，宿存。花浅绿色或白色，无毛，通常 2~10 个簇生排成具短总梗的聚伞总状，或稀下部具短分枝的窄聚伞圆锥花序，花序顶生，花序轴被疏或密短柔毛；萼片卵状三角形或三角形，顶端尖；花瓣近圆形。核果圆柱形，顶端尖，成熟时红色，后变黑色，基部有宿存的花盘和萼筒。

【分　　布】 广西主要分布于陆川、邕宁、南宁、田林、天峨、南丹、防城、藤县、资源。

【采集加工】 茎、叶全年可采。茎采收切片，晒干；叶鲜用或晒干用。

【药材性状】 茎类圆柱形，稍弯曲，长短粗细不一；表面灰黄色，有细皱纹；质坚硬，不易折断；折断面木部黄白色。叶大多破碎或皱缩，完整叶近圆形或广卵形，直径 7~14cm，先端突尖，有时短渐尖，基部心形，全缘或具不明显细圆齿，叶下面密被星状柔毛；质脆。气微，味淡。

【功效主治】 祛风除湿，活血止痛。主治风湿痹痛，胃痛，痛经，产后腹痛，跌打损伤，骨关节结核，骨髓炎，小儿疳积，肝炎，肝硬化。

【用法用量】 内服；煎汤，15~30g，大剂量 60~120g。外用：适量，鲜品捣敷。

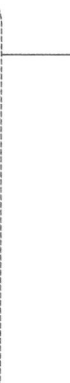

黄鳝藤药材

黄鳝藤植物

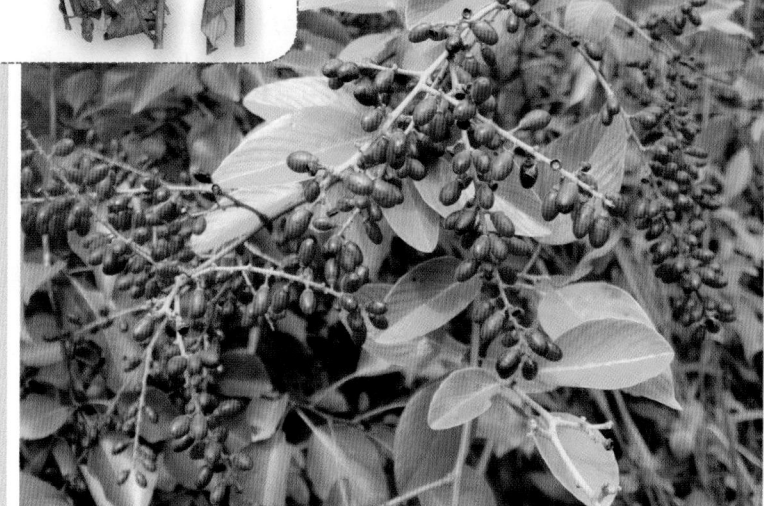

菖 蒲

【别　　名】　泥菖、水菖蒲、水宿、茎蒲、白菖、兰荪、昌蒲。

【来　　源】　为天南星科植物菖蒲 *Acorus calamus* L. 的根茎。

【植物形态】　草本。根茎横走，稍扁，外皮黄褐色，芳香，肉质根多数，具毛发状须根。叶基生，基部两侧膜质，叶鞘宽 4~5mm，向上渐狭；叶片剑状线形，长 90~150cm，中部宽 1~3cm，基部宽，对折，中部以上渐狭，草质，绿色，光亮；中脉在两面均明显隆起，侧脉 3~5 对，平行，纤细，大都伸延至叶尖。花序柄三棱形；叶状佛焰苞剑状线形；肉穗花序斜向上或近直立，狭锥状圆柱形；花黄绿色；子房长圆柱形。浆果长圆形，红色。

【分　　布】　栽培。

【采集加工】　早春或冬末挖出根茎，剪去叶片和须根，洗净晒干，刮去须毛即成。

【药材性状】　根茎扁圆柱形，少有分枝，直径 1~1.5cm。表面类白色至棕红色，有细纵纹；上侧有较大的类三角形叶痕，下侧有凹陷的圆点状根痕，节上残留棕色毛须。质硬，折断面海绵样，类白色或淡棕色。气较浓烈而特异，味苦辛。

【功效主治】　化痰开窍，除湿健脾，杀虫止痒。主治耳鸣耳聋，痰厥昏迷，中风癫痫，惊悸健忘，食积腹痛，风湿疼痛，湿疹，疥疮。

【用法用量】　内服：煎汤，3~6g；或入丸、散剂。外用：适量，煎水洗或研末调敷。

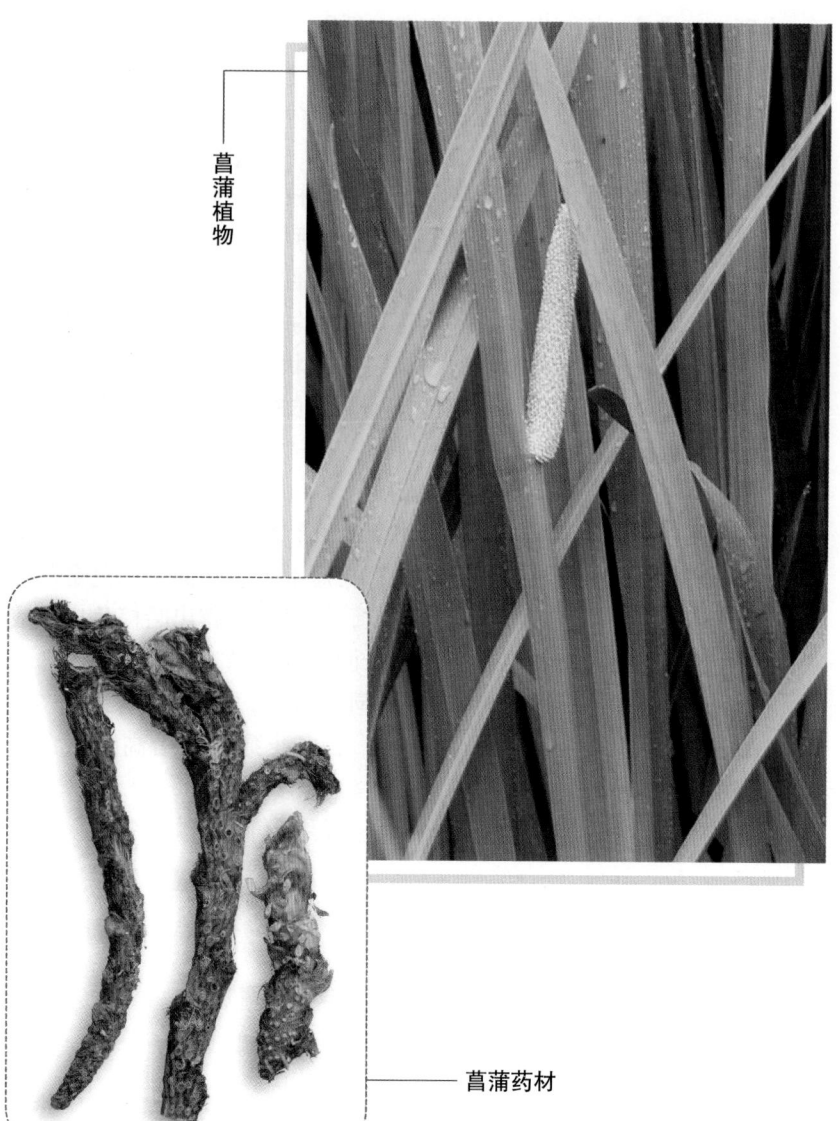

菖蒲植物

菖蒲药材

萝芙木

【别　　名】 毒狗药、万药归宗、低郎伞、三叉虎、十八爪、山辣椒。

【来　　源】 为夹竹桃科植物萝芙木 *Rauvolfia verticllata*（Lour.）Baill. 的根。

【植物形态】 灌木。全株平滑无毛。小枝淡灰褐色，疏生圆点状皮孔。叶通常 3~4 片轮生，稀对生；叶片质薄而柔，长椭圆状披针形，长 4~14cm，宽 1~4cm，先端渐尖或急尖，基部楔形或渐尖，全缘或略带波状。聚伞花序呈三叉状分歧，生于上部的小枝腋间；总花梗纤细；总苞片针状或三角形；花萼 5 深裂，裂片卵状披针形，绿色；花冠白色，呈高脚蝶状，上部 5 裂，卵形，冠管细长，近中部稍膨大。果实核果状，熟后紫黑色。种子 1 颗。

【分　　布】 广西全区均有分布。

【采集加工】 全年均可采挖，洗净，晒干。

【药材性状】 根圆柱形，略弯曲，长短不一。表面灰棕色至灰棕黄色，有不规则纵沟和棱线，栓皮松软，极易脱落露出暗棕色皮部或灰黄色木部。质坚硬，不易折断，切断面皮部很窄，淡棕色。木部占极大部分，黄白色，具细密的放射状纹理。气微，味苦。

【功效主治】 降压，利尿，清热，活血止痛。主治高血压，眩晕，失眠，咽喉肿痛，跌打损伤。

【用法用量】 内服：煎汤，10~30g。外用：鲜品适量，捣敷。

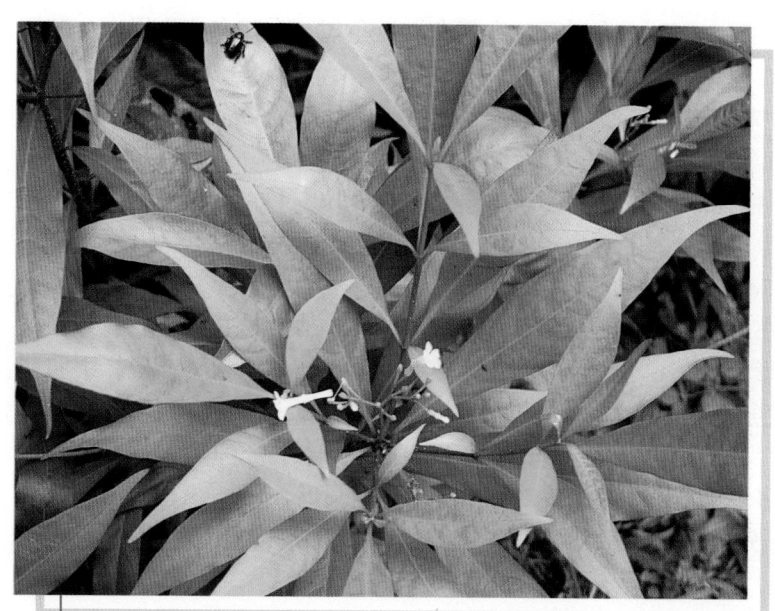

萝芙木植物

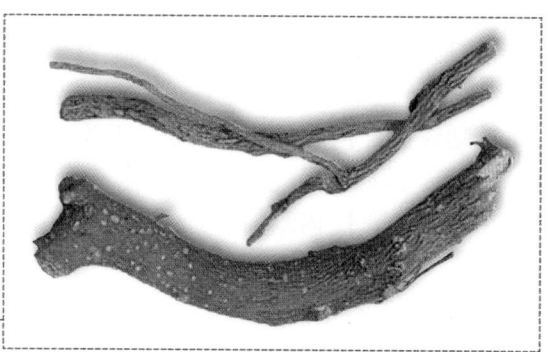

萝芙木药材

菜豆树

【别　　名】 牛尾豆、大朗伞、豆角树、白鹤参、牛尾木、辣椒树、虹豆树。

【来　　源】 为紫葳科植物菜豆树 *Radermachera sinica*（Hance）Hemsl. 的根、叶。

【植物形态】 小乔木。根直，根皮肥厚，色白。树皮锈黑色，枝叶聚生于杆顶。叶对生；二至三回羽状复叶；小叶卵形至卵状披针形，长 4~7cm，宽 2~3.5cm，先端尾状渐尖，基部阔楔形，全缘，侧生小叶片在近基部的一侧疏生少数盘菌状腺体。顶生圆锥花序，苞片线状披针形，早落；花萼蕾时封闭，锥形，萼齿 5，卵状披针形，中肋明显；花冠钟状漏斗形，白色至淡黄色，裂片 5，圆形，具皱纹；雄蕊 4，二强，光滑；子房光滑，柱头 2 裂。蒴果细长，下垂，圆柱形，稍弯曲，多沟纹，渐尖，果皮薄革质。种子椭圆形。

【分　　布】 广西主要分布于桂林、柳州、平南、防城、邕宁、龙州、大新、天等、都安、百色。

【采集加工】 根全年均可采收，洗净，切片晒干。叶夏季采收，洗净，晒干。

【药材性状】 根直，根皮肥厚，色白，具细皱棱，直径 0.5~2cm，横切面黄白色。叶对生；二至三回羽状复叶，叶轴长约 30cm；小叶展平后卵形至卵状披针形，长 4~7cm，宽 2~3.5cm，先端尾状渐尖，基部阔楔形，全缘，两面均无毛。气微，味苦。

【功效主治】 清暑热，解毒，散瘀消肿。主治伤暑发热，痈肿，毒蛇咬伤，跌打骨折。

【用法用量】 内服：煎汤，9~15g。外用：适量，捣敷；或煎水洗。

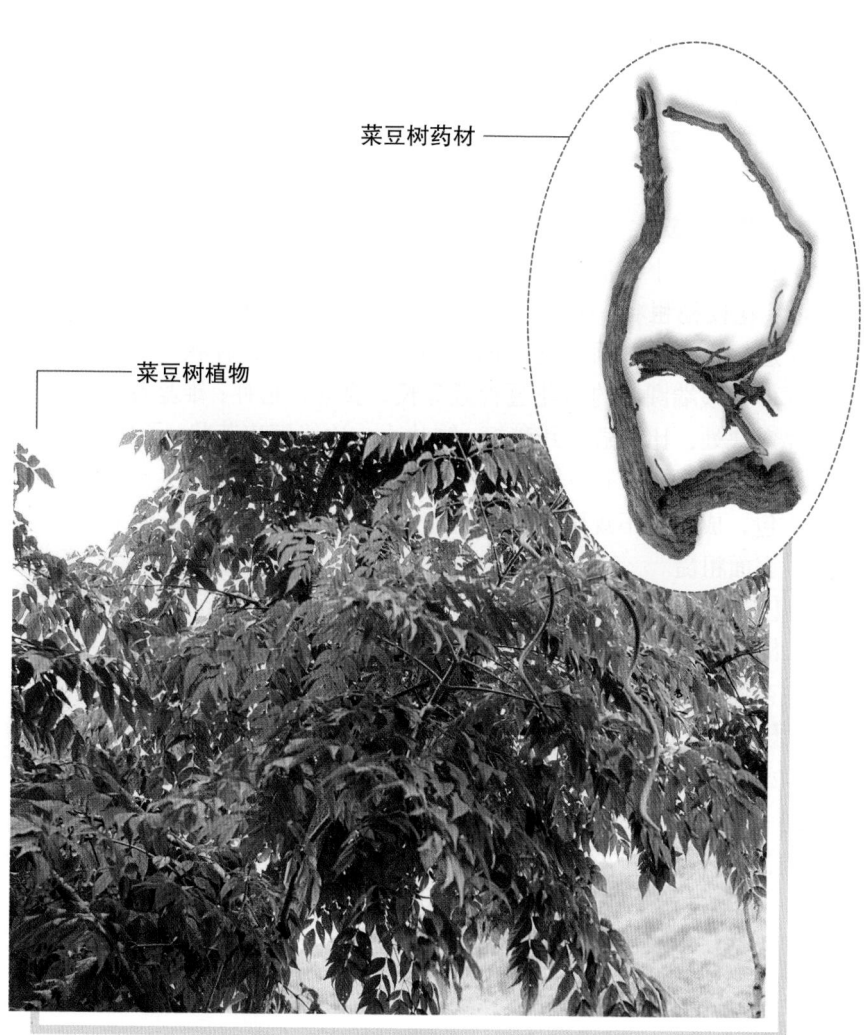

菜豆树药材

菜豆树植物

菟丝子

【别　　名】 菟丝实、吐丝子、无娘藤米米、黄萝子、豆须子、缠龙子、黄丝子。

【来　　源】 为旋花科植物南方菟丝子 *Cuscuta australis* R. Br. 的种子。

【植物形态】 寄生草本。茎缠绕，金黄色，纤细，无叶。花序侧生，花簇生成小伞形或小团伞花序，总花序梗近无；苞片及小苞片鳞片状；花梗稍粗壮；花萼杯状，基部连合，裂片 3~5，长圆形或近圆形，通常不等大，顶端圆；花冠乳白色或淡黄色，杯状，裂片卵形或长圆形，顶端圆，约与花冠管近等长，直立，宿存；雄蕊着生于花冠裂片弯缺处，比花冠裂片稍短；鳞片小，边缘短流苏状；子房扁球形，花柱 2，等长或稍不等长，柱头球形。蒴果扁球形，下半部为宿存花冠所包，成熟时不规则开裂，不为周裂。通常有 4 种子，淡褐色，卵形，表面粗糙。

【分　　布】 广西各地有分布。

【采集加工】 9~10 月采收成熟果实，晒干，打出种子，簸去果壳、杂质。

【药材性状】 种子卵圆形，腹棱线不明显，大小相差较大，长径 0.7~2.0mm，短径 0.5~1.2mm。表面淡褐色至棕色，一端有喙状凸出并偏向一侧。于放大镜下可见种脐微凹陷，位于种子先端靠下侧。气微，味微苦。

【功效主治】 补肾益精，养肝明目，安胎。主治腰膝酸痛，遗精，阳痿，早泄，淋浊，遗尿，目昏耳鸣，胎动不安。

【用法用量】 内服：煎汤，6~15g；入丸、散。外用：适量，或炒研调敷。

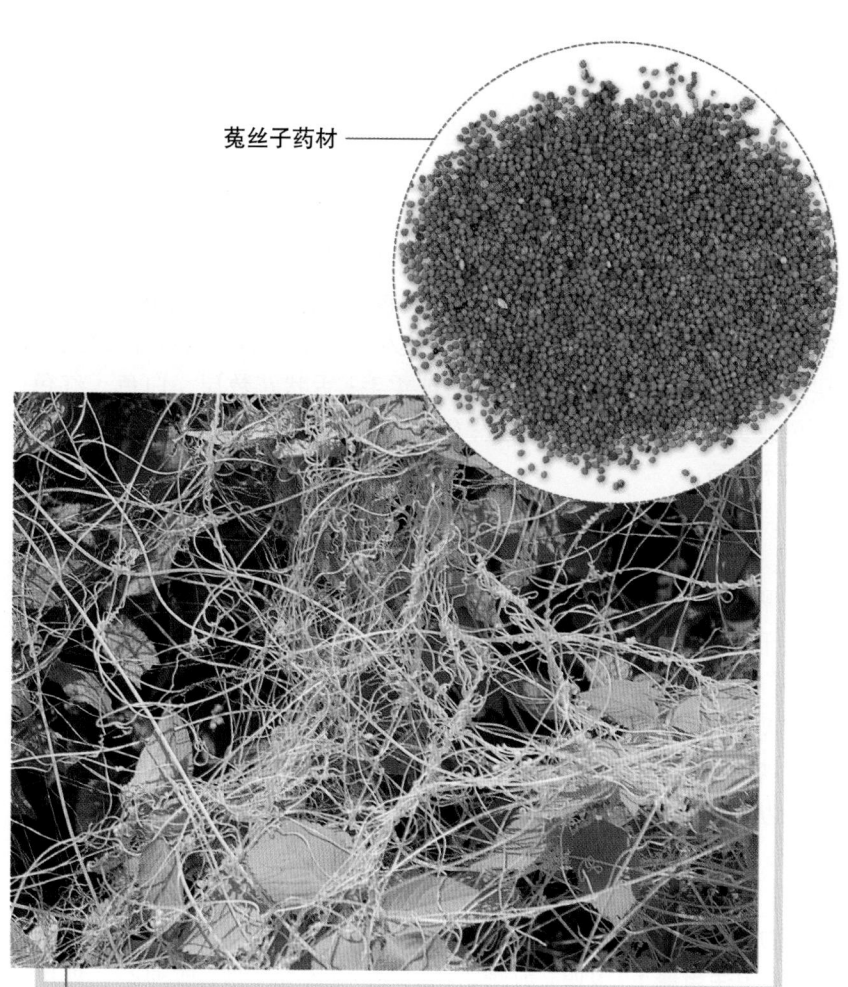

菟丝子药材

菟丝子植物

菊 花

【别　　名】 秋菊、黄花、菊华、九月菊、九华、帝女花、节花、甘菊。

【来　　源】 为菊科植物菊花 *Dendranthema morifolium*（Ramat.）Tzvel. 的花序。

【植物形态】 草本。高 60~150cm。茎直立，分枝或不分枝，被柔毛。叶互生；有短柄；叶片卵形至披针形，长 5~15cm，羽状浅裂或半裂，有短柄，基部楔形，下面被白色短柔毛。头状花序直径 2.5~20cm，大小不一，单个或数个集生于茎枝顶端；总苞片多层，外层绿色，条形，边缘膜质，外面被柔毛；舌状花数层，白色、红色、紫色或黄色，散生金黄色腺点；管状花位于中央，黄色，先端 5 齿裂。瘦果不发育。

【分　　布】 广西各地有栽培。

【采集加工】 待花大部开放，割下花枝，捆成小把，待花干燥后摘下晒干；或将鲜菊花薄铺蒸笼内，蒸 3~4 分钟，晒干；或用 60℃ 温度烘干。

【药材性状】 花序倒圆锥形或稍压扁呈扇形，直径 1.5~3cm。花托半球形。总苞片 3~4 层，卵形或椭圆形，黄绿色，外围舌状花数层，类白色，纵向折缩，散生金黄色腺点；管状花多数，位于中央，为舌状花所隐藏，黄色，先端 5 齿裂。体轻，质柔润，干时松脆。气清香，味甘、微苦。

【功效主治】 疏风清热，平肝明目，解毒消肿。主治外感风热或温病初起，发热头痛，眩晕，目赤肿痛，疔疮肿毒。

【用法用量】 内服：煎汤，10~15g；或入丸、散；或泡茶。外用：适量，煎水洗；或捣敷。

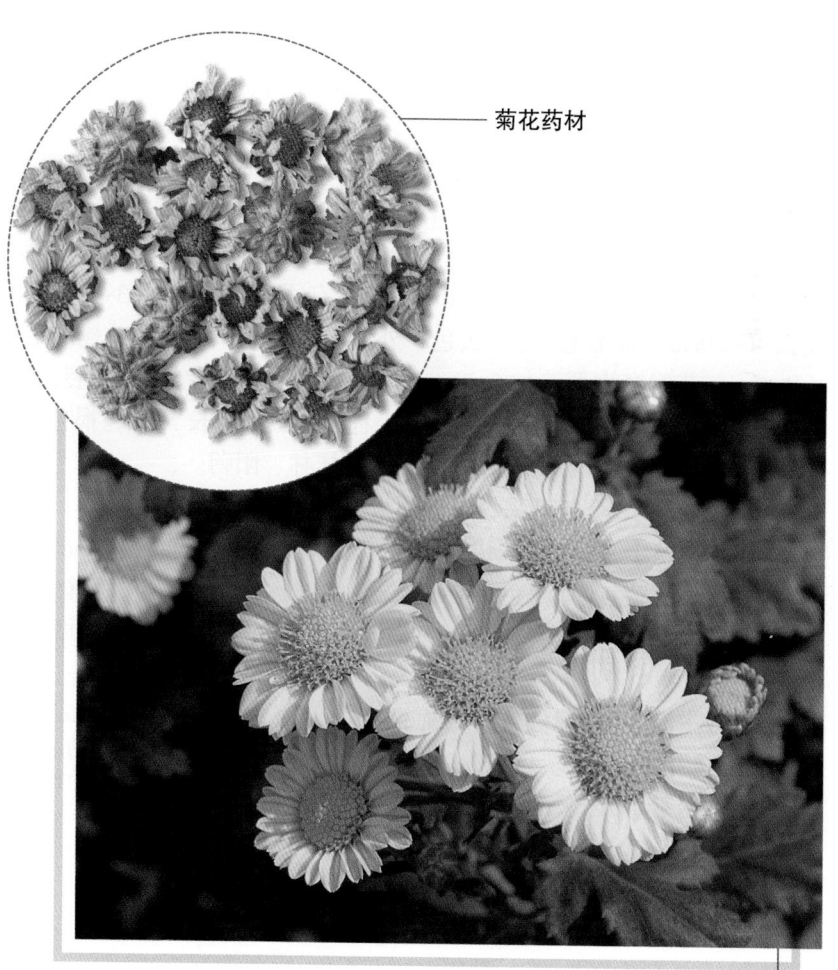

菊 花 1791

菊花药材

菊花植物

萍蓬草

【别　　名】 冷骨风、黄金莲、萍蓬莲。

【来　　源】 为睡莲科植物萍蓬草 *Nuphar pumilum*（Hoffm.）DC. 的根茎。

【植物形态】 水生草本。根状茎直径 2~3cm。叶纸质，宽卵形或卵形，少数椭圆形，长 6~17cm，宽 6~12cm，先端圆钝，基部具弯缺，心形，裂片远离，圆钝，上面光亮，无毛，下面密生柔毛；侧脉羽状，几次二歧分枝；叶柄长 20~50cm，有柔毛。花直径 3~4cm；花梗长 40~50cm，有柔毛；萼片黄色，外面中央绿色，矩圆形或椭圆形，长 1~2cm；花瓣窄楔形，长 5~7mm，先端微凹；柱头盘常 10 浅裂，淡黄色或带红色。浆果卵形，长约 3cm。种子矩圆形，长 5mm，褐色。

【分　　布】 广西主要分布于龙胜、桂林、阳朔。

【采集加工】 全年可采，除去须根及叶，洗净，晒干。

【药材性状】 根茎长条状类圆柱形或不规则形，直径 2~5cm。外表黄白色至棕黄色或棕黑色，具多数凸起的根痕及叶痕。质轻脆，易折断。断面黄白色至淡棕色，密布圆孔，有筋脉点散在。气微香，味淡。

【功效主治】 补脾健胃，凉血调经。主治食欲不振，月经不调，痛经，行经淋漓不断。

【用法用量】 内服：煎汤，9~15g，鲜品 50~100g。

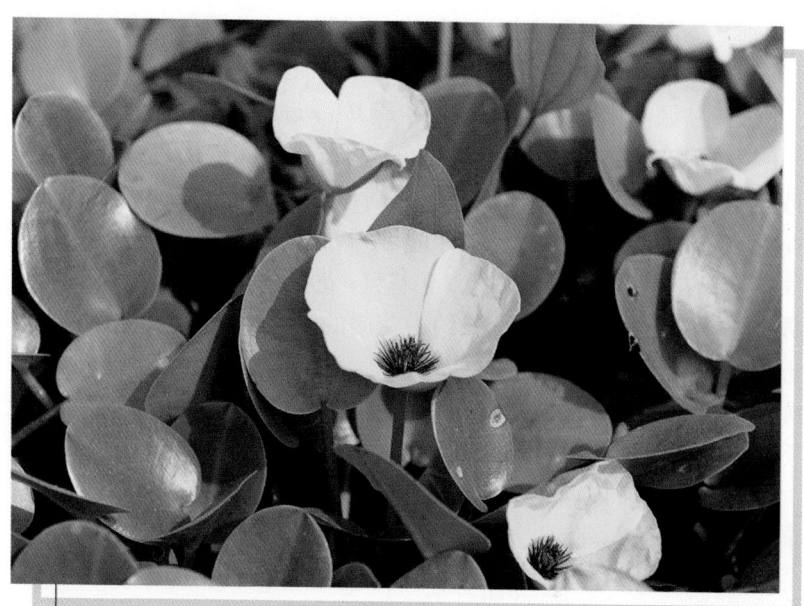

萍蓬草植物

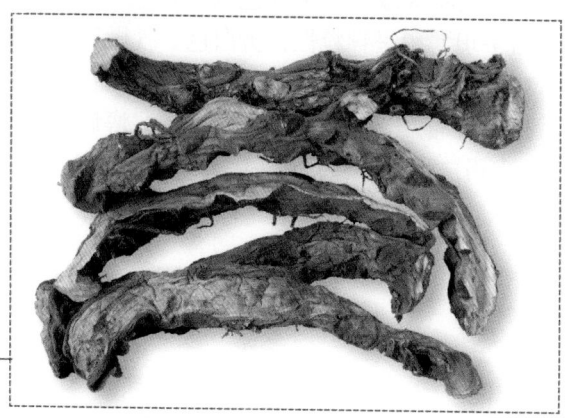

萍蓬草药材

救必应

【别　　名】　白银树皮、九层皮、熊胆木、龙胆仔、白沉香、冬青仔。

【来　　源】　为冬青科植物铁冬青 *Ilex rotunda* Thunb. 的茎皮。

【植物形态】　乔木。树皮灰黑色；小枝有棱，红褐色，叶痕倒卵形或三角形。叶互生；叶片纸质，卵圆形至椭圆形，长 7~12mm，宽2~4cm，先端短尖，全缘，上面有光泽；侧脉两面明显。花单性，雌雄异株，伞形花序；雄花序花白色，4 基数；花萼盘状；雌花序花白色，5基数；花萼浅杯状；退化雄蕊长约为花瓣的 1/2，败育花药卵形；子房卵形，宿存花萼平展，宿存柱头厚盘状，凸起，5~6 浅裂；分核 5~7，椭圆形，背面具 3 纵棱及 2 沟，稀 2 棱单沟，两侧面平滑，内果皮近木质。核果球形至椭圆形，熟时红色，顶端有宿存柱头。

【分　　布】　广西主要分布于邕宁、南宁、武鸣、宾阳、灵山、桂平、平南、岑溪、藤县、金秀。

【采集加工】　全年均可采收，环剥茎皮，鲜用或晒干。

【药材性状】　茎皮呈卷筒状或略卷曲的板片状，长短不一，厚0.1~1.5cm。外表面灰白色至浅褐色，粗糙，常有横皱纹或略横向凸起；内表面黄绿色、黄棕色或黑褐色，有浅纵向条纹。质硬而脆，断面略平坦，稍呈颗粒性，黄白色。气微香，味苦、微涩。

【功效主治】　清热解毒，利湿止痛。主治感冒发热，咽喉肿痛，黄疸，胃痛，暑湿泄泻，痢疾，风湿痹痛，跌打损伤，湿疹，疮疖。

【用法用量】　内服：煎汤，9~15g。外用：适量，捣敷；或熬膏涂。

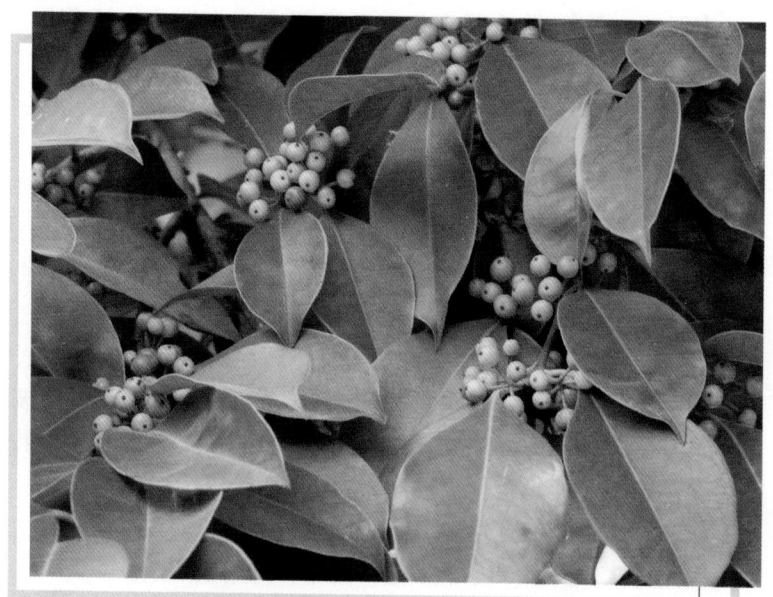

救必应植物

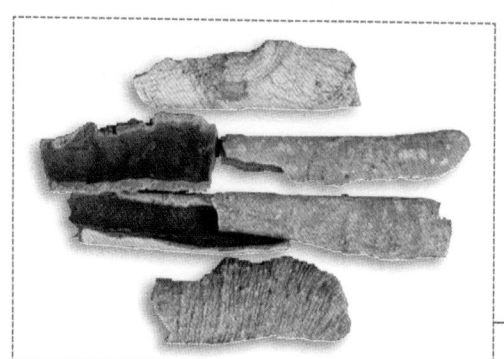

救必应药材

雪下红

【别　　名】卷毛紫金牛、矮脚罗伞、小罗伞、矮茶风、毛罗伞、毛茎紫金牛。

【来　　源】为紫金牛科植物雪下红 Ardisia villosa Roxb. 的茎叶。

【植物形态】直立灌木。具匍匐根茎；幼时全株被灰褐色或锈色长柔毛或硬毛，毛常卷曲。叶互生；叶柄被长柔毛；叶片坚纸质，椭圆状披针形至卵形，先端急尖或渐尖，基部楔形，近全缘或由边缘腺点收缩成波状细锯齿或圆齿，背面密被长硬毛或长柔毛，具腺点；侧脉 15 对，多少连成边缘脉。复聚伞花序或伞形花序，被锈色长柔毛，侧生或着生于特殊花枝顶端；萼片长圆状披针形，与花瓣等长，两面被毛，外面尤密，具密腺点；花瓣淡紫色或粉红色，卵形至广披针形，具腺点；雄蕊较花瓣略长或等长，子房卵珠形，被微柔毛。果球形，深红色或带黑色，具腺点，被毛。

【分　　布】广西主要分布于北流、陆川、博白、防城、上思。

【采集加工】秋、冬季采挖，洗净，鲜用或晒干。

【药材性状】茎圆柱形，长短不一，直径约 4mm，表面有铁锈色长柔毛。叶皱缩，展开呈椭圆状披针形，上面中脉处有毛，下面密被铁锈色长柔毛，两面密布腺点，全缘或有微波状圆齿，坚纸质。有时可见伞形花序。气弱，味芳、涩。

【功效主治】祛除风湿，活血止痛。主治风湿痹痛，咳嗽吐血，腹痛，跌打损伤，痈疮肿毒。

【用法用量】内服：煎汤，6~12g。外用：适量，捣敷。

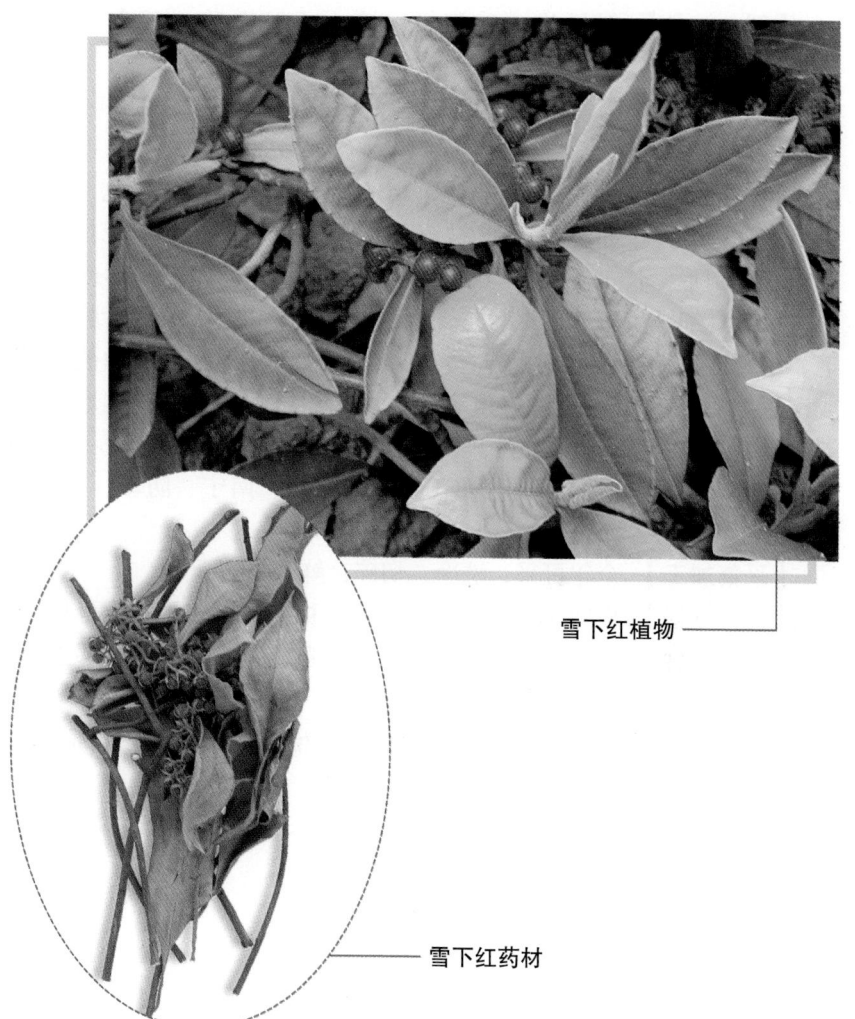

雪下红植物

雪下红药材

雀梅藤

【别　　名】 刺杨梅、酸梅簕、摘木、雀梅酸、五金龙、对节刺。

【来　　源】 为鼠李科植物雀梅藤 *Sageretia thea*（Osbeck）Johnst. 的根。

【植物形态】 藤状或直立灌木。小枝具刺，灰色或灰褐色，被短柔毛，常对生。叶对生或互生；被短柔毛；叶片纸质，椭圆形，长圆形或卵状椭圆形，长 1~4.5，宽 0.7~2.5cm，先端锐尖，基部圆形或近心形，边缘具细锯齿，上面绿色，无毛，下面浅绿色，无毛或沿脉被柔毛。花两性，无梗，黄色，芳香，穗状或圆锥状花序；花序轴被绒毛或密短柔毛；花萼 5，裂片三角形，外面被疏柔毛；花瓣 5，匙形，先端 2 浅裂，常内卷，短于萼片。核果近球形，熟时紫黑色。

【分　　布】 广西主要分布于大新、龙州、南宁、防城、上思、钦州。

【采集加工】 全年可采，洗净，切碎，鲜用或晒干。

【药材性状】 根圆柱形，稍扭曲。表面棕褐色，较平整，可见疣状凸起的侧根痕。质硬，不易折断。断面淡黄色。皮部薄，木部占绝大部分。气微，味淡。

【功效主治】 降气化痰，祛风除湿。主治咳嗽，哮喘，鹤膝风，水肿。

【用法用量】 内服：煎汤，9~15g；或浸酒。外用：适量，捣敷。

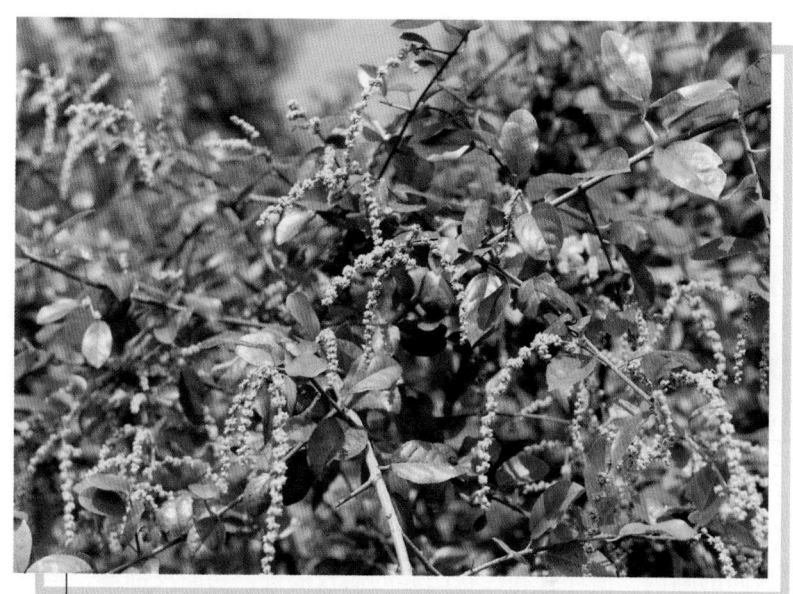

雀梅藤植物

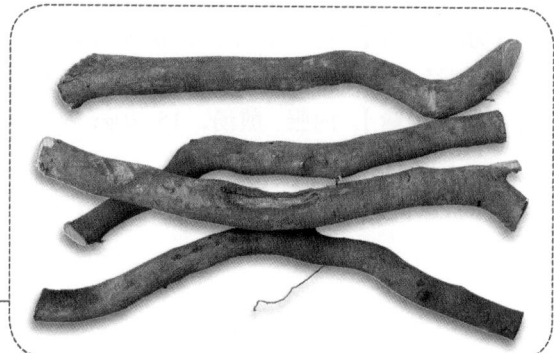

雀梅藤药材

常春油麻藤

【别　　名】　牛马藤、大血藤、常绿油麻藤。

【来　　源】　为豆科植物常春油麻藤 *Mucuna sempervirens* Hemsl. 的藤茎。

【植物形态】　常绿木质藤本。茎棕色或黄棕色，粗糙；小枝纤细，淡绿色，光滑无毛。复叶互生，小叶 3 枚；顶端小叶卵形或长方卵形，长 7~12cm，宽 5~7cm，先端尖尾状，基部阔楔形；两侧小叶长方卵形，先端尖尾状，基部斜楔形或圆形，小叶均全缘，绿色无毛。总状花序，花大，下垂；花萼外被浓密绒毛，钟裂，裂片钝圆或尖锐；花冠深紫色或紫红色；雄蕊 10 枚，二体；子房有锈色长硬毛。荚果扁平，木质，密被金黄色粗毛。种子扁，近圆形，棕色。

【分　　布】　广西主要分布于那坡、南丹。

【采集加工】　全年可采，除去枝叶，切片，晒干。

【药材性状】　藤茎圆柱形，直径 3~15cm。表面灰褐色，粗糙，具有纵向的陷沟、横环纹和疣状凸起的侧枝痕迹。切面皮部薄，具树脂状分泌物，呈棕褐色，木部灰黄色，存孔洞，多放射性排列。皮部与木部相间排列呈数层同心性环，髓部细小。质坚体重，难折断，折断面纤维性。气微，味涩。

【功效主治】　行血通经，补血调经，舒筋活络。主治月经不调，痛经，闭经，产后血虚，贫血，关节风湿痛，跌打损伤，四肢麻木。

【用法用量】　内服：煎汤，15~30g；或浸酒。外用：适量，捣敷。

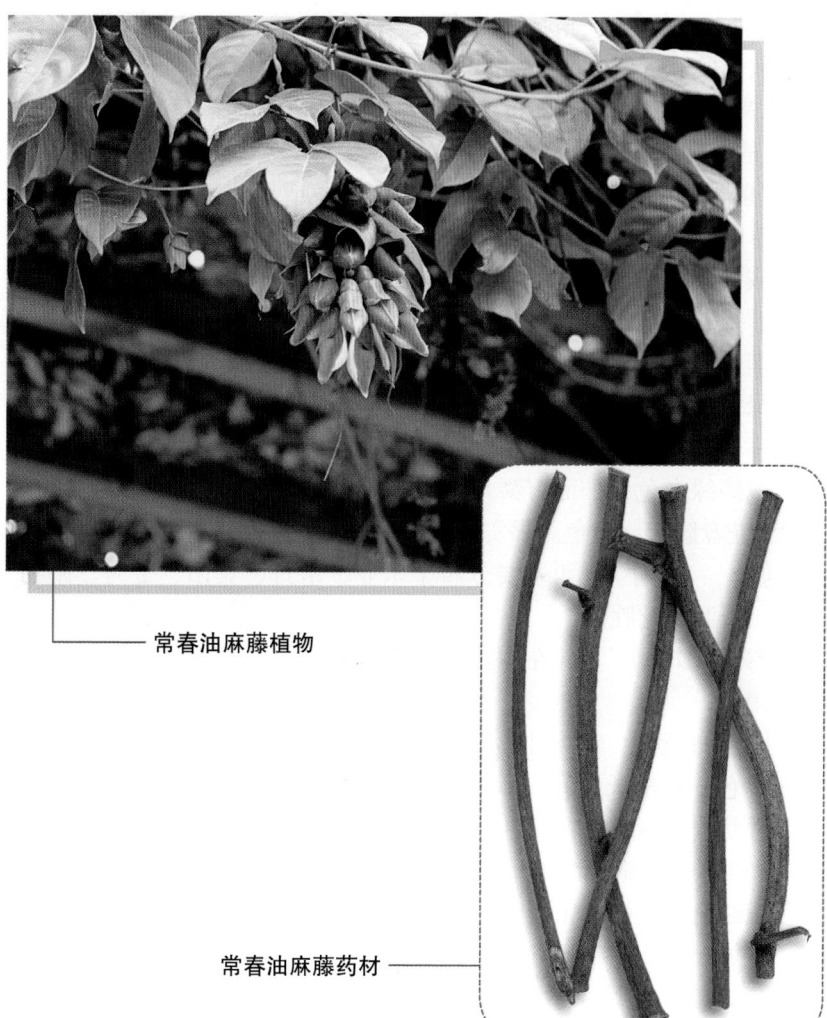

常春油麻藤植物

常春油麻藤药材

常春藤

【别　　名】 三角风、三角尖、上树蜈蚣、爬树龙风藤、追风藤、散骨风、三角枫。

【来　　源】 为五加科植物常春藤 *Hedera sinensis*（Tobler）Hand.-Mazz. 的茎叶。

【植物形态】 常绿攀援灌木。茎灰棕色或黑棕色，光滑，有气生根。单叶互生；叶柄有鳞片；无托叶；叶二型；不育枝上的叶为三有状卵形或戟形，长5~12cm，宽3~10cm，全缘或三裂；花枝上的叶椭圆状披针形，条椭圆状卵形或披针形，稀卵形或圆卵形，全缘；先端长尖或渐尖，基部楔形、宽圆形、心形；叶上表面深绿色，有光泽，下面淡绿色或淡黄绿色，无毛或疏生鳞片；侧脉和网脉两面均明显。伞形花序；花萼密生棕色鳞片，边缘近全缘；花瓣5，三角状卵形，淡黄白色或淡绿白色，外面有鳞片；雄蕊5；子房下位，5室，花柱合生成柱状；花盘隆起，黄色。果实圆球形，红色或黄色，花柱宿存。

【分　　布】 广西主要分布于乐业、南丹、宾阳、金秀、阳朔、全州、资源、龙胜。

【采集加工】 茎叶在生长茂盛季节采收，切段晒干；鲜用时可随采随用。

【药材性状】 茎圆柱形，长短不一，直径1~1.5cm，表面灰绿色或灰棕色，有横长皮孔，嫩枝有鳞片状柔毛；质坚硬，不易折断，断面裂片状，黄白色。叶互生，革质，灰绿色，营养枝的叶三角状卵形，花枝和果枝的叶椭圆状卵形、椭圆状披针形。花黄绿色。果实圆球形，黄色或红色。气微，味涩。

【功效主治】 祛风除湿，和血，解毒。主治风湿痹痛，瘫痪，口眼歪斜，衄血，月经不调，跌打损伤，咽喉肿痛，疔疮痈肿，肝炎，蛇虫咬伤。

【用法用量】 内服：煎汤，6~15g，研末；或浸酒，捣汁。外用：适量，捣敷或煎汤洗。

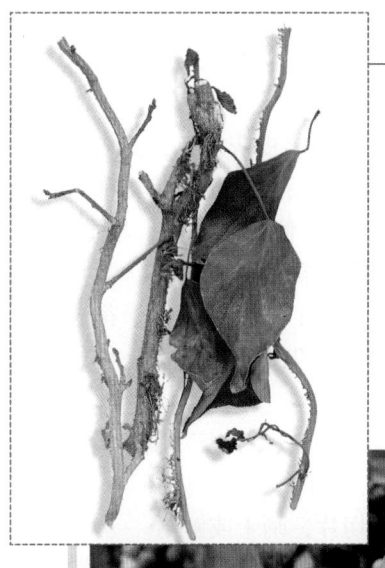

常春藤药材

常春藤植物

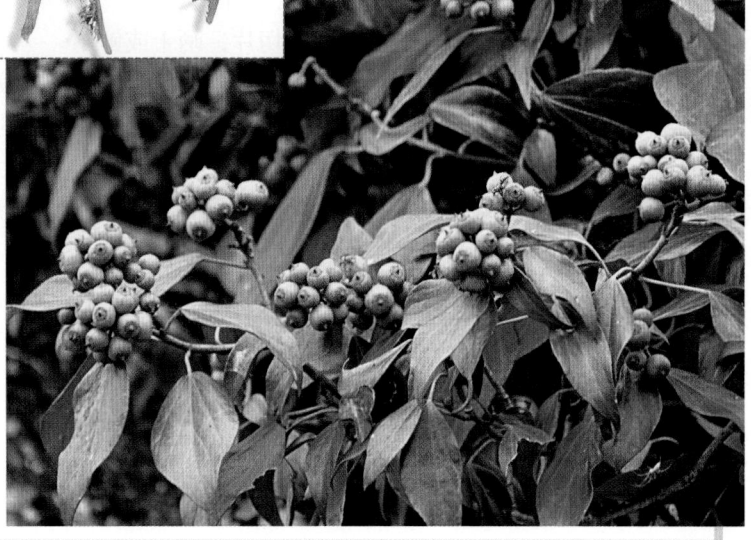

匙羹藤

【别　　名】 断肠苦蔓、小羊角扭、羊角藤、金刚藤、饭构藤。

【来　　源】 为萝藦科植物匙羹藤 *Gymnema sylvestre*（Retz.）Schult. 的根。

【植物形态】 木质藤本。全株具乳汁。茎皮灰褐色，具皮孔，幼枝被微毛。叶对生；被短柔毛先端具丛生腺体；叶片倒卵形或卵状长圆形，长 3~8cm，宽 1.5~4cm，仅叶脉被微毛；侧脉 4~5 对，弯拱上升。聚伞花序伞形状，腋生；花序硬和花梗被短柔毛；花萼片 5，裂片被缘毛，内面基部有 5 个腺体；花冠略向右覆盖；副花冠着生于花冠裂片下，厚而成硬茶带。蓇葖果羊角状，先端渐尖，基部膨大。种子卵圆形，先端轮生白色绢质种毛。

【分　　布】 广西主要分布于上思、横县、南宁、武鸣、龙州、平果、东兰、桂林、桂平、贵县、北流、博白。

【采集加工】 全年均可采，洗净，切片，晒干或鲜用。

【药材性状】 根圆柱形，直径 4~15mm，外表面灰棕色，较粗糙，具裂纹及皮孔。质硬，不易折断，断面皮部黄色，木部有细密的小孔，髓部疏松，淡棕色。气微，味苦。

【功效主治】 祛风止痛，解毒消肿。主治瘰疬，乳痈，疮疖，湿疹，无名肿毒，风湿痹痛，咽喉肿痛，毒蛇咬伤。

【用法用量】 内服：煎汤，15~30g。外用：鲜品适量，捣敷。

匙羹藤药材

匙羹藤植物

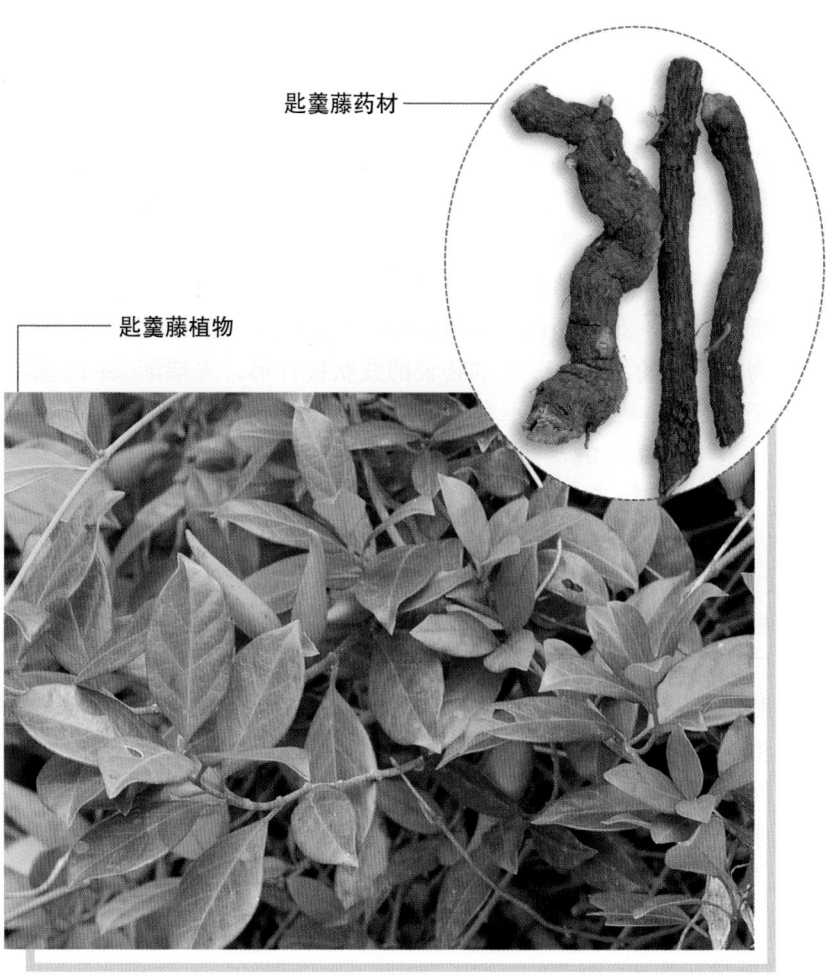

野芋头

【别　　名】 尖尾野芋头、痕芋头、天荷。

【来　　源】 为天南星科植物野芋 *Colocasia antiquorum* Schott 的根茎。

【植物形态】 湿生草本。块茎球形，有多数须根；匍匐茎常从块茎基部外伸，长或短，具小球茎。叶柄肥厚，直立，长可达1.2m；叶片薄革质，表面略发亮，盾状卵形，基部心形，长达50cm以上；前裂片宽卵形，锐尖，长稍胜于宽；后裂片卵形，钝，基部弯缺为宽钝的三角形或圆形。花序柄比叶柄短；佛焰苞苍黄色，管部淡绿色，长圆形，为檐部长的1/5~1/2；檐部狭长的线状披针形，先端渐尖；肉穗花序短于佛焰苞；雌花序与不育雄花序等长；能育雄花序和附属器各长4~8cm；子房具极短的花柱。

【分　　布】 栽培。

【采集加工】 秋季采收，洗净，除去须根，切片，晒干。

【药材性状】 根茎块状，表面粗糙，棕褐色，生有多数须根或可见须根痕。质硬，不易折断，断面淡黄色。气微，味微苦。

【功效主治】 清热解毒，行气止痛，散结消肿。主治流感，腹痛，肺结核，风湿骨痛，疔疮，痈疽肿毒，瘰疬，附骨疽，斑秃，疥癣，虫蛇咬伤。

【用法用量】 内服：煎汤，6~9g，鲜品15~30g，需切片与大米同炒至米焦后加水煮至米烂，去渣用；或久煎2小时后用。外用：适量，捣敷（不可以敷健康皮肤）或煨热搽。

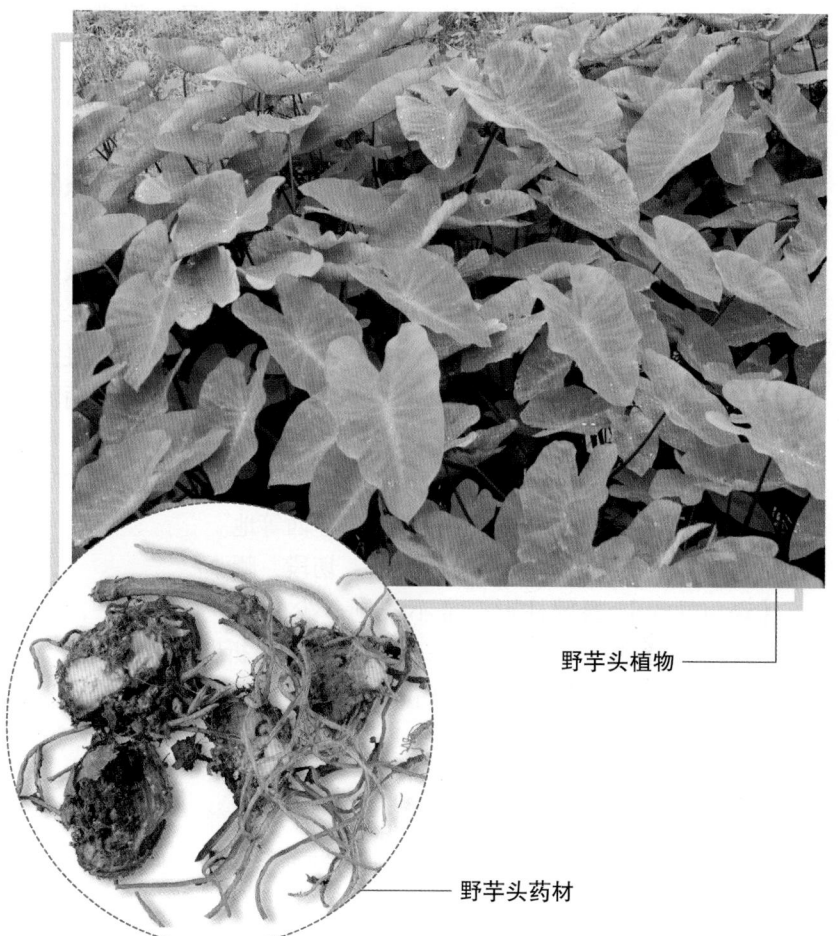

野芋头植物

野芋头药材

野牡丹

【别　　名】 山石榴、地茄、豹牙郎木、活血丹、倒罐草、爆牙狼。

【来　　源】 为野牡丹科植物野牡丹 *Melastoma candidum* D. Don 的全株。

【植物形态】 灌木。茎钝四棱形或近圆柱形，茎、叶柄密被紧贴的鳞片状糙伏毛。叶对生；叶片坚纸质，卵形或广卵形，长 4~10cm，宽 2~6cm，先端急尖，基部浅心形或近圆形，全缘，两面被糙伏毛及短柔毛；基出脉 7 条。伞房花序生于分枝顶端，近头状，有花 3~5 朵，稀单生，基部具叶状总苞 2；苞片、花梗及花萼密被鳞片状糙伏毛；花 5 数，花萼裂片卵形或略宽，与萼管等长或略长，先端渐尖，两面均被毛；花瓣玫瑰红色或粉红色，倒卵形，先端圆形，密被缘毛。蒴果坛状球形，与宿存萼贴生，密被鳞片状糙伏毛。种子镶于肉质胎座内。

【分　　布】 广西主要分布于桂南和桂西等地。

【采集加工】 全年均可采收，洗净，切段，晒干。

【药材性状】 根圆柱形，常不规则，少分枝，长短不一，直径 1.5~4cm；表面黄棕色，具纵裂纹；质坚硬，不易折断。茎四棱形，有伏贴或稍伏贴的鳞片状毛；表面灰褐色，有节，直径 2~5mm；质坚韧，断面纤维性。叶对生，多皱缩破碎，展开后呈宽卵形，基部浅心形，两面有毛，棕褐色。气微，味酸。

【功效主治】 消积利湿，活血止血，清热解毒。主治食积，泄痢，肝炎，跌打肿痛，外伤出血，衄血，咳血，吐血，便血，月经过多，崩漏，带下，疮肿。

【用法用量】 内服：煎汤，9~15g；或研末；或泡酒；或绞汁。外用：适量，捣敷；研末调敷；煎汤洗或口嚼（叶）敷。

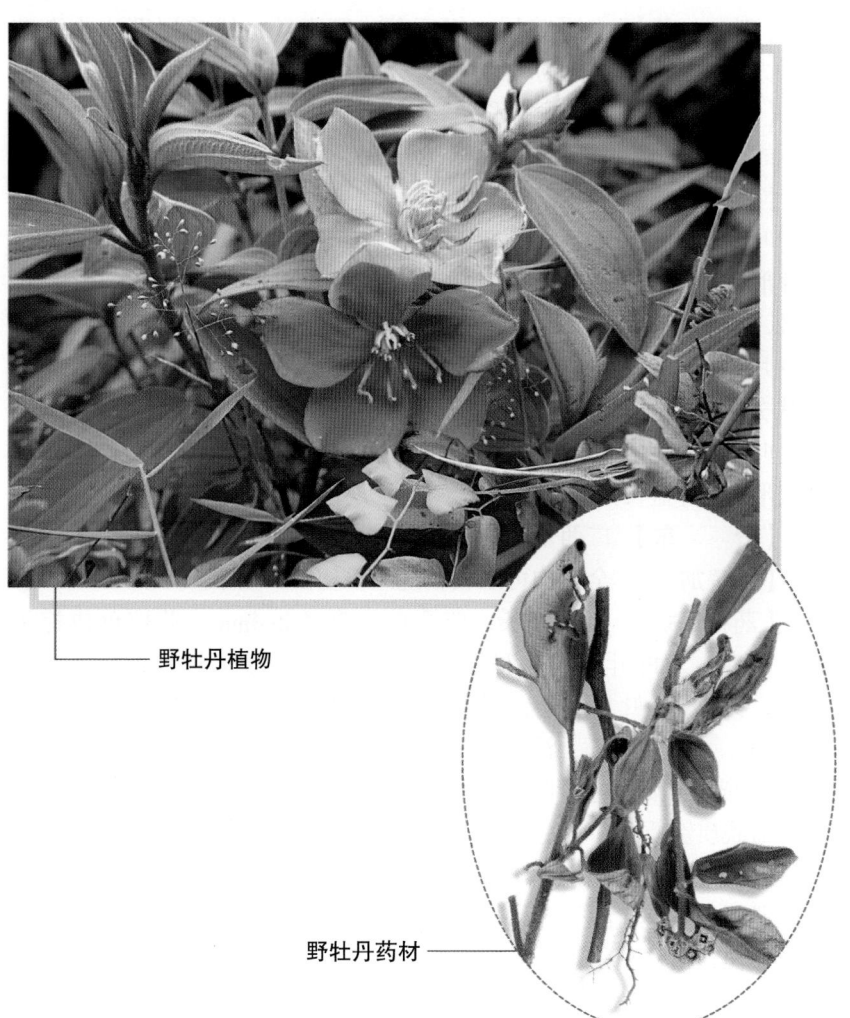

野牡丹植物

野牡丹药材

野鸡尾

【别　　名】 小野鸡尾、解毒蕨、解毒草、线鸡尾草、小金花草、光棍药、黑蕨、火汤蕨。

【来　　源】 为中国蕨科植物金粉蕨 *Onychium japonicum*（Thunb.）Kze. 的全草。

【植物形态】 草本。根状茎长而横走，密被棕色卵状披针形鳞片。叶厚革质，近簇生；叶柄禾秆色，基部棕色；叶片长卵形至卵状披针形，长 20~30cm，宽 6~15mm，三至四回羽状分裂；羽片 8~15 对，有柄，互生，狭卵形，基部宽楔形，先端长渐尖；第 1 对羽片最大；二回羽片 8~12 对，近卵形；三回羽片 3~4 对，互生，椭圆形或倒卵形，羽状分裂；四回羽片 2~3 对，互生，倒披针形或披针形；叶脉分叉，营养叶末回裂片有小脉 1 条，孢子叶裂片具羽状脉并有边脉。孢子囊群线形；囊群盖长圆形或短线形，膜质，全缘，白色。

【分　　布】 广西全区均有分布。

【采集加工】 全年均可采收，洗净，切段，晒干。

【药材性状】 根茎细长，略弯曲，直径 2~4mm，黄棕色或棕黑色，具向上弯的叶柄残基和细根。叶柄细长略呈方柱形，表面浅棕黄色，具纵沟；叶片卷缩，展开后呈卵状披针形或三角状披针形，长10~30cm，宽 6~15cm，浅黄绿色或棕褐色，三至四回羽状分裂，营养叶的小裂片有齿；孢子叶末回裂片短线形，下面边缘生有孢子囊群，囊群盖膜质。质脆，较易折断。气微，味苦。

【功效主治】 清热解毒，利湿，止血。主治风热感冒，咳嗽，咽痛、泄泻，痢疾，湿热淋证，尿血便血，吐血咳血，湿热黄疸，疮疡，跌打损伤，毒蛇咬伤，烫火伤。

【用法用量】 内服：煎汤，15~30g，鲜品用量加倍。外用：适量，研末调敷；或鲜品捣敷。

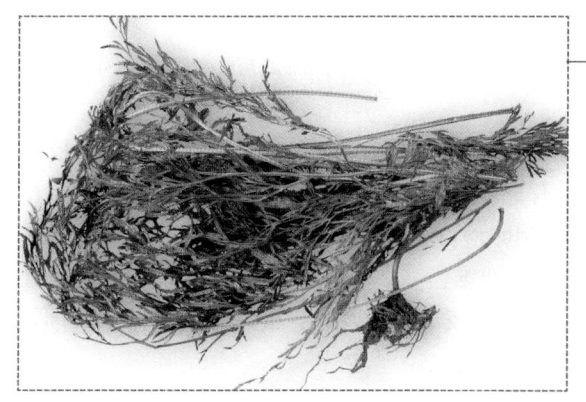

野鸡尾药材

野鸡尾植物

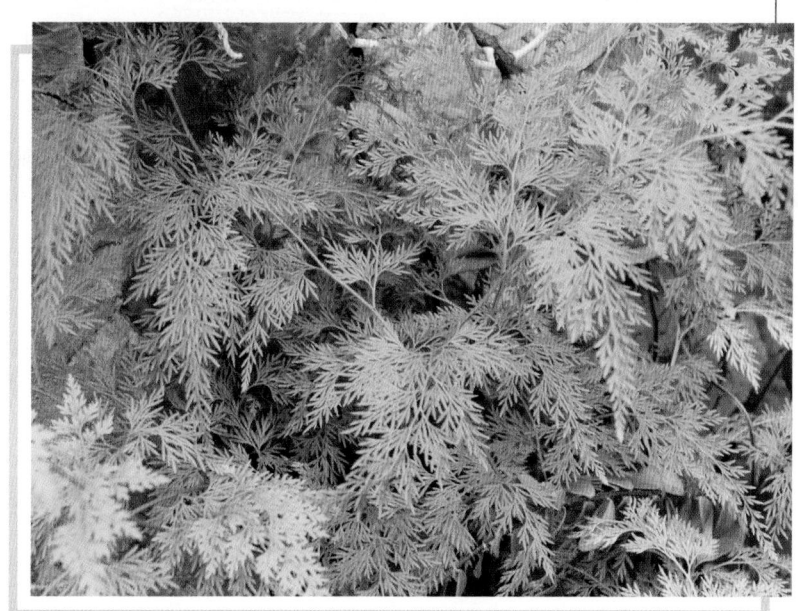

野鸦椿

【别　　名】 开口椒、鸡肾树、鸡肾果、鸡眼睛。

【来　　源】 为省沽油科植物野鸦椿 *Euscaphis japonica*（Thunb.）Dippel 的果实、叶。

【植物形态】 落叶灌木或小乔木，树皮灰色，有纵裂纹；小枝及芽红紫色，枝叶揉碎后有恶臭气味。奇数羽状复叶，对生，小叶片5~11，厚纸质，椭圆形或倒卵形，长 3~8 cm，宽 2~4 cm，顶端渐尖或尾尖，基部阔楔形，边缘有细锯齿；总叶柄和小叶柄有槽。顶生圆锥花序；花 5 数；花瓣黄白色；心皮 3，分离。蓇葖果紫红色，倒卵形，果皮软革质；种子近圆形，黑色。

【分　　布】 广西各地均有分布。

【采集加工】 秋季采收成熟果实，叶全年可采。鲜用或晒干。

【药材性状】 蓇葖果呈倒卵形、类圆形，稍扁，微弯曲，顶端较宽大，下端较窄小，长 7~20mm，宽 5~8mm。果皮外表面呈红棕色，有凸起的分叉脉纹，内表面淡棕红色或棕黄色，具光泽。气微，味微涩。

叶为奇数羽状复叶，叶轴淡绿色，小叶 5~11，长卵形或椭圆形，长 3~8cm，宽 2~4cm，先端渐尖，基部钝圆，边缘具疏短锯齿，齿尖有腺体，下面沿脉有白色小柔毛。

【功效主治】 果祛风散寒，行气止痛；主治月经不调，疝痛，胃痛。叶祛风止痒；主治妇女阴痒。

【用法用量】 果内服：煎汤，10~15g。叶外用：50~100g，煎水洗。

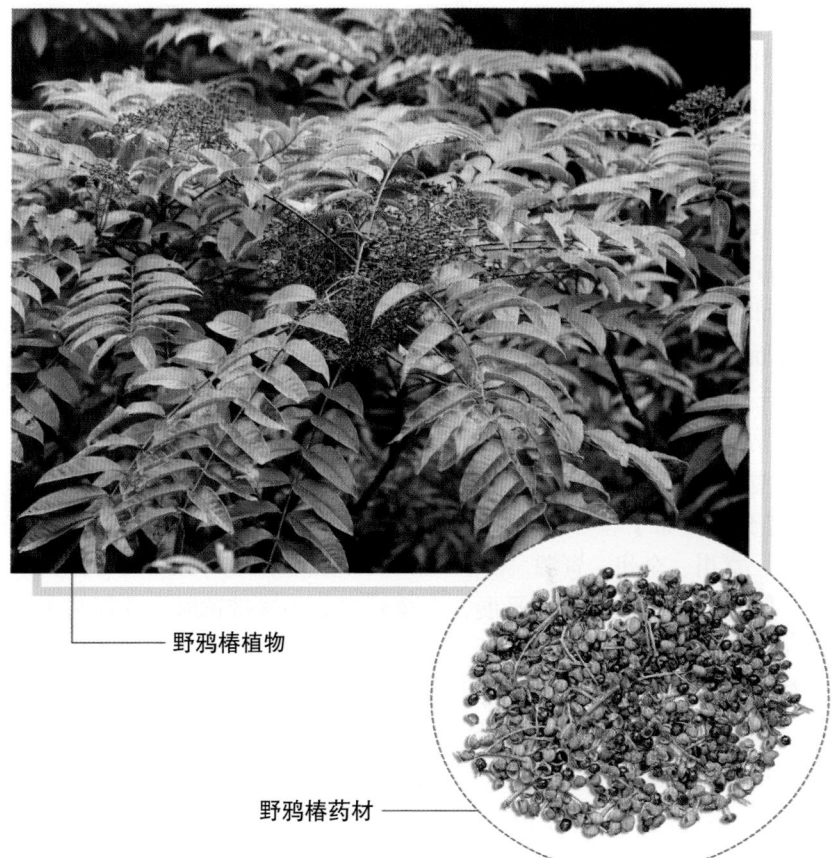

野鸦椿植物

野鸦椿药材

野菊花

【别　　名】　山菊花、千层菊、黄菊花、苦薏、野山菊、路边菊、野菊、黄菊仔等。

【来　　源】　为菊科植物野菊 *Dendranthema indicum*（L.）Des Moul. 的花序。

【植物形态】　草本。根茎粗厚，分枝，有长或短的地下匍匐枝。茎直立或基部铺展。基生叶脱落；茎生叶卵形或长圆状卵形，长6~7cm，宽1~2.5cm，羽状分裂或分裂不明显；顶裂片大，侧裂片常2对，卵形或长圆形，全部裂片边缘浅裂或有锯齿；上部叶渐小；全部叶上面有腺体及疏柔毛，下面灰绿色，毛较多，基部渐狭成具翅的叶柄；托叶具锯齿。头状花序在茎枝顶端排成伞房状圆锥花序或不规则的伞房花序；总苞片边缘宽膜质；舌状花黄色，雌性；盘花两性，筒状。瘦果全部同形，有5条极细的纵肋，无冠状冠毛。

【分　　布】　广西主要分布于忻城、南宁、灵山、贵港、桂平、昭平、富川、全州、资源。

【采集加工】　在花瓣平展，由黄转白而心略带黄时，选择晴天露水干后或午后分批采收，易干燥，色泽好，品质好。采下鲜花，切忌堆放，需及时干燥或薄摊于通风处。

【药材性状】　头状花序类球形，直径1.5~2.5cm，黄色。总苞片约5层，长2.5~3mm，外表面中部灰绿色或淡棕色，常被有白毛，边缘膜质；中层苞片卵形；内层苞片长椭圆形。总苞基部有的残留总花梗。舌状花1轮，黄色，皱缩卷曲，展平后，舌片长1~1.3cm，先端全缘或2~3齿。气芳香，味苦。

【功效主治】　清热解毒。主治疗疮痈肿，目赤肿痛，头痛眩晕。

【用法用量】　内服：煎汤，15~30g，不宜久煎；或鲜品捣汁，用量加倍。外用：适量，捣敷或煎汤熏洗。

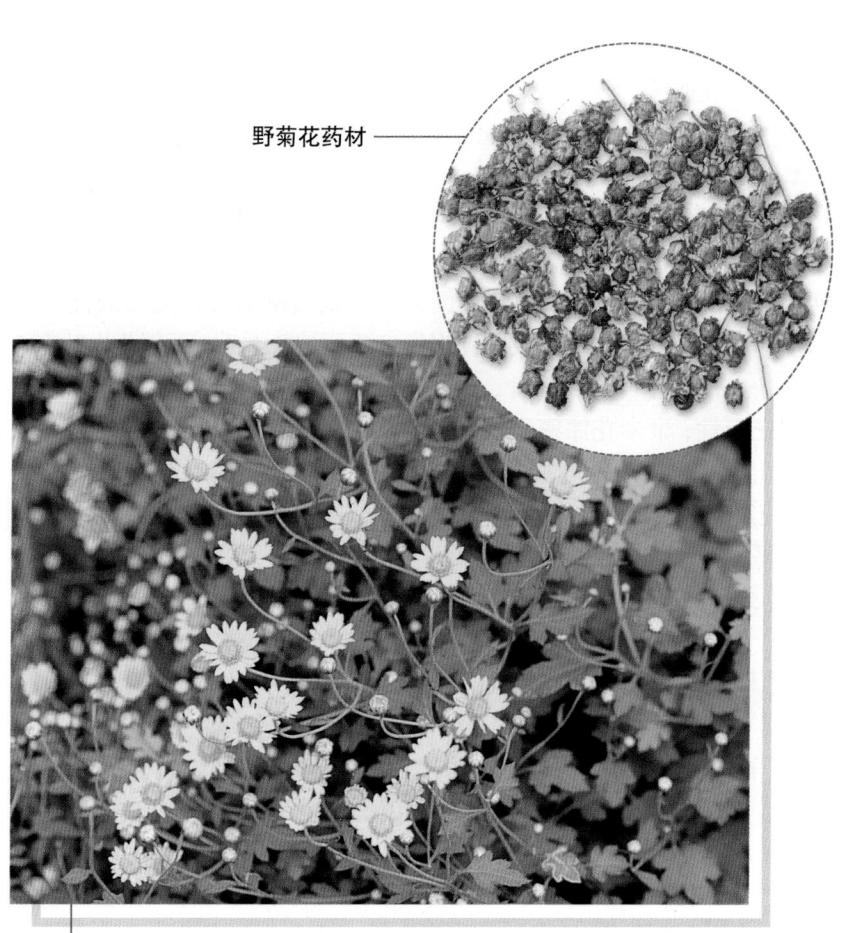

野菊花药材

野菊花植物

蛇 含

【别　　名】 蛇衔、威蛇、小龙牙、紫背龙牙、紫背草、蛇含草、蛇包五披风。

【来　　源】 为蔷薇科植物蛇含委陵菜 *Potentilla kleiniana* Wight et Arn. 的全草。

【植物形态】 宿根草本。多须根。花茎上升或匍匐，常于节处生根并发育出新植株，被柔毛。基生叶为近于鸟足状，5 小叶；小叶近无柄；托叶膜质，淡褐色；小叶片倒卵形或长圆倒卵形，先端圆钝，基部楔形，边缘有多数急尖或圆钝锯齿，两面被疏柔毛；下部茎生叶有 5 小叶，上部茎生叶有 3 小叶，叶柄较短，托叶草质，卵形至卵状披针形。花两性；聚伞花序密集枝顶如假伞形，花梗密被开展长柔毛，下有茎生叶如苞片状；萼片 5，卵圆形，副萼片 5，披针形或椭圆披针形；花瓣 5，倒卵形，先端微凹，黄色；花柱近顶生。瘦果近圆形，一面稍平，具皱纹。

【分　　布】 广西主要分布于隆林、乐业、百色、东兰、罗城、融水、资源。

【采集加工】 在 5 月和 9~10 月挖取全草，抖净泥沙，拣去杂质，晒干。

【药材性状】 根茎粗短，根多数，须状。茎细长，多分枝，被疏毛。叶掌状复叶；基生叶有 5 小叶，小叶倒卵形或倒披针形，长 1~5cm，宽 0.5~1.5cm，边缘具粗锯齿，上下表面均被毛，茎生叶有 3~5 小叶。花多，黄色。果实表面微有皱纹。气微，味苦、微涩。

【功效主治】 清热定惊，化痰止咳，截疟，解毒活血，止血。主治高热惊风，肺热咳嗽，百日咳，疟疾，痢疾，风火牙痛，疮疖肿毒，咽喉肿痛，目赤肿痛，虫蛇咬伤，风湿麻木，跌打损伤，月经不调，外伤出血。

【用法用量】 内服：煎汤，9~15g。外用：适量，研末捣敷；煎水洗或捣敷；或捣汁涂；或煎水含漱。

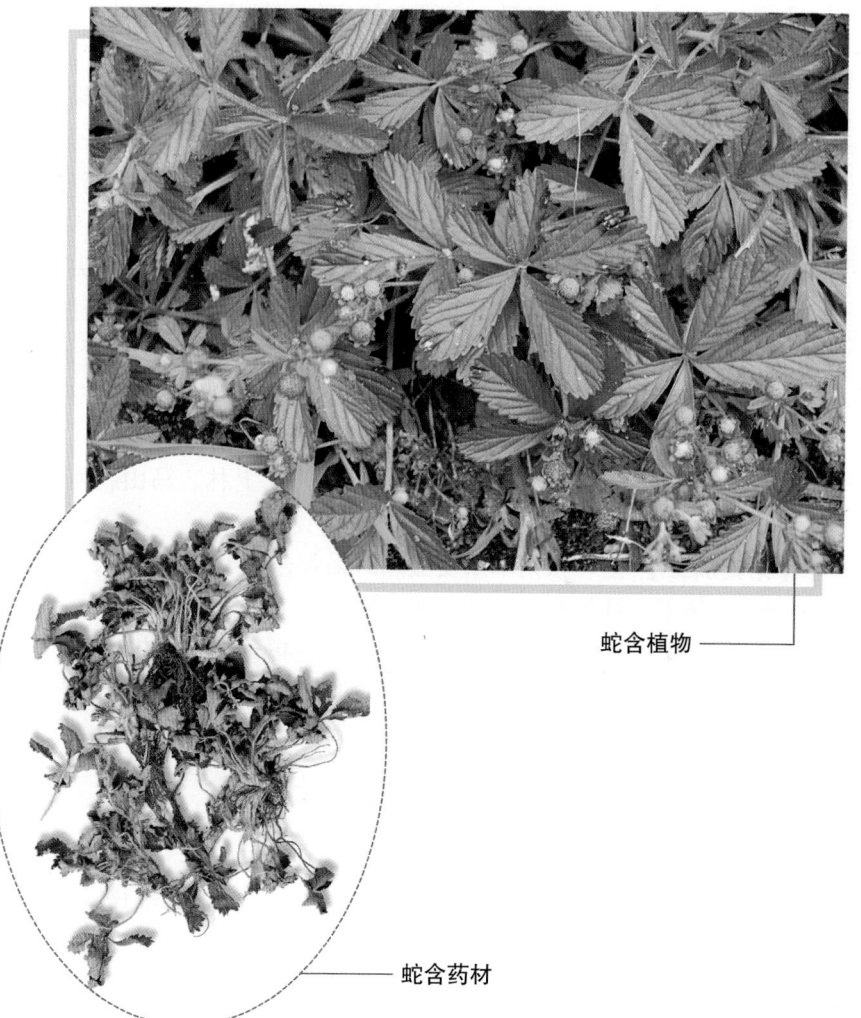

蛇含植物

蛇含药材

蛇床子

【别　　名】 蛇米、蛇珠、蛇粟、蛇床仁、蛇床实、气果、双肾子、野茴香。

【来　　源】 为伞形科植物蛇床 *Cnidium monnieri*（L.）Cuss. 的果实。

【植物形态】 草本。茎圆柱形，多分枝，中空，表面具深纵条纹，棱上常具短毛。根生叶具短柄，叶鞘短宽，边缘膜质，上部叶几全部简化成鞘状；叶片轮廓卵形至三角状卵形，长 3~8cm，宽 2~5cm，二至三回三出式羽状全裂；末回裂片线形至线状披针形，具小尖头，边缘及脉上粗糙。复伞形花序顶生或侧生；总苞片 6~10，线形至线状披针形，边缘膜质，有短柔毛；伞辐 8~25；小总苞片多数，线形，边缘膜质，具细睫毛；小伞形花序具花 15~20；萼齿不明显；花瓣白色，先端具内折小舌片。分果长圆形。

【分　　布】 广西主要分布于隆安、龙州、上林、马山、河池、东兰、靖西、平果。

【采集加工】 夏、秋两季果实成熟时采收，摘下果实晒干，或割取地上部分晒干，打落果实，筛净或簸去杂质。

【药材性状】 双悬果细小，椭圆形，长 2~4mm，直径约 2mm。表面灰棕色或黄褐色，顶端有 2 枚向外弯曲的花柱基，基部有的具小果柄。分果背面有翅状凸起的纵棱 5 条，中间有纤细的心皮柄附着。果皮松脆，揉搓易脱落，种子细小，显油性。气香，特异，味辛，嚼之有麻舌感。

【功效主治】 温肾壮阳，燥湿杀虫，祛风止痒。主治风湿痹痛，男子阳痿，女子宫寒不孕，寒湿带下，阴痒肿痛，阴囊湿痒，湿疮疥癣。

【用法用量】 内服：煎汤，3~9g；或入丸、散剂。外用：适量，煎汤熏洗；或做成坐药、栓剂；或研细末调敷。

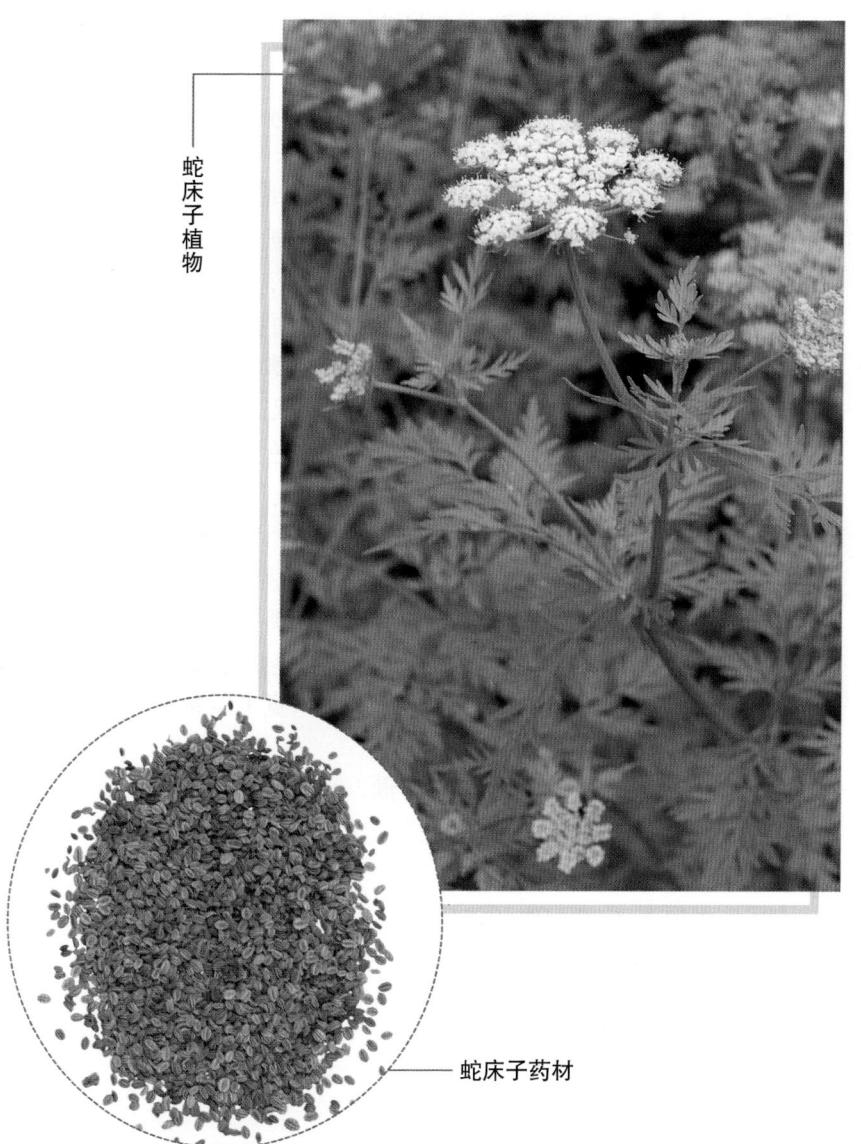

蛇床子植物

蛇床子药材

蛇尾草

【别　　名】 毛水珍珠草、毛射草、水毛射、狐狸尾、狗仔尾、水凉粉草、毛鼠尾。

【来　　源】 为唇形科植物珍珠菜 *Dysophylla auricularis*（Linn.）Bl. 的全草。

【植物形态】 草本。茎基部平卧，节上生根，上部上升，四棱形，密被黄色平展长硬毛。叶对生；叶柄短，密被黄色糙硬毛；上部叶近无柄；叶片长圆形或卵状长圆形，长 2.5~7cm，宽 1.5~2.5cm，先端钝或急尖，基部圆或浅心形，边缘具锯齿，两面被黄色糙硬毛，下面具腺点。轮伞花序多花，常在茎或枝顶组成假穗状花序；苞片卵状披针形，常与花冠等长，边缘具糙硬毛；花萼钟状，仅萼齿边缘具疏柔毛及小腺点，萼齿 5，短三角形；花冠淡紫或白色，上唇 3 裂，下唇全缘，裂片边缘具柔毛。小坚果近球形，褐色。

【分　　布】 广西分布于各地。

【采集加工】 夏、秋季采收，洗净，鲜用或晒干。

【药材性状】 全株密被白色长绒毛。根为须根，黄棕色。茎扁圆柱形，绿褐色至绿黑色，直径 1~2cm，叶片与茎的连接处有关节。叶墨绿色，皱缩，展开呈宽卵形，长 2.5~8cm，宽 1.5~3cm，叶缘浅波状，先端急尖，基部截斜。气微，味淡。

【功效主治】 散风清热，祛湿解毒，消肿止痛。主治感冒发热，惊风，风湿痛，肠伤寒，疝气，疮肿湿烂，湿疹，小儿胎毒，毒蛇咬伤。

【用法用量】 内服：煎汤，10~30g。外用：适量，捣敷；或取汁涂；或煎水洗。

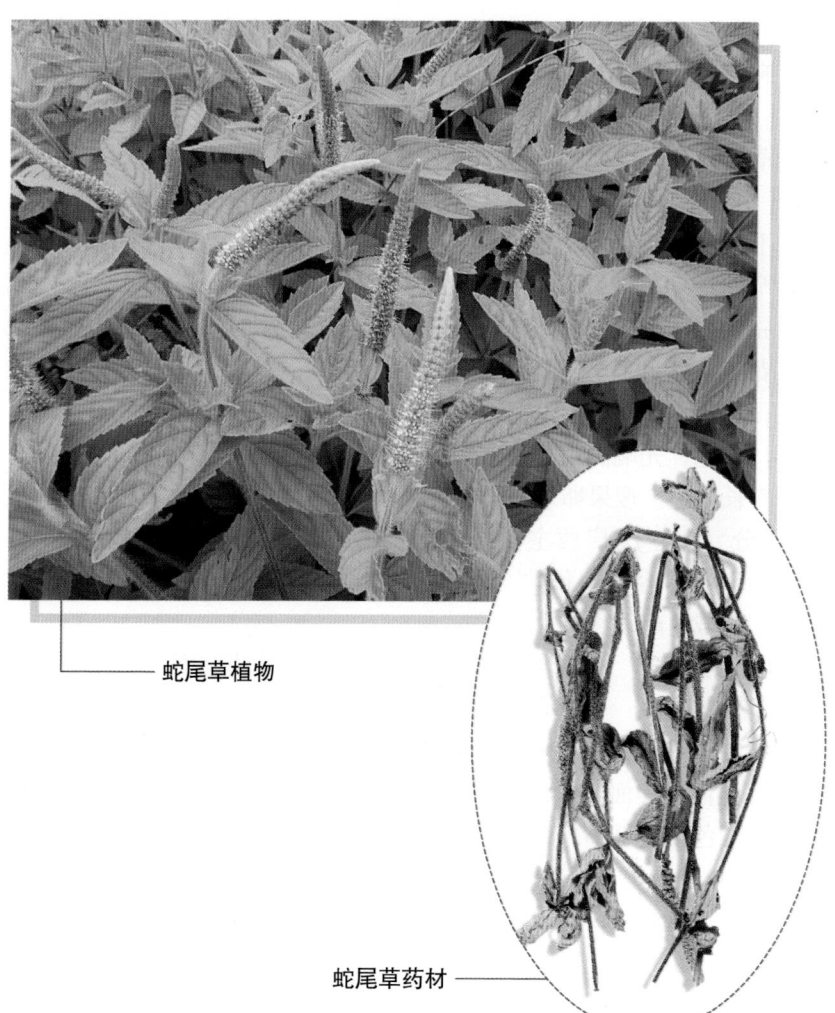

蛇尾草植物

蛇尾草药材

蛇 莓

【别　　名】 蚕莓、鸡冠果、野杨梅、蛇含草、蛇泡草、蛇盘草、麻蛇果。

【来　　源】 为蔷薇科植物蛇莓 Duchesnea indica（Andrews）Focke 的全草。

【植物形态】 草本。根茎短，粗壮。匍匐茎多数，有柔毛，在节处生不定根。基生叶数个，茎生叶互生，均为三出复叶；叶柄有柔毛；托叶窄卵形到宽披针形；小叶片具小叶柄，倒卵形至菱状长圆形，长2~3cm，宽1~3cm，先端钝，边缘有钝锯齿，两面均有柔毛或上面无毛。花单生于叶腋，有柔毛；萼片5，卵形，先端锐尖，外面有散生柔毛；副萼片5，倒卵形，比萼片长，先端常具3~5锯齿；花瓣5，倒卵形，黄色，先端圆钝；花托在果期膨大，海绵质，鲜红色，有光泽，外面有长柔毛。瘦果卵形，鲜时有光泽。

【分　　布】 广西主要分布于龙州、邕宁、来宾、贵港、桂平、平南、玉林、容县、藤县、梧州、贺州、富川、灌阳、全州、资源、龙胜、罗城、南丹、凤山。

【采集加工】 6~11月采收全草，洗净，晒干或鲜用。

【药材性状】 全草多缠绕成团，被白色茸毛，具匍匐茎。三出复叶，小叶多皱缩，完整者倒卵形，长1.5~4cm，宽1~3cm，基部偏斜，边缘有钝齿，表面黄绿色，下面被疏毛。花单生于叶腋，具长柄。聚合果棕红色，瘦果小，花萼宿存。气微，味微涩。

【功效主治】 清热解毒，凉血止血，散瘀消肿。主治感冒发热，咽喉肿痛，目赤，口疮，痄腮，黄疸，痢疾，吐血，崩漏，跌打肿痛，疖肿，烫火伤。

【用法用量】 内服：煎汤，9~15g，鲜品30~60g；或捣汁饮。外用：适量，捣敷或研末撒。

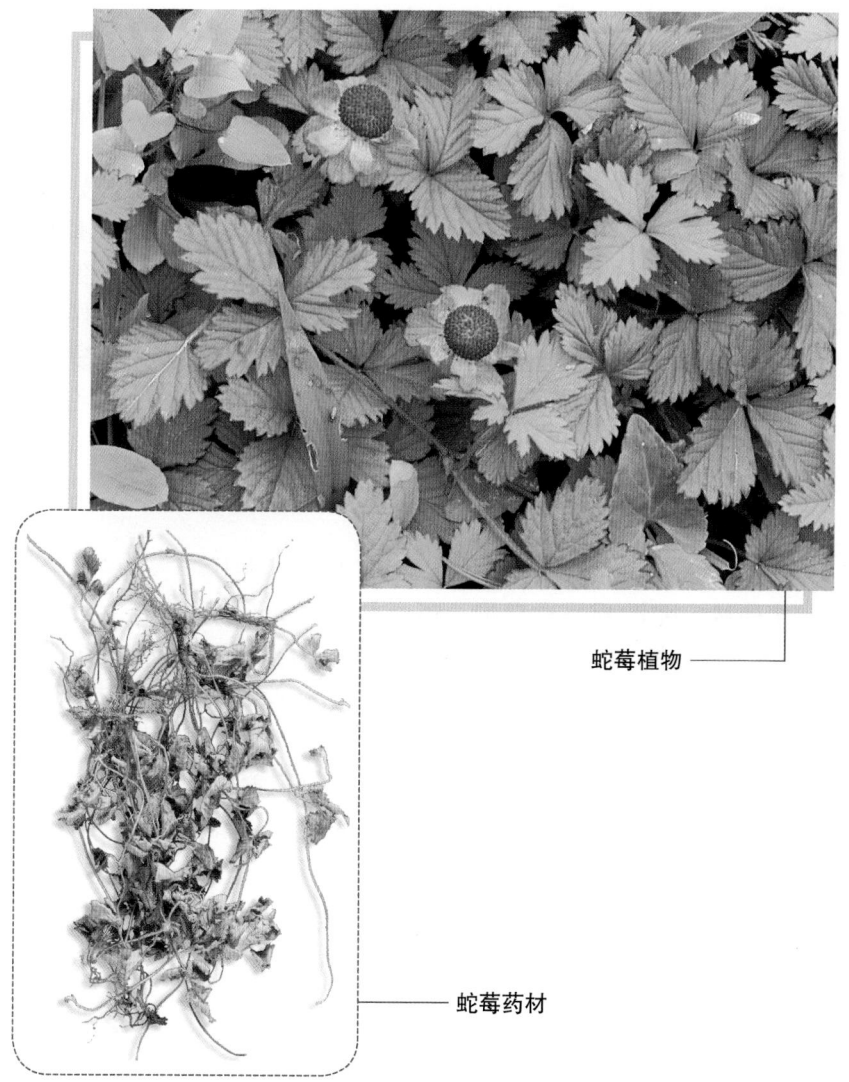

蛇莓植物

蛇莓药材

蛇根木

【别　　名】 蛇草根、蛇根、印度蛇木、印度蛇根草、印度萝芙木

【来　　源】 为夹竹桃科植物蛇根木 *Rauvolfia serpentina*（L.）Benth. ex Kurz 的根。

【植物形态】 灌木。茎具纵纹，被稀疏皮孔。叶集生于枝的上部，对生，或3、4叶轮生，稀为互生；叶片椭圆状披针形或倒卵形，长7~17cm，宽2~5.5cm，先端短渐尖或急尖，基部狭楔形或渐尖；侧脉弧形上升至叶缘前网结。伞形或伞房状的聚伞花序；总花梗，花梗、花萼及花冠筒均红色；花冠高脚碟状，花冠筒中部膨大，被长柔毛，裂片白色；雄蕊着生于花冠筒中部，仅在雄蕊着生处之上被长柔毛；花盘环状；子房具2枚心皮，花柱圆筒状，柱头棒状。核果成对，红色，近球形，合生至中部。

【分　　布】 广西有栽培。

【采集加工】 全年均可采收，洗净，切段，晒干。

【药材性状】 根呈圆柱形，略弯曲，长短不一，直径1~1.5cm，主根下常有分枝。表面灰棕色至灰棕黄色，有不规则纵沟和棱线，栓皮松软，极易脱落露出暗棕色皮部或灰黄色木部。质坚硬，不易折断，切断面皮部很窄，淡棕色。木部占极大部分，黄白色，具明显的年轮和细密的放射状纹理。气微，皮部极苦，木部微苦。

【功效主治】 降血压。主治高血压病。

【用法用量】 内服：煎汤，9~15g。

蛇根木药材 —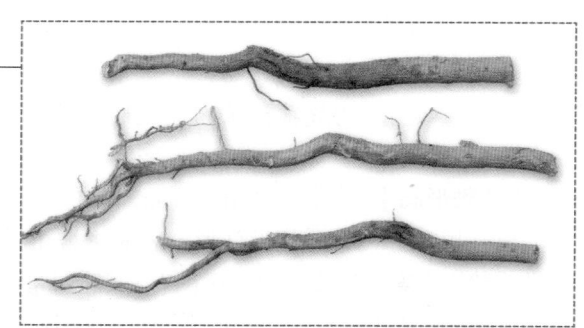

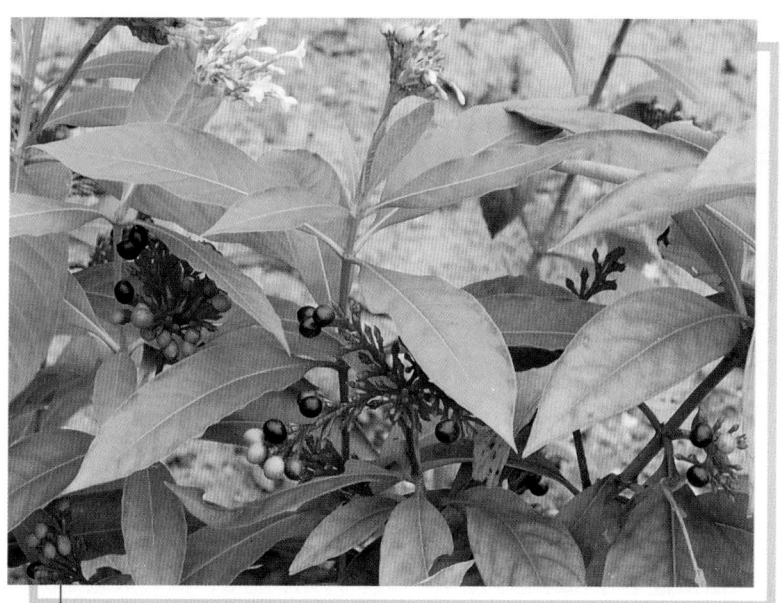

蛇根木植物

蛇菰

【别　名】 皱球蛇菰、石上莲、山菠萝、通天蜡烛、角菌、铺地开花、角花。

【来　源】 为蛇菰科植物疏花蛇菰 *Balanophora laxiflora* Hemsl. 的全草。

【植物形态】 草本。高 10~20cm，全株鲜红色至暗红色，有时转紫红色。根茎分枝，分枝近球形，表面密被粗糙小斑点和明显淡黄白色星芒状皮孔；花茎长 5~10cm；鳞苞片椭圆状长圆形，顶端钝，互生，长 2~2.5cm，宽 1~1.5cm，基部几全包着花茎。花雌雄异株（序）；雄花序圆柱状，顶端渐尖；雄花近辐射对称，疏生于雄花序上，花被裂片通常 5，近圆形，顶端尖或稍钝圆；聚药雄蕊近圆盘状，有时向两侧稍延展，中部呈脐状凸起，无梗或近无梗；雌花序卵圆形至长圆状椭圆形，向顶端渐尖；子房卵圆形，具细长的花柱和具短子房柄，聚生于附属体的基部附近；附属体棍棒状或倒圆锥尖状，顶端截平或顶端中部稍隆起，中部以下骤狭呈针尖状。

【分　布】 广西主要分布于融水、资源、恭城、贵港、北流、那坡。

【采集加工】 全年可采，除去杂质，晒干备用。

【药材性状】 根状茎肥厚，球形或块状，不规则分裂，黄褐色。花茎黄褐色，生多数卵形或卵状椭圆形鳞片，近互生。穗状花序顶生，花单性，雌雄异株，雄花序长 10cm，雌花序卵形，长 1.5~3cm。质脆。气微，味微腥。

【功效主治】 清热解毒，凉血止血。主治咳嗽吐血，血崩，痔疮肿痛，指疔。

【用法用量】 内服：煎汤，10~15g。外用：适量，捣烂敷患处。

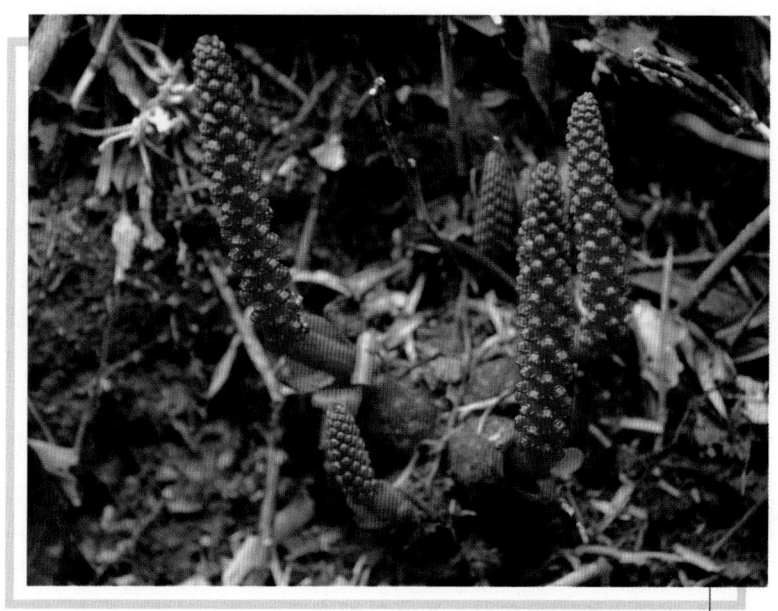

蛇菰植物

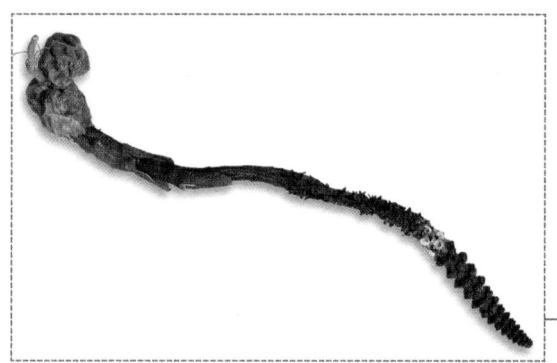

蛇菰药材

蛇婆子

【别　　名】 大古弼、印度蛇婆子。

【来　　源】 为梧桐科植物蛇婆子 *Waltheria indica* L. 的根、叶。

【植物形态】 半灌木。多分枝，小枝密被短柔毛。叶互生；叶卵形或长椭圆状卵形，长 2.5~4.5cm，宽 1.5~3cm，顶端钝，基部圆形或浅心形，边缘具细齿，两面均密被短柔毛。聚伞花序腋生，头状，总花梗短；小苞片狭披针形；萼筒状，5 裂，裂片三角形，远比萼筒长；花瓣 5 片，淡黄色，匙形，先端截形，比萼略长；雄蕊 5，花丝合生成筒状，包围着雌蕊；子房无柄，被短柔毛，花柱偏生，柱头流苏状。蒴果小，2 瓣裂，倒卵形，被毛，为宿存的萼所包围，内有种子 1 颗。

【分　　布】 广西主要分布于隆安、龙州、岑溪。

【采集加工】 秋季将全株挖出，去掉叶片，洗去泥土，把根切片，晒干。叶全年均可采，洗净，鲜用或晒干。

【药材性状】 根圆柱形，略弯曲，主根明显，具多数须根，黄褐色，具纵纹，截面灰白色，髓部明显。叶片卵形或长椭圆状卵形，顶端钝，基部圆形或浅心形，边缘具细齿，两面均密被短柔毛，灰黄色，两面密被毛。味辛，微甘。

【功效主治】 祛风除湿，清热解毒，消肿止痛。主治风湿痹痛，咽喉肿痛，湿热带下，湿疹，乳痈，痈疮肿毒，瘰疬，跌打损伤。

【用法用量】 内服：煎汤，10~30g；或炖肉服。外用：适量，捣敷。

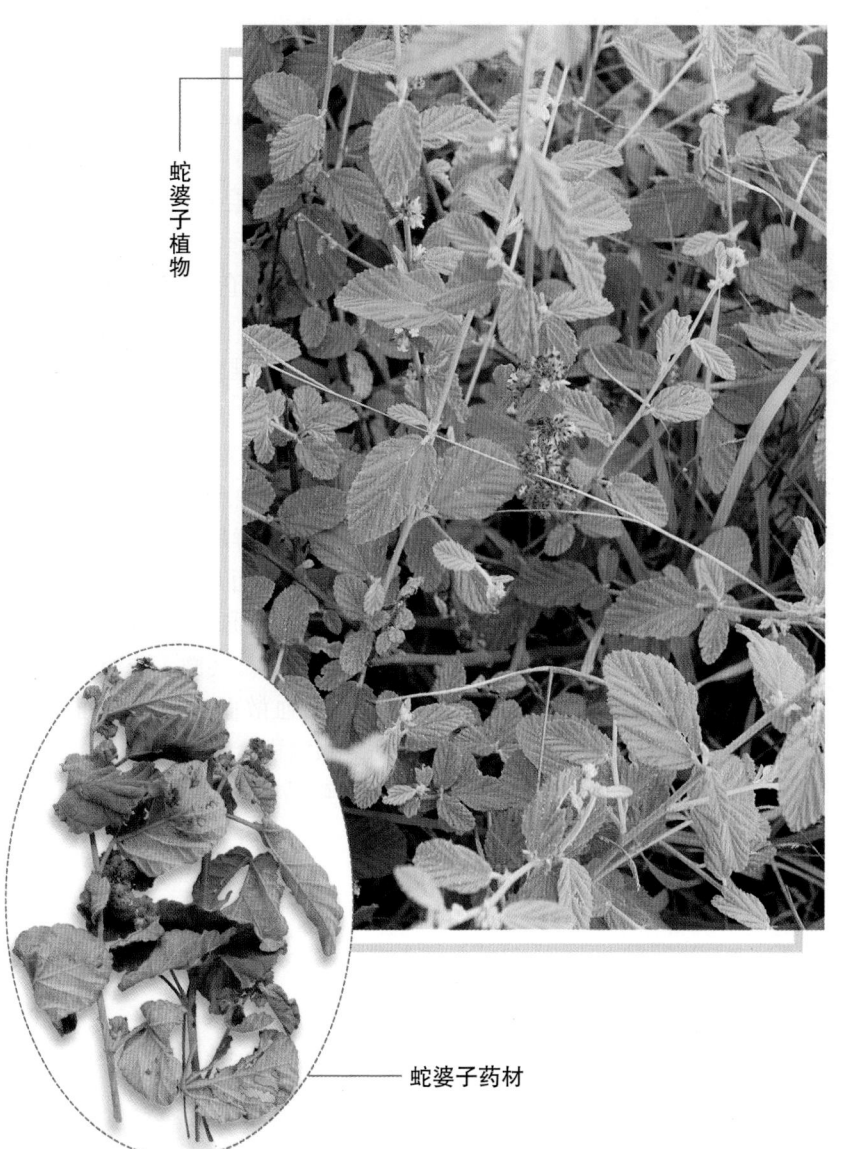

蛇婆子植物

蛇婆子药材

蛇葡萄

【别　　名】 山葡萄、爬山虎、蛇白敛、野葡萄、过山龙、山天萝。

【来　　源】 为葡萄科植物蛇葡萄 *Ampelopsis bodinieri*（Levl. & Vant.）Rehd. 的根。

【植物形态】 木质藤本。枝条粗壮，嫩枝具柔毛。叶互生，阔卵形，长 6~14cm，宽 5~12cm，先端渐尖，基部心形，通常 3 浅裂，裂片三角状卵形，边缘有较大的圆锯齿，上面暗绿色，无毛或具细毛，下面淡绿色，被柔毛。聚伞花序与叶对生；花多数；细小，绿黄色；萼片 5，几成截形；花瓣 5，长圆形，镊合状排列；雄蕊 5；雌蕊 1，子房两室。浆果近球形或肾形，由深绿色变蓝黑色。

【分　　布】 广西主要分布于靖西、天等、龙州、宁明、邕宁、浦北、贵港、容县、苍梧、贺州、富川、兴安、融水。

【采集加工】 秋季采收，除去泥沙，晒干或鲜用。

【药材性状】 根圆柱形，直径 0.5~2cm。表面灰褐色，栓皮易脱落，脱落处皮层黄棕色，具明显纵沟及侧根痕。质硬，易折断，断面呈黄白色，木部淡黄色，木部有明显放射状纹理。气微，味淡。

【功效主治】 清热解毒，祛风除湿，活血散血。主治肺痈吐脓，肺痨咳血，风湿痹痛，跌打损伤，瘰疬，癥瘕积聚。

【用法用量】 内服：煎汤，15~30g，鲜品倍量。外用：适量，捣烂或研末调敷。

蛇葡萄药材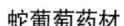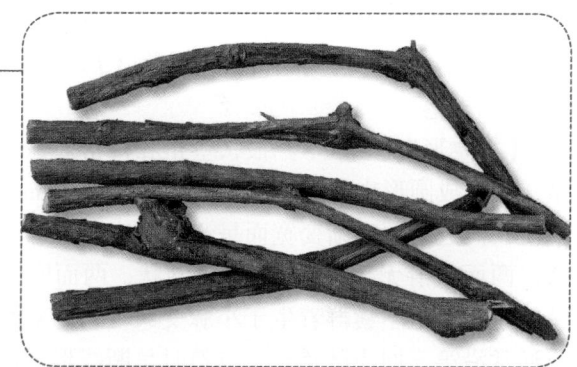

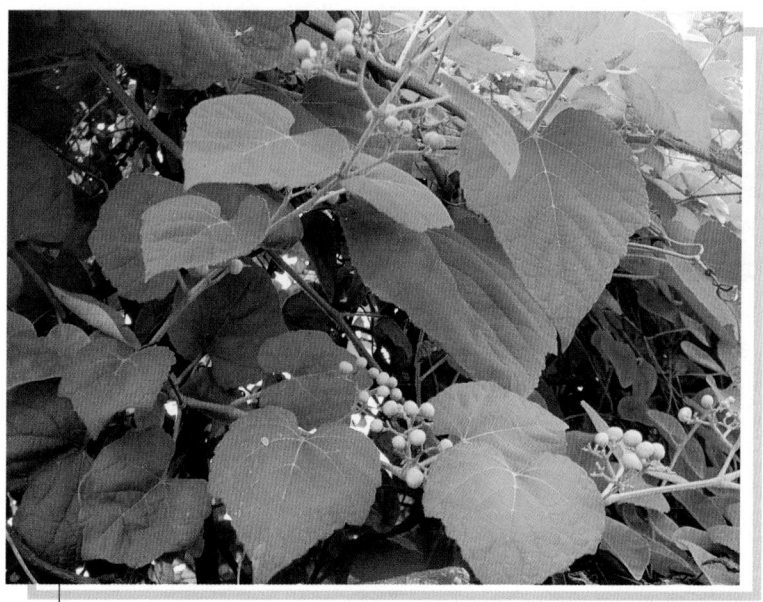

蛇葡萄植物

崖姜蕨

【别　　名】 穿石剑、马骝姜、玉麒麟、大骨碎补、骨碎补。

【来　　源】 为槲蕨科植物崖姜蕨 *Pseudodrynaria coronans*（Wall.）Ching 的根茎。

【植物形态】 草本。根状茎粗壮，密被棕色长线形鳞片叶。叶一型，簇生成圆形中空的高丛；叶片长 80~140cm，先端渐尖，中部以下渐狭，但近基部又渐变宽而呈心形，中部以上深羽裂，向下浅裂成波状，两面光滑无毛，全缘；叶脉网状，两面明显，网眼内有单一或分叉的小脉。孢子囊群着生于小脉交叉处，每对侧脉之间有 1 行，圆形或通常沿第三回小脉延长，成熟时呈断线形，孢子椭圆形，孢壁具小刺或小瘤块状纹；无囊群盖。

【分　　布】 广西主要分布于平南、北流、陆川。

【采集加工】 将根茎挖出，洗净泥土，鲜用或晒干。用火燎去鳞毛，刮去绒毛和外皮，洗净后蒸熟，再晒干后刨成薄片。

【药材性状】 根茎圆形，表面密被条状披针形而松软的鳞片，鳞片脱落处显紫褐色，有大小不等的纵向沟脊及细小纹理。断面褐色，点状分体中柱排成类圆形。气极微，味涩。

【功效主治】 补肾强骨，活血续筋。主治肾虚腰痛，足膝痿弱，耳鸣耳聋，牙痛，久泄，遗尿，跌打骨折，斑秃。

【用法用量】 内服：煎汤，10~20g；或入丸、散。外用：适量，捣烂敷或晒干研末敷；也可浸酒搽。

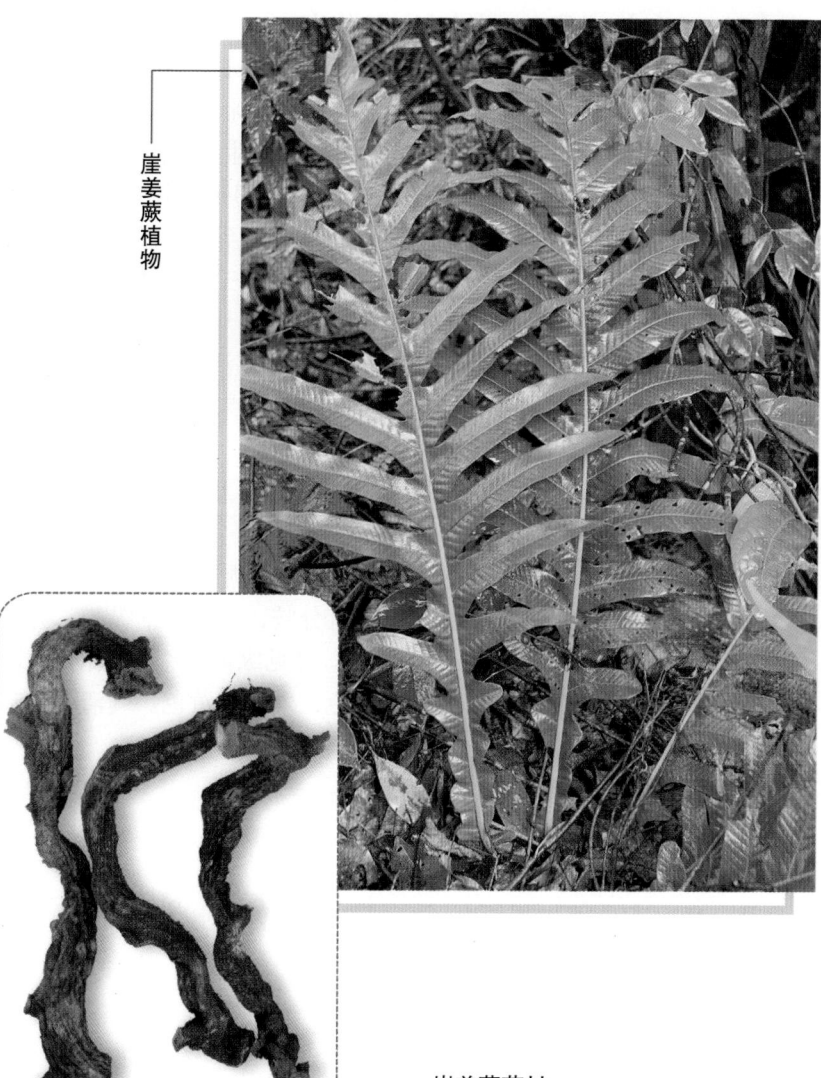

崖姜蕨植物

崖姜蕨药材

铜钱树

【别　　名】 金钱木、麻介刺、马鞍秋。

【来　　源】 为鼠李科植物铜钱树 *Paliurus hemsleyanus* Rehd. 的根。

【植物形态】 落叶乔木。树皮灰褐色，剥落状；小枝细长，"之"形曲折，无毛，有皮孔，常有刺或无刺。叶互生；无托叶刺，但幼树叶柄基部有2个针刺；叶片宽卵形或椭圆状卵形，长4~10cm，宽2.5~9cm，先端长渐尖或渐尖，基部偏斜，近圆形至宽楔形，边缘有细锯齿或圆齿，上面亮绿色，背面淡绿色，基出脉三条。聚伞花序或聚伞圆锥花序；花小，黄绿色，两性；花萼5裂，裂片三角形或宽卵形；花瓣5，匙形；雄蕊5，长于花瓣；花盘五边形，5浅裂；子房与花盘合生。核果草帽状，周围有木栓质宽翅，近圆形，果熟时紫褐色；果梗下垂。

【分　　布】 广西主要分布于临桂、金秀、北海、龙州、上林、东兰、邕宁、南宁、武鸣。

【采集加工】 全年均可采挖，洗净，切片，晒干。

【药材性状】 根上部较粗壮，下部有分歧，外表有细纵皱，并残留少数须根，直径1~3cm。表面灰褐色，可见纵向皱缩和横向裂纹。质坚硬，不易折断，断面皮部薄，灰褐色，木部淡黄色。气清香，味微苦。

【功效主治】 补气。主治劳伤乏力。

【用法用量】 内服：煎汤，10~15g。

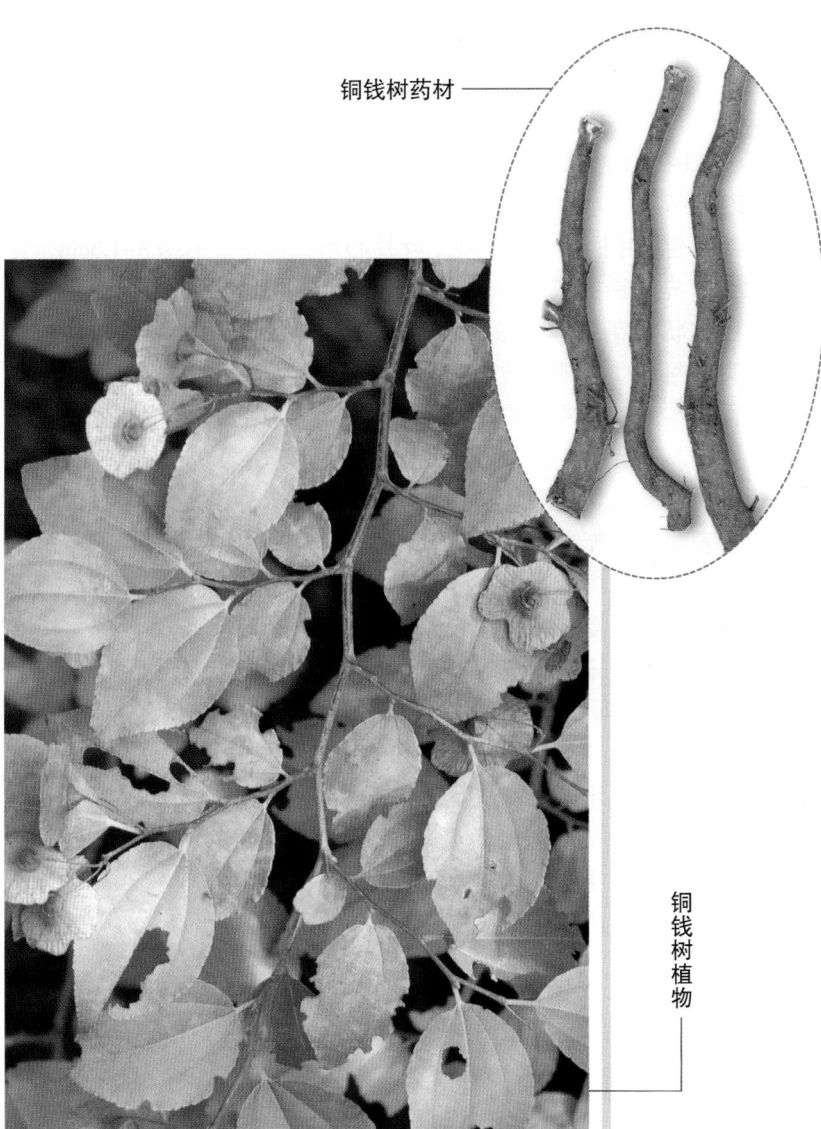

铜钱树药材

铜钱树植物

铜锤玉带草

【别　　名】 地茄子草、翳子草、地浮萍、铜锤草、红头带、土油甘、三脚丁。

【来　　源】 为桔梗科植物铜锤玉带草 *Pratia nummularia*（Lam.）A. Br. et Aschers. 的全草。

【植物形态】 草本。有白色乳汁。茎平卧，被开展的柔毛，节上生根。叶互生；叶柄被开展柔毛；叶片心形或卵形，长 0.8~1.6cm，宽 0.6~1.8cm，先端钝圆或急尖，基部斜心形，边有牙齿，两面疏生短柔毛，叶脉掌状。花单生叶腋；花梗无毛；花萼筒坛状，裂片条状披针形，伸直，每边生 2 或 3 枚小齿；花冠紫红色，绿色或黄白色，花冠筒，内面被柔毛，檐部二唇形，裂片 5，上唇 2 裂片条状披针形，下唇裂片披针形；雄蕊在花丝中部以上连合，花药管背部生柔毛，下方 2 枚花药先端生髯毛。浆果紫红色，椭圆状球形。种子多数，近圆球形，稍压扁，表面有小疣突。

【分　　布】 广西各地有分布。

【采集加工】 夏、秋季采收，洗净，切段，晒干备用。

【药材性状】 全体多卷曲成团。茎扁圆柱形，节上可见不定根，直径约 0.8mm；表面灰绿色，有纵棱及柔毛。叶互生，叶柄长 2~5mm，叶片心形或卵形，灰绿色，长 0.8~1.5cm，宽 0.6~1.8cm，先端钝圆，基部斜心形，边缘牙齿状，两面疏生短柔毛。气微，味淡。

【功效主治】 祛风湿，活血，解毒。主治风湿疼痛，跌打损伤，月经不调，目赤肿痛，乳痈，无名肿毒。

【用法用量】 内服：煎汤，9~15g；或研末吞服，每次 1~1.5g；或浸酒。外用：适量，捣敷。

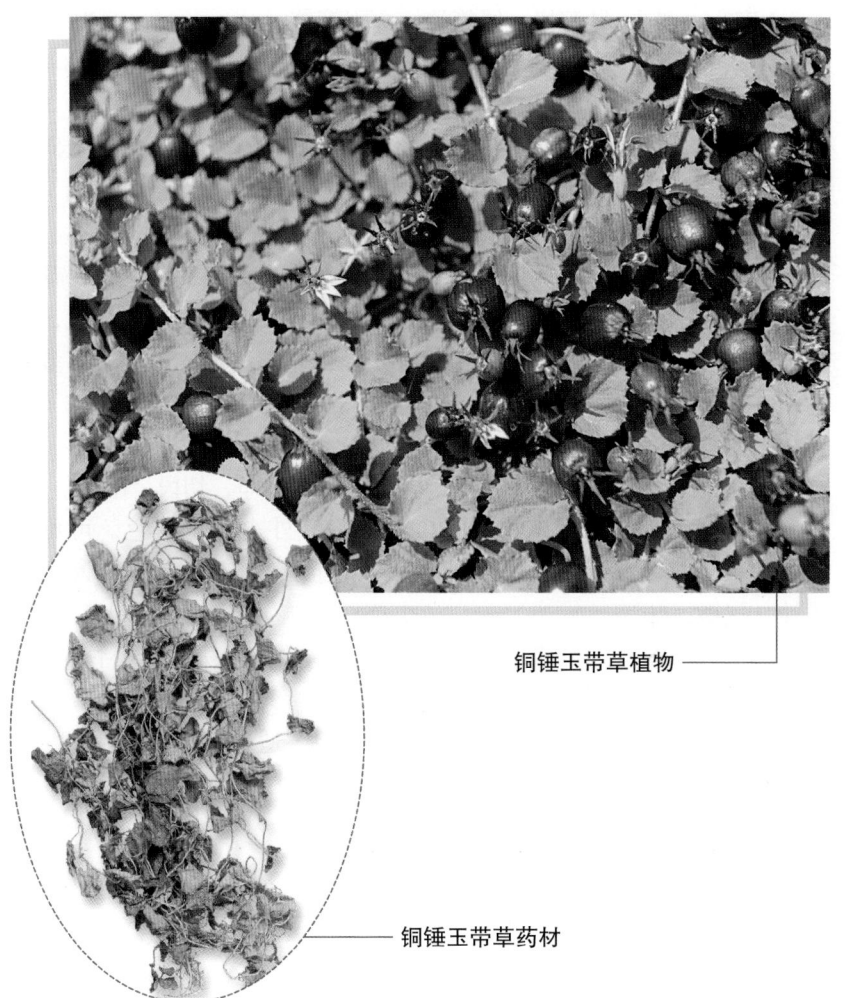

铜锤玉带草植物

铜锤玉带草药材

银合欢

【别　　名】 勒篱树、绿篱笆、金刚篱笆。

【来　　源】 为豆科植物银合欢 *Leucaena glauca*（Willd.）Benth. 的根皮。

【植物形态】 灌木或小乔木。幼枝被短柔毛，无刺。叶为二回偶数羽状复叶；叶轴有毛，在第 1 羽片着生处有 1 枚黑色腺体；羽片 4~8 对，小叶 4~15 对，叶片线状长椭圆形，长 6~13cm，宽 1.5~3mm，先端急尖，基部楔形，中脉偏向小叶上部。花排列为圆头状花序，花序 1~2 个生于叶腋，花梗长；花萼筒状，外面有毛，萼齿 5；花白色，花瓣极狭。荚果带状，扁平，褐色，有光泽，先端凸尖，纵裂，有多数种子。种子卵形，扁平，有光泽。

【分　　布】 多为栽培。

【采集加工】 全年均可采挖，剥取根皮，洗净，切段，晒干。

【药材性状】 双卷筒状，厚 0.2~0.3cm。外表面黄棕色，可见纵沟和多数不规则横长皮孔；内表面黄色，有纵纹。质柔韧，折断面纤维性。气微，味淡。

【功效主治】 解郁宁心，解毒消肿。主治心烦失眠，心悸怔忡，肺痈，跌打损伤，骨折，痈肿，疥疮。

【用法用量】 内服：煎汤，4.5~9g。外用：适量，研末调敷。

银合欢药材 ——

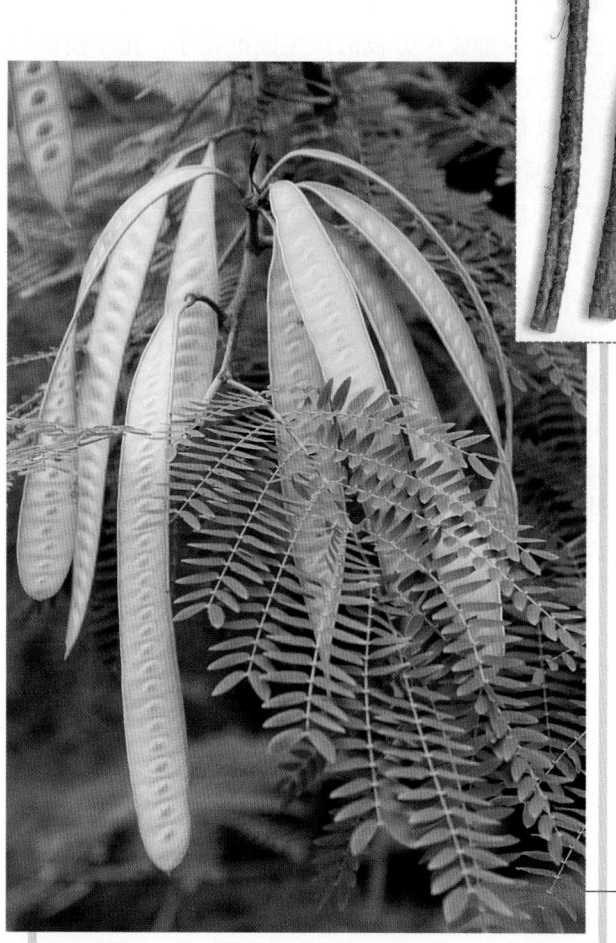

银合欢植物

银 桦

【别　　名】 凤尾七、绢柏、丝树、银橡树。

【来　　源】 为山龙眼科植物银桦 *Grevillea robusta* A. Cunn. 的叶。

【植物形态】 常绿乔木。树皮暗灰色，纵裂；幼枝被锈色绒毛。叶互生，二回羽状深裂，叶长 15~30cm，裂片 7~15 对，上面无毛或具稀疏丝状绢毛，下面被褐色绒毛和银灰色绢状毛，边缘背卷；叶柄被绒毛。总状花序，腋生，或排成少分枝的顶生圆锥花序，花序梗被绒毛；花橙色或黄褐色，花被管长约 1cm，顶部卵球形，下弯；花药卵球状；花盘半环状，子房具柄，花柱顶部圆盘状，稍偏于一侧，柱头锥状。果卵状椭圆形，稍偏斜，长约 1.5cm，径约 7mm，果皮革质，黑色，宿存花柱弯。种子长盘状，边缘具窄薄翅。

【分　　布】 栽培。

【采集加工】 全年可采，晒干或阴干。

【药材性状】 叶呈二回羽状深裂，裂片狭披针形，长 3~5cm，宽 0.3~0.5cm；上面褐绿色，无毛或仅被稀疏绢毛，下面灰白色，被银灰色绢毛；总叶柄及小叶柄均密被白色绢毛。叶缘稍卷，质硬，叶尖呈刺状。气微，味微涩。

【功效主治】 清热利气，活血止痛。主治跌打损伤。

【用法用量】 内服：煎汤，9~15g。外用：适量，鲜品捣敷。

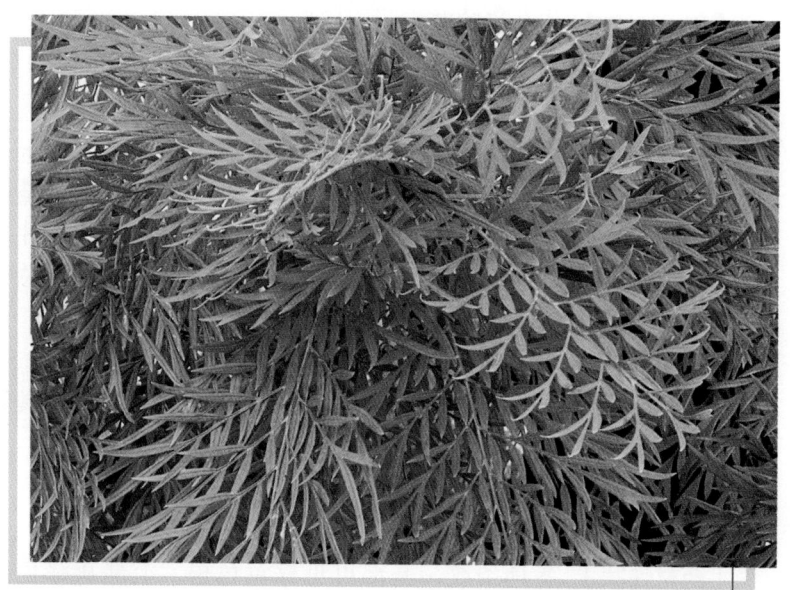

银桦植物

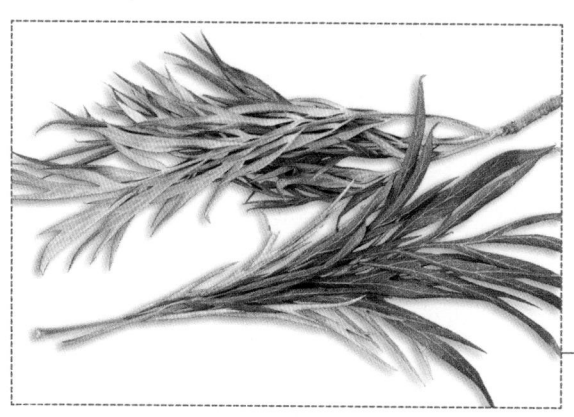

银桦药材

银胶菊

【别　　名】 银色橡胶菊。

【来　　源】 为菊科植物银胶菊 *Parthenium hysterophorus* L. 的全草。

【植物形态】 草本。茎直立，多分枝，具条纹，被短柔毛。下部和中部叶二回羽状深裂，全形卵形或椭圆形，连叶柄长 10~19cm，宽 6~11cm，羽片 3~4 对，卵形；小羽片长圆状，常具齿，上面被基部为疣状的疏糙毛，下面的毛较密而柔软；上部叶无柄，羽裂，裂片线状长圆形，有时指状 3 裂。头状花序在茎枝顶端排成伞房花序，总苞宽钟形；总苞片 2 层，各 5 个，外层较硬，卵形，顶端叶质，钝，背面被短柔毛，内层较薄，几近圆形，顶端钝，下凹；舌状花 1 层，5 个，白色，卵形或卵圆形，顶端 2 裂；管状花多数，檐部 4 浅裂，具乳头状凸起；雄蕊 4。雌花瘦果倒卵形，被疏腺点，冠毛 2，鳞片状。

【分　　布】 广西各地有分布。

【采集加工】 全年均可采收，洗净，切段，晒干。

【药材性状】 茎具条纹，基部可见棕黄色根，上部灰绿色。叶多皱缩、破碎，展平后下部和中部叶二回羽状深裂，羽片 3~4 对，卵形，小羽片卵状，常具齿，上面被基部为疣状的疏糙毛，下面的毛较密而柔软；上部叶无柄，羽裂，裂片线状长圆形。气微，味淡。

【功效主治】 调经止痛。主治月经不调，崩漏，经期腹痛，小腹胀满等。

【用法用量】 内服：煎汤，3~9g。

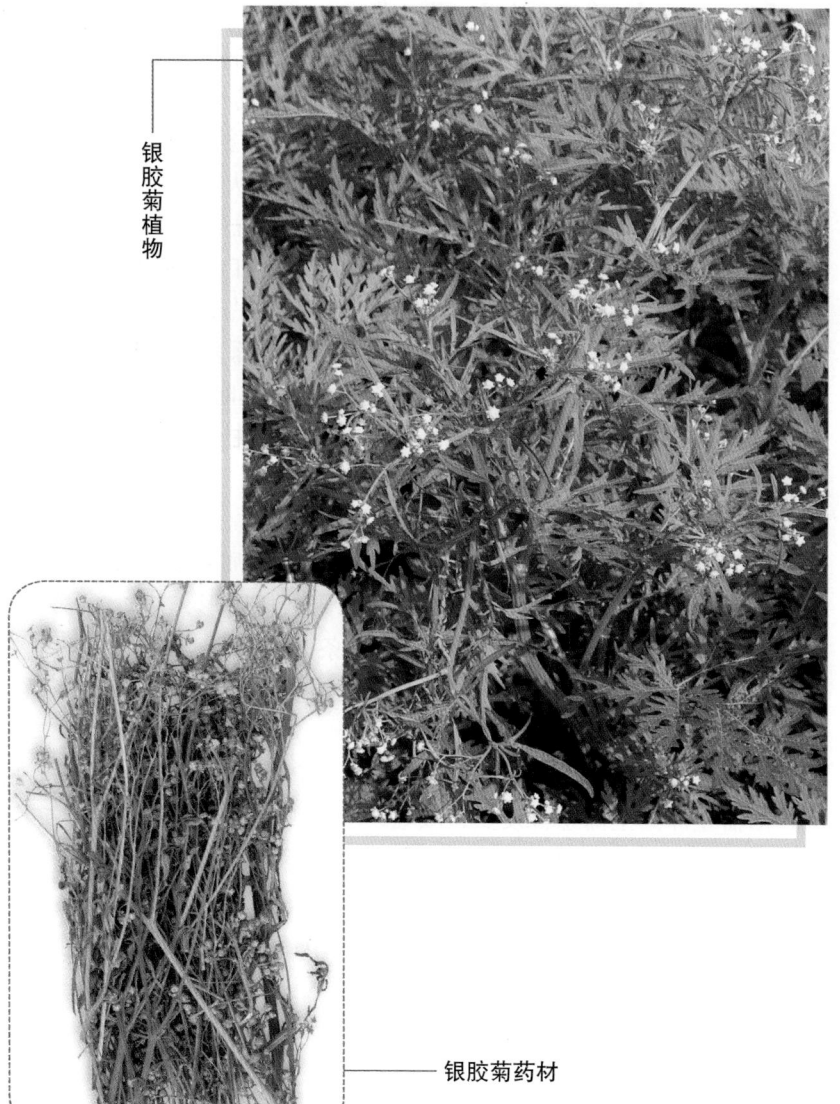

银胶菊植物

银胶菊药材

甜 茶

【别　　名】 甜茶悬钩子、甜叶莓。

【来　　源】 为蔷薇科植物甜茶 *Rubus suavissimus* S. Lee 的叶。

【植物形态】 落叶灌木。幼苗时紫红色，成长后变绿；枝条圆柱状，被白粉，疏生皮刺。单叶互生，幼苗时初生叶5深裂，长5.2~11cm，宽5~13cm，基部近心形，被灰白色或灰褐色短柔毛，间或有1~2小刺；叶柄下面具小刺1~2枚；托叶常不脱落，下半部贴生于叶柄；苗时托叶下部于叶柄两侧延伸成翼状，紫红色。花单生于短枝先端；花萼5深裂，两面均密被短柔毛；花瓣5，白色，倒卵形；雄蕊生花萼口部，基部合生，排成不规则的三层；雌蕊多，生于凸起的花托上，子房密生灰白色短柔毛。聚合果卵球形，熟时橙红色。

【分　　布】 广西主要分布于金秀、象州、桂平、平南、藤县、岑溪、昭平、贺州。

【采集加工】 夏季采收，除去杂质，晒干。

【药材性状】 叶片呈灰绿色至黄棕色，薄纸质，多皱缩或破碎。完整叶片展平呈掌状5~8深裂，裂片披针形或椭圆形，长4~7cm，宽1.2~2cm，边缘具细锯齿，基出脉5或7条，两面稍凸起，被灰白色或灰褐色柔毛，中脉上有1~2枚小刺。托叶线形，多脱落。气微，味甜。

【功效主治】 疏风清热，清肺止咳，解毒，健脾养胃，利尿消肿，活血止痛。主治感冒发热，咳嗽，咽喉肿痛，无名肿毒，毒蛇咬伤，小儿消化不良，糖尿病，肾炎，小便不利，风湿骨痛，胃肠炎，痢疾，高血压，酒精中毒。

【用法用量】 内服：煎汤，15~30g。外用：适量，捣敷；或煎水洗。

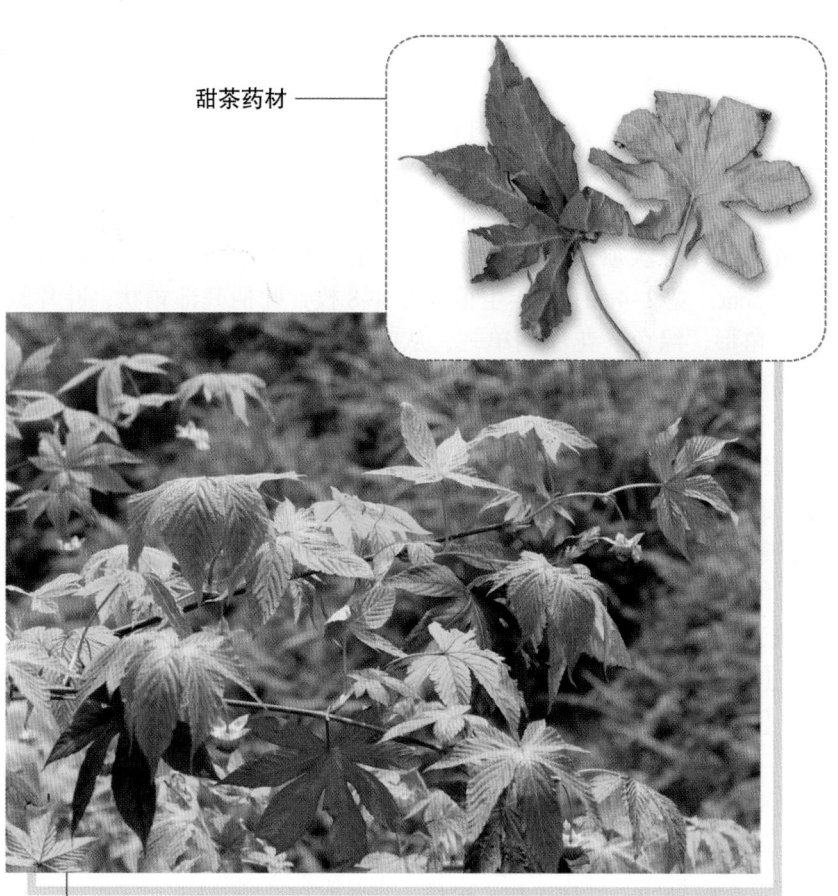

甜茶药材

甜茶植物

犁头尖

【别　　名】　芋头草、小野芋、犁头草、大叶半夏、犁头七、犁头半夏、三步镖。

【来　　源】　为天南星科植物犁头尖 *Typhonium divaricatum*（L.）Decne. 的块茎。

【植物形态】　草本。块茎近球形，椭圆形，褐色，具环节，颈部生黄白色纤维状须根，散生疣凸状芽眼。幼株叶 1~2，叶片深心形，长 3~5cm，宽 2~4cm；多年生植株叶 4~8 枚，叶柄基部鞘状，叶片戟状三角形，绿色。花序柄单一，从叶腋抽出，淡绿色，圆柱形，直立；佛焰苞管部绿色，卵形，檐部绿紫色，卷成长角状，盛花时展开，卵状长披针形，中部以上骤狭成带状下垂，先端旋曲，内面深紫色，外面绿紫色；肉穗花序无柄；雌花序圆锥形；中性花序下部具花，淡绿色；雄花序橙黄色；附属器具强烈的粪臭，鼠尾状，近直立，下部 1/3 具疣皱。浆果卵圆形。种子球形。

【分　　布】　广西主要分布于凌云、马山、南宁、邕宁、桂平、恭城、灵川、龙胜。

【采集加工】　全年均可采收，洗净，切段，晒干。

【药材性状】　块茎长圆锥形，直径为 0.3~1cm，表面褐色，栓皮薄，不易剥落，稍有皱纹。芽痕多偏向一侧，须根痕遍布全体，并有多数外凸的珠芽痕。气淡，味苦辛，有毒。

【功效主治】　解毒消肿，散瘀止血。主治痈疽疔疮，无名肿毒，瘰疬，跌打损伤，外伤出血，疥癣，毒蛇咬伤，蜂蜇伤。

【用法用量】　外用：适量，捣敷；或磨涂；或研末撒。

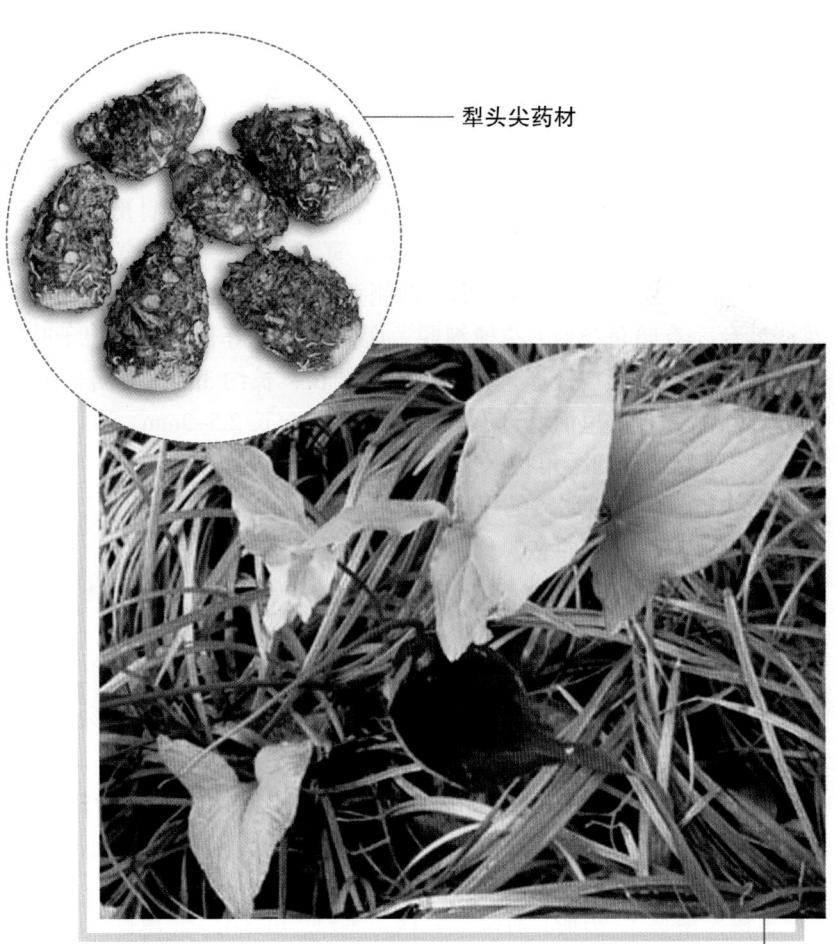

犁头尖药材

犁头尖植物

犁头草

【别　　名】 铧尖草，试剑草，紫花地丁，剪刀菜，铧尖菜，箭头草。

【来　　源】 为堇菜科植物长萼堇菜 *Viola inconspicus* Bl. 的全草。

【植物形态】 多年生草本。无地上茎。根茎垂直或斜生，较粗壮。叶基生，莲座状；托叶 3/4 与叶柄合生，分离部分披针形；叶片三角形，三角状卵形或戟形，长 1.5~7cm，宽 1~3.5cm，基部宽，向上渐狭，先端渐尖或尖，基部宽心形，两侧垂片发达，稍延于叶柄成狭翅。花淡紫色，有暗色条纹；花梗细弱，通常与叶片等长或稍高出于叶；萼片卵状披针形或披针形，基部附属物伸长，长约 3mm；花瓣长圆状倒卵形，侧方花瓣里面基部有须毛，距管状，长 2.5~3mm，直，末端钝；下方雄蕊背部的距角状；子房球形，花柱棍棒状，先端平，两侧具较宽的缘边，前方具明显的短喙。蒴果长圆形，无毛。

【分　　布】 广西主要分布于柳州、梧州、象州。

【采集加工】 夏、秋季采集全草，洗净，除去杂质，鲜用或晒干。

【药材性状】 叶片三角状卵形或舌状三角形，基部宽心形，稍下延于叶柄，有两垂片，有的两面皆可见少数短毛。花距短囊形，长约 2.5cm。

【功效主治】 清热解毒，凉血消肿，利湿，化瘀。主治疔疮痈肿，咽喉肿痛，乳痈，湿热黄疸，目赤，目翳，肠风下血，跌打损伤，外伤出血，妇女产后瘀血腹痛，蛇虫咬伤。

【用法用量】 内服：煎汤，9~15g，鲜品 30~60g；或捣汁。外用：适量，捣敷。

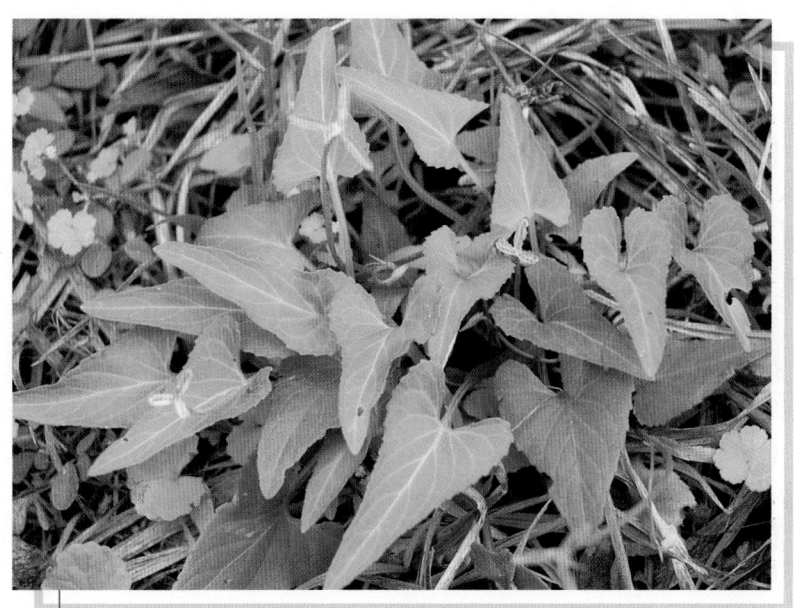

犁头草植物

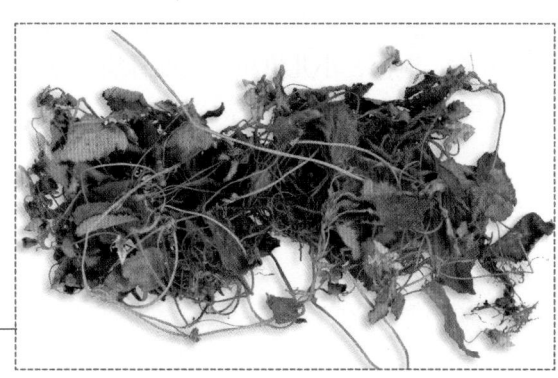

犁头草药材

假木豆

【别　　名】千斤拔、甲由草、野蚂蝗、假绿豆、白毛千斤拔。

【来　　源】为豆科植物假木豆 *Desmodium triangulare*（Retz.）Merr. 的根。

【植物形态】灌木。茎有棱角；分枝密被短柔毛。三出复叶，顶生小叶较大，倒卵状长圆形或椭圆形，长 4~9cm，宽 1.3~3.5cm，先端急尖基部钝，上面无毛，下面被短柔毛，在中脉和侧脉上毛更密；侧脉 12~14 对，平行；侧生小叶较小。花序腋生，稀顶生，有花约 20 朵，密生于短总花梗上成头状；苞片披针形；花萼下面的裂齿狭披针形；花白色或淡黄色，有香气。荚果密被绢状柔毛，有 3~4 节，腹背缝线缢缩。

【分　　布】广西主要分布于岑溪、平乐、宜山、南丹、东兰、巴马、凌云、隆林、田东、武鸣、南宁、龙州。

【采集加工】全年均可采收，鲜用或晒干。

【药材性状】根圆柱形，稍弯曲，有分枝，较少须根，节部膨大，直径 1.5~3cm。表面棕色，有纵沟及纵裂纹，栓皮粗糙或呈片状剥落，露出浅棕色内皮。质硬，不易折断，断面皮部棕色，木部浅黄色，多层同心环状紧密排列，髓部明显。气微，味清香。

【功效主治】清热凉血，舒筋活络，健脾利湿。主治内伤吐血，咽喉肿痛，泄泻，小儿疳积，风湿骨痛，瘫痪，跌打损伤，骨折。

【用法用量】内服：煎汤，10~15g。外用：适量，捣敷。

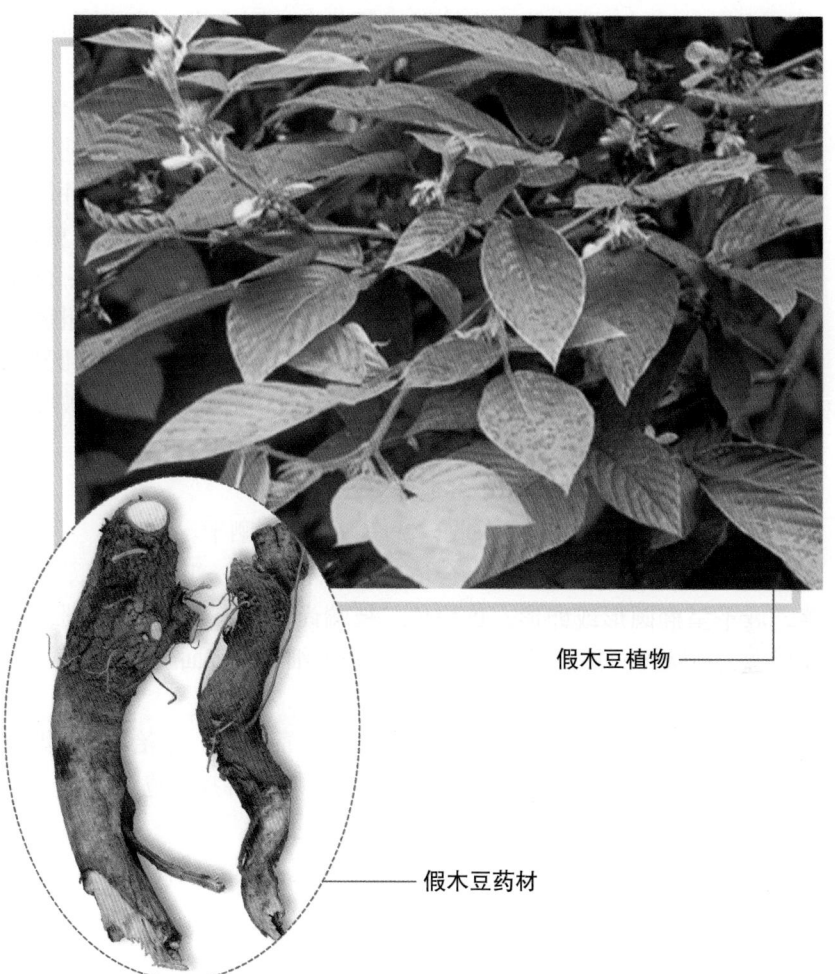

假木豆植物 —

—— 假木豆药材

假地蓝

【别　　名】 马响铃、响铃豆、假花生、野花生、黄花野百合、铃铃草、响铃子。

【来　　源】 为豆科植物假地蓝 *Crotalaria ferruginea* Grah. 的全草。

【植物形态】 草本。基部常木质；茎直立或铺地蔓延，具多分枝，被棕黄色伸展的长柔毛。托叶披针形或三角状披针形；单叶，叶片椭圆形，长 2~6cm，宽 1~3cm，两面被毛，尤以叶下面叶脉上的毛更密，先端钝或渐尖，基部略楔形，侧脉隐见。总状花序顶生或腋生；苞片披针形，小苞片与苞片同形，生萼筒基部；花萼二唇形，密被粗糙的长柔毛，深裂，几达基部，萼齿披针形；花冠黄色，旗瓣长椭圆形，翼瓣长圆形，龙骨瓣与翼瓣等长，中部以上变狭形成长喙，包被萼内或与之等长；子房无柄。荚果长圆形，无毛。种子 20~30 颗。

【分　　布】 广西分布于各地区。

【采集加工】 全年均可采收，洗净，切段，晒干。

【药材性状】 茎圆柱形，全体有黄棕色茸毛。叶片卷曲，多脱落，展平呈椭圆形或卵形，黄绿色。枝端尚带荚果，种子大多脱落。带根者，根蜿蜒而长，圆形，少分枝，须根细长，表面土黄色。气微，味淡。

【功效主治】 滋肾养肝，止咳平喘，解毒利湿。主治耳聋耳鸣，遗精，月经过多，带下，头晕目眩，咳喘，咽喉肿痛，疮痈肿毒，小便不利。

【用法用量】 内服：煎汤，15~30g。外用：适量，鲜品捣敷。

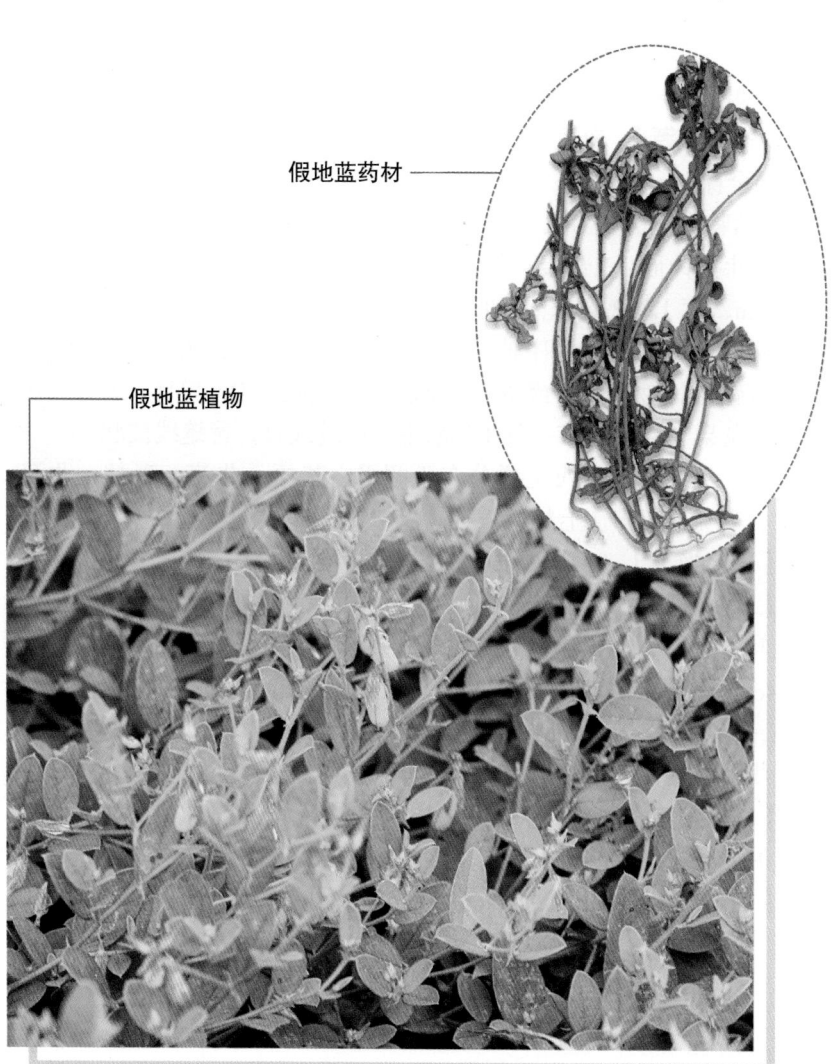

假地蓝药材

假地蓝植物

假花生

【别　　名】 狗尾花、细叶假花生、中蝶草、木假地豆、通乳草、大叶青、小槐花。

【来　　源】 为豆科植物假地豆 *Desmodium heterocarpum*（Linn.）DC. 的全株。

【植物形态】 半灌木或小灌木。嫩枝疏生长柔毛。叶柄具柔毛；托叶披针形；三出复叶，顶生小叶较大，椭圆形至宽倒卵形，长2.5~6cm，宽1.3~2.5cm，上面无毛，下面有白色长柔毛，侧生小叶较小。圆锥花序腋生，花序轴有开展的淡黄色长柔毛；花萼宽钟状，萼齿宽披针形，短于萼筒或等长；花冠紫色；雄蕊10，单体；子房线状，被毛。荚果有4~9荚节，具小钩状毛，腹缝线直，背缝线波状。

【分　　布】 广西主要分布于昭平、苍梧、北流、玉林、北海、防城、宁明、南宁、上林、横县。

【采集加工】 9~10月采收，切段，晒干或鲜用。

【药材性状】 茎枝圆柱形，光滑，黄绿色；嫩枝疏生长柔毛。掌状复叶，3小叶，顶端小叶较大，椭圆形或倒卵形，长1.5~5.5cm，宽1~2.4cm，先端圆形或钝，有的微有缺刻，基部楔形，全缘；两侧小叶稍小，椭圆形。有时可见密集排列的荚果，4~7节，腹缝线较平直，背缝线稍缢缩，表面被带钩的缘毛。气特异。

【功效主治】 清热解毒，利尿。主治疮痈肿毒，肺热咳嗽，水肿，淋证，尿血，跌打损伤，暑温。

【用法用量】 内服：煎汤，15~60g。外用：适量，鲜品捣烂敷患处。

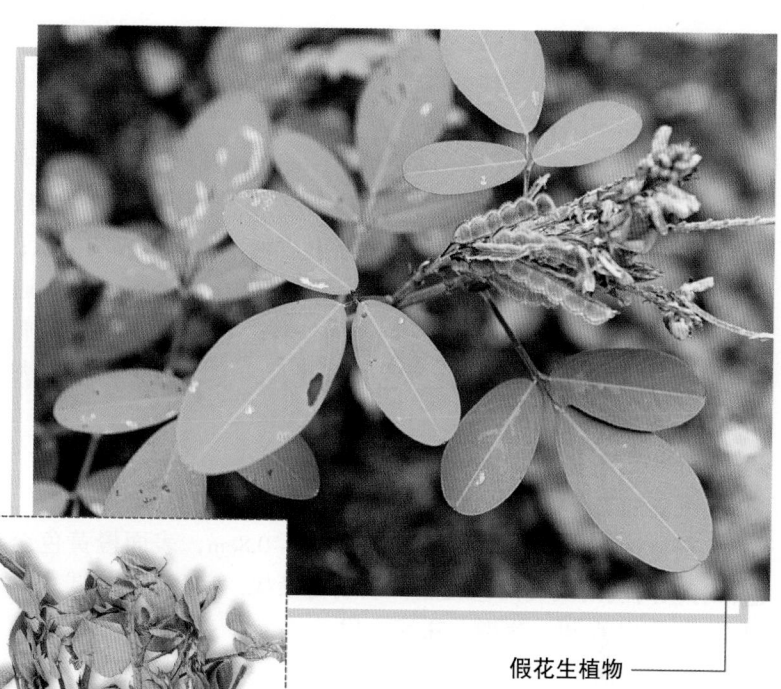

假花生植物

假花生药材

假连翘

【别　　名】 番仔刺、篱笆树、花墙刺。

【来　　源】 为马鞭草科植物假连翘 *Duranta repens* L. 的果实。

【植物形态】 灌木。枝条常下垂，有刺或无刺，嫩枝有毛。叶对生，稀为轮生；叶柄有柔毛；叶片纸质，卵状椭圆形、倒卵形或卵状披针形，长 2~6.5cm，宽 1.5~3.5cm，基部楔形，叶缘中部以上有锯齿，先端短尖或钝，有柔毛。总状花序顶生或腋生，常排成圆锥状；花萼管状，有毛，具 5 棱，先端 5 裂，裂片平展，内外有毛；花冠通常蓝紫色，稍不整齐，5 裂，裂片平展，内外有微毛；花柱短于花冠管，子房无毛。核果球形，熟时红黄色，有光泽，完全包于宿存扩大的宿萼内。

【分　　布】 广西各地有栽培或为野生。

【采集加工】 夏、秋季采收，晒干或鲜用。

【药材性状】 果实圆球形，直径 0.4~0.8cm，表面橙黄色至黄褐色，有纵向浅沟及黄白色斑点，顶端鸟喙状，完全包藏在扩大的花萼内，有 4 枚小坚果。气微，味涩、甜。

【功效主治】 截疟，活血止痛。主治疟疾，跌打损伤。

【用法用量】 内服：煎汤，14~20 粒；或研末。

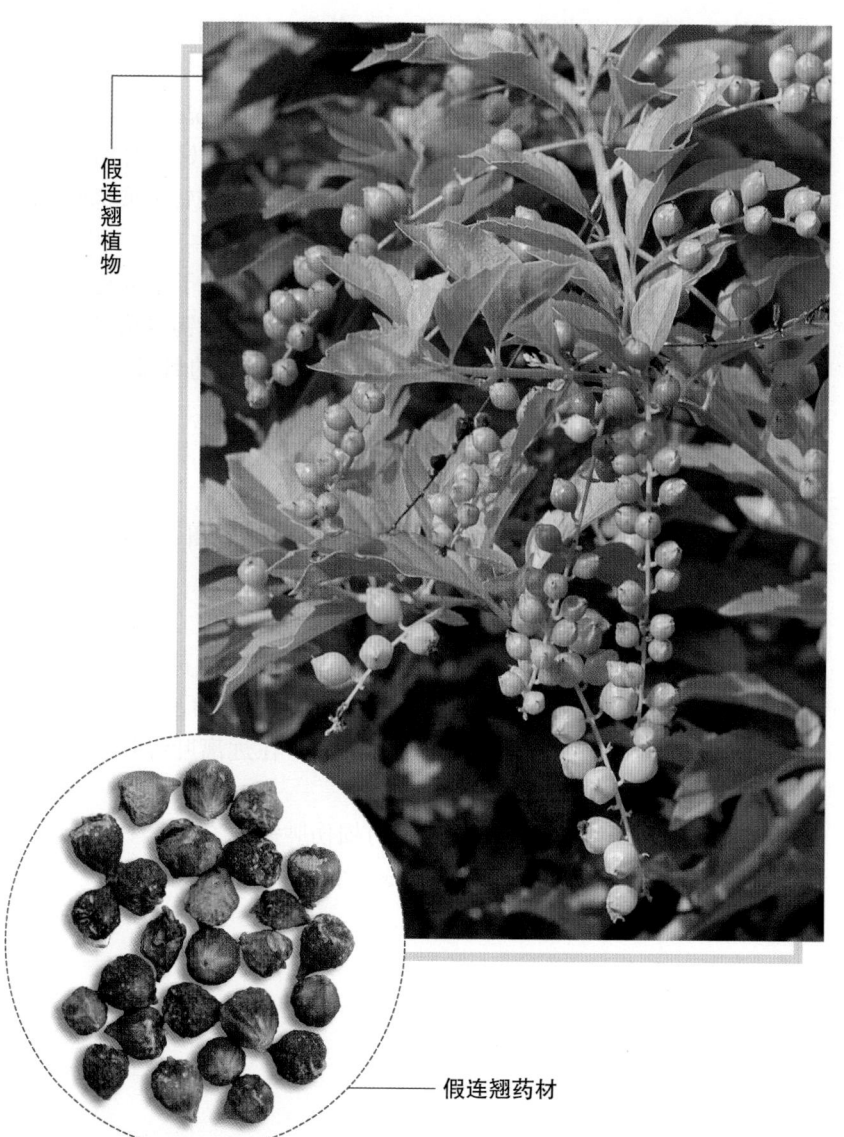

假连翘植物

假连翘药材

假苹婆

【别　　名】 赛苹婆、鸡冠木、山羊角、山木棉、九层皮、鸡皮树。

【来　　源】 为梧桐科植物假苹婆 *Sterculia lanceolata* Cav. 的叶。

【植物形态】 小乔木或灌木。小枝无毛或仅在幼嫩部分略被星状短柔毛。叶互生；叶柄被稀疏星状毛；叶片椭圆形、披针形或椭圆状披针形，长 8~20cm，宽 3.5~8cm；叶的基部有基生脉 1~3 条，侧脉 7~9对；圆锥花序密集，花密生，淡红色，萼片 5 枚，仅于基部连合，向外开展如星状、矩圆状披针形或矩圆状椭圆形，顶端钝或略有小短尖突，长 4~6mm，外面被短柔毛，边缘有缘毛；雄花的雌雄蕊柄弯曲，花药约 10 个；雌花的子房圆球形，被毛，花柱弯曲，柱头不明显 5裂。蓇葖果鲜红色，长卵形或长椭圆形，顶端有喙，基部渐狭，密被短柔毛。种子黑褐色，椭圆状卵形。

【分　　布】 广西主要分布于宁明、上思、龙州、大新、宾阳、上林、那坡、隆林、天峨、东兰、环江、罗城。

【采集加工】 春、夏季采收，洗净，晒干。

【药材性状】 叶片近革质，常皱缩破碎，绿色或黄绿色，完整者展平后呈叶椭圆状长圆形或披针形，长 8~20cm，宽 3.5~8cm，先端急尖，基部钝或近圆形，侧脉约 11 对，弯曲，在远离叶缘处连接。气微，味淡。

【功效主治】 散瘀止痛。主治跌打损伤肿痛。

【用法用量】 内服：煎汤，6~12g。外用：适量，煎水洗。

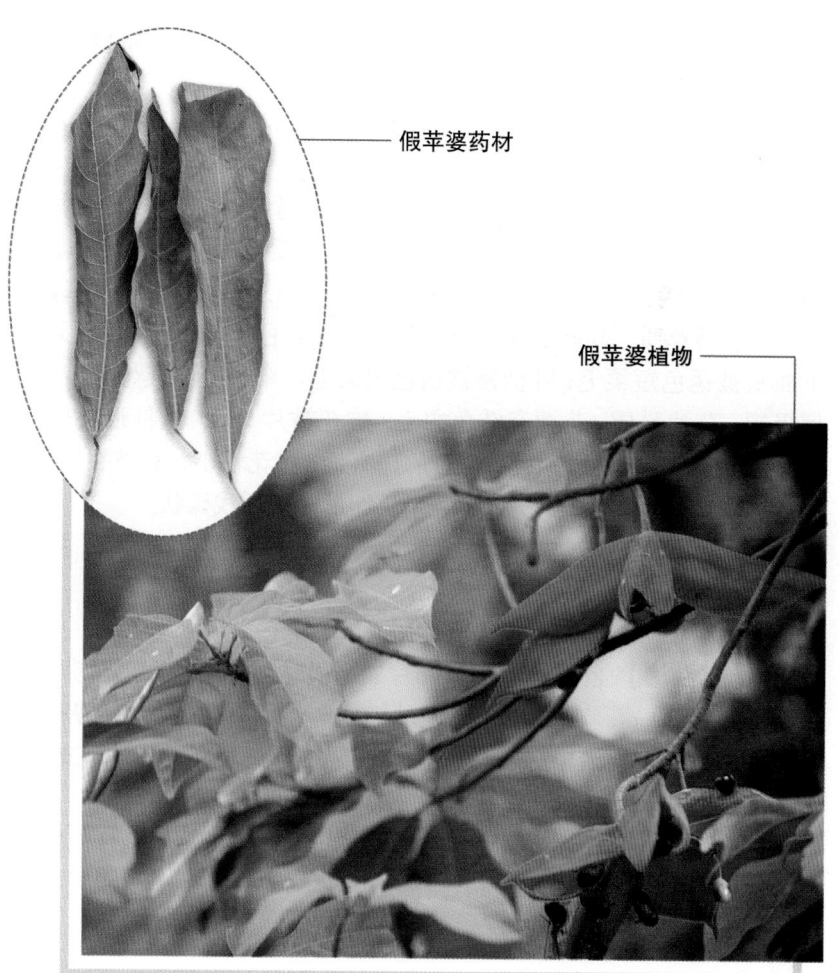

假苹婆药材

假苹婆植物

假柿木姜子

【别　　名】 假沙梨、假柿树、山菠萝树、假沙梨、银柿树、木浆子、毛黄木。

【来　　源】 为樟科植物假柿木姜子 *Litsea monopetala*（Roxp.）Pers. 的叶。

【植物形态】 常绿乔木。树皮灰色或灰褐色；小枝淡绿色，密被锈色短柔毛。顶芽圆锥形，外面密被锈色短柔毛。叶互生，宽卵形、倒卵形至卵状长圆形，长 8~20cm，宽 4~12cm，先端钝或圆；基部圆或急尖，薄革质，幼叶上面沿中脉有锈色短柔毛，老时渐脱落变无毛，下面密被锈色短柔毛；叶柄密被锈色短柔毛。伞形花序簇生叶腋，总梗极短；苞片膜质；花梗有锈色柔毛；雄花被片 5~6，披针形黄白色，能育雄蕊 9，花丝纤细，有柔毛，腺体有柄；雌花较小，花被裂片长圆形，退化雄蕊有柔毛；子房卵形。果长卵形，果托浅碟状。

【分　　布】 广西主要分布于龙州、平果、那坡、隆林、罗城、金秀。

【采集加工】 全年均可采收，切段，晒干。

【药材性状】 叶皱缩卷曲。叶片展平呈宽卵形、倒卵形至卵状长圆形，长 8~20cm，宽 4~12cm，先端钝或圆，偶有急尖，基部圆或急尖，薄革质，上面沿中脉有锈色短柔毛或脱落变无毛，下面密被锈色短柔毛。叶柄长 1~3cm，密被锈色短柔毛。气微，味淡。

【功效主治】 祛风散寒，活血散瘀。主治脱臼骨折，跌打损伤。

【用法用量】 外用：适量，捣烂敷患处。

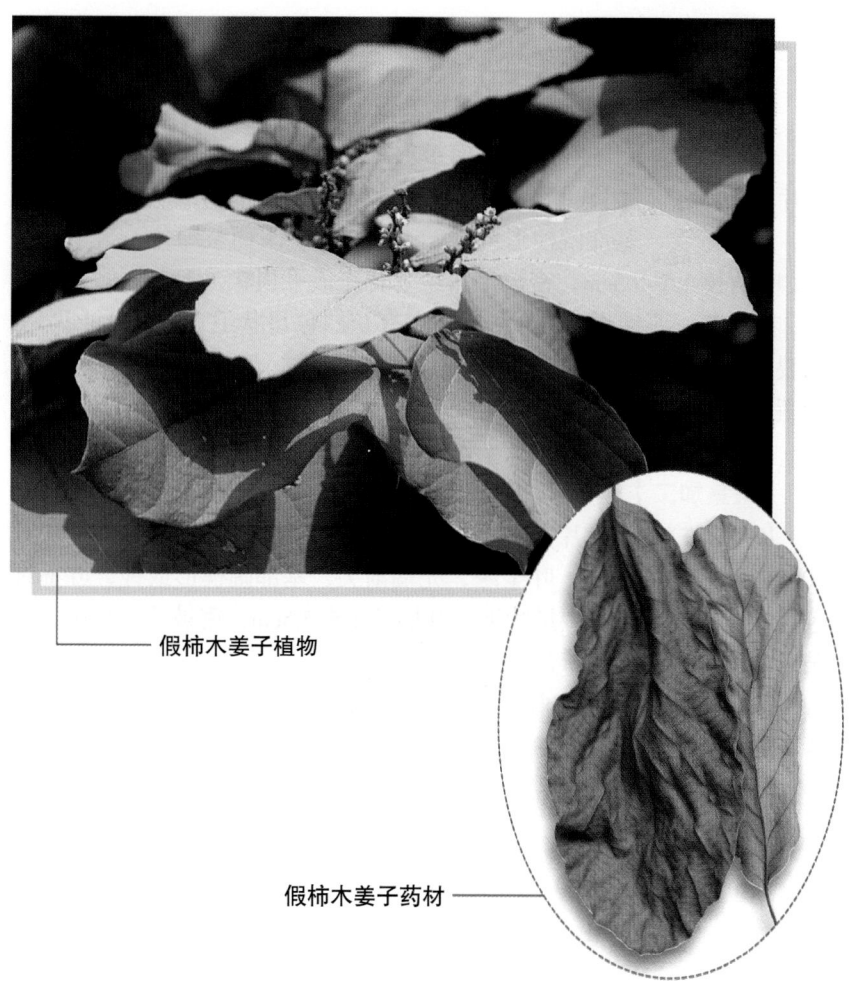

假柿木姜子植物

假柿木姜子药材

假烟叶

【别　　名】　野烟叶、大王叶、大黄叶、土烟叶、大发散、毛叶树、野茄树。

【来　　源】　为茄科植物假烟叶树 *Solanum verbascifolium* L. 的叶。

【植物形态】　小乔木。枝密被白色具柄头状簇绒毛。单叶互生；叶片大而厚，卵状长圆形，长 10~29cm，宽 4~12cm，纸质，柔软，全缘，先端渐尖，基部阔楔形或钝，上面绿色，下面灰绿色，疏生星状毛；叶柄长 1.5~5.5cm，密被毛。聚伞花序成平顶状，多花，侧生或顶生；花白色，萼钟形，5 半裂，外表有灰白色星状毛；花冠浅钟状，5 深裂，裂片长圆形。浆果球状，具宿存萼，黄褐色，初放星状簇绒毛，后渐脱落。种子扁平。

【分　　布】　广西分布于各地区。

【采集加工】　全年均可采收，洗净，切段，晒干。

【药材性状】　叶片多皱缩，略凹凸不平，完整叶卵状长圆形，长 10~28cm，宽 4~12cm，叶全缘，先端渐尖，基部阔楔形或钝，叶面绿色，叶背灰白色，密生星状毛。叶柄长 1.5~5.5cm，密被毛。质脆，易破碎。气微香，味辛、苦。

【功效主治】　行气血，消肿毒，止痛。主治胃痛，腹痛，痛风，骨折，跌打损伤，痈疖肿毒，皮肤溃疡，外伤出血。

【用法用量】　内服：煎汤，4.5~9g。外用：适量，煎水洗或捣敷。

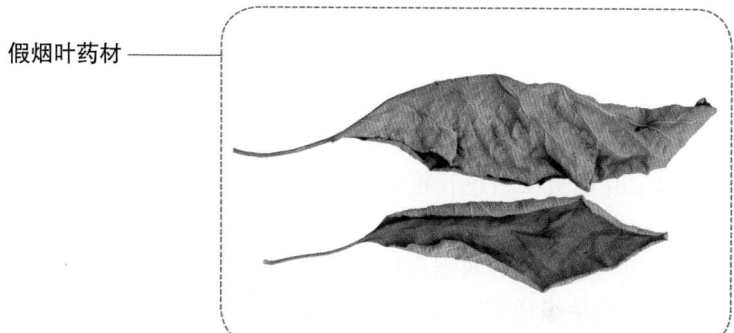

假烟叶药材

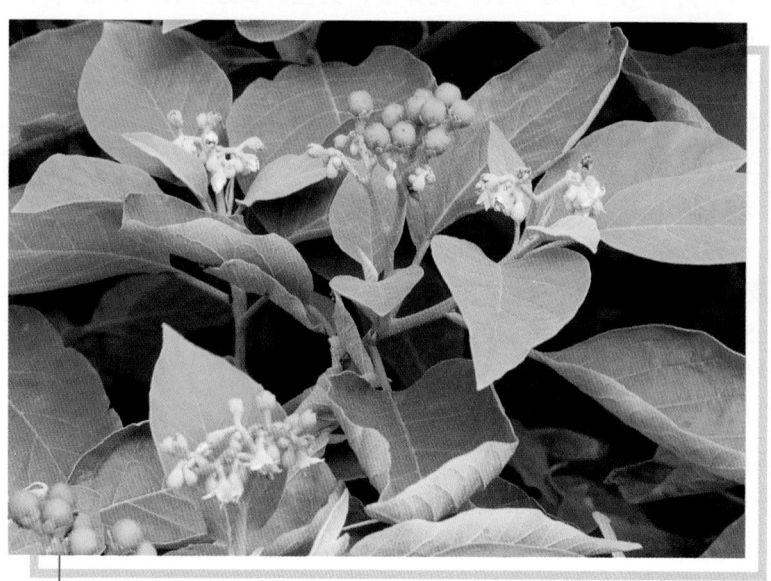

假烟叶树植物

假黄麻

【别　　名】 针筒草、假麻、野黄麻、野木槿、长果山油麻、野麻、络麻。

【来　　源】 为椴树科植物甜麻 *Corchorus acutangulus* Lam. 的全草。

【植物形态】 草本。茎红褐色，稍被淡黄色柔毛；枝细长，披散。叶互生；叶柄被淡黄色长粗毛；叶片卵形或阔卵形，长 4.5~6.5cm，宽 3~4cm，先端短渐尖或急尖，基部圆形，两面均有稀疏的长粗毛，边缘有锯齿，近基部一对锯齿往往延伸成尾状的小裂片；基出脉 5~7 条。花单独或数朵组成聚伞花序生于叶腋或腋外，花序柄或花柄均极短或无；萼片 5 片，狭长圆形，上部半凹陷如舟状，先端具角，外面紫红色；花瓣 5 片，与萼片近等长，倒卵形，黄色；雄蕊多数，黄色；子房长圆柱形，被柔毛，花柱圆棒状，柱头如喙，5 齿裂。蒴果长筒形，具 6 条纵棱，其中 3~4 棱呈翅状凸起，先端有 3~4 条向外延伸的角，角二叉，成熟时 3~4 瓣裂，果瓣有浅横隔。种子多数。

【分　　布】 广西分布于全区各地。

【采集加工】 9~10 月选晴天挖取全株，洗去泥土，切段，晒干。

【药材性状】 茎粗约 3~6mm，棕褐色，表面常见梭状凹陷网眼，皮薄而强纤维性，难折断。叶片皱缩，展开呈卵形或阔卵形，长 4.5~6.5cm，宽 3~4cm，枯黄色，易脱落。蒴果多数，开裂，外表棕褐色。气微，味淡。

【功效主治】 清热利湿，消肿拔毒。主治中暑，发热，痢疾，咽喉疼痛，疮疖肿毒。

【用法用量】 内服：煎汤，15~30g。外用：适量，煎水洗或捣敷。

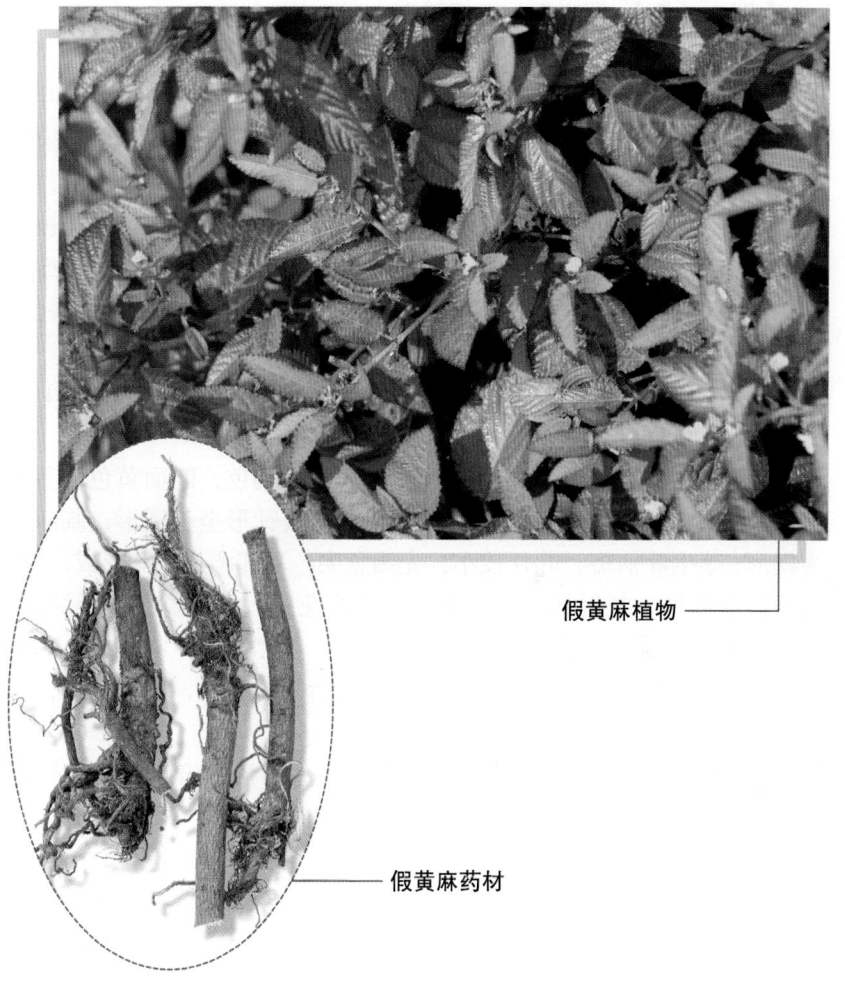

假黄麻植物

假黄麻药材

假菠菜

【别　　名】 假大黄、海滨酸模。

【来　　源】 为蓼科植物刺酸模 *Rumex maritimus* L. 的全草。

【植物形态】 草本。茎直立，自中下部分具深沟槽。茎下部叶披针形或披针状长圆形，长 4~15cm，宽 1~3cm，顶端急尖，基部狭楔形，边缘微波状；茎上部近无柄；托叶鞘膜，早落。花序圆锥状，具叶，花两性，多花轮生；花梗基部具关节；外花被片椭圆形，内花被片果时增大，狭三角状卵形，顶端急尖，基部截形，边缘每近具 2~3 针刺，全部具长圆形小瘤。瘦果椭圆形，两端尖，具 3 锐棱，黄褐色，有光泽。

【分　　布】 广西主要分布于南宁、梧州、合浦、凌云、凤山。

【采集加工】 全年均可采收，洗净，切段，晒干。

【药材性状】 根单条或数条簇生，表面棕褐色，断面黄色。茎皱缩，淡黄色。基生叶较大，叶具长柄，叶片披针形至长圆形，基部多为楔形；茎生叶柄短，叶片较小，先端急尖，基部圆形、截形或楔形，边缘波状皱褶，托叶鞘筒状，膜质。圆锥花序，小花黄色或淡绿色。气微，味苦、涩。

【功效主治】 凉血，解毒，杀虫。主治肺痨咯血，痔疮出血，痈疮肿毒，疥癣，皮肤瘙痒。

【用法用量】 内服：煎汤，10~15g，鲜品用量加倍。外用：适量，捣敷；或水煎洗。

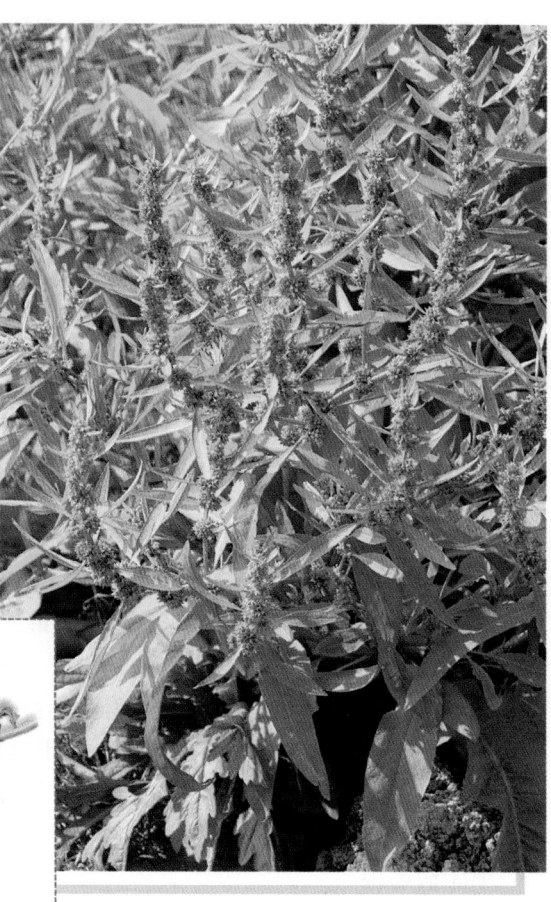

假菠菜植物

假菠菜药材

假 蒌

【别　　名】臭蒌、山蒌、大柄蒌、马蹄蒌、钻骨风、蛤蒌根。

【来　　源】为胡椒科植物假蒟 *Piper sarmentosum* Roxb. 的茎、叶。

【植物形态】匍匐草本。揉之有香气。茎节膨大常生不定根。叶互生，近膜质，有细腺点，下部的叶阔卵形或近圆形，长 7~14cm，宽 6~13cm，先端短尖，基部浅心形，叶脉 7 条；上部的叶小，卵形至卵状披针形，叶柄长 2~5cm，被极细的粉状短柔毛，匍匐茎的叶柄长可达 7~10cm；叶鞘长约为叶柄之半。花单性，雌雄异株，聚集成与叶对生的穗状花序，无花被；雄花苞片扁圆形，近无柄，盾状；雌花苞片稍大，苞片近圆形，盾状。浆果近球形，具 4 角棱，下部嵌生于花序轴中并与其合生。

【分　　布】广西主要分布于防城、凌云、岑溪、博白等地。

【采集加工】春、夏季采收，洗净，鲜用或晒干。

【药材性状】茎枝圆柱形，稍弯曲，表面有细纵棱，节上有不定根。叶多皱缩，展平后阔卵形或近圆形，先端短尖，基部浅心形，灰绿色，有细腺点，叶脉于叶背明显凸出，最上 1 对叶脉离基从中脉发出。有时可见与叶对生的穗状花序。气香，味辛辣。

【功效主治】祛风通络，利湿消肿，行气止痛。主治外感风寒，风湿，腹痛泄泻，肾炎水肿，跌打，外伤出血。

【用法用量】内服：10~15g，水煎服；或浸酒内服外搽。外用：捣敷或煎水洗。

附：假蒌根

祛风除湿，消肿止痛，解毒，截疟。主治风湿痹痛，脚气，妊娠水肿，牙痛，疮疡。内服：煎汤，鲜品 10~15g；或泡酒。外用：适量，鲜品捣敷；煎水洗；含漱。

假蒌子

温中散寒，行气止痛，化湿消肿。主治脘腹胀痛，寒湿腹泻，风湿痹痛，牙痛，水肿。内服：煎汤，1.5~3g；或煎水含漱。

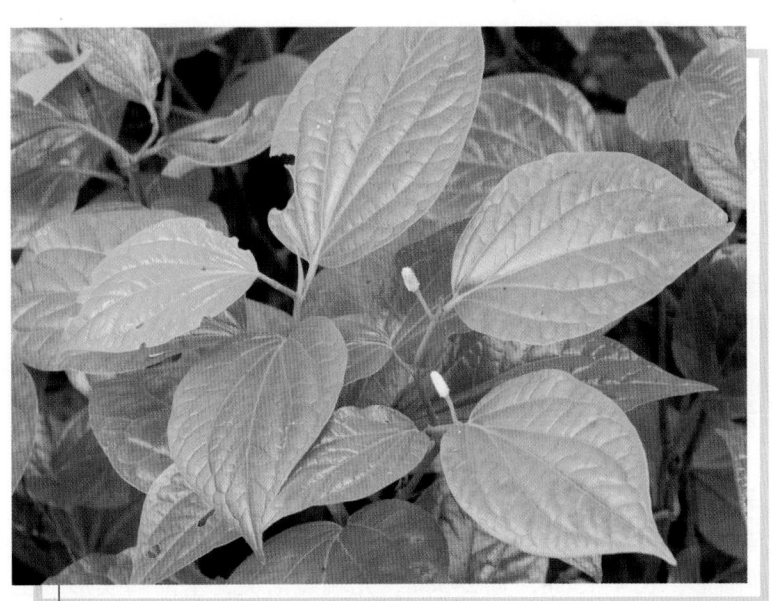

假蒌植物

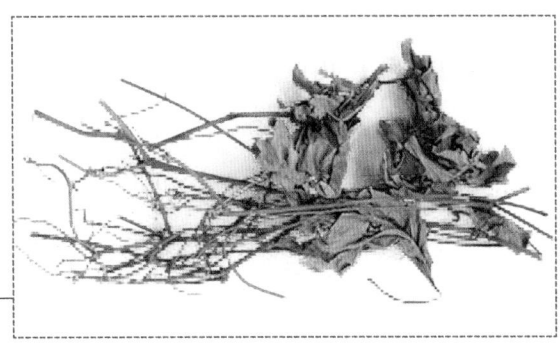

假蒌药材

假鹰爪

【别　　名】 山桔叶、串珠酒饼叶、假酒饼叶。

【来　　源】 为番荔枝科植物假鹰爪 *Desmos chinensis* Lour. 的叶。

【植物形态】 直立或攀援灌木。枝粗糙，有纵条纹或灰白色凸起的皮孔。单叶互生；叶薄纸质或膜质，叶片长圆形或椭圆形，长4~13cm，宽2~5cm，顶端钝或急尖，基部圆形或稍偏斜，上面绿色，有光泽，下面粉绿色。花单朵与叶互生或对生，黄绿色，下垂；萼片3，卵圆形；花瓣6，2轮，外轮比内轮大，长圆形或长圆状披针形；雄蕊长圆形；心皮长圆形。果实伸长，在种子间缢缩成链珠状，聚生于果梗上，子房柄明显。种子球形。

【分　　布】 广西主要分布于南宁、邕宁、武鸣、龙州、大新、靖西。

【采集加工】 夏、秋季采收，洗净，晒干或鲜用。

【药材性状】 叶稍卷曲或破碎，灰绿色至灰黄色。完整叶片长圆形至椭圆形，长4~13cm，宽2~5cm，先端短渐尖，基部阔楔形，全缘。薄革质而脆。气微，味苦。

【功效主治】 祛风止痛，行气化瘀，健脾和胃，杀虫止痒。主治消化不良，胃痛腹胀，产后瘀滞腹痛，风湿痹痛，跌打损伤，疥癣，烂脚。

【用法用量】 内服：煎汤，3~15g；或浸酒。外用：适量，煎水洗或捣敷。

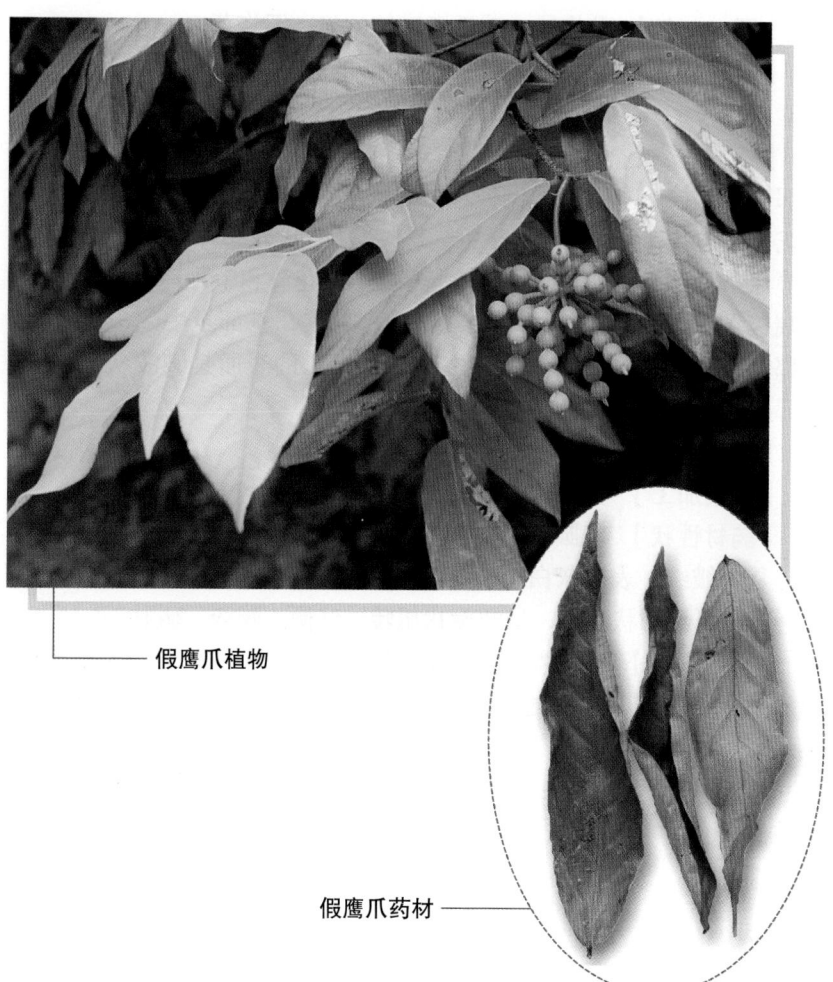

假鹰爪植物

假鹰爪药材

盘龙参

【别　　名】 龙抱柱、鸡爪参、绞脚疖、刀伤草。

【来　　源】 为兰科植物绶草 *Spiranthes sinensis*（Pers.）Ames 的全草。

【植物形态】 草本。茎直立，基部簇生数条粗厚、肉质的根，近基部生 2~4 枚叶。叶条状倒披针形或条形。花序顶生，具多数密生的小花，似穗状；花白色或淡红色，螺旋状排列；花苞片卵形，长渐尖；中萼片条形，先端钝，侧萼片等长，较狭；花瓣和中萼片等长但较薄，先端极钝，唇瓣近长圆形，先端极钝，伸展，基部至中部边缘全缘，中部以上呈强烈的皱波状啮齿，在中部以上的表面具皱波状长硬毛，基部稍凹陷，呈浅囊状，囊内具 2 枚凸起。

【分　　布】 广西分布于各地。

【采集加工】 夏、秋采收，鲜用或晒干。

【药材性状】 茎圆柱形，具纵条纹，基部簇生数条小纺锤形块根，具纵皱纹，表面灰白色。叶条形，数枚基生，展平后呈条状披针形。有的可见穗状花序，呈螺旋状扭转。气微，味淡、微甘。

【功效主治】 滋阴益气，清热解毒。主治病后体虚，咳嗽吐血，腰痛酸软，消渴，白带过多，遗精，咽喉肿痛，烧烫伤，疮痈肿毒，毒蛇咬伤。

【用法用量】 内服：煎汤，9~15g，鲜全草 15~30g。外用：适量，鲜品捣敷。

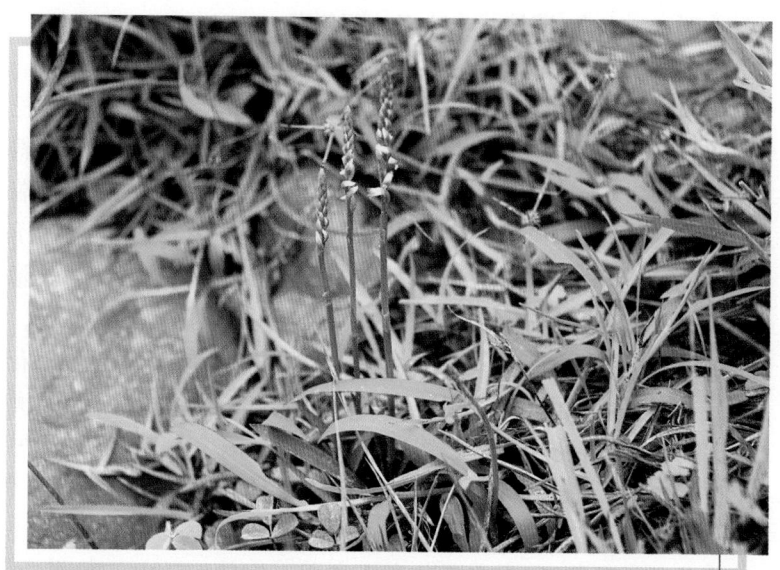

盘龙参植物

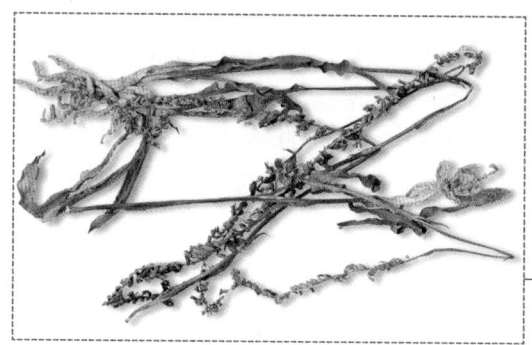

盘龙参药材

斜叶榕

【别　　名】壁榕、半边刀、万年青。

【来　　源】为桑科植物斜叶榕 *Ficus tinctoria* Forst 的树皮。

【植物形态】乔木。全株有乳汁。单叶互生；叶柄粗短；托叶卵状披针形，略弯曲；叶片革质，变异很大，通常两侧不对称，斜菱状椭圆形、长圆形或倒卵状椭圆形，长 4~17cm，宽 3~6cm，先端急尖或短渐尖，基部楔形或钝，一边稍阔，全缘或中部以上有波状角；叶背略粗糙，有微小的瘤状凸起体，基出脉 3 条，侧脉 5~7 对。隐头花序，花序托扁球形或球状梨形，成熟时黄色，顶部有脐状凸起，下端聚狭成柄，微被柔毛；基部有少数苞片；雄花、瘿花着生于同一花序托内壁，雄花生于近口部，花被片 4~6；雄蕊 1，花丝短，有退化雌蕊；瘿花花被片与雄花相似，子房近球形，花柱侧生；雌花着生于另一植株花序托内，花被片 4，子房斜卵形，略具乳头状凸起，花柱侧生。瘦果类圆形。

【分　　布】广西主要分布于宾阳、山林、马山、龙州、天等、隆安、平果、那坡、百色、凌云、天峨、南丹、融安、临桂、昭平、岑溪。

【采集加工】全年均可采收，鲜用或晒干。

【药材性状】树皮呈半卷筒状，长短不等，厚 1~2mm。外表面灰棕色，具纵皱纹，皮孔横向，栓皮易脱落露出鲜黄色皮部；内表面白色，具细密纵皱纹。质稍脆，易折断。气微，味淡。

【功效主治】清热利湿，解毒。主治感冒，高热惊厥，泄泻，痢疾，目赤肿痛。

【用法用量】内服：煎汤，15~30g。外用：适量，捣敷。

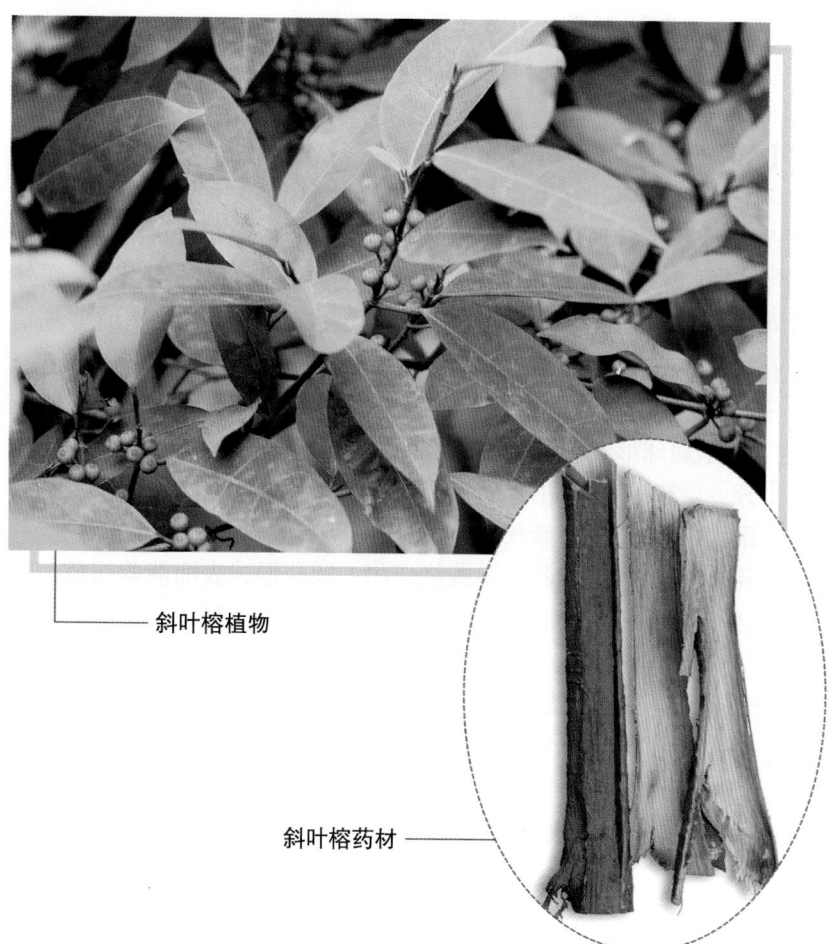

斜叶榕植物

斜叶榕药材

盒果藤

【别　　名】 松筋藤、宽筋藤。

【来　　源】 为旋花科植物盒果藤 Operculina turpethum（L.）S. Manso 的茎叶。

【植物形态】 缠绕草本。根肉质，多分枝。茎圆柱状，螺旋扭曲，有 3~5 翅。单叶互生；叶柄有狭翅；叶形不一，心状圆形、卵形、宽卵形、卵状披针形或披针形，叶面被小刚毛，背面被短柔毛。聚伞花序生于叶腋，通常有 2 朵花，苞片显著，花梗粗壮；萼片 5，在外 2 片革质，外面密被短柔毛，在内 3 片稍短，近膜质，结果时萼片增大；花冠白色或粉红色、紫色，宽漏斗状，外面具黄色小腺点，冠檐 5 裂，裂片圆；雄蕊 5，内藏，花丝下部被短柔毛，花药纵向扭曲；花柱内藏。蒴果扁球形。种子 4 颗，卵圆状三棱形，黑色。

【分　　布】 广西主要分布于贵港、南宁。

【采集加工】 全年或秋季采收，洗净，切片或段，晒干。

【药材性状】 茎细长，多缠绕成团，圆柱形，表面淡紫棕色，具明显的棱角或狭翅。叶枯绿色，互生，多卷缩，完整者展平后，多呈卵状三角形，全缘；具短柄，质脆。有时可见淡黄白色花，呈钟状，先端 5 浅裂；萼片 5，枯绿或淡棕紫色，具柔毛。气微香，味淡。

【功效主治】 利水消肿，泻下通便，舒筋活络。主治水肿，大便秘结，久伤筋硬，不能伸缩。

【用法用量】 内服：煎汤，6~10g。外用：适量，煎水洗。

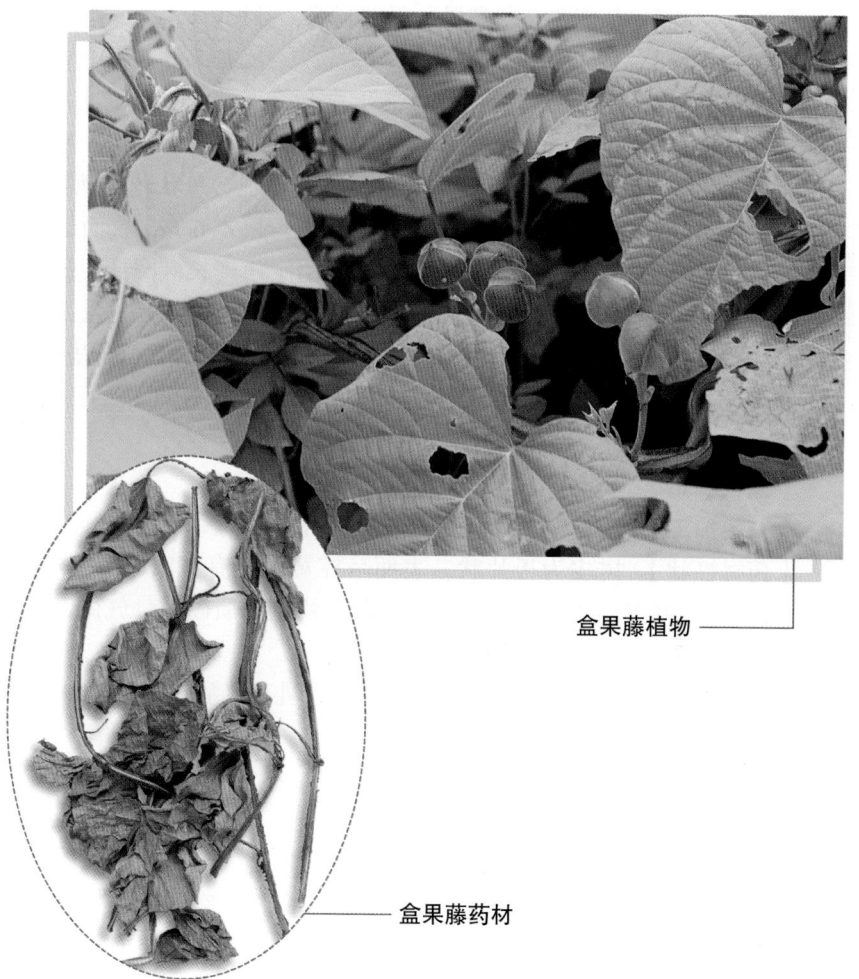

盒果藤植物

盒果藤药材

象牙红

【别　　名】 龙芽花、珊瑚树、珊瑚刺桐、刺桐。

【来　　源】 为豆科植物龙牙花 *Erythrina corallodendron* L. 的树皮。

【植物形态】 大灌木。干和枝条散生皮刺。羽状复叶具 3 小叶；小叶菱状卵形，长 4~10cm，宽 2.5~7cm，先端渐尖而钝或尾状，基部宽楔形，两面无毛，有时叶柄上和下面中脉上有刺。总状花序腋生；花深红色，具短梗，与花序轴成直角或稍下弯，长 4~6cm，狭而近闭合；花萼钟状，萼齿不明显，仅下面一枚稍凸出；旗瓣长椭圆形，长约4.2cm，先端微缺，略具瓣柄至近无柄，翼瓣短，长 1.4cm，龙骨瓣长2.2cm，均无瓣柄；雄蕊二体，不整齐，略短于旗瓣；子房有长子房柄，被白色短柔毛，花柱无毛。荚果具梗，先端有喙，在种子间收缢。种子多颗，深红色，有一黑斑。

【分　　布】 栽培。

【采集加工】 初夏剥取有钉刺的树皮，晒干。

【药材性状】 树皮为板片状，表面呈棕黄色，有宽窄不等沟槽，内面淡黄色。老树皮栓皮较厚。表面散布有钩刺。质硬脆。气微，味微甘。

【功效主治】 行气止痛。主治胸胁疼痛，乳房胀痛。

【用法用量】 内服：煎汤，12~18g。

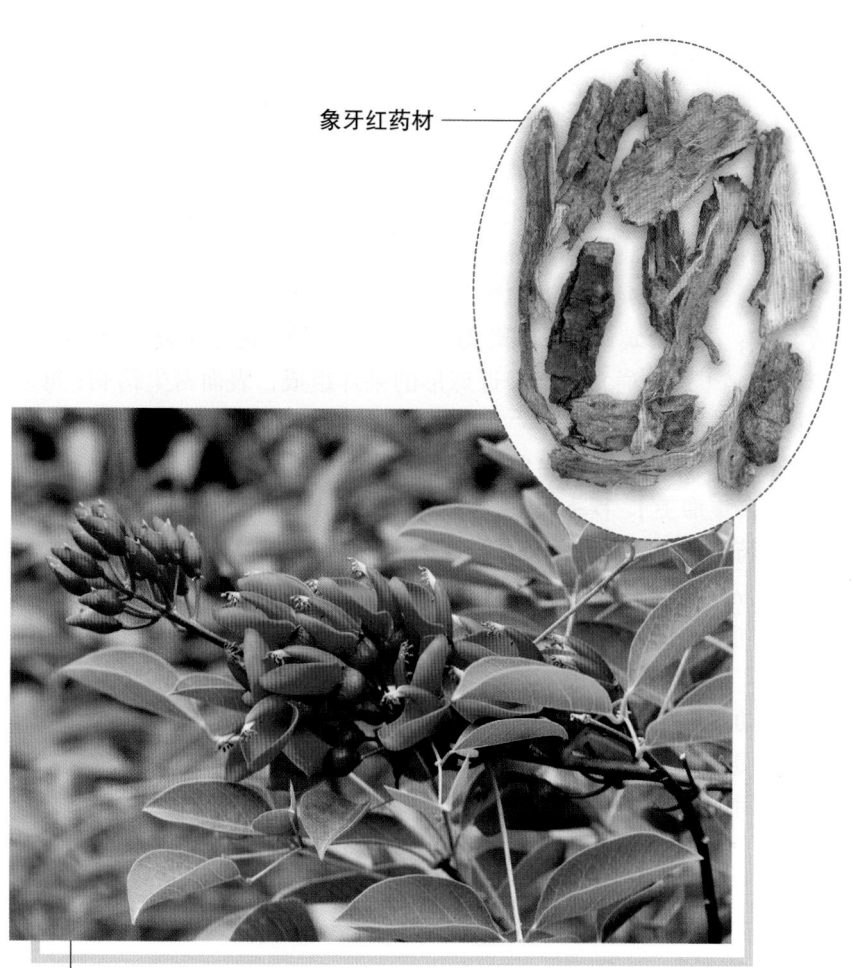

象牙红药材

象牙红植物

猪殃殃

【别　　名】锯子草、拉拉藤、小锯藤、小茜草、小飞扬藤、红丝线、血见愁、细茜草。

【来　　源】为茜草科植物猪殃殃 *Galium aparine* L. 的全草。

【植物形态】蔓生或攀援草本。茎绿色，多分枝，具四棱，沿棱生有倒生刺毛。叶 4~8 片轮生；近无柄；叶片线状披针形至椭圆状披针形，长 2~4cm，宽 2~6mm，先端有凸尖头，1 脉，上面绿色，被倒白刺毛，下面淡绿色，沿中脉及边缘被毛。聚伞花序腋生或顶生，具数朵花；花小，黄绿色；花萼截头状，被钩毛；花冠 4 裂，裂片长圆形。果实干燥，通常由 2 个近球形的果片组成，表面密生钩刺；每果片内有一平凸的种子。

【分　　布】广西主要分布于南丹、兴安、资源、金秀。

【采集加工】秋季采收，鲜用或晒干。

【药材性状】全草纤细，表面灰绿色。茎具四棱，直径 1~1.5mm，棱上有多数倒生刺；质脆，易折断，断面中空。叶卷缩破碎，完整者展平后呈披针形或条状披针形，边缘及下表面中脉有倒生小刺。气微，味淡。

【功效主治】清热解毒，利尿通淋，消肿止痛。主治感冒发热，痈疽肿毒，乳腺炎，阑尾炎，水肿，痢疾，尿路感染。

【用法用量】内服：煎汤，15~30g；或捣汁饮。外用：适量，捣敷。

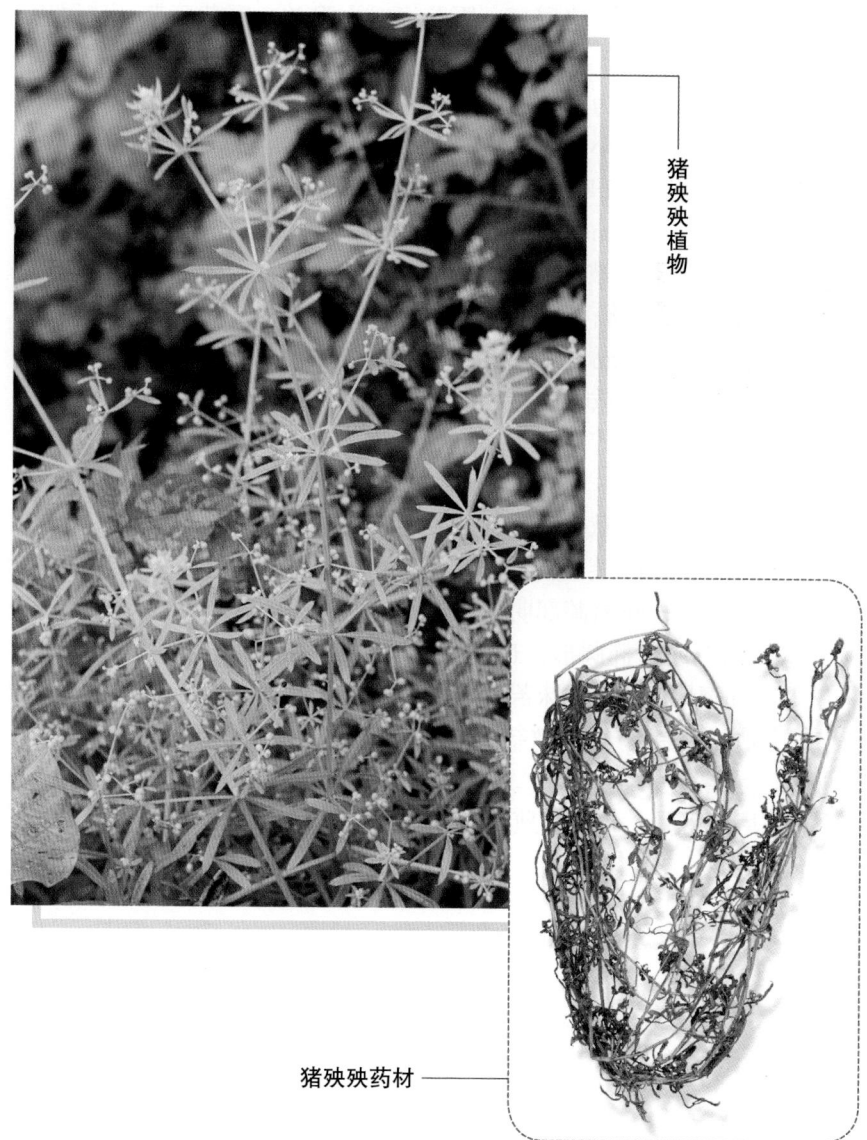

猪殃殃植物

猪殃殃药材

猪屎豆

【别　　名】 白猪屎豆、野苦豆、大眼兰、野黄豆草、猪屎青、野花生、大马铃。

【来　　源】 为豆科植物猪屎豆 *Crotalaria pallida* Ait. 的茎叶。

【植物形态】 小灌木。茎枝被紧贴的短柔毛。叶互生，三出复叶；叶柄被密毛；托叶细小，刚毛状而早落；小叶片倒卵状长圆形或窄椭圆形，长 3~5cm，宽 1.5~2cm，先端钝圆，有时微缺，基部楔形，上面无毛，下面略被丝质毛；叶脉明显。总状花序顶生及腋生，有花 20~50 朵；苞片早落；萼筒杯状，先端 5 裂，裂片三角形，外折，约与萼筒等长；蝶形花冠，黄色，旗瓣嵌以紫色条纹，花冠远伸出花萼之外。荚果长圆形，嫩时被毛，熟时近于无毛，果瓣开裂时扭转。

【分　　布】 广西主要分布于田东、南宁、桂平、北流、蒙山、柳江、岑溪。

【采集加工】 秋季采收，打去荚果及种子，晒干用。

【药材性状】 茎圆柱形，直径 1~6mm；表面褐色，具短毛，可见浅棱；易折断，断面髓部明显，白色。小叶黄绿色，皱缩，展开呈倒卵状长圆形或窄椭圆形，长 3~5cm，宽 1.5~2cm，先端钝圆，有时微缺，基部楔形。气微，味苦。

【功效主治】 解毒散结，消积化滞。主治小儿疳积，淋巴结核、痢疾、乳腺炎。

【用法用量】 内服：煎汤，9~15g。

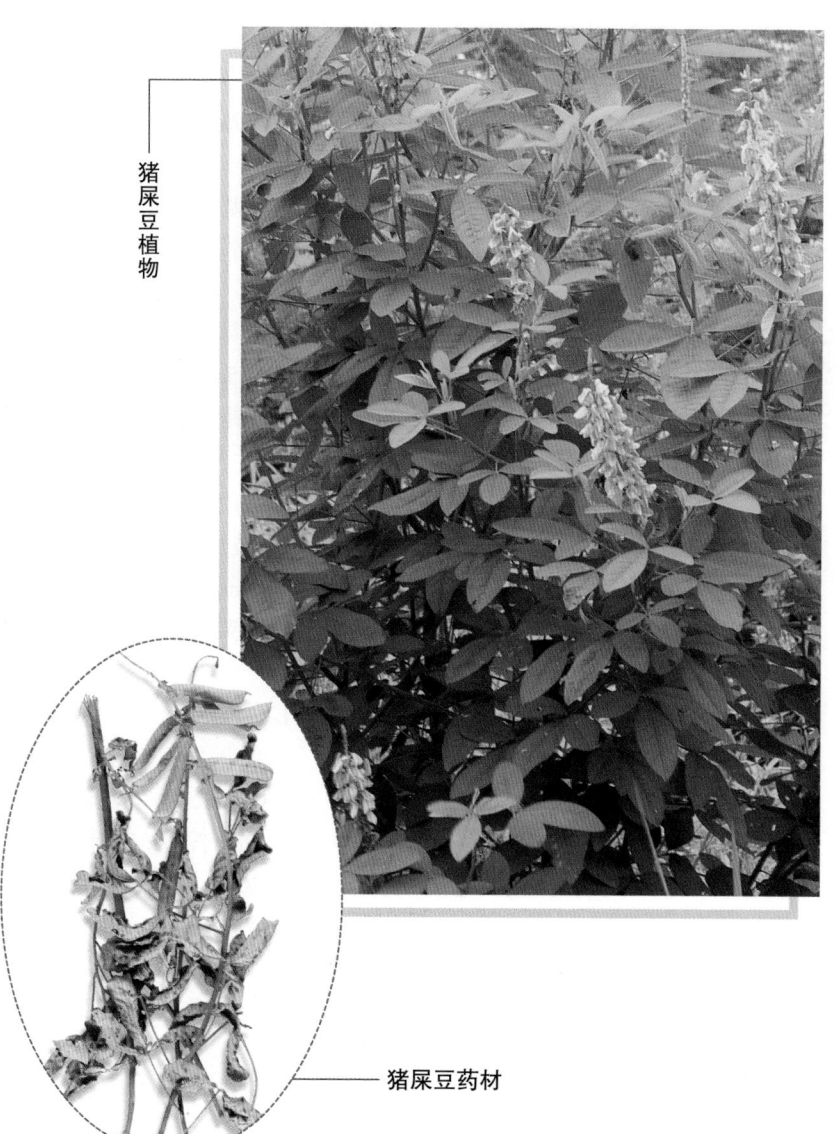

猪屎豆植物

猪屎豆药材

猪笼草

【别　　名】　猪仔龙、捕虫草、担水桶、公仔瓶、猴子笼、猪仔笼、鬼尿桶。

【来　　源】　为猪笼草科植物猪笼草 *Nepenthes mirabilis*（Lour.）Merr. 的全草。

【植物形态】　草本。基生叶密集，近无柄，基部半抱茎；叶片披针形，长约10cm，边缘具睫毛状齿；卷须短于叶片；瓶状体大小不一，狭卵形或近圆柱形，被疏柔毛和星状毛，具2翅，翅缘睫毛状，瓶盖着生处有距2~8条，瓶盖卵形或近圆形，内面密具近圆形的腺体；茎生叶散生，具柄，叶片长圆形或披针形，长10~25cm，基部下延，全缘或具睫毛状齿，两面常具紫红色斑点；瓶状体具纵棱2条，近圆筒形，下部稍扩大，内壁上半部平滑，下半部密生燕窝状腺体，有距1~2条。总状花序被长柔毛；花被片4，红至紫红色，椭圆形或长圆形，背面被柔毛，腹面密被近圆形腺体；雄花花被片长0.5~0.7cm，雄蕊柱具花药1轮，稍扭转；雌花花被片长0.4~0.5cm；子房椭圆形，具短柄或近无柄，密被淡黄色柔毛或星状毛。蒴果栗色，果爿4，狭披针形。种子丝状。

【分　　布】　广西主要分布于北流、陆川。

【采集加工】　全年可采，洗净，晒干。

【药材性状】　茎叶以叶先端囊状体为主，叶片纸质，多破碎，长圆形或披针形；上面灰褐色而染有紫色，叶脉下面暗棕色；主脉凸出延长成卷须，卷须先端连一囊状休。囊状体多已压扁，顶端连一囊盖；外表棕褐色至棕黄色，较皱缩，内表面红棕色至黄棕色，平滑，密布腺点；囊的底部常残存昆虫尸体碎片。气微，味淡。

【功能主治】　清肺润燥，行水，解毒。主治肺燥咳嗽，百日咳，黄疸，胃痛，痢疾，水肿，痈肿，虫咬伤。

【用法用量】　内服：煎汤，10~30g。外用：适量，鲜品捣敷。

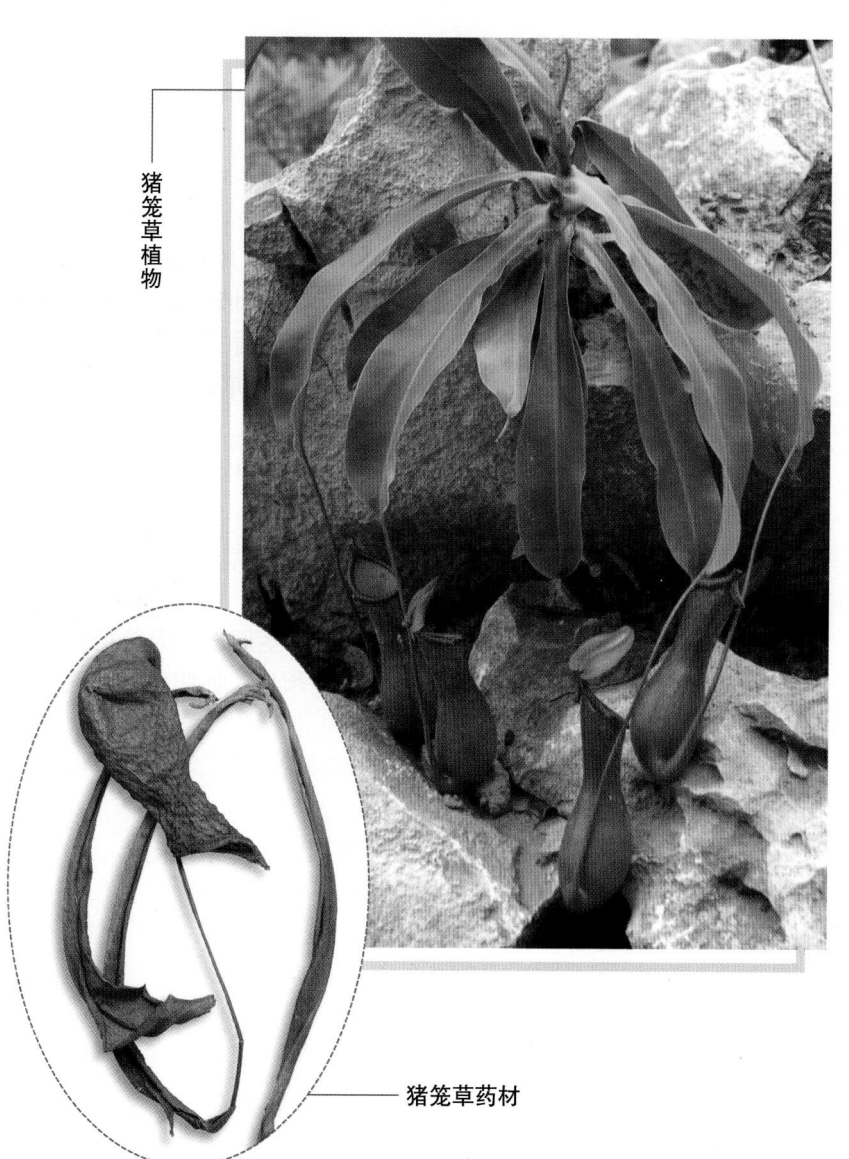

猪笼草植物

猪笼草药材

猫爪草

【别　名】　三散草、猫爪儿草、小毛茛。

【来　源】　为毛茛科植物小毛茛 *Ranunculus ternatus* Thunb. 的块根。

【植物形态】　小草本。块根数个簇生，肉质，近纺锤形或近球形。茎披散，多分枝，疏生短柔毛，后脱落无毛。基生叶丛生，有长柄；叶片形状多变，单叶3浅裂或3出复叶，片长0.5~1.7cm，宽0.5~1.5cm，小叶或一回裂片浅裂成条裂片；茎生叶较小，细裂，多无柄。花序具少数花；花两性，单生茎顶和分枝顶端，萼片5，椭圆形，外面疏被柔毛；花瓣5，亮黄色，倒卵形，基部有爪；蜜槽棱形。瘦果卵球形，边缘有纵肋。

【分　布】　广西主要分布于融安、临桂、桂林、灵川、兴安、恭城、阳朔、容县。

【采集加工】　夏、秋季均可采收，洗净，晒干。

【药材性状】　块根呈纺锤形，多5~6簇生，形成猫爪状，长3~10mm，直径2~3mm，顶端有黄褐色残茎或茎痕。表面黄褐色或灰黄色，微有纵皱纹，并有点状须根痕和残留须根。质坚实，断面类白色或黄白色，粉性。气微，味微甘。

【功效主治】　解毒，化痰散结。主治偏头痛，牙痛，咽痛，瘰疬，结核，疔疮，蛇咬伤。

【用法用量】　内服：煎汤，9~15g。外用：适量，研末敷。

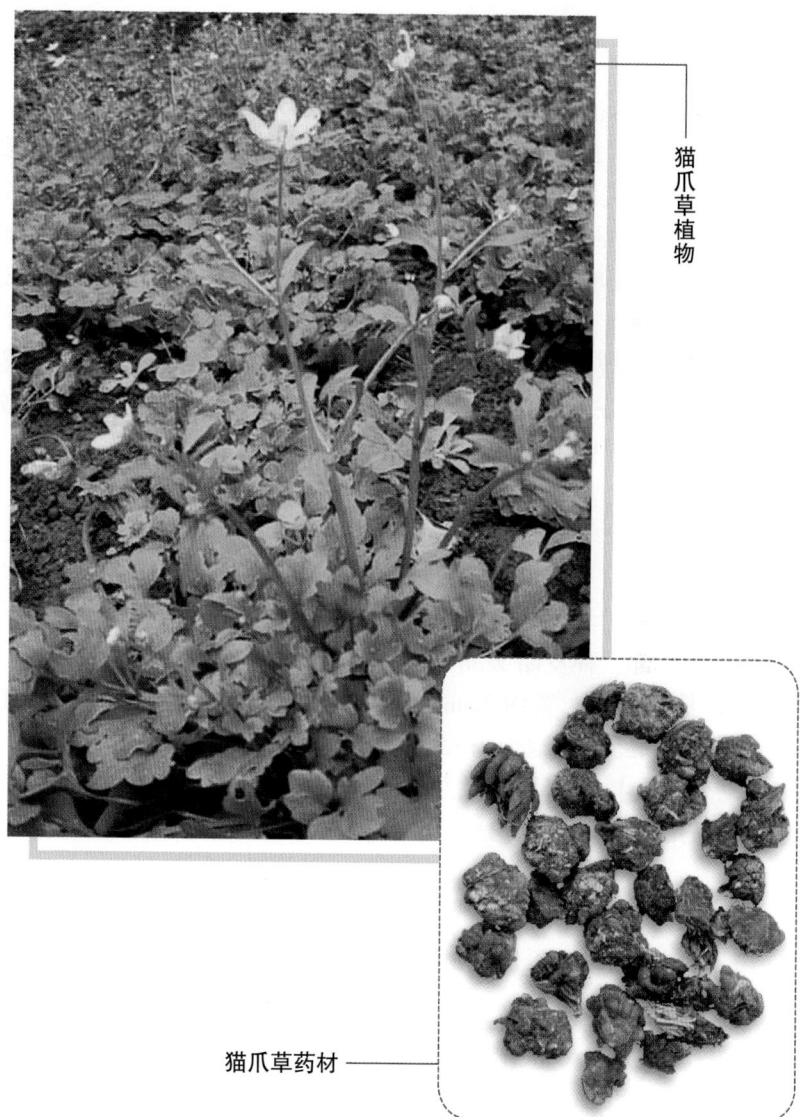

猫爪草植物

猫爪草药材

猫 豆

【别　　名】　狗爪豆、狗儿豆。

【来　　源】　为豆科植物黧豆 *Mucuna pruriens*（L.）DC. var. *utilis*（Wall. ex Wight）Baker ex Burck 的种子。

【植物形态】　缠绕草本。茎疏被白色柔毛。3 出复叶，互生；顶生小叶广卵形、长椭圆状卵形或菱状卵形，侧生小叶基部极偏斜，长7~14cm，宽 5~8.5cm，先端钝或微凹，具短针头，两面均被白色疏毛；小叶柄密被长毛；小托叶刚毛状。总状花序下垂；苞片小，线状披针形；花萼阔钟状，密被灰白色柔毛和有疏刺毛，上部裂片极阔，下部中间 1 枚线状披针形；花冠深紫色或白色，龙骨瓣长约 4cm，翼瓣略短，旗瓣长约 2cm。荚果长 8~10cm，宽约 2cm，成熟时黑色，毛较疏，荚有隆起的纵棱 1~2 条。种子 6~8 颗，灰白色。

【分　　布】　广西主要分布于东兰、南宁、北流、金秀、平南、藤县、临桂。

【采集加工】　秋季果实成熟时采收，打下种子，晒干。

【药材性状】　种子扁而稍呈方形或椭圆形，长约 1.5cm，直径约1cm，厚约 6mm。种皮略皱缩，灰白色或黑色，有颜色稍深的条纹，种脐大，长约 7mm，宽约 2mm。质硬，不易破碎。剥开种皮可见肥厚、粉白色的胚乳。气微，味微苦。

【功效主治】　温肾益气。主治腰膝酸痛，震颤性麻痹。

【用法用量】　内服：煎食，30~90g。

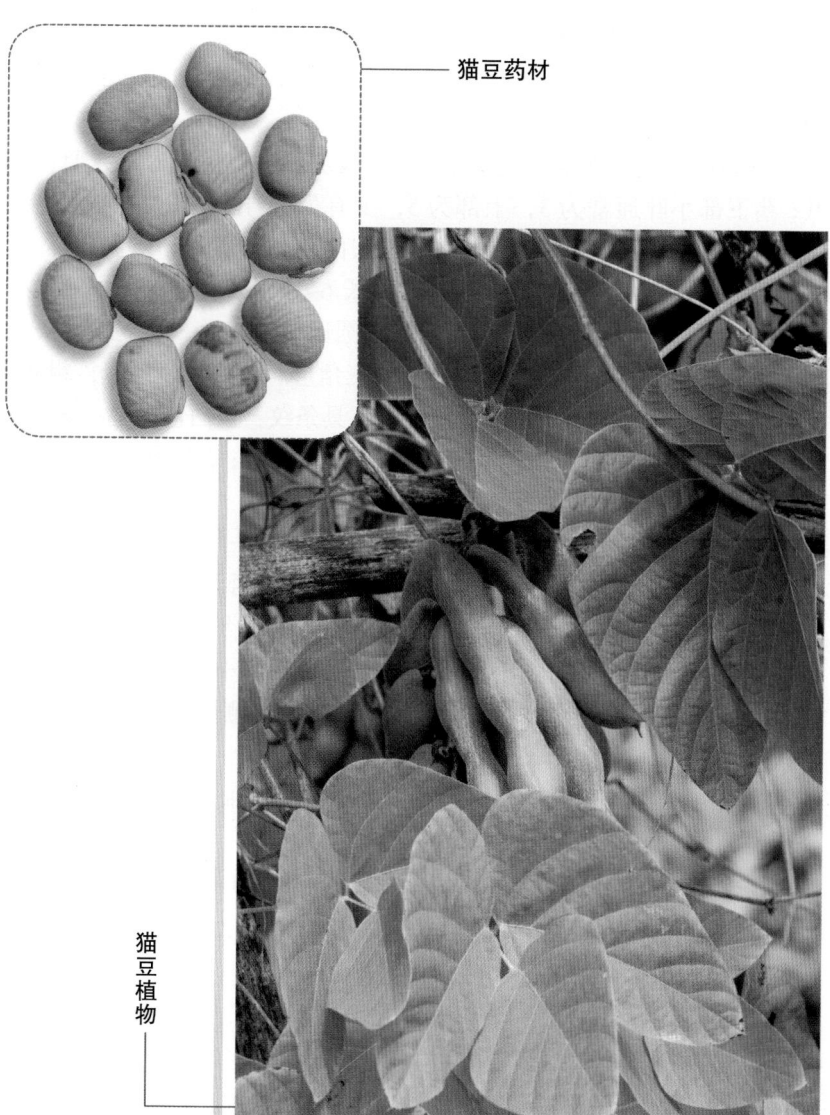

猫豆药材

猫豆植物

猫尾草

【别　　名】 兔尾草、土狗尾、牛春花、猫尾射。

【来　　源】 为豆科植物猫尾草 *Uraria crinita*（L.）Desv. ex DC. 的全草。

【植物形态】 亚灌木。茎分枝少，被灰色短毛。叶为奇数羽状复叶；茎下部小叶通常为 3，上部为 5，少有为 7；托叶长三角形，先端细长而尖，边缘有灰白色缘毛；叶柄被灰白色短柔毛；小叶近革质，长椭圆形、卵状披针形或卵形，顶端小叶长 6~15cm，宽 3~8cm，侧生小叶略小，先端略急尖、钝或圆形，基部圆形至微心形，脉上略被灰色短柔毛，侧脉在两面均凸起；小托叶狭三角形。总状花序顶生，粗壮，密被灰白色长硬毛；苞片卵形或披针形，具条纹，被白色缘毛；花萼浅杯状，被白色长硬毛，5 裂，上部 2 裂，下部 3 裂；花冠紫色。荚果略被短柔毛；荚节 2~4，椭圆形。

【分　　布】 广西分布于各地。

【采集加工】 全年均可采收，洗净，切段，晒干。

【药材性状】 根圆柱形，细长，稍扭曲，直径 1~2cm，表面淡黄色。枝条圆柱形，被短柔毛。质韧，不易折断。小叶多皱缩或脱落，完整者展平后呈长椭圆形、卵状披针形或卵形，侧生小叶略小，小托叶狭三角形。气微，味淡。

【功效主治】 清热止咳，凉血止血。主治吐血，咯血，尿血，刀伤出血，肺热咳嗽，子宫脱垂，脱肛。

【用法用量】 内服：煎汤，50~100g。外用：适量，捣敷。

猫尾草药材

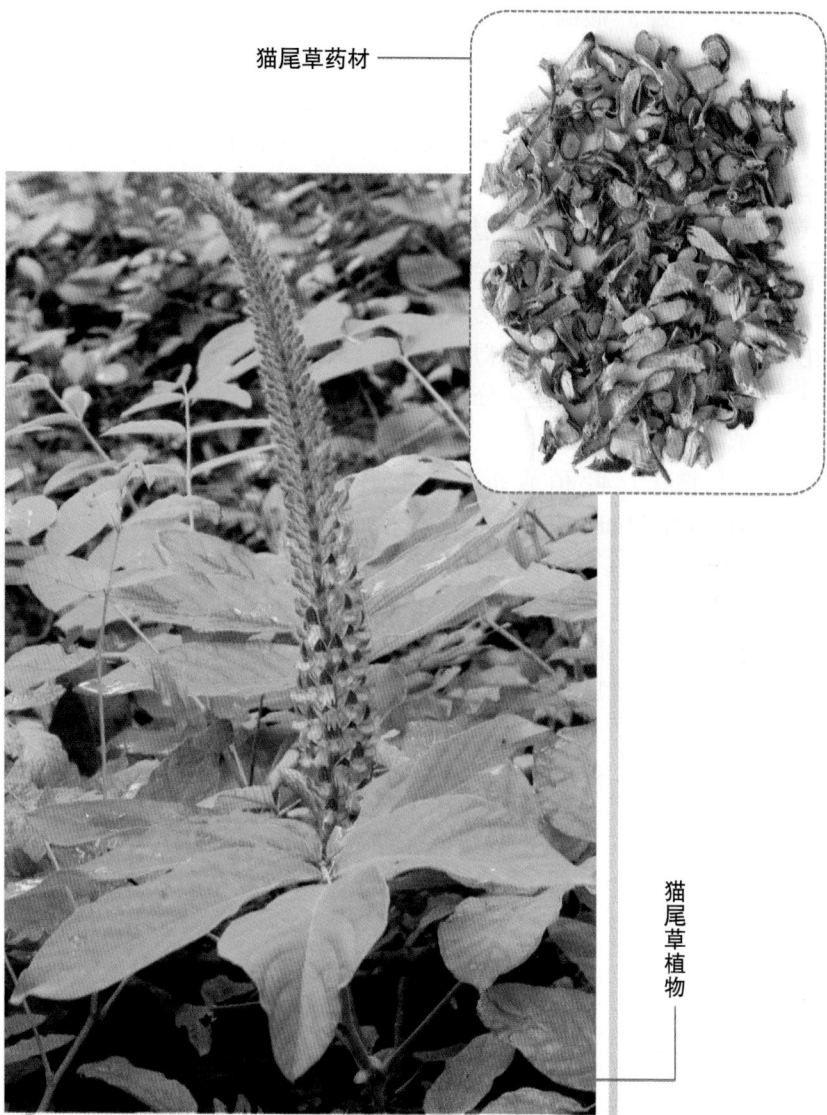

猫尾草植物

麻疯树

【别　　名】 假桐油、青桐木、黄肿树。

【来　　源】 为大戟科植物麻疯树 *Jatropha curcas* L. 的叶。

【植物形态】 灌木或小乔木。树皮灰白色，光滑；幼枝粗壮，有凸起的叶痕和灰色皮孔。全株有乳汁。叶互生，卵状圆形或近圆形，长宽约相等，7~15cm，不裂或 3~5 浅裂，先端钝，基部心形。花单性，雌雄同株；聚伞花序腋生；苞片披针形；雄花萼片 5 枚，基部合生；花瓣 5 枚，长圆形，黄绿色，合生至中部，内面被毛；腺体 5 枚，近圆柱状；雄蕊 10，二轮；雌花萼片离生，无花瓣，子房 2~3 室，无毛，花柱 3，柱头 2 裂。蒴果近球形，黄色。种子长圆形，黑色。

【分　　布】 广西主要分布于龙州、博白、南宁。

【采集加工】 四季可采，多鲜用。

【药材性状】 叶稍皱折，展平后呈卵状圆形或近圆形，长7~12cm，宽 6~11cm；上面黑褐色，下面灰黄色，全缘或 3~5 浅裂；掌状 5 出脉，主脉在近背凸起；两面无毛。叶柄灰黄色，长 10~17cm。质脆，易碎。气微，味苦、涩。

【功效主治】 散瘀消肿，止血，止痒。主治跌打肿痛，创伤出血，皮肤瘙痒，麻风，癞痢头，慢性溃疡，关节挫伤，阴道滴虫，湿疹，脚癣。

【用法用量】 外用为主。鲜叶适量捣烂敷患处；或用鲜叶捣烂绞汁搽患处。

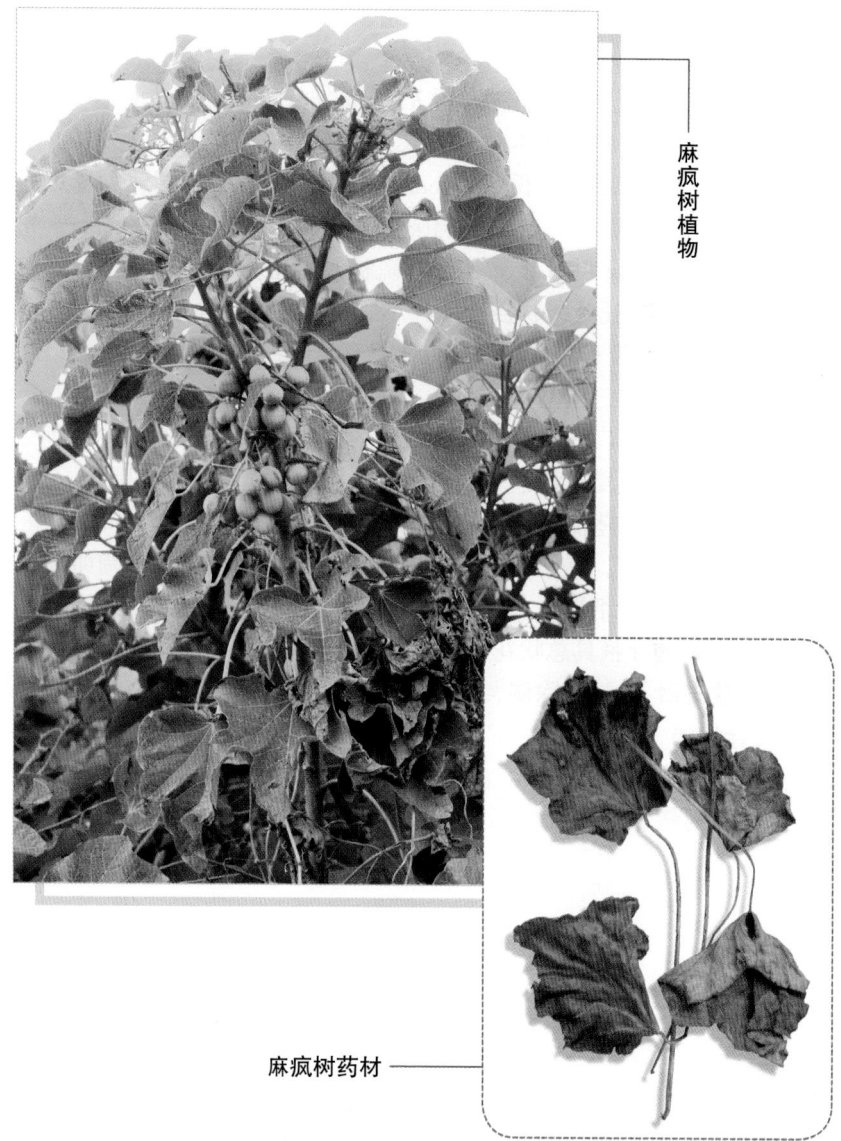

麻疯树植物

麻疯树药材

鹿藿

【别　　名】　鹿豆、野绿豆、大叶野绿豆、鬼豆根、藤黄豆、山黑豆。

【来　　源】　为豆科植物鹿藿 *Rhynchosia volubilis* Lour 的茎叶。

【植物形态】　缠绕草本。茎蔓长，各部密被淡黄色柔毛。3 出复叶，顶生小叶近于圆形，长 2.5~6cm，宽 2.5~5.5cm，先端急尖或短渐尖；侧生小叶斜阔卵形，或斜阔椭圆形，长 2~6cm，宽 1.5~2.5cm，先端急尖，基部圆形；叶片纸质，上面疏被短柔毛，背面密被长柔毛和橘黄色透明腺点；托叶线状披针形，不脱落。总状花序腋生，花 10 余朵；花萼钟状，5 裂；花冠黄色，龙骨瓣有长喙。荚果短，长圆形，红紫色。种子 1~2 粒，黑色，有光泽。

【分　　布】　广西主要分布于各地区。

【采集加工】　夏、秋季采收，除去杂质，洗净，切段，晒干。

【药材性状】　茎淡黄色至淡绿色，表面具纵棱，直径 1~3mm。三出复叶，叶片皱缩，展平后顶生小叶近广圆形，侧生小叶斜阔卵形或斜阔椭圆形，叶片纸质，上面疏被短柔毛，背面密被长柔毛和橘黄色透明腺点；有的叶腋具总状花序。气微，味苦。

【功效主治】　祛风除湿，活血，解毒。主治风湿痹痛，头痛，牙痛，腰脊疼痛，瘀血腹痛，产褥热，瘰疬，痈肿疮毒，跌打损伤，烫火伤。

【用法用量】　内服：煎汤，9~30g。外用：适量，调敷。

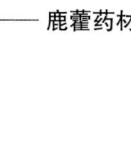

鹿藿药材

鹿藿植物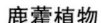

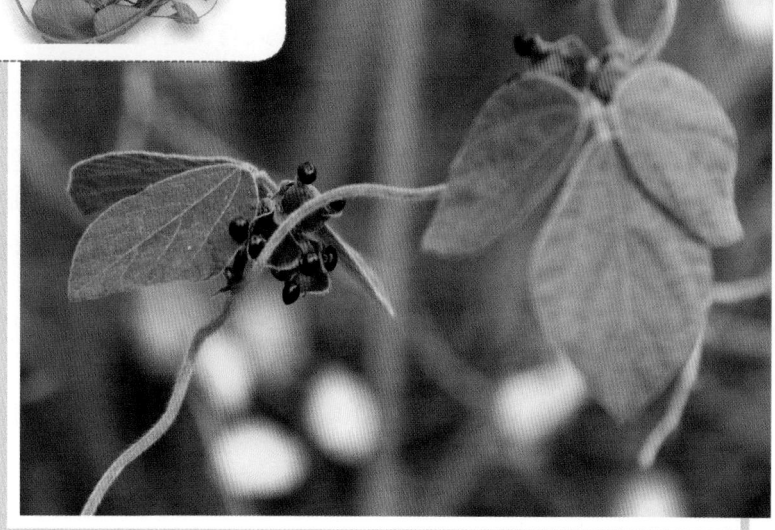

商 陆

【别　　名】 马尾、当陆、章陆、见肿消、山萝卜、土鸡母、娃娃头、樟柳根。

【来　　源】 为商陆科植物商陆 *Phytolacca acinosa* Roxb. 的根。

【植物形态】 草本。根粗壮，圆锥形，肉质，外皮淡黄色，有横长皮孔，侧根甚多。茎绿色或紫红色，多分枝。单叶互生，具柄；柄的基部稍扁宽；叶片卵状椭圆形或椭圆形，长 12~15cm，宽 5~8cm，先端急尖或渐尖，基部渐狭，全缘。总状花序顶生或与叶对生，花序直立，通常比叶短，密生多花；花两性；花被片 5，初白色后渐变为淡红色，椭圆形或长圆形，顶端圆钝，花后常反折；雄蕊 8~10，与花被片近等长；心皮通常为 8，有时少至 5 或多至 10，分离。果序直立；浆果扁球形，具 3 棱，熟时黑色。种子肾形，黑色。

【分　　布】 广西主要分布于马山、武鸣、龙州、那坡、田阳、隆林。

【采集加工】 全年均可采收，洗净，切片，晒干。

【药材性状】 根圆锥形，有多数分枝。表面灰棕色或灰黄色，有明显的横向皮孔及纵沟纹，直径 2~8cm。质坚硬，不易折断，断面皮部浅黄棕色或黄白色，有多个凹凸不平的同心性环纹，木部呈多数隆起的纵条纹。气微，味稍甜，久嚼麻舌。

【功效主治】 逐水消肿，通利二便，解毒散结。主治水肿胀满，二便不通，癥瘕，瘰疬，疮毒。

【用法用量】 内服：煎汤，5~10g；醋制可降低毒性；或入散剂。外用：适量，捣敷。

附：同属植物垂序商陆 *Phytolacca americana* L. 的根亦作商陆入药。

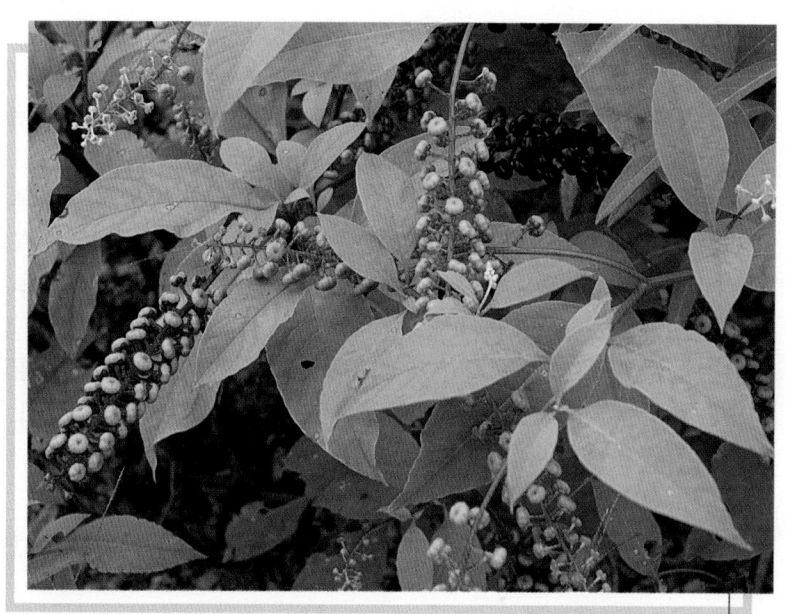

商陆植物

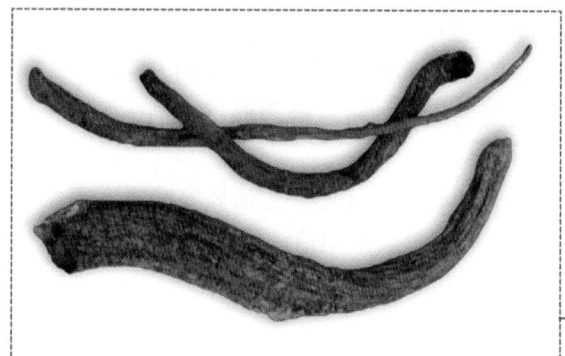

商陆药材

旋覆花

【别　　名】　金佛花，金佛草，六月菊。

【来　　源】　为菊科植物旋覆花 Inula japonica Thunb. 的头状花序。

【植物形态】　草本。根状茎短；茎有时基部具不定根，有细沟。基部叶常较小，在花期枯萎；中部叶长圆形，长圆状披针形或披针形，长 4~13cm，宽 1.5~4cm，基部多少狭窄，常有圆形半抱茎的小耳，边缘有小尖头状疏齿或全缘，下面有疏伏毛和腺点；中脉和侧脉有较密的长毛；上部叶渐狭小，线状披针形。头状花序排列成疏散的伞房花序，花序梗细长；总苞半球形；总苞片约 6 层，线状披针形，近等长，但最外层常叶质而较长；外层基部革质，上部叶质，有缘毛；内层除绿色中脉外干膜质，渐尖，有腺点和缘毛；舌状花黄色，舌片线形；管状花花冠有三角披针形裂片；冠毛 1 层，白色，与管状花近等长。瘦果圆柱形，有 10 条沟，顶端截形，被疏短毛。

【分　　布】　广西主要分布于桂林、临桂、全州、兴安、钟山、富川。

【采集加工】　夏季采收，除去杂质，切段，晒干。

【药材性状】　本品呈扁球形或类球形，直径 1~2cm。总苞由多数苞片组成，呈覆瓦状排列，苞片披针形或条形，灰黄色；总苞基部有时残留花梗，苞片及花梗表面被白色茸毛，舌状花 1 列，黄色，多卷曲，常脱落，先端 3 齿裂；管状花多数，棕黄色，长约 5mm，先端 5 齿裂；子房顶端有多数白色冠毛。有的可见椭圆形小瘦果。体轻，易散碎。气微，味微苦。

【功能主治】　降气，消痰，行水，止呕。主治风寒咳嗽，痰饮蓄结，胸膈痞闷，喘咳痰多，呕吐噫气。外用治疮疡肿毒。

【用法用量】　内服：包煎，3~9g。

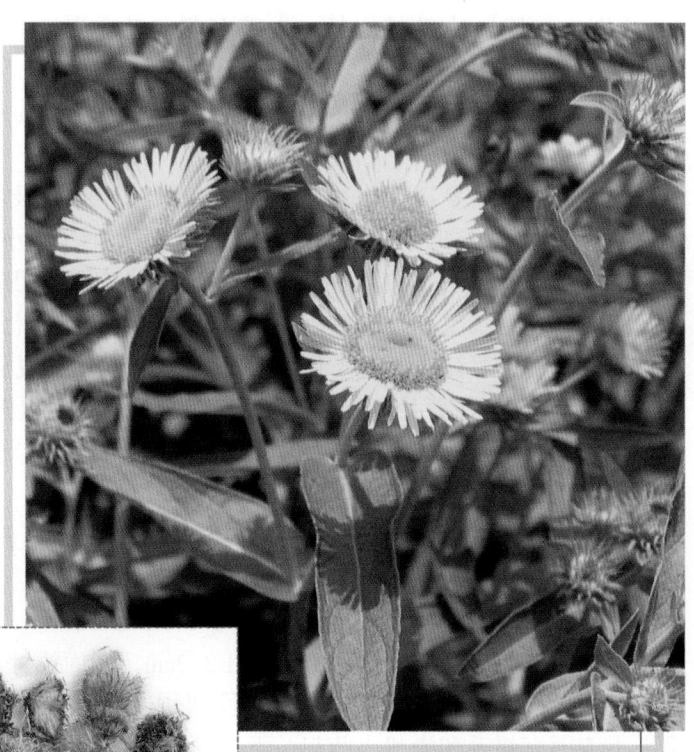

旋覆花植物

旋覆花药材

粗叶悬钩子

【别　　名】 大叶蛇泡筋、大破布刺、老虎泡、虎掌筋、九月泡、八月泡、牛尾泡。

【来　　源】 为蔷薇科植物粗叶悬钩子 *Rubus alceaefolius* Poir 的根或叶。

【植物形态】 攀援灌木。枝密生黄色绒毛，叶柄及花序有小钩刺。单叶，革质；托叶羽状深裂；叶近圆形或宽卵形，大小极不等，长6~16cm，宽5~14cm，3~7裂，上面有粗毛和囊泡状小凸起，下面密生灰色或浅黄色绵毛和长柔毛，叶脉锈色。圆锥花序或总状花序，总花梗，花梗和花萼被淡黄色绒毛；苞片大，羽状至掌状或梳齿状深裂，裂片线形至披针形；萼片宽卵形，有浅黄色至锈色绒毛和长柔毛；花瓣宽倒卵形或近圆形，白色，与萼片近等长；雄雌蕊多数。聚合果近球形，肉质，红色；核有皱纹，球形，红色。

【分　　布】 广西主要分布于南宁、武鸣、贵港、博白、平南、容县、岑溪、桂林、融水、南丹。

【采集加工】 夏、秋季采收，洗净，鲜用或晒干。

【药材性状】 主根圆锥形，直径 1.2~2cm，表面浅棕黄色，木部棕黄色。叶片近革质，皱缩，展开呈近圆形成宽卵形，大小不等，3~7裂，上表面有粗毛和囊泡状小凸起，下表面密生灰色柔毛；掌状脉纹呈锈色，托叶羽状深裂，叶柄有小钩刺。气微，味淡。

【功效主治】 清热利湿，止血，散瘀。主治肝炎，痢疾，肠炎，乳腺炎，口腔炎，行军性血红蛋白尿，外伤出血，肝脾肿大，跌打损伤，风湿痹痛。

【用法用量】 内服：煎汤，15~30g。外用：适量，研末撒；或煎水含漱。

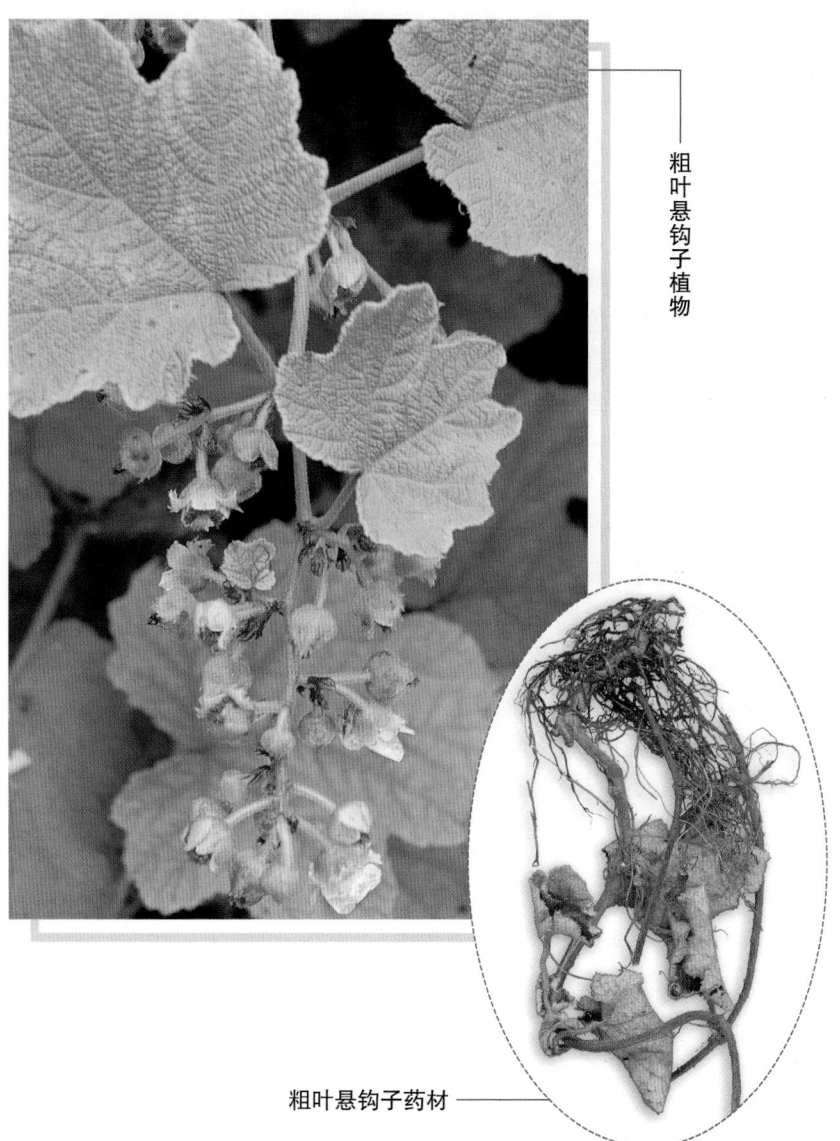

粗叶悬钩子植物

粗叶悬钩子药材

粗糠柴

【别　　名】 香桂树、香檀、花樟树、将军树、痢灵树。

【来　　源】 为大戟科植物粗糠柴 *Mallotus philippinensis*（Lam.）Muell. -Arg. 的根。

【植物形态】 小乔木。茎黑褐色或灰棕色；枝较细弱，小枝、幼叶和花序均被褐色星状柔毛。叶互生或近对生；叶柄密被褐色短柔毛；叶片近革质，卵形、长圆形至披针形，长 5~19cm，宽 2~7.5cm，先端渐尖，基部钝圆或阔楔形，有基出 3 脉和 2 腺体，全缘或有钝齿，下面绿色，有稀疏红色腺点，下面粉白色。总状花序，花序枝及花梗被毛及红色腺点；花单性同株；花小，黄绿色，无花瓣；雄花序成束或单生，多花，雄花萼片 3~4，卵形，膜质；雌花序单生，雌花萼管状，3~5 裂，裂片卵形至披针形。蒴果三棱状球形，无软刺，成熟时开裂为 3 个分果片。种子球形，黑色，平滑。

【分　　布】 广西各地有分布。

【采集加工】 根全年均可采挖，切段，晒干。

【药材性状】 根圆柱形，少分枝，直径 1.5~2.5cm，表面灰棕色或红棕色，有细纵皱纹及密的呈细疙瘩的横向皮孔。质坚，切面皮部灰棕色，木部灰黄色，皮部易与木部剥离。气微，味微苦。

【功效主治】 清热祛湿，解毒消肿。主治湿热痢疾，咽喉肿痛。

【用法用量】 内服：煎汤，15~30g。

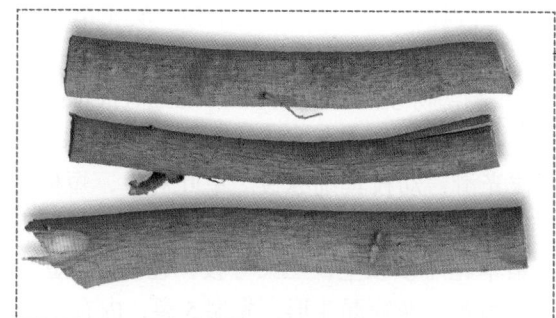

粗糠柴药材

粗糠柴植物

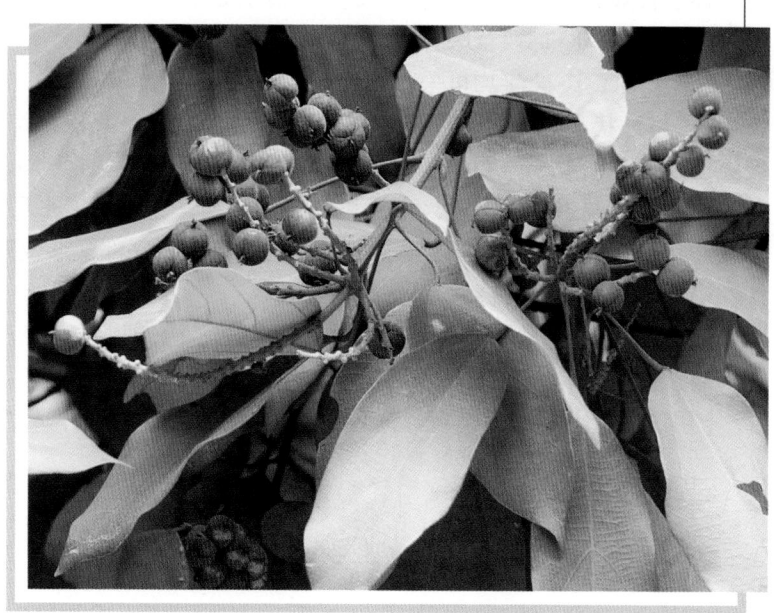

断肠草

【别　　名】　黄花苦晚、苦晚藤、胡蔓藤、大茶藤、胡蔓草、大茶药。

【来　　源】　为马钱科植物钩吻 Gelsemium elegans（Gardn. et Champ.）Benth. 的地上部分。

【植物形态】　藤本。枝光滑，幼枝具细纵棱。单叶对生，短柄；叶片卵状长圆形到卵状披针形，长 5~12cm，宽 2~6cm，先端渐尖，基部楔形或近圆形，全缘。聚伞花序多顶生，三叉分枝，苞片 2，短三角形；萼片 5，分离；花小，黄色，花冠漏斗形，先端 5 裂，内有淡红色斑点，裂片卵形，先端尖，较花筒短；雄蕊 5；子房上位，2 室，花柱丝状，柱头 4 裂。蒴果卵状椭圆形，下垂，基部有宿萼，果皮薄革质。种子长圆形，多数，具刺状凸起，边缘有翅。

【分　　布】　广西全区各地均有分布。

【采集加工】　全年均可采收，切段，晒干或鲜用。

【药材性状】　茎呈圆柱形，外皮灰黄色到黄褐色，具深纵沟及横裂隙；幼茎较光滑，黄绿色，具细纵纹及纵向椭圆形凸起的点状皮孔；节稍膨大，可见叶痕；质坚，不易折断。叶皱缩，完整者展平后呈卵形或卵状披针形，长 4~8cm，宽 2~4cm，先端渐尖，基部楔形或钝圆，淡棕褐色。气微，味微苦，有毒。

【功效主治】　祛风攻毒，散结消肿，止痛。主治痈肿，疔疮，风湿痹痛，神经痛。

【用法用量】　外用：适量，捣敷；或研末调敷；或煎水洗；或烟熏。

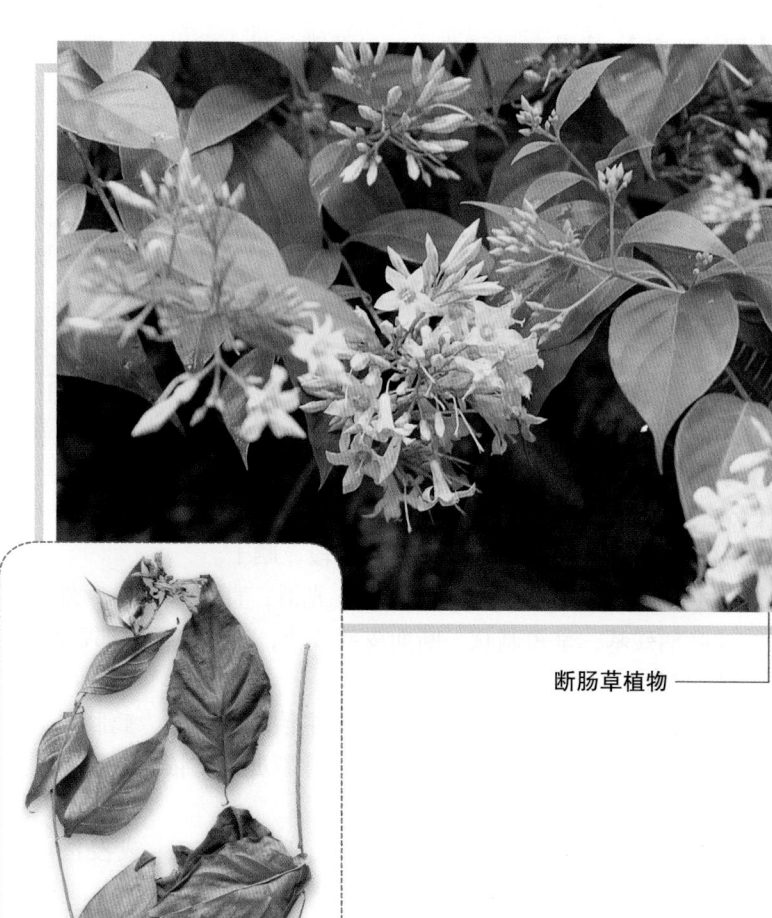

断肠草植物

断肠草药材

清风藤

【别　　名】 青藤、寻风藤、一口两嘴、过山龙、牢钩刺、一个刺二个头。

【来　　源】 为清风藤科植物清风藤 *Sabia japonica* Maxim. 的茎。

【植物形态】 落叶攀援木质藤本。老枝紫褐色，常有刺状的叶柄基部。单叶互生；叶柄被柔毛；叶片近纸质，卵状椭圆形、卵形或阔卵形，长 3.5~9cm，宽 2~4.5cm；叶面中脉有稀疏毛，叶背带白色，脉上被稀疏柔毛；侧脉每边 3~5 条。花先叶开放，单生于叶腋，花小，两性；苞片 4，倒卵形；花梗果时增长；萼片 5，近圆形或阔卵形，具缘毛；花瓣 5，淡黄绿色，倒卵形或长圆状倒卵形，具脉纹；雄蕊 5；花盘杯状，有 5 裂齿；子房卵形，被细毛。分果爿近圆形或肾形；核有明显的中肋，两侧面具蜂窝状凹穴。

【分　　布】 广西主要分布于兴安、龙胜。

【采集加工】 春、夏季割取藤茎，切段，晒干。

【药材性状】 茎呈圆柱形，灰黑色，光滑，直径 2~5mm，外表有纵皱纹及叶柄残基，呈短刺状。断面皮部较薄，灰黑色，木部黄白色。气微，味微苦。

【功效主治】 祛风利湿，活血解毒。主治风湿痹痛，鹤膝风，水肿，脚气，跌打损伤，骨折，深部脓肿，骨髓炎，化脓性关节炎，脊椎炎，疮疡肿毒，皮肤瘙痒。

【用法用量】 内服：煎汤，9~15g，大剂量 30~60g；或浸酒。外用：适量，鲜品捣敷；或煎水熏洗。

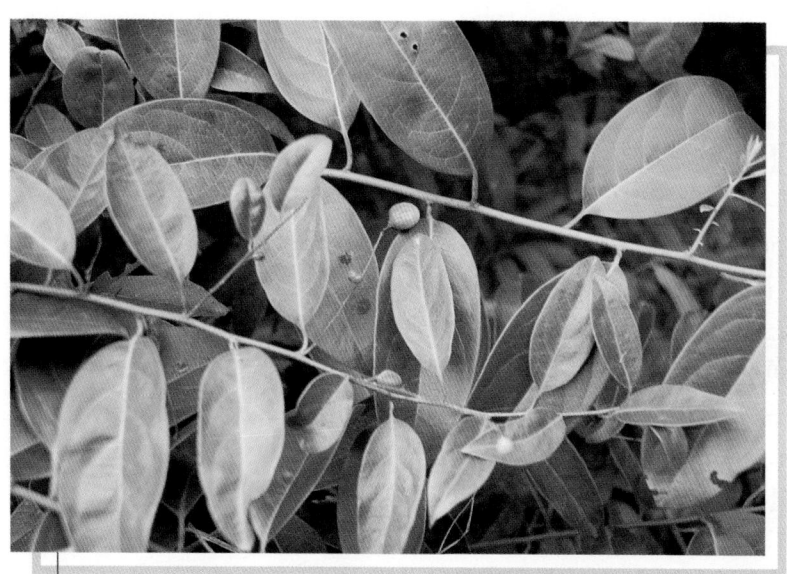

清风藤植物

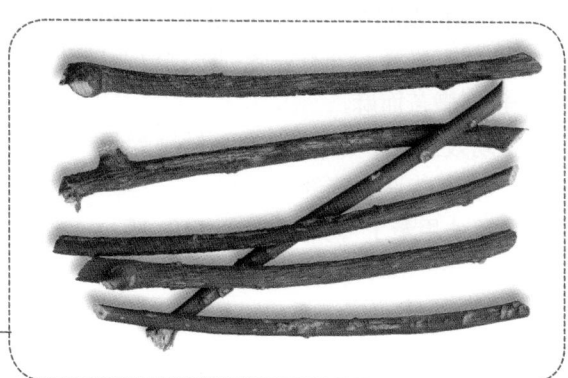

清风藤药材

清香木姜子

【别　　名】 木姜子、木椒子。

【来　　源】 为樟科植物清香木姜子 *Litsea euosma* W. W. Smith 的果实。

【植物形态】 落叶小乔木。幼枝有短柔毛；顶芽圆锥形，外被黄褐色柔毛。叶互生；叶片卵状椭圆形或长圆形，长 7~14cm，宽 2.5~5cm，先端渐尖，基部楔形略圆，上面深绿色，无毛，下面粉绿色，被疏柔毛，中脉稍密。雌雄异株；伞形花序腋生，常 4 个簇生于短枝上，每一花序有花 4~6 朵，先叶开放或与叶同时开放；花被裂片 6，黄绿色或黄白色，椭圆形；能育雄蕊 9，花丝有灰黄色柔毛，花药 4 室，皆内向瓣裂。果球形，先端具小尖头，成熟时黑色；果柄长 4mm，果托不增大，有稀疏短柔毛。

【分　　布】 广西主要分布于马山、那坡、隆林、龙胜、全州、灌阳、灵川、临桂。

【采集加工】 秋季果实成熟时采摘，阴干。

【药材性状】 果实类圆球形，直径 4~5mm。外表面黑褐色或棕褐色，有网状皱纹，先端钝圆，基部可见果柄脱落的圆形疤痕，少数残留宿萼及折断提醒柄。除去果皮，可见硬脆的果核，表面暗棕褐色。质坚脆，有光泽，外有一隆起纵横纹。破开后，内含种子 1 粒。气香，味辛辣，微苦而麻。

【功效主治】 祛风散寒，健脾燥湿，消食下气。主治胃寒腹痛，泄泻，食滞饱胀，痛经。

【用法用量】 内服：煎汤，10~15g；或入散剂。外用：捣烂敷。

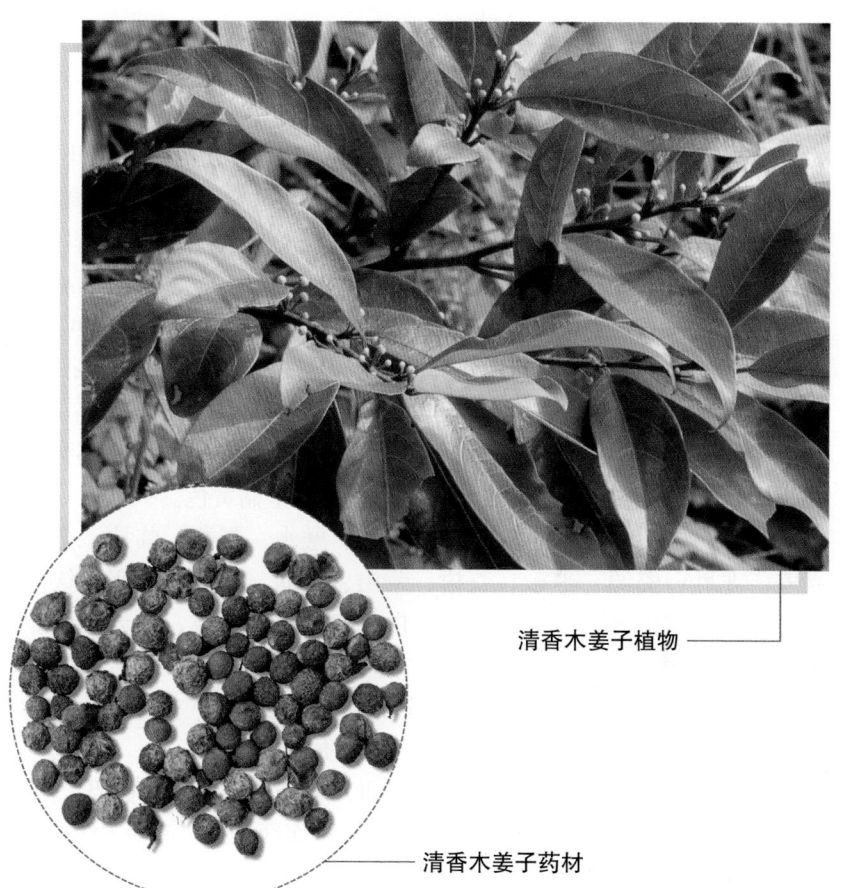

清香木姜子植物

清香木姜子药材

清香藤

【别　　名】　破骨风、川清茉莉、光清香藤、北清香藤。

【来　　源】　为木犀科植物清香藤 *Jasminum lanceolarium* Roxb. 的全株。

【植物形态】　大型攀援灌木。小枝圆柱形，节处稍压扁。叶对生或近对生，三出复叶，有时花序基部侧生小叶退化成线状而成单叶；叶柄具沟，沟内常被微柔毛；叶片上面绿色，光亮，下面具凹陷的小斑点；小叶片椭圆形，长圆形或披针形，长 3.5~16cm，宽 1~9cm，先端钝、锐尖、渐尖或尾尖，基部圆形或楔形。复聚伞花序常排列呈圆锥状，有花多朵，密集；苞片线形；花梗短或无，果时增粗增长；花芳香；花萼筒状，果时增大，萼齿三角形；花冠白色，高脚碟状，花冠裂片 4~5 枚，披针形、椭圆形或长圆形；花柱异长。果球形或椭圆形，两心皮基部相连或仅一心皮成熟，黑色，干时呈橘黄色。

【分　　布】　广西主要分布于武鸣、融水、阳朔、临桂、全州、兴安、龙胜、资源、平乐、苍梧、蒙山、合浦、上思、东兴、钦州、平南、桂平、玉林、容县、博白、白色、德保、那坡、凌云、乐业、田林、隆林、贺州、昭平、河池、南丹、天峨、凤山、东兰、罗城、环江、都安、象州、金秀、崇左、宁明。

【采集加工】　全年均可采收，除去杂质，晒干。

【药材性状】　茎呈圆柱形，稍弯曲，直径 0.3~2cm 或更粗；表面灰黄色至棕黄色；体轻，质硬，易折断，断面纤维性，呈灰白色，外皮灰黄色至棕黄色，易与木质部分离。叶革质，完整叶片卵状长圆形，长 6~13cm，宽 3~6cm，先端尾状渐尖，基部心形或圆形，全缘，黄褐色；质脆。气微，味苦而涩。

【功效主治】　活血破瘀，理气止痛。主治风湿痹痛，跌打骨折，外伤出血。

【用法用量】　内服：煎汤，15~20g。外用：适量。

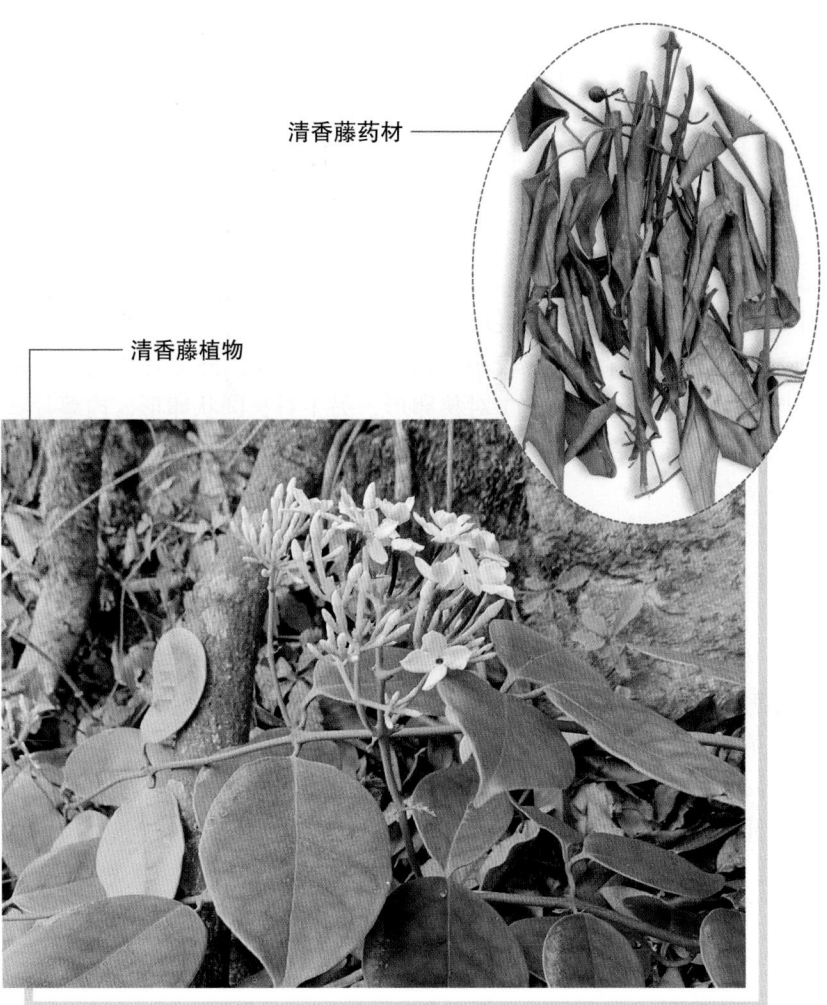

清香藤药材

清香藤植物

淫羊藿

【别　　名】 箭叶淫、羊藿、淫羊雀、短角淫羊藿。

【来　　源】 为小檗科植物三枝九叶草 Epimedium sagittatum（Sieb. et Zucc）Maxim. 的叶。

【植物形态】 草本。根状茎粗短，节结状，质硬，多须根。一回三出复叶，小叶3枚；小叶革质，卵形至卵状披针形，长5~19cm，宽3~8cm，但叶片大小变化大，先端急尖或渐尖，基部心形；顶生小叶基部两侧裂片近相等，圆形；侧生小叶基部高度偏斜，外裂片远较内裂片大，三角形，急尖，内裂片圆形，叶缘具刺齿；花茎具2枚对生叶。圆锥花序具200朵花；花较小，白色；萼片2轮，外萼片4枚，先端钝圆，具紫色斑点，其中1对狭卵形，另1对长圆状卵形，内萼片卵状三角形，先端急尖，白色；花瓣囊状，淡棕黄色，先端钝圆。蒴果，花柱宿存。

【分　　布】 广西主要分布于临桂、龙胜、资源。

【采集加工】 夏、秋季茎叶茂盛时采收，晒干或阴干。

【药材性状】 叶片多皱缩、破碎，绿褐色；完整叶为三出复叶，小叶片长卵形至卵状披针形，长4~12cm，宽2.5~5cm；先端渐尖，两侧小叶基部明显偏斜，外侧呈箭形，下表面疏被粗短伏毛或近无毛。叶片革质。气微，味淡。

【功效主治】 补肾阳，强筋骨，祛风湿。主治肾阳虚衰，阳痿遗精，筋骨痿软，风湿痹痛，麻木拘挛。

【用法用量】 内服：煎汤，6~10g。外用：适量。

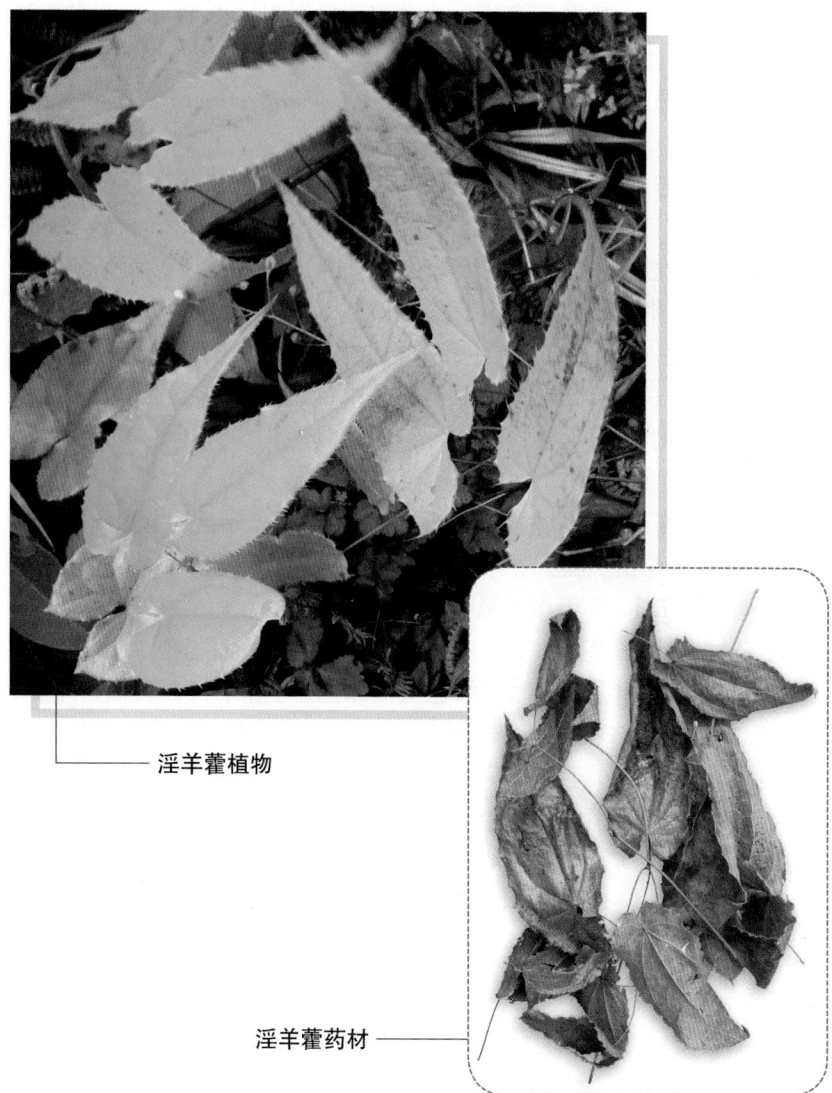

淫羊藿植物

淫羊藿药材

淡竹叶

【别　　名】 竹叶门冬青、山鸡米、金竹叶、长竹叶、山冬、地竹、淡竹米、林下竹。

【来　　源】 为禾本科植物淡竹叶 *Lophatherum gracile* Brongn. 的全草。

【植物形态】 草本。根状茎粗短，坚硬。须根稀疏，近顶端或中部常肥厚成纺锤状的块根。秆纤弱。叶互生，广披针形，长 5~20cm，宽 1.5~3cm，全缘，先端渐尖或短尖，基部近圆形或楔形而渐狭缩成柄状或无柄，平行脉多条，并有明显横脉，呈小长方格状；叶舌短小，质硬，有缘毛。圆锥花序顶生，分枝较少，疏散；小穗线状披针形，具粗壮小穗柄；颖长圆形，具五脉，先端钝，边缘薄膜质，第 1 颖短于第 2 颖；外稃较颖为长，披针形，先端具短尖头，具 5~7 脉，内稃较外稃为短，膜质透明。颖果纺锤形，深褐色。

【分　　布】 广西主要分布于天等、田阳、乐业、凤山、东兰、金秀、富川、苍梧、藤县、平南、容县、桂平、贵港、玉林、博白。

【采集加工】 全年均可采收，切段，晒干。

【药材性状】 茎圆柱形，表面淡黄绿色，断面中空。叶多皱缩卷曲，展开叶片披针形；表面浅绿色或黄绿色；叶脉平行，具横行小脉，形成长方形的网格状，下表面尤为明显；叶鞘开裂，外具纵条纹，沿叶鞘边缘有白色长柔毛。体轻，质柔韧。气微，味淡。

【功效主治】 清热，除烦，利尿。主治烦热口渴，口舌生疮，牙龈肿痛，小儿惊啼，小便赤涩，淋浊。

【用法用量】 内服：煎汤，9~15g。

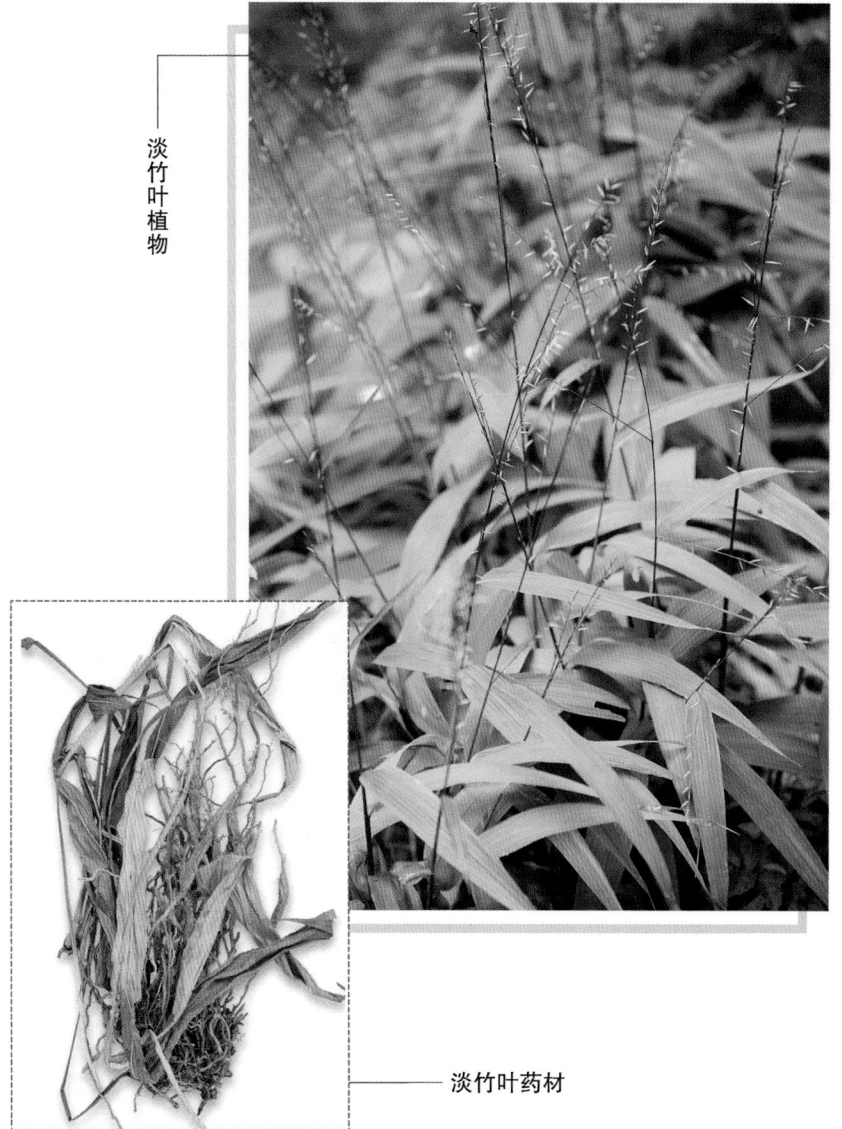

淡竹叶植物

淡竹叶药材

深山黄堇

【别　　名】石莲、断肠草、田饭酸、水黄莲、千人耳子、鸡粪草。

【来　　源】为罂粟科植物黄堇 *Corydalis pallida*（Thunb.）Pers. 的全草。

【植物形态】草本。主根长直。茎具棱，上部有少数分枝。叶互生；基生叶多数，莲座状，花期枯萎。茎生叶稍密集，下部的具柄，上部的近无柄，上面绿色，下面苍白色，二回羽状全裂，一回羽片约 4~6 对，顶生的较大，约长 1.5~2cm，宽 1.2~1.5cm，三深裂，裂片边缘具圆齿状裂片，裂片顶端圆钝，近具短尖，侧生的较小，常具 4~5 圆齿。总状花序疏生数花；苞片狭卵形至条形；萼片小，花冠淡黄色，距圆筒形。蒴果串珠状。种子扁球形，黑色，表面密生短圆锥状小凸起；种阜帽状，紧裹种子的一半。

【分　　布】广西主要分布于资源、桂林、金秀、荔浦。

【采集加工】春、夏季采收，鲜用或晒干。

【药材性状】茎淡黄绿色，直径 6~10mm；质轻易断。叶黄绿色，多皱缩，展开叶片 2~3 回羽状全裂。总状花序较长，花大，距圆筒形。蒴果串珠状。种子黑色，密生圆锥形小凸起。气淡，味微酸。

【功效主治】清热利湿，解毒。主治风火赤眼，湿热泄泻，赤白痢疾，带下，痈疮热疖，丹毒。

【用法用量】内服：煎汤，3~9g，鲜全草 30g；或捣烂绞汁服。外用：适量，捣烂敷患处。

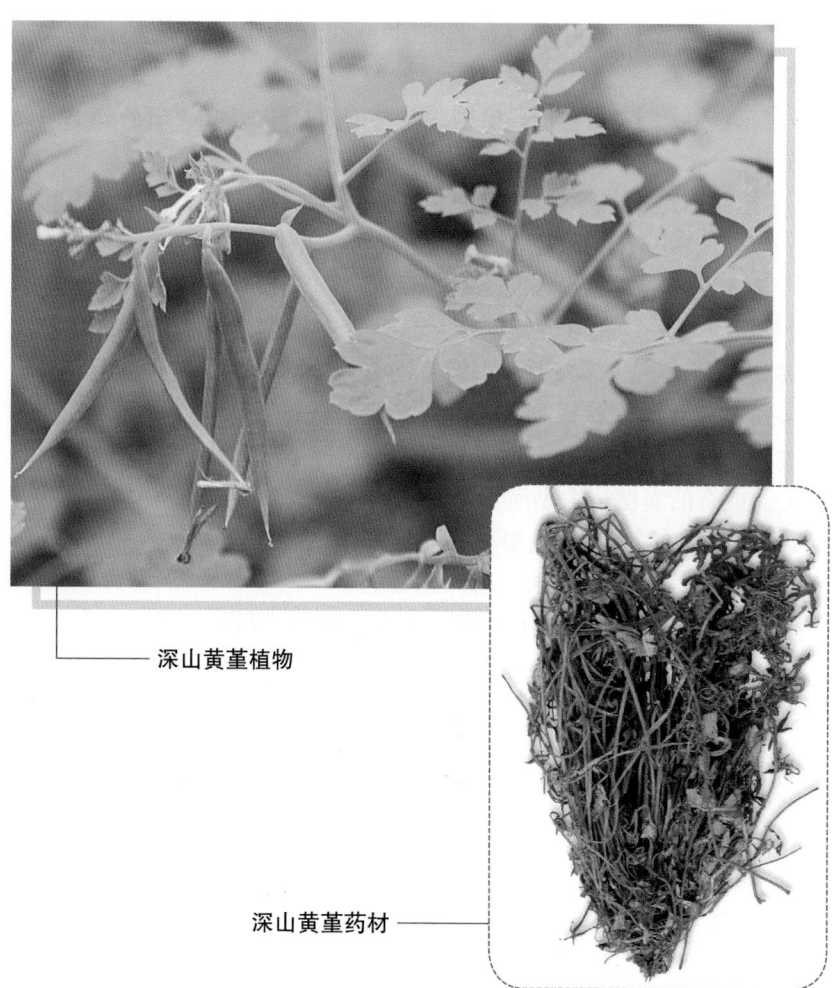

深山黄堇植物

深山黄堇药材

深绿卷柏

【别　　名】　大叶菜、石上柏、虾麻叶、锅巴草、岩扁柏、大凤尾草、地柏草。

【来　　源】　为卷柏科植物深绿卷柏 *Selaginella doederleinii* Hieron 的全草。

【植物形态】　草本。主茎具棱，禾秆色。叶二型；侧叶和中叶各2行；侧叶在小枝上呈覆瓦状排列，向枝的两侧紧靠斜展，卵状长圆形，长 3~5mm，宽 1.5~2mm，钝头，基部心形，两侧上方均有疏锯齿；中叶 2 行，彼此以覆瓦状交互排列直向枝端，卵状长圆形，先端渐尖具短刺头，基部心形，边缘有锯齿，中脉龙骨状向上隆起；孢子叶 4 列，交互覆瓦状排列，卵状三角形，先端长渐尖，边缘有锯齿，龙骨状。孢子囊近球形，大孢子囊生于囊穗下部，小孢子囊生于中部以上，或有的囊穗全为小孢子囊。

【分　　布】　广西主要分布于昭平、北流、防城、上思、南宁、马山、隆安、隆林、凤山。

【采集加工】　全年均可采收，洗净，鲜用或晒干。

【药材性状】　全体长可达 70cm。枝多有分枝，茎上有纵凹槽，直径约 1mm；表面黄绿色，光滑。叶浅绿色，卵形；主枝上叶较稀疏，长宽约 3mm，先端尖，中脉偏斜；孢子叶稍小，成羽状排列。气微，味淡。

【功效主治】　清热解毒，祛风除湿。主治目赤肿痛，肺热咳嗽，咽喉肿痛，乳腺炎，湿热黄疸，风湿痹痛。

【用法用量】　内服：煎汤，10~30g，鲜品倍量。外用：适量，研末敷；或鲜品捣敷。

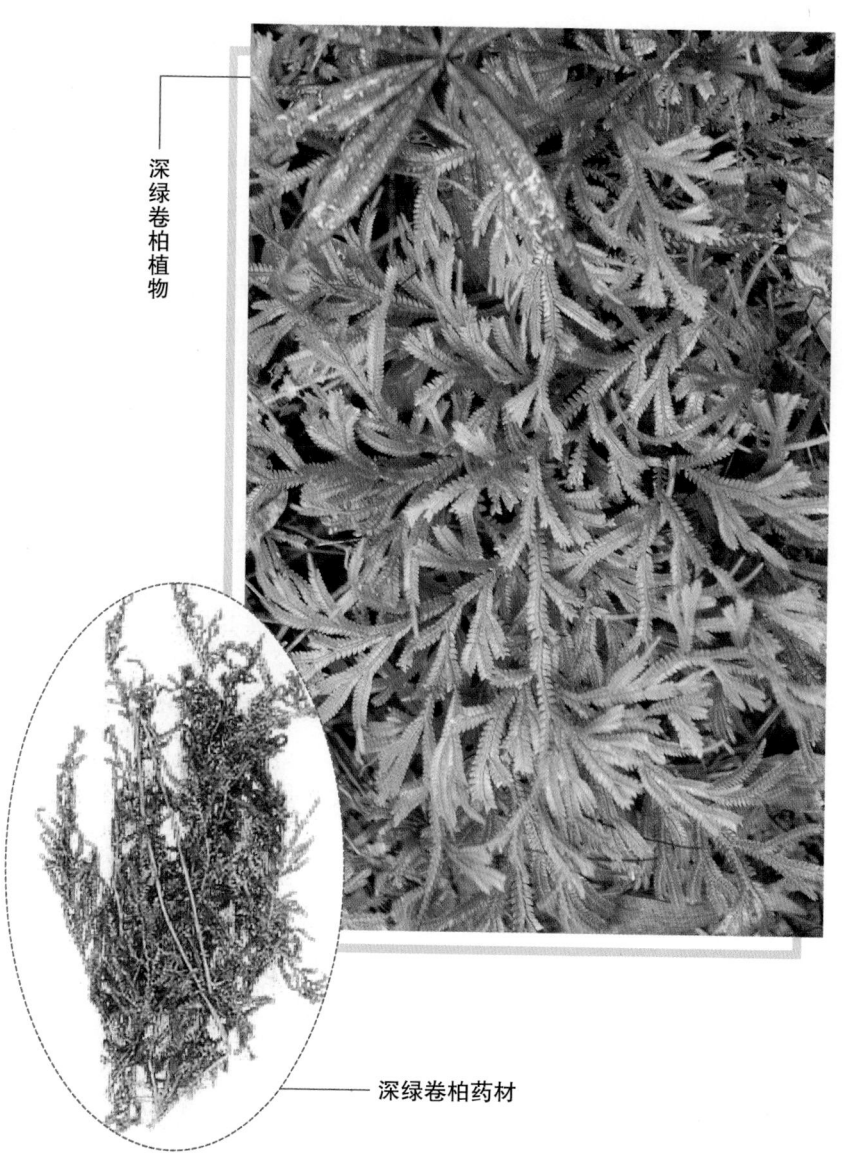

深绿卷柏植物

深绿卷柏药材

密花美登木

【别　　名】 亚棱侧。

【来　　源】 为卫矛科植物密花美登木 *Maytenus confertiflorus* J. Y. Luo et X. X. Chen 的茎叶。

【植物形态】 灌木。高 3~4 米；小枝具刺，刺粗壮。叶纸质，阔卵形或倒卵形，长 10~24cm，宽 3~9cm，先端渐尖，基部阔楔形，两面无毛。聚伞花序多数集生于叶腋，有花多至 60 朵；花序梗极短或近无，分枝及小花梗纤细；苞片、小苞片边缘常呈流苏状；萼片三角卵形，淡红色，边缘多少纤毛状；花白色，化瓣线形或狭方形；雄蕊着生花盘近外缘处；子房小，花柱短粗，柱头 3 裂。蒴果三角球状，果皮光滑。种子白色。

【分　　布】 广西主要分布于宁明、凭祥、崇左、大新。

【采集加工】 夏、秋季采集，晒干，备用，亦用鲜品。

【药材性状】 茎圆柱形，幼枝淡绿色，老枝棕黄色至棕褐色，直径 0.5~1.0cm，外表有瘤状物，表皮具纵裂纹，枝刺硬；断面淡黄色，髓心大。单叶互生，叶片淡绿色，皱卷，展开后长 8~20cm，宽 3~8cm；质坚，稍脆。气微，味甘。

【功效主治】 祛瘀止痛，解毒消肿。主治跌打损伤，腰痛。并有抗肿瘤作用，近代试用于治疗癌症。

【用法用量】 内服：煎汤，9~30g，大剂量可用至 60g。外用：适量，鲜品捣烂敷。

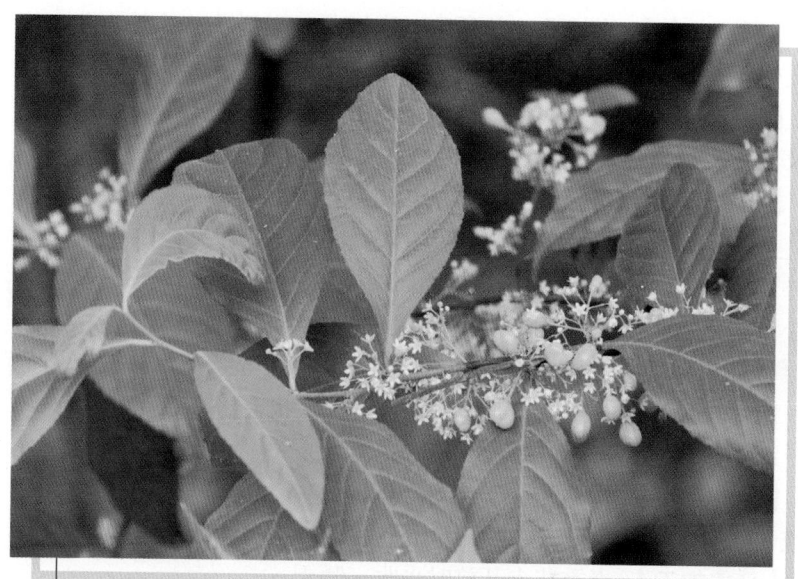

密花美登木植物

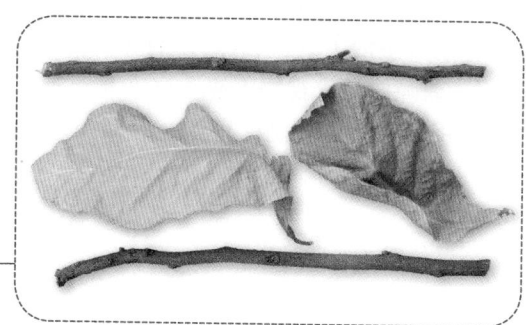

密花美登木药材

密蒙花

【别　　名】 小锦花、羊耳朵、染饭花、米汤花、鸡骨头花、疙瘩皮树花。

【来　　源】 为马钱科植物密蒙花 *Buddleja officinalis* Maxim 的花蕾及花序。

【植物形态】 落叶灌木。小枝灰褐色，微具 4 棱，枝及叶柄、叶背、花序均密被白色星状毛及绒毛，茎上的毛渐次脱落。单叶对生；叶片宽披针形，长 5~12cm，宽 1~4cm，先端渐尖，基部楔形，全缘或具小锯齿。大圆锥花序有聚伞花序组成，顶生及腋生，总苞及萼筒、花冠密被灰白色绒毛；花萼钟状，先端 4 裂，筒部紫堇色，口部橘黄色，内外均被柔毛。蒴果长卵形，外果皮被星状毛，基部具宿存花被。种子细小，两端具翅。

【分　　布】 广西主要分布于宾阳、邕宁、武鸣、隆安、德保、那坡、隆林、田林、融安、柳江、贵港、藤县。

【采集加工】 春季花未开放时采收，晒干。

【药材性状】 为多数花蕾密集而成的花序小分枝，呈不规则团块；表面灰黄色或棕黄色，密被茸毛，单个花蕾呈短棒状，上端略膨大，长 0.3~1cm，直径 0.1~0.2cm。质柔软。气微香，味微苦、辛。

【功效主治】 祛风清热，润肝明目，退翳。主治目赤肿痛、羞明多泪，翳障遮目，视物不清。

【用法用量】 内服：煎汤，3~5g；或入丸、散。

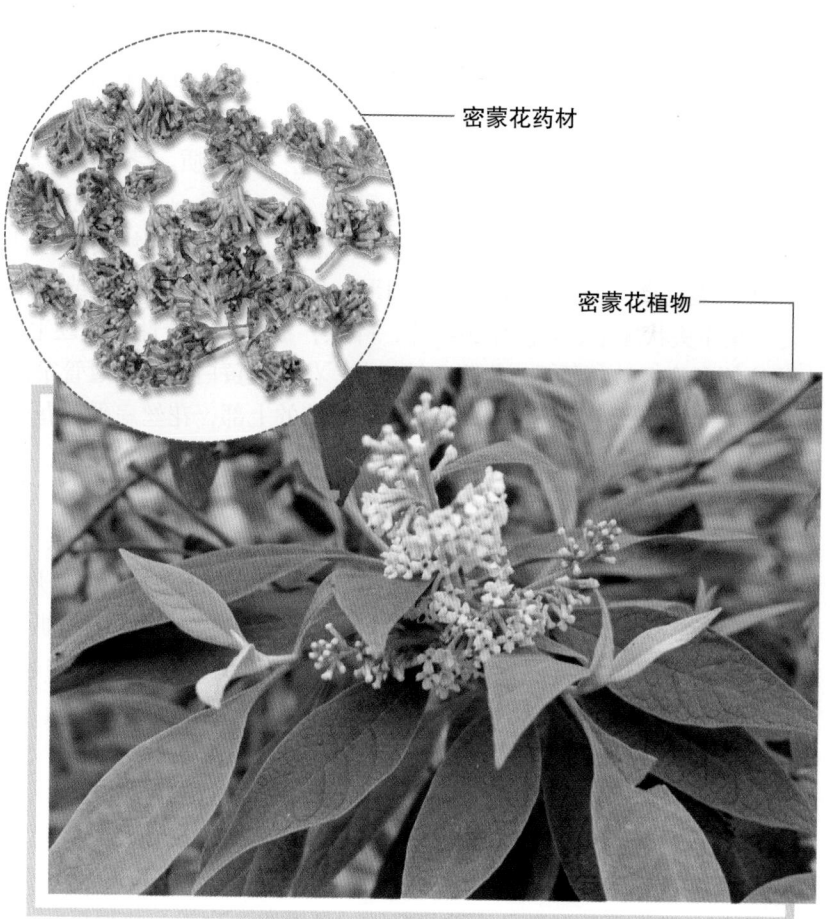

密蒙花药材

密蒙花植物

续 断

【别　　名】 龙豆、接骨、南草、接骨草、鼓锤草、马蓟。

【来　　源】 为川续断科植物川续断 *Dipsacus asperoides* C. Y. Cheng et T. M. Ai 的根。

【植物形态】 草本。根圆柱状，黄褐色，稍肉质。茎中空，具 6~8 棱。基生叶稀疏丛生，叶片琴状羽裂，长 15~25cm，宽 5~20cm，两侧裂片 3~4 对；茎生叶在茎中下部羽状深裂，中央裂片特长，披针形，两侧裂片 2~4 对，披针形或长圆形；上部叶披针形，不裂或基部 3 裂。花序头状球形；总苞片 5~7 片，叶状，披针形或线性，被硬毛；小苞片倒卵形，被短柔毛；花萼四棱皿状；花冠淡黄白色，花冠管窄漏斗状，外面被短柔毛；雄蕊 4，着生于花冠管的上部，花丝扁平，花药紫色；花柱短于雄蕊，柱头短棒状，子房下位。瘦果长倒卵柱状，仅先端露于小总苞之外。

【分　　布】 广西主要分布于那坡、隆林、凌云、乐业、天峨、南丹、灵川、兴安、龙胜、资源、全州、灌阳、恭城、钟山、富川、贺州。

【采集加工】 在霜冻前采挖。将全根挖起，除去泥土，用火烘烤或晒干；也可将鲜根置沸水或蒸笼中蒸或烫至根稍软时取出，堆起，用稻草覆盖任其发酵至草上发生水珠时，再摊开晒干或烤至全干，去掉须根、泥土。

【药材性状】 根长圆柱形，微弯曲，长 5~15cm，直径 0.5~2cm。表面棕褐色或灰褐色，有纵皱纹及沟纹，并可见横长皮孔及少数须根痕。质稍软，久置干燥后变硬，易折断，断面不平坦，皮部绿褐色或淡褐色，木部黄褐色，常呈放射状花纹。气微香，味苦，微甜而后涩。

【功效主治】 补肝肾，强筋骨，调血脉，续折伤，止崩漏。主治腰背酸痛，肢节痿痹，跌扑创伤，损筋折骨，胎动漏红，血崩，遗精，带下，痈疽疮肿。

【用法用量】 内服：煎汤，6~15g；或入丸、散。外用：鲜品适量，捣敷。

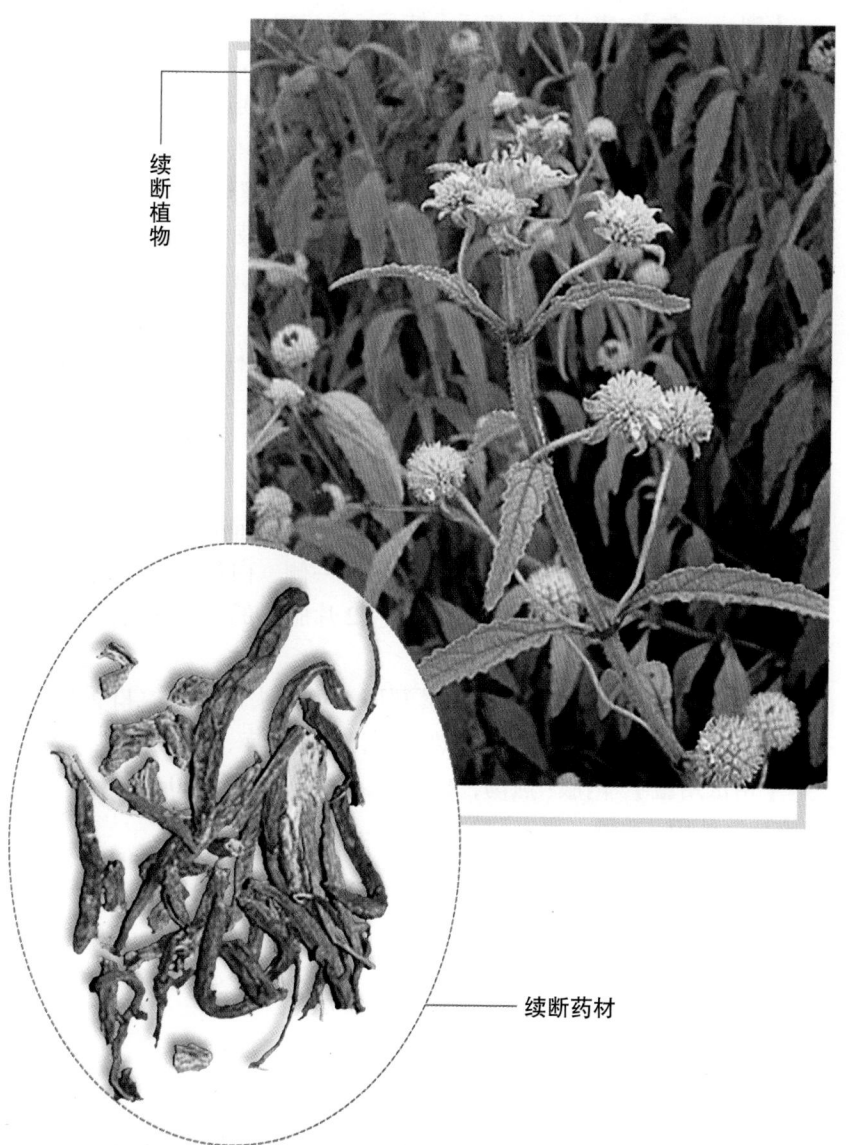

续断植物

续断药材

绿 豆

【别　　名】 青小豆、菉豆、植豆。

【来　　源】 为豆科植物绿豆 *Phaseolus radiate* Linn. 的种子。

【植物形态】 直立或顶端微缠绕草本。被短褐色硬毛。三出复叶,互生;小叶3,叶片阔卵形至菱状卵形,侧生小叶偏斜,长6~10cm,宽2.5~7.5cm,先端渐尖,基部圆形、楔形或截形,两面疏被长硬毛;托叶阔卵形,小托叶线形。总状花序腋生,总花梗短于叶柄或近等长;苞片卵形或卵状长椭圆形,有长硬毛;花绿黄色;萼斜钟状,萼齿4,最下面1齿最长,近无毛;旗瓣肾形,翼瓣有渐窄的爪,龙骨瓣的爪截形,其中一片龙骨瓣有角。荚果圆柱形,成熟时黑色,被疏褐色长硬毛。种子绿色或暗绿色,长圆形。

【分　　布】 广西全区有栽培。

【采集加工】 收割全株,晒干,打下成熟种子,晒干。

【药材性状】 种子短矩圆形,长4~6mm。表面绿黄色、暗绿色、绿棕色,光滑而有光泽。种脐位于种子的一侧,白色,条形。种皮薄而坚韧,剥离后露出淡黄绿色或黄白色2片肥厚的子叶。气微,嚼之具豆腥气。

【功效主治】 清热解毒,消暑利尿。主治头痛目赤,口舌生疮,疮疡痈肿,药物及食物中毒,暑热烦渴,小便短赤,水肿尿少。

【用法用量】 内服:煎汤,15~30g,大剂量可用120g;研末;或生研绞汁。外用:适量,研末调敷。

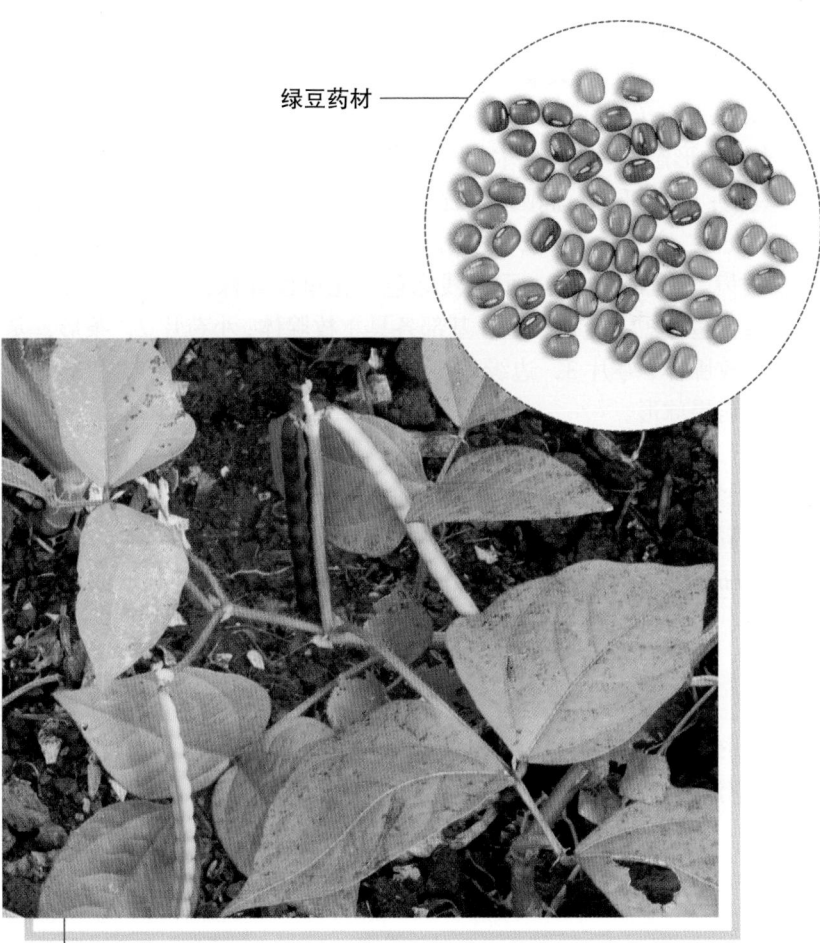

绿豆药材

绿豆植物

绿背桂花

【别　　名】 箭毒木，小霸王。

【来　　源】 为大戟科植物绿背桂花 *Excoecaria cochinchinensis* Lour. var. *viridis*（Pax et Hoffm.）Merr. 的枝叶。

【植物形态】 常绿灌木。全株无毛。单叶对生，偶有互生或轮生；具柄；叶片纸质，椭圆形至长圆状披针形，稀倒披针形或倒卵形，长 2~15cm，宽 1.5~4.5cm，先端渐尖或圆，稀微凹，基部楔形，边缘具浅锯齿，上面深绿色，下面浅绿色。花单性异株；雄花苞片长于花梗，雌花苞片短于花梗，苞片基部各具 1 枚腺体；小苞片 2，条形，基部有 2 枚腺体；萼片 3，边缘具小齿；子房近球形，花柱 3，基部多少合生。蒴果球形。

【分　　布】 广西主要分布于龙州、桂平。

【采集加工】 全年均可采，洗净，晒干或鲜用。

【药材性状】 老枝灰褐色；小枝黄褐色，无毛。叶对生，叶柄长 0.8~1.2cm；叶片革质，干后皱缩，展平后椭圆形、长椭圆形或椭圆状披针形，长 7~14.5cm，宽 2.6~4.5cm，先端渐尖，基部渐狭呈楔形或宽楔形，全缘或通常上半部具细锯齿。聚伞花序簇生于叶腋。气微，味辛。

【功效主治】 杀虫止痒。主治牛皮癣，慢性湿疹，神经性皮炎。

【用法用量】 外用：适量。

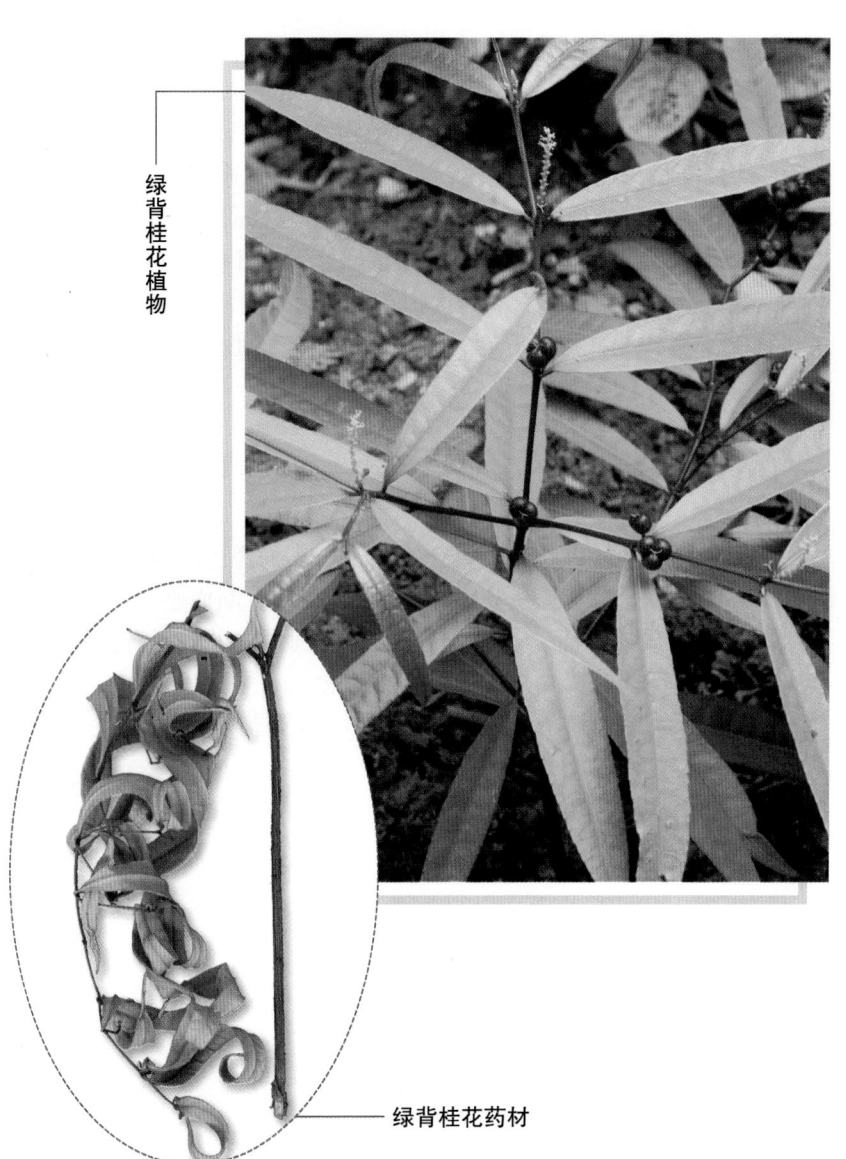

绿背桂花植物

绿背桂花药材

绿 萝

【别　　名】 黄金葛、魔鬼藤、石柑子。

【来　　源】 为天南星科植物绿萝 *Epipremnum aureum* 的全株。

【植物形态】 大型常绿藤本攀附植物。节间具纵槽；多分枝，枝悬垂；幼枝鞭状，细长，茎肉质，茎节、节间有气根。叶互生，全缘，戟形、心形或广椭圆形，长 23~50cm，宽 10~23cm，顶端尖，基部心形或近圆形，腊质，暗绿色，有的镶嵌着金黄色不规则斑点或条纹；叶柄有狭翅，近顶端膝状膨大。肉穗花序，花两性，无花被，雄蕊 4；子房顶端平截，花柱近不存在，柱头顶面观椭圆形，胚珠 1。果实紧密靠合。

【分　　布】 栽培。

【采集加工】 全年可采，洗净，除去残叶、须根，鲜用或切段晒干备用。

【药材性状】 茎圆柱形，直径约 2mm，表面黑色，皱缩有棱，节间长 2~4cm，节上有灰棕色叶痕；质韧不易折断，断面不平，黄白色。叶皱缩，黑色，具长柄；叶片展开呈卵状椭圆形，上表面有许多白色小点，下表面羽状脉明显，全缘。气微，味淡。

【功效主治】 理气止痛，祛风除湿。主治胃气痛，疝气，脚气，风湿骨痛。

【用法用量】 内服：煎汤，5~15g。

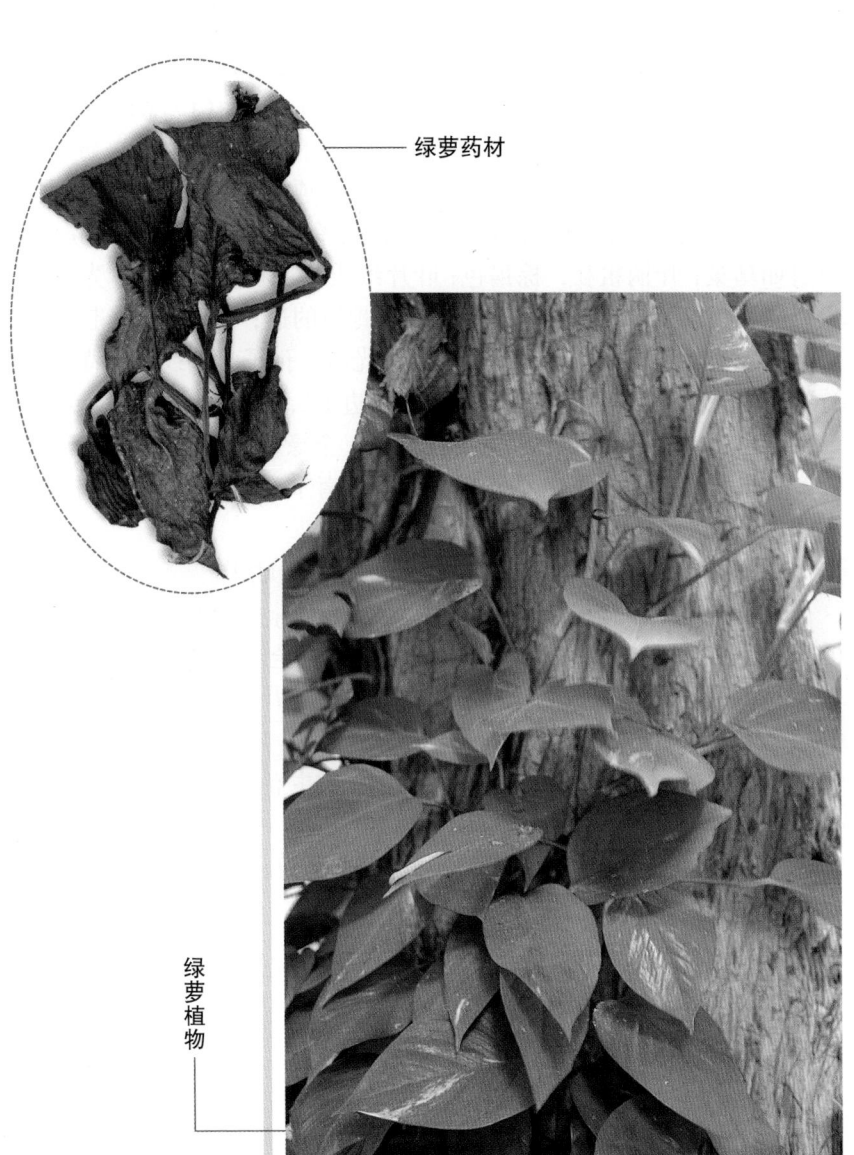

绿萝药材

绿萝植物

巢 蕨

【别　　名】 铁蚂蟥、尖刀如意散、山苏花、七星剑、老鹰七。

【来　　源】 为铁角蕨植物巢蕨 *Neottopteris nidus*（L.）J. Sm. 的叶。

【植物形态】 草本。根茎短粗，直立，木质，深棕色；先端与叶柄基部密被深棕色、线形鳞片，长约 1.5cm；顶端纤毛状分枝卷曲，基部圆截形，边缘有长而卷曲的纤毛，有光泽，膜质，蓬松。叶簇生，辐射如鸟巢；叶柄粗壮，棕褐色；叶片纸质，带状阔披针形，先端渐尖，向下逐渐变狭而下延，全缘，有软骨质的边；中脉背面隆起为半圆形，表面下部有阔沟，上部稍隆起，光滑。孢子囊群线形，背生于分叉小脉上侧，自小脉基部外行达离叶边 1/2，彼此稍接近，叶片下部常不育；囊群盖线形，淡棕色，厚膜质，全缘，宿存。

【分　　布】 广西主要分布于龙州、南宁、上林、忻城、来宾、阳朔、恭城、临桂、兴安。

【采集加工】 全年均可采收，洗净，切段，晒干。

【药材性状】 叶灰绿色至灰褐色，几无柄。叶片呈披针形，长 0.2~1.5m，宽 5~25cm，先端渐尖，基部渐狭，全缘，厚革质，叶背中脉明显。孢子囊群分布在叶片中部以上，在叶背中脉两侧平行排列。气微，味淡。

【功效主治】 强壮筋骨，活血祛瘀。主治骨折，跌打损伤，阳痿。

【用法用量】 内服：煎汤，10~15g；或泡酒。外用：适量，鲜品捣敷。

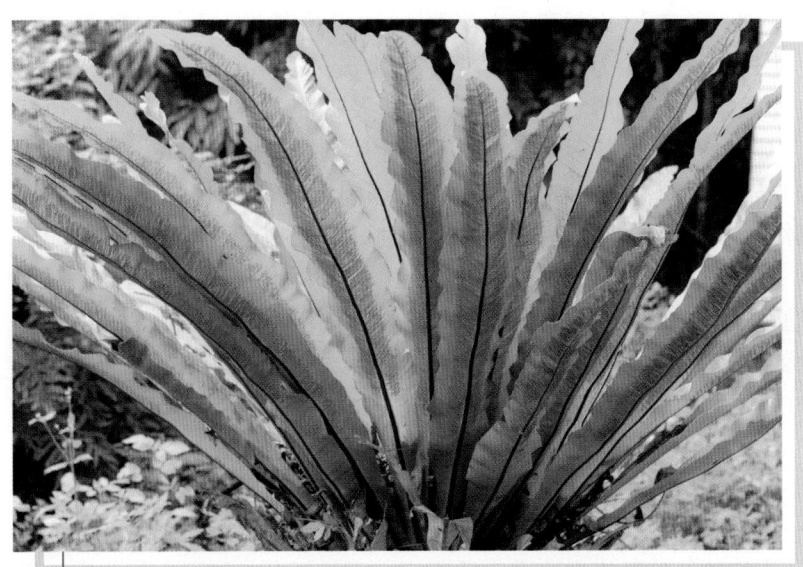

——— 巢蕨植物

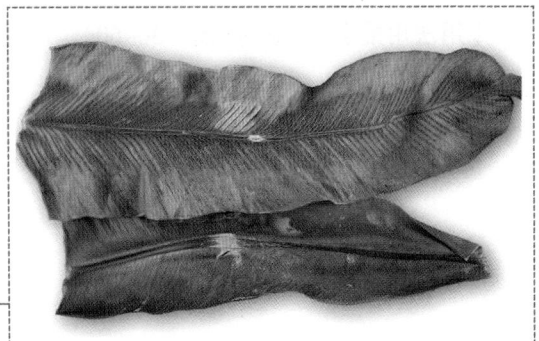

巢蕨药材 ———

琴叶榕

【别　　名】 山甘草、山沉香、过山香、铁牛入石、牛根子。

【来　　源】 为桑科植物琴叶榕 *Ficus pandurata* Hance 的根。

【植物形态】 落叶小灌木。小枝及叶柄幼时生短柔毛。叶互生，被粗伏毛；托叶迟落，披针形；叶片纸质，提琴形或倒卵形，长4~11cm，宽1.5~6cm，先端急尖，基部圆形或宽楔形，基出脉3条，侧脉3~5对，网脉明显。隐头花序单生于叶腋或已落叶的叶腋，卵圆形，成熟时紫红色，先端有脐状凸起，基部圆形或收缩成短柄，基部的苞片3，卵形；雄花、瘿花生于同一花序托内；雄化化被片4，雄蕊3；瘿花花被片3~4，花柱侧生；雌花生于另一花序托内，花被片3~4，花柱侧生。瘦果。

【分　　布】 广西主要分布于横县、南宁、东兰、天峨。

【采集加工】 根全年可挖，洗净，鲜用或晒干。

【药材性状】 根圆柱形，有分枝，长短不一，表面灰黄色或黄棕色，有细纹皱纹及横向皮孔。质坚实，不易折断，切面皮部狭窄，易撕裂，纤维性，木部宽广，淡黄色。气微，味淡。

【功效主治】 祛风除湿，解毒消肿，活血通经。主治风湿痹痛，黄疸，痛经，闭经，痈疖肿痛，跌打损伤，毒蛇咬伤。

【用法用量】 内服：煎汤，30~60g。外用：适量，捣敷。

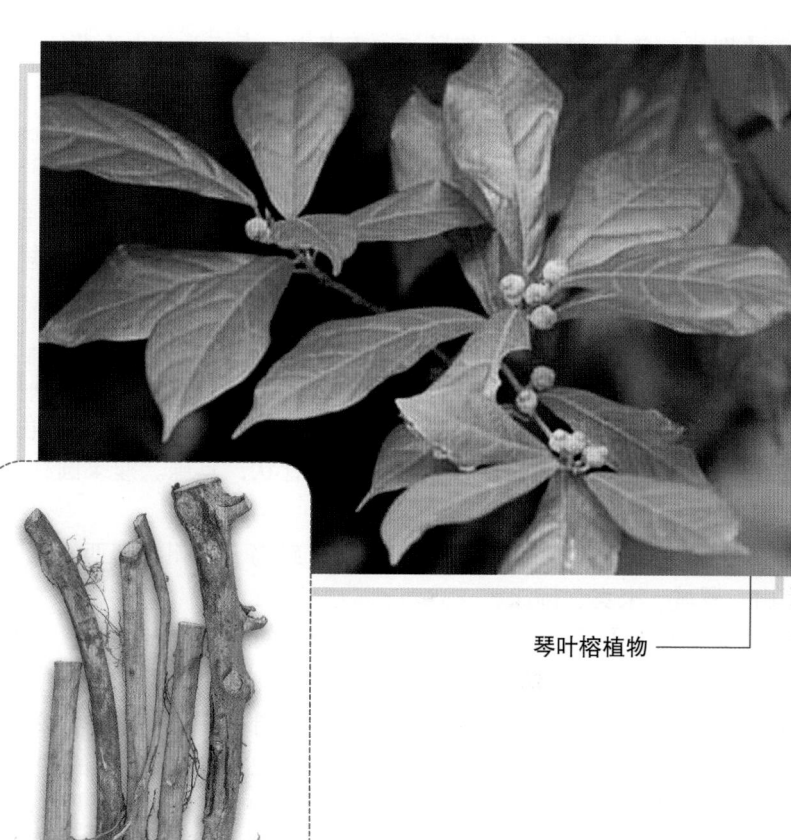

琴叶榕植物

琴叶榕药材

斑鸠菊

【别　　名】 过山龙、惊风红、夜牵牛、虎三头、大木菊、软骨山川、藤牛七、蔓斑鸡菊。

【来　　源】 为菊科植物毒根斑鸠菊 *Vernonia cumingiana* Benth. 的藤茎和根。

【植物形态】 攀援藤本。根粗壮。茎基部木质，具纵细沟纹；枝圆柱形，密被黄褐色柔毛。叶互生；叶柄密被锈色或灰褐色短绒毛和腺体；叶片卵形，椭圆状披针形至卵状披针形，长 5~21cm，宽 3~8cm，先端渐尖，有锐尖头，基部楔形，近圆形或稍心形全缘，下面被密绒毛，侧脉 4~7 对，网脉明显。头状花序圆锥状；总苞片 5 层，绿色，外面有黄褐色绒毛，外层短，内层长圆形；花托平，被锈色短柔毛，具窝孔；花淡红或淡红紫色，花冠管状，具腺。瘦果圆柱形，有 10 条纵肋；冠毛红褐色。

【分　　布】 广西主要分布于南宁、武鸣、龙州、靖西、都安、宜山、罗城、来宾、柳江。

【采集加工】 夏、秋季采收，洗净，切段，晒干。

【药材性状】 根呈圆柱形，表面棕黄色，具细皱纹及稀疏的细根痕；直径 0.3~2.5cm；皮部较厚，淡黄白色；木部具明显的放射状纹理；质坚韧，不易折断。茎表面灰褐色，直径 0.4~2.8cm，具较多的皮孔和纵沟，皮部棕褐色，木部灰白色，具放射状纹理，中央具较大白色的髓部；质坚韧，不易折断。气微，味苦、辛。有大毒。

【功效主治】 祛风解表，舒筋活络。主治感冒，风湿痹痛，疟疾，喉痛，牙痛，风火赤眼，腰肌劳损，跌打损伤。

【用法用量】 内服：煎汤，9~15g。外用：适量，鲜品捣敷；煎水洗或含漱。

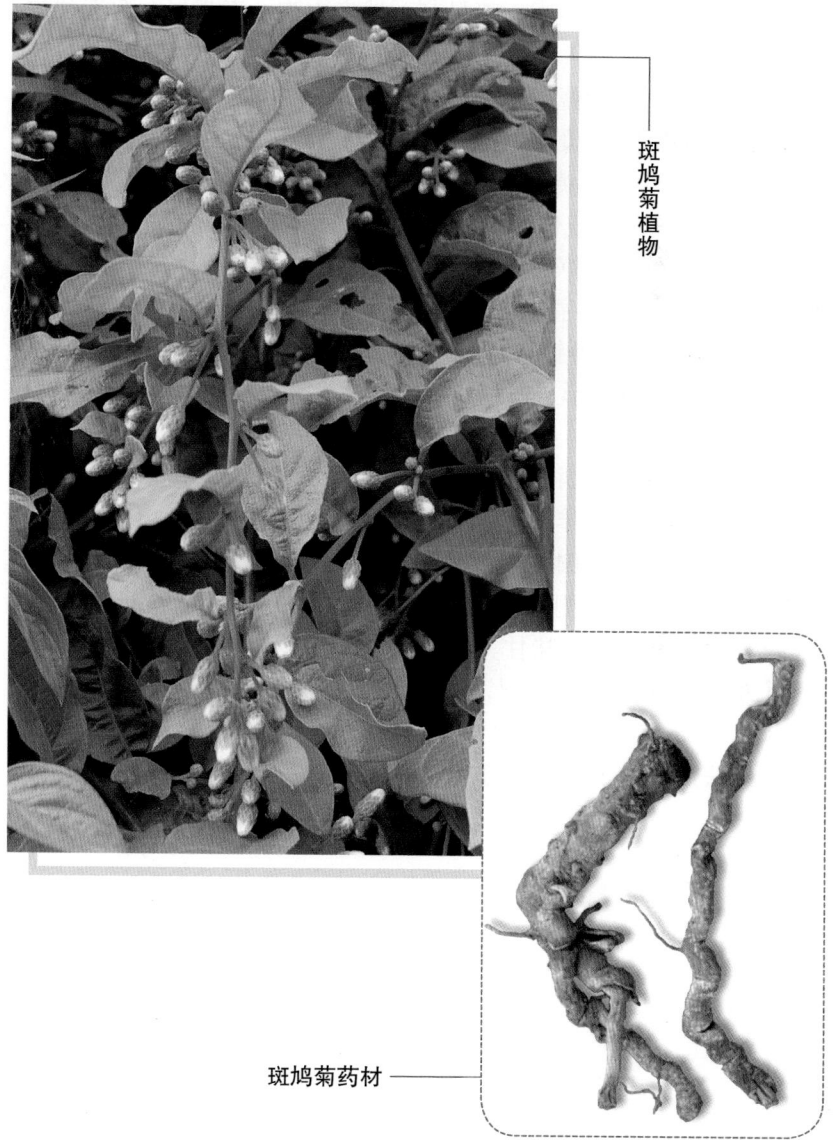

斑鸠菊植物

斑鸠菊药材

越南悬钩子

【别　　名】 小猛虎、鸡足刺、越南山泡、五爪风、假五加皮、猫枚筋。

【来　　源】 为蔷薇科植物蛇泡筋 *Rubus cochinchinensis* Tratt 的根。

【植物形态】 攀援灌木。茎、叶柄、花序和叶片下面中脉有小钩状皮刺，小枝幼时有黄色绵毛，后脱落。掌状复叶；疏生柔毛；小叶5，纸质，长椭圆形或倒卵形，长 5~9cm，宽 2~3.5cm，先端短渐尖，基部楔形，边缘有尖锯齿，下面密生上褐色绒毛。圆锥花序顶生，其下有少数腋生总状花序，总花梗、花梗和花萼均密生黄色绒毛；苞片掌状浅裂，早落；花萼钟状，无刺；萼片卵圆形，顶端渐尖，外萼片顶端 3 浅裂；花瓣近圆形，白色，短于萼片。聚合果幼时红色，熟时变黑色。

【分　　布】 广西各地有分布。

【采集加工】 全年可挖，除去杂质、须根，切片，晒干。

【药材性状】 根圆柱形，根茎处呈膨大的头状，略有弯曲。表面褐红色，有细纵纹及侧根生长处的凹槽。质硬，易折断，断面呈放射状，灰黄色。气微香，味甘。

【功效主治】 祛风除湿，行气止痛。主治风湿痹痛，跌打伤痛，腰腿痛。

【用法用量】 内服：煎汤，6~18g。

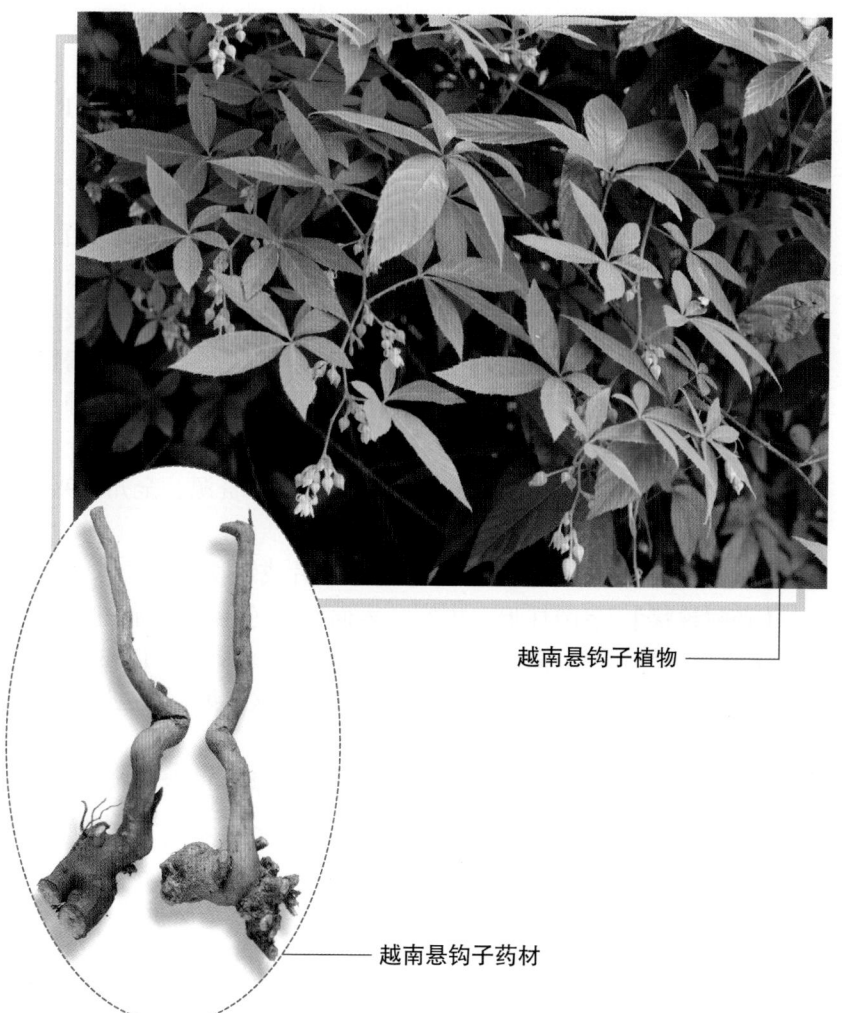

越南悬钩子植物

越南悬钩子药材

博落回

【别　　名】 勃勒回、号简秆、山号筒、猢狲竹、空洞草、角罗吹、三钱三、号桐树。

【来　　源】 为罂粟科植物博落回 *Macleaya cordata*（Willd.）R. Br. 的全株。

【植物形态】 草本。全体带有白粉，折断后有黄汁流出。茎圆柱形，中空，绿色，有时带红紫色，中空，上部多分枝。单叶互生；叶片宽卵形或近圆形，长 5~27cm，宽 5~25cm，多白粉；基出脉通常5，叶缘波状或波状牙齿。大型圆锥花序；苞片狭披针形；萼片狭倒卵状长圆形，黄白色；雄蕊 24~30，花药狭条形，与花丝等长；子房倒卵形、狭倒卵形或倒披针形。蒴果倒披针形，扁平，外被白粉。种子通常 4~8 枚，卵球形，种皮蜂窝状，具鸡冠状凸起。

【分　　布】 广西主要分布于三江、龙胜、资源、全州、兴安、富川、昭平、苍梧、岑溪。

【采集加工】 全年均可采收，洗净，切片或切段，晒干。

【药材性状】 茎圆柱形，中空，表面有白色，易折断。叶有柄，柄基部略抱茎；叶多皱缩，展平后叶片广卵或近圆形，长 13~30cm；宽12~25cm，7~9 掌状浅裂，裂片边缘波状或具波状牙齿。偶见圆锥状花序。气微，味微苦。

【功效主治】 散瘀，祛风，解毒，止痛，杀虫。主治跌打肿痛，风湿关节痛，痈疮疔肿，臁疮，痔疮，湿疹，蛇虫咬伤，龋齿痛，顽癣，滴虫性阴道炎及酒渣鼻。

【用法用量】 外用：适量，捣敷；或煎水熏洗；或研末调敷。

博落回药材

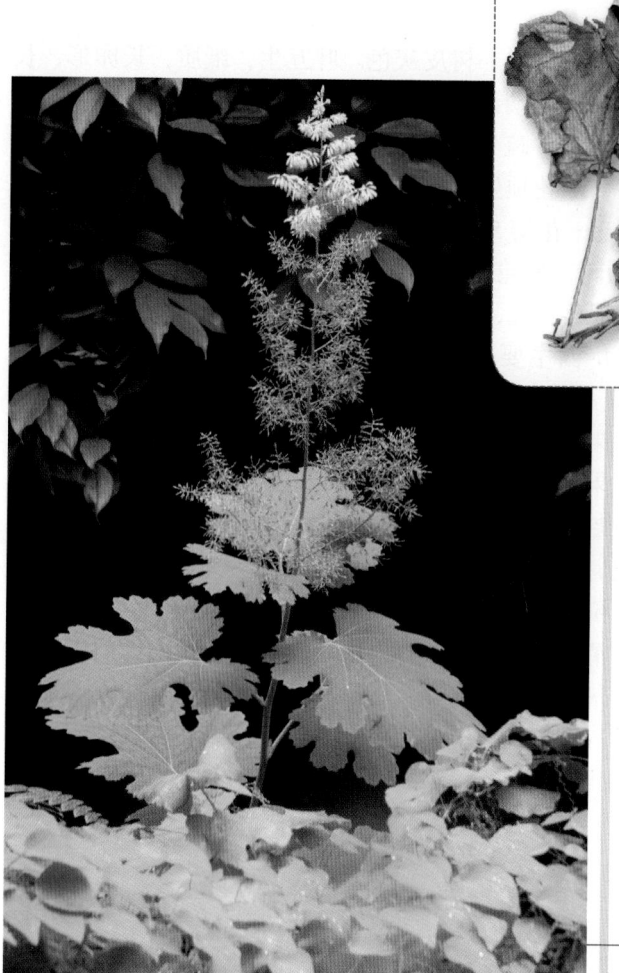

博落回植物

喜　树

【别　　名】 旱莲、水桐树、天梓树、野芭蕉、旱莲木、水漠子、水栗子。

【来　　源】 为蓝果树科植物喜树 *Camptotheca acuminata* Decne. 的果实。

【植物形态】 落叶乔木。树皮灰色。叶互生，纸质，长卵形，长 12~28cm，宽 6~12cm，先端渐尖，基部宽楔形，全缘或微呈波状，上面亮绿色，下面淡绿色，疏生短柔毛，脉上较密。花单性同株，多数排成球形头状花序，雌花顶生，雄花腋生；苞片 3，两面被短柔毛；花萼 5 裂，边缘有纤毛；花瓣 5，淡绿色，外面密被短柔毛；花盘微裂；雄花有雄蕊 10，两轮，外轮较长；雌花子房下位，花柱 2~3 裂。瘦果窄长圆形，先端有宿存花柱，有窄翅。

【分　　布】 广西主要分布于南宁、上林、马山、凌云、隆林、罗城、金秀、平乐、桂林。

【采集加工】 果实于 10~11 月成熟时采收，晒干或烘干。

【药材性状】 果实披针形，长 2~2.5cm，宽 5~7mm，先端尖，有柱头残基；基部变狭，可见着生在花盘上的椭圆形凹点痕，两边有翅。表面棕色至棕黑色，微有光泽，有纵皱纹，有时可见数条角棱和黑色斑点。内有种子 1 粒。气微，味苦。

【功效主治】 清热解毒，散结消癥。主治食道癌，贲门癌，胃癌，肠癌，肝癌，白血病，牛皮癣，疮肿。

【用法用量】 内服：煎汤，根皮 9~15g，果实 3~9g；或研末吞；或制成针剂、片剂。

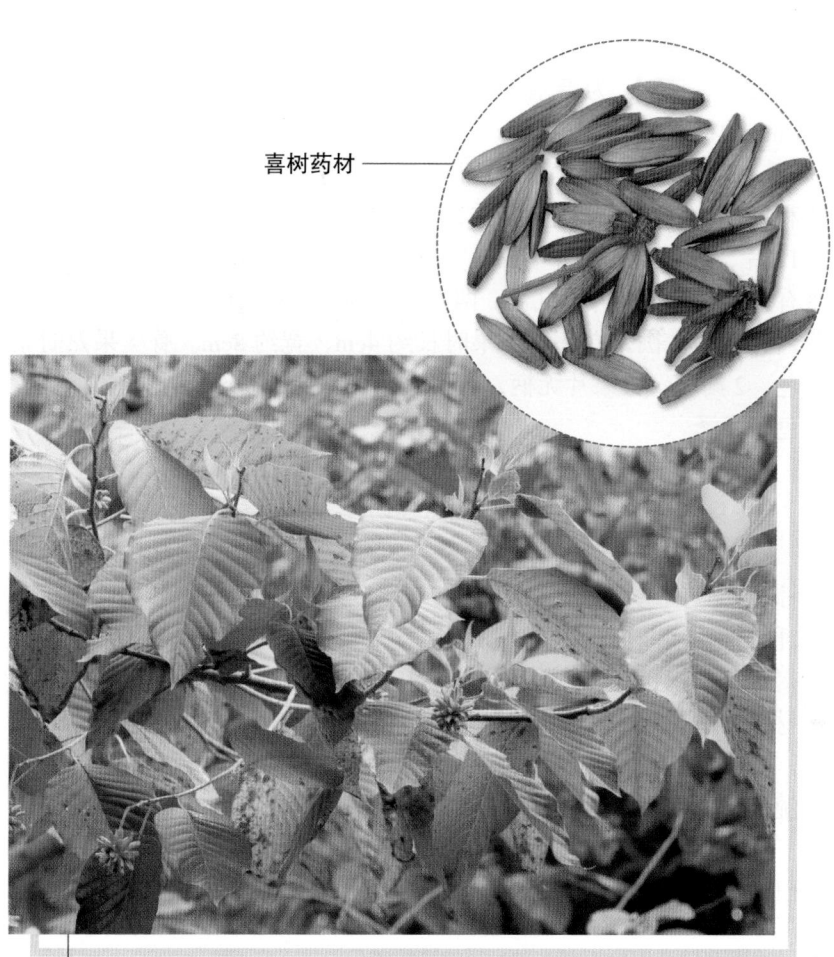

喜树药材

喜树植物

搜山虎

【别　　名】收山虎、山胡椒、总管皮、满山香。

【来　　源】为芸香科植物岭南花椒 *Zanthoxylum austrosinense* Huang. 的根、茎。

【植物形态】落叶灌木。根黄色，味辛麻。茎少分枝，有白色皮孔和扁刺。奇数羽状复叶，常聚生于枝顶，连叶柄长 15~30cm；小叶 7~11 片，披针形，长 4~7cm，宽 0.7~2cm，先端渐尖，基部偏斜，边缘有锯齿，叶轴和叶脉红色，两面有小刺，密布油点，揉之有辛香气。花白色，顶生圆锥花序，结果时长约 4cm，宽约 8cm。蓇葖果熟时紫红色，2 瓣裂，分果片无柄，有粗大腺点。种子卵珠形，直径 4~5cm，黑色有光泽。

【分　　布】广西主要分布于桂林、天等、梧州、苍梧、融水。

【采集加工】全年可采。洗净，切片，晒干。

【药材性状】根呈圆柱形，略弯，有少数分枝。表面深黄棕色至深棕色，具细纵纹，皮孔近圆形或椭圆形，横向突出。质坚硬，折断面纤维性，横断面栓皮薄，深棕色，皮部淡棕色。茎呈圆柱形，表面灰褐色至棕褐色，有皮孔和鼓钉状皮刺，横断面中央可见髓部。商品药材多为不规则片状，大小不等。气微，味苦。

【功效主治】祛风解表，行气活血，消肿止痛。主治风寒感冒，风湿痹痛，气滞胃痛，龋齿痛，跌打肿痛，骨折，毒蛇咬伤。

【用法用量】内服：煎汤，1.5~6g；或浸酒。外用：适量，浸酒搽，或研末酒调敷。

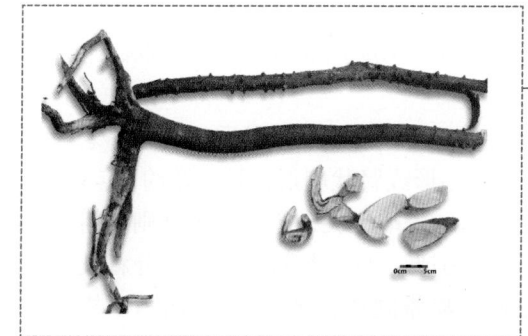

搜山虎药材

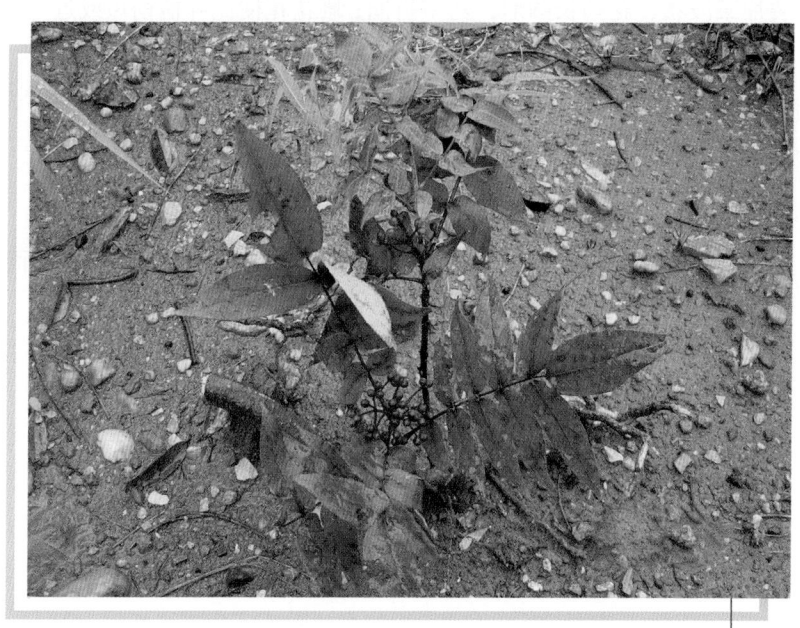

搜山虎植物

葫芦

【别　　名】匏、瓠、匏瓜、甜瓠、腰舟、瓠匏、睽姑、葫芦瓜。

【来　　源】为葫芦科植物葫芦 *Lagenaria siceraria*（Molina）Standl. 的果皮。

【植物形态】攀援草本。茎、枝具沟纹，被黏质长柔毛，老后渐脱落；顶端有2腺体。叶片卵状心形或肾状卵形，长、宽约10~35cm，不分裂或3~5裂，具5~7掌状脉，先端锐尖，边缘有不规则的齿，基部心形，弯缺开张，半圆形或近圆形，两面均被微柔毛，叶背及脉上较密。卷须纤细，上部分2歧。雌雄同株，雌、雄花均单生；雄花花梗、花萼、花冠均被微柔毛，花萼筒漏斗状，裂片披针形，花冠白色，裂片皱波状，花药长圆形，药室折曲；雌花花梗比叶柄稍短或近等长，花萼和花冠似雄花；子房中间缢缩，密生黏质长柔毛，花柱粗短，柱头3，膨大，2裂。果形变形较大，有呈哑铃状，成熟后果皮变木质。种子白色，倒卵形或三角形，先端截形或2齿裂。

【分　　布】栽培。

【采集加工】秋季采摘，切片，晒干或鲜用。

【药材性状】果皮皱缩卷起成条状或边缘卷曲的片状。外表面黄绿或黄棕色，内表面黄白色。质脆，易折断。气微，味微甘。

【功效主治】利水消肿，散结。主治水肿，腹水，瘰疬。

【用法用量】内服：煎汤，15~30g。外用：适量。

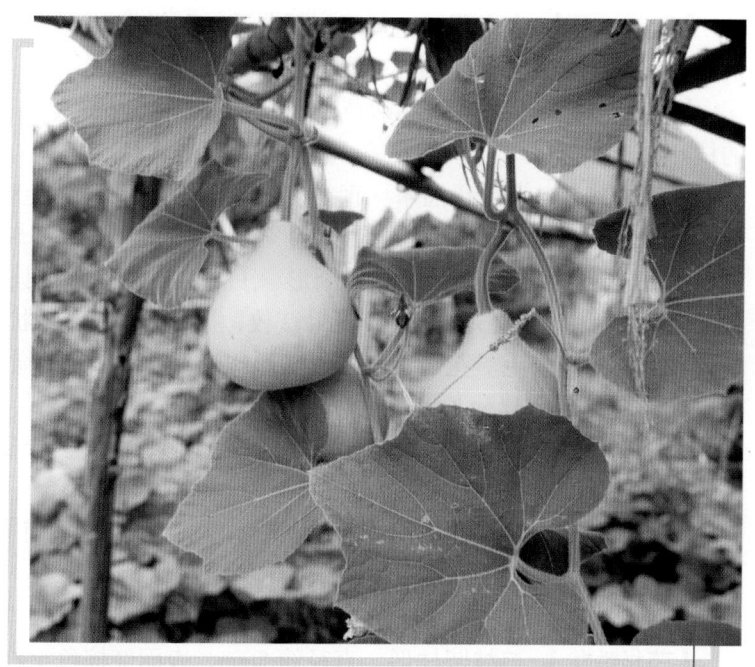

葫芦植物 ——

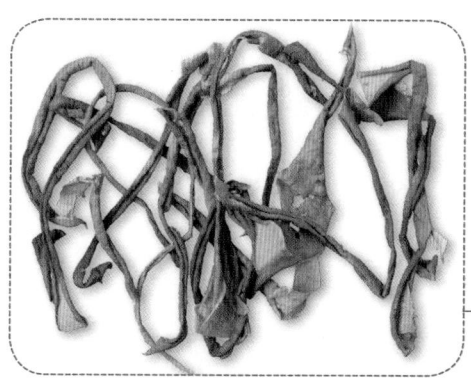

—— 葫芦药材

葫芦茶

【别　　名】 牛虫草、迫颈草、百劳舌、金剑草、螳螂草、田万柄、钊板茶、咸鱼草。

【来　　源】 为豆科植物葫芦茶 *Desmodium triquetrum*（Linn.）DC. 的枝叶。

【植物形态】 落叶小灌木。直立，分枝；枝三棱形，棱上被粗毛，后变秃净。单叶互生，叶片卵状披针形至狭披针形，长 6~15cm，宽 1~4cm，先端急尖，基部浅心形或圆形，上面无毛，背面中脉和侧脉被长毛；叶柄具宽翅，形似葫芦；托叶 2 枚，披针形，花萼钟状，下面裂齿线状，有疏长毛。花冠紫红色，蝶形，旗瓣圆形，先端微凹，翼瓣倒卵形，基部有耳，龙骨瓣镰刀状弯曲，爪与瓣片近等长；雄蕊二体，下部合生；子房密生短柔毛，花柱内弯。荚果条状长圆形，有荚节 5~8。

【分　　布】 广西主要分布于南宁、上林、来宾、平南、苍梧、岑溪。

【采集加工】 夏、秋季割取地上部分，除去粗枝，切段，晒干。

【药材性状】 茎枝圆柱形，直径约 5mm，表面红棕色至红褐色；嫩枝具三棱，棱上疏被粗毛。叶多皱缩卷曲，展平后呈卵状矩圆形至披针形，长 6~15cm，宽 1~3.5cm，具阔翅；托叶披针形。有时可见总状花序或扁平荚果。气香，味微甘。

【功效主治】 清热解毒，利湿退黄，消积杀虫。主治中暑烦渴，感冒发热，咽喉肿痛，肺病咳血，肾炎，黄疸，泄泻，痢疾，小儿疳积，风湿关节痛，钩虫病，疥疮。

【用法用量】 内服：煎汤，15~60g。外用：适量，捣汁涂；或煎水洗。

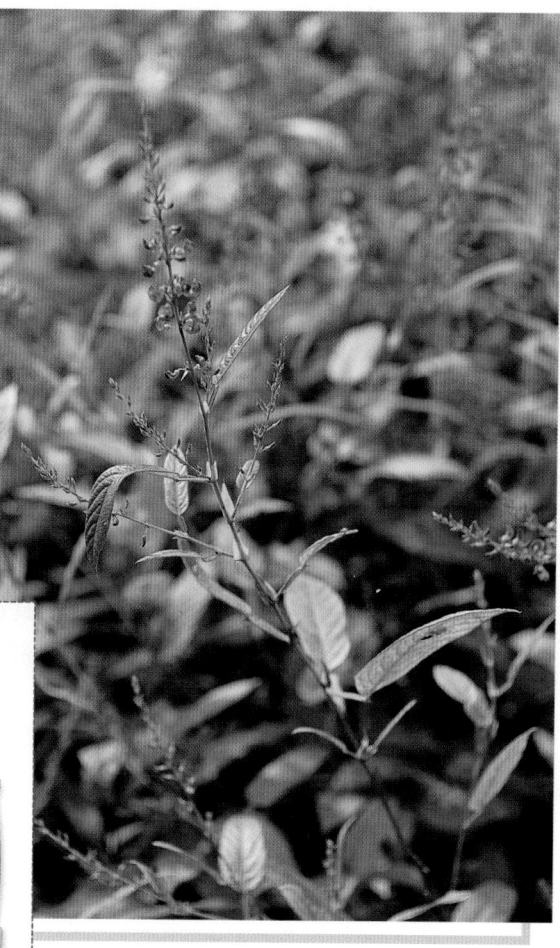

葫芦茶植物

葫芦茶药材

散尾葵

【别　　名】　黄椰子、紫葵。

【来　　源】　为棕榈科植物散尾葵 *Chrysalidocarpus lutescens* H. Wendl. 的叶鞘。

【植物形态】　灌木。茎基部略膨大。叶羽状全裂，扩展而稍弯；裂片 40~60 对，2 列排列，披针形，长 35~50cm，宽 1.2~2cm，先端长尾状渐尖并具不等长的短 2 裂；叶柄及叶轴光滑，黄绿色，上面具沟槽，背面凸圆；叶鞘长而略膨大，黄绿色，初时被蜡质白粉，有纵向光沟纹。花雌雄同株；肉穗花序生于叶鞘束下，多分枝，排成圆锥花序式，花小，金黄色；雄花萼片和花瓣各 3 片，雄蕊 6；雌花萼片和花瓣与雄花同，子房 1 室，有短的花柱和粗的柱头。果土黄色。种子略为倒卵形。

【分　　布】　栽培。

【采集加工】　全年均可采收，除去叶子，晒干。

【药材性状】　叶鞘长约 40cm，宽约 3cm，一侧裂开；外侧灰褐色至黑色，具纵向沟纹；内侧黄褐色至黑色，具纵向沟纹较外侧深，鞘边缘稍向外翻，基部与叶柄连接处较窄，端部与叶片连接处呈不整齐断裂。气微，味微苦。

【功效主治】　收敛止血。主治吐血，咯血，便血，崩漏。

【用法用量】　内服：炒炭煎汤，10~15g。

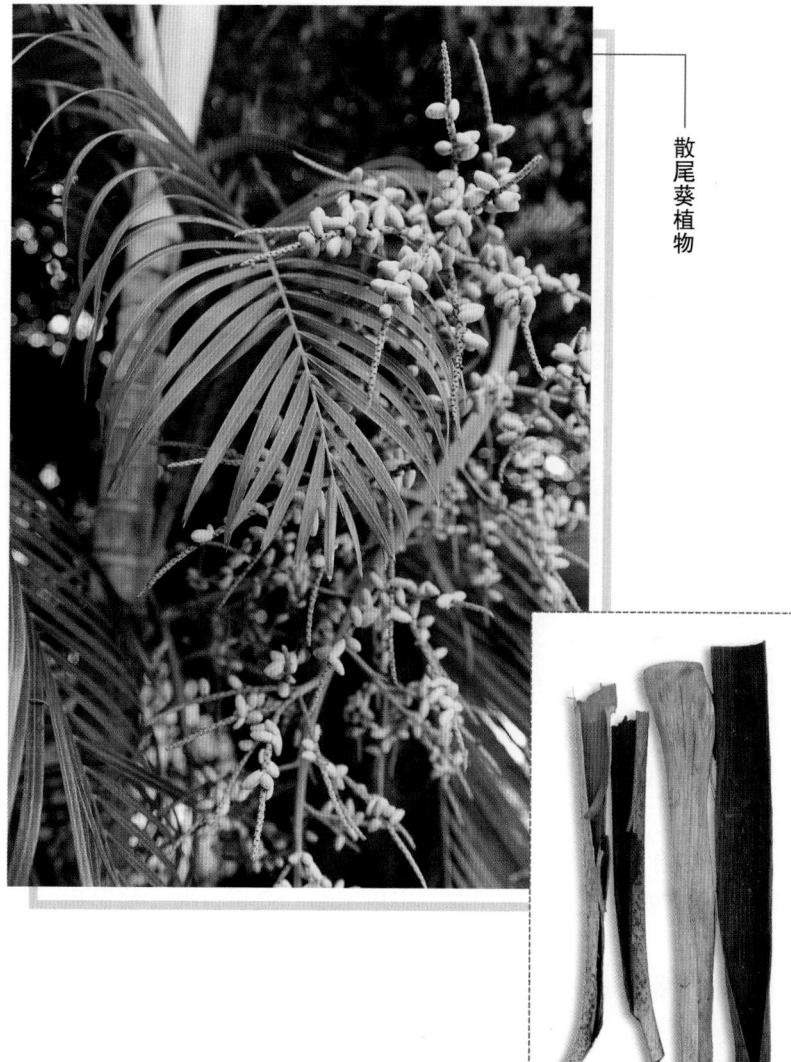

散尾葵植物

散尾葵药材

葛 根

【别　　名】　葛、鹿藿、黄斤、葛藤、野扁葛。

【来　　源】　为豆科植物野葛 *Pueraria lobata*（Willd.）Ohwi 的块根。

【植物形态】　落叶藤本。全株被黄褐色粗毛。茎上部多分枝。三出复叶；顶生小叶柄较长，叶片菱状圆形，长 5.5~19cm，宽 4.5~18cm，先端渐尖，基部圆形，有时浅裂；侧生小叶较小，斜卵形，两边不等，背面苍白色，有粉霜，两面均被白色伏生短柔毛；托叶盾状着生，卵状长椭圆形；小托叶针状。总状花序，花冠蓝紫色或紫色；苞片狭线形，早落；小苞片卵形，萼钟状，萼齿 5，披针形，上面 2 齿合生，下面 1 齿较长；旗瓣近圆形，先端微凹，基部有两短耳，翼瓣狭椭圆形，常一边的基部有耳，龙骨瓣较翼瓣稍长；雄蕊 10，二体；子房线形，花柱弯曲。荚果线形，密被黄褐色长硬毛。种子卵圆形，赤褐色，有光泽。

【分　　布】　广西主要分布于南丹、隆林、龙州、防城、钦州、富川、全州。

【采集加工】　秋、冬季均可采挖，趁鲜时切厚片或切成小块，干燥。

【药材性状】　完整的块根多呈圆柱形，大小不等。表面褐色，具纵皱纹，可见横向皮孔和不规则的须根痕。质坚实，断面粗糙，黄白色，隐约可见 1~3 层同心环层，纤维性强，略具粉性。气微，味微甜。

【功效主治】　解肌退热，发表透疹，生津止渴，升阳止泻。主治外感发热，头项强痛、麻疹初起、疹出不畅、温病口渴，消渴病，泄泻、痢疾。

【用法用量】　内服：煎汤，6~12g。外用：适量，捣敷；或煎水熏洗。解表、透疹、生津宜生用；止泻多煨用。

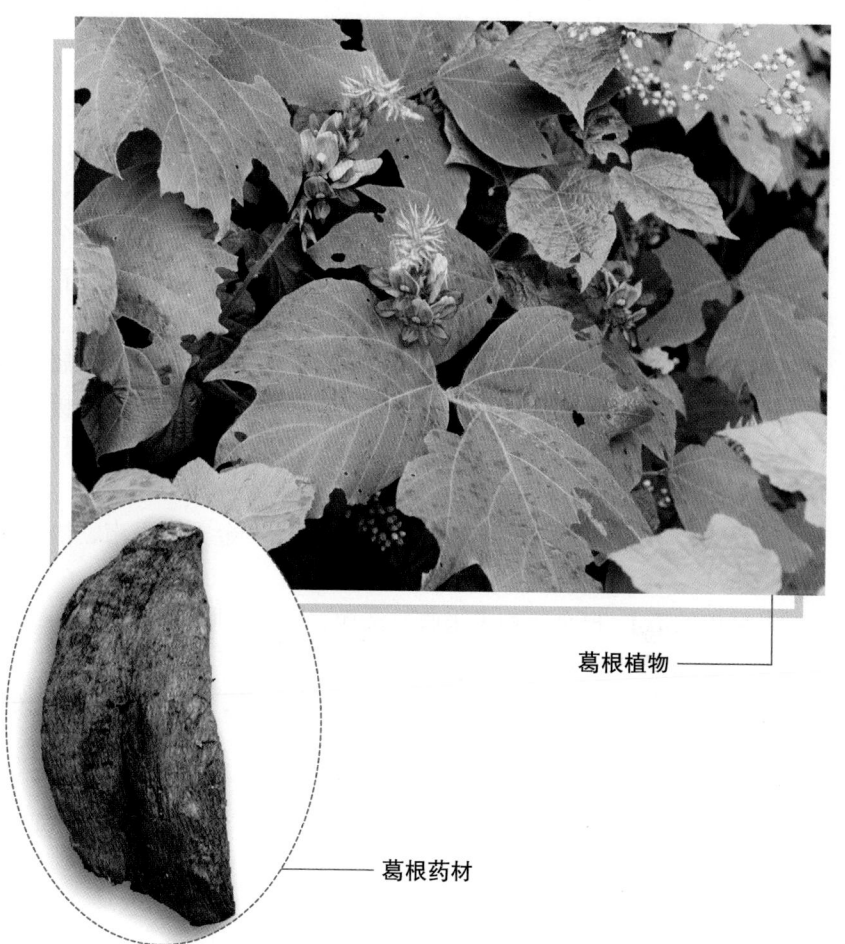

葛根植物

葛根药材

葛麻藤

【别　　名】 大葛藤、干葛、越南葛藤。

【来　　源】 为豆科植物葛麻姆 *Pueraria montana*（Lour.）Merr. 的根。

【植物形态】 藤本。全体被黄色长硬毛。有块状根。羽状复叶具 3 小叶；托叶卵状长圆形；小托叶线状披针形；小叶 3 裂，顶生小叶宽卵形，长 9~18cm，宽 6~12cm，先端渐尖，基部近圆形，通常全缘，侧生小叶略小而偏斜，两面均被长柔毛，下面毛较密。总状花序；苞片线状披针形，早落；小苞片卵形；花萼钟形，被黄褐色柔毛，裂片披针形，渐尖；花冠的旗瓣圆形，基部有 2 耳及一黄色硬痂状附属体，翼瓣镰状，基部有线形、向下的耳，龙骨瓣镰状长圆形，基部有极小、急尖的耳；对旗瓣的 1 枚雄蕊仅上部离生；子房线形，被毛。荚果长椭圆形，扁平，被褐色长硬毛。

【分　　布】 广西主要分布于防城、那坡、金秀、平南、梧州、藤县、横县、全州、富川。

【采集加工】 根全年均可采收，洗净，切段，晒干。花在夏、秋开花时采摘，晒干。

【药材性状】 根呈长圆柱形，白色或淡棕色，表面可见棕色外皮，切面粗糙，纤维性强。质硬而重，富粉性，并含大量纤维。无臭，味甘。

【功效主治】 清热，透疹，生津，止咳。主治麻疹不透，肺热咳嗽，消渴，口腔溃疡。

【用法用量】 内服：煎汤，9~15g。

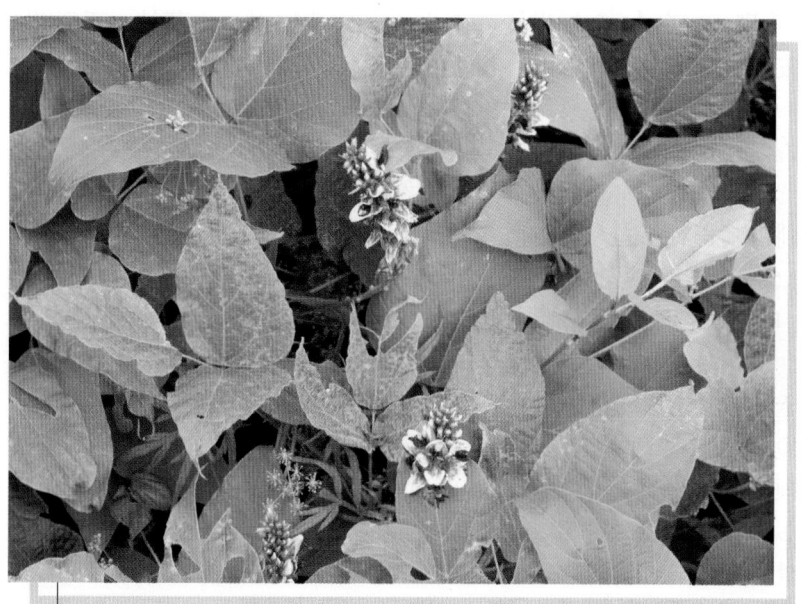

葛麻藤植物

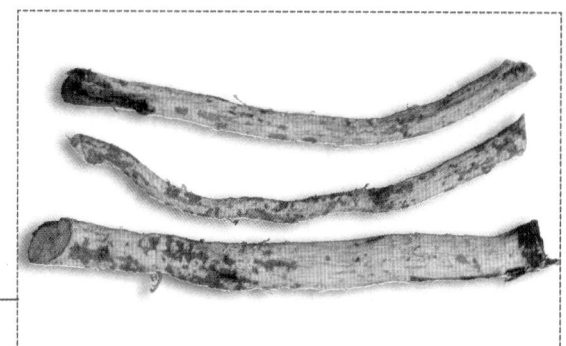

葛麻藤药材

莨 芝

【别　　名】 金蝉退壳、牵牛入石、黄蛇根、山荔枝、千重皮、穿破石、黄桑木。

【来　　源】 为桑科植物构棘 *Cudrania cochinchinensis*（Lour.）Kudo et Masam. 的根。

【植物形态】 直立或攀援状灌木。枝无毛，具粗壮弯曲无叶的腋生刺，刺长约1cm。叶革质，椭圆状披针形或长圆形，长3~8cm，宽2~2.5cm，全缘，先端钝或短渐尖，基部楔形，两面无毛，侧脉7~10对；叶柄长约1cm。花雌雄异株，雌雄花序均为具苞片的球形头状花序，每花具2~4个苞片；苞片锥形，内面具2个黄色腺体，苞片常附着于花被片上；雄花序直径6~10mm，花被片4，不相等，雄蕊4，花药短，在芽时直立，退化雌蕊锥形或盾或形；雌花序微被毛，花被片顶部厚，分离或万部合生，基部有2黄色腺体。聚合果肉质，直径2~5cm，表面微被毛，成熟时橙红色，核果卵圆形，成熟时褐色，光滑。

【分　　布】 广西全区各地均有分布。

【采集加工】 全年可采；挖出根后，削去支根，洗净，截段晒干，或切片晒干。

【药材性状】 根圆柱形，长短不一，直径且1.5~2.5cm。外皮黄色或橙红色，具显著的纵皱纹及少数须根痕。栓皮薄而易脱落。质地坚硬，不易折断，断面皮部薄，灰黄色，具韧性纤维，木部占绝大部分。黄色，柴性，导管孔明显，有的中央部位有小髓。气微，味淡。

【功能主治】 止咳化痰，祛风利湿，活血通络，散瘀止痛。主治肺结核，黄疸型肝炎，肝脾肿大，胃、十二指肠溃疡，风湿性腰腿痛，淋浊，蛊胀，闭经，劳伤咳血；外用治疗疮痈肿，骨折，跌打损伤。

【用法用量】 内服：煎汤，6~12g，鲜用30g；或浸酒。外用：适量，捣敷。

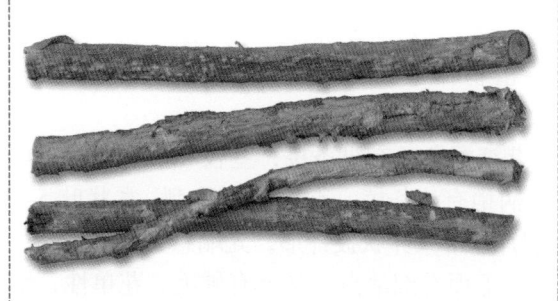

莨芝药材

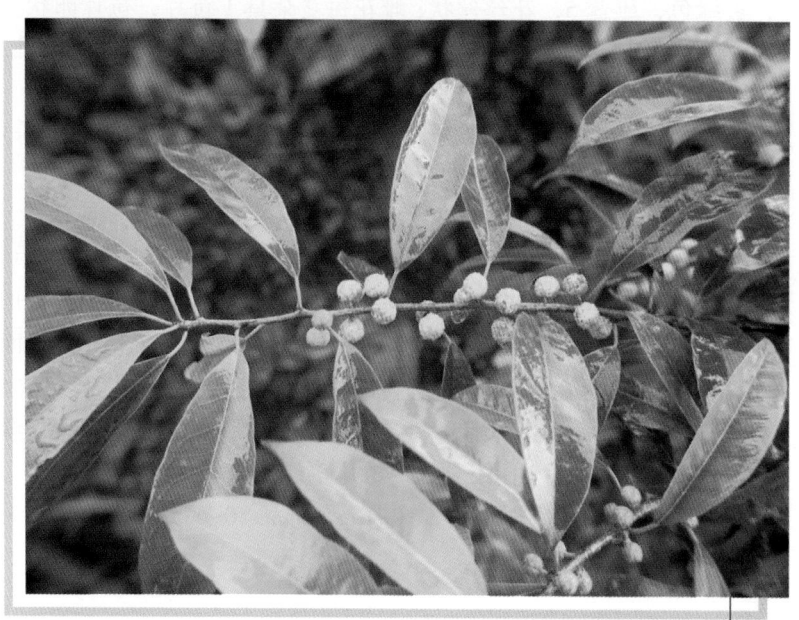

莨芝植物

葎 草

【别　　名】　勒草、黑草、葛葎蔓、葛勒蔓、来莓草、拉拉秧、涩萝蔓、割人藤。

【来　　源】　为桑科植物葎草 *Humulus scandens*（Lour.）Merr. 的全草。

【植物形态】　草本。茎淡绿色，有纵条棱，茎枝和叶柄上密生短倒向钩刺。单叶对生；叶柄梢有 6 条棱，有倒向短钩刺；掌状叶 5~7 深裂，直径约 5~15cm，裂片卵形或卵状披针形，先端急尖或渐尖，边缘有锯齿，上面有粗刚毛，下面有细油点，脉上有硬毛。花单性，雌雄异株；雄花序为圆锥花序，雌花序为短穗状花序；雄花小，具花被片 5，黄绿色，雄蕊 5，花丝丝状；雌花每 2 朵具 1 苞片，苞片卵状披针形，被白色刺毛和黄色小腺点，花被片 1，紧包雌蕊，子房上部凸起。果穗绿色，近球形；瘦果淡黄色，扁球形。

【分　　布】　广西主要分布于宁明、邕宁、马山、隆林、乐业、凌云、河池、全州、桂林、贺州。

【采集加工】　9~10 月收获，割地上部分，除去杂质，晒干。

【药材性状】　茎圆形，有倒刺和毛茸；质脆易碎，茎断面中空，不平坦，皮、木部易分离。叶皱缩成团，完整叶片展平后为近肾形五角状，掌状深裂，裂片 5~7，边缘有粗锯齿，两面均有毛茸，下面有黄色小腺点；叶柄有纵沟和倒刺。有的可见花序或果穗。气微，味淡。

【功效主治】　清热解毒，利尿通淋。主治肺热咳嗽，肺痈，湿热泻痢，热淋，水肿，小便不利，热毒疮疡，皮肤瘙痒。

【用法用量】　内服：煎汤，10~15g，鲜品 30~60g；或捣汁。外用：适量，捣敷；或煎水熏洗。

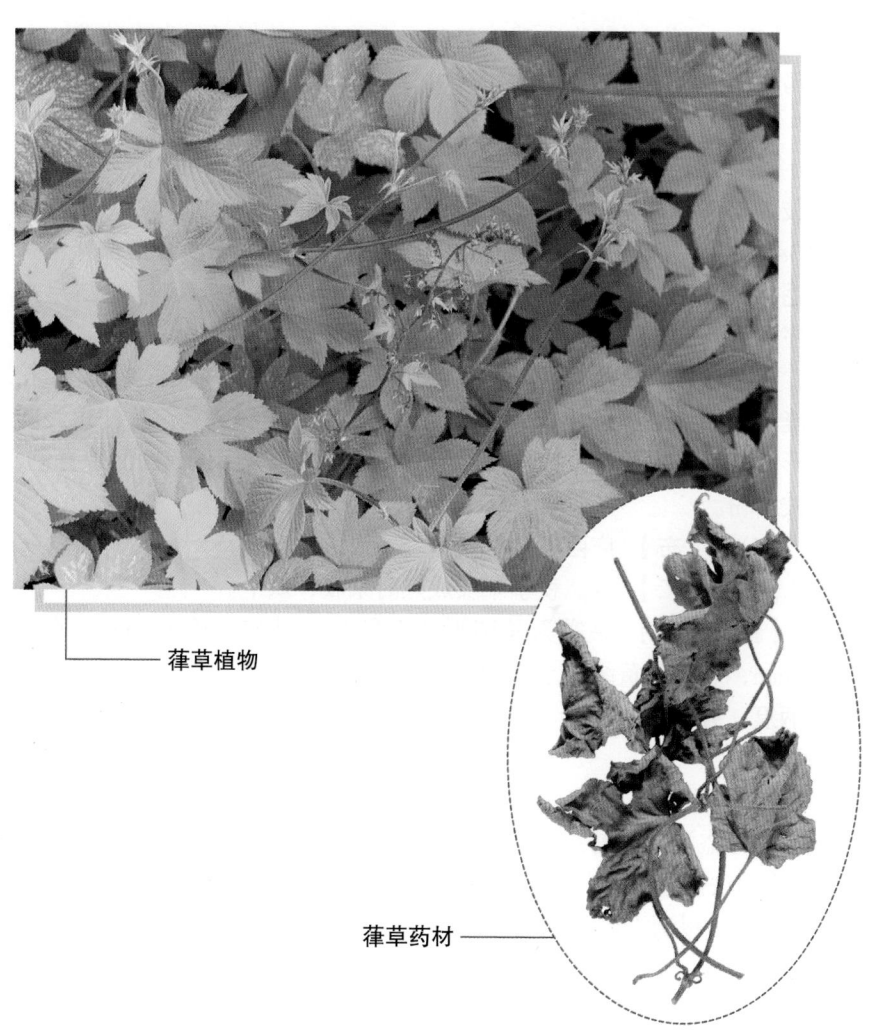

葎草植物

葎草药材

葡　萄

【别　　名】　蒲陶、琐琐葡萄、山葫芦、菩提子、索索葡萄、乌珠玛、葡萄秋。

【来　　源】　为葡萄科植物葡萄 *Vitis vinifera* Linn. 的果实。

【植物形态】　高大缠绕藤木。幼茎秃净或略被绵毛；卷须二叉状分枝，与叶对生。叶互生；叶片纸质，圆卵形或圆形，宽 10~20cm，常 3~5 裂，基部心形，边缘有粗而稍尖锐的齿缺，下面常密被蛛丝状绵毛。花杂性，异株；圆锥花序大而长，与叶对生，被疏蛛丝状柔毛；花序柄无卷须；萼极小，杯状，全缘或不明显的 5 齿裂；花瓣 5，黄绿色，先端黏合不展开，基部分离，开花时呈帽状整块脱落；雄蕊 5；花盘隆起，由 5 个腺体组成，基部与子房合生；子房 2 室，花柱短，圆锥形。浆果卵圆形至卵状长圆形，富汁液，熟时紫黑色或红而带青色，外被蜡粉。

【分　　布】　广西各地有栽培。

【采集加工】　夏、秋季果实成熟时采收，烘干。

【药材性状】　果实为长圆形或椭圆形，皱缩，长 3~7mm，直径 2~6mm，表面淡黄绿色至暗红色。顶端有残存柱基，微凸尖，基部有果柄痕，有的残存果柄。质稍柔软，易被撕裂，富糖质。气微，味甜、微酸。

【功效主治】　补气血，强筋骨，利小便。主治气血虚弱，肺虚咳嗽，心悸盗汗，烦渴，风湿痹痛，水肿。

【用法用量】　内服：煎汤，15~30g；或捣汁；或熬膏；或浸酒。外用：适量，浸酒涂擦；或捣汁含咽；或研末撒。

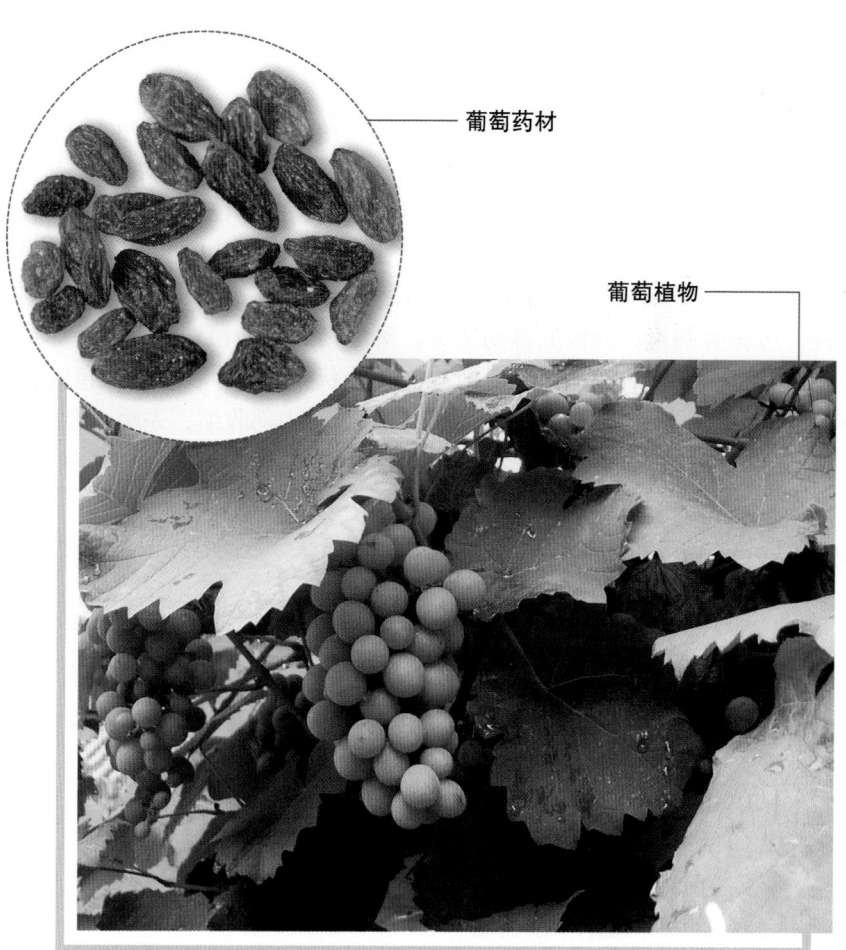

葡萄药材

葡萄植物

落地生根

【别　　名】 土三七、叶生根、叶爆芽、天灯笼、枪刀草、厚面皮、着生药。

【来　　源】 为景天科植物落地生根 *Bryophyllum pinnatum*（L. f.）Okon 的全草。

【植物形态】 肉质草本。茎节明显，上部紫红色，密被椭圆形皮孔。叶对生，单叶或羽状复叶，复叶小叶 3~5 片；叶柄基部宽扁，半抱茎；叶片肉质，椭圆形或长椭圆形，长 6~10cm，宽 3~6cm，先端圆钝，边缘有圆齿，圆齿底部易生芽，落地则成一新植株。圆锥花序顶生，花大，两性，下垂；苞片两枚，叶片状；花萼钟状，淡绿色或黄白色；花冠管状，淡红色，基部膨大呈球形，中部收缩，先端 4 裂；雄蕊 8，着生于花冠管基部，与花冠管合生；心皮 4；基部外侧有 1 鳞片。蓇葖果，包于花萼及花冠内。种子细小，多数，有条纹。

【分　　布】 广西各地有分布。

【采集加工】 全年均可采，多鲜用。

【药材性状】 茎圆柱形，灰白色或灰褐色，老茎上密被圆形或椭圆形的皮孔，嫩茎上稀少，折断面可见中空的髓，皮部与木部易分离。叶片多脱落或破碎，完整者叶片椭圆形，褐色至黄褐色。质厚、硬，易碎断。气微，味苦、酸。

【功效主治】 凉血止血，清热解毒。主治吐血，外伤出血，胃痛，乳痈，丹毒，疮痈肿毒，跌打损伤。

【用法用量】 内服：煎汤，鲜全草 30~60g；根 3~6g；或绞汁。外用：适量，捣敷；或晒干研粉撒。

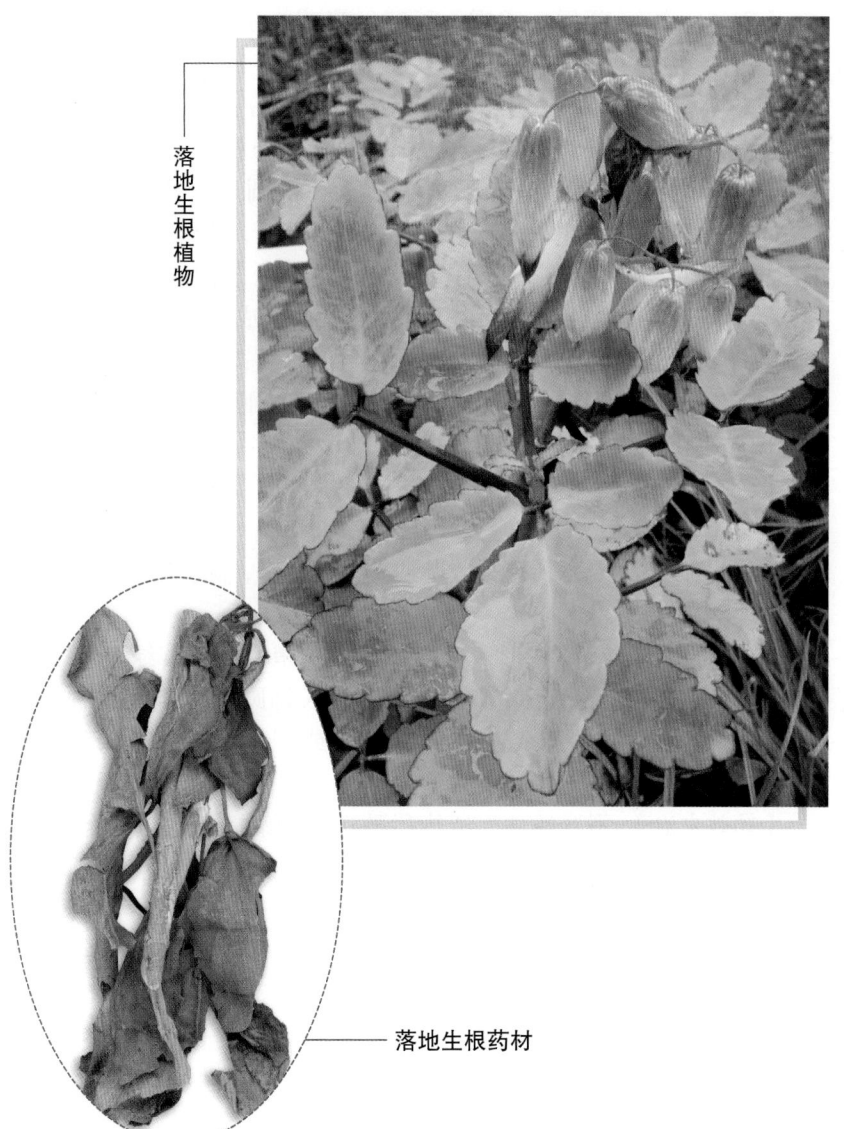

落地生根植物

落地生根药材

落　葵

【别　　名】 蘩露、承露、天葵、藤葵、胡燕脂、藤儿菜、滑藤、藤七。

【来　　源】 为落葵科植物落葵 *Basella rubra* L. 的全草。

【植物形态】 缠绕草本。全株肉质。茎分枝明显，绿色或淡紫色。单叶互生；叶片宽卵形、心形至长椭圆形，长 2~19cm，宽 2~16cm，先端急尖，基部心形或圆形，间或下延，全缘，叶脉在下面微凹，上面稍凸。穗状花序；小苞片 2，呈萼状，长圆形，宿存；花无梗，萼片 5，淡紫色或淡红色，下部白色，连合成管；无花瓣；雄蕊 5 个，生于萼管口，和萼片对生，花丝在蕾中直立；花柱 3，基部合生，柱头具多数小数小颗粒凸起。果实卵形或球形，暗紫色，多汁液，为宿存肉质小苞片和萼片所包裹。种子近球形。

【分　　布】 广西主要分布于邕宁、陆川、北流、藤县、苍梧、灌阳、岑溪。

【采集加工】 夏、秋季采收叶或全草，洗净，除去杂质，鲜用或晒干。

【药材性状】 茎圆柱形，直径 3~8mm，稍弯曲，黄绿色；质脆，易断。叶微皱缩，展平后宽卵形、心形或长椭圆形，长 2~14cm，宽 2~12cm，全缘，先端急尖，基部近心形或圆形。气微，味甜，有黏性。

【功效主治】 滑肠通便，清热利湿，凉血解毒，活血。主治大便秘结，痢疾，小便短涩，热毒疮疡，跌打损伤。

【用法用量】 内服：煎汤，10~15g，鲜品 30~60g。外用：适量，鲜品捣敷；或捣汁涂。

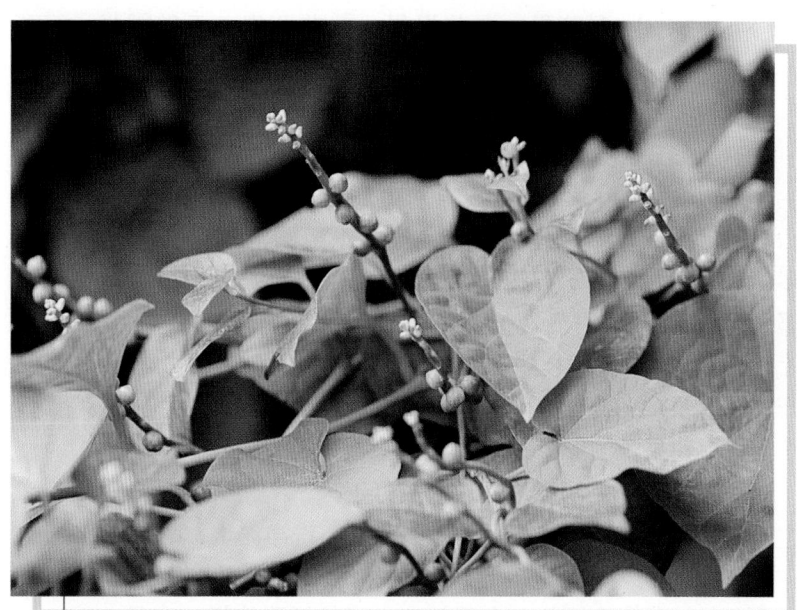

落葵植物

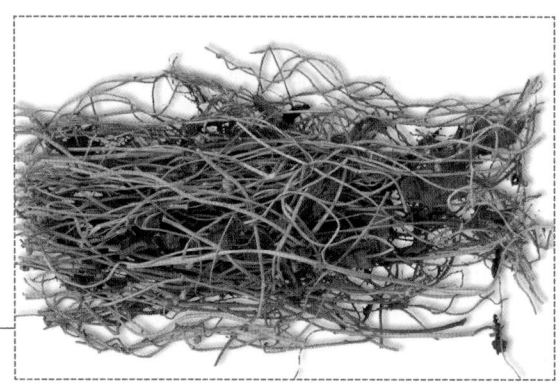

落葵药材

萱 草

【别　　名】漏芦果、漏芦根果、黄花菜根、天鹅孵蛋、绿葱兜、水大蒜、皮蒜、地冬。

【来　　源】为百合科植物萱草 Hemerocallis fulva L. 的根。

【植物形态】草本。具短的根茎和肉质、肥大的纺锤状块根。叶基生，排成两列；叶片条形，长 40~80cm，宽 1.5~3.5cm，下面呈龙骨状凸起。花葶粗壮，蝎尾状聚伞花序复组成圆锥状，具花 6~12 朵或更多；苞片卵状披针形；花橘红色至橘黄色，无香味，具短花梗；花被下部合生成花被管；外轮花被裂片 3，长圆状披针形，具平行脉，内轮裂片 3，长圆形，具分枝的脉，中部具褐红色的色带，边缘波状皱褶，盛开时裂片反曲；雄蕊伸出，上弯，比花被裂片短；花柱伸出，上弯，比雄蕊长。蒴果长圆形。

【分　　布】广西各地常栽培或野生。

【采集加工】将根挖出后，除去茎叶，洗净泥土，晒干。

【药材性状】根茎呈短圆柱形，直径约 1cm。有的顶端留有叶残基；根簇生，多数已折断。中下部膨大成纺锤形块根，直径 0.5~1cm，多直瘪皱缩，有多数纵皱及少数横纹，表面灰黄色或淡灰棕色。质松软，稍有韧性，不易折断；断面灰棕色或暗棕色，有多数放射状裂隙。气微香，味稍甜。

【功效主治】凉血止血，清热利湿，解毒消肿。主治衄血，便血，崩漏，黄疸，水肿，淋浊，带下，瘰疬，乳痈。

【用法用量】内服：煎汤，6~9g。外用：适量，捣敷。

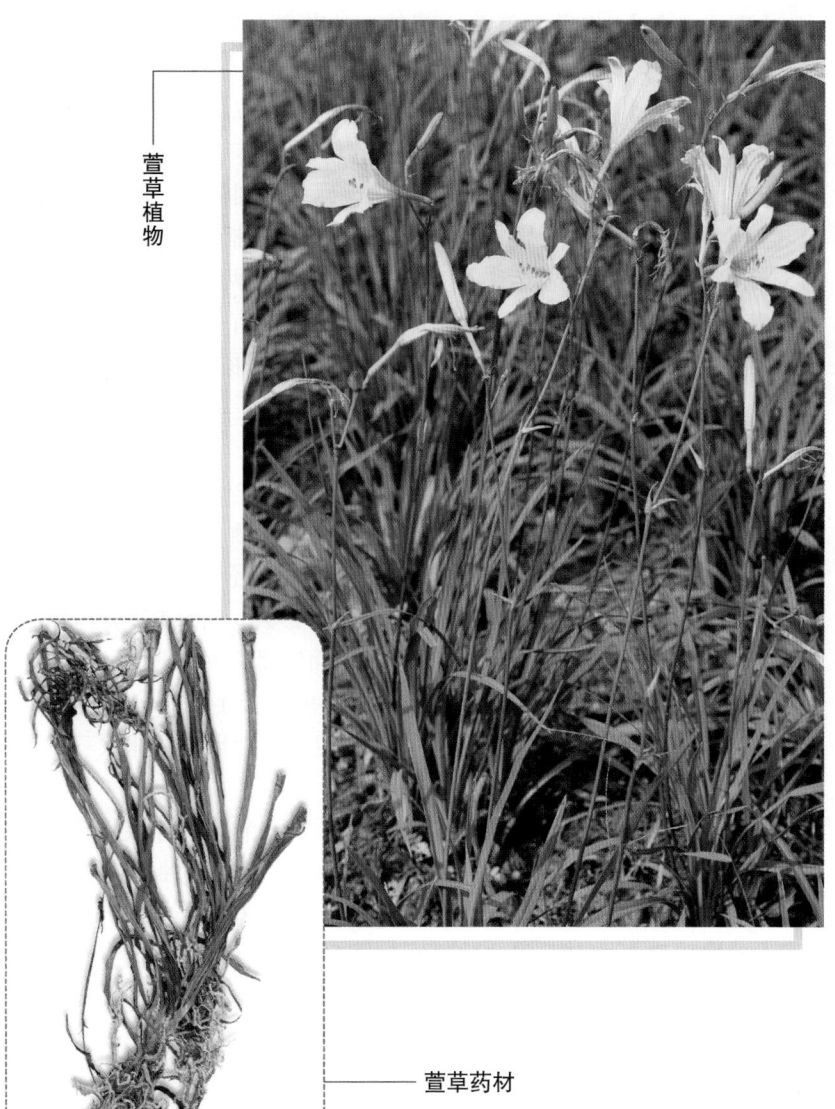

萱草植物

萱草药材

萹 蓄

【别　　名】 扁蓄、萹蔓、萹竹、地萹蓄、萹蓄蓼、野铁扫把、扁猪牙。

【来　　源】 为蓼科植物萹蓄 *Polygonum aviculare* L. 的全草。

【植物形态】 草本。植物体有白色粉霜。茎平卧地上或斜上伸展，基部分枝，绿色，具明显沟纹，无毛，基部圆柱形，幼枝具棱角。单叶互生，几无柄；托叶鞘抱茎，膜质；叶片窄长椭圆形或披针形，长1~5cm，宽 0.5~1cm，先端钝或急尖，基部楔形，两面均无毛，侧脉明显。花小，常 1~5 朵簇生于叶腋；花梗短，顶端有关节；花被绿色，5裂，裂片椭圆形，边缘白色或淡红色，结果后是覆瓦形包被果实；雄蕊 8，花丝短。瘦果三角状卵形，棕黑色至黑色，具不明显细纹及小点，无光泽。

【分　　布】 广西主要分布于隆林、南丹、全州。

【采集加工】 全年均可采收，洗净，切段，晒干。

【药材性状】 茎圆柱形而略扁，有分枝，直径 2~3mm，表面灰绿色或棕红色，有细密微凸起的纵纹；节部稍膨大，有浅棕色膜质的托叶鞘，节间长短不一；质硬，易折断，断面髓部白色。叶互生，叶片多脱落或皱缩，完整者呈长椭圆形或披针形，长 1~4cm，宽约 5mm，全缘，灰绿色。有时可见具宿存花被的小瘦果，黑褐色，卵状三棱形。气微，味微苦。

【功效主治】 利水通淋，杀虫止痒。主治淋证，小便不利、黄疸，带下、泻痢，蛔虫病，蛲虫病，钩虫病，妇女阴蚀，皮肤湿疮、疥癣、痔疮。

【用法用量】 内服：煎汤，10~15g，或入丸、散；杀虫单用 30~60g，鲜品捣汁饮 50~100g。外用：适量，煎水洗、捣烂敷或捣汁搽。

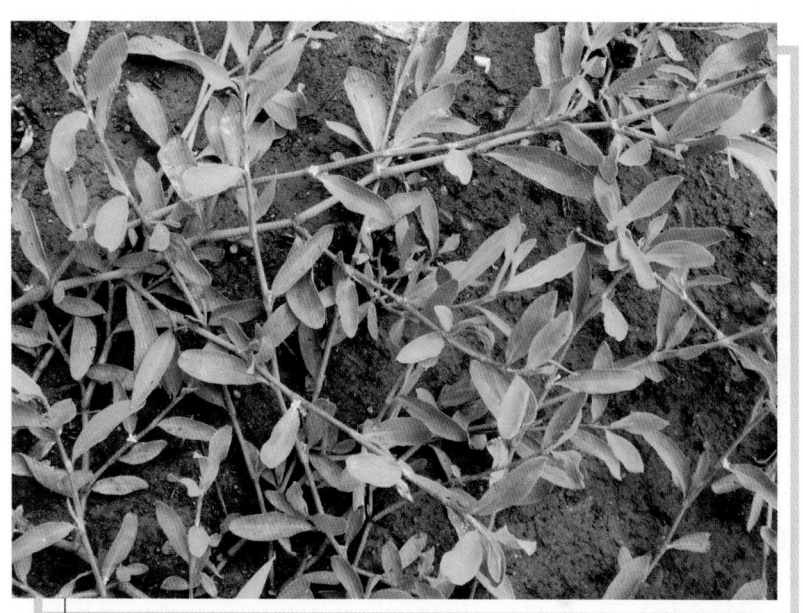

萹蓄植物

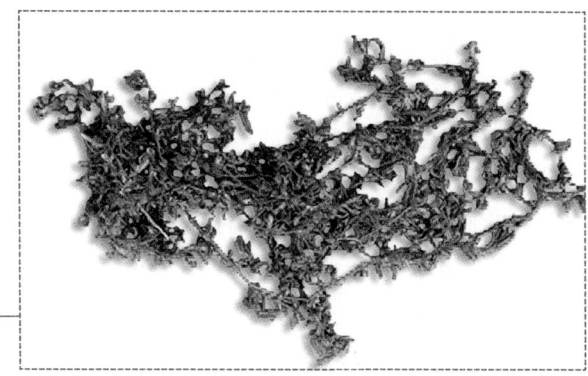

萹蓄药材

韩信草

【别　　名】　大叶半枝莲、耳挖草、钩头线、顺经草、调羹草、红叶犁头尖。

【来　　源】　为唇形科植物韩信草 *Scutellaria indica* L. 的全草。

【植物形态】　草本。全体被毛。叶对生；叶片草质至厚纸质，心状卵圆形至椭圆形，长 1.5~2.6cm，宽 1.2~2.3cm，先端钝或圆，两面密生细毛。每轮有花 2 朵，集成偏侧的顶生总状花序；苞片卵圆形，两面都有短柔毛；小梗基部有 1 对刚毛状小苞片；花萼钟状，外面被黏柔毛，具 2 唇，全缘，萼筒背生 1 囊状盾鳞；花冠蓝紫色，2 唇形，外面被腺体和短柔毛，上唇先端微凹，下唇有 3 裂片，中裂片圆状卵圆形；雄蕊 2 对，不伸出；花柱细长，子房光滑，4 裂。小坚果横生，卵形，有小瘤状凸起。

【分　　布】　广西主要分布于桂平、贵港、宾阳、来宾、贺州、灵山、河池。

【采集加工】　春、夏季采收，洗净，鲜用或晒干。

【药材性状】　全体被毛。根纤细。茎方柱形，表面灰绿色。叶对生，叶片灰绿色或绿褐色，多皱缩，展平后呈卵圆形长 1.5~3cm，宽 1~2.5cm，先端圆钝，基部浅心形或平截，边缘有钝齿；叶柄长 0.5~2.5cm。总状花序顶生，花偏向一侧，花冠蓝色，二唇形，多已脱落，宿萼钟形，萼筒背部有一囊状盾鳞，呈"耳挖"状。小坚果圆形，淡棕色。气微，味微苦。

【功效主治】　清热解毒，活血止血，消肿止痛。主治痈肿疔毒，肺痈，肠痈，瘰疬，毒蛇咬伤，肺热咳喘，牙痛，喉痹，咽痛，筋骨疼痛，吐血，咯血，便血，跌打损伤，创伤出血，皮肤瘙痒。

【用法用量】　内服：煎汤，10~15g；或捣汁，鲜品 30~60g；或浸酒。外用：适量，捣敷；或煎汤洗。

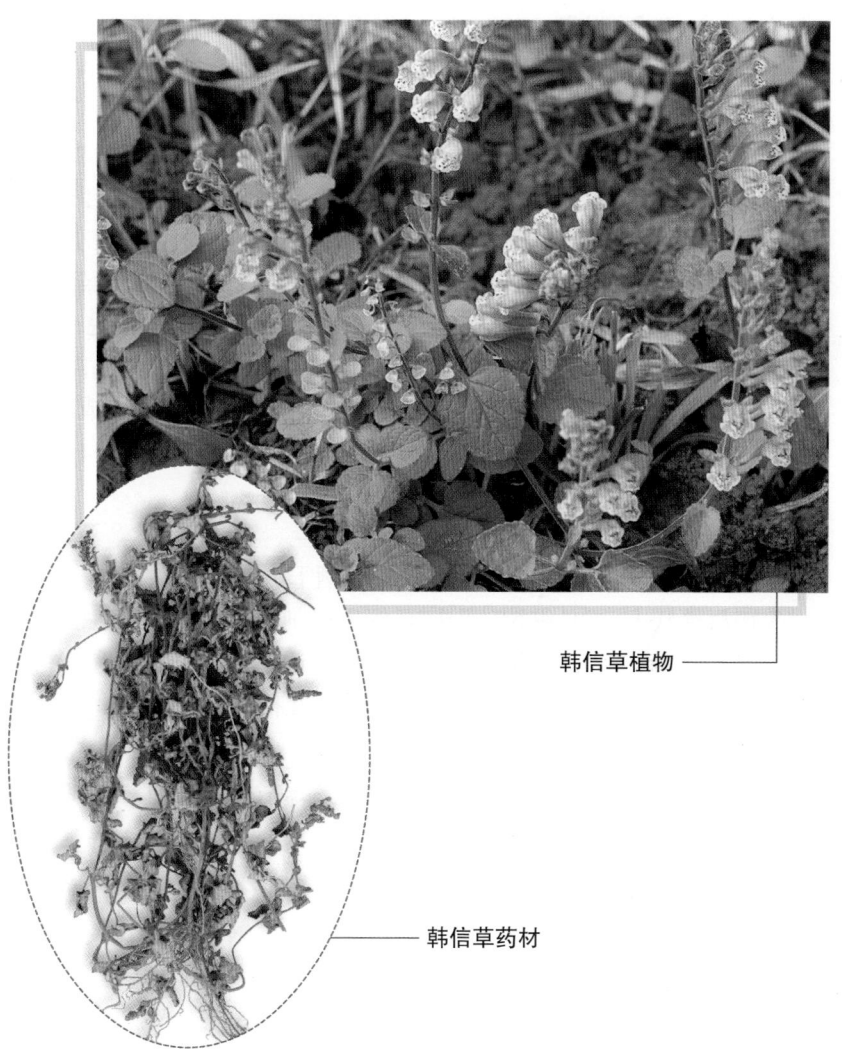

韩信草植物

韩信草药材

戟叶蓼

【别　　名】　刺蓼、三角蓼。

【来　　源】　为蓼科植物戟叶蓼 *Polygonum thunbergii* Sieb. et Zucc. 的全草。

【植物形态】　草本。茎具纵棱，沿棱具倒生皮刺，节部生根。叶戟形，长 4~8cm，宽 2~4cm，顶端渐尖，基部截形或近心形，两面疏生刺毛，边缘具短缘毛，中部裂片卵形或宽卵形，侧生裂片较小，卵形，叶柄具倒生皮刺，通常具狭翅；托叶鞘膜质，边缘具叶状翅，翅近全缘，具粗缘毛。花序头状，分枝，花序梗具腺毛及短柔毛；苞片披针形，顶端渐尖，边缘具缘毛，每苞内具 2~3 花；花梗无毛，比苞片短，花被 5 深裂，淡红色或白色，花被片椭圆形；雄蕊 8，成 2 轮，比花被短；花柱 3，中下部合生，柱头头状。瘦果宽卵形，具 3 棱，黄褐色，无光泽，包于宿存花被内。

【分　　布】　广西主要分布于百色、东兰、罗城、融水、资源。

【采集加工】　全年均可采收，切段，晒干。

【药材性状】　茎具纵棱，沿棱具倒生皮刺，节部可见不定根。叶皱缩，展平呈戟形，顶端渐尖，基部截形或近心形，两面被毛，中部裂片卵形或宽卵形，侧生裂片较小，卵形；叶柄具倒生皮刺，通常具狭翅；托叶鞘状。质脆，易碎。

【功效主治】　祛风，清热，活血止痛。主治风热头痛，咳嗽，瘰疬，痢疾，跌打伤痛，干血痨。

【用法用量】　内服：煎汤，9~15g；或浸酒；或研末。外用：适量，研末捣敷。

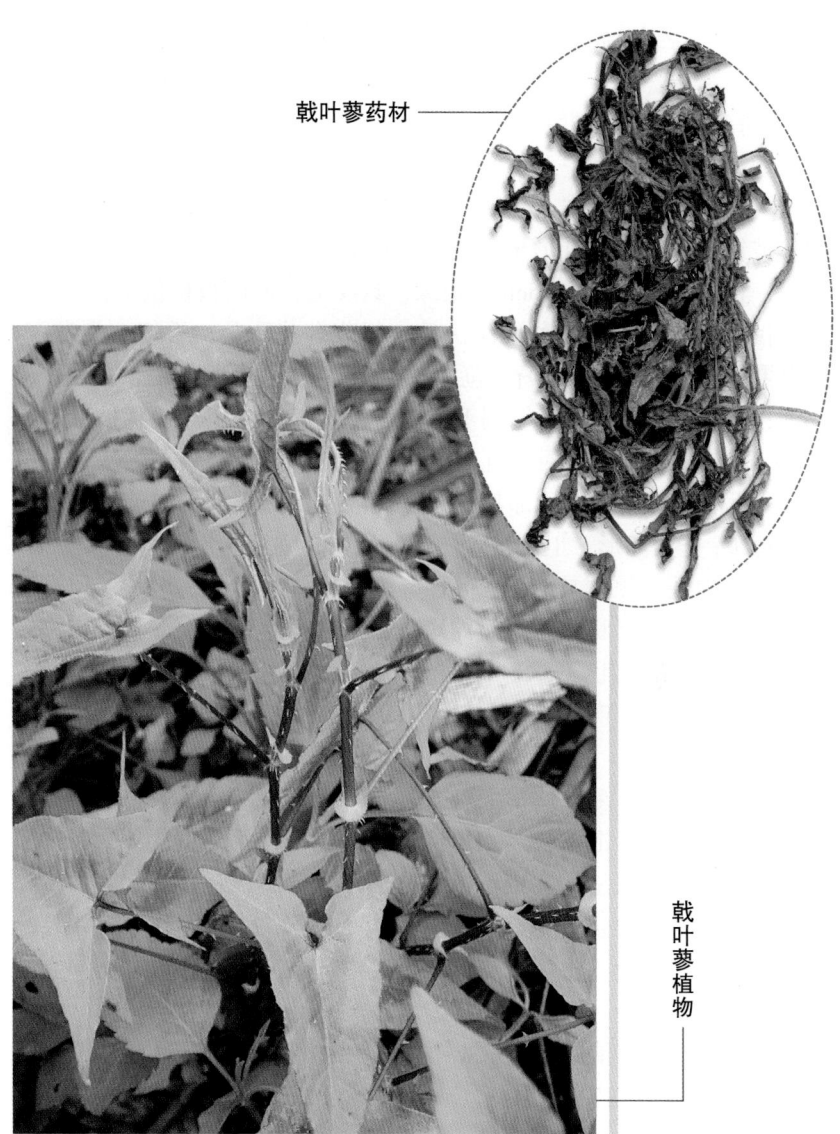

戟叶蓼药材

戟叶蓼植物

朝天罐

【别　　名】　盅盅花、痢疾罐、罐罐花、茶罐花、小尾光叶、九果根。

【来　　源】　为野牡丹科植物假朝天罐 *Osbeckia crinita* Benth. ex C. B. Clarke 的根。

【植物形态】　灌木。茎四棱形，被平展的刺毛。叶片坚纸质，长圆状披针形、卵状披针形至椭圆形，顶端急尖至近渐尖，基部钝或近心形，长 4~13cm，宽 2~5cm，全缘，具缘毛，两面被糙伏毛，5 基出脉，仅脉上被毛；叶柄密被糙伏毛。每节有花两朵，常仅 1 朵发育，或由聚伞花序组成圆锥花序；苞片 2，卵形，具刺毛状缘毛，花梗短或几无；花萼紫红色，具多轮刺毛状的有柄星状毛，裂片线状披针形或钻形，顶端长渐尖；花瓣紫红色，倒卵形，顶端圆形具点尖头，具缘毛；雄蕊常偏向一侧，顶部具长喙，药隔基部微膨大，向前微伸，向后呈短距；子房卵形，上部被疏硬毛，顶端有刚毛。蒴果卵形，4 纵裂，上部被疏硬毛，顶端具刚毛；宿存萼深紫色或黑紫色，坛状，顶端平截，上部通常有星状毛脱落后的斑痕，近中部缢缩成颈，下部密被多轮有柄刺毛状星状毛。

【分　　布】　广西主要分布于融水、灌阳、龙胜、恭城、德保、凌云、隆林。

【采集加工】　夏、秋季采挖，去杂质，洗净，晒干。

【药材性状】　根头膨大，呈不规则的团块状，直径 1.3~3.5cm，上方有茎基痕。根呈长圆锥形或圆柱形，常弯曲，有分支。表面浅棕黄色或暗褐色，栓皮翘起部分呈薄片状，脱落处露出细密的纵皱纹。质坚硬，不易折断。横切面皮部褐色，木部黄白色，有时可见同心环纹和放射纹。气微，味涩。

【功效主治】　清肠，收敛止泻。主治痢疾，肠炎。

【用法用量】　内服：煎汤，30~60g。

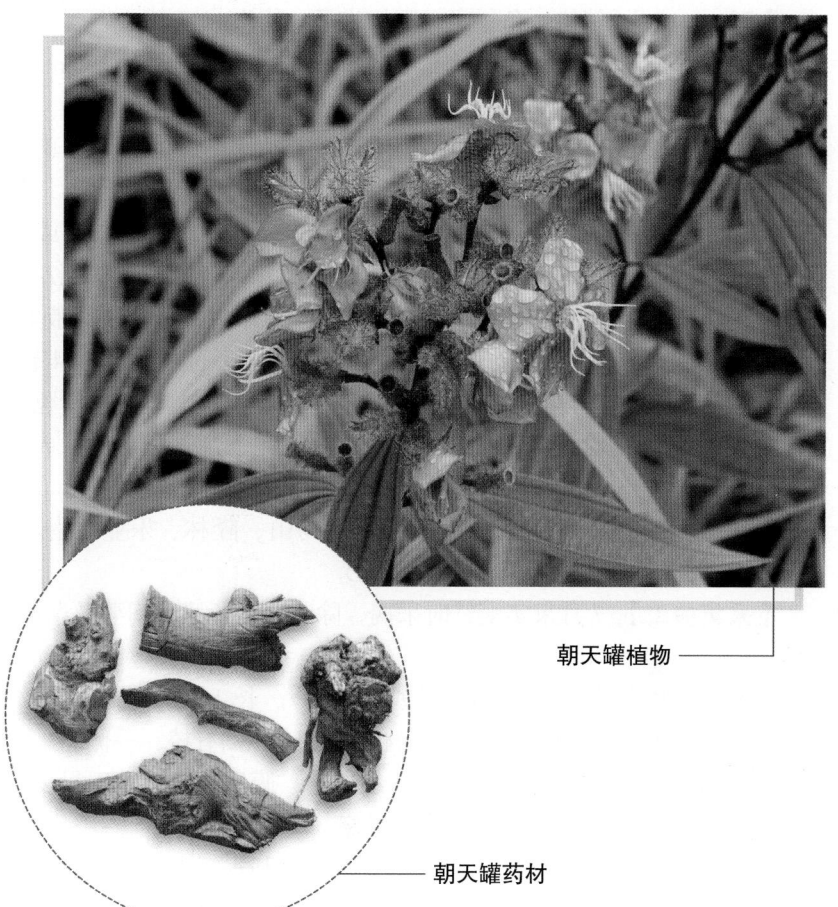

朝天罐植物

朝天罐药材

楮实子

【别　　名】 楮桃、角树子、野杨梅子、构泡。

【来　　源】 为桑科植物构树 *Broussonetia papyrifera*（L.）Vent. 的果实。

【植物形态】 落叶乔木。有乳汁。小枝粗壮，密生绒毛。单叶互生；叶柄密被柔毛；叶片膜质或纸质，阔卵形至长圆状卵形，长5.5~15cm，宽4~10cm，不分裂或3~5裂，先端渐尖，基部圆形或浅心形，略偏斜，边缘有细锯齿或粗锯齿，上面深绿色，被粗伏毛，下面灰绿色，密被柔毛。花单性，雌雄异株；雄花序为葇荑花序，腋生，下垂；雌花序为头状花序；雄花具短柄，有2~3小苞片，花被4裂，基部合生，雄蕊4；雌花苞片棒状，被毛，花被管状，雌蕊散生于苞片间，花柱细长，线形，被短毛，具黏性。聚花果肉质，呈球形，成熟时橙红色。

【分　　布】 广西主要分布于南宁、马山、隆林、乐业、南丹、都安、罗城、资源、桂平、北流。

【采集加工】 7月果实变红时采摘，除去灰白色膜状宿萼及杂质，晒干。

【药材性状】 果实呈扁圆形或卵圆形，长1.5~3mm，直径约1.5mm；表面红棕色，有网状皱纹或疣状凸起；一侧有棱，一侧略平或有凹槽，有的具子房柄。果皮坚脆，易压碎，膜质种皮紧贴于果皮内面，胚乳类白色，富油性。气微，味淡。

【功效主治】 滋肾益阴，清肝明目，健脾利水。主治肾虚腰膝酸软，尿少，目昏，目翳，水肿。

【用法用量】 内服：煎汤6~10g；或入丸、散。外用：适量，捣敷。

　　附：构树根　凉血散瘀；清热利湿。治咳嗽吐血，水肿，血崩，跌打损伤。内服：煎汤，10~20g，外用：适量，捣敷。

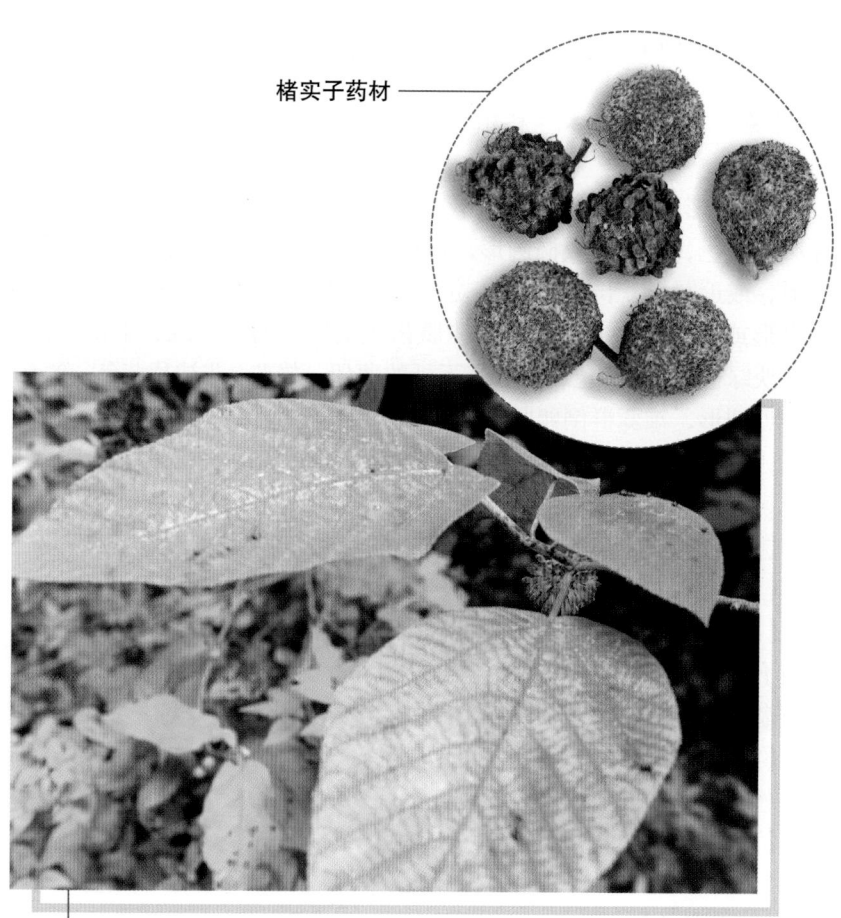

楮实子药材

楮实子植物

棱枝五味子

【别　　名】　翅枝五味子、大风藤、大五味子、大仲筋、滇棱翅梗五味子、吊吊果。

【来　　源】　为木兰科植物翼梗五味子 *Schisandra henryi* Clarke. 的藤茎。

【植物形态】　落叶木质藤本。小枝紫褐色，具翅棱，被白粉；内芽鳞紫红色，长圆形或椭圆形，宿存于新枝基部。叶宽卵形、长圆状卵形，或近圆形，长 6~11cm，宽 3~8cm，先端短渐尖或短急尖，基部阔楔形或近圆形，上部边缘具胼胝齿尖的浅锯齿或全缘，上面绿色，下面淡绿色；叶柄红色，具叶基下延的薄翅。雄花：花被片黄色，8~10片，近圆形，雄蕊群倒卵圆形，雄蕊 30-40 枚；雌花：花被片与雄花的相似，雌蕊群长圆状卵圆形，具雌蕊约 50 枚，子房狭椭圆形。小浆果红色，球形。种子褐黄色，扁球形或扁长圆形。

【分　　布】　广西主要分布于乐业、天峨、罗城、金秀、全州。

【采集加工】　全年均可采收，切段，晒干。

【药材性状】　藤茎方形至圆柱形，稍扭曲，表面紫褐色，可见点状皮孔，栓皮常呈块状裂，直径 0.5~1cm。质硬，不易折断，切断面中央髓部颜色与周边区别明显。气微，味微辛。

【功效主治】　祛风除湿，行气止痛，活血止血。主治风湿痹痛，心胃气痛，痨伤吐血。闭经，月经不调，跌打损伤，金疮肿毒。

【用法用量】　内服：煎汤，15~30g；或浸酒。

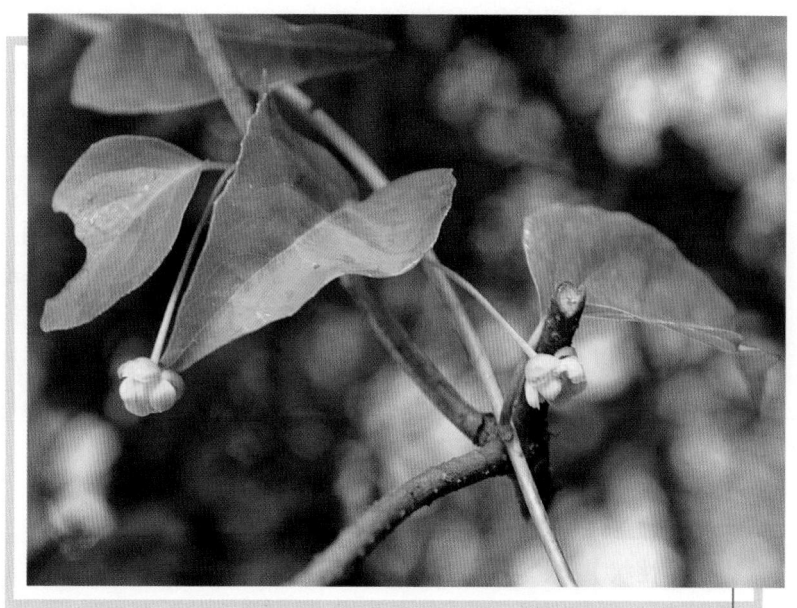

棱枝五味子植物

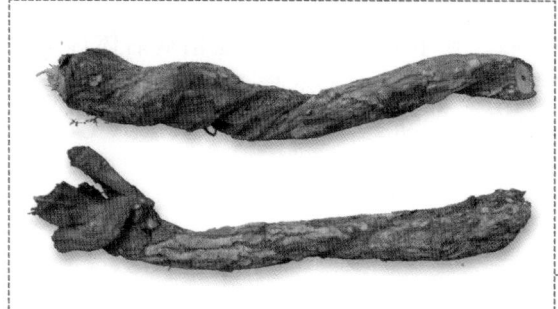

棱枝五味子药材

棱轴土人参

【别　　名】 假人参、土红参、紫人参。

【来　　源】 为马齿苋科植物棱轴土人参 *Talinum triangulare*（Jacq）Wiud. 的全草。

【植物形态】 草本。肉质。主根粗壮有分枝，外表棕褐色。茎直立，老茎圆柱形，基部稍木质化。叶互生；倒卵形或椭圆形，长 6~9cm，宽 3~4.5cm，先端渐尖或钝圆，全缘，基部渐狭而成短柄。总状花序顶生，花序轴和花梗三棱形；二歧状分枝，小枝或花梗基部均具苞片；花小，两性，紫红色；萼片 2，早落；花瓣 5，倒卵形或椭圆形；雄蕊 10 枚以上；子房球形，花柱线形，柱头 3 深裂，先端外展而微弯。蒴果近球形，熟时灰褐色。种子多数，细小，扁圆形，黑色有光泽，表面具细腺点。

【分　　布】 栽培。

【采集加工】 全年均可采收，切段，晒干。

【药材性状】 根呈圆锥状或圆柱状，直径 0.8~1.5cm，表面土黄色，有支根，少有须根，可见不规则凸起。茎多呈扁圆柱形，黄褐色，有明显的纵棱，可见叶痕与皮孔。叶互生，墨绿色，多皱缩，展开后呈倒披针形，叶缘浅裂，先端钝圆，基部楔形，主脉在上表面凸起呈波浪状，叶片密被短绒毛。气微，味清香。

【功效主治】 润肺止咳，补中益气，调经。主治病后体虚，泄泻，肺痨咳嗽，潮热眩晕，盗汗自汗，月经不调，带下，遗尿。

【用法用量】 内服：煎汤，50~90g。外用：适量，捣敷。

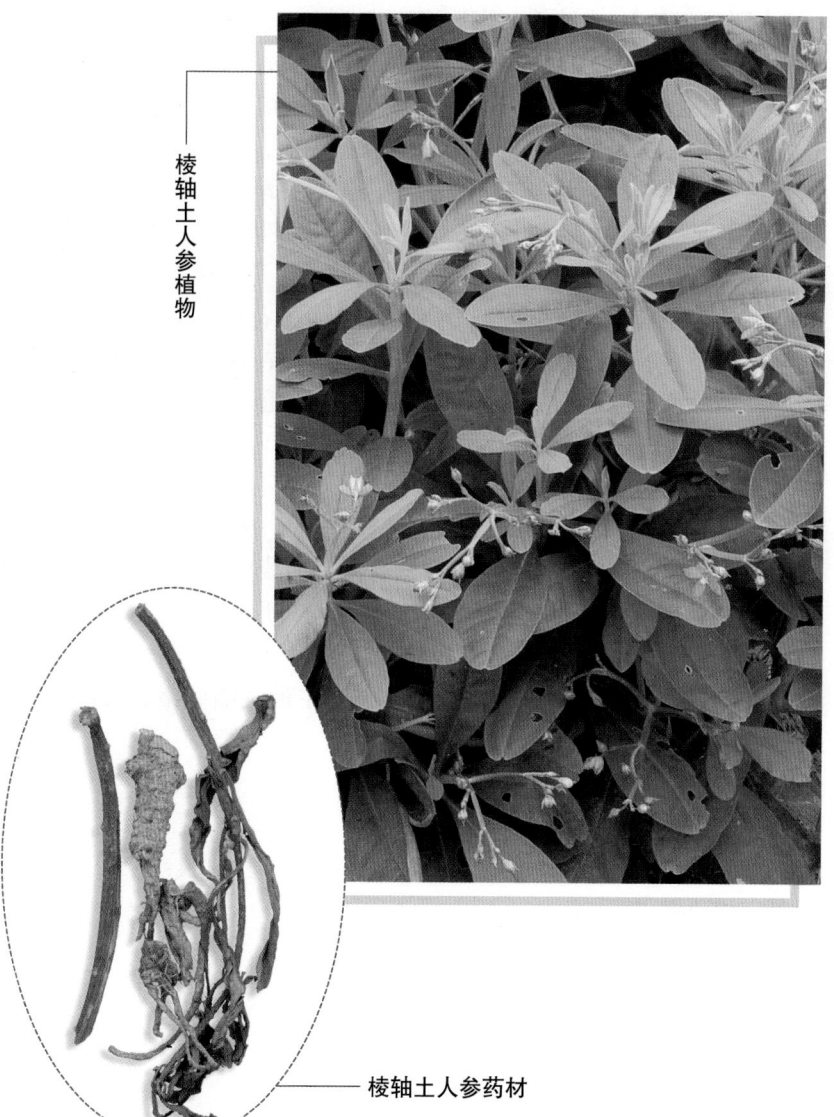

棱轴土人参植物

棱轴土人参药材

棉花根

【别　　名】　大陆棉、高地棉、美洲棉、墨西哥棉、美棉。

【来　　源】　为锦葵科植物陆地棉 *Gossypium hirsutum* Linn. 的根。

【植物形态】　草本。小枝疏被长毛。叶阔卵形，直径 5~12cm，长、宽近相等或较宽，基部心形或心状截头形，常 3 浅裂，中裂片常深裂达叶片之半，裂片宽三角状卵形，先端突渐尖，基部宽，沿脉被粗毛，下面疏被长柔毛；叶柄疏被柔毛；托叶卵状镰形，早落。花单生于叶腋；小苞片 3，分离，基部心形，具腺体 1 个，边缘齿，被长硬毛和纤毛；花萼杯状，裂片 5，三角形，具缘毛；花白色或淡黄色，后变淡红色或紫色；雄蕊柱长 1~2cm。蒴果卵圆形，具喙。种子分离，卵圆形，具白色长棉毛和灰白色不易剥离的短棉毛。

【分　　布】　广西有栽培。

【采集加工】　秋季采收，晒干。

【药材性状】　根圆柱形。直径 0.5~1.5cm，外面淡棕色，具纵条纹及细小的皮孔，栓皮粗糙，易脱落，内表面淡棕色，带有纵长线纹。折断面呈强韧纤维性，内皮为纤维层，易与外层分离。气微弱，味微辛辣。

【功效主治】　止咳平喘，通经止痛。主治气喘咳嗽，月经不调，痛经。

【用法用量】　内服：煎汤，15~30g。

附：棉花花瓣

止血。主治吐血，便血，血崩，金疮出血。内服：5~9g。外用：适量，烧研撒。

棉花种子

温肾，通乳，活血止血。主治胃痛，阳痿，腰膝冷痛，带下，遗尿，乳汁不通，崩漏，痔血。内服：煎汤，6~10g；或入丸、散。外用：适量，煎水熏洗。

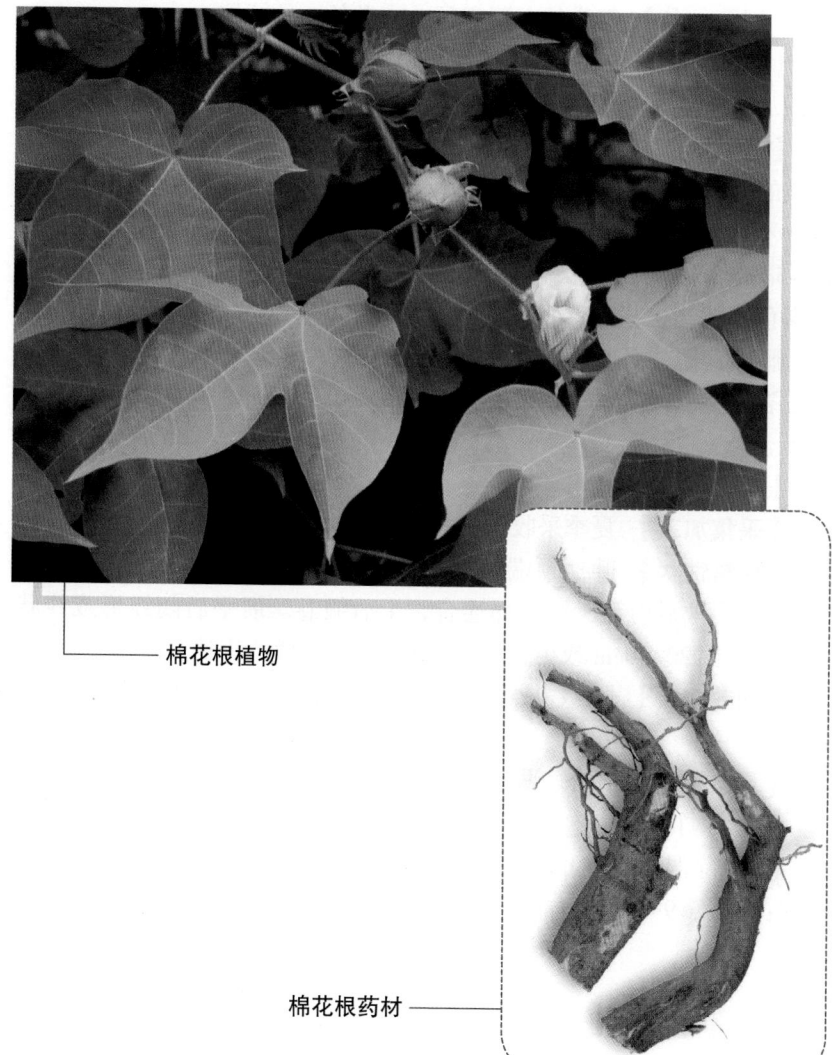

棉花根植物

棉花根药材

棕 竹

【别　　名】 筋头竹、观音竹、虎散竹、竹叶棕。

【来　　源】 为棕榈科植物棕竹 *Rhapis excelsa*（Thunb.）Herry ex Rehd. 的叶。

【植物形态】 灌木。茎圆柱形，有节，上部被以褐色、网状粗纤维质的叶鞘。叶互生；叶柄初被毛，稍扁平；叶掌状深裂，裂片 4~10 片，不均等，具 2~5 条肋脉，在基部连合，长 20~30cm 或更长，宽 1.5~5cm，阔线形或线状椭圆形，先端阔，有不规则齿缺，边缘和脉上有褐色小锐齿，横脉多而明显。肉穗花序多分枝，佛焰苞管状，2~3 枚，膜质，密被褐色弯卷绒毛；花雌雄异株，雄花较小，萼裂片卵形；花冠裂片卵形，质厚；雄蕊 6；雌花较大，卵状球形。浆果球形。种子球形。

【分　　布】 栽培。

【采集加工】 夏季采收，洗净，晒干。

【药材性状】 叶柄顶端被秕糠状毛；叶片暗绿色，掌状深裂，裂片 4~10 片，不均等，在基部连合，干后皱卷。展平后阔线形或线状椭圆形，长 20~30cm 或更长，宽 1.5~5cm。气微，味甘。

【功效主治】 收敛止血。主治鼻衄，咯血，吐血，产后出血过多。

【用法用量】 内服：煅炭研末冲，3~6g。

附：棕竹根

祛风除湿，收敛止血。主治风湿痹痛，鼻衄，咯血，跌打劳伤。内服：煎汤，9~20g，鲜品可用至 90g。

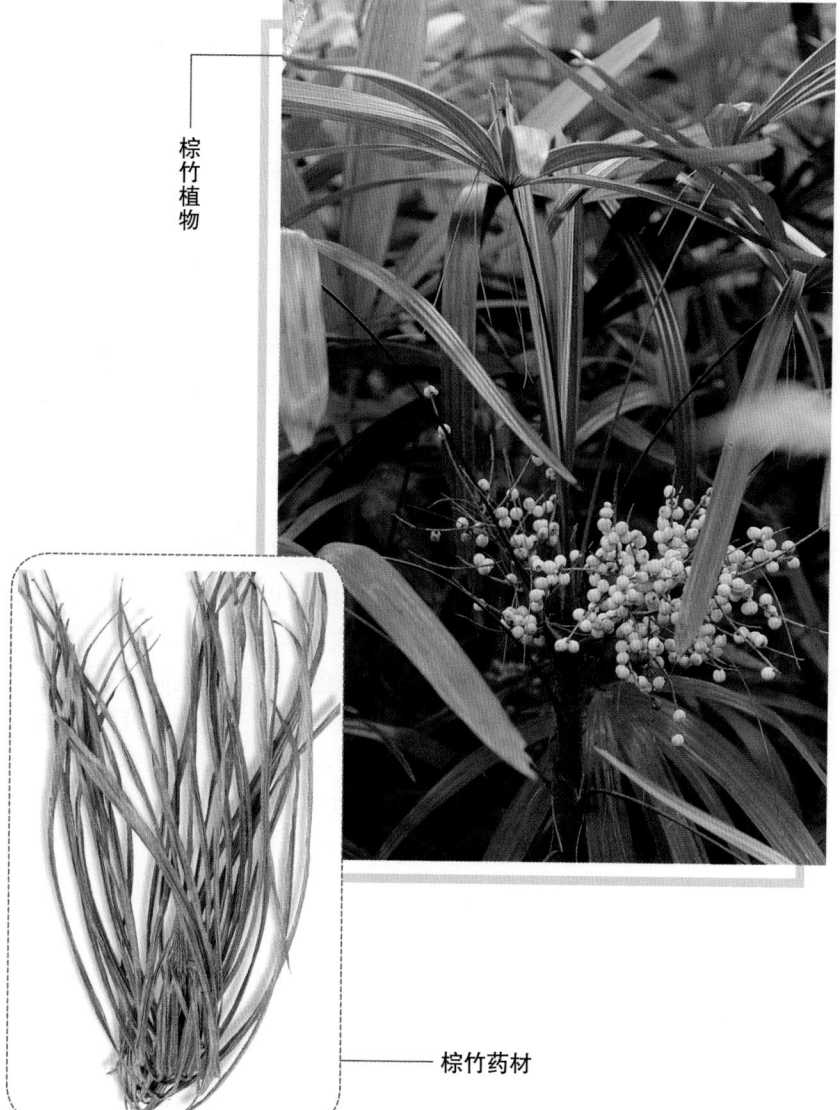

棕竹植物

棕竹药材

棕　榈

【别　　名】　棕榈木皮、棕毛、棕树皮毛、棕皮。

【来　　源】　为棕榈科植物棕榈 *Trachycarpus fortunei*（Hook.）H. Wendl. 的叶柄及叶鞘纤维。

【植物形态】　乔木。茎秆圆柱形，粗壮挺立，不分枝，残留的褐色纤维状老叶鞘层层包被于茎秆上，脱落后呈环状的节。叶簇生于茎顶，向外展开；叶柄坚硬，横切面近三角形，边缘有小齿，基部具褐色纤维状叶鞘；叶片近圆扇状，直径 60~100cm，具多数皱褶，掌状分裂至中部，有裂片 30~50，各裂片先端浅 2 裂，上面绿色，下面具蜡粉，革质。肉穗花序，自茎顶叶腋抽出，基部具多数大型鞘状苞片，淡黄色，具柔毛。雌雄异株；雄花小，多数，淡黄色，花被 6，2 轮，宽卵形，雄蕊 6，花丝短，分离；雌花花被同雄花，子房密被白柔毛，花柱 3 裂。核果球形或近肾形，熟时外果皮灰蓝色，被蜡粉。

【分　　布】　广西主要分布于百色、南宁、柳州、桂林。

【采集加工】　全年均可采收，连叶柄及叶鞘纤维割下，晒干。

【药材性状】　陈棕皮为粗长的纤维，成束状或片状，长 20~40cm，大小不一；色棕褐，质韧，不易撕断；气微，味淡。棕骨（叶柄削去外面纤维者）呈长条板状，长短不一，红棕色，基部较宽而扁平，或略向内弯曲，向上则渐窄而厚，背面中央隆起，成三角形，背面两侧平坦，上有厚密的红棕色毛茸，腹面平坦，或略向内凹，有左右交叉的纹理；撕去表皮后，可见坚韧的纤维；质坚韧，不能折断；切面平整，散生有多数淡黄色维管束成点状。气无，味淡。

【功效主治】　收敛止血，止泻，止带。主治各种出血证，久泻久痢，带下。

【用法用量】　内服：煎汤，10~15g；研末服 3~6g。外用：适量。止泻以煅炭入药为宜。

附：棕榈子

止血，涩肠，固精。主治肠风，崩漏，带下，泻痢，遗精。内服：煎汤，10~15g；或研末，6~9g。

棕榈根

收敛止血，涩肠止痢，除湿，消肿，解毒。主治吐血，便血，崩漏，带下，痢疾，水肿，瘰疬。

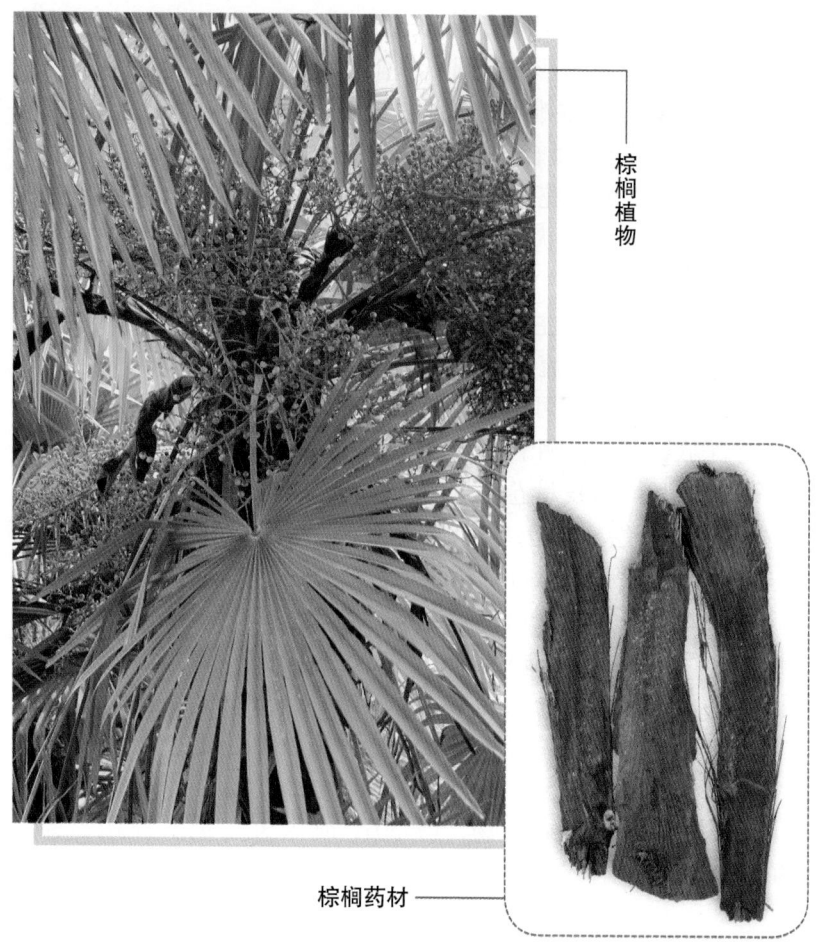

棕榈植物

棕榈药材

逼迫子

【别　　名】 土蜜树、土知母、补脑根、补锅树。

【来　　源】 为大戟科植物土密树 *Bridelia monoica*（Lour.）Merr. 的根皮及茎叶。

【植物形态】 灌木或小乔木。树皮灰黑色；枝上部被锈色短柔毛。叶互生；托叶线状披针形，先端刚毛状渐尖，叶柄均被锈色柔毛，早落；叶片纸质，长椭圆形至倒卵状长圆形，长 3~9cm，宽 1.5~4cm，先端锐尖或钝，基部宽楔形或近圆形，全缘，上面粗糙，下面密被锈色柔毛。花小，单性，雌雄同株或异株，数朵簇生于叶腋；花瓣 5，膜质，宽楔形；萼片 5，镊合状排列；雄花花盘杯状，雄蕊 5，花丝下部与退化子房贴生；雌花花盘坛状，包围子房，子房无毛。核果卵状球形。种子褐红色，长圆状卵形，背腹压扁，具纵槽，背面稍凸起，具纵条纹。

【分　　布】 广西主要分布于钦州、防城、南宁、邕宁、武鸣、贵港、博白、陆川、北流、容县。

【采集加工】 全年可采挖，挖取根部，洗净，剥取根皮，晒干。茎叶秋季采收，鲜用或晒干。

【药材性状】 根皮呈卷筒状、槽状或不规则碎片状，长短厚薄不一，外表面灰黄色，粗糙；内表面浅黄色，略平坦；质硬而脆，易折断。茎圆柱形，直径 2~3cm，表面淡褐色，皮孔呈疣状凸起，质坚韧，不易折断，断面不平坦，白色。叶互生，柄短，叶片皱缩，展平后呈椭圆形，长 5~10cm，宽 2.5~4.5cm，先端钝圆，基部宽楔，全缘，上表面绿色，下表面灰绿色，纸质。气清香，味淡。

【功效主治】 安神调经，清热解毒。主治神经衰弱，月经不调，茎叶主治疔疮肿毒，狂犬咬伤。

【用法用量】 内服：煎汤，15~30g；或入丸、散。外用：茎叶30~60g，煎水洗；鲜叶捣烂调醋外敷。

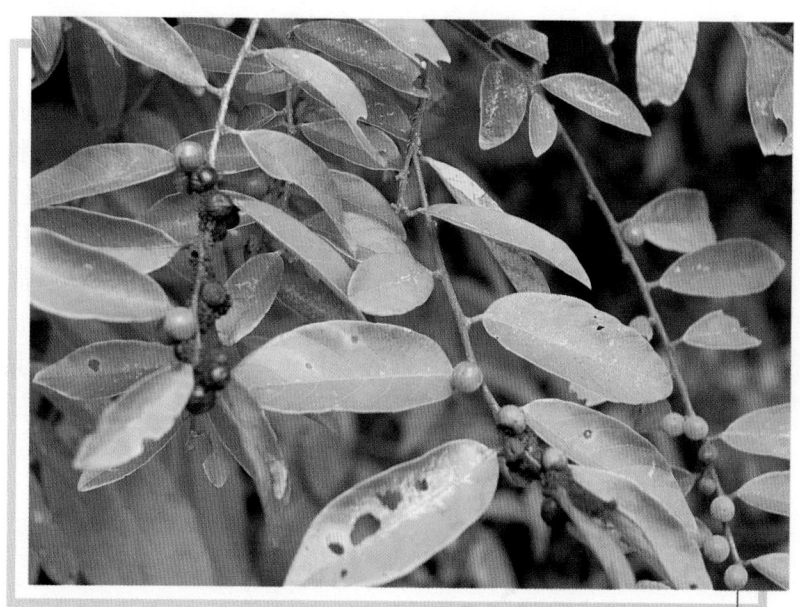

逼迫子植物 ——

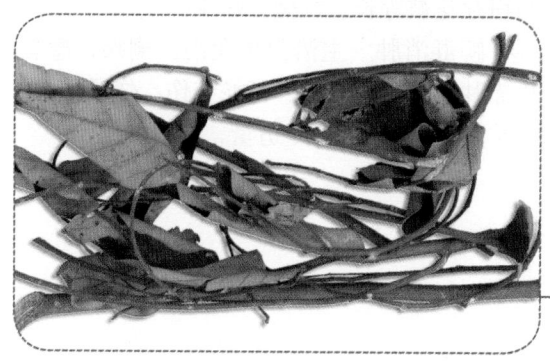

—— 逼迫子药材

粟米草

【别　　名】　飞蛇草、四月飞、瓜仔草、瓜疮草。

【来　　源】　为番杏科植物粟米草 *Mollugo stricta* L. 的全株。

【植物形态】　铺散草本。高 10~30cm。茎纤细，多分枝，有棱角，无毛，老茎通常淡红褐色。叶 3~5 片假轮生或对生，叶片披针形或线状披针形，顶端急尖或长渐尖，基部渐狭，全缘，中脉明显；叶柄短或近无柄。花极小，组成疏松聚伞花序，花序梗细长；花被片 5，淡绿色，椭圆形或近圆形，脉达花被片 2/3，边缘膜质；雄蕊通常 3，花丝基部稍宽；子房宽椭圆形或近圆形，3 室，花柱 3，短，线形。蒴果近球形，与宿存花被等长，3 瓣裂。种子多数，肾形，栗色，具多数颗粒状凸起。

【分　　布】　合浦、龙州、南宁、武鸣、来宾、隆林、天峨、南丹、平乐、富川、梧州。

【采集加工】　夏秋采收，去杂质，鲜用或晒干。

【药材性状】　茎纤细，多分枝，有棱角，老茎通常淡红褐色。叶片皱缩，展开呈披针形或线状披针形，长 1.5~4cm，宽 2~7mm，顶端急尖或长渐尖，基部渐狭，全缘。常见花和花序，花极小，组成疏松聚伞花序。蒴果近球形，与宿存花被等长。气微，味淡。

【功效主治】　清热化湿；解毒消肿。主治腹痛泄泻，痢疾，感冒咳嗽，中暑，皮肤热疹，目赤肿痛，疮疖肿毒，毒蛇咬伤，烧烫伤。

【用法用量】　内服：煎汤，10~30g。外用：适量，鲜品捣敷。

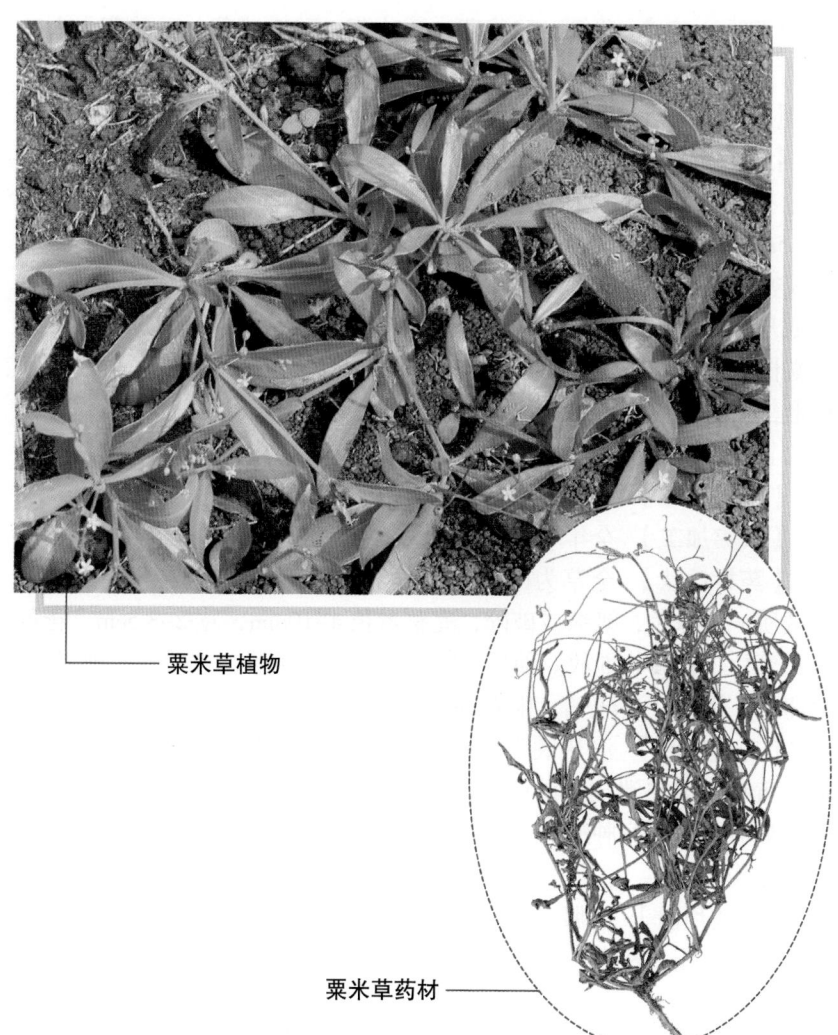

粟米草植物

粟米草药材

酢浆草

【别　名】 酸箕、酸浆草、酸味草、酸迷迷草、酸酸草、六叶莲、三梅草、老鸦酸。

【来　源】 为酢浆草科植物酢浆草 *Oxalis corniculata* L. 的全草。

【植物形态】 草本。根茎细长，茎细弱，常褐色，匍匐或斜生，多分枝，被柔毛。托叶明显；小叶 3 片，倒心形，长 4~10mm，宽 2~3.5mm，先端凹，基部宽楔形，上面无毛，叶背疏生千伏毛，脉上毛较密，边缘具贴伏缘毛；无柄。花单生或数朵组成腋生伞形花序；花梗与叶柄等长；花黄色，萼片长卵状披针形，先端钝；花瓣倒卵形，先端圆，基部微合生；雄蕊的花丝基部合生成筒；花枝 5。蒴果近圆柱形，略具 5 棱，有喙，熟时弹裂。种子深褐色，近卵形而扁，有纵槽纹。

【分　布】 广西各地有分布。

【采集加工】 全年均可采收，洗净，切段，晒干。

【药材性状】 全草为团缩状。茎、枝细长，多分枝，被疏长毛。叶纸质，棕绿色，皱缩或破碎，完整者长 4~10mm，宽 2~3.5cm。花黄色，萼片、花瓣均 5 枚。蒴果近圆柱形，有 5 条棱，被柔毛。种子小，扁卵形，褐色。具酸气，味咸而酸涩。

【功效主治】 清热利湿，凉血解毒，散瘀消肿。主治衄血，吐血，黄疸，湿热泄泻，淋证，痢疾，带下，尿血，月经不调，跌打损伤，咽喉肿痛，痈肿疔疮，丹毒，湿疹，疥癣，痔疮，麻疹，烫火伤，蛇虫咬伤。

【用法用量】 内服：煎汤，9~15g，鲜品 30~60g；或研末；或鲜品绞汁饮。外用：适量，煎水洗、捣烂敷、捣汁涂或煎水漱口。

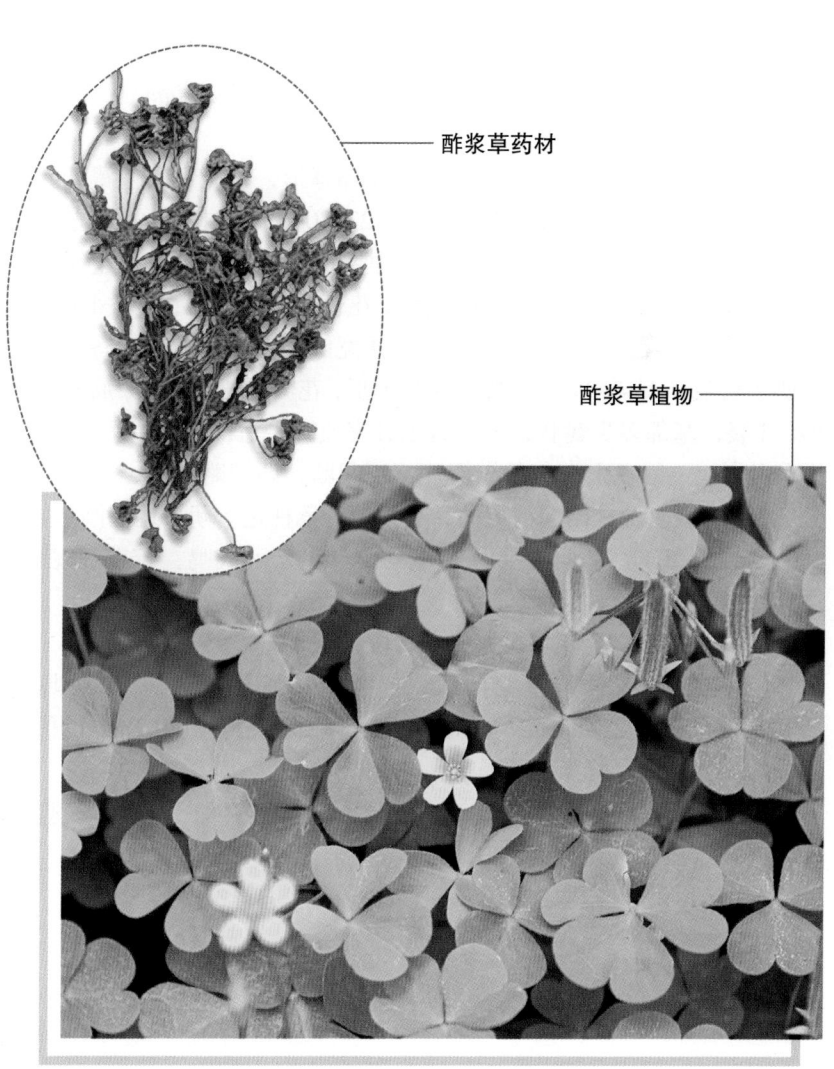

酢浆草药材

酢浆草植物

硬叶兰

【别　　名】 吊兰子、大甩头、大凉药、卧吊兰、倒吊兰。

【来　　源】 为兰科植物硬叶兰 *Cymbidium aloifolium*（L.）Sw. 的全草。

【植物形态】 附生草本。假鳞茎狭卵球形，稍压扁，包藏于叶基之内。叶 5~7 枚，带形，厚革质，长 22~80cm，宽 1~1.8cm，先端为不等的 2 圆裂或 2 尖裂，有时微缺，基部的鞘有宽黑色膜质边缘。花葶从假鳞茎基部穿鞘而出；总状花序；花苞片近三角形；花略小；萼片与花瓣淡黄色至奶油黄色，中央有 1 条宽阔的栗褐色纵带，唇瓣白色至奶油黄色，有栗褐色斑；萼片狭长圆形；花瓣近狭椭圆形；唇瓣近卵形，3 裂，基部多少囊状，上面有小乳突或微柔毛；侧裂片短于蕊柱；中裂片外弯；唇盘上有 2 条纵褶片，不间断，两端略膨大，上面有小乳突或微柔毛；蕊柱略向前弯曲，有很短的蕊柱足。蒴果近椭圆形。

【分　　布】 广西主要分布于马山、邕宁、武鸣、宁明、龙州、凭祥、隆安、田东、德保、隆林、南丹、天峨。

【采集加工】 全年均可采收，切段，晒干。

【药材性状】 假鳞茎稍压扁，包藏于叶基之内。叶带形，厚革质，黄棕色，长 22~80cm，宽 1~1.8cm，基部的鞘有宽约 1mm 的黑色膜质边缘。气微，味淡。

【功效主治】 润肺止咳，散瘀调经。主治咳嗽，咽痛，跌打损伤，外伤出血，月经不调，白带过多。

【用法用量】 内服：煎汤，6~15g。外用：适量，捣敷。

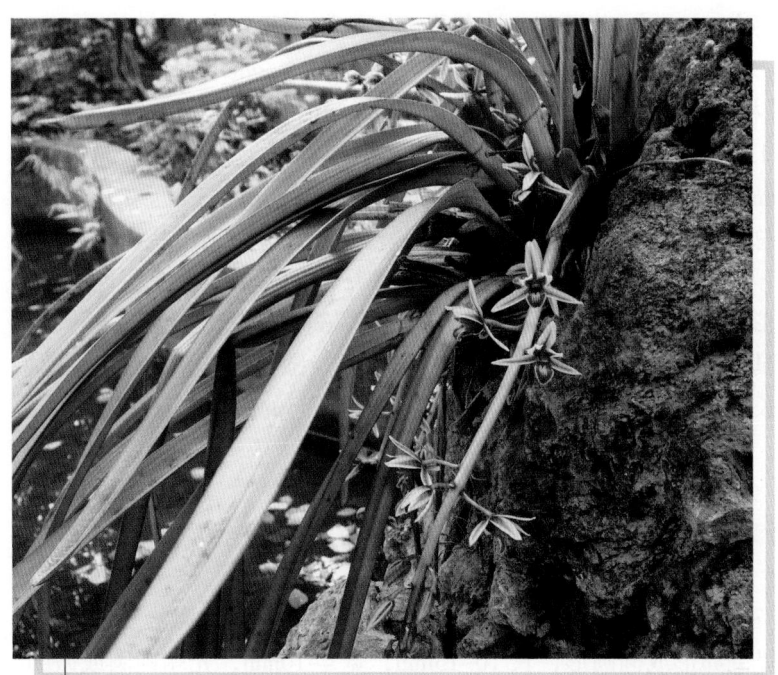

硬叶兰植物

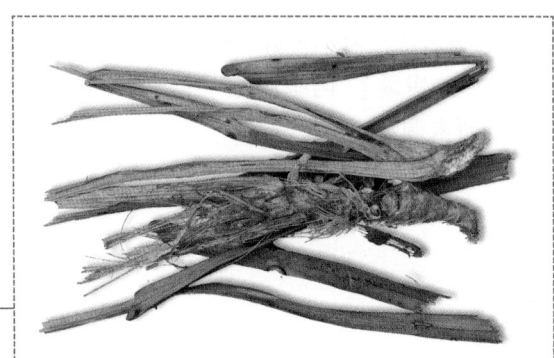

硬叶兰药材

紫云英

【别　　名】 苕子菜、沙蒺藜、红花草、翘摇。

【来　　源】 为豆科植物紫云英 *Astragalus sinicus* L. 的全草。

【植物形态】 草本。多分枝，匍匐，被白色疏柔毛。羽状复叶，具 7~13 片小叶；托叶卵形；小叶倒卵形或椭圆形，长 10~15mm，宽 4~10mm，先端钝圆或微凹，基部宽楔形，下面散生白色柔毛，具短柄。总状花序呈伞形；总花梗腋生，较叶长；苞片三角状卵形；花梗短；花萼钟状，被白色柔毛，萼齿披针形；花冠紫红色或橙黄色，旗瓣倒卵形，先端微凹，基部渐狭成瓣柄，翼瓣较旗瓣短，瓣片长圆形，基部具短耳，龙骨瓣与旗瓣近等长，瓣片半圆形；子房具短柄。荚果线状长圆形，稍弯曲，具短喙，黑色，具隆起的网纹。种子肾形，栗褐色。

【分　　布】 栽培。

【采集加工】 春、夏季果实成熟时，割下全草，打下种子，晒干。

【药材性状】 本品常卷缩，被白色疏柔毛。奇数羽状复叶；小叶展平呈倒卵形或椭圆形，长 10~15mm，宽 4~10mm，先端钝圆或微凹，基部宽楔形，上面近无毛，下面散生白色柔毛，具短柄。气微，味淡。

【功效主治】 清热解毒，祛风明目，凉血止血。主治咽喉疼痛，风痰咳嗽，疔疮，带状疱疹，疥癣，目赤肿痛，痔疮，齿衄，外伤出血，月经不调，血小板减少性紫癜。

【用法用量】 内服；煎汤，15~30g；或捣汁。外用：适量，鲜品捣敷；或研末调敷。

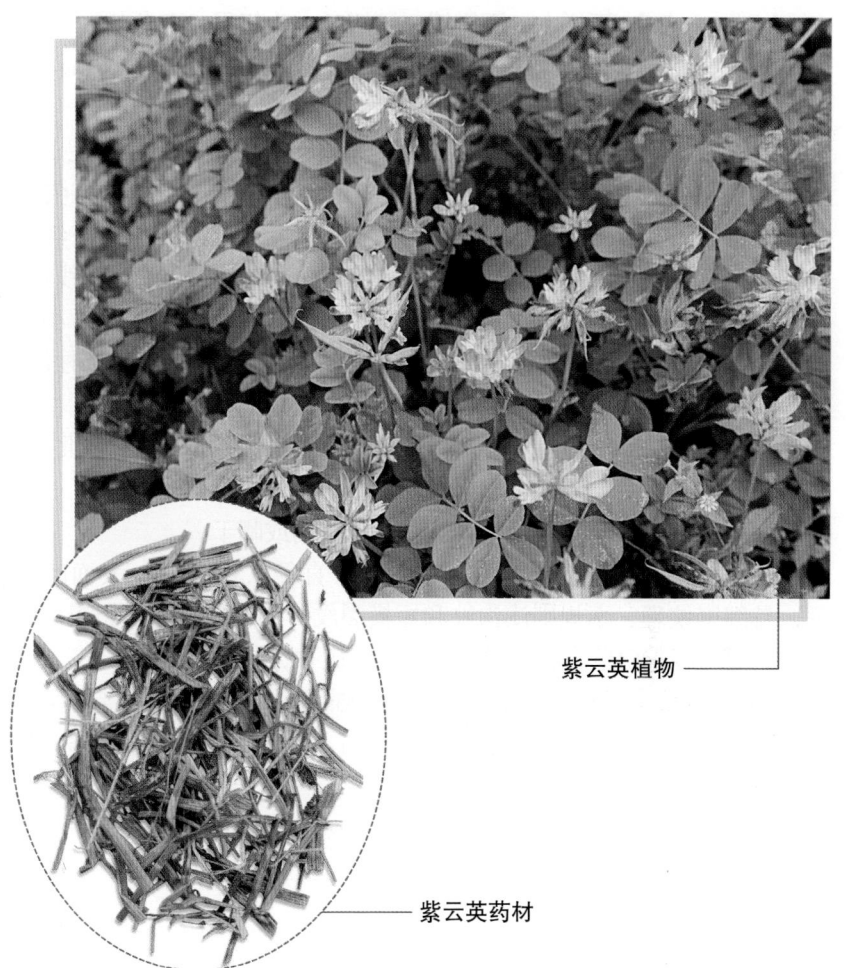

紫云英植物

紫云英药材

紫玉盘

【别　　名】 酒饼木、酒饼婆、酒饼叶、牛奶果、石龙叶。

【来　　源】 为番荔枝科植物紫玉盘 *Uvaria microcarpa* Champ. ex Benth. 的根。

【植物形态】 灌木。枝条蔓延性。植株多处被黄色星状柔毛。叶革质，长倒卵形或长椭圆形，长 10~23cm，宽 5~11cm，先端急尖或钝，基部近心形或圆形。花 1~2 朵，与叶对生，暗紫红色或淡红褐色；萼片阔卵形；花瓣内外轮相似，卵圆形，顶端圆或钝；雄蕊线形，药隔卵圆形，无毛，最外面的雄蕊常退化为倒披针形的假雄蕊；心皮长圆形或线形，柱头马蹄形，顶端 2 裂而内卷。果卵圆形或短圆柱形，暗紫褐色，顶端有短尖头。

【分　　布】 广西主要分布于昭平、藤县、岑溪、桂平、北流、博白、灵山、防城、上思、横县、邕宁、武鸣、马山、巴马。

【采集加工】 全年均可采收，洗净，鲜用或晒干。

【药材性状】 根近圆柱形，略弯曲，直径 0.5~2.5cm。表面暗棕色，具细密纹理、不规则浅沟纹和短横裂纹，细根痕呈点状凸起。质硬，断面木部灰白色，有放射状纹理。气微香，味淡。

【功效主治】 行气健胃，祛风湿，强筋骨，消肿止痛，化痰止咳。主治风湿痹痛，腰腿疼痛，跌打损伤，消化不良，腹胀腹泻，咳嗽痰多。

【用法用量】 内服：煎汤，根 15~30g，叶 10~15g；或绞汁。外用：适量，捣敷或煎汤熏洗。

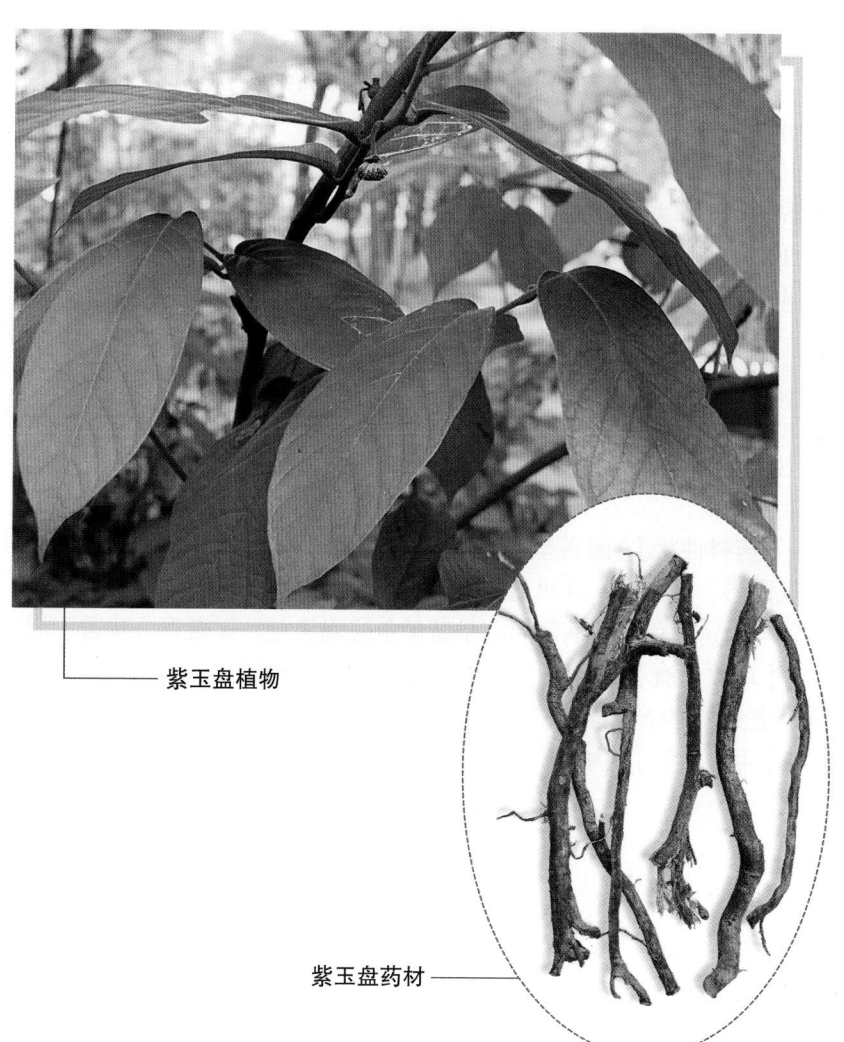

紫玉盘植物

紫玉盘药材

紫 芝

【别　　名】 黑芝、玄芝。

【来　　源】 为多孔菌科真菌紫芝 *Ganoderma sinense* Zhao，Xu et Zhang 的子实体。

【植物形态】 菌盖半圆形、肾形、不规则形、分枝状，质硬，表面紫黑色，有光泽，具明显同心环沟，边缘钝圆，有时在菌盖边缘又生有小菌盖；断面黑褐色，菌盖下方有皮壳覆盖，有时脱落，可见菌管口；菌柄侧生，紫黑色有光泽；菌肉呈均匀的褐色、深褐色至栗褐色。孢子顶端脐凸形，内壁凸出的小刺明显，孢子较大。

【分　　布】 广西主要分布于那坡、西林、隆林、靖西、天峨。

【采集加工】 待菌盖外缘不再生长，菌盖下面管孔开始向外喷射担孢子，表示已成熟，即可采收，从菌柄下端拧下整个子实体，晾干或低温烘干。

【药材性状】 菌盖呈紫黑色或褐黑色，有光泽；半圆形、肾形、不规则形，质坚硬；具明显同心环沟，边缘钝圆。菌肉与菌盖下面的菌管均为锈褐色。菌柄侧生，呈紫黑色或褐黑色。气微香，味苦、涩。

【功效主治】 益精气，安心神，坚筋骨，利关节。主治头晕，失眠，虚劳，神经衰弱。

【用法用量】 内服：煎汤，10~15g；研末，2~6g；或浸酒。

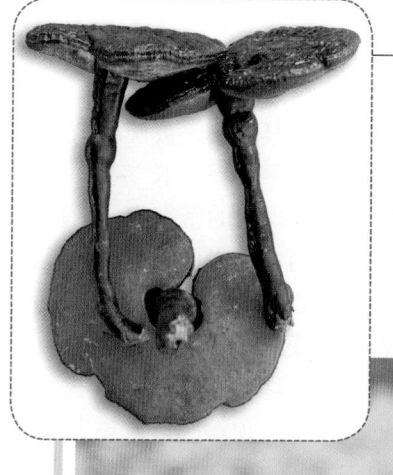

紫芝药材

紫芝植物

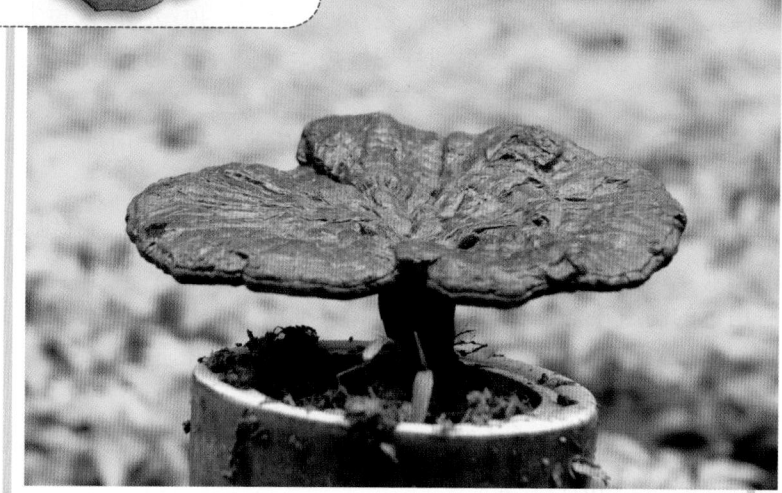

紫色花

【别　　名】 红头小仙、紫背倒提壶、那猪草。

【来　　源】 为菊科植物柔毛艾纳香 *Blumea mollis*（D. Don）Merr. 的全草。

【植物形态】 草本。主根粗直。茎直立，具沟纹，被开展的白色长柔毛，杂有具柄腺毛。下部叶有长柄，叶片倒卵形，长 7~9cm，宽 3~4cm，基部楔状渐狭，顶端圆钝，边缘有不规则的密细齿，两面被绢状长柔毛，在下面通常较密；中部叶具短柄，倒卵形至倒卵状长圆形；上部叶渐小，近无柄。头状花序 3~5 个簇生，密集成聚伞状花序，再排成大圆锥花序；总苞圆柱形，总苞片紫色至淡红色，花后反折；花紫红色或花冠下半部淡白色；雌花多数，花冠细管状，檐部 3 齿裂；两性花花冠管状，檐部 5 浅裂，裂片近三角形，顶端圆形或短尖，具乳头状凸起及短柔毛。瘦果圆柱形被短柔毛，冠毛白色，糙毛状，易脱落。

【分　　布】 广西主要分布于隆林、乐业、东兰、南丹、都安。

【采集加工】 夏、秋季采收，切段，晒干。

【药材性状】 茎呈圆柱形，大小不一；表面灰白色，有纵条棱，节明显，密生白色长柔毛，杂有具柄腺毛；木部松软，黄白色，中央有白色的髓。叶略皱缩或破碎，边缘具细锯齿，上表面灰绿色或黄绿色，略粗糙，被短毛，下表面密被白色长绒毛；叶质脆，易碎。气清凉、香，味辛。

【功效主治】 消炎，解热。主治肺炎，咳喘，胸膜炎，乳腺炎，春温风热；外用治口腔炎。

【用法用量】 内服：煎汤，10~15g，鲜品加倍。外用：适量。

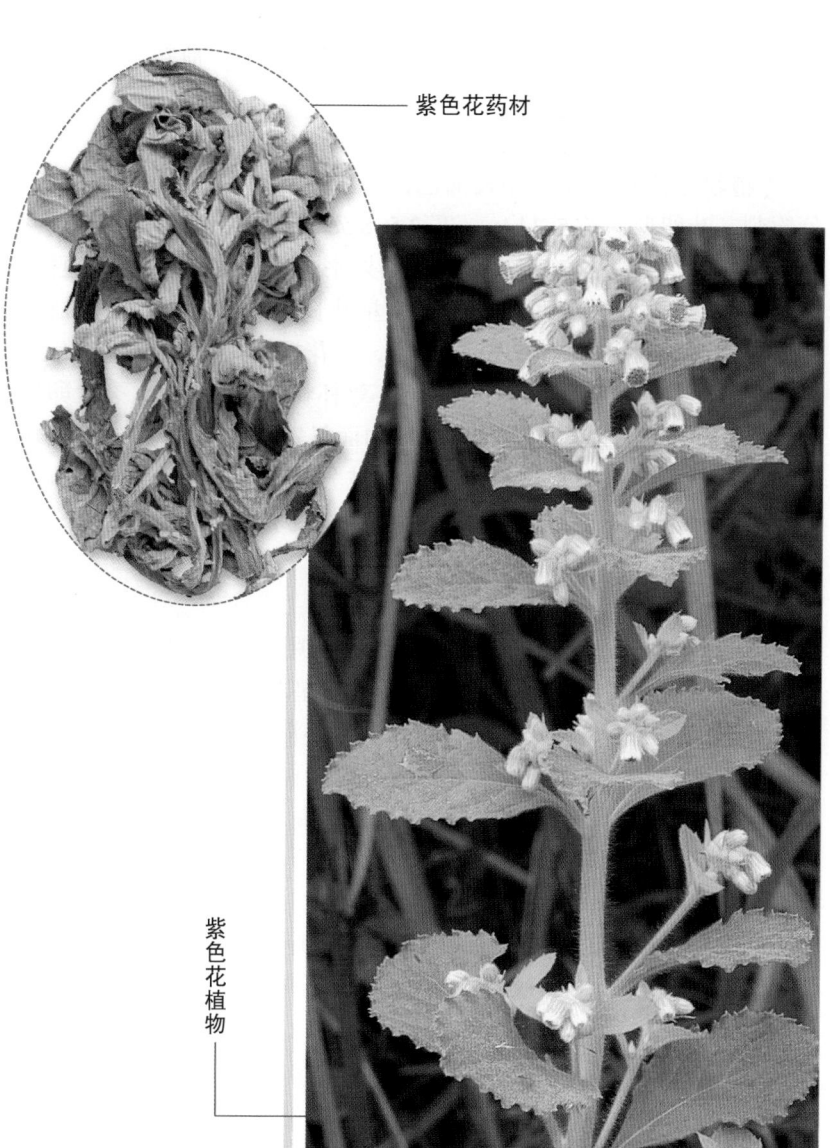

紫色花药材

紫色花植物

紫花茄

【别　　名】 苦果、苦天茄、颠茄、丁茄子、袖扣果、生刺矮瓜、鸡刺子、黄水荞。

【来　　源】 为茄科植物刺天茄 *Solanum indicum* L. 的全株。

【植物形态】 灌木。小枝褐色，密被星状绒毛及基部宽扁的淡黄色钩刺。叶卵形，长5~11cm，宽2.5~8.5cm，先端钝，基部心形、截形或不相等，边缘5~7深裂或成波状浅圆裂，上面绿色，被具短柄的分枝的星状短绒毛，下面灰绿，密被星状长绒毛；中脉及侧脉常在两面具有钻形皮刺。蝎尾状花序腋外生，总花梗及花梗密被星状绒毛及钻形细直刺；花蓝紫色，或少为白色；萼杯状，先端5裂，裂片卵形，端尖，外面密被星状绒毛及细直刺，内面仅先端被星状毛；花冠辐状，冠檐先端深5裂，裂片卵形，外面密被分枝多具柄或无柄的星状绒毛；子房长圆形，具棱，顶端被星状绒毛。果序被星状毛及直刺；浆果球形，光亮，成熟时橙红色，宿存萼反卷。

【分　　布】 广西分布于各地。

【采集加工】 全株，全年可采，洗净鲜用或晒干备用。

【药材性状】 茎圆柱形，褐色，密被星状绒毛及基部宽扁的钩刺。叶皱缩，展平呈卵形，先端钝，基部心形，截形或不相等，边缘5~7深裂或成波状浅圆裂，裂片边缘有时又作波状浅裂，灰绿色，被星状毛；中脉及侧脉常在两面具有钻形皮刺。质脆，易碎。气微，味微苦。

【功效主治】 祛风止痛，清热解毒。主治头痛，鼻渊，牙痛，咽痛，瘰疬，胃痛，风湿关节痛，跌打损伤，痈疮肿毒。

【用法用量】 内服：煎汤，9~15g；或研末，1.5~3g。外用：适量，捣敷。

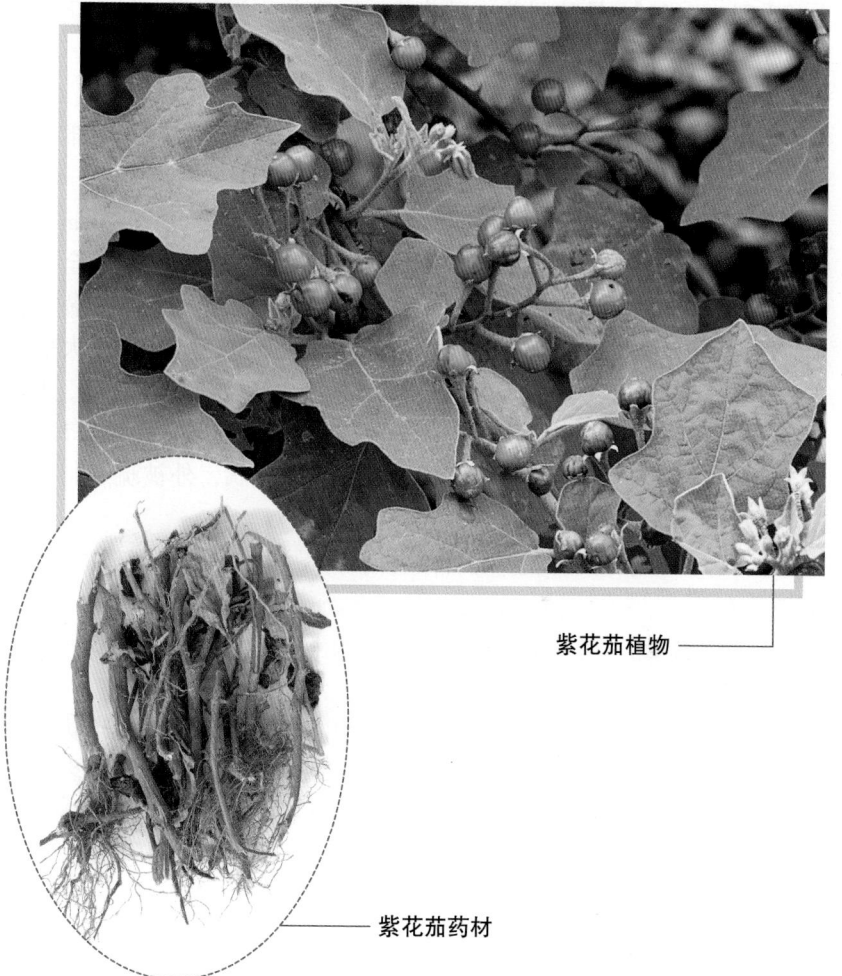

紫花茄植物

紫花茄药材

紫花曼陀罗

【别　　名】 曼陀罗花、风茄花、风麻花、酒醉花、闹羊花、大喇叭花。

【来　　源】 为茄科植物紫花曼陀罗 *Datura tatula* L. 的花。

【植物形态】 草本。全株近无毛。茎直立，圆柱形，基部木质化，表面有不规则皱纹，幼枝四棱形，略带紫色，被短柔毛。叶互生，上部叶近对生；叶片宽卵形、长卵形或心脏形，长5~20cm，宽4~15cm，先端渐尖或锐尖，基部不对称，边缘具不规则短齿或全缘而波状。花单生于枝叉间或叶腋；花萼筒状，淡黄绿色，先端5裂，裂片三角形，先端尖，花后萼管自近基部处周裂而脱落，果时增大呈盘状；花冠管漏斗状，檐部下部渐小，向上扩大呈喇叭状，紫色，具5棱，裂片5，三角形，先端长尖；雄蕊5，生于花冠管内；雌蕊1，子房球形，2室，疏生短刺毛。蒴果圆球形或扁球状，外被疏短刺，熟时淡褐色，不规则4瓣裂。

【分　　布】 广西主要分布于昭平、岑溪、北流、上林、武鸣、那坡、东兰。

【采集加工】 在日出前将初放花朵摘下，用线穿起或分散晾干或晒干，或用微火烘干。

【药材性状】 花萼已除去，花冠及附着的雄蕊皱缩成卷条状，长9~16cm，黄紫色。展平后，花冠上部呈喇叭状，先端5浅裂，裂片先端短尖，短尖下有3条明显的纵脉纹，裂片间微凹陷。雄蕊5，花丝下部紧贴花冠筒，花药扁平，长1~1.5cm。质脆，易碎。气微臭，味辛、苦。

【功效主治】 祛风除湿，定喘，止痛。主治寒喘，风湿痹痛，脚气肿痛。

【用法用量】 内服：煎汤，花，0.3~1.5g；种子，1~1.5g。外用：适量，捣敷。

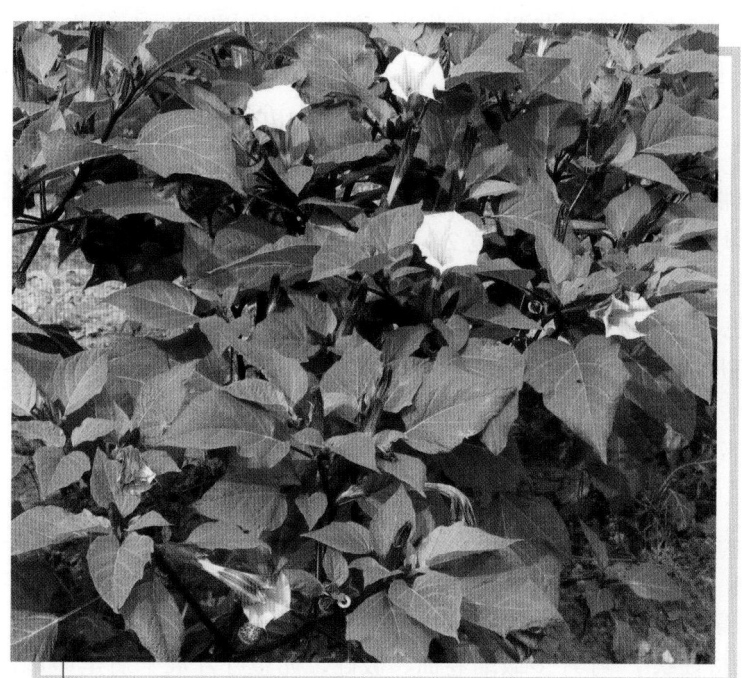

紫花曼陀罗植物

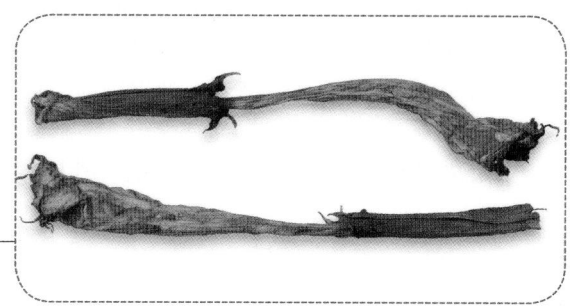

紫花曼陀罗药材

紫 苏

【别　　名】野生紫苏、尖紫苏、青叶紫苏、苏麻、白丝草、红香师草、野猪疏。

【来　　源】为唇形科植物紫苏 *Perilla frutescens*（L.）Britt. 的茎叶。

【植物形态】草本。具有特殊芳香。茎钝四棱形，被短柔毛。叶对生，卵形，长 4.5~7.5cm，宽 2.8~5cm，先端渐尖或突尖，有时呈短尾状，基部圆形或阔楔形，边缘具粗锯齿，有时浅裂，两面紫色或仅下面紫色，两面被疏柔毛，下面有细油腺点。轮伞花序，花序密被长柔毛；苞片卵形全缘，具缘毛，外面有腺点；花萼钟状，外面密被长柔毛和腺点，顶端 5 齿，2 唇形，上唇宽大，3 齿，下唇 2 齿，结果时增大，基部呈囊状；花冠唇形，白色或紫红色，花冠筒内有毛环；雄蕊 4，二强，着生于花冠筒内中部；雌蕊 1，子房 4 裂，花柱基底着生，柱头 2 裂。小坚果土黄色，有网纹。

【分　　布】广西各地均有栽培。

【采集加工】夏、秋季割取地上部分，晒干。

【药材性状】叶片多皱缩卷曲、破碎，完整叶片展平后呈卵形，长 4~11cm，宽 2.5~9cm，先端长尖或急尖，基部圆形或宽楔形，边缘具圆锯齿。叶暗绿色或带紫色，边缘具圆锯齿。质脆。带嫩枝者，枝的直径 2~5mm，紫绿色，断面中部有髓。气清香，味微辛。

【功效主治】散寒解表，宣肺化痰，行气宽中，安胎，解鱼、蟹毒。主治风寒感冒，咳嗽痰多，脾胃气滞，胸闷呕吐，腹痛吐泻，胎气不和，妊娠恶阻，鱼蟹中毒。

【用法用量】内服：煎汤，3~10g。外用：适量，捣散、研末掺或煎汤洗。

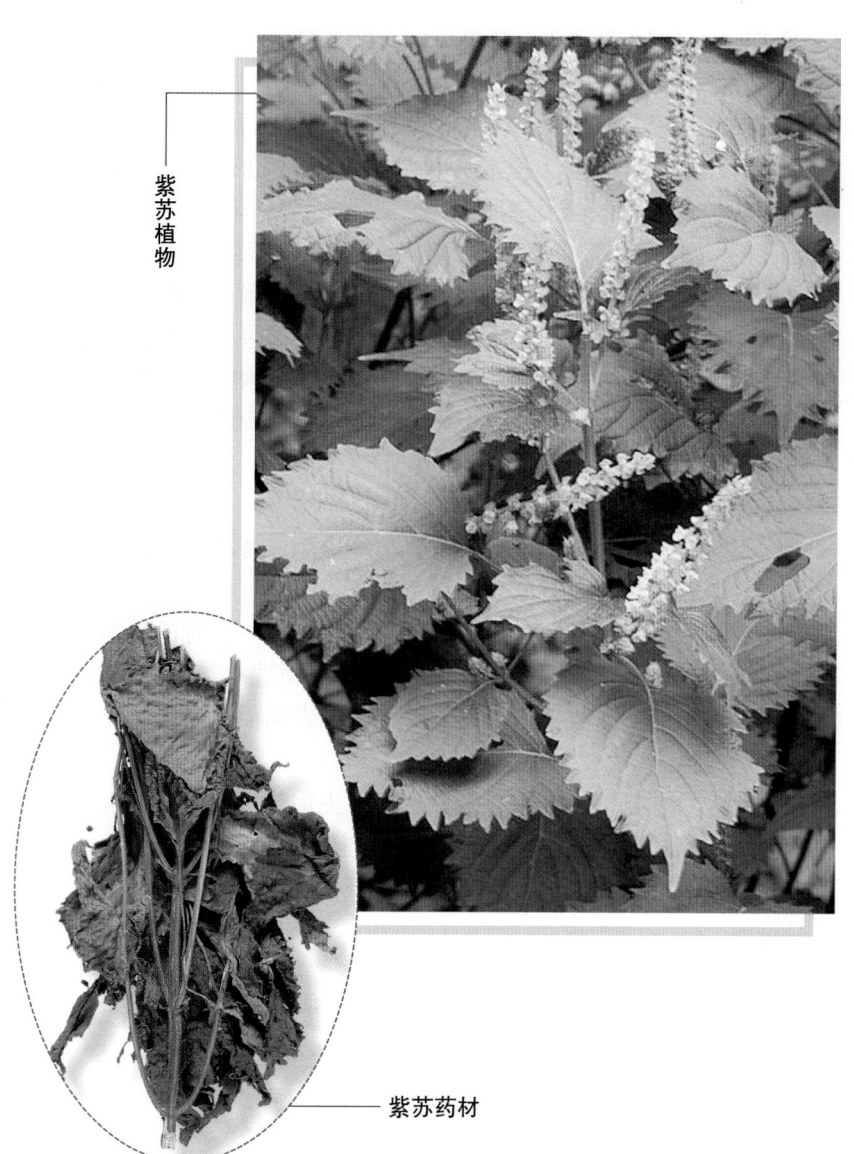

紫苏植物

紫苏药材

紫茉莉

【别　　名】　白花参、粉果根、入地老鼠、花粉头、水粉头、粉子头、胭脂花头。

【来　　源】　为紫茉莉科植物紫茉莉 *Mirabilis jalapa* L. 的根。

【植物形态】　草本。根壮，圆锥形或纺锤形，肉质，表面棕褐色，里面白色，粉质。茎圆柱形，节膨大。叶对生，下部叶柄超过叶片的一半，上部叶近无柄；叶片纸质，卵形或卵状三角形，长3~10cm，宽3~5cm，先端锐尖，基部截形或稍心形，全缘。聚伞花序顶生；每花基部有一萼状总苞，绿色，5裂；花两性，单被，红色、粉红色、白色或黄色，花被筒圆柱状，上部扩大呈喇叭形，5浅裂，平展；雄蕊5~6，花丝细长；雌蕊1，子房上位，卵圆形。瘦果，近球形，熟时黑色，有细棱，为宿存苞片所包。

【分　　布】　广西全区有栽培。

【采集加工】　全年均可采挖，将根挖出后，洗净泥沙，晒干。或经蒸煮后晒干。

【药材性状】　根长圆锥形或圆柱形，长短不一，有的压扁，直径1.5~5cm，表面灰黄色，有纵皱纹及须根痕，顶端有茎基痕。质坚硬，不易折断，断面不整齐，可见环纹。经蒸煮者断面角质样。无臭，味淡，有刺喉感。

【功效主治】　清热利湿，解毒活血。主治热淋，白浊，水肿，赤白带下，关节肿痛，痈疮肿毒，乳痈，跌打损伤。

【用法用量】　内服：煎汤，15~30g；鲜品，30~60g。外用：适量，鲜品捣敷。

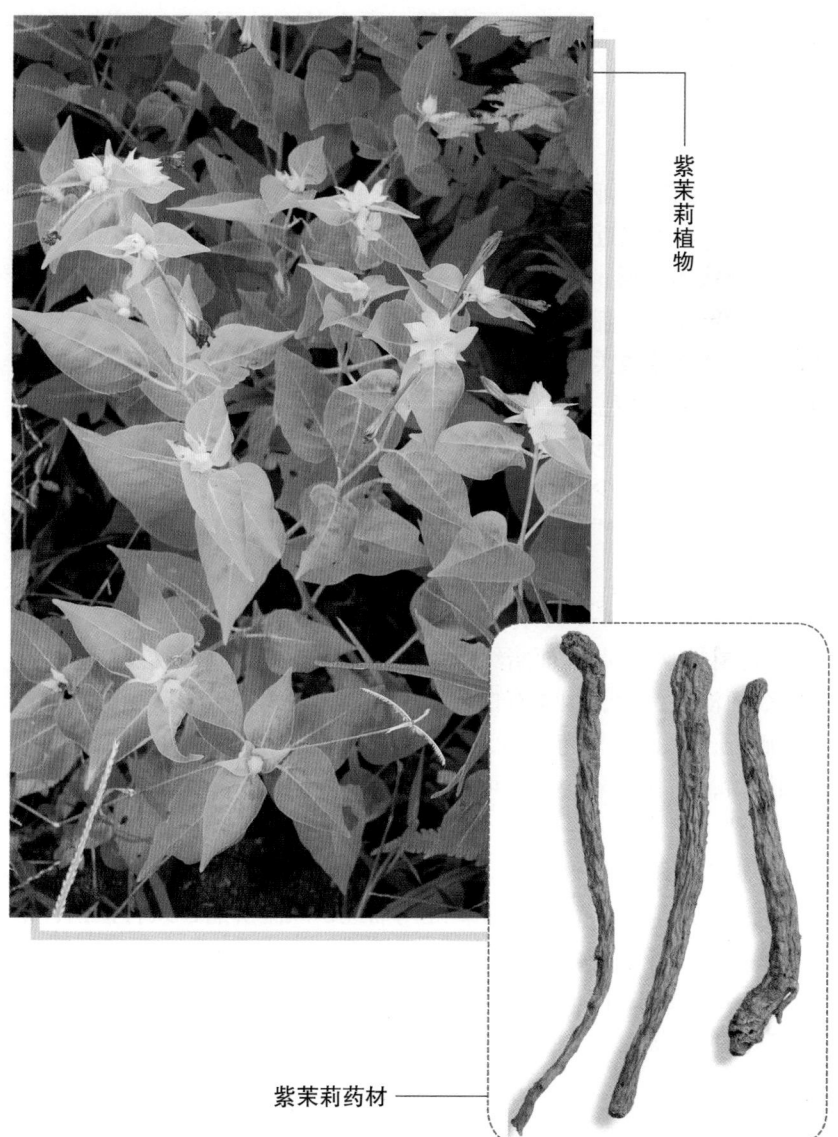

紫茉莉植物

紫茉莉药材

紫金牛

【别　　名】　平地木、矮地茶、不出林、叶下红、地茶、矮茶风、铺地凉伞、凉伞盖珍珠。

【来　　源】　为紫金牛科植物平地木 *Ardisia japonica* (Thunb.) Bl. 的全草。

【植物形态】　亚灌木。具匍匐根茎；近蔓生，不分枝，幼时被细微柔毛。叶对生或近轮生；叶柄被微柔毛；叶片坚纸质或近革质，椭圆形至椭圆状倒卵形，先端急尖，基部楔形，边缘具细锯齿，多少具腺点。亚伞形花序，腋生或生于近茎顶端的叶腋，有花 3~5 朵；花梗常弯曲，二者均被微柔毛；花 5 数，有时 6 数；萼片卵形，具缘毛，有时具腺点；花瓣粉红色或白色，宽卵形，具密腺点；雄蕊较花瓣略短，花药披针状卵形或卵形，背部具腺点；雌蕊与花瓣等长，胚珠 15 枚。果球形，鲜红色，多少具腺点。

【分　　布】　广西主要分布于金秀、三江、龙胜、资源、全州、桂林、蒙山、贺州。

【采集加工】　8~9 月采收，洗净，晒干。

【药材性状】　茎表面暗红棕色，直径 2~5mm，具纵纹及凸起的叶痕，断面淡红棕色，中央有白色髓。叶常 3~5 枚集生于茎顶，叶片卷曲或破碎，展平后呈椭圆形，灰绿色至棕褐色；嫩叶附生腺毛，边缘具细锯齿，网脉明显。有时可见暗红色皱缩的球形小果。质脆，易折断。气微，味微。

【功效主治】　化痰止咳，利湿，活血。主治新久咳嗽，痰中带血，黄疸，水肿，淋证，白带，经闭痛经，风湿痹痛，跌打损伤，睾丸肿痛。

【用法用量】　内服：煎汤，6~15g；或鲜品捣汁服。外用：适量，捣烂敷或煎水洗。

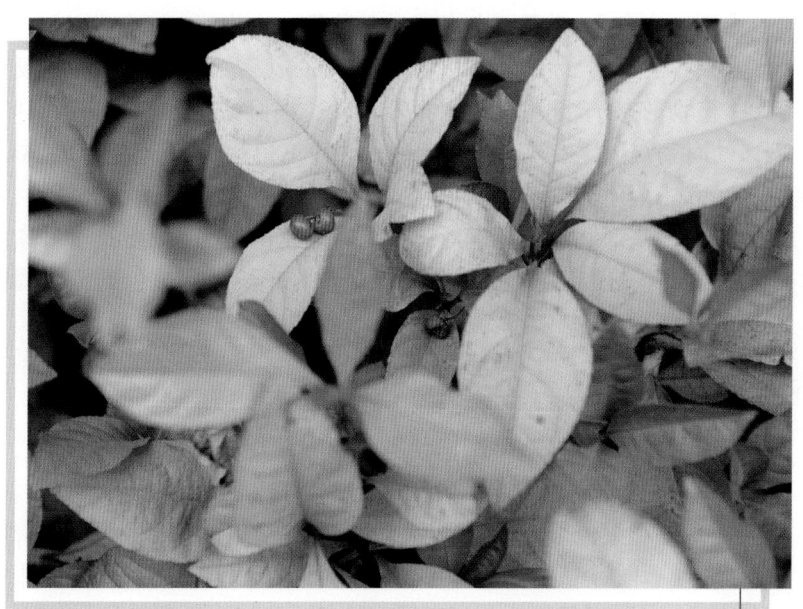

紫金牛植物

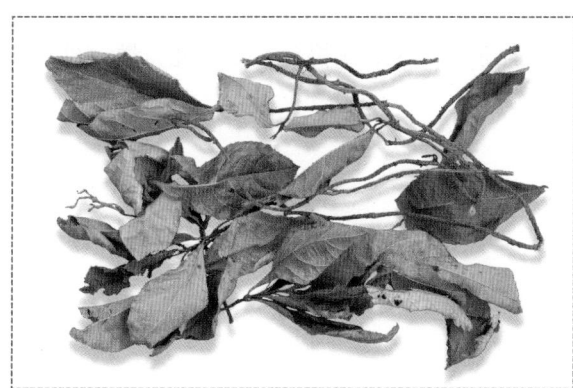

紫金牛药材

紫萁

【别　　名】 猫蕨、老虎牙、金贝草、狼萁。

【来　　源】 为紫萁科植物紫萁 *Osmunda japonica* Thunb. 的根茎。

【植物形态】 陆生蕨类。根茎粗壮，横卧或斜升，无鳞片。叶二型，幼时密被绒毛；营养叶有长柄，叶片三角状阔卵形，长 30~50cm，宽 25~40cm，顶部以下二回羽状，小羽片长圆形或长圆状披针形，先端钝或尖，基部圆形或宽楔形，边缘有匀密的细钝锯齿；孢子叶紧缩，小羽片条形，沿主脉两侧密生孢子囊，形成长大深棕色的孢子囊穗，成熟后枯萎。

【分　　布】 广西全区有分布。

【采集加工】 全年可挖，修去叶柄、须根，切片，晒干。

【药材性状】 根茎呈圆锥状类球形或不规则长球形，稍弯曲，先端钝，有时具分枝，下端较尖，直径 3~6cm。表面棕褐色，密被斜生的叶柄基部和黑色须根，无鳞片。叶柄残基呈扁圆柱形，背面稍隆起，边缘钝圆，耳状翅易剥落。质硬，折断面呈新月形或扁圆形，多中空，可见一个"U"形的中柱。气微弱而特异，味淡、微涩。

【功效主治】 清热解毒，凉血止血，杀虫。主治流感，流脑，乙脑，腮腺炎，痈疮肿毒，麻疹，水痘，痢疾，吐血，衄血，便血，崩漏，带下，蛲虫、绦虫等肠道寄生虫病。

【用法用量】 内服：煎汤，3~15g；或捣汁；或入丸、散。外用：适量，鲜品捣敷；或研末调敷。

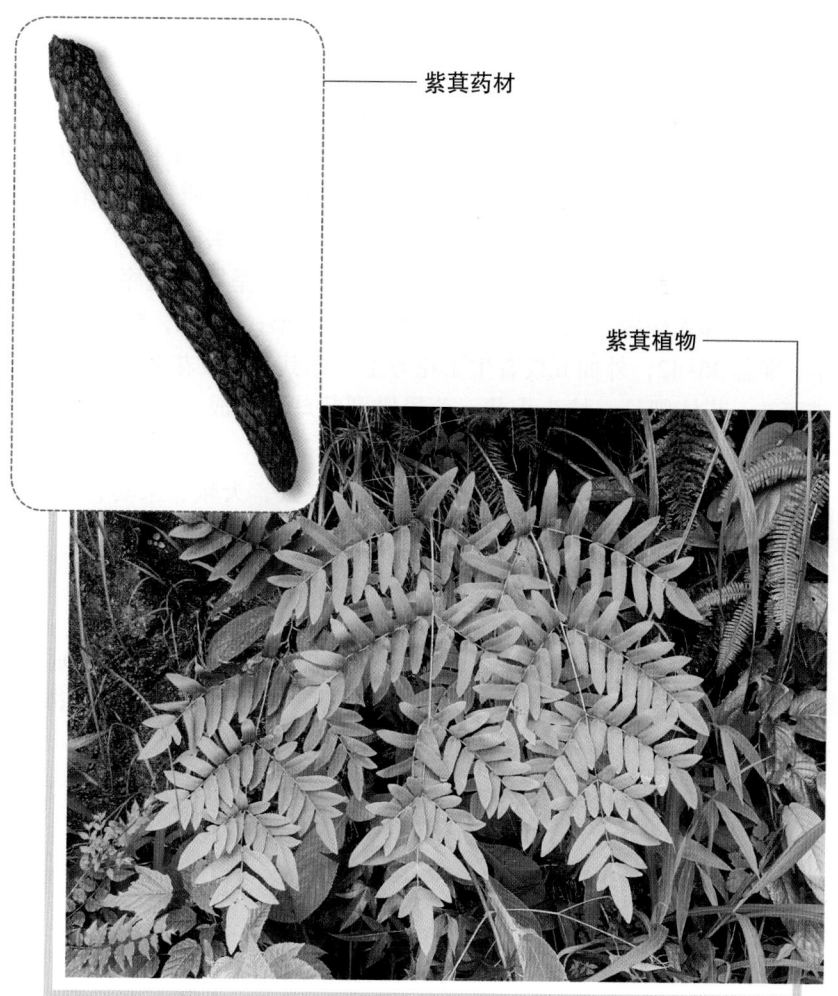

紫萁药材

紫萁植物

紫 薇

【别　　名】 鹭鸶花、百日红、满堂红、怕痒花、痒痒花、紫荆花、蚊子花。

【来　　源】 为千屈菜科植物紫薇 *Lagerstroemia indica* L. 的根。

【植物形态】 落叶灌木。树皮平滑，灰色或灰褐色；枝干多扭曲，小枝纤细，有 4 棱，略成翅状。叶互生或近对生，纸质，椭圆形、倒卵形或长椭圆形，长 2.5~7cm，宽 1.5~4cm，先端短尖或钝形，有时微凹，基部阔楔形或近圆形。花淡红色、紫色，常呈圆锥花序顶生；花萼萼筒外部无棱槽，先端通常 6 浅裂，裂片卵形；花瓣 6，皱缩，有长爪；雄蕊 36~42，外面 6 枚着生于花萼上，比其余长，花药大，绿色；雌蕊 1，花柱细长，柱头头状。蒴果椭圆状球形，成熟时紫黑色。种子有翅。

【分　　布】 广西主要分布于大新、凌云、天峨、来宾、阳朔、平乐、平南。

【采集加工】 根全年均可采挖，洗净，切片，晒干或鲜用。花 5~8 月采收，晒干。

【药材性状】 根呈圆柱形，有分枝，长短不一，直径 6~10mm。表面灰棕色，有细纵皱纹，栓皮薄，易剥落。质硬，不易折断，断面不整齐，淡黄白色。无臭，味淡、微涩。

【功效主治】 清热解毒，凉血散瘀，止血。主治疮疖痈疽，小儿胎毒，疥癣，月经不调，血崩，带下，小儿惊风，肺痨咳血。

【用法用量】 内服：煎汤，10~15g；或研末。外用：适量，研末调敷；或煎水洗。

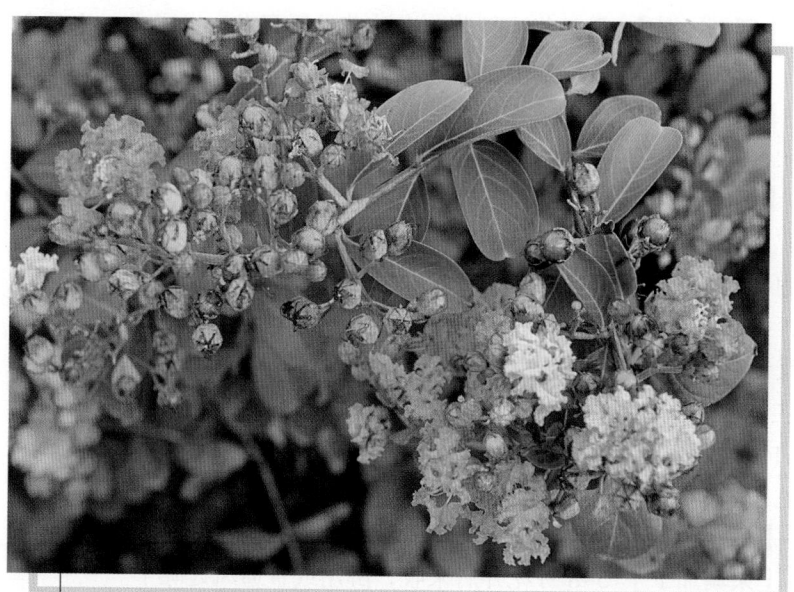

紫薇植物

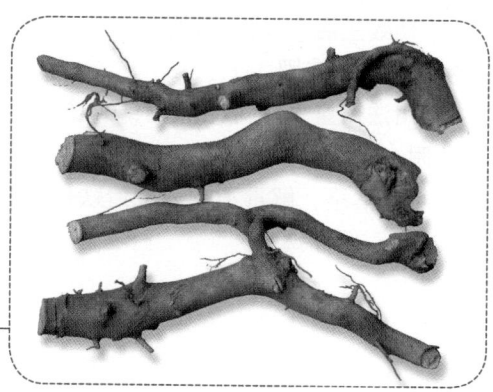

紫薇药材

量天尺

【别　　名】 霸王花、剑花、韦陀花、天尺花、龙骨花、七星剑花、火笼果。

【来　　源】 为仙人掌科植物量天尺 *Hylocereus undatus* (Haw.) Britt. et Rose 的花。

【植物形态】 攀援植物。具气根。茎不规则分枝，深绿色，粗壮，肉质，具 3 棱，棱边波浪形，老时多少呈硬角质；棱边有小窠，窠内有退化的叶，呈褐色小刺状，常 1~3 枚。花大，单生，辐射对称，夜间开放；花萼花瓣状，黄绿色，有时淡紫色，裂片披针形，向外反卷，萼管外侧有大鳞片，无刺，鳞片腋部裸露无毛；花瓣纯白色，直立；雄蕊多数，乳白色，与花柱等长或较短；花柱粗壮，柱头裂片乳白色。浆果长圆形，红色，肉质，具鳞片，熟时近平滑。种子小，黑色。

【分　　布】 广西多为栽培。

【采集加工】 5~8 月花开后采收，鲜用或置通风处晾干。

【药材性状】 花纵向切开，呈不规则长条状，长 15~17cm。萼片棕色至黄棕色，萼管下部细长，扭曲，外被皱缩的鳞片。花瓣数轮，棕色或黄棕色，狭长披针形，有纵脉；雄蕊多数。气微，味稍甜。

【功效主治】 清热解毒，润肺止咳，化痰消肿。主治肺热咳嗽，肺痨、瘰疬、疟腮。

【用法用量】 内服：煎汤，9~15g。外用：适量鲜品，捣敷。

　　附：量天尺茎

舒筋活络，解毒消肿。主治跌打骨折，疟腮、疮肿、烧烫伤。外用：适量，鲜品捣敷。

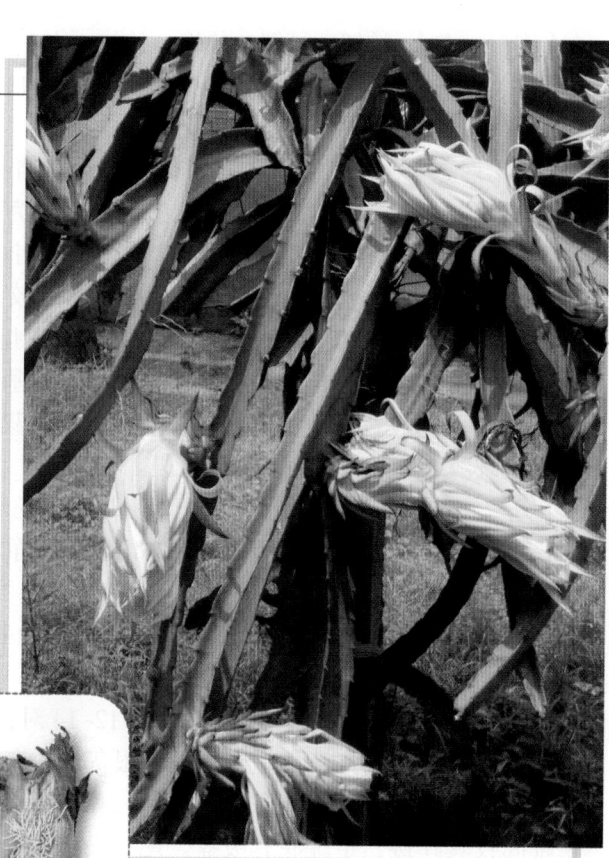

量天尺植物

量天尺药材

蛤 蚧

【别　　名】 蛤解、蛤蟹、仙蟾、蛤蛇、大壁虎。

【来　　源】 为壁虎科动物蛤蚧 *Gekko gecko* Linnaeus 除去内脏的全体。

【动物形态】 全长 30cm 左右，体长与尾长略相等或尾略长。头宽大，略呈三角形，吻端圆凸；耳孔椭圆形，约为眼径之半；上唇鳞12~14，第 1 枚入鼻孔。眼大，突出；口中有许多小齿。通身被覆细小粒鳞，其间杂以较大疣鳞，缀成纵行；腹面鳞片较大，四肢指、趾膨大，呈扁平状，其下方具单列皮肤褶襞，除第 1 指趾外，均具小爪，指间足趾间仅有蹼迹。雄性有肛前窝 20 余个，尾基部较粗，肛后囊孔明显。躯干及四肢背面砖灰色，密布橘黄色及蓝灰色斑点；尾部有深浅相间的环纹，腹面白色而有粉红色斑。

【分　　布】 广西主要分布于德保、靖西、龙州、大新、宁明。

【采集加工】 全年均可捕捉。除去内脏，拭净，用竹片撑开，使全体扁平顺直，低温干燥。

【药材性状】 本品呈扁片状。头略呈扁三角状，两眼多凹隐成窟窿，口内有细齿，生于颚的边缘。吻部半圆形，吻鳞不切鼻孔，与鼻鳞相连，上鼻鳞左右各 1 片，上唇鳞 12~14 对，下唇鳞 21 片。腹背部呈椭圆形，腹薄。背部呈灰黑色或银灰色，有黄白色或灰绿色斑点散在或密集成不显著的斑纹，脊椎骨及两侧肋骨突起。四足均具 5 趾；趾间仅具蹼迹，足趾底有吸盘。尾细而坚实，微现骨节，有 6~7 个明显的银灰色环带。味咸，气腥。

【功效主治】 补肺益肾，纳气定喘，助阳益精。主治咳嗽，哮喘，阳痿，遗精，糖尿病。

【用法用量】 内服：水煎，每次 3~7g；研末冲服，每次 1~2g；浸酒服，1~2 对；入丸、散剂。

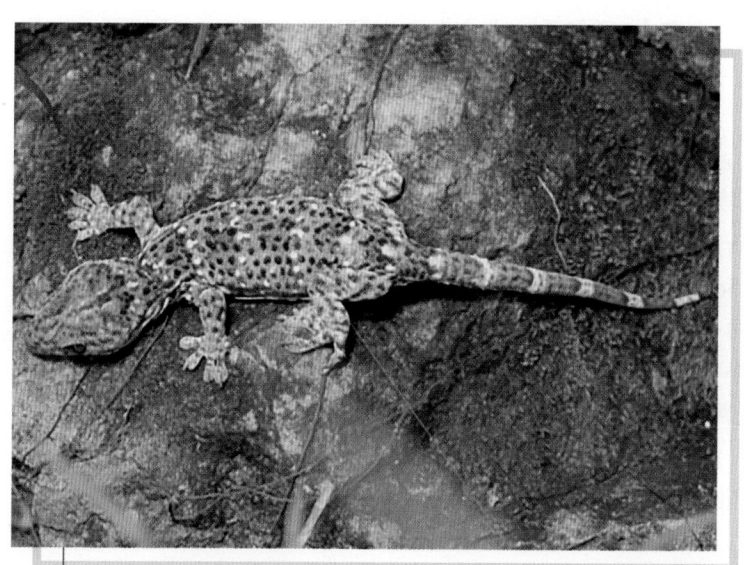

蛤蚧动物

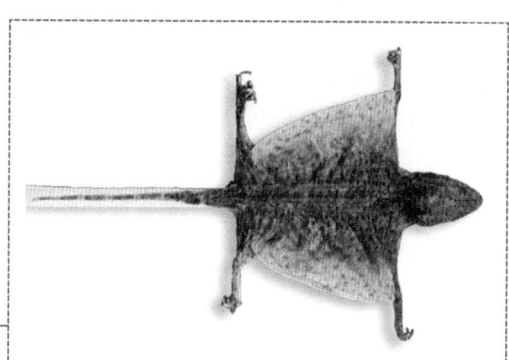

蛤蚧药材

黑风藤

【别　　名】通气香、大力丸、牛耳风、拉藤公、酒饼子公、黑皮跌打。

【来　　源】为番荔枝科植物多花瓜馥木 *Fissistigma polyanthum*（Hook. f. et Thoms.）Merr. 的根和藤茎。

【植物形态】攀援灌木。根黑色，有强烈香气。枝条灰黑色或褐色，有凸起的皮孔。叶互生；叶片近革质，长圆形或倒卵状长圆形，长 6~17.5cm，宽 2~7.5cm，先端急尖、圆形或微凹，基部阔楔形或圆形，下面被短柔毛。花蕾圆锥状；花小，通常 3~7 朵集成密伞花序，广布于小枝上，腋生与叶对生或腋外生，被黄色柔毛；萼片 3，阔三角形；花瓣 6，2 轮，外轮花瓣卵状长圆形，大于内轮；雄蕊多数，心皮多数，各有胚珠 4~6 颗，2 排，柱头全缘。果球形，被黄色短柔毛。种子扁椭圆形，红褐色，光亮。

【分　　布】广西主要分布于金秀、防城、宁明、龙州、富川、岑溪。

【采集加工】全年均可采收，洗净，鲜用；或切段，阴干。

【药材性状】根圆柱形，直径 0.5~2cm。表面棕黑色，具细纵皱纹，有点状细根痕；质硬，断面皮部浅棕色，木部浅黄棕色，有细密放射状纹理和小孔。茎圆柱形，表面暗棕红色，具细密纵皱纹，皮孔众多，点状，深黄棕色；质硬，断面中央有髓。气微，味微涩。

【功效主治】祛风湿，强筋骨，活血止痛，调经。主治风湿骨痛，跌打肿痛，小儿麻痹后遗症，月经不调。

【用法用量】内服：煎汤，10~15g；或浸酒。

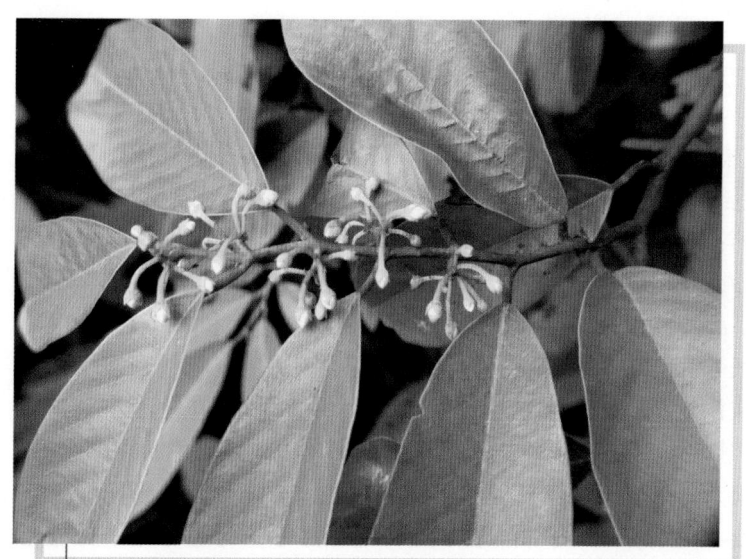

黑风藤植物

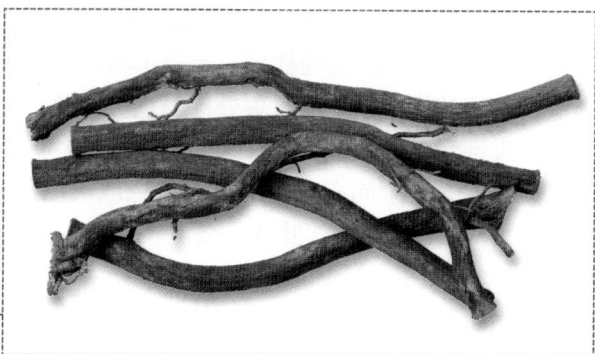

黑风藤药材

黑血藤

【别　　名】　鸭仔风、血藤、青山笼、海凉聋。

【来　　源】　为豆科植物大果油麻藤 *Mucuna macrocarpa* Wall. 的藤茎。

【植物形态】　木质藤本。茎具纵棱脊和褐色皮孔，被伏贴灰白色或红褐色细毛，尤以节上为密，老茎常光秃无毛。羽状复叶具 3 小叶，托叶脱落；小叶纸质或革质，顶生小叶椭圆形、卵状椭圆形、卵形或稍倒卵形，长 10~19cm，宽 5~10cm，先端急尖或圆，具短尖头，很少微缺，基部圆或稍微楔形；侧生小叶极偏斜，在脉上和嫩叶上常较密；小托叶长 5mm。花序通常生在老茎上；花常有恶臭；花梗密被伏贴的淡褐色或深褐色短毛和稀疏深褐色或红褐色细刚毛；苞片和小苞片脱落；花萼密被伏贴的深褐色或淡褐色短毛和灰白或红褐色脱落的刚毛，花萼宽杯形；花冠暗紫色，但旗瓣带绿白色。果木质，带形，近念珠状，具 6~12 颗种子，内部隔膜木质，边缘加厚，与边缘相平行处常具不规则木质脊。种子黑色，盘状。

【分　　布】　广西主要分布于 武鸣、梧州、防城、上思、田阳、隆林、宁明、龙州。

【采集加工】　全年均可采收，除去枝叶，切片，干燥。

【药材性状】　藤茎圆柱形，直径 1~8cm。表面灰白色至棕色，有纵纹及细密的横纹，栓皮脱落处棕黑色。质硬，不易折断。横切面棕黑色，皮部窄；韧皮部有红棕色至棕黑色的树脂状分泌物与木质部相间排列，呈 3~7 个同心环，木部棕黄色或灰棕色，密布细孔状导管。髓部小，灰黄色。气微，味淡、微涩。

【功效主治】　祛风除湿，舒筋活络，清肺止咳，调经补血，止痛。主治腰膝酸痛，风湿痹痛，肺热咳嗽，咯血，产后血虚贫血，头晕，月经不调，坐骨神经痛，头痛。

【用法用量】　内服：煎汤，15~50g。外用：适量。

黑血藤药材 ————

黑血藤植物 ————

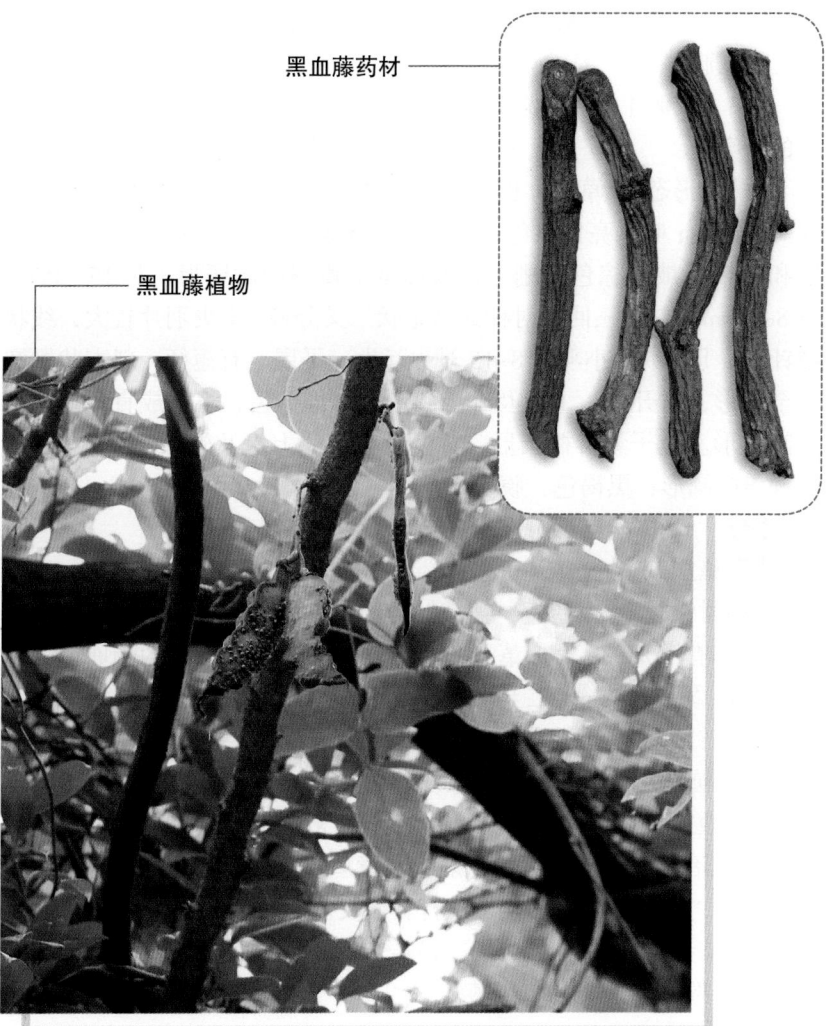

黑脚蕨

【别　　名】　乌脚枪、过坛龙、铁线草、黑骨芒、乌蝇翼、旱猪毛七、铁脚路其。

【来　　源】　为铁线蕨科植物扇叶铁线蕨 *Adiantum flabellulatum* L. 的全草。

【植物形态】　草本。根茎短，密被棕色，有光泽的线状披针形鳞片。叶簇生；叶柄亮紫黑色，基部有少数绒毛；叶片近革质，无柄，叶轴和羽轴密被红棕色短刚毛，扇形至不整齐的阔卵形，长 15~20cm，宽 8~22cm，二至三回不对称的鸟足状二叉分枝；中央羽片较大，线状披针形，顶端钝；小羽片 8~15 对，互生，平展，有短柄，斜方状椭圆形至扇形，对开式，上缘及外缘圆形，有细锯齿，下缘成直角形，基部阔楔形。孢子囊群椭圆形，背生于小羽片上缘及外缘的小脉先端；囊群盖椭圆形，黑褐色，膜质，全缘。

【分　　布】　广西分布于各地。

【采集加工】　全年均可采收，洗净，鲜用或晒干。

【药材性状】　根茎短，被披针形鳞片。叶柄深褐色至紫黑色，光亮，基部有鳞片；叶片近革质，两面均裸净，呈不整齐的阔卵形，长约 20cm，宽约 15cm，二至三回不对称的二叉分枝，中央羽片最大，呈线状披针形，小羽片斜方状椭圆形至扇形，交错生于叶轴两侧。孢子囊群椭圆形，生于小羽片上缘及外缘的叶脉顶端。

【功效主治】　清热利湿，解毒散结，舒筋活络，利尿化痰，消肿止痛。主治流感发热，泄泻，痢疾，黄疸，石淋。外敷治烫火伤，痈肿、瘰疬，毒蛇、蜈蚣咬伤，跌打肿痛及疮痈初起。

【用法用量】　内服：煎汤，15g~30g，鲜品加倍；或捣汁。外用：适量，捣敷；或研末撒；或调敷。

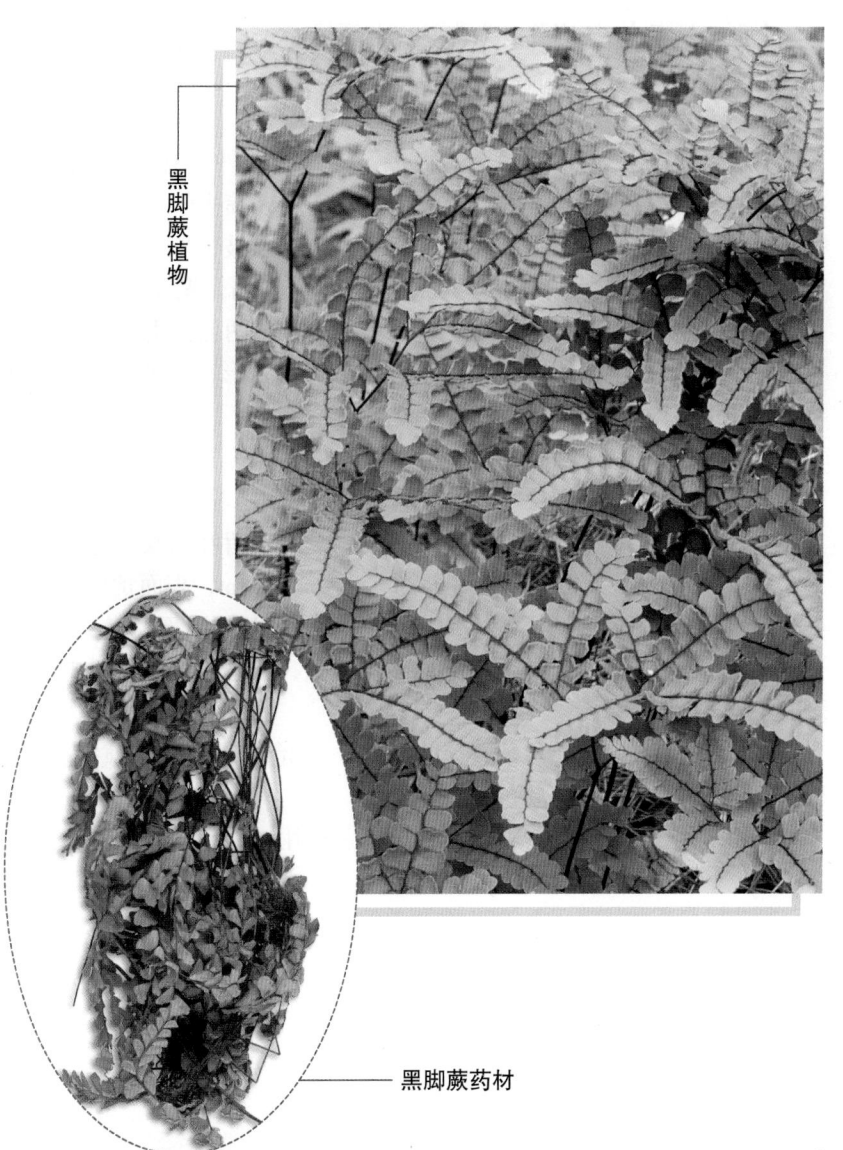

黑脚蕨植物

黑脚蕨药材

黑紫藜芦

【别　　名】 披麻草、人头发、七厘丹。

【来　　源】 为百合科植物黑紫藜芦 *Veratrum japonicum*（Baker）Loes.f. 的根茎。

【植物形态】 草本。根茎短而厚，圆柱形，外表有棕黄色鳞片，上端常有黑褐色须状物；宿根多数细长，肉质，簇生于根茎上，支根纤细，白色而卷曲，质脆易断。叶互生，广卵状披针形、椭圆形或广卵形，中部的叶较大，长 15~40cm，宽 3.5~5.5cm，先端渐尖或长锐尖；基部渐狭呈鞘状而抱茎，全缘或呈微波状，两面光滑无毛，叶脉明显有隆起。顶生圆锥花序，花杂性，苞片披针形，花被 6 片。蒴果卵形至长圆形，上端开裂，种子多数。

【分　　布】 广西主要分布于金秀、龙胜、三江等地。

【采集加工】 夏、秋季采收。除去地上部分，洗净，晒干。

【药材性状】 根茎短粗，表面褐色。上端残留叶基及棕色毛状的维管束，须根多数，簇生于根茎四周，粗 0.2~0.4cm，表面黄白色或灰褐色，有细密的横皱，下端多纵皱。体轻易折断，断面白色，粉性，木质部淡黄色，纤细，易于皮部分离。气微，味辛、极苦，粉末有强烈的催嚏性。

【功效主治】 涌吐风痰，杀虫疗疮。主治中风痰壅，疯痫癫痰，喉痹不通，疟疾，疥癣恶疮，杀蚤虱。

【用法用量】 内服：煎汤，0.3~0.6g。外用：适量，研末敷患处。

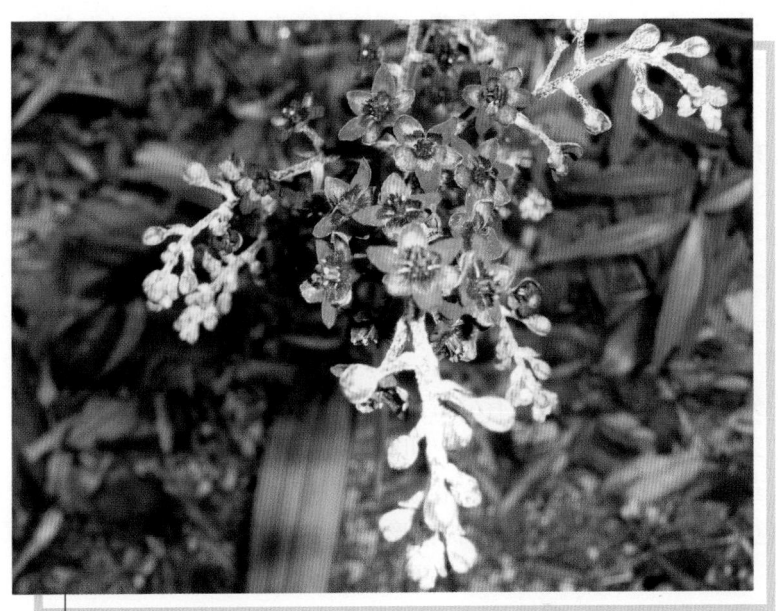

黑紫藜芦植物

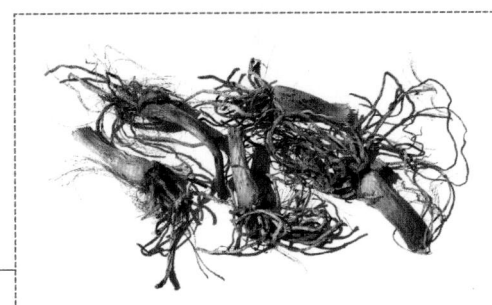

黑紫藜芦药材

铺地蜈蚣

【别　　名】 筋骨草、龙须草、灯笼伸筋草、灯笼草、过山龙。

【来　　源】 为石松科植物垂穗石松 *Palhinhaea cernua*（L.）Franco et Vasc. 的全草。

【植物形态】 草本。主茎直立，上部多分枝，绿色，侧枝平伸，多回不等二叉状分枝。叶密生，螺旋状排列，条状钻形，长 2.5~3.5mm，宽 0.2~1.5mm，基部下延贴生于小枝上，先端略向上内弯，顶端刺芒状，全缘，质薄而软。孢子囊穗小，圆柱形，单生于小枝顶端，成熟时下垂；孢子叶卵状菱形，先端尾状，边缘有流苏状不规则钝齿；孢子囊生于孢子叶腋，圆肾形，淡黄色。

【分　　布】 广西各地有分布。

【采集加工】 夏、秋季采收，切段，晒干。

【药材性状】 上部多分枝，卷成团或折成短段，直径 1~2mm，表面黄色或黄绿色。叶密生，线状钻形，长 2~3nn，黄绿色或浅绿色，全缘，常向上弯曲，质薄易碎。枝顶常有孢子囊穗，矩圆形或圆柱形，无柄，常下垂。气微，味淡。

【功效主治】 祛风通络，止血，解毒止痢，补虚止遗。主治风湿骨痛，关节肿痛，手足麻木，痢疾，肾虚遗精，出血证，烧烫伤。

【用法用量】 内服：煎汤，6~15g。外用：适量，捣烂敷患处；或水煎洗。

铺地蜈蚣药材

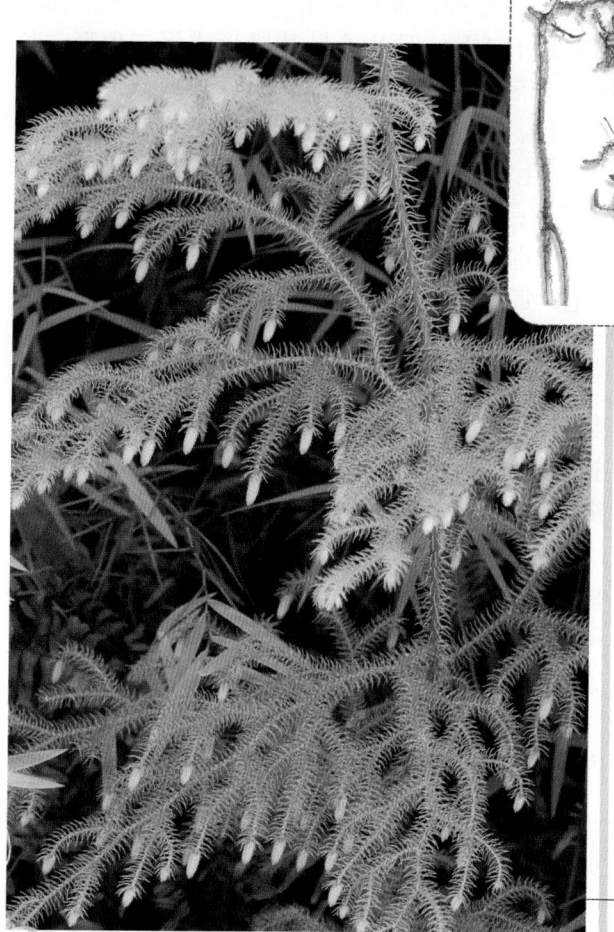

铺地蜈蚣植物

铺地蝙蝠草

【别　　名】 半边钱、钱凿草、土豆草、纱帽草、蝴蝶草、马蹄金、马蹄香。

【来　　源】 为豆科植物铺地蝙蝠草 *Christia obcordata*（Poir.）Bahn. f. 的全草。

【植物形态】 草本。茎平卧，被短柔毛。叶互生，有柄；托叶锥形；小叶通常 3 片，间有 1 片，顶生小叶片肾形或倒三角形，长 7~15mm，宽 1~2.5cm，先端微凹或平截，基部近圆形或截形，侧生小叶较小，卵形或倒卵形，侧脉 3~5，两面被毛。总状花序顶生或腋生；花梗有短柔毛；花疏生；花萼钟形，膜质，萼片 5，卵形，上面 2 片稍合生，具明显的网脉；花冠蓝紫色或玫瑰红色，蝶形花冠，略长于花萼。荚果小，藏于膨胀之萼内，有 2~5 荚节，彼此重叠，卵形，有网脉，有时疏生柔毛，每节有 1 颗种子。

【分　　布】 广西主要分布于罗城、柳江、上林、武鸣、南宁、隆安、北海、玉林、北流、钟山。

【采集加工】 夏、秋季采收，洗净，鲜用或晒干。

【药材性状】 全草常呈团状。茎红棕色，基部有须根。叶螺旋状排列，完整叶片狭椭圆形，向基部明显变狭，通直，长 1~3cm，宽 1~8mm，基部楔形，下延有柄，先端急尖或渐尖，边缘有粗大或略小而不整齐的尖齿，中脉凸出明显，薄革质。质脆，易碎。气微，味辛。

【功效主治】 利水通淋，散瘀止血，清热解毒。主治小便不利，石淋，水肿，白带，跌打损伤，吐血，咯血，血崩，目赤痛，乳痈，毒蛇咬伤。

【用法用量】 内服：煎汤，10~30g。外用：适量，捣敷；或煎水洗。

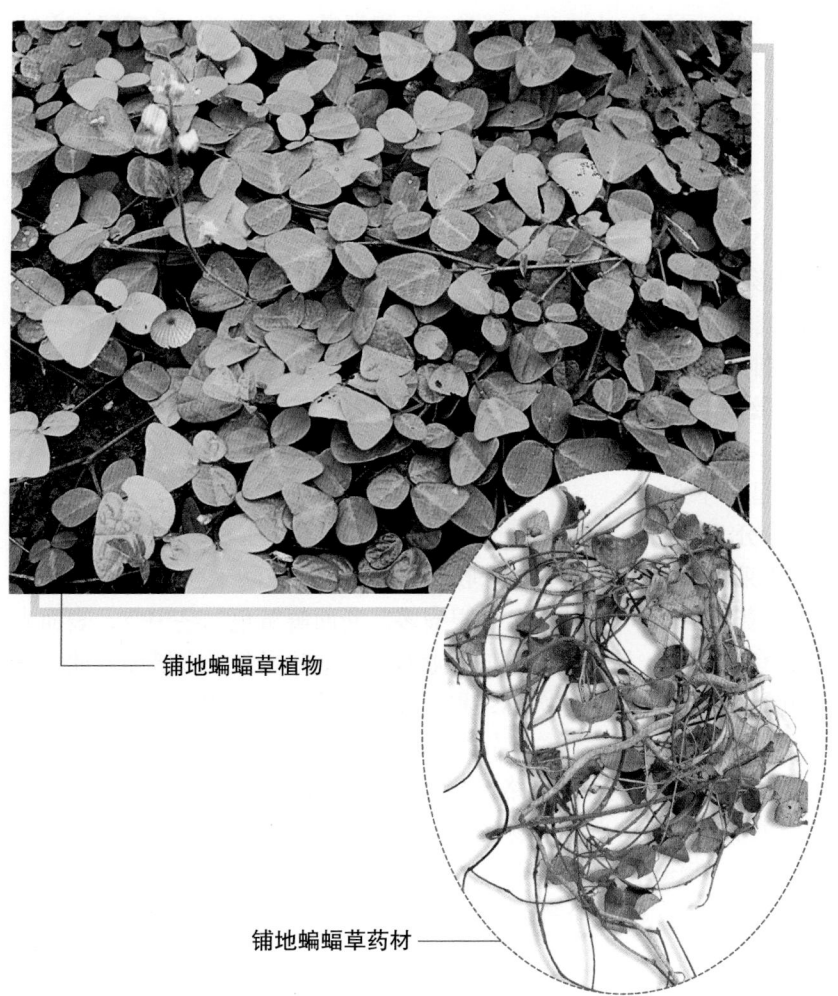

铺地蝙蝠草植物

铺地蝙蝠草药材

链荚豆

【别　　名】 山土豆、山地豆、蝇翼草、狗蚁草、土豆舅、大叶青、假花生。

【来　　源】 为豆科植物链荚豆 *Alysicarpus vaginalis*（L.）DC. 的全草。

【植物形态】 草本。茎粗壮。单叶互生；托叶线状披针形；叶形及大小变化大，通常卵状圆形至长椭圆形，先端钝，基部心形、圆形或卵形，长 1~3cm，宽约 1cm，上部小叶卵状长圆形或披针形，长约3cm 或更长，卜面稍有短毛。总状花序有花 3~8 对，在花序轴的节上成对排列；苞片膜质，卵状披针形，与萼等长；裂片极窄；花冠蓝紫色，微伸出萼，旗瓣阔，倒卵形；雄蕊 10，二体；子房被疏毛。荚果密集，略为扁圆柱状，有 4~6 荚节，有短柔毛和网状皱纹，荚节间有略隆起的环线。

【分　　布】 广西主要分布于南宁、贵港、玉林、钟山、富川。

【采集加工】 夏、秋季采收，洗净，鲜用或晒干。

【药材性状】 根黄棕色，根瘤多，断面鲜黄色。茎中空，表面光滑或有短柔毛，易折断。托叶条状披针形；叶绿色，多皱缩卷曲，完整叶展开后为心形或卵圆形，先端骤尖，基部心形或圆形，下面稍有短柔毛。有时可见荚果，荚节间有略隆起的线环。气微，清香。

【功效主治】 活血通络，接骨消肿，清热解毒。主治跌打骨折，筋骨酸痛，外伤出血，疮疡溃烂久不收口，腮腺炎，慢性肝炎。

【用法用量】 内服：煎汤，30~60g。外用：适量，鲜叶捣敷；或鲜全草煎水外洗；叶研粉撒。

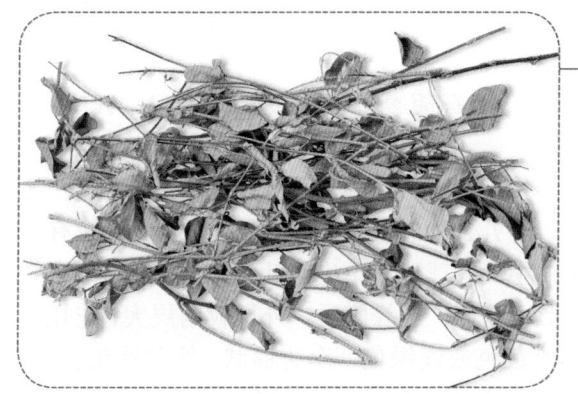

链荚豆药材

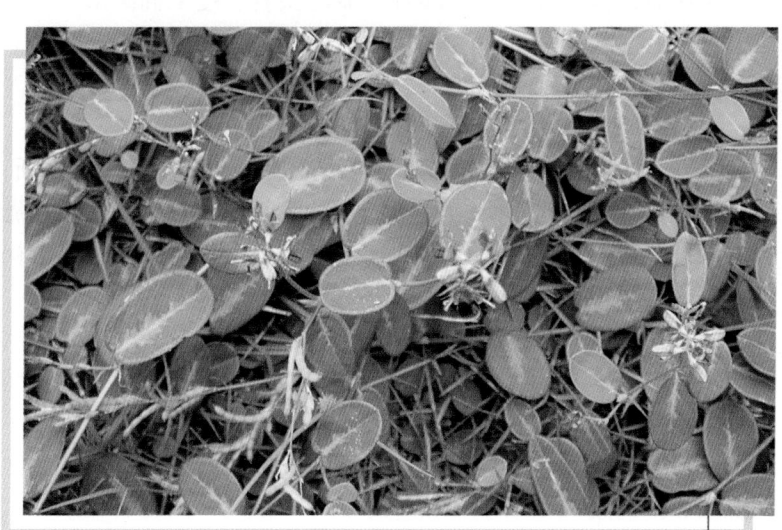

链荚豆植物

鹅不食草

【别　　名】　食胡荽、野园荽、鸡肠草、鹅不食、地芫荽、满天星。

【来　　源】　为菊科植物石胡荽 *Centipeda minima*（L.）A. Br. et Aschers. 的全草。

【植物形态】　草本。茎纤细，多分枝，基部匍匐。叶互生，无柄；叶片楔状倒披针形，长 7~20mm，宽 3~5mm，先端钝，边缘有不规则的疏齿。头状花序细小，扁球形，单生于叶腋；总苞半球形，总苞片 2 层，椭圆状披针形，绿色，边缘膜质，外层较内层大；花托平坦，无托片，花杂性，淡黄色或浅绿色，全为筒状；外围雌花多层，花冠细管状，淡绿黄色，有不明显裂片；中央的花两性，花冠管状，顶端 4 深裂，淡紫红色，下部有明显的狭管。瘦果椭圆形，具 4 棱，棱上有长毛，无冠状冠毛。

【分　　布】　广西分布于各地。

【采集加工】　9~11 月花开时采收，鲜用或晒干。

【药材性状】　全草缠绕成团。茎细，多分枝；质脆，易折断，断面黄白色。叶小，近无柄；叶片多皱缩，破碎，完整者展平后呈匙形，表面灰绿色或棕褐色，边缘有 3~5 个锯齿。头状花序黄色或黄褐色。气微香，久闻有刺激感，味苦、微辛。

【功效主治】　祛风通窍，解毒消肿。主治感冒，头痛，鼻渊，鼻息肉，咳嗽，哮喘，喉痹，耳聋，目赤翳膜，疟疾，痢疾，风湿痹痛，跌打损伤，肿毒，疥癣。

【用法用量】　内服：煎汤，5~9g；或捣汁。外用：适量，捣敷；或捣烂塞鼻。

鹅不食草药材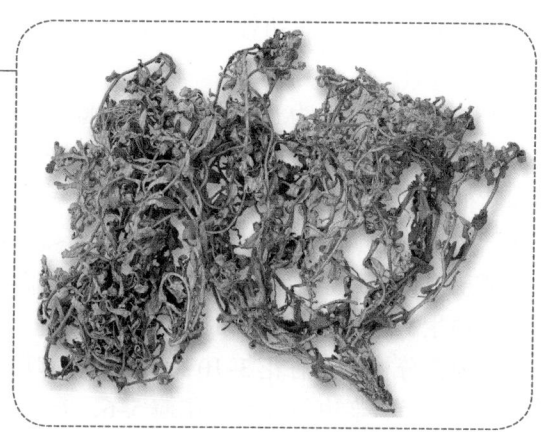

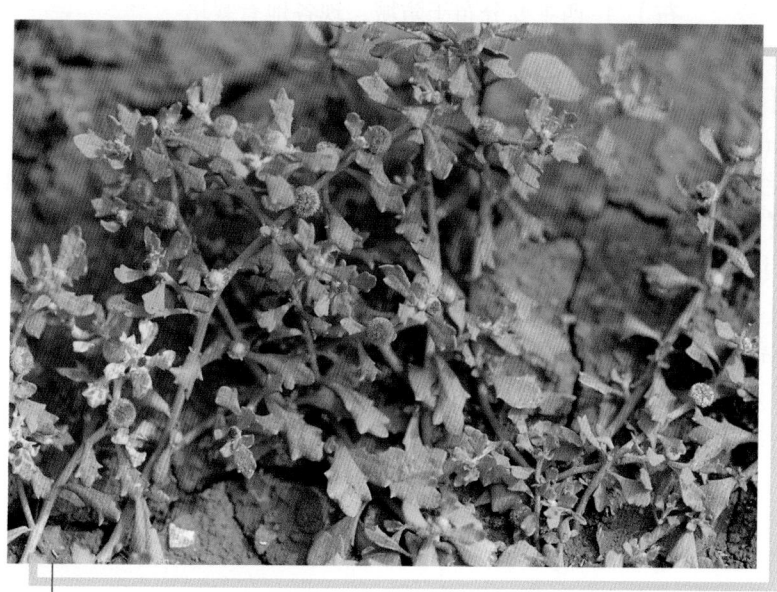
鹅不食草植物

鹅掌藤

【别　　名】 半边钱、钱凿草、土豆草、纱帽草、蝴蝶草、马蹄金、马蹄香。

【来　　源】 为五加科植物鹅掌藤 *Schefflera arboricola* Hay. 的茎。

【植物形态】 藤状灌木。小枝有不规则纵皱纹。小叶 7~9；托叶和叶柄基部合生成鞘状，宿存或与叶柄一起脱落；小叶片革质，倒卵状长圆形或长圆形，长 6~10cm，宽 1.5~3.5cm，先端急尖或钝形，基部渐狭或钝形，上面深绿色，有光泽，下面灰绿色，边缘全缘。圆锥花序顶生，主轴和分枝幼时密生星状绒毛，后毛渐脱净；伞形花序总状排列在分枝上，有花 3~10 朵；苞片阔卵形，外面密生星状绒毛，早落；花白色；萼边缘全缘；花瓣 5~6，有 3 脉；雄蕊和花瓣同数而等长；子房 5~6 室；无花柱；花盘略隆起。果实卵形，有 5 棱。

【分　　布】 广西主要分布于防城，现各地有栽培。

【采集加工】 全年均可采收，切段，晒干。

【药材性状】 茎圆柱形，有不规则纵皱纹，土灰色，直径 0.5~1.5cm。体稍轻，质坚实。质硬，断面灰白色，皮部薄，木部宽广，放射状纹理明显，髓部质松或成空洞。气微，味淡。

【功效主治】 祛风止痛，活血消肿。主治风湿痹痛，头痛，牙痛，脘腹疼痛，痛经，产后腹痛，跌打肿痛，骨折，疮肿。

【用法用量】 内服：煎汤，9~15g；或泡酒。外用：适量，煎汤洗，或鲜品捣敷。

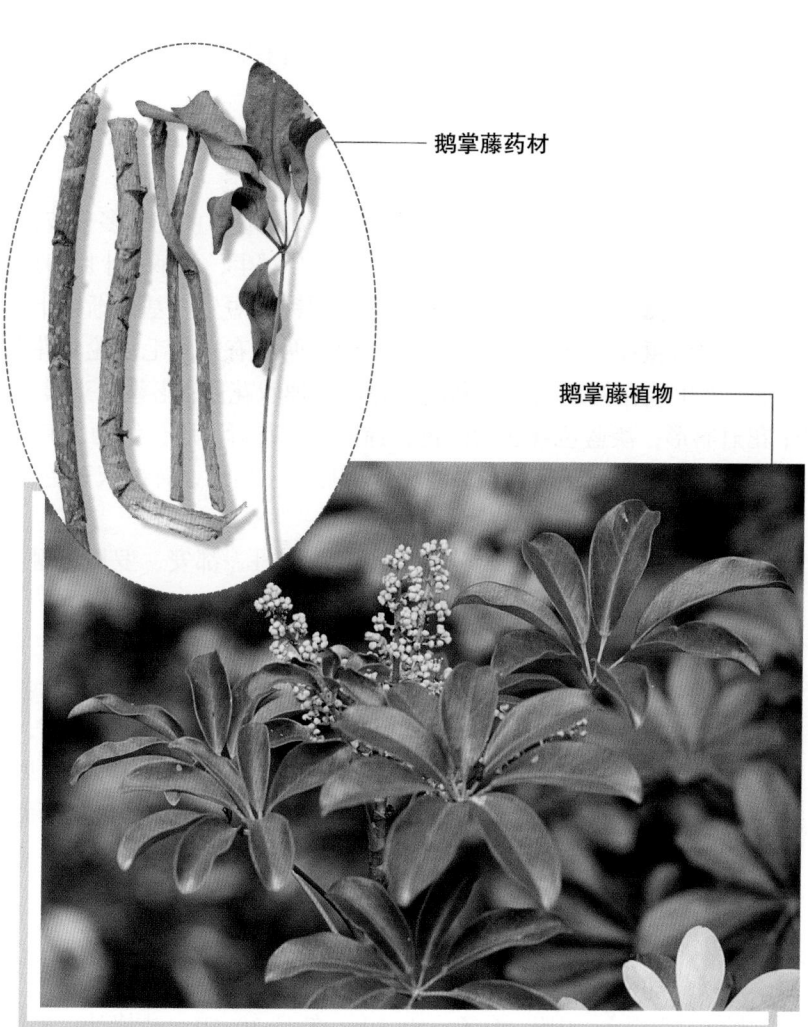

鹅掌藤药材

鹅掌藤植物

筋骨草

【别　　名】 白毛夏枯草、金疮小草、白头翁、散血草、白夏枯草、散血丹。

【来　　源】 为唇形科植物金疮小草 *Ajuga decumbens* Thunb. 的全草。

【植物形态】 草本。茎基部倾斜或匍匐，上部直立，多分枝，四棱形，略带紫色，全株密被白色柔毛。单叶对生，具柄；叶片卵形或长椭圆形，长4~11cm，宽1~3cm，先端圆钝或短尖，基部渐窄下延，边缘有波状粗齿，下面及叶缘常带紫色，两面有短柔毛。轮伞花序，多花，腋生或在枝顶集成间断的多轮的假穗状花序；花萼漏斗形，齿5；花冠唇形，淡蓝色或淡紫红色，稀白色，花冠下唇长约为上唇的2倍；雄蕊4，二强；子房上位。小坚果倒卵状三棱形，背部灰黄色，具网状皱纹。

【分　　布】 广西主要分布于凌云、南丹、都安、罗城、融安、三江、灵川、富川、桂平、龙州、马山。

【采集加工】 第1年9~10月收获1次。但第2、3年，则在5~6月和9~10月各收获1次。齐地割起全草，去净杂质，鲜用或晒干。

【药材性状】 地上部分灰黄色或暗绿色，密被白柔毛。茎细，具四棱，质较柔韧，不易折断。叶对生，多皱缩、破碎，完整叶片展平后呈匙形或倒卵状披针形，长3~6cm，宽1.5~2.5cm，绿褐色，两面密被白色柔毛，边缘有波状锯齿；叶柄具狭翅。轮伞花序腋生，花黄褐色。气微，味苦。

【功效主治】 清热解毒，凉血散血。主治咽痛、咳嗽、肺痈、火眼、痢疾、痈疮、毒蛇咬伤、跌打损伤。

【用法用量】 内服：煎汤，10~30g，鲜品30~60g；或捣汁。外用：适量，捣敷；或煎水洗。

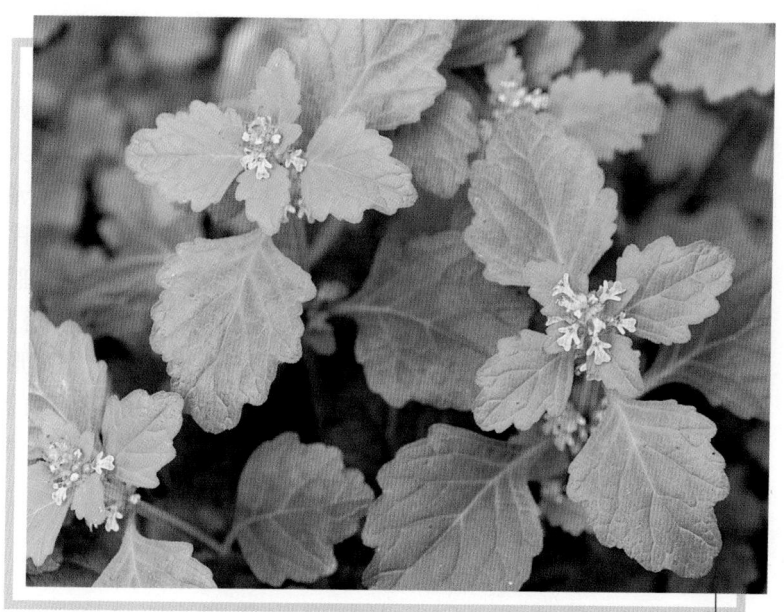

筋骨草植物

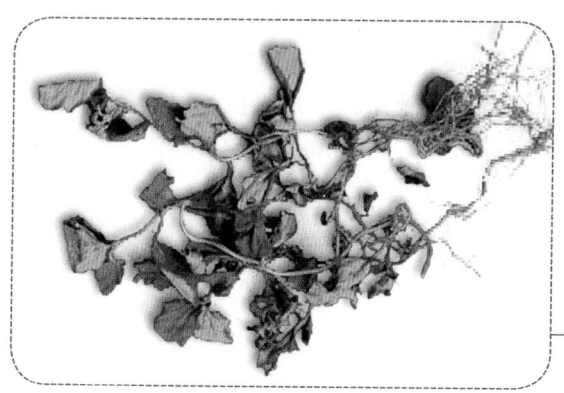

筋骨草药材

番木瓜

【别　　名】万寿果、蓬生果、乳瓜、番蒜、番瓜、木瓜、木冬瓜。

【来　　源】为番木瓜科植物番木瓜 *Carica papaya* L. 的果实。

【植物形态】小乔木。茎一般不分枝，具粗大的叶痕。叶大，近圆形，直径 45~65cm 或更大，掌状 5~9 深裂，裂片再为羽状分裂；叶柄中空。花乳黄色，单性异株或为杂性；雄花序为下垂圆锥花序，雌花序及杂性花序为聚伞花序；雄花萼绿色，基部连合，花冠管细管状，裂片 5，披针形，雄蕊 10，长短不一，排成 2 轮，着生于花冠上；雌蕊萼片绿色，中部以下合生，花瓣乳黄色，长圆形，子房卵圆形，花柱 5，柱头数裂近流苏状；两性花雄蕊 5，着生于近子房基部的花冠管上，或有雄蕊 10，在花冠管上排成 2 排。浆果长圆形，成熟时橙黄色，果肉厚。种子多数，黑色。

【分　　布】广西各地有栽培。

【采集加工】夏、秋季采收成熟果实，鲜用或切片晒干。

【药材性状】浆果较大，长圆或矩圆形，长 15~35cm，直径 7~12cm，成熟时棕黄或橙黄色，有 10 条浅纵槽，果肉厚，黄色，有白色浆汁。内壁着生多数黑色种子，椭圆形，外方包有多浆、淡黄色假种皮，种皮棕黄色，具网状凸起。气特，味微甘。

【功效主治】消食下乳，除湿通络，解毒驱虫。主治消化不良，胃、十二指肠溃疡疼痛，乳汁稀少，风湿痹痛，肢体麻木，湿疹，疔疮，肠道寄生虫病。

【用法用量】内服：煎汤，9~15g；或鲜品适量生食。外用：取汁涂；或研末撒。

番木瓜植物

番木瓜药材

番石榴

【别　　名】 鸡矢果、番桃叶、番稔、番桃、石榴、胶子果。

【来　　源】 为桃金娘科植物番石榴 *Psidium guajava* L. 的叶。

【植物形态】 乔木。树皮平滑，灰色，片状剥落，嫩枝有棱，被毛。叶对生；叶片革质，长圆形至椭圆形，长 6~12cm，宽 3.5~6cm，先端急尖或钝，基部近于圆形，全缘，上面稍粗糙，下面有毛；羽状脉，侧脉 12~15 对。花单生或 2~3 朵排成聚伞花序；萼管钟形，有毛，萼帽近圆形，不规则裂开；花瓣 4~5，白色；雄蕊多数，花药椭圆形，近基部着生，药室平行，纵裂；子房下位，与萼合生，花柱与雄蕊同长，柱头扩大。浆果球形，卵圆形或梨形，先端有宿存萼片，果肉白色及黄色，胎座肥大，肉质，淡红色。种子多数。

【分　　布】 广西主要分布于桂南和桂西等地。

【采集加工】 夏、秋季采收，鲜用或切段晒干。

【药材性状】 叶片矩圆状椭圆形至卵圆形，多皱缩卷曲或破碎，展开完整者长 5~12cm，宽 3~5cm，先端圆或短尖，基部钝至圆形，全缘，淡棕褐色密被短柔毛，主脉和侧脉均隆起。质脆。气清香，味涩、微甘苦。

【功效主治】 收敛止泻，止血。主治泻痢无度，崩漏。

【用法用量】 内服：煎汤，9~15g；或烧灰，开水送下。

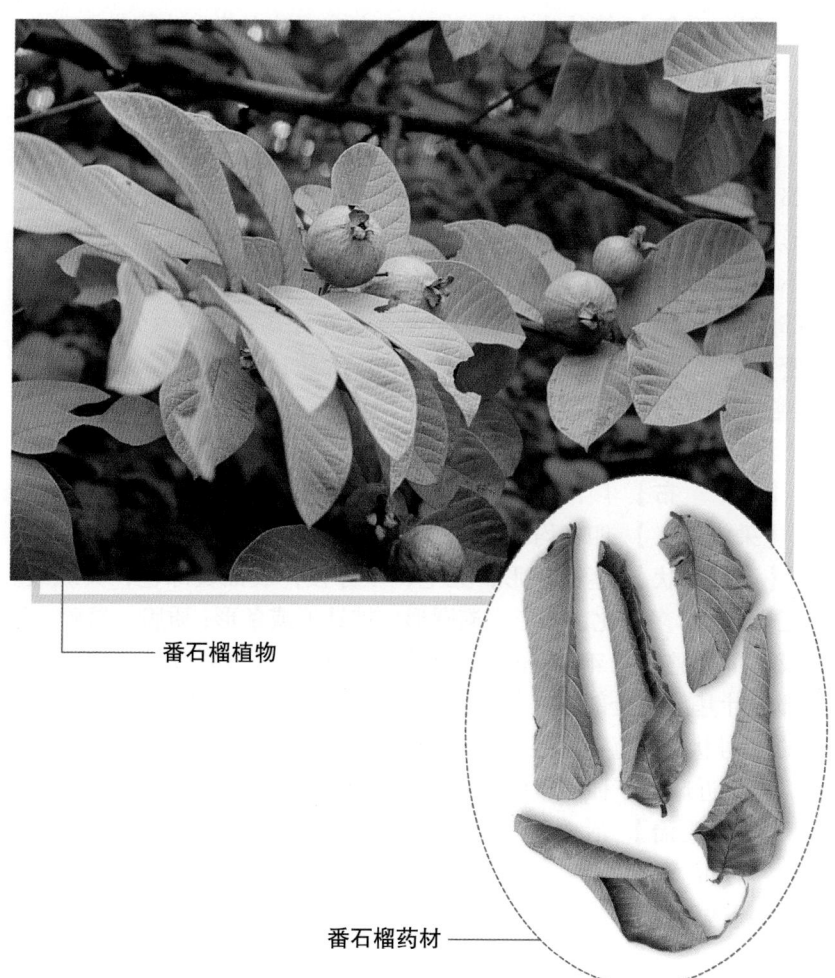

番石榴植物

番石榴药材

猩猩草

【别　　名】 箭叶叶上花、细叶叶上花、叶上花、叶象花。

【来　　源】 为大戟科植物猩猩草 *Euphorbia heterophylla* L. 的全草。

【植物形态】 草本。茎粗壮，分枝，被稀疏的短柔毛或无毛。茎下部及中部的叶互生，花序下部的叶对生；托叶腺点状；叶形多变化，卵形，椭圆形，披针形或线形，长 4~10cm，宽 2.5~5cm，呈琴状分裂或不裂，边缘有波状浅齿或尖齿或全缘，两面被稀疏的短柔毛；花序下部的叶通常基部或全部红色。杯状聚伞花序多数在茎及分枝顶端排成密集的伞房状；总苞钟状，绿色，先端 5 裂；腺体 1~2，杯状；雄花 20 或更多，苞片膜质，先端撕裂；子房卵形，3 室；花柱 3，离生，先端 2 浅裂。蒴果卵圆状三棱形。

【分　　布】 广西各地有栽培或逸为野生。

【采集加工】 四季均可采收，洗净，晒干或鲜用。

【药材性状】 茎圆柱形，无毛，多分枝，表面黄绿色，具纵纹。叶互生；叶形多变化，卵形、椭圆形、披针形或条形；质脆，易碎；中部及下部完整叶长 4~10cm，宽 2.5~5cm，提琴状分裂或不分裂；花序下部的叶基部或全部紫红色。杯状花序多数在茎及分枝顶端排列成密集的伞房状；总苞钟形，顶端 5 裂；腺体 1~2，杯状，无花瓣状附属物。蒴果近球形。种子卵形，有疣状凸起。气淡，味酸。

【功效主治】 活血调经，凉血消肿。主治月经过多，外伤肿痛，出血，骨折。

【用法用量】 内服：煎汤，3~9g。外用：适量，鲜品捣敷。

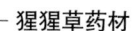

猩猩草药材

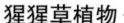

猩猩草植物

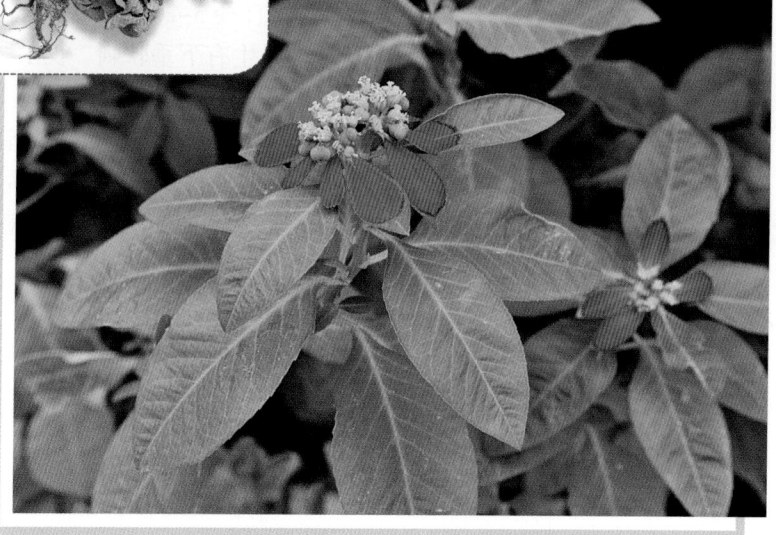

猴头菇

【别　　名】 猬菌、刺猬菌、小刺猴头、猴菇。

【来　　源】 为齿菌科真菌猴头菌 *Hericium erinaceus*（Bull. fr.）Pers. 的子实体。

【植物形态】 子实体单生，椭圆形至球形，常常纵向伸长，两侧收缩，团块状，悬于树干上，少数座生，长径 5~20cm，最初肉质，后变硬，个别子实体干燥后菌肉有木栓化倾向，有空腔，松软，白色，有时带浅玫瑰色；菌刺长 2~6cm，粗 1~2mm，针形，末端渐尖，直或稍弯曲，下垂，单生于子实体表面之中，下部、上部刺退化或发育不充分。

【分　　布】 广西多为栽培。

【采集加工】 子实体采收后及时去掉有苦味的菌柄，晒干或烘干。

【药材性状】 子实体卵圆形或块状，直径 5~20cm，基部狭窄或有短柄。表面浅黄色或浅褐色，除基部外，生有下垂软刺，长 1~3cm，末端渐尖。气微，味微苦。

【功效主治】 健脾养胃，安神，消肿止痛。主治胃及十二指肠溃疡，慢性胃炎，消化道肿瘤，消化不良，体虚乏力，失眠。

【用法用量】 内服：煎汤，10~30g，鲜品 30~90g；或与鸡共煮食。

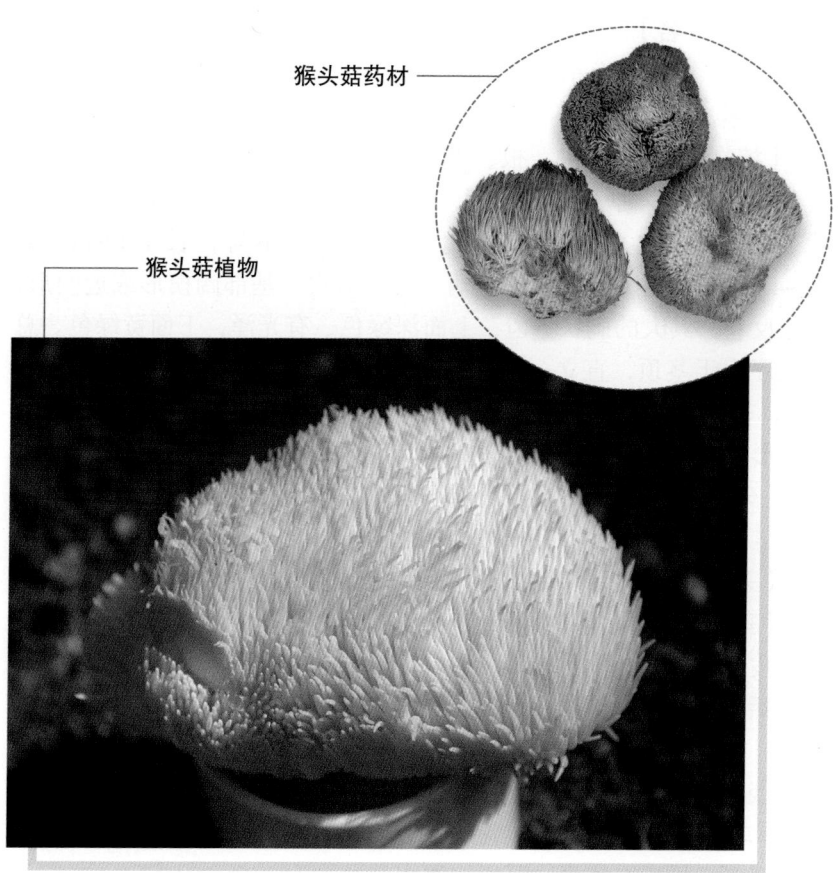

猴头菇药材

猴头菇植物

阔叶十大功劳

【别　　名】 土黄柏、土黄连、八角刺、刺黄柏、黄天竹。

【来　　源】 为小檗科植物阔叶十大功劳 *Mahonia bealei*（Fort.）Carr. 的茎。

【植物形态】 灌木。根、茎表面土黄色或褐色，粗糙，断面黄色。叶互生，厚革质，具柄，基部扩大抱茎；奇数羽状复叶，小叶 7~15 片；侧生小叶无柄，阔卵形，大小不等，长 4~12cm，宽 2.5~4.5cm；顶生小叶较大，有柄，先端渐尖，基部阔楔形或近圆形，边缘反卷，具大的刺状锯齿，上面深绿色，有光泽，下面黄绿色。总状花序生于茎顶，直立；小苞片 1；萼片 9，排成三轮；花黄褐色，花瓣 6，长圆形，先端 2 浅裂，基部有 2 个蜜腺；雄蕊 6；雌蕊 1。浆果卵圆形，成熟时蓝黑色，被白粉。

【分　　布】 广西主要分布于宾阳、靖西、凤山、融水、全州、平乐、昭平、平南。

【采集加工】 春、夏季采收，鲜用或晒干。

【药材性状】 茎圆柱形，表面灰棕色，有众多纵沟、横裂纹及凸起的皮孔；嫩茎较平滑，节明显，略膨大，节上有叶痕。外皮易剥落，剥去后内部鲜黄色。质坚硬，折断面纤维性或破裂状；横断面皮部棕黄色，木部鲜黄色，可见数个同心性环纹及排列紧密的放射状纹理，髓部淡黄色。气微，味苦。

【功效主治】 清热，燥湿，解毒。主治目赤肿痛，肺热咳嗽，黄疸，泄泻，痢疾，疮疡，湿疹，烫伤。

【用法用量】 内服：煎汤，5~10g。外用：适量，煎水洗；或研末调敷。

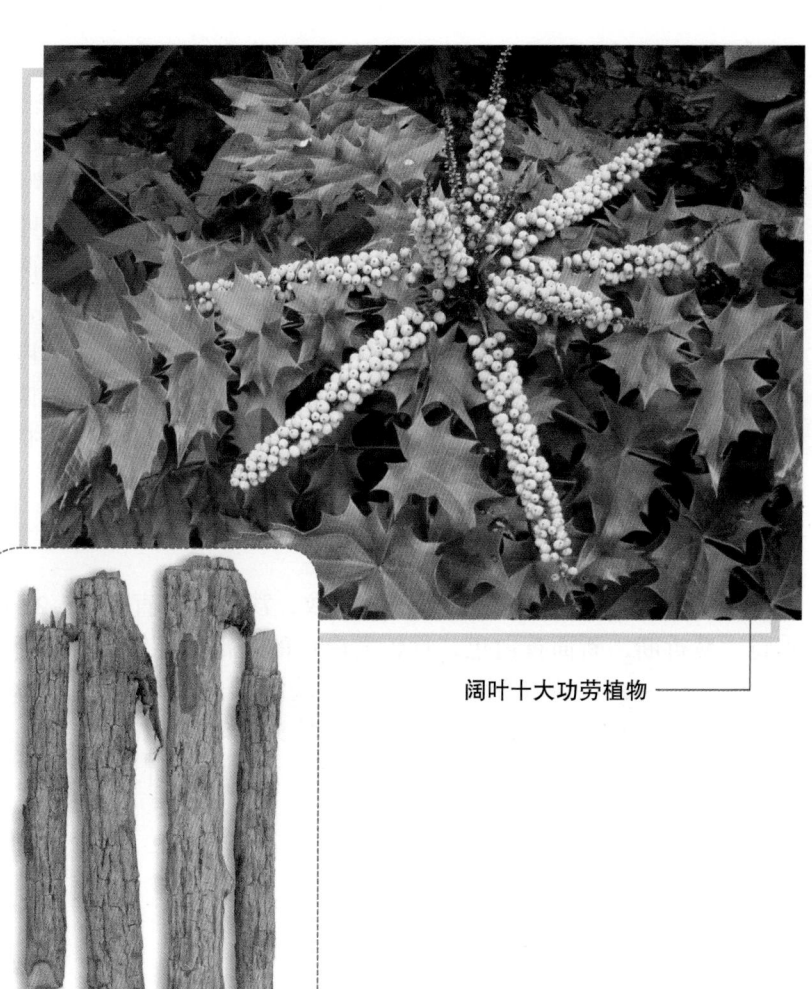

阔叶十大功劳植物

阔叶十大功劳药材

阔苞菊

【别　　名】　格杂树、栾樨、格鸡树、鲫鱼胆、燕茜。

【来　　源】　为菊科植物阔苞菊 *Pluchea indica*（L.）Less. 的茎叶。

【植物形态】　灌木。茎有明显细沟纹，幼枝被短柔毛，后脱毛。下部叶倒卵形或阔倒卵形，长 5~7cm，宽 2.5~3cm，基部渐狭成楔形，顶端浑圆、钝或短尖，中脉两面明显；中部和上部叶倒卵形或倒卵状长圆形，基部楔尖，顶端钝或浑圆，边缘有较密的细齿或锯齿，两面被卷短柔毛。头状花序，花序梗密被卷短柔毛；总苞卵形或钟状，总苞片 5~6 层，外层卵形或阔卵形，有缘毛，背面通常被短柔毛，内层狭，线形，顶端短尖；雌花多层，花冠丝状，檐部 3~4 齿裂；两性花花冠管状，檐部扩大，顶端 5 浅裂，裂片三角状渐尖，背面有泡状或乳头状凸起。瘦果圆柱形，有 4 棱，被疏毛；冠毛白色，宿存。

【分　　布】　广西主要分布于北海、合浦、防城、东兴。

【采集加工】　秋季采收，洗净，晒干。

【药材性状】　茎圆柱形，有细纵沟纹，淡黄色，直径 0.5~2cm；质脆，易折断，断面黄白色，具较大白色的髓部。叶皱缩，展开长 4~6cm，宽 2~3cm，基部渐狭成楔形，顶端浑圆、钝或短尖，中脉两面明显。偶见在茎枝顶端作伞房花序排列的头状花序。气微，味淡。

【功效主治】　化气，去湿，消坚散核。主治胃脘痛，痰火核，气痛，疝痛，花柳骨痛。

【用法用量】　内服：煎汤，20~30g。

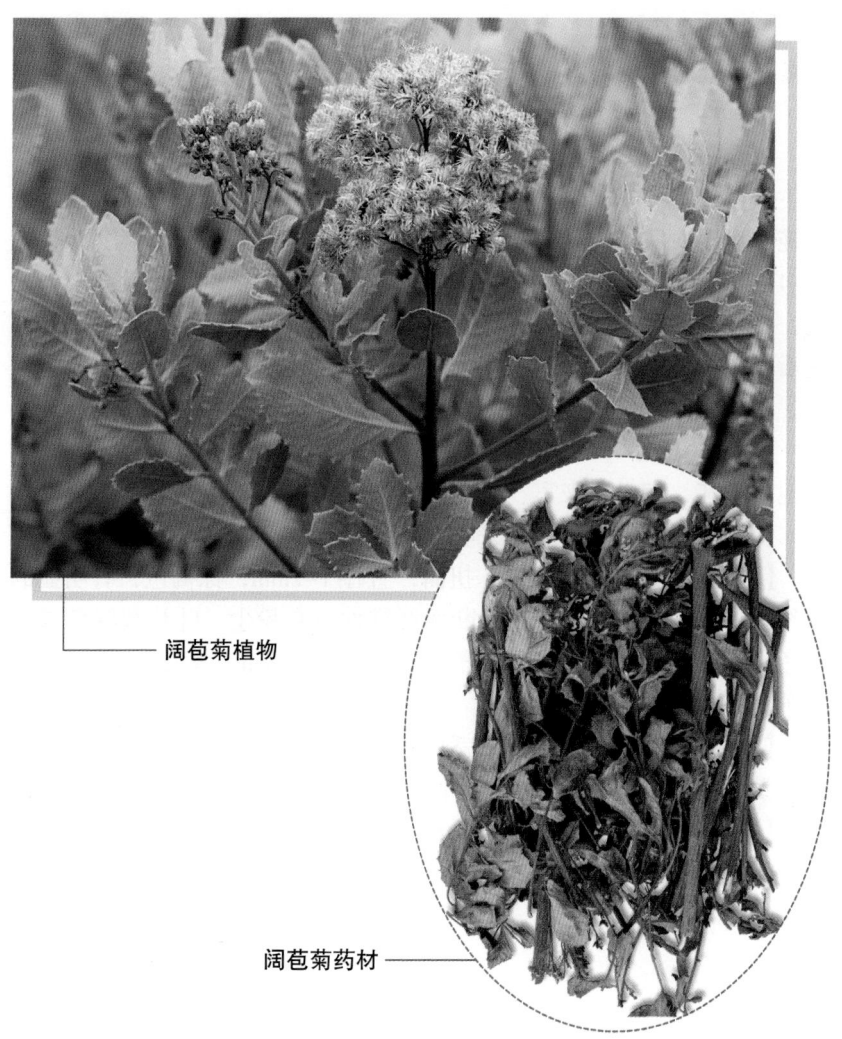

阔苞菊植物

阔苞菊药材

粪箕笃

【别　　名】 田鸡草、雷砵嘴、备箕草、飞天雷公、犀牛藤、犁壁藤、青蛙藤。

【来　　源】 为防己科植物粪箕笃 *Stephania longa* Lour. 的茎叶。

【植物形态】 草质藤木。除花序外，全株无毛。茎枝有条纹。叶互生，叶柄基部常扭曲；叶片三角状卵形，长 3~9cm，宽 2~6cm，先端钝，有小突尖，基部近平截或微圆，下面淡绿色或粉绿色；掌状脉 10~11 条。花小，雌雄异株；复伞形聚伞花序腋生；雄花序较纤细，无毛，萼片 8，偶有 6，排成 2 轮，楔形或倒卵形，背面有乳头状短毛，花瓣 4，或有时 3，绿黄色，近圆形，聚药雄蕊；雌花萼片和花瓣均 4 片，很少 3 片，雌蕊 1，无毛。核果内果皮背部有 2 行小横肋。

【分　　布】 广西主要分布于灵山、马山、龙州、靖西、那坡、河池、环江、宜山、来宾、南宁、藤县、平南、桂平。

【采集加工】 秋、冬季采收，洗净，切段，晒干。

【药材性状】 藤茎柔细，扭曲，直径 1~2mm，棕褐色，有明显的纵线条；质坚韧，不易折断，断面纤维性，有粉尘。叶片灰绿色或绿褐色，多皱缩卷曲，展开呈三角状卵形，长 3~8cm，宽 2~5cm。气微，味苦。

【功效主治】 清热解毒，利湿消肿，祛风活络。主治聤耳，喉痹，黄疸，风湿痹痛，泻痢，小便淋涩，水肿，疮痈肿毒，毒蛇咬伤。

【用法用量】 内服：煎汤，3~9g，鲜品 15~30g。外用：适量，鲜叶捣敷；或制成药液滴耳。

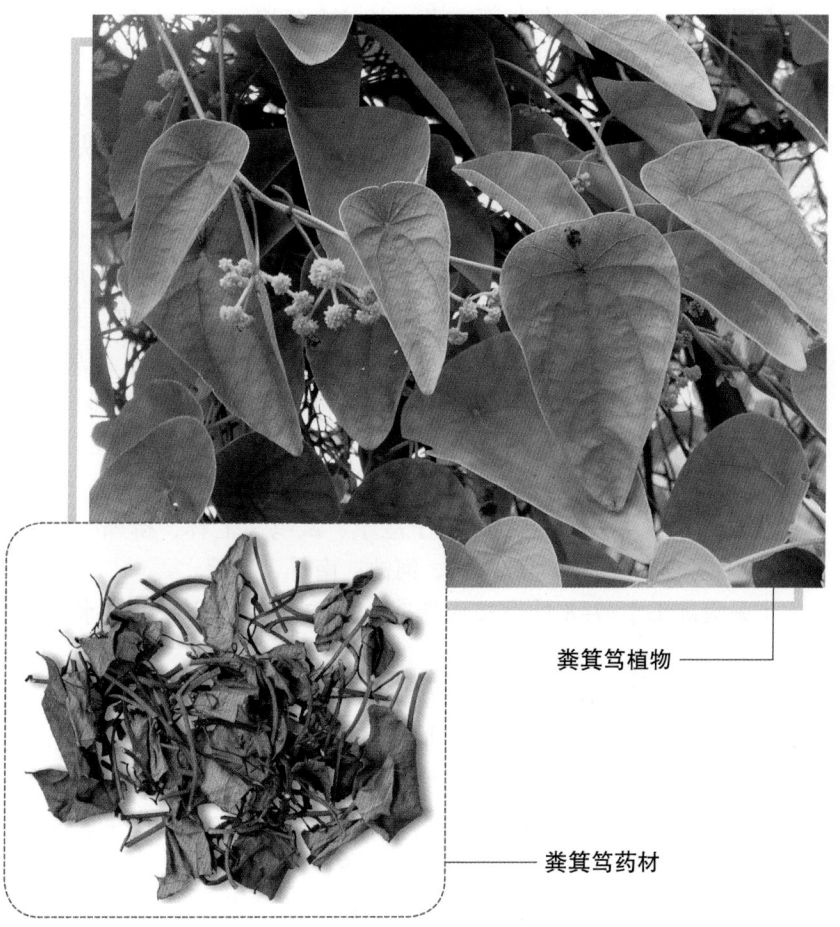

粪箕笃植物

粪箕笃药材

湖南连翘

【别　　名】　假连翘、元宝草、长柱金丝槐、大叶金丝桃、八宝茶、对月草、红旱莲。

【来　　源】　为藤黄科植物黄海棠 *Hypericum ascyron* Linn. 的全草。

【植物形态】　草本。茎及枝条幼时具4棱，后明显具4纵线棱。叶无柄，叶片披针形、长圆状披针形，长4~10cm，宽1~2.7cm，先端渐尖，基部楔形或心形而抱茎，全缘，坚纸质，上面绿色，下面通常淡绿色且散布淡色腺点。花序顶生；花平展或外反；萼片卵形或披针形，先端锐尖至钝形，全缘；花瓣金黄色，倒披针形，弯曲，具腺斑或无腺斑，宿存；雄蕊极多数，5束，每束有雄蕊约30枚；子房宽卵珠形，5室，具中央空腔；花柱5。蒴果三角形，棕褐色，成熟后先端5裂，柱头常折落。种子棕色或黄褐色，圆柱形，有明显的龙骨状凸起或狭翅和细的蜂窝纹。

【分　　布】　广西主要分布于邕宁、武鸣、上林、柳州、柳江、桂林、阳朔、贵港、乐业、富川、河池、南丹、天峨。

【采集加工】　7~8月果实成熟时，割取地上部分，用热水泡过，晒干。

【药材性状】　茎红棕色，中空，节处有叶痕。叶多皱缩破碎，常脱落，完整叶片披针形、长圆状披针形，长4~10cm，宽1~2.7cm，先端渐尖，基部楔形或心形而抱茎，全缘，坚纸质。顶端具果实3~5个，果实圆锥形，外表红棕色，顶端5瓣裂，裂片先端细尖，坚硬，内面灰白色，中轴处着生多数种子。气微香，味稍苦。

【功效主治】　凉血止血，活血调经，清热解毒。主治血热所致吐血，咯血，尿血，便血，崩漏，跌打损伤，外伤出血，月经不调，痛经，乳汁不下，风热感冒，疟疾，肝炎，痢疾，腹泻，毒蛇咬伤，烫伤，湿疹，黄水疮。

【用法用量】　内服：煎汤，5~10g。外用：适量，捣敷；或研末调涂。

湖南连翘药材 ——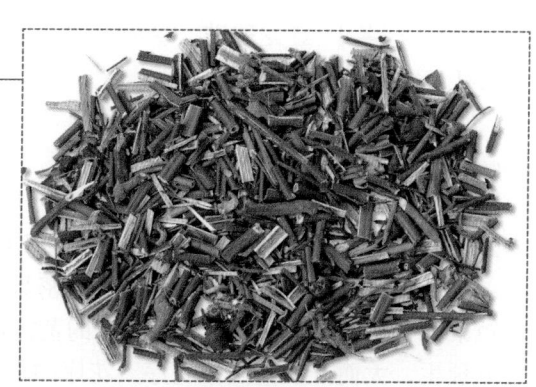

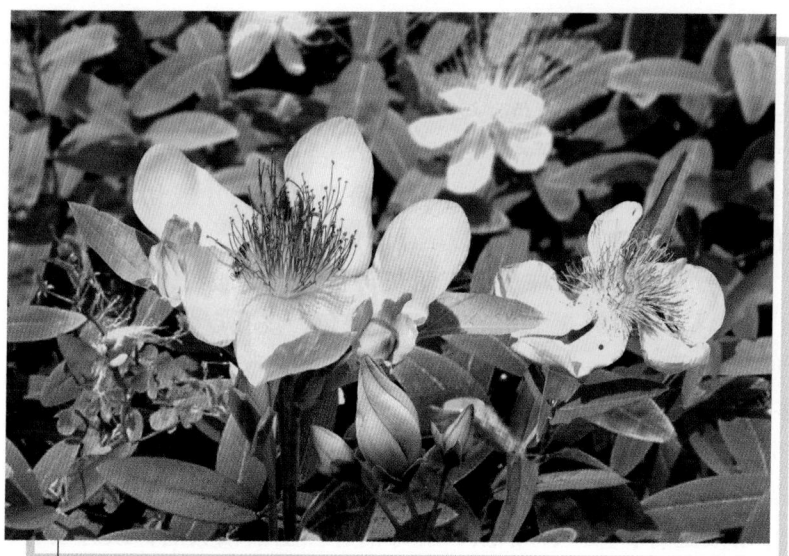

湖南连翘植物

赪 桐

【别　　名】 红龙船花、矮桐、臭灯桐、臭树、臭草、臭黄根、状元红。

【来　　源】 为马鞭草科植物赪桐 *Clerodendron japonicum*（Thunb.）Sweet. 的全株。

【植物形态】 灌木。小枝四棱形。叶片圆心形，长 8~35cm，宽 6~27cm，顶端尖或渐尖，基部心形，边缘有疏短尖齿，表面疏生伏毛，脉基具较密的锈褐色短柔毛，背面密具锈黄色盾形腺体，脉上有疏短柔毛；叶柄长 0.5~15cm，具较密的黄褐色短柔毛。二歧聚伞花序组成顶生，大而开展的圆锥花序，花序的最后侧枝呈总状花序；苞片宽卵形、卵状披针形小苞片线形；花萼红色，外面疏被短柔毛，散生盾形腺体，深 5 裂，裂片卵形或卵状披针形，内面有疏珠状腺点；花冠红色，稀白色，花冠管状，顶端 5 裂，裂片长圆形，开展；雄蕊 4，长为花冠管的 3 倍；子房 4 室，柱头 2 浅裂，与雄蕊均凸出于花冠外。核果近球形，成熟时蓝紫色。

【分　　布】 广西分布于各地。

【采集加工】 全年均可挖根，洗净泥沙，切片或切段，晒干。7~11 月采收茎、叶，鲜用或切段晒干。

【药材性状】 根圆柱形，表面灰黄色，具纵皱纹，有凸起侧根痕。茎圆柱形，直径 3~12mm，表面灰棕色，皮孔点状，节处叶痕呈凹点状；质硬，不易折断，断面皮部棕色，木部灰黄色，髓部白色。叶多皱缩破碎，展平后呈宽卵形，长 7~20cm，宽 6~15cm，先端渐尖，基部截形或心形，边缘有细锯齿，上面棕褐色或棕黑色，基部脉腋处可见黑色疤痕状的腺体。气臭，味微苦、辛。

【功效主治】 祛风，散瘀，解毒消肿。主治偏头痛，跌打瘀肿，痈肿疮毒。

【用法用量】 外用：适量，捣敷；或研末调敷。

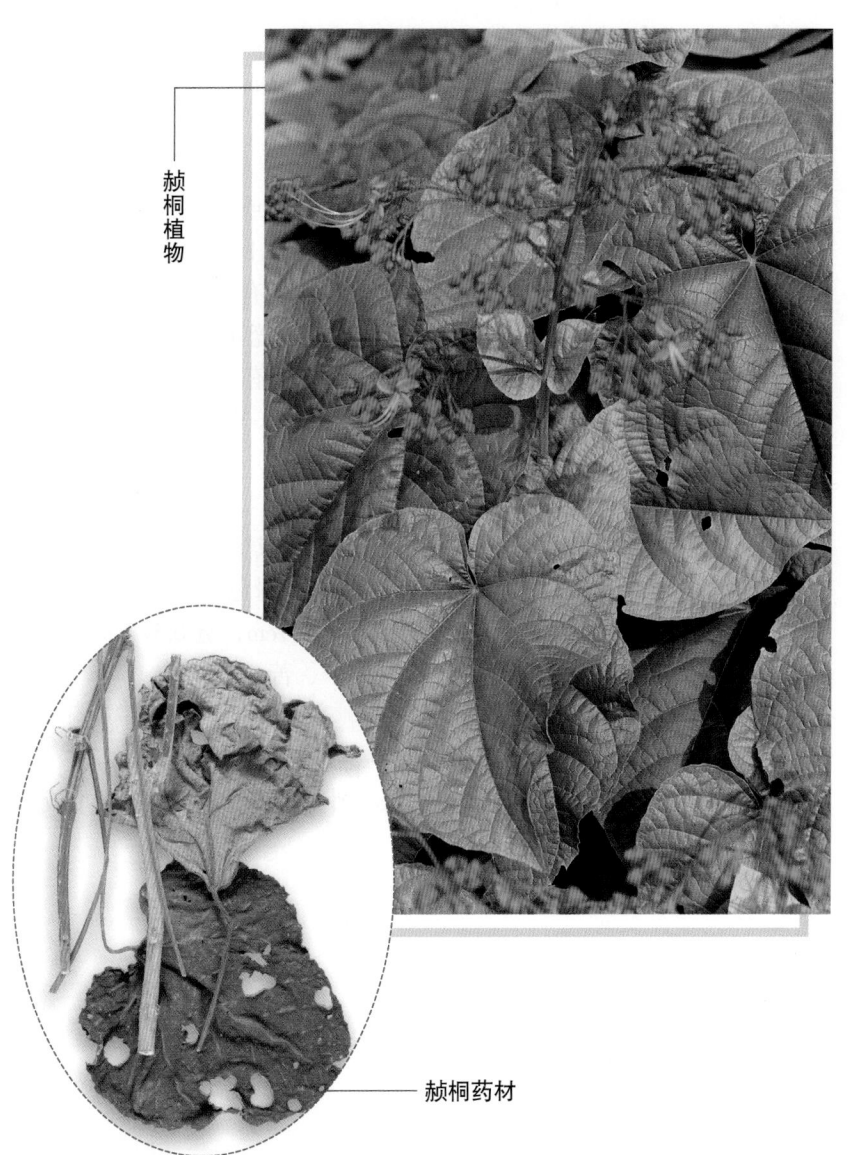

赪桐植物

赪桐药材

蓝花柴胡

【别　　名】 大叶蛇总管、藿香、山薄荷、铁菱角。

【来　　源】 为唇形科植物显脉香茶菜 *Rabdosia nervosa*（Hemsl.）C. Y. Wu et H. W. Li 的全草。

【植物形态】 草本。茎方形，全株被毛。叶对生；椭圆状卵形或披针状卵形，长 3~8cm，宽 1~3.5cm，先端渐尖或急尖，边缘有粗锯齿，基部渐狭，下延于叶柄；叶背有透明腺点。圆锥状豪伞花序；苞片披针形；花紫色或淡红色，唇形；花萼钟状，有 5 齿和 10 条脉纹；花冠上唇反折，4 裂，下唇作船形，基部狭；雄蕊 4，2 强；花柱 2 裂。小坚果宽倒卵形，褐色，有腺点，顶端有毛，外有宿萼。

【分　　布】 广西主要分布于那坡、灵山、岑溪、贺州、钟山、富川。

【采集加工】 7~9 月采收，鲜用或切段晒干。

【药材性状】 茎呈四棱形，具槽，不分枝或少分枝；质脆，易折断，断面黄棕色，髓部大，白色。叶对生，灰绿色，多皱缩，破碎；完整叶片展平后呈披针形至狭披针形，长 1.5~7cm，宽 0.5~2cm，边缘具粗浅齿，叶脉明显。花蓝色。气微，味辛、苦。

【功效主治】 利湿和胃，解毒敛疮。主治急性肝炎，消化不良，脓疱疮，湿疹，皮肤瘙痒，烧烫伤，毒蛇咬伤。

【用法用量】 内服：煎汤，15~60g。外用：适量，鲜品捣敷；或煎水洗。

蓝花柴胡药材 ——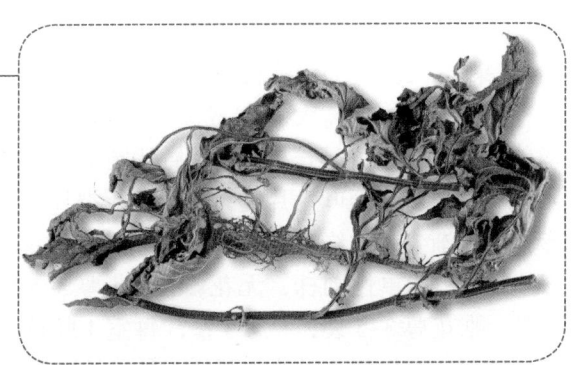

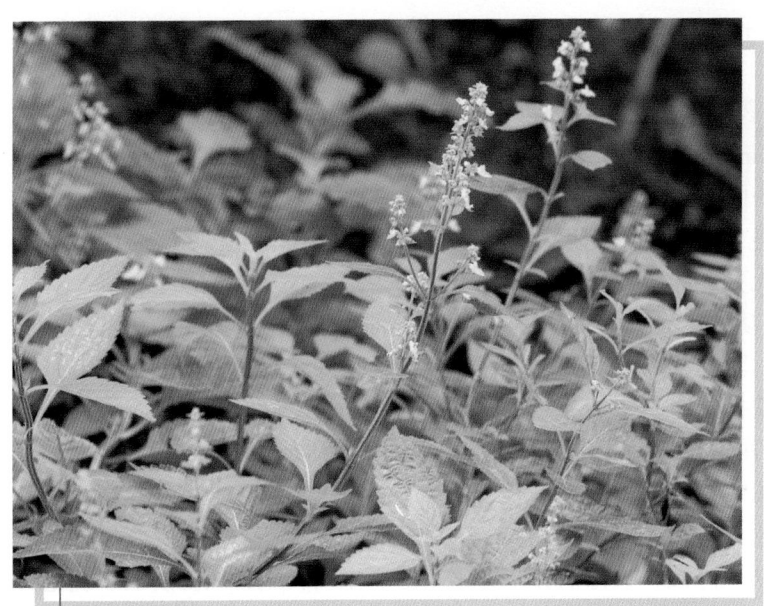

—— 蓝花柴胡植物

蓖麻仁

【别　　名】 草麻子、大麻子、红大麻。

【来　　源】 为大戟科植物蓖麻 *Ricinus communis* L. 的种子。

【植物形态】 高大草本或灌木。幼嫩部分被白粉，绿色或稍呈紫色。单叶互生，具长柄；叶片盾状圆形，直径1.5~60cm，有时大至90cm，掌状分裂至叶一片的一半以下，裂片5~11，卵状披针形至长圆形，先端渐尖，边缘有锯齿，主脉掌状。圆锥花序，下部生雄花，上部生雌花；花单性同株，无花瓣；雄花萼3~5裂，雄蕊多数，花丝多分枝；雌花萼3~5裂；子房3室，每室1胚珠；花柱3，深红色2裂。蒴果球形，有软刺，成熟时开裂。种子长圆形，光滑有斑纹。

【分　　布】 广西全区均有栽培。

【采集加工】 秋季采收，连果实一起晒干，剥开果皮取种子备用。

【药材性状】 种子椭圆形或卵形，稍扁，长0.9~1.8cm，宽0.5~1cm。表面光滑，有灰白色与黑褐色或黄棕色与红棕色相间的花斑纹，一面较平，一面较隆起，较平的一面有1条隆起的种脊，一端有灰白色或浅棕色凸起的种阜。种皮薄而脆，胚乳肥厚，白色，富油性。无臭，味微苦辛。

【功效主治】 消肿拔毒，泻下导滞，通络利窍。主治痈疽肿毒，瘰疬，乳痈，喉痹，疥癞癣疮，烫伤，水肿胀满，大便燥结，口眼歪斜，跌打损伤。

【用法用量】 内服：入丸剂，1~5g；生研或炒食。外用：适量，捣敷或调敷。

附：蓖麻叶

祛风除湿，拔毒消肿，升阳举陷。主治脚气，风湿痹痛，痈疮肿毒，疥癣瘙痒，子宫下垂，脱肛，咳嗽痰喘。内服：煎汤，5~10g；或入丸散。外用：适量，捣敷；或煎水洗；或热熨。

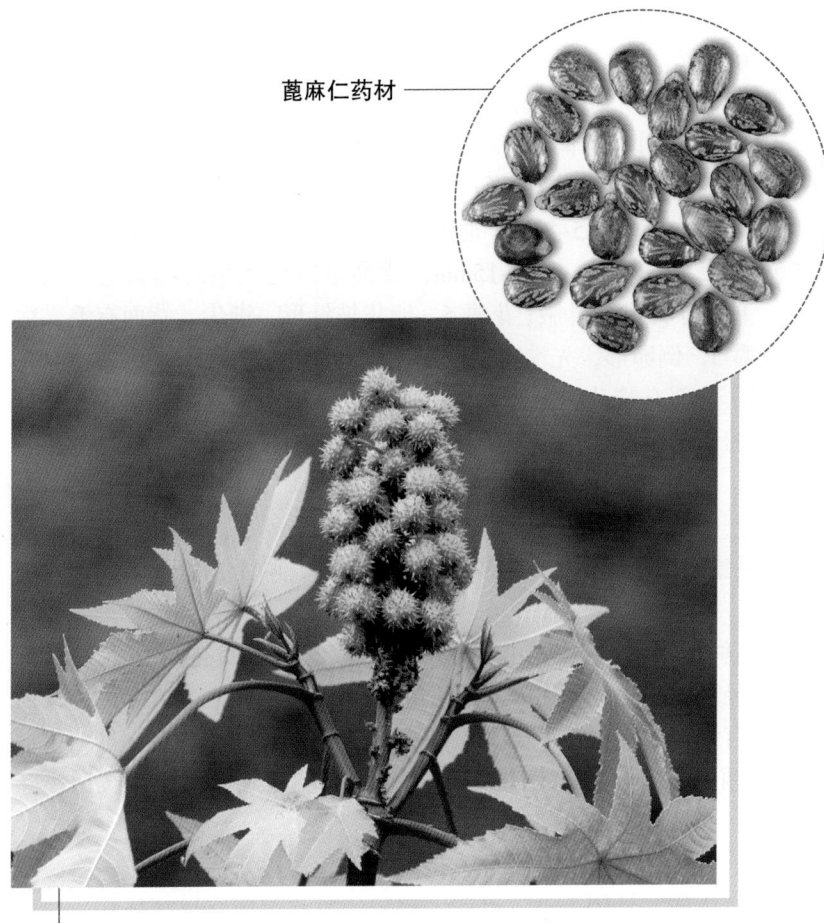

蓖麻仁药材

蓖麻仁植物

蒺 藜

【别　　名】 蒺藜子、即藜、白蒺藜子、三角蒺藜、硬蒺藜、菱角刺、刺蒺藜。

【来　　源】 为蒺藜科植物蒺藜 *Tribulus terrestris* L. 的果实。

【植物形态】 草本。茎通常由基部分枝，平卧地面，具棱条；全株被绢丝状柔毛。托叶披针形；叶为偶数羽状复叶，对生，一长一短；长叶长 3~5cm，宽 1.5~2cm，通常具 6~8 对小叶；短叶长 1~2cm，具 3~5 对小叶，长圆形，长 4~15mm，背面被白色伏生的丝状毛。花淡黄色，单生于短叶的叶腋；花萼 5，卵状披针形，渐尖，背面有毛，宿存；花瓣 5，倒卵形，先端略呈截形，与萼片互生；雄蕊 10，着生与花盘基部，基部有鳞片状腺体，子房 5 心皮。果实为离果，由 5 个呈星状排列的果瓣组成，每个果瓣具长短棘刺各 1 对，背面有短硬毛及瘤状凸起。

【分　　布】 广西有栽培。

【采集加工】 夏季果实成熟时割取全株，晒干，打下果实，除去杂质。

【药材性状】 复果多由 5 分果瓣组成，放射状排列呈五棱状球形，直径 7~12mm。分果瓣斧状三角形，长 3~6mm，淡黄绿色，背面隆起，有纵棱及多数小刺，并有对称的长刺和短刺各 1 对，呈八字形分开，两侧面粗糙，有网纹，灰白色。果皮坚硬，木质。气微，味苦、辛。

【功效主治】 平肝，解郁，祛风明目。主治头痛，眩晕，胸胁胀痛，乳房胀痛，乳闭不通，经闭，癥瘕，目赤翳障，风疹瘙痒，白癜风，疮疽，瘰疬。

【用法用量】 内服：煎汤，6~9g；或入丸、散。外用：适量，水煎洗；或研末调敷。

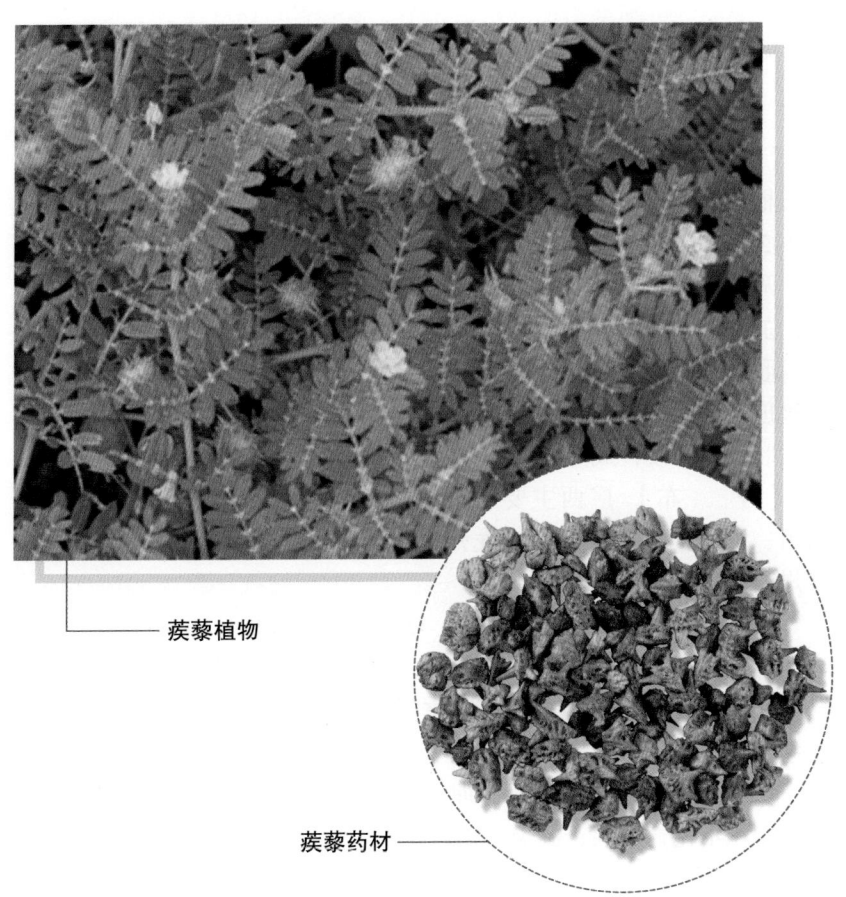

蒺藜植物

蒺藜药材

蒟蒻薯

【别　　名】 老虎须、胡须草、大水田七、大叶屈头鸡。

【来　　源】 为蒟蒻薯科植物箭根薯 *Tacca chantrieri* Andre 的根状茎。

【植物形态】 草本。根茎块状，环节明显，须根多数。叶基生，具长柄，基部扩展成鞘状抱茎，肉质；叶片长椭圆形，长 20~50cm，宽 7~24cm，先端渐尖，基部楔形，下延，全缘，上面绿色，下面浅绿色，两面无毛；主脉粗壮向下凸出，侧脉羽状平行。花葶从叶丛中抽出；总苞片 4，暗紫色；数朵花簇生，排列成伞形花序状，常下垂；苞片线形；花被裂片 6，紫褐色，内轮裂片较宽，先端具小尖头；雄蕊 6，花丝顶部兜状，柱头弯曲成伞形，3 裂，每裂片又 2 浅裂。浆果肉质，椭圆形，具 6 棱，成熟后紫褐色。种子肾形。

【分　　布】 广西主要分布于隆安、平果、那坡、临桂、贺州、陆川、防城、武鸣、扶绥、龙州、靖西、田阳、百色、巴马、河池、宜州、柳州、融水。

【采集加工】 春、夏季采挖，洗净，鲜用或切片晒干。

【药材性状】 根茎块状，粗壮，外皮皱缩，黑褐色或棕褐色，粗糙，有横皱纹与细孔状的根痕。质坚实，不易折断，断面灰褐色或淡黄色。气微，味苦。

【功效主治】 清热解毒，理气止痛，活血祛瘀。主治胃脘痛，泄泻，食积不化，痢疾，肝炎，疮疖肿毒，咽喉肿痛，烧烫伤。

【用法用量】 内服：煎汤，9~15g。外用：适量，捣敷。

蒟蒻薯药材 ————

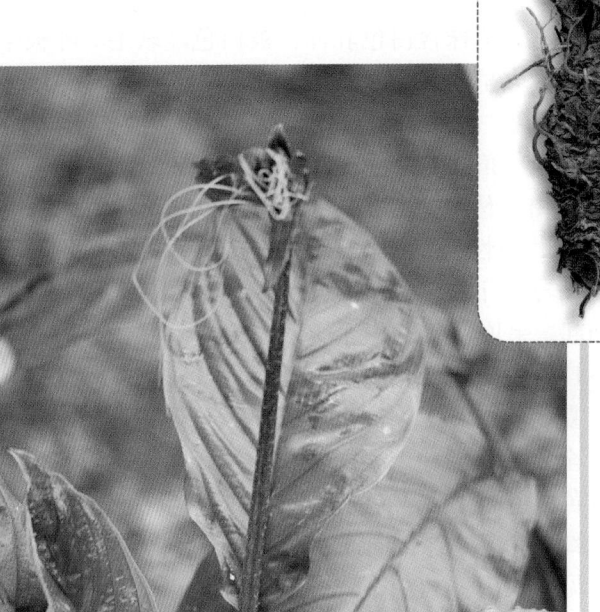

蒟蒻薯植物

蒲公英

【别　　名】　蒲公草、仆公英、黄花地丁、蒲公丁、狗乳草、奶汁草、黄花草、婆婆丁。

【来　　源】　为菊科植物蒲公英 *Taraxacum mongolicum* Hand. -Mazz. 的全草。

【植物形态】　草本。全株含白色乳汁，被白色疏软毛。叶根生，莲座状；柄基部两侧扩大呈鞘状；叶片披针形或倒卵形，长 6~15cm，宽 2~3.5cm，先端尖或钝，基部狭窄，下延，边缘浅裂或作不规则羽状分裂，裂片牙齿状或二角状，绿色或有时在边缘带淡紫色斑迹，被白色蛛丝状毛。花茎由叶丛中抽出，上部密被白色蛛丝状毛；头状花序单一，全为舌状花，两性；总苞片多层；花冠黄色，先端平截，常裂；雄蕊 5，雌蕊 1，子房下位。瘦果倒披针形，具纵棱，并有横纹相连，果上有刺状凸起，果顶具喙；冠毛白色。

【分　　布】　广西主要分布于那坡、隆林、南丹。

【采集加工】　夏、秋季采收，鲜用或切段晒干。

【药材性状】　全草皱缩卷曲。根圆锥状，多弯曲，表面棕褐色，根头部有棕褐色或黄白色的茸毛，有的已脱落。叶基生，多皱缩破碎，完整叶倒披针形，绿褐色，边缘倒向浅裂或羽状分裂，基部渐狭，下延呈柄状。有的可见头状花序。气微，味微苦。

【功效主治】　清热解毒，消痈散结。主治乳痈，肺痈，肠痈，咽喉肿痛，肝炎，胆囊炎，胃炎，肠炎，痢疾，尿路感染，疔毒疮肿，蛇虫咬伤。

【用法用量】　内服：煎汤，10~30g，大剂量 60g；或捣汁；或入散剂。外用：适量，捣敷。

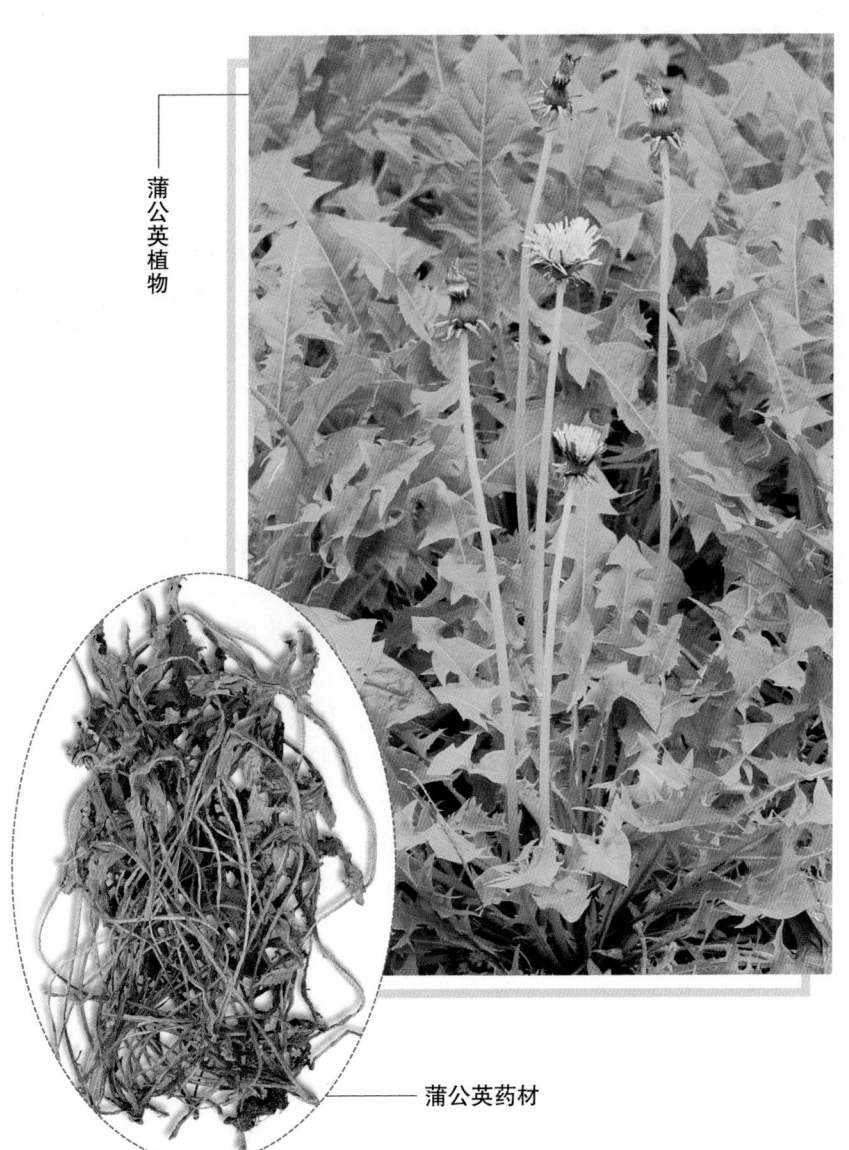

蒲公英植物

蒲公英药材

蒲 黄

【别　　名】 水蜡烛、毛蜡烛、香蒲、蒲棒、狭叶香蒲、蒲草。

【来　　源】 为香蒲科植物水烛 *Typha angustifolia* Linn. 的花粉。

【植物形态】 水生草本。根状茎乳黄色先端白色。地上茎直立。叶片长 54~120cm，宽 0.4~0.9cm，上部扁平，中部以下腹面微凹，背面向下逐渐隆起呈凸形；叶鞘抱茎。雌雄花序相距 2.5~6.9cm；雄花序轴具褐色扁柔毛，叶状苞片 1~3 枚，花后脱落；雌花序长 15~30cm，基部具 1 枚叶状苞片，通常比叶片宽，花后脱落；雄花由 3 枚雄蕊合生；雌花具小苞片；孕性雌花子房纺锤形，具褐色斑点，子房柄纤细；不孕雌花子房倒圆锥形，具褐色斑点，先端黄褐色。小坚果长椭圆形，具褐色斑点，纵裂。种子深褐色。

【分　　布】 广西主要分布于桂林、临桂、南宁、邕宁、博白、田阳。

【采集加工】 夏季采收蒲棒上部的黄色雄花序，晒干后辗轧，筛取花粉。

【药材性状】 花粉为黄色粉末。体轻，放水中则飘浮水面。手捻有滑腻感，易附着手指上。气微，味淡。

【功效主治】 收敛止血，祛瘀止痛，利尿。主治各种出血证，心腹疼痛，经闭腹痛，产后瘀痛，痛经，跌打肿痛，血淋涩痛，带下，口疮，阴下湿痒。

【用法用量】 内服：煎汤，5~10g，包煎；或入丸、散。外用：适量，研末撒或调敷。散瘀止痛多生用；血瘀出血，生熟各半。

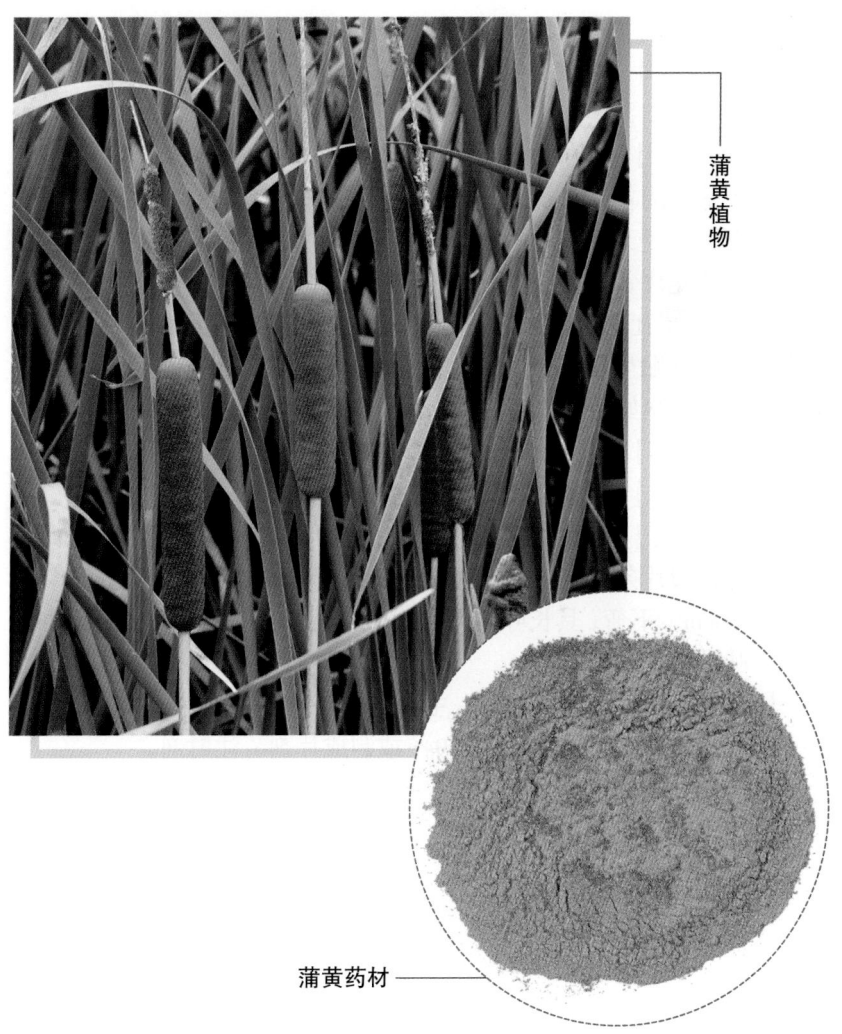

蒲黄植物

蒲黄药材

蒲 葵

【别　　名】 蒲扇、败扇、故蒲扇、败蒲扇。

【来　　源】 为棕榈科植物蒲葵 *Livistona chinensis* (Jacq.) R. Br. 的叶。

【植物形态】 乔木。叶阔肾状扇形，掌状深裂至中部，裂片线状披针形，基部阔 4~4.5cm，先端长渐尖，2 深裂，其分裂部分下垂；叶柄下部两侧有逆刺。花序呈圆锥状，粗壮，总梗上有 6~7 个佛焰苞，约 6 个分枝花序，每分枝花序基部有 1 个佛焰苞；花小，两性，黄绿色；萼片 3，覆瓦状排列；花冠长于花萼，3 裂几达基部；雄蕊 6，花丝合生成一环并贴生于花冠基部；子房由 3 个近分离的心皮组成，3 室。核果椭圆形，状如橄榄，黑褐色。种子椭圆形。

【分　　布】 栽培。

【采集加工】 夏季采收，洗净，晒干。

【药材性状】 完整叶大，形如扇，直径可达 1m 以上，掌状深裂，直达中部，裂片条状披针形，宽约 2m，至顶端渐尖，深 2 裂，分裂部分长达 50cm，下弯；具长叶柄，可达 1m 余，下部边缘有 2 列倒钩刺。气微，味淡。

【功效主治】 平喘，止痛。主治哮喘，各种疼痛。

【用法用量】 内服：煎汤 6~9g；或制成片剂、注射剂。

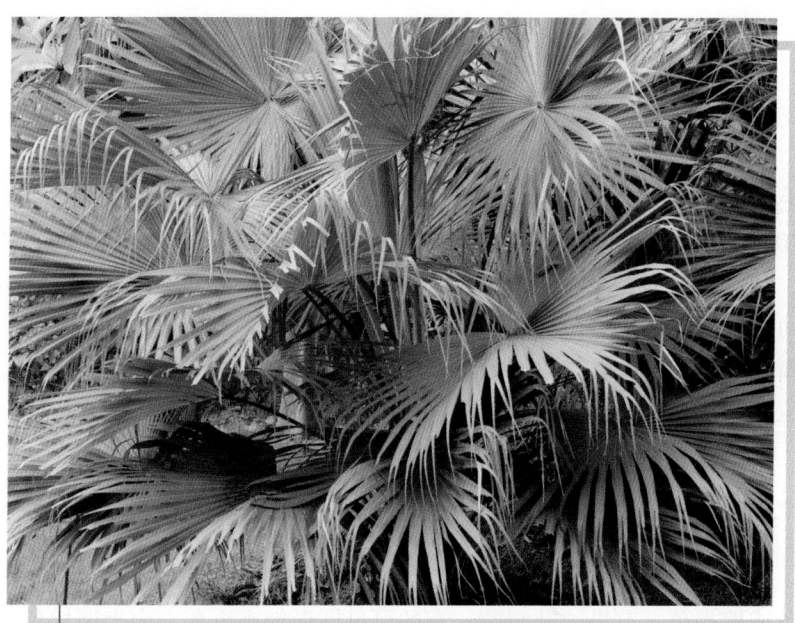

蒲葵植物

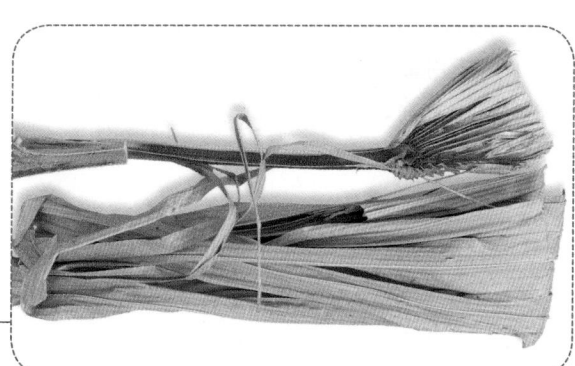

蒲葵药材

椿白皮

【别　　名】 香椿皮、椿皮、春颠皮。

【来　　源】 为楝科植物香椿 *Toona sinensis*（A. Juss.）Roem. 的树皮。

【植物形态】 落叶乔木。树皮暗褐色，成片状剥落，小枝有时具柔毛。偶数羽状复叶互生，有特殊气味；叶柄红色，基部肥大；小叶8~10 对；叶片长圆形至披针状长圆形，长 8~15cm，宽 2~4cm，基部偏斜，圆或阔楔形，全缘或有疏锯齿，上面深绿色，下面色淡，叶脉或脉间有长束毛。花小，两性，圆锥花序顶生；花芳香；花萼短小，5 裂；花瓣 5，白色，卵状椭圆形；退化雄蕊 5，与 5 枚发育雄蕊互生；子房上位，5 室，花盘远较子房为短。蒴果椭圆形或卵圆形，先端开裂为 5 瓣。种子椭圆形，一端有翅。

【分　　布】 广西全区各地有分布。

【采集加工】 树皮全年可剥，切片，晒干。

【药材性状】 树皮呈半卷筒状或片状，厚 0.2~0.6cm。外表面红棕色或棕褐色，有纵纹及裂隙，有的可见圆形细小皮孔。内表面棕色，有细纵纹。质坚硬，断面纤维性，呈层状。有香气，味淡。

【功效主治】 清热燥湿，涩肠，止血，止带，杀虫。主治泄泻，痢疾，肠风便血，崩漏，带下，蛔虫病，丝虫病，疮癣。

【用法用量】 内服：煎汤，6~15g；或入丸、散。外用：适量，煎水洗；或熬膏涂；或研末调敷。

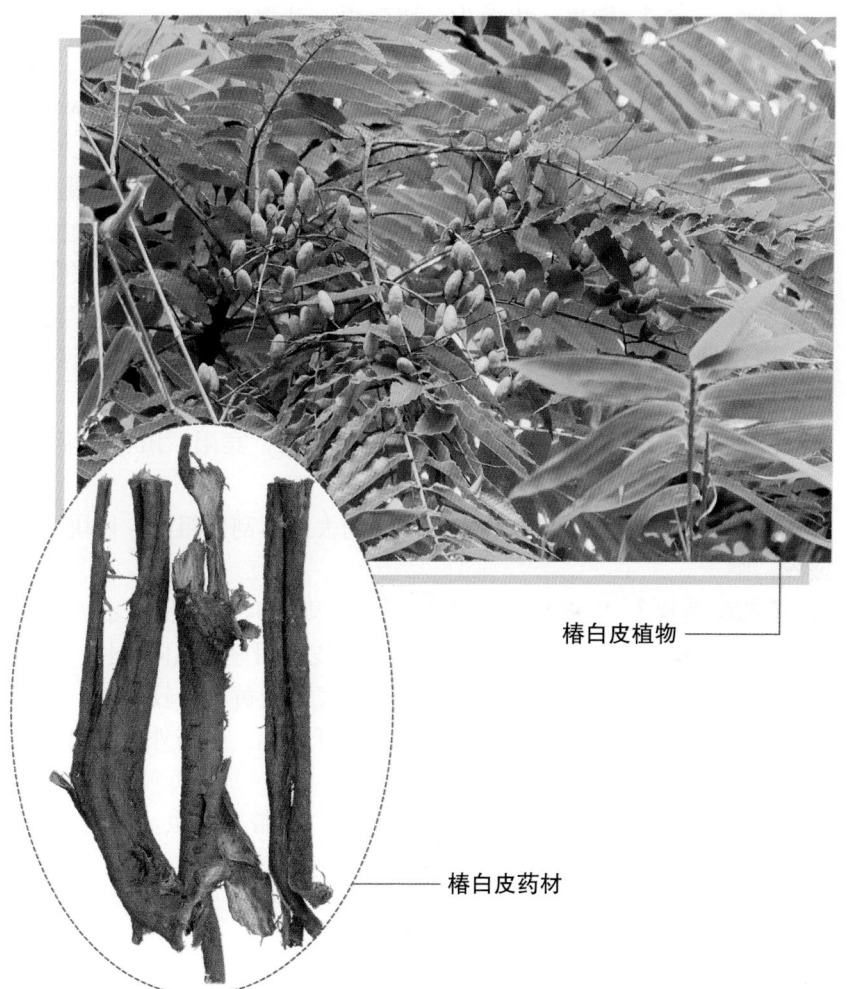

椿白皮植物

椿白皮药材

椿 皮

【别　　名】樗皮、椿白皮、樗白皮、苦椿皮、山椿、大眼桐、樗树、白椿。

【来　　源】 为苦木科植物臭椿 *Ailanthus altissima*（Mill.）Swingle 的根皮。

【植物形态】 落叶乔木。树皮平滑有直的浅裂纹，嫩枝赤褐色，被柔毛。奇数羽状复叶互生；小叶 13~25，揉搓后有臭味，卵状披针形，长 7~13cm，宽 2.5~4cm，先端长渐尖，基部偏斜，全缘，仅在基部通常有 1~2 对粗锯齿，齿顶端背面有 1 腺体。圆锥花序顶生；花杂性，白色带绿；雄花有雄蕊 10；子房 5 心皮，柱头 5 裂。翅果长圆状椭圆形。

【分　　布】 广西主要分布于龙州，宁明，宾阳，田林，隆林，天峨，罗城。

【采集加工】 春、夏季剥取根皮，刮去或不刮去粗皮，切块、片或丝，晒干。

【药材性状】 根皮呈扁平块片或不规则卷片状，长宽不一，厚 3~10mm。外表面灰黄色或黄棕色，粗糙，皮孔明显，纵向延长，微凸起，有时外面栓皮剥落，呈淡黄白色；内表面淡黄色，较平坦，密布细小棱形小点或小孔。质坚脆，折断面强纤维性，易与外皮分离。微有油腥臭气，折断后更甚，味苦。

【功效主治】 清热燥湿，涩肠，止血，止带，杀虫。主治泄泻，痢疾，便血，崩漏，痔疮出血，带下证，蛔虫病，疮癣。

【用法用量】 内服：煎汤，6~12g；或入丸散。外用：适量，煎水洗；或熬膏涂。

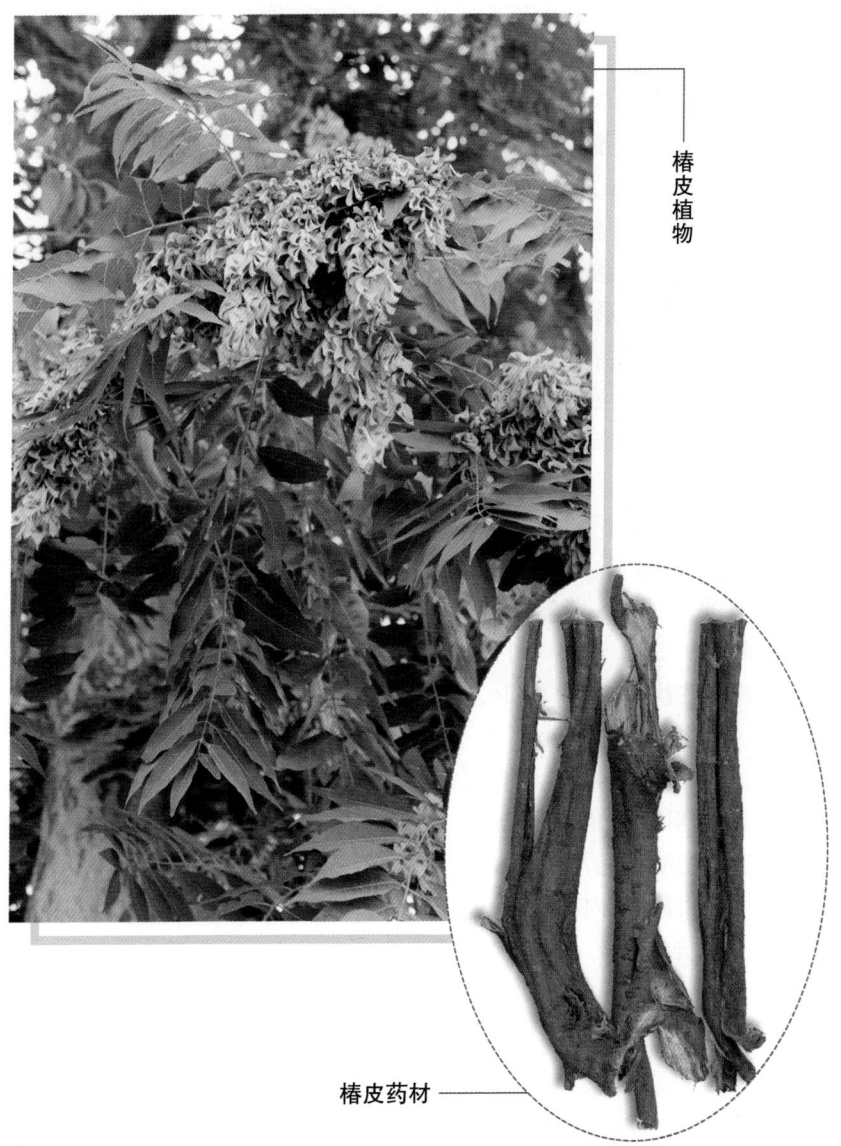

椿皮植物

椿皮药材

楠 藤

【别　　名】 厚叶白纸扇、大叶白纸扇、厚叶玉叶金花、啮状玉叶金花、白花藤。

【来　　源】 为茜草科植物楠藤 *Mussaenda erosa* Champ. 的茎、叶。

【植物形态】 攀援灌木。叶对生，纸质，长圆形、卵形至长圆状椭圆形，长 6~12cm，宽 3.5~5cm，顶端短尖至长渐尖，基部楔形，嫩叶仅上面沿脉上略被毛，下面有稀疏的贴伏毛，老叶则两面无毛；托叶长三角形，深 2 裂。伞房状多歧聚伞花序顶生，花序梗较长，花疏生；苞片线状披针形；花梗短；花萼管椭圆形，萼裂片线状披针形，基部被稀疏的短硬毛；花叶阔椭圆形，有纵脉 5~7 条，顶端圆或短尖，基部骤窄；花冠橙黄色，花冠管外面有柔毛，喉部内面密被棒状毛，花冠裂片卵形，顶端锐尖，内面有黄色小疣突。浆果近球形或阔椭圆形，顶部有萼檐脱落后的环状疤痕。

【分　　布】 广西主要分布于防城、上思、宁明、龙州、邕宁、横县、武鸣、都安、环江、宾阳、上林、马山、田阳、金秀、昭平、岑溪、桂平、博白、隆安、防城。

【采集加工】 全年均可采收，切段，晒干。

【药材性状】 茎圆柱形，表面棕褐色，具细小纵皱纹及点状皮孔。叶对生，稍皱缩，展平呈长圆形、卵形至长圆状椭圆形，长 6~12cm，宽 3.5~5cm，顶端短尖至长渐尖，基部楔形；叶柄长 1~1.5cm；托叶长三角形，皱缩。气微，味淡。

【功效主治】 清热解毒。主治疥疮，疮疡肿毒，烧烫伤。

【用法用量】 内服：煎汤，鲜品 15~30g。外用：适量，鲜品捣汁涂；或煎水洗。

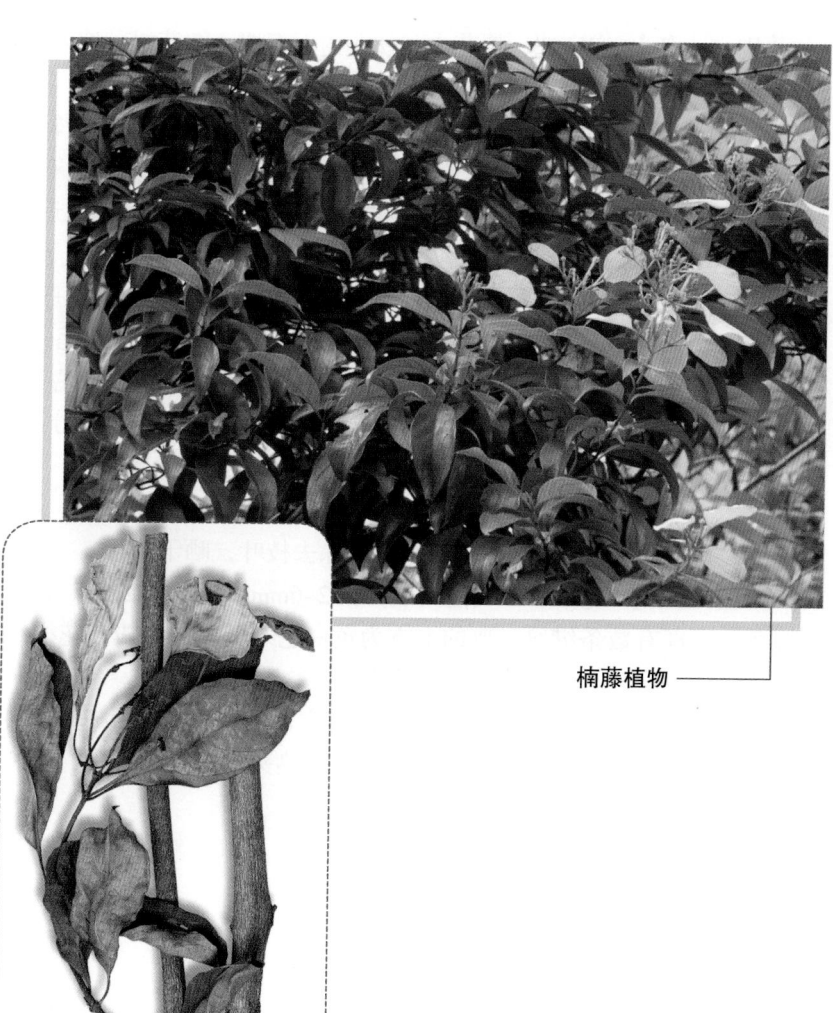

楠藤植物

楠藤药材

槐　花

【别　　名】 守宫槐、槐花木、槐花树、豆槐、金药树、槐米。

【来　　源】 为豆科植物槐 *Sophora japonica* L. 的花蕾、花。

【植物形态】 乔木。树皮灰褐色，具纵裂纹。羽状复叶；叶轴初被疏柔毛，旋即脱净；叶柄基部膨大，包裹着芽；托叶形状多变，有时呈卵形或叶状，有时呈线形或钻状，早落；小叶 4~7 对，对生或近互生，纸质，卵状披针形或卵状长圆形，长 2.5~6cm，宽 1.5~3cm，下面灰白色，初被疏短柔毛，旋变无毛；小托叶 2 枚，钻状。圆锥花序顶生；小苞片 2 枚；花萼浅钟状，圆形或钝三角形，被灰白色短柔毛；花冠白色或淡黄色，旗瓣近圆形，有紫色脉纹，先端微缺，基部浅心形，翼瓣卵状长圆形，龙骨瓣阔卵状长圆形，与翼瓣等长；雄蕊近分离，宿存。荚果串珠状，具肉质果皮，成熟后不开裂。种子卵球形。

【分　　布】 栽培。

【采集加工】 9、10 月开花时采收，除去枝叶，晒干。

【药材性状】 花蕾卵形或椭圆形，长 2~6mm，直径约 2mm。花萼黄绿色，下部有数条纵纹。萼的上方为黄白色未开放的花瓣。花梗细小。体轻，手捻即碎。气微，味微苦涩。

【功效主治】 凉血止血，清肝明目。主治肠风便血，痔疮下血，血痢，尿血，血淋，崩漏，吐血，衄血，肝热头痛，目赤肿痛，痈肿疮疡。

【用法用量】 内服：煎汤，5~10g；或入丸、散。外用：适量，煎水熏洗；或研末撒。止血宜炒用；清热降火宜生用。

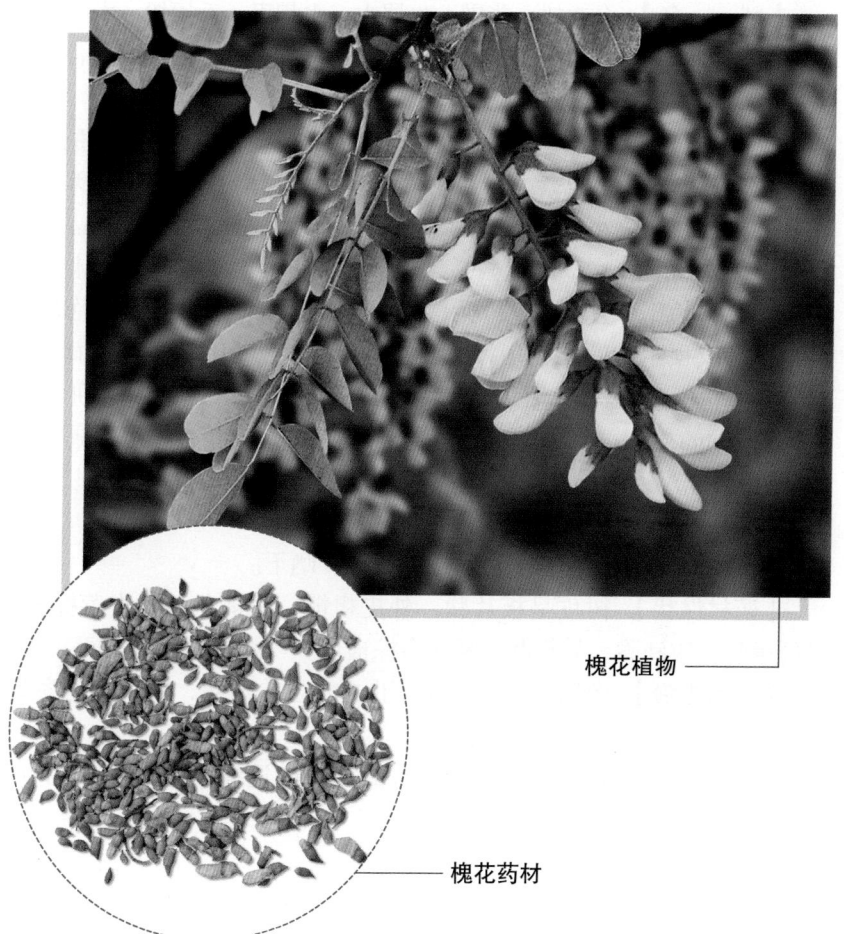

槐花植物

槐花药材

楹 树

【别　　名】 合欢树、华楹、牛尾木、水相思、香须树、中华楹。

【来　　源】 为豆科植物楹树 *Albizia chinensis*（Osbeck）Merr. 的树皮。

【植物形态】 落叶乔木。小枝被黄色柔毛。托叶大，膜质，心形，先端有小尖头，早落。二回羽状复叶，羽片 6~12 对；总叶柄基部和叶轴上有腺体；小叶 20~35 对，无柄，长椭圆形，长 6~10mm，宽 2~3mm，先端渐尖，基部近截平，具缘毛，下面被长柔毛；中脉紧靠上边缘。头状花序有化 10~20 朵，生于长短不同、密被柔毛的总花梗上，再排成顶生的圆锥花序；花绿白色或淡黄色，密被黄褐色茸毛；花萼漏斗状，有 5 短齿；花冠长约为花萼的 2 倍，裂片卵状三角形；雄蕊长约 25mm；子房被黄褐色柔毛。荚果扁平，幼时稍被柔毛，成熟时无毛。

【分　　布】 广西各地有分布。

【采集加工】 春夏季剥取树皮，切段，晒干。

【药材性状】 树皮呈板片状，外皮粗糙，灰褐色，内皮黄棕色，具纤维状。质硬脆，易折断，断面多棕褐色。气微，味淡。

【功效主治】 涩肠止泻，生肌，止血。主治痢疾，腹泻，疮疡溃烂久不收口，外伤出血。

【用法用量】 内服：煎汤，15~30g。外用：适量，研粉撒患处；或煎水外洗。

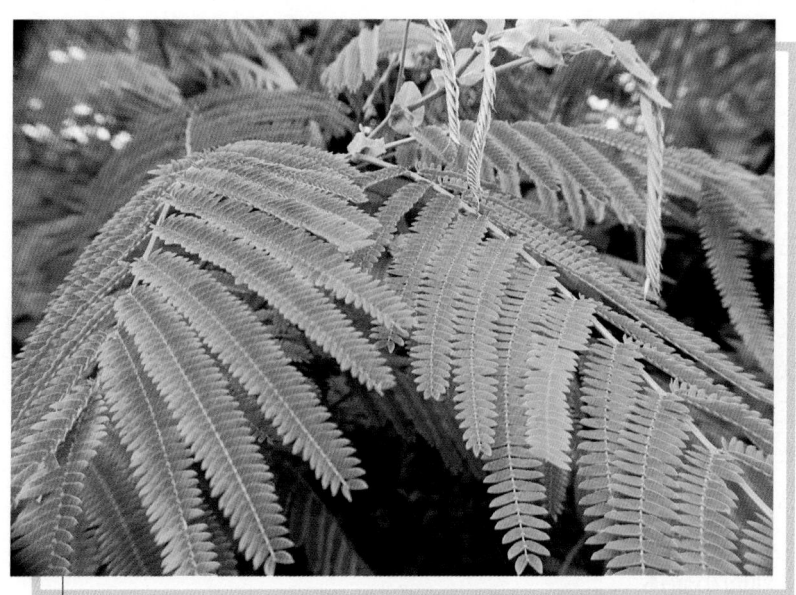

楹树植物

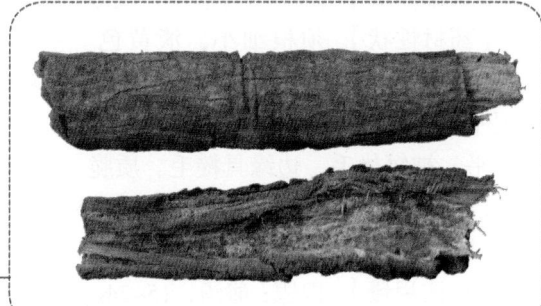

楹树药材

感应草

【别　　名】 羞礼草、荷草。

【来　　源】 为酢浆草科植物感应草 *Biophytum sensitivum*（L.）DC. 的全草。

【植物形态】 草本。茎单生，纤细或粗壮，不分枝，基部木质化，被糙直毛。叶多数，长 3~13cm，聚生于茎顶端；叶轴纤细，被糙直毛；小叶无柄，触之下垂；小叶片矩圆形或倒卵状矩圆形而稍弯斜，长 3~15mm，宽 2~7mm，先端圆形，具短尖头，基部截平，被短伏毛，边缘具糙直毛；小叶由叶轴下部向上渐大，近顶部小叶最大且一侧呈耳状，先端小叶变成芒。花数朵聚于总花梗顶端呈伞形花序，与叶近等长；花梗极短，与小苞片近等长，被糙直毛；小苞片多数，披针形，边缘具糙直毛；萼片 5，披针形，先端钻状，宿存，被疏直毛；花瓣 5，黄色，长于萼片；雄蕊 10，分离，长短互间；子房近球形，花柱 5，宿存。蒴果椭圆状倒卵形，具 5 条纹棱，被毛。种子褐色，卵形，具带状排列的小瘤体。

【分　　布】 广西主要分布于田东、德保、靖西、岑溪、宁明、南宁、武鸣、邕宁、宾阳、横县。

【采集加工】 全年均可采收，洗净，切段，晒干。

【药材性状】 须根细小，淡黄色。茎单生，纤细不分枝，被糙毛。叶多皱缩，聚生于茎顶端；叶轴纤细，被糙直毛；小叶无柄，小叶片展平呈矩圆形或倒卵状矩圆形而稍弯斜，先端圆形，具短尖头，基部截平，被短伏毛，边缘具糙毛。质脆，易碎。气微，味甘。

【功效主治】 化痰定喘，消积利水。主治哮喘，小儿疳积，水肿，淋浊。

【用法用量】 内服；煎汤，15~24g。外用：适量，捣烂敷患处。孕妇忌服。

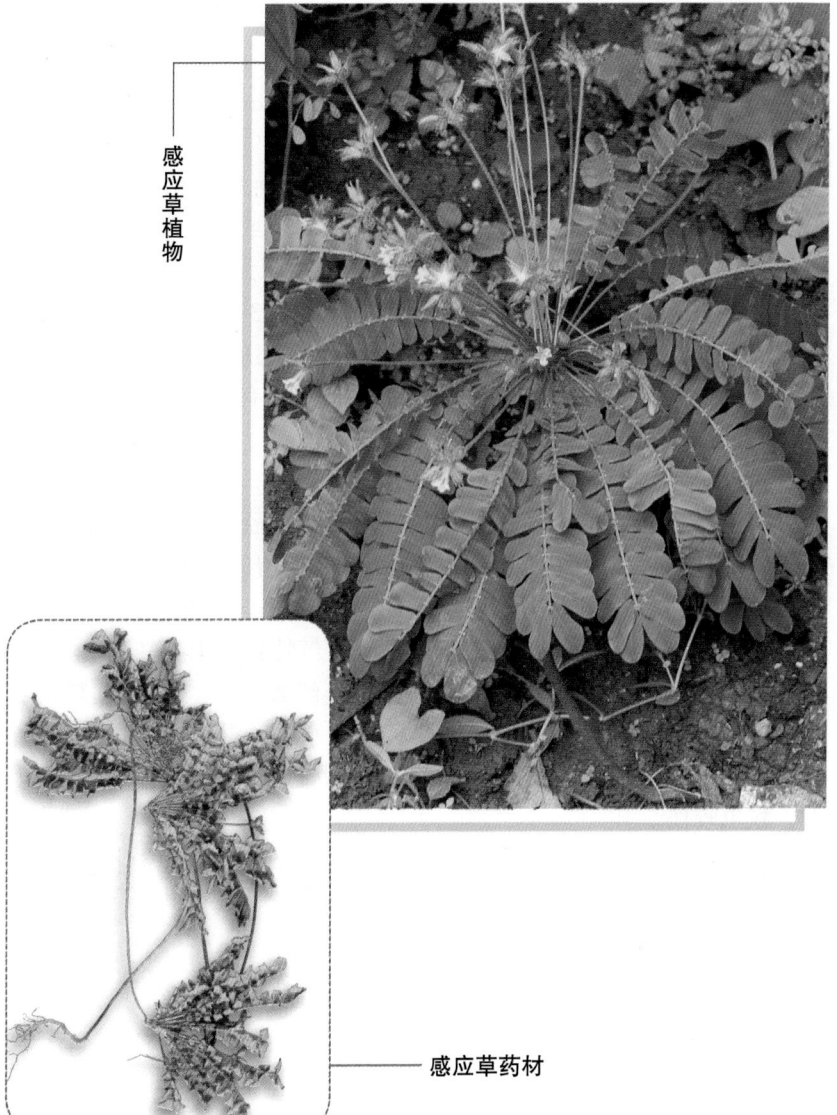

感应草植物

感应草药材

雷公根

【别　　名】　崩大碗、地钱草、地细辛、大马蹄草、草如意、马蹄叶。

【来　　源】　为伞形科植物积雪草 *Centella asiatica*（L.）Urban. 的全草。

【植物形态】　草本。茎匍匐，细长，节上生根，无毛或稍有毛。单叶互生；叶柄长 2~15cm，基部鞘状；叶片肾形或近圆形，长 1~3cm，宽 1.5~5cm，基部阔心形，边缘有钝锯齿，两面无毛或在背面脉上疏生柔毛；苞片 2~3，卵形，膜质。伞形花序有花 3~6，聚集成头状；花瓣卵形，紫红色或乳白色。果实圆球形，基部心形或平截，每侧有纵棱数条，棱间有明显的小横脉，网状，平滑或稍有毛。

【分　　布】　广西各地有分布。

【采集加工】　夏季采收全草，晒干或鲜用。

【药材性状】　多皱缩成团，根圆柱形，直径 1~1.5mm，淡黄色，有皱纹。茎细长，弯曲，淡黄色，在节处有残留的细根。叶多皱缩破碎，灰绿色；完整的叶圆形或肾形，直径 2~6cm，边缘有钝齿，下面有细毛；叶柄长常扭曲，基部具膜质叶鞘。气特异，味淡、微辛。

【功效主治】　清热利湿，活血止血，解毒消肿。主治发热，咳喘，咽喉肿痛，肠炎，痢疾，湿热黄疸，水肿，淋证，尿血，衄血，痛经，崩漏，丹毒，瘰疬，疔疮肿毒，带状疱疹，跌打肿痛，外伤出血，蛇虫咬伤。

【用法用量】　内服：煎汤，9~15g，鲜品 15~30g；或捣汁。外用：适量，捣敷或绞汁涂。

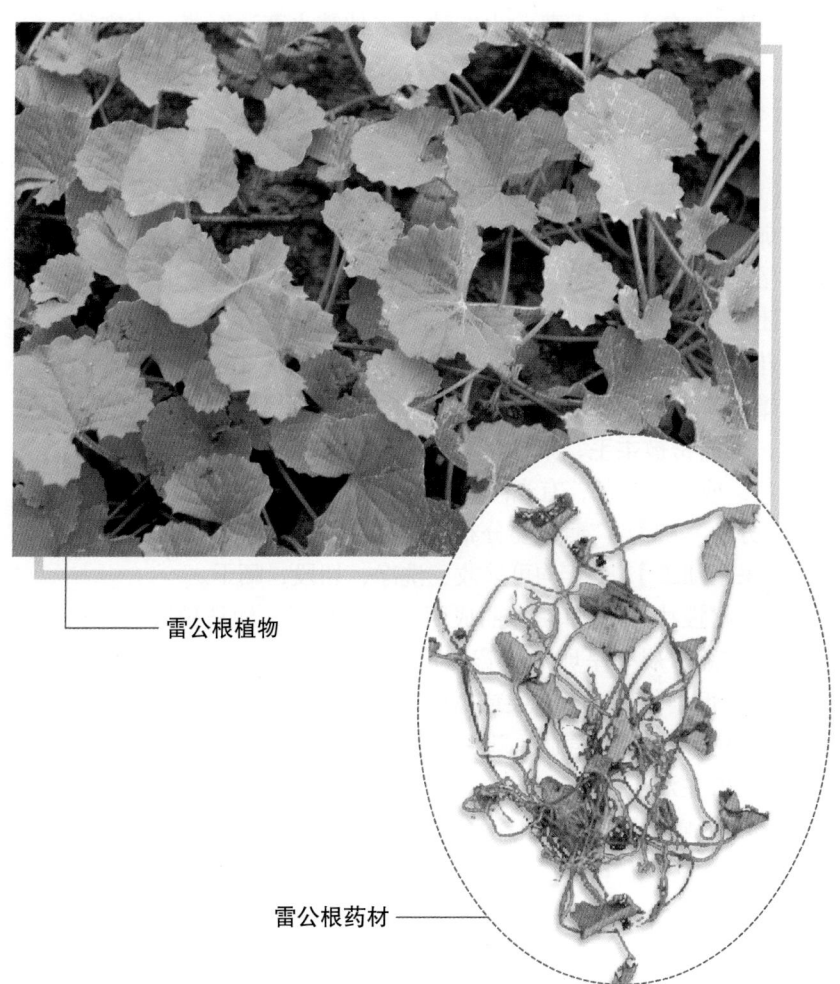

雷公根植物

雷公根药材

雾水葛

【别　名】 白石薯、水麻秧、多枝雾水葛、石薯、水麻秧、粘榔根。

【来　源】 为荨麻科植物雾水葛 *Pouzolzia zeylanica*（L.）Benn 的全草。

【植物形态】 草本。叶对生，或茎顶部的对生；叶片草质，卵形或宽卵形，长 1.2~3.8cm，宽 0.8~2.6cm，短分枝的叶很小，顶端短渐尖或微钝，基部圆形，边缘全缘，两面有疏伏毛，或有时下面的毛较密。团伞花序通常两性；苞片三角形，顶端骤尖，背面有毛；雄花有短梗，花被片 4，狭长圆形或长圆状倒披针形，基部稍合生，外面有疏毛，雄蕊 4，退化雌蕊狭倒卵形；雌花花被椭圆形或近菱形，顶端有 2 小齿，外面密被柔毛，果期呈菱状卵形。瘦果卵球形，淡黄白色，上部褐色，或全部黑色，有光泽。

【分　布】 广西主要分布于桂林、临桂、东兰、来宾、龙州。

【采集加工】 全年均可采收，洗净，切段，晒干。

【药材性状】 全草常卷曲成团。茎圆柱形，嫩枝稍皱缩，有短伏毛。叶皱缩，展平呈卵形或宽卵形，长 1.2~3.8cm，宽 0.8~2.6cm，短分枝的叶很小，顶端短渐尖或微钝，基部圆形，边缘全缘，两面有疏伏毛。质脆，易碎。气微，味微苦。

【功效主治】 清热解毒，消肿排脓，利尿通淋。主治疮疡，乳痈，风火牙痛，痢疾，腹泻，小便淋痛，白浊。

【用法用量】 内服：煎汤，15~30g，鲜品加倍。外用：适量，捣汁含漱。

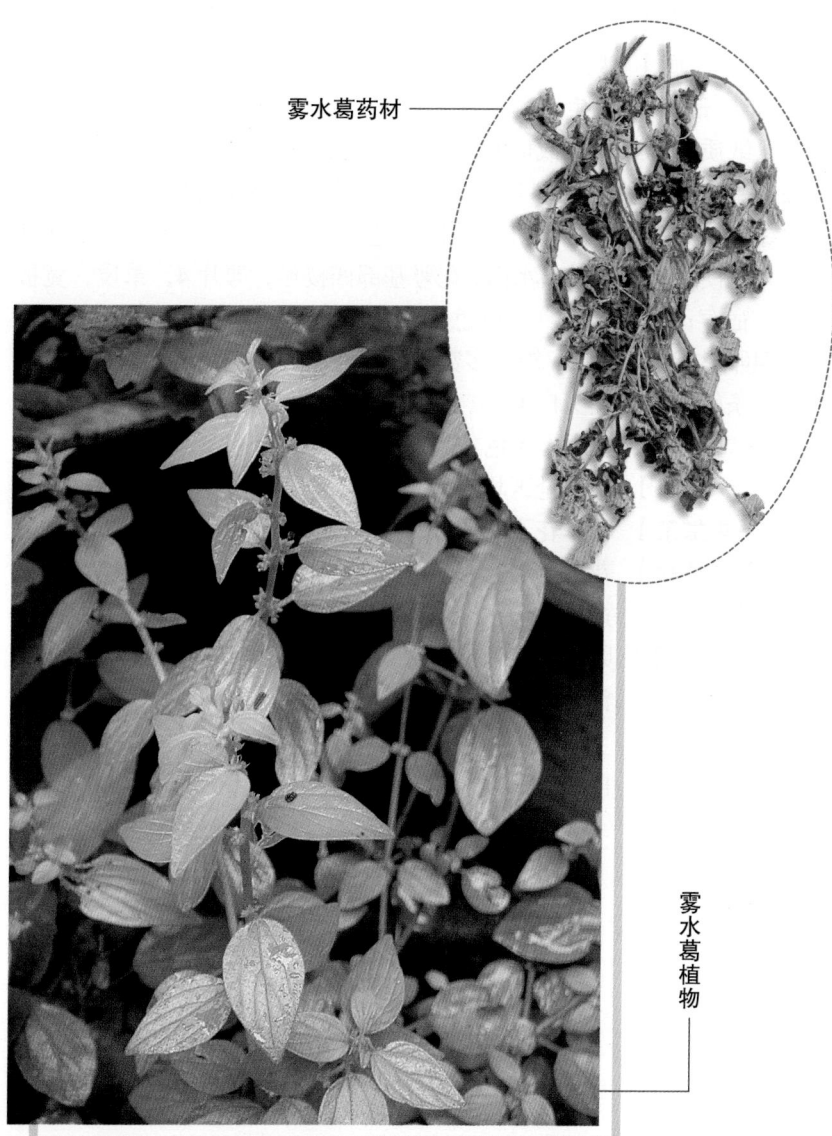

雾水葛药材

雾水葛植物

睡　莲

【别　　名】　瑞莲、子午莲、茈碧花。

【来　　源】　为睡莲科植物睡莲 *Nymphaea tetragona* Georgi. 的花。

【植物形态】　水生草本。根茎短粗，具线状黑毛。叶丛生，浮于水面，纸质，心状卵形或卵状椭圆形，长 5~12cm，宽 3.5~9cm，先端圆钝，基部深弯呈耳状裂片，急尖或钝圆，稍展开或几重合，全缘，上面绿色，光亮，下面带红色或暗紫色，两面皆无毛，具小点；叶柄细长。花梗细长，花浮出水面；花萼基部四棱形，萼片 4，革质，宽披针形，宿存；花瓣 8~17，有白色、红色、黄色、蓝色等颜色，宽披针形或倒卵形，排成多层；雄蕊多数，短于花瓣，花药条形，黄色；柱头具 5~8 条辐射线，柱头广卵形，呈匙状。浆果球形，包藏于宿存花萼中，松软。种子椭圆形，黑色。

【分　　布】　广西全区均有栽培。

【采集加工】　秋季花开时采收，切段，晒干。

【药材性状】　花各部分多脱落，完整者直径 4~5cm。花萼基部四棱形，萼片 4 片，宽披针形；花瓣宽披针形；雄蕊多数，花药黄色；花柱 4~8 裂，柱头广卵形，呈匙状，放射状排列。气清香，味甘。

【功效主治】　消暑，定惊，解酒。主治中暑，小儿惊风，醉酒烦渴。

【用法用量】　内服：煎汤，6~9g。

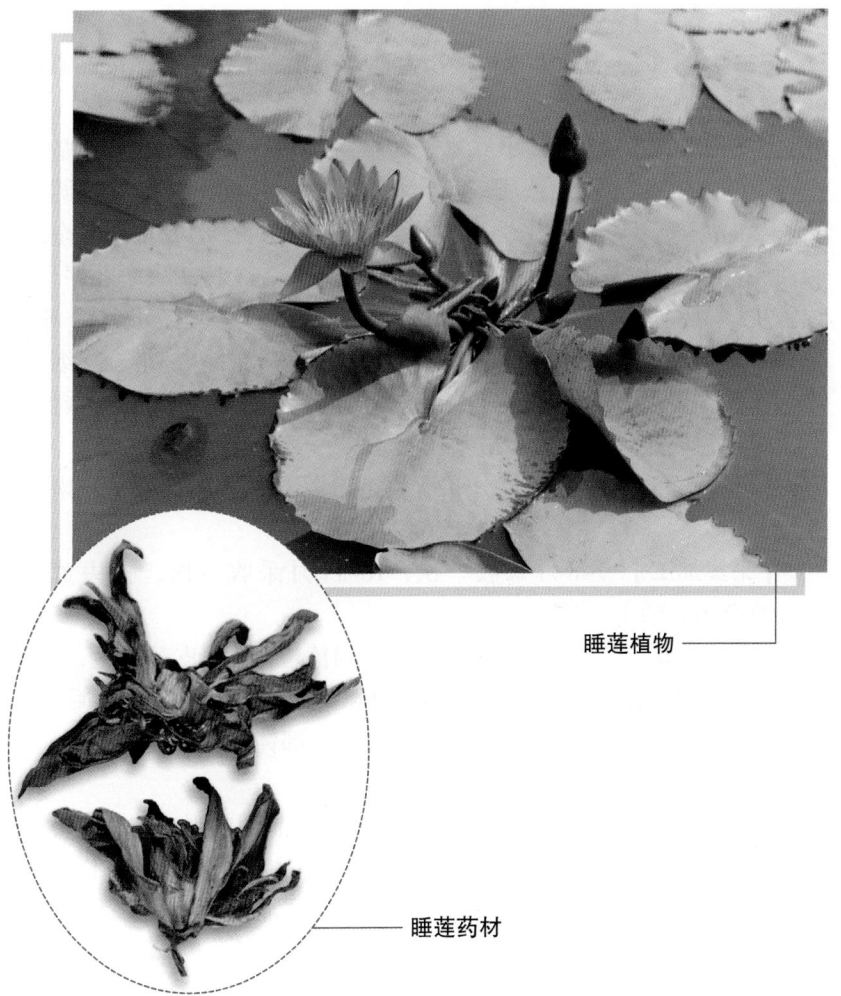

睡莲植物

睡莲药材

路边青

【别　　名】　牛屎青、鸭公青。

【来　　源】　为马鞭草科植物大青 *Clerodendrum cyrtophyllum* Turcz. 的茎、叶。

【植物形态】　灌木或小乔木。幼枝黄褐色，被短柔毛，髓坚实，白色。单叶对生，叶片纸质，长圆状披针形、长圆形或卵状椭圆形，长6~20cm，宽3~9cm，先端渐尖或急尖，基部近圆形或宽楔形全缘，两面无毛或沿叶脉疏生短柔毛，背面常有腺点，伞房状聚伞花序顶生或腋生，具线形苞片；花萼杯状，先端5裂，裂片三角形卵形，粉红色，外面被黄褐色短绒毛和不明显的腺点；花冠白色，花冠管细长，先端5裂，裂片卵形；雄蕊4，与花柱同伸出花冠外。果实球形或倒卵形，绿色，成熟时蓝紫色，宿萼红色。

【分　　布】　广西主要分布于贵港、藤县、平南、桂平、南宁、武鸣。

【采集加工】　7~8月采收一次，10~11月采收一次，拣去黄叶、烂叶及杂质，晒干。

【药材性状】　茎枝圆柱形，嫩枝稍四棱柱形；表皮黄绿色，木部淡黄白色，有较宽白色的髓；质脆。叶微皱折，完整叶片展平后呈长椭圆形至细长卵圆形，全缘，先端渐尖，基部钝圆，上面棕黄色，下面色较浅；叶纸质而脆。气微臭，味稍苦而涩。

【功效主治】　清热解毒，凉血止血。主治咽喉肿痛，口疮，衄血，外感热病热盛烦渴，黄疸，热毒痢，痈疽肿毒，血淋，外伤出血。

【用法用量】　内服：煎汤，15~30g，鲜品加倍。外用：适量，捣敷；或煎水洗。

附：路边青根

清热凉血，解毒。主治感冒高热，咽喉肿痛，头痛，麻疹肺炎，乙脑，流脑，腮腺炎，血热发斑，黄疸型肝炎，睾丸炎。内服：煎汤，10~15g，鲜品30~60g。

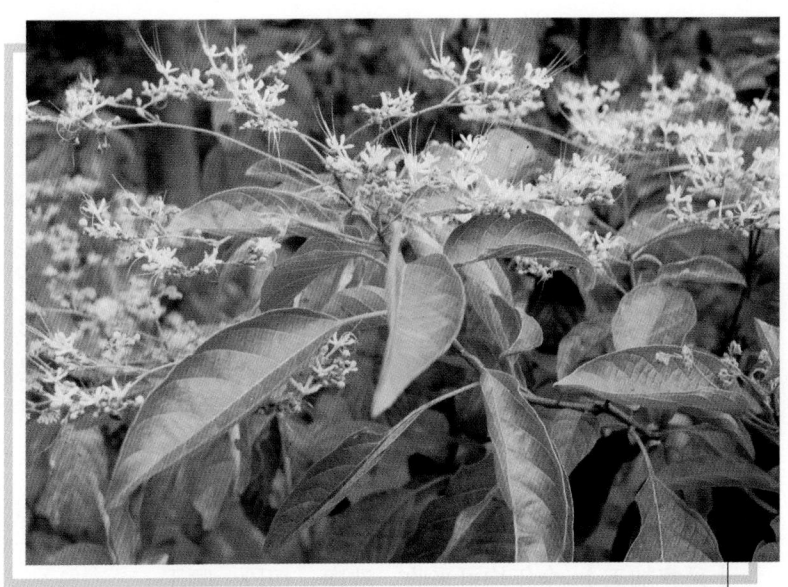

路边青植物

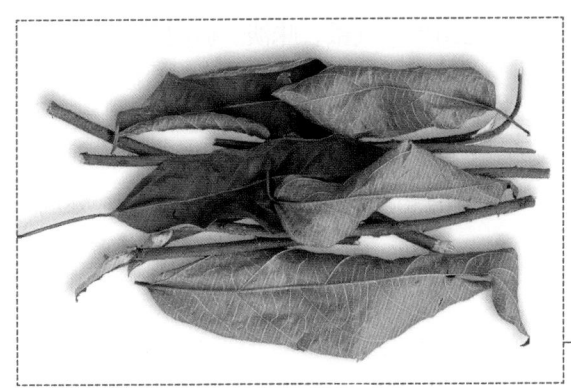

路边青药材

路边菊

【别　　名】　马兰、鱼鳅串、鸡儿肠、田边菊、蓑衣草、紫菊、马兰菊。

【来　　源】　为菊科植物路边菊 *Kalimeris indica*（L.）Sch.-Bip. 的全草。

【植物形态】　草本。直根长纺锤形。茎中部以上被细硬毛。叶互生；中部叶多而密，无柄，叶片条状披针形、倒披针形或长圆形，长2.5~4cm，宽0.4~0.6cm，先端钝或渐尖，常有小尖头，基部渐狭，边缘稍反卷，下面灰绿，两面密被粉状短绒毛；上部叶较小，条形。头状花序生枝端并排成疏伞房状；总苞半球形，总苞片3层，外层近条形，内层长圆状披针形，具粗短毛及腺点；舌状花1层，管部具毛，舌片淡紫色；管状花花冠管有毛。瘦果倒卵形，浅褐色，扁平，有浅色边肋，上部有短毛及腺点；冠毛带褐色，不等长，易脱落。

【分　　布】　广西各地有分布。

【采集加工】　全年均可采收，洗净，切段，晒干。

【药材性状】　根茎细长圆柱形。茎圆柱形，直径2~3mm，表面黄绿色，有细纵纹；质脆，易折断，断面中央有白色髓。叶互生，叶片皱缩卷曲，多已脱落，完整者展平后呈倒卵形、椭圆形或披针形。有的可见头状花序，花淡紫色或已结果。气微，味淡、微涩。

【功效主治】　清热解毒，凉血止血，利湿消肿。主治感冒咳嗽、咽痛、黄疸、吐血、衄血、血痢、崩漏、创伤出血、水肿、淋浊、痔疮、痈肿、丹毒。

【用法用量】　内服：煎汤，10~30g，鲜品30~60g；或捣汁。外用：适量，捣敷；或煎水熏洗。

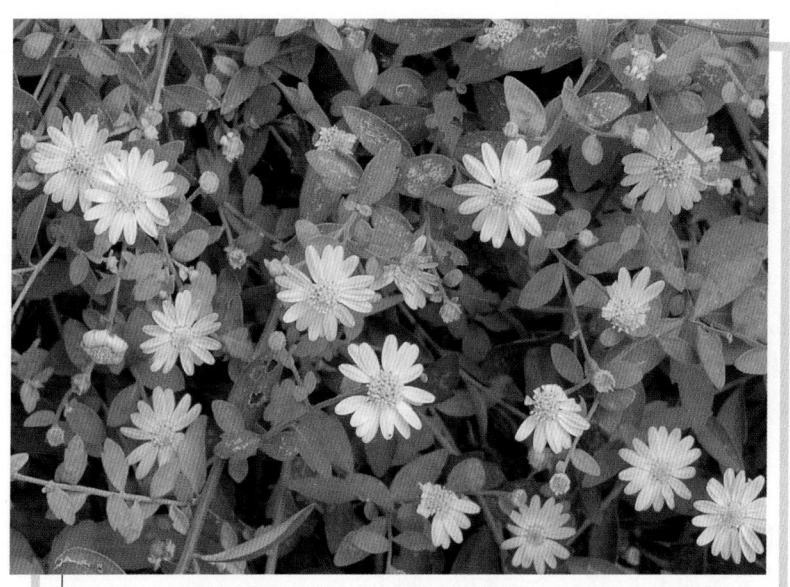

路边菊植物

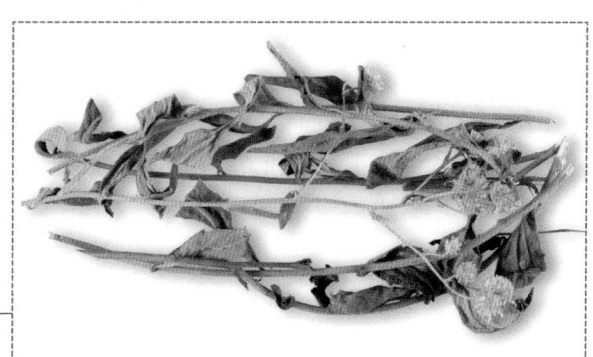

路边菊药材

路路通

【别　　名】 枫木、香树、枫人、枫仔树、三角枫、枫球、枫木上球。

【来　　源】 为金缕梅科植物枫香树 *Liquidambar formosana* Hance 的果序。

【植物形态】 落叶乔木。树皮灰褐色，方块状剥落。叶互生；托叶线形，早落；叶片心形，常 3 裂，幼时及萌发枝上的叶多为掌状 5 裂，长 6~12cm，宽 8~15cm，裂片卵状三角形或卵形，先端尾状渐尖，基部心形，边缘有细锯齿，齿尖有腺状突。花单性，雌雄同株，无花被；雄花成葇荑花序再排成总状，雄蕊多数，花丝不等长；雌花排成圆球形的头状花序；萼齿 5，钻形；子房半下位，柱头弯曲。头状果序圆球形，表面有刺；蒴果有宿存花萼和花柱，两瓣裂开，每瓣 2 浅裂。种子多数，细小，扁平。

【分　　布】 广西全区均有分布。

【采集加工】 秋、冬季采收，晒干。

【药材性状】 果序圆球形，直径 2~3cm，表面灰棕色至棕褐色，有多数尖刺状宿存萼齿及鸟嘴状花柱，常折断或弯曲，除去后则现多数蜂窝小孔；基部有圆柱形果柄，常折断或仅具果柄痕。小蒴果顶部开裂形成空洞状，可见种子多数。体轻，质硬，不易破开。气微，味淡。

【功效主治】 祛风通络，利水下乳。主治风湿痹痛，肢体麻木，手足拘挛，水肿，小便不利，乳汁不通，风疹。

【用法用量】 内服：煎汤，3~10g。外用：适量，研末敷；或烧烟嗅气。

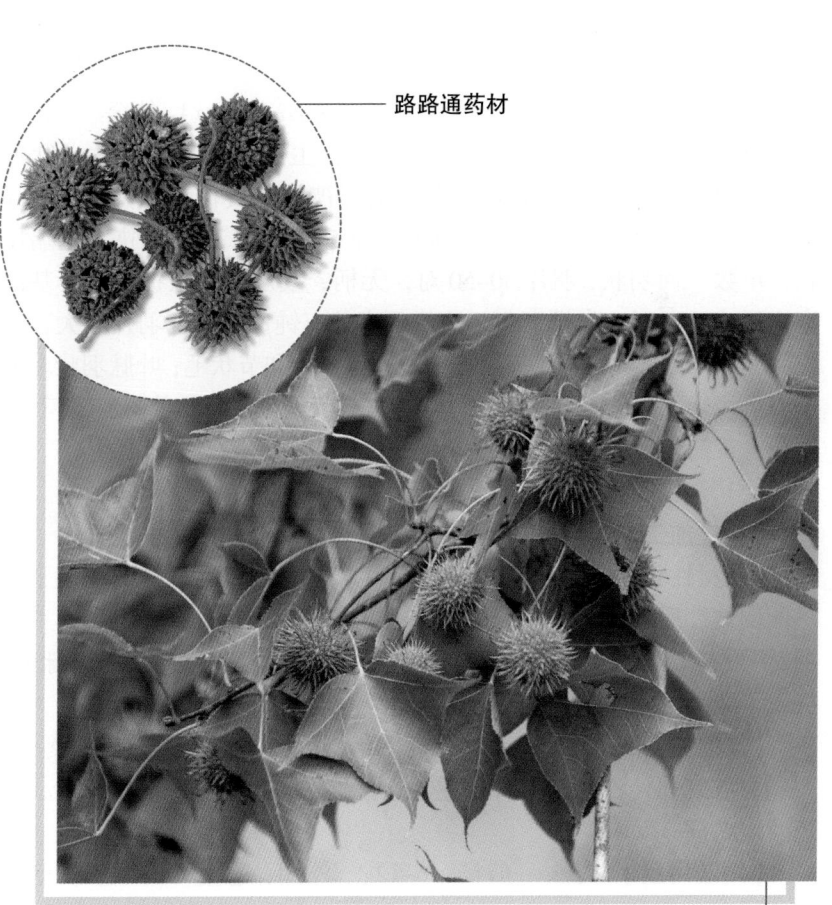

路路通药材

路路通植物

蜈蚣草

【别　　名】 百叶尖、蜈蚣蕨、小贯众、牛肋巴、蜈蛤连、梳子草、黑舒筋草、小牛肋巴。

【来　　源】 为凤尾蕨科植物蜈蚣草 *Pteris vittata* L. 的全草。

【植物形态】 陆生蕨类。根茎短，密生黄棕色条形鳞片。叶薄革质，叶柄禾秆色，有时带紫色，基部被线形黄棕色鳞片；叶片阔倒披针形或狭椭圆形，长 20~94cm，宽 5~25cm，基部渐狭，先端尾状，单数一回羽状；羽片 30~50 对，无柄，线形或线状披针形，基部宽楔形或浅心形，先端渐尖，边缘不育处有钝齿，中部羽片较大，长 2.5~16cm，宽 2~10mm，背面疏生黄棕色鳞片和节状毛；叶脉羽状。孢子囊群线形，生于羽片边缘的边脉上，连续分布；囊群盖同形，膜质。全缘，灰白色。

【分　　布】 广西主要分布于大新、阳朔、临桂。

【采集加工】 全年均可采收，洗净，晒干，切段，晒干。

【药材性状】 根茎短，密生黄棕色条形鳞片。叶片皱缩，展平后呈阔倒披针形或狭椭圆形，长 20~94cm，宽 5~25cm，基部渐狭，一回羽状分裂，裂片 30~50 对。孢子囊群线形，生于羽片边缘的边脉上。气微，味淡。

【功效主治】 祛风除湿，舒筋活络，解毒杀虫。主治筋骨疼痛，腰痛，肢麻屈伸不利，半身不遂，跌打损伤，痢疾，乳痈，疮毒，疥疮、蛔虫病。

【用法用量】 内服：煎汤，6~12g。外用：适量，捣敷；或煎水熏洗。

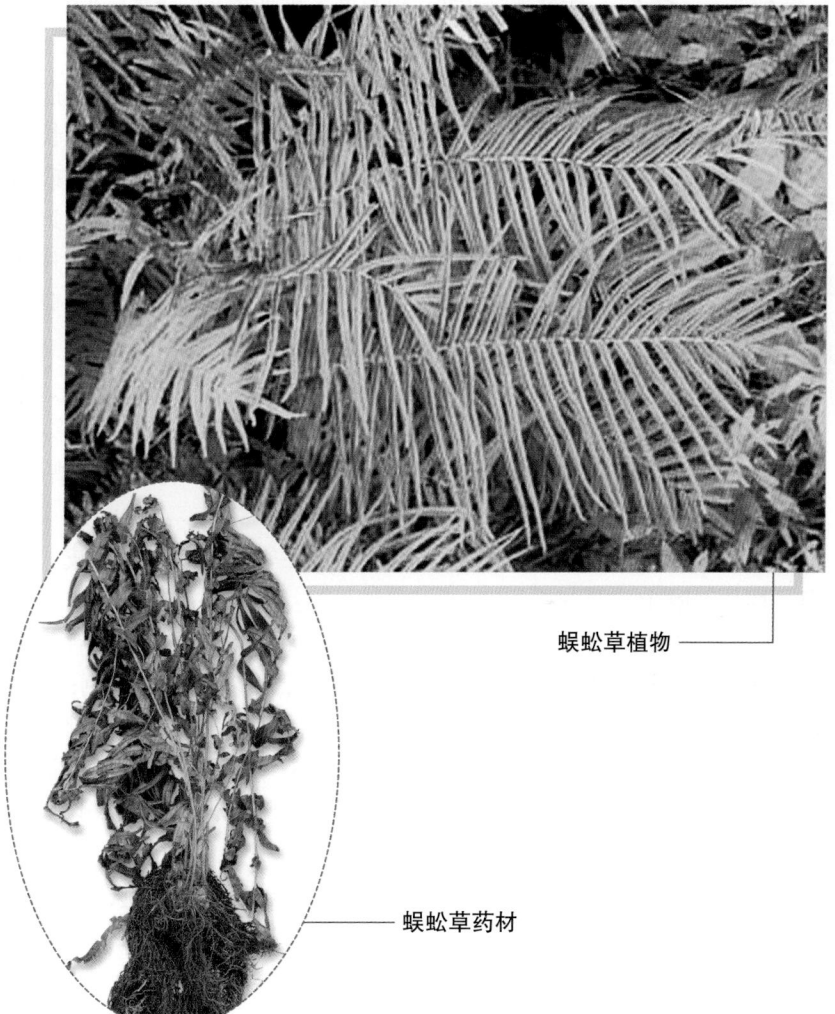

蜈蚣草植物

蜈蚣草药材

蜀 葵

【别　　名】 一丈红、一丈粉、麻杆花、棋盘花、栽秧花、斗蓬花。

【来　　源】 为锦葵科植物蜀葵 Althaea rosea Cav. 的花、根。

【植物形态】 直立草本。茎枝密被刺毛。叶近圆心形，直径 6~16cm，掌状 5~7 浅裂或波状棱角，裂片三角形或圆形，中裂片长约 3cm，宽 4~6cm，上面疏被星状柔毛，粗糙，下面被星状长硬毛或绒毛；叶柄被星状长硬毛；托叶卵形，先端具 3 尖。花腋生，单生或近簇生，排列成总状花序式，具叶状苞片，花梗被星状长硬毛；小苞片杯状，常 6~7 裂，裂片卵状披针形，密被星状粗硬毛，基部合生；萼钟状，5 齿裂，裂片卵状三角形，密被星状粗硬毛；花大，有红、紫、白、粉红、黄和黑紫等色，单瓣或重瓣，花瓣倒卵状三角形，先端凹缺，基部狭，爪被长髯毛；雄蕊柱无毛，花丝纤细，花药黄色；花柱分枝多数，微被细毛。果盘状，被短柔毛，分果爿近圆形，多数，背部具纵槽。

【分　　布】 栽培。

【采集加工】 花夏、秋采收，晒干。根冬季挖取，刮去栓皮，洗净，切片，晒干。

【药材性状】 花卷曲，呈不规则的圆柱状，长 2~4.5cm，有的带有花萼和副萼；花萼杯状，5 裂，裂片三角形，两者均呈黄褐色；花瓣皱缩卷折，平展后呈倒卵状三角形，爪有长毛状物；质柔韧而稍脆；气微香，味淡。根圆锥形，略弯曲，长 5~20cm，直径 0.5~1cm；表面土黄色，栓皮易脱落；质硬，不易折断，断面不整齐，纤维状，切面淡黄色或黄白色；气淡，味微甘。

【功效主治】 凉血止血，解毒散结。主治吐血，衄血，月经过多，赤白带下，二便不通，小儿风疹，疟疾，痈疽疔肿，蜂蝎蜇伤，烧烫伤。

【用法用量】 内服：煎汤 3~9g；或研末，1~3g。外用：适量，研末调敷；或鲜品捣敷。

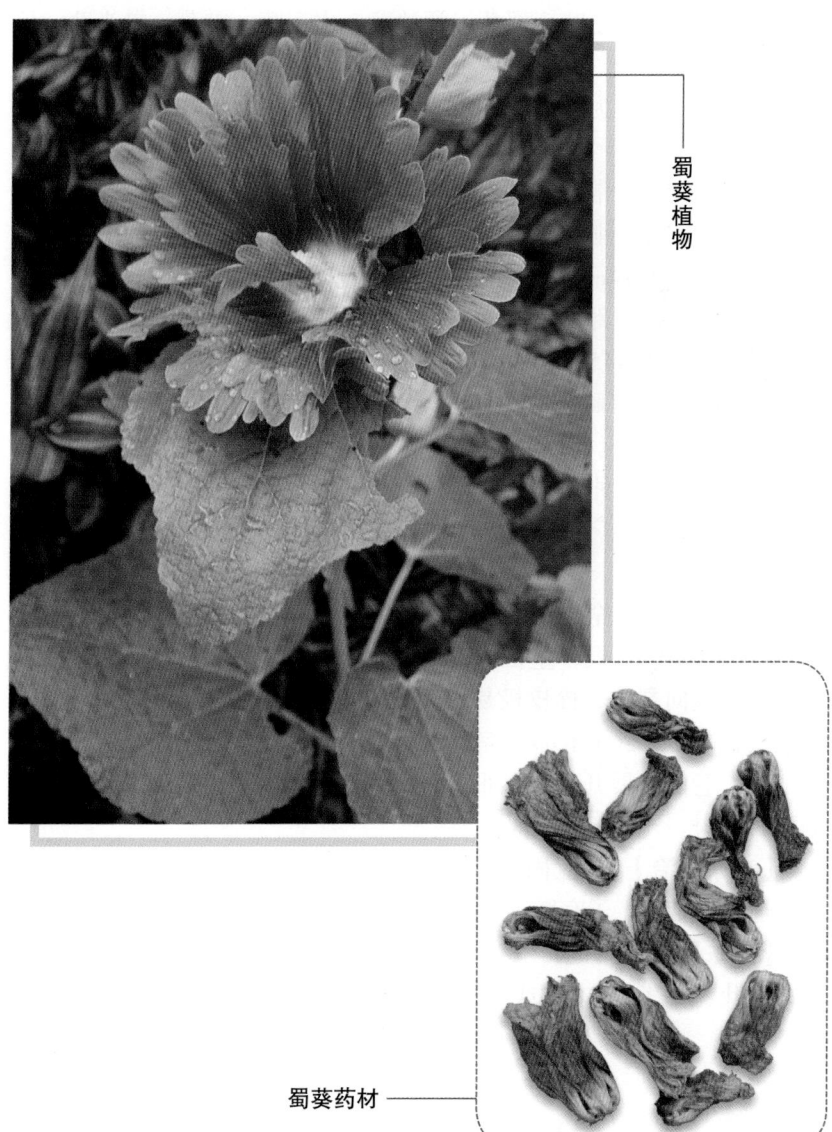

蜀葵植物

蜀葵药材

锡叶藤

【别　　名】 锡叶、涩藤、涩沙藤、水车藤、雪藤、糙米藤、擦锡藤、狗舌藤。

【来　　源】 为五桠果科植物锡叶藤 *Tetracera asiatica*（Lour.）Hoogl. 的全株。

【植物形态】 常绿木质藤本。枝条粗糙，嫩枝被毛，老枝秃净。单叶互生；叶柄有刚伏毛；叶革质，极粗糙，长圆形、椭圆形或长圆状倒卵形，长 4~14cm，宽 2~5cm，先端钝或稍尖，基部宽楔形或近圆形，常不等侧，中部以上边缘有小锯齿，两面被刚毛，用手触之有极粗糙感，侧脉 10~15 对。圆锥花序；苞片 1；花多数，萼片 5，离生，大小不等，边缘有睫毛；花瓣 3，卵圆形，白色；雄蕊多数，心皮 1，花柱凸出雄蕊之外。蓇葖果成熟时黄红色，有残存花柱。种子 1，黑色，基部有碗状假种皮。

【分　　布】 广西主要分布于南宁、龙州、防城、灵山、博白、桂平、平南、岑溪、苍梧。

【采集加工】 全年均可采收，洗净，切段，晒干。

【药材性状】 根、茎圆柱形，直径 0.5~1.5cm，表面灰棕色，具浅纵沟和横向裂纹，栓皮极易剥离；剥离栓皮的表面呈淡棕红色，具浅纵沟；质硬，断面木部灰棕色，射线淡黄棕色，有众多小孔。叶片薄革质，卷曲，展开呈长圆形，浅绿色，两面密布小凸起，粗糙；叶柄腹面具沟。气微，味微涩。

【功效主治】 收涩固脱，消肿止痛。主治久泻久痢，便血，脱肛，遗精，带下，子宫脱垂，跌打肿痛。

【用法用量】 内服：煎汤，茎、叶 9~30g，根 15~30g。外用：适量，鲜叶、藤茎煎水洗；或鲜叶捣敷。

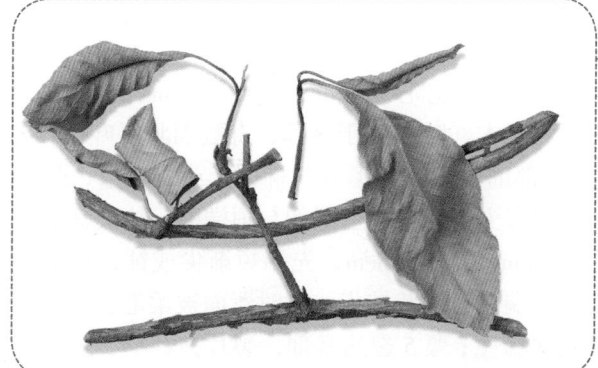

锡叶藤药材

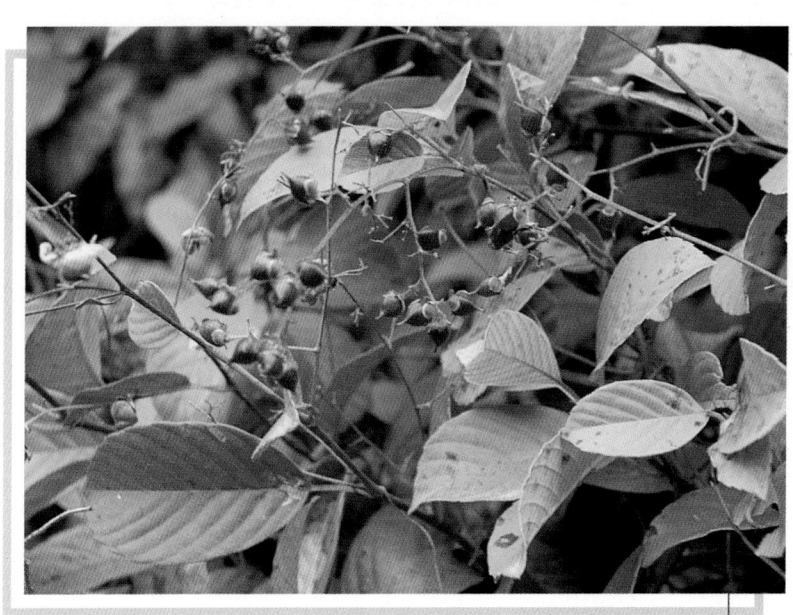

锡叶藤植物

矮陀陀

【别　　名】 金丝矮陀陀、白花矮陀陀、假苦楝、千年矮、小罗伞、七匹散、金丝岩。

【来　　源】 为楝科植物矮陀陀 *Munronia henryi* Harms 的全草。

【植物形态】 矮小亚灌木。叶簇生于茎顶，奇数羽状复叶；小叶5~7，最下部的最小，中部的较大，卵形或长椭圆形或倒卵形，先端钝或浑圆，全缘或上半部有少数钝齿，上部的与顶端的一枚披针形或长椭圆状披针形，长 3~7cm，宽 1.5~3cm，先端短渐尖或钝，边全缘或有不规则的大钝齿或顶端有裂片状钝齿，嫩时背面被柔毛，叶面仅边缘和中脉被柔毛。花序腋生；萼 5 裂达基部，裂片披针形，被长柔毛；花冠白色，花冠管与雄蕊管下部合生；雄蕊管边缘丝状；花药凸尖；子房被长柔毛，花柱基部被长柔毛。蒴果扁球形。

【分　　布】 广西主要分布于桂西、桂西北。

【采集加工】 全年均可采收，洗净，切片，晒干。

【药材性状】 茎枝呈圆柱形，可见须根，老枝褐色，稍皱缩，幼茎上被极匀细的短柔毛。叶多皱缩，纸质，形状不一，中脉在叶面平坦，叶背凸出，叶背有极细的乳头，密被匀细的短柔毛；叶柄具细短柔毛。气微，味苦、微辛。

【功效主治】 祛风除湿，舒筋活络，活血止痛。主治风湿关节痛，肢体麻木，劳伤腰痛，跌打损伤。

【用法用量】 内服：煎汤，3~9g；或浸酒。外用：适量，捣烂酒炒敷。

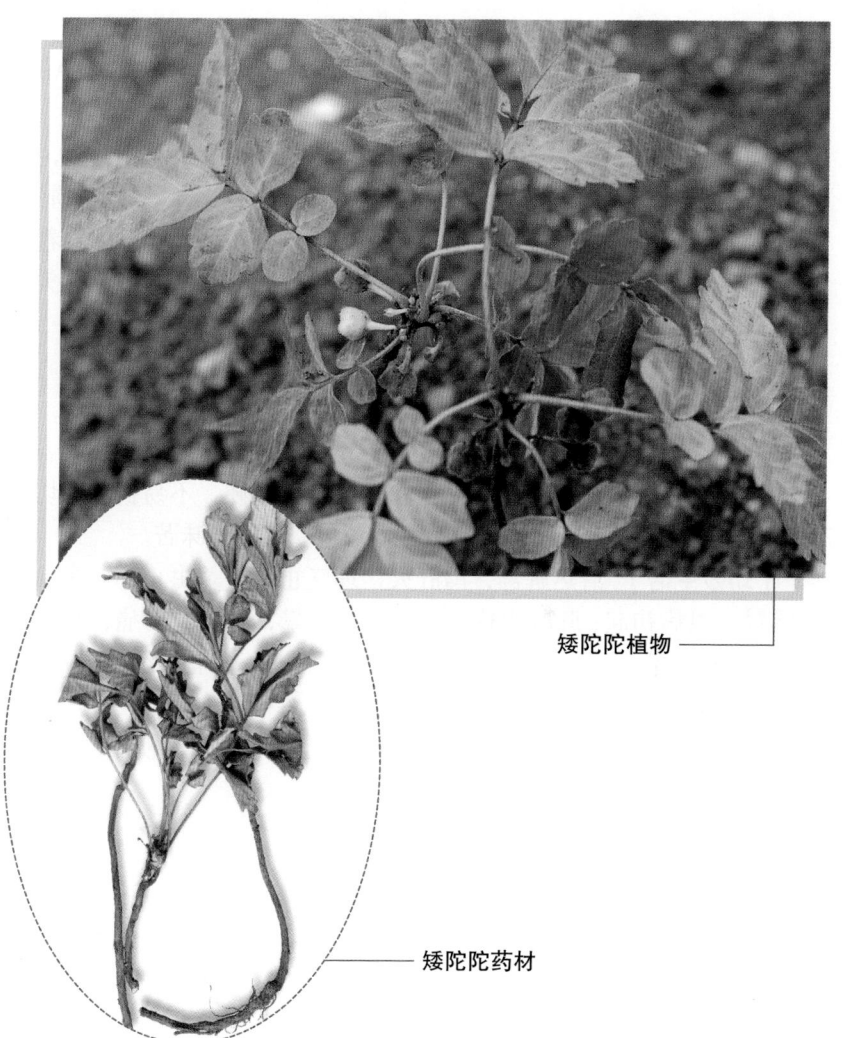

矮陀陀植物

矮陀陀药材

催吐萝芙木

【别　　名】 山马蹄、山胡椒、萝芙藤、矮青木、羊屎子。

【来　　源】 为夹竹桃科植物催吐萝芙木 *Rauvolfia vomitoria* Afzel. ex Spreng. 的根。

【植物形态】 灌木。具乳汁。叶膜质或薄纸质，3~4 叶轮生，稀对生，广卵形或卵状椭圆形，长 5~12cm，宽 3~6cm。聚伞花序顶生，花淡红色，花冠高脚碟状，冠筒喉部膨大，内面被短柔毛；雄蕊着生花冠筒喉部；花盘环状；心皮离生，花柱基部膨大，被短柔毛，柱头棍棒状。核果离生，圆球形。

【分　　布】 广西主要分布于龙州、天等、那坡。

【采集加工】 全年均可采收，洗净，切段，晒干。

【药材性状】 根圆柱形，直径 0.5~1cm，主根下常有分枝。表面灰棕色或淡棕色，具不规则的纵沟和脊线。质坚硬，不易折断，切断面皮部窄，棕色，木部占极大部分，淡黄色。气微，味苦。

【功效主治】 清热解毒，泻肝火，理气止痛，杀虫止痒。主治风热感冒，温病初起；肝胆实热所致头痛，头晕，目赤，胁痛，心烦易怒，口苦；脾胃气滞，食积不化所致脘腹胀满，腹痛，纳呆，恶心，呕吐；疥癣。

【用法用量】 内服：煎汤，0.3~0.6g，从小剂量开始使用。外用：适量。

催吐萝芙木药材 ——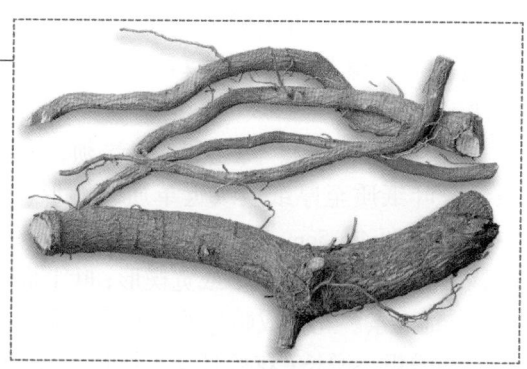

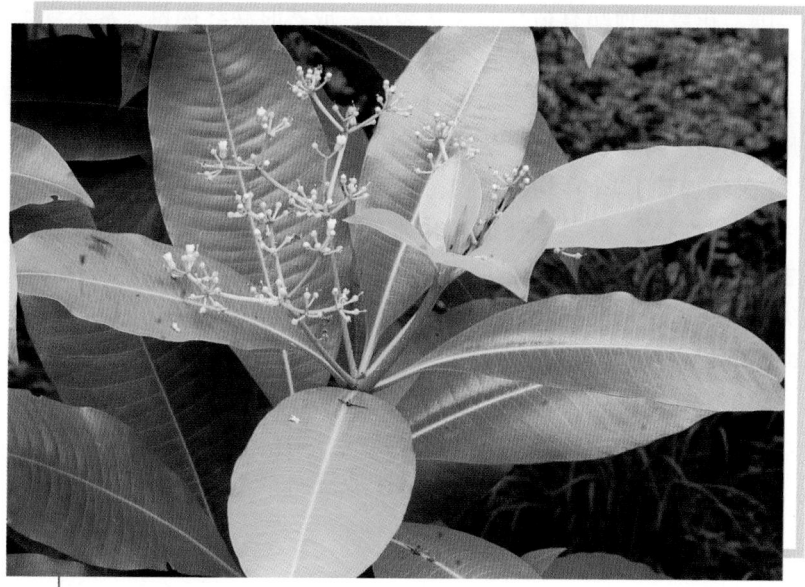

催吐萝芙木植物

腥 藤

【别　　名】 牛耳藤，萎藤，勾华、侧苋、细绿藤。

【来　　源】 为铁青树科植物赤苍藤 *Erythropalum scandens* Bl. 的全株。

【植物形态】 藤本。具腋生卷须；枝纤细，绿色，有不明显的条纹。叶纸质至厚纸质或近革质，卵形、长卵形或三角状卵形，长 8~20cm，宽 4~15cm；顶端渐尖、钝尖或突尖，稀为圆形，基部变化大，微心形、圆形、截平或宽楔形；叶上面绿色，背面粉绿色；基出脉 3 条，稀 5 条。花排成腋生的二歧聚伞花序，花序分枝及花梗均纤细，花后渐增粗、增长；花萼具 4~5 裂片；花冠白色，卵状三角形；雄蕊 5 枚；花盘隆起。核果卵状椭圆形或椭圆状，全为增大成壶状的花萼筒所包围，花萼筒顶端有宿存的波状裂齿，成熟时淡红褐色，常不规则开裂为 3~5 裂瓣。种子蓝紫色。

【分　　布】 广西主要分布于天峨、凌云、田阳、那坡、天等、龙州、宁明、防城、北流、岑溪、苍梧。

【采集加工】 全年均可采收，洗净，切段，晒干。

【药材性状】 藤茎圆柱形，纤细，灰绿色，有不明显的条纹，具腋生卷须。叶皱缩，展平呈卵形、长卵形或二角状卵形，先端渐尖，钝尖或突尖，基部变化大，微心形、圆形、截平或宽楔形，上面绿色，下面粉绿色。气微，味腥。

【功效主治】 清热利湿，祛风活血。主治水肿，小便不利，黄疸，半身不遂，风湿骨痛，跌打损伤。

【用法用量】 内服：煎汤，9~15g；或浸酒。外用：适量，捣敷。

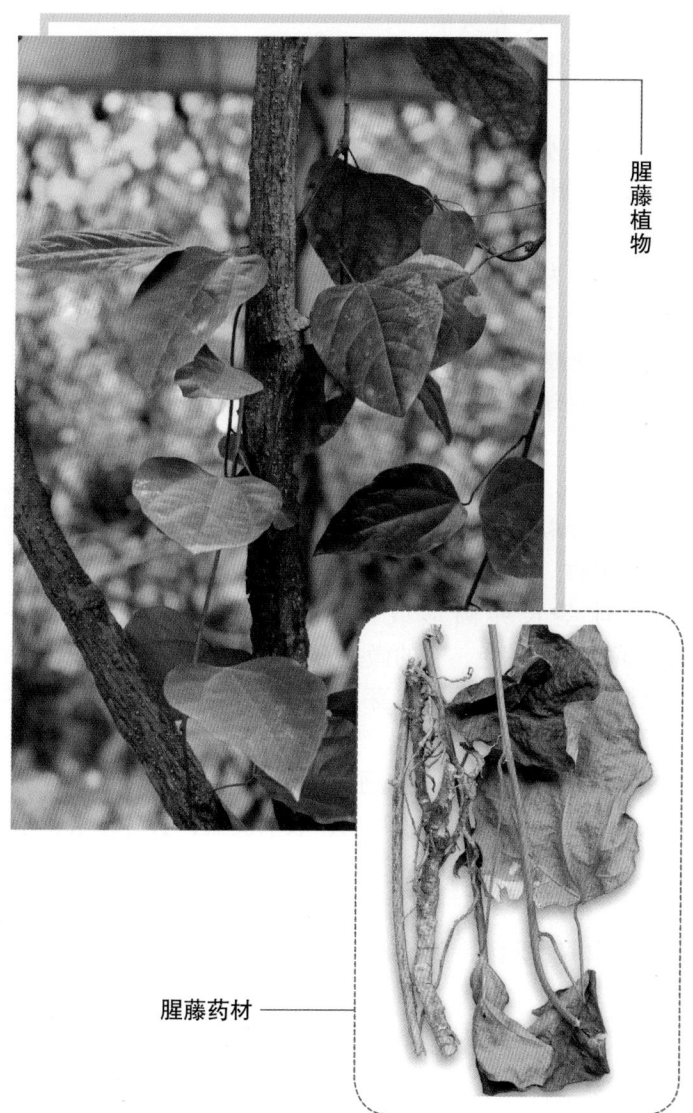

腥藤植物

腥藤药材

慈 菇

【别　　名】 水慈菇、犁头草。

【来　　源】 为泽泻科植物慈菇 *Sagittaria trifolia* Linn. var. *sinensis* (Sims) Makino, 的球茎。

【植物形态】 直立水生草本。匍匐茎末端膨大呈球茎, 球茎卵圆形或球形。叶具长柄; 叶形变化极大, 通常为戟形, 宽大, 先端圆钝, 基部裂片短, 与叶片等长或较长, 多少向两侧开展。圆锥花序高大, 长 20~60cm; 花 3~5 朵为 1 轮, 单性, 下部 3~4 轮为雌花, 具短梗, 上部多轮为雄花, 具细长花梗; 苞片披针形; 外轮花被片 3, 萼片状, 卵形, 先端钝; 内轮花被片 3, 花瓣状, 白色, 基部常有紫斑; 雄蕊多枚; 心皮多数, 密集成球形。瘦果斜倒卵形, 背腹两面有翅。种子褐色, 具小凸起。

【分　　布】 栽培。

【采集加工】 秋季初霜后, 茎叶黄枯, 球茎充分成熟, 自此至翌春发芽前, 可随时采收。采收后, 洗净, 鲜用或晒干。

【药材性状】 球茎长卵圆形或椭圆形, 长 2.2~4.5cm, 直径 1.8~3.2cm。表面黄白或黄棕色, 有的微呈青紫色, 具纵皱纹和横环状节, 节上残留红棕色的鳞叶。顶端具芽, 或芽脱落的圆形痕; 基部钝圆或平截, 切断面类白色, 富含淀粉。气微, 味微苦、甜。

【功效主治】 活血凉血, 止咳, 通淋, 散结解毒。主治产后血闷, 胎衣不下, 带下, 崩漏, 衄血, 呕血, 咳嗽痰血, 石淋砂淋, 小儿丹毒, 淋浊, 疮痈肿毒, 目赤肿痛, 角膜白斑, 瘰疬, 睾丸炎, 骨膜炎, 毒蛇咬伤。

【用法用量】 内服: 煎汤, 15~30g; 或绞汁。外用: 适量, 捣敷; 或磨汁沉淀后点眼。

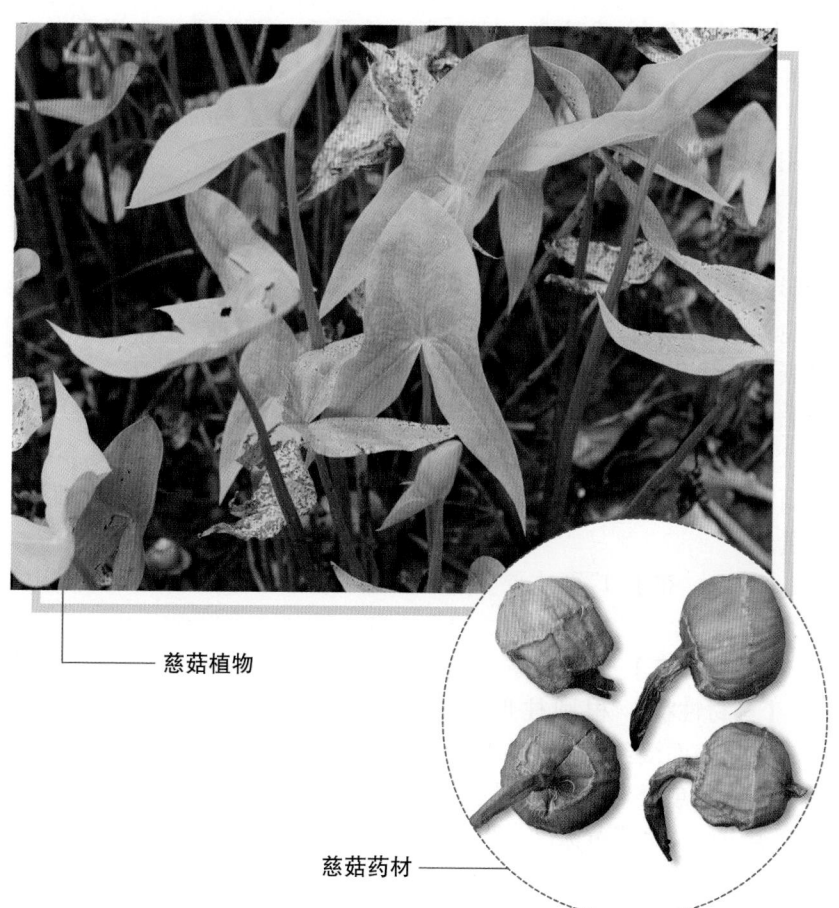

慈菇植物

慈菇药材

满山香

【别　　名】 透骨草、搜山虎、透骨香、万里香、九里香、白珠树。

【来　　源】 为杜鹃花科植物滇白珠 *Gaultheria yunnanensis*（Franch.）Rehd. 的全株。

【植物形态】 灌木。树皮灰黑色，枝条细长，左右曲折，具纵纹，带红色或红绿色。单叶互生；叶柄短，粗壮；叶片革质，卵状长圆形，稀卵形，有香气，长7~9cm，宽2.5~5cm，先端尾状渐尖，基部钝圆或心形，边缘具齿，表面绿色，有光泽，背面较淡，密被褐色斑点。总状花序腋生，序轴纤细，花疏生；苞片卵形，凸尖，被白色缘毛；小苞片2，着生于花梗上部近萼处，披针状三角形；花萼裂片5，卵状三角形，钝头；花冠白绿色，钟形，口部分裂；雄蕊10枚，花丝短而粗；子房球形。浆果状蒴果，球形，黑色，5裂。种子多数，细小，淡黄色。

【分　　布】 广西主要分布于桂平、隆林、上林、武鸣、马山、金秀。

【采集加工】 夏、秋季采收，鲜用或晒干。

【药材性状】 根圆柱形，棕褐色。茎圆柱形，多分枝，直径3~5mm，表面淡红棕色至棕红色，有明显的纵纹，皮孔横生，凸起，叶痕类圆形或类三角形；质硬脆，易折断，断面不整齐，木质部淡棕色至类白色，髓淡黄棕色。叶革质，多脱落，完整者椭圆形或狭卵形。有的可见花序或果序。气香，味甘、辛。

【功效主治】 化痰止咳，祛风除湿，散寒止痛，活血通络。主治咳嗽多痰，风湿痹痛，胃寒疼痛，跌打损伤。

【用法用量】 内服：煎汤，9~15g，鲜品30g；或浸酒。外用：适量，煎水洗；或浸酒擦；或捣敷。

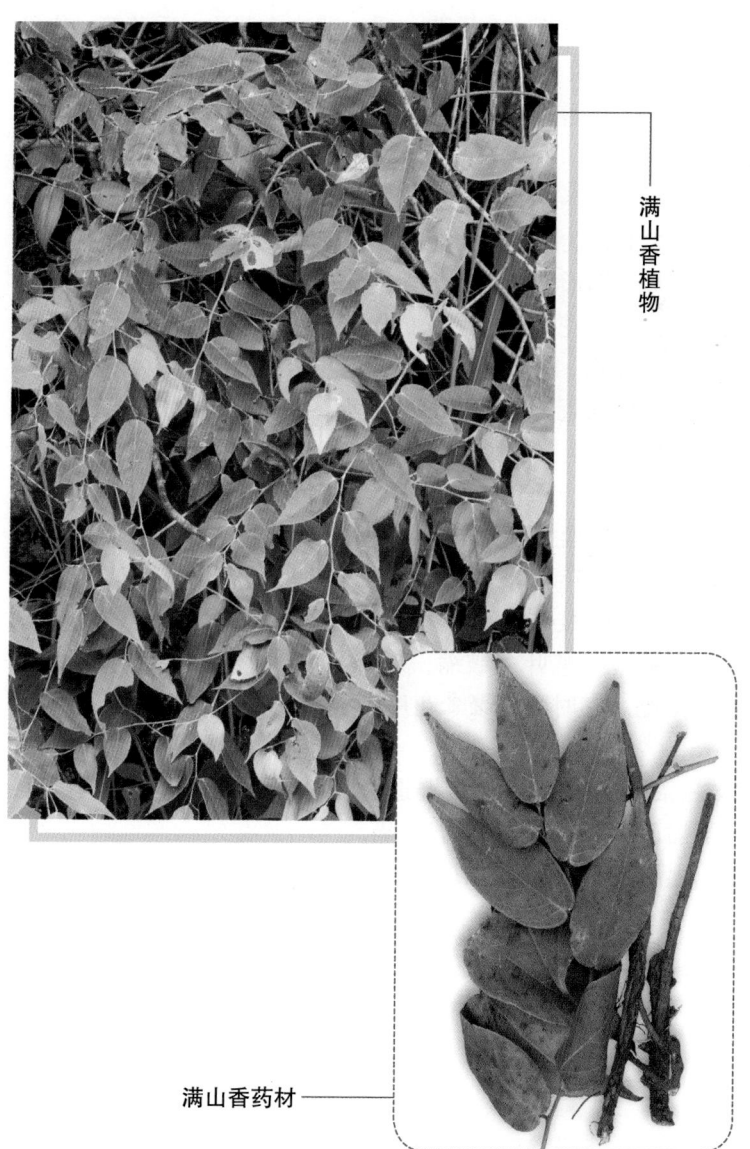

满山香植物

满山香药材

溪黄草

【别　　名】 熊胆草、血风草、溪沟草、土黄连、香茶菜、山熊胆、黄汁草、线纹香茶菜。

【来　　源】 为唇形科植物溪黄草 *Rabdosia serra*（Maxim）Hara. 的全草。

【植物形态】 草本。根茎呈疙瘩状，向下密生须根。茎四棱，带紫色，密被微柔毛，上部多分枝。叶对生；叶片卵圆形或卵状被针形，先端近渐尖，基部楔形，边缘具粗大内弯的锯齿，两面脉上被微柔毛和淡黄色腺点。聚伞花序组成疏松的圆锥花序，密被灰色柔毛；苞片及小苞片卵形至条形；花萼钟状，外被柔毛及腺点，萼齿5，长三角形，近等大，与萼筒近等长，果时萼增大，呈宽钟形；花冠紫色，外被短柔毛，冠筒基部上方浅囊状，上唇4等裂，下唇舟形；雄蕊4，内藏；花柱先端2浅裂。小坚果阔倒卵形，先端具腺点及髯毛。

【分　　布】 广西主要分布于那坡、灵山、岑溪、钟山、富川。

【采集加工】 全年均可采收，洗净，切段，晒干。

【药材性状】 茎枝方柱形，黄绿色，密被倒向微柔毛，直径1~2mm。叶常破碎，完整叶多皱缩，展开后呈卵形或卵状披针形，两面沿脉被微柔毛。有时可见聚伞花序组成的顶生圆锥花序。气微香，味苦。

【功效主治】 清热解毒，利湿退黄，散瘀消肿。主治湿热黄疸、胆囊炎、泄泻、痢疾、疮肿、跌打伤痛。

【用法用量】 内服：煎汤，15~30g。外用：适量，捣敷；或研末搽。

溪黄草植物

溪黄草药材

滨盐肤木

【别　　名】 盐霜柏、盐树、盐霜树、盐布根、野漆树、女木、五倍子树。

【来　　源】 为漆树科植物滨盐肤木 *Rhus chinensis* Mill. var. *roxburghii*（DC）Rehd 的根。

【植物形态】 落叶灌木或小乔木。叶柄及花序均密被柔毛，奇数羽状复叶；总叶轴无翅或有狭翅；小叶 7~17，近无柄或具短柄，卵形、椭圆形至长圆形，长 5~12cm，宽 2~5cm，先端渐尖，基部阔楔形至圆形，边缘有锯齿，上面近无毛或被微毛，下面密被灰褐色毛。花雌雄异株；圆锥花序大，顶生，密被柔毛，花序柄粗壮；花密生，白色；花萼 5 裂，裂片卵形，被柔毛；花瓣 5，黄白色，长圆形，具小睫毛；雄蕊 5，较花瓣略长；柱头 3 裂。核果扁球形，熟时橙红色，被小柔毛。

【分　　布】 广西主要分布于田东、平果、武鸣、南宁、邕宁。

【采集加工】 全年均可采挖，洗净，切片，晒干。

【药材性状】 根圆柱形，常带侧生根。表面棕褐色或棕黄色，具横向长皮孔，直径 0.5~1cm。质韧，不易折断，断面木部淡黄白色。气微，味酸、咸。

【功效主治】 解毒消肿，散瘀止痛。主治咽喉肿痛，痈疮疔毒，胃痛，跌打骨折，腰腿痛。

【用法用量】 内服：煎汤，9~15g；或浸酒。外用：适量，煎水洗；或鲜品捣烂敷。

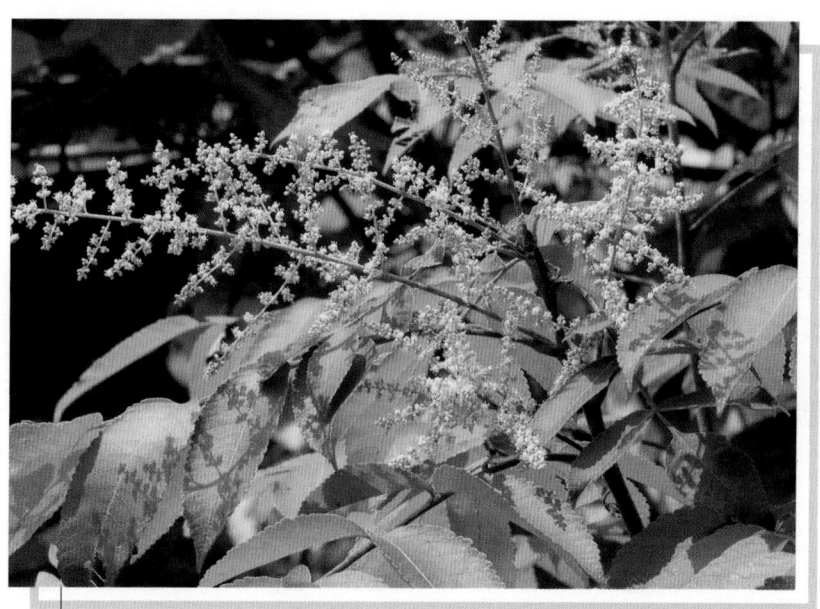

滨盐肤木植物

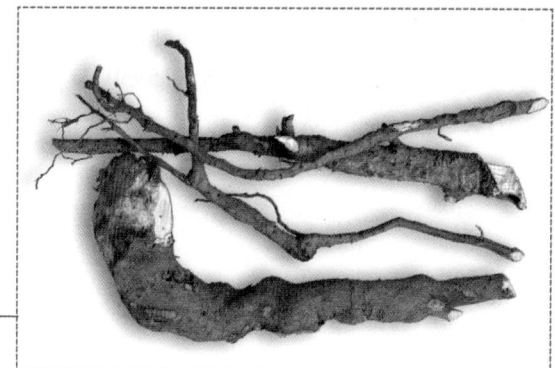

滨盐肤木药材

裸花水竹叶

【别　　名】　血见仇、红竹壳菜。

【来　　源】　为鸭跖草科植物裸花水竹叶 *Murdannia nudiflora*（L.）Brenan 的全草。

【植物形态】　草本。根须状，纤细，茎紫红色，丛生，下部横卧，节明显。叶互生，条状披针形，长 2~10cm，宽约 1cm，上面深绿色，下面紫红色；叶鞘抱茎，紫红色，边缘有睫毛。蝎尾状聚伞花序有花数朵，排成顶生圆锥花序；总苞片条形或披针形，苞片早落；花梗细而挺直；萼片 3 枚，卵状椭圆形，浅舟状；花瓣紫色，3 枚；能育雄蕊 2 枚，不育雄蕊 2~4 枚。蒴果三棱形。种子黄棕色，有深窝孔，或同时有浅窝孔和以胚盖为中心呈辐射状排列的白色瘤突。

【分　　布】　广西主要分布于隆安、宁明、平南、融水。

【采集加工】　夏季采收，晒干。

【药材性状】　全草皱缩。茎圆柱状，暗紫色或灰褐色，具纵棱，直径约 2mm；质脆，易折，断面灰褐色，不整齐。叶皱卷，淡紫色或灰黄色，两面密被短柔毛，平展后叶呈条状披针形，长 2~8cm，宽约 1cm；叶鞘抱茎，边缘具睫毛；质轻，稍韧，不易碎。气微，味淡。

【功效主治】　清热解毒，凉血止血。主治肺热咳嗽，吐血，咳血，咽喉肿痛，目赤肿毒，疮痈肿毒。

【用法用量】　内服：煎汤，15~30g，大剂量可用至 60g；或绞汁。外用：适量，鲜品捣敷。

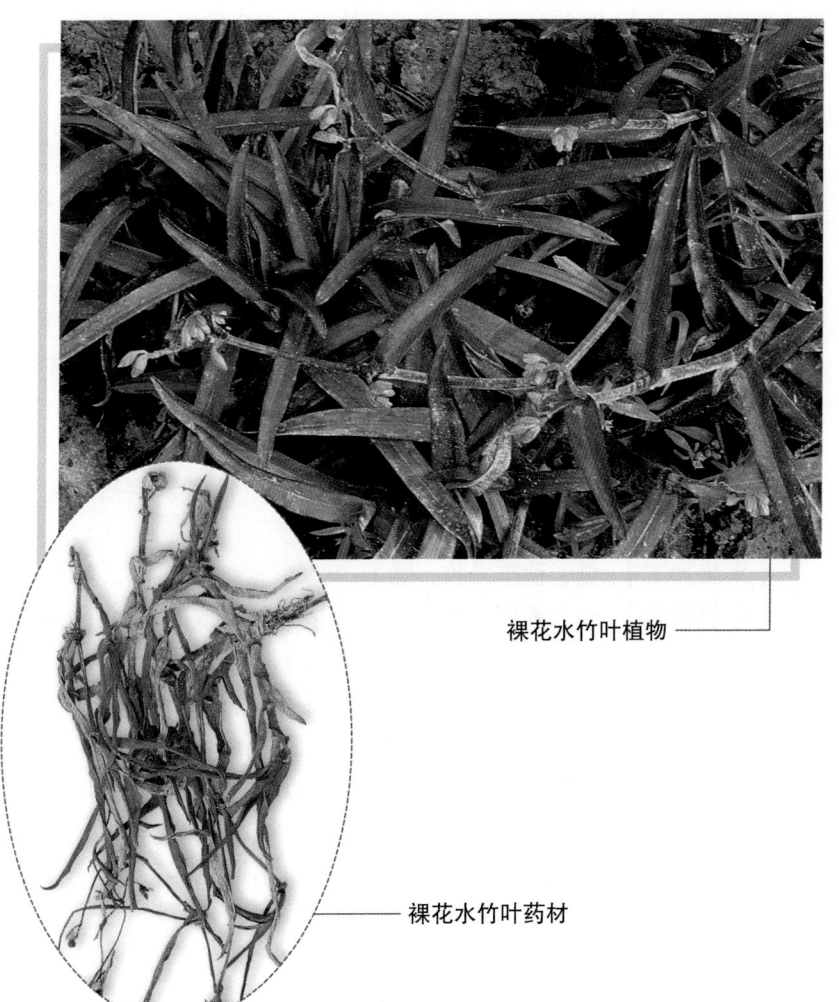

裸花水竹叶植物

裸花水竹叶药材

裸花紫珠

【别　　名】 节节红、饭汤叶、贼佬药、大斑鸠米、白花茶。

【来　　源】 为马鞭草科植物裸花紫珠 *Callicarpa nudiflora* Hook. et Arn. 的叶。

【植物形态】 灌木至小乔木。小枝、叶柄及花序均密生灰褐色分枝茸毛，老枝无毛，有明显皮孔。单叶对生；叶片长圆形至卵状长椭圆形，长 10~23cm，宽 4~7.5cm，先端短渐尖或渐尖，基部钝圆或宽楔形，边缘具疏齿，微波状或近全缘，表面深绿色，干后变黑色，主脉有褐色星状毛，背面密生黄褐色茸毛和分枝毛，去毛后可见亮黄色腺点；侧脉 12~17 对。聚伞花序腋生；苞片线形或披针形；花萼杯状，先端平截或有不明显的 4 齿；花冠 4 裂，紫色或粉红色；雄蕊 4，长于花冠 2~3 倍；子房无毛。果实近球形，红色，熟时变为黑色。

【分　　布】 广西主要分布于宁明、南宁、防城、钦州、邕宁、灵山、博白、北流、岑溪。

【采集加工】 夏、秋季采收，晒干。

【药材性状】 叶多卷曲皱缩，展平后呈长圆形或卵状披针形，长 10~22cm，宽 4~7.5cm，边缘有不规则细锯齿，上面黑褐色，仅主脉具有褐色毛茸，下表面色稍浅，有灰褐色绒毛；叶柄长 1~2cm。气微，味微苦、涩。

【功效主治】 散瘀止血，解毒消肿。主治衄血，咳血，吐血，便血，跌打瘀肿，外伤出血，水火烫伤，疮毒溃烂。

【用法用量】 内服：煎汤，15~30g。外用：适量，捣敷；或研末撒；或煎水洗。

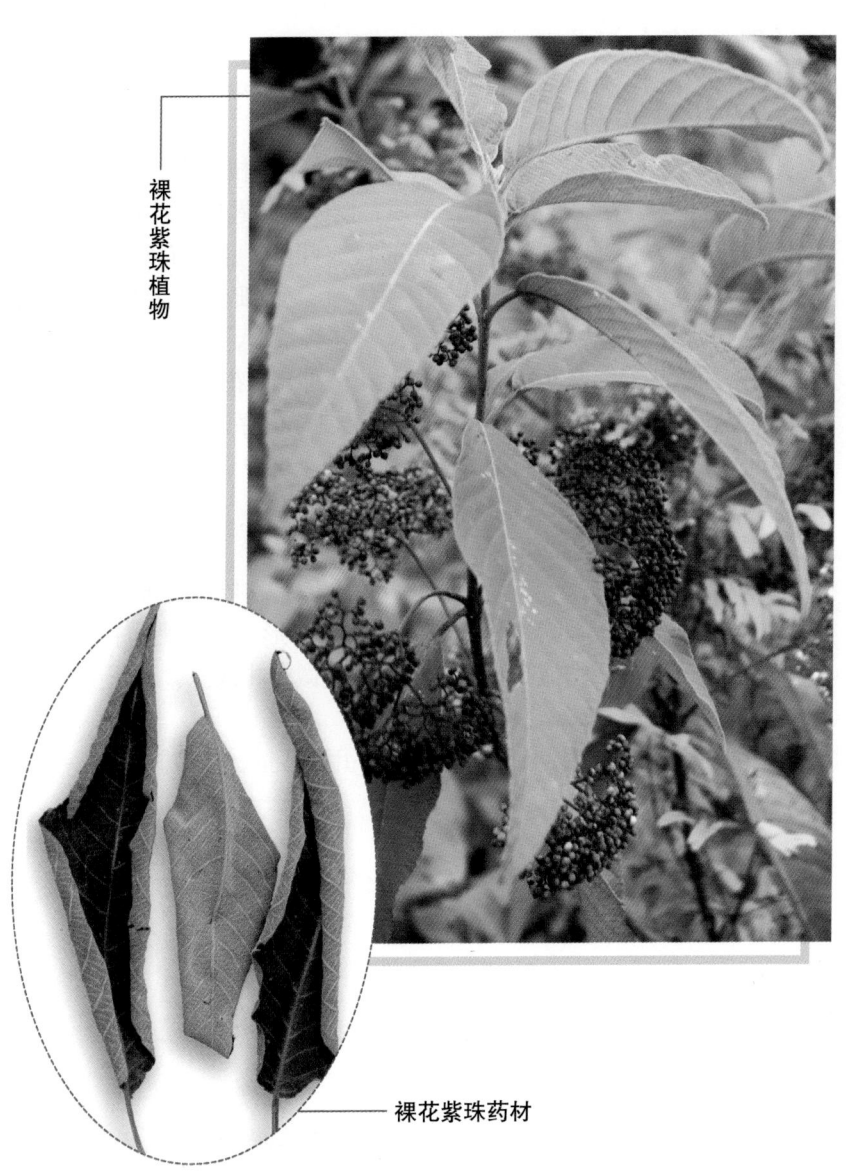

裸花紫珠植物

裸花紫珠药材

福建茶

【别　　名】 基及树、猫仔树。

【来　　源】 为紫草科植物基及树 *Carmona microphylla*（Lam.）G. Don 的叶。

【植物形态】 灌木。树皮褐色，多分枝，分枝细弱，有微硬毛。叶在长枝上互生，在短枝上簇生，革质，倒卵形或匙形，长 0.9~3.5cm，宽 0.6~2.3cm，先端圆形或截形，基部狭成叶柄，上面有短硬毛或斑点，下面近无毛。聚伞花序腋生或生短枝上，具细梗，有数朵密集或稀疏排列的花；花萼裂片 5，比萼筒长，匙状条形，被开展的短硬毛，内有稠密的伏毛；雄蕊 5，花丝细长，花药伸出；花柱生于子房顶端，2 裂直达基部，无毛。核果红或黄色，先端有宿存的喙状花柱，内果皮骨质，近球形，成熟时完整，不分裂，具 4 粒种子。

【分　　布】 广西有栽培。

【采集加工】 全年均可采摘，洗净，晒干。

【药材性状】 叶绿色至灰绿色，革质，完整叶片呈卵形，狭卵形，长 4~6cm，宽 2~3cm，倒卵形或匙状倒卵形，正面密布白色小斑点，除背面中脉外，其他叶脉均不明显。气微，味淡。

【功效主治】 解毒敛疮。主治疔疮。

【用法用量】 内服：煎汤，3~9g。外用：适量，捣敷。

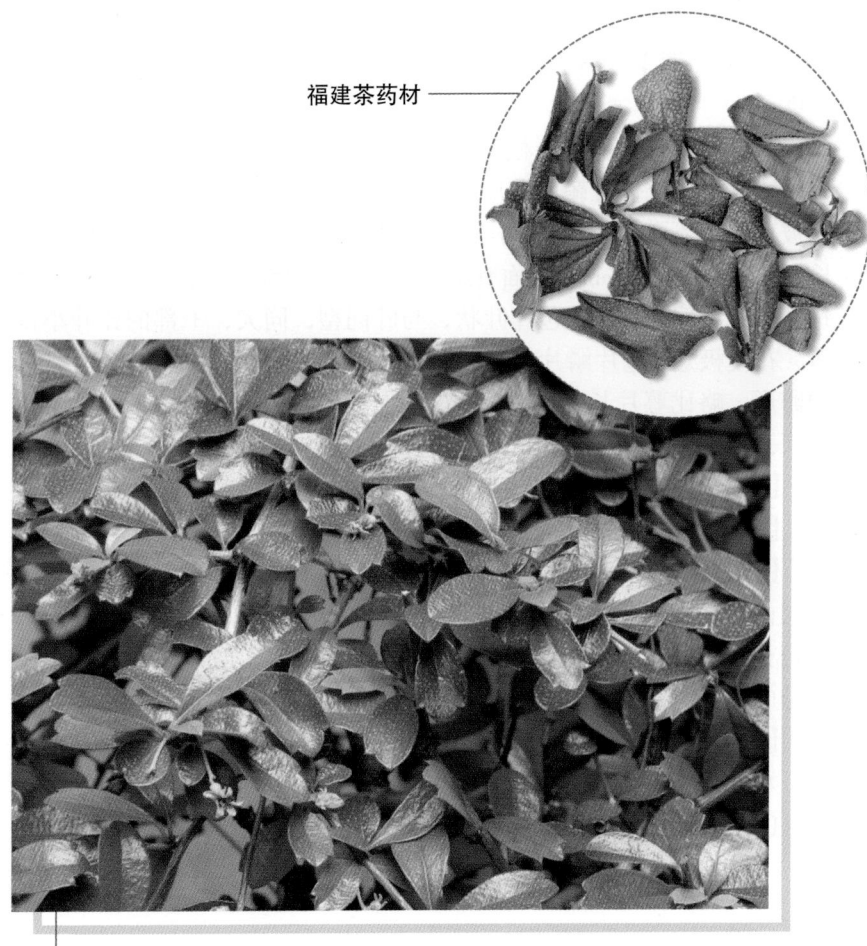

福建茶药材

福建茶植物

聚花草

【别　　名】　水竹菜、水竹叶草、竹叶藤、塘壳菜、过江竹。

【来　　源】　为鸭跖草科植物聚花草 *Floscopa scandens* Lour. 的全草。

【植物形态】　草本。植株具极长的根状茎，根状茎节上密生须根。植株全体或仅叶鞘及花序各部分被多细胞腺毛，但有时叶鞘仅一侧被毛。茎不分枝。叶无柄或有带翅的短柄；叶片椭圆形至披针形，长 4~12cm，宽 1~3cm，上面有鳞片状凸起。圆锥花序多个，组成扫帚状复圆锥花序；下部总苞片叶状，与叶同型，同大，上部的比叶小得多，花梗极短；苞片鳞片状；萼片浅舟状；花瓣蓝色或紫色，少白色，倒卵形，略比萼片长；花丝长而无毛。蒴果卵圆状，侧扁。种子半椭圆状，灰蓝色，有从胚盖发出的辐射纹；胚盖白色，位于背面。

【分　　布】　广西分布于全区各地。

【采集加工】　全年均可采收，洗净，切段，晒干。

【药材性状】　茎细长条状，皱缩而有棱，被毛。叶互生，多由叶缘向内卷曲，展平呈椭圆形或近披针形，先端渐尖，基部渐狭成鞘，叶鞘长 1~1.5cm，密被长硬毛，鞘口具长睫毛。有时可见由小而多的花排成顶生稠密的圆锥花序。质脆，易碎。气微，味淡。

【功效主治】　清热解毒，利水。主治肺热咳嗽，目赤肿痛，淋证，水肿，疮疖肿毒。

【用法用量】　内服：煎汤，9~15g。外用：适量，鲜品捣敷。

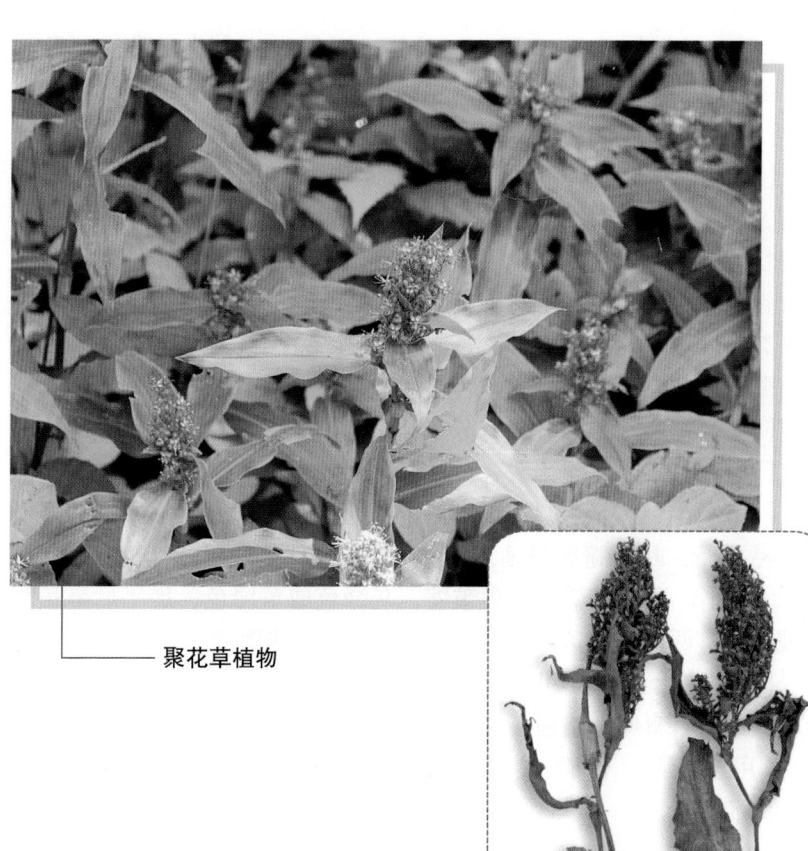

聚花草植物

聚花草药材

蔷薇莓

【别　　名】　白花暗洞、三月莓、五月泡、白花三月泡、龙船泡、倒触伞。

【来　　源】　为蔷薇科植物空心泡 *Rubus rosaefolius* Smith 的嫩枝叶。

【植物形态】　灌木。小枝直立或倾斜，常有浅黄色腺点，具扁平皮刺，嫩枝密被白茸毛。奇数羽状复叶，互生；小托叶 2；小叶 5~7，长圆状披针形，长 3~5.5cm，宽 1.2~2cm，先端渐尖，基部圆形，边缘有重锯齿，两面疏生茸毛，具浅黄色腺点。花 1~2 朵，顶生或腋生；萼 5 裂，外被短柔毛和腺点，萼片先端长尾尖；花瓣 5，白色，长于萼片。聚合果球形或卵形，成熟后红色。

【分　　布】　广西各地有分布。

【采集加工】　夏季采收，洗净，晒干。

【药材性状】　嫩枝圆柱形，被白茸毛；表面黄绿色，有皮刺；质脆，易折断，断面髓部明显，白色。奇数羽状复叶，总叶柄有刺，托叶 2，较小，羽片 5~7 枚，多皱缩，灰绿色或黄绿色，展平后呈长圆状披针形，两面有浅黄色或白色腺点。气微，味微涩。

【功效主治】　清热止咳，收敛止血，接骨疗伤，解毒。主治肺热咳嗽，小儿百日咳，咯血，外伤出血，跌打损伤，烧烫伤，痢疾。

【用法用量】　内服：煎汤，9~15g；或浸酒。外用：适量，鲜品捣敷；或煎水洗。

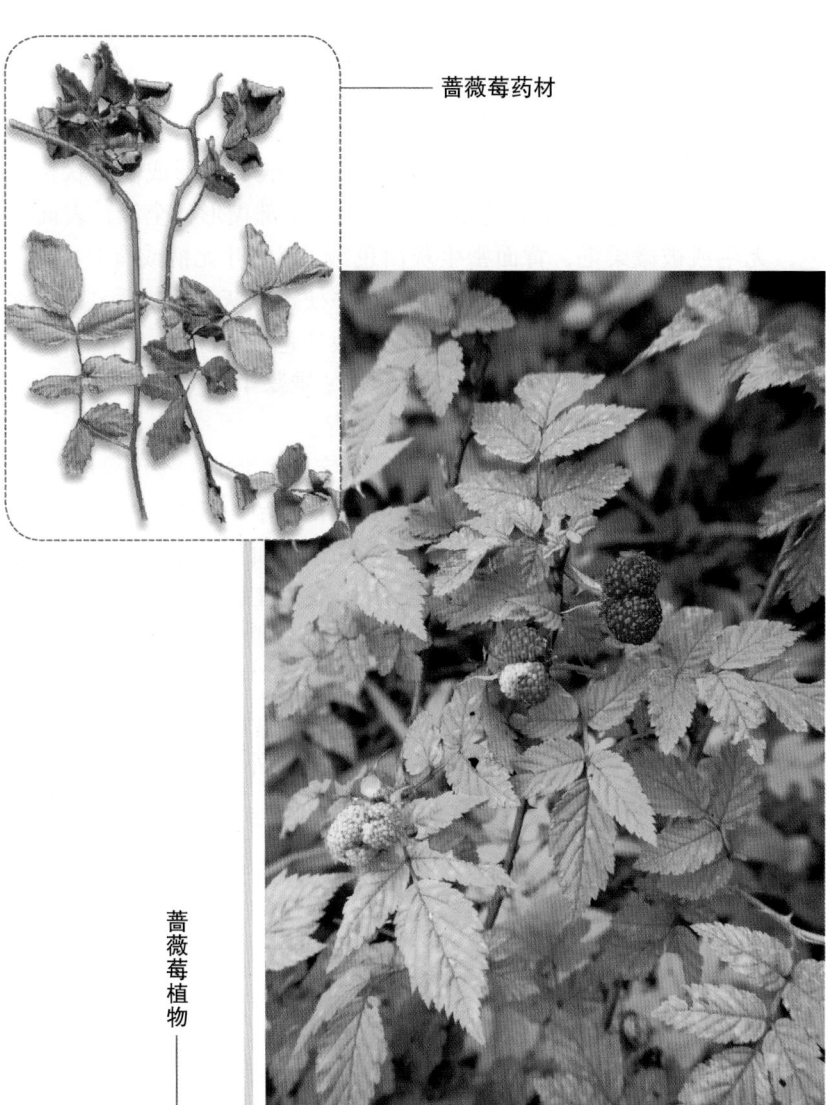

蔷薇莓药材

蔷薇莓植物

蔓荆子

【别　　名】 蔓荆实、荆子、万荆子、三叶蔓荆子、蔓青子。

【来　　源】 为马鞭草科植物蔓荆 *Vitex trifolia* L. 的果实。

【植物形态】 落叶灌木。具香味。小枝四棱形，密生细柔毛。三出复叶，对生，有时偶有单叶；小叶片卵形，长倒卵形或倒卵状长圆形，长 2~9cm，宽 1~3cm，先端钝或短尖，基部楔形，全缘，表面绿色，无毛或被微柔毛，背面密生灰白色绒毛；小叶无柄或有时中间 1 片小叶下延成短柄。圆锥花序顶生，花序梗密被灰白色绒毛；花萼钟形，先端 5 浅裂，被灰白色绒毛；花冠淡紫色或蓝紫色，外面有毛，花冠管内及喉部有毛，先端 5 裂，二唇形；雄蕊 4，伸于花冠外；子房密生腺点。核果近圆形，熟时黑色；萼宿存。

【分　　布】 广西主要分布于龙州、宁明、北流、岑溪等地。

【采集加工】 秋季果实成熟时采收，除去杂质，晒干。

【药材性状】 果实球形，直径 4~6mm，表面灰黑色或黑褐色，被粉霜状茸毛，有细纵沟，顶端微凹，有脱落花柱痕，下部有宿萼及短果柄，宿萼包被果实的 1/3~2/3，先端 5 齿裂，常在一侧撕裂成两瓣，灰白色，密布细绒毛。体轻，质坚，不易破碎。气特异而芳香，味淡、微辛。

【功效主治】 疏散风热，清利头目。主治外感风热，头晕头痛，偏头痛，目赤肿痛、多泪，昏暗不明，风湿痹痛。

【用法用量】 内服：煎汤，6~10g；或浸酒；或入丸、散。外用：适量，煎汤洗。

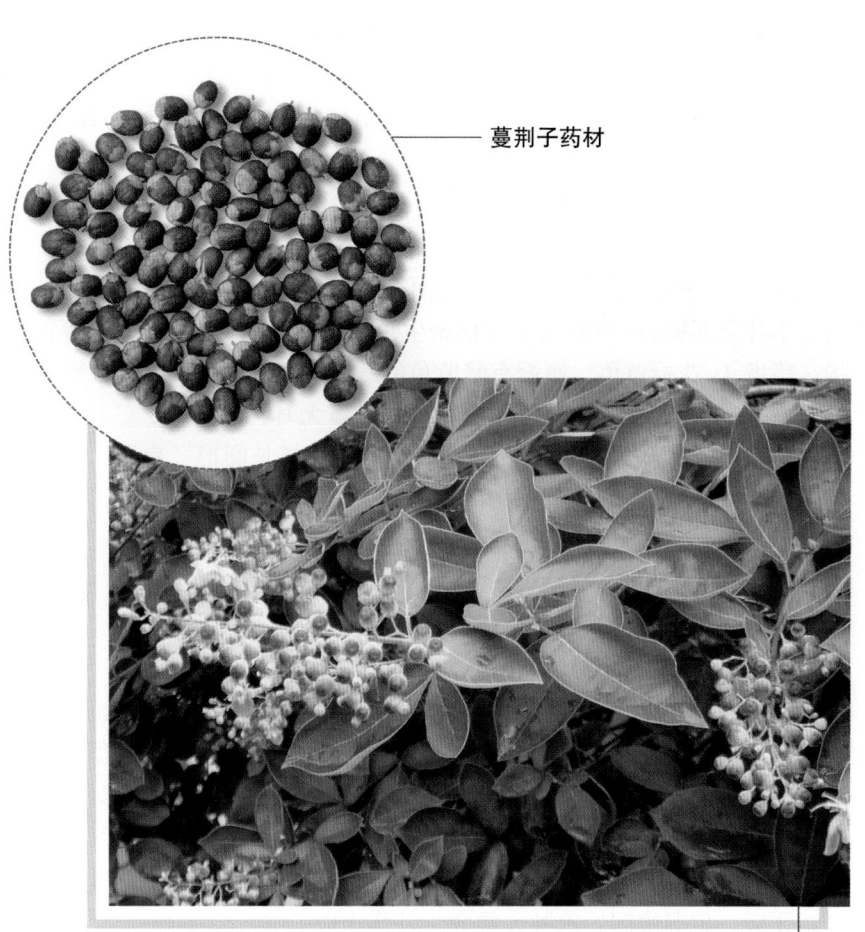

蔓荆子药材

蔓荆子植物

蔓草虫豆

【别　　名】 三叶金、细叶金钱草、山豆根、止血草、水风草、地豆草。

【来　　源】 为豆科植物蔓草虫豆 *Atylosia scarabaeoides*（L.）Benth. 的全草。

【植物形态】 草质藤本。茎柔弱，有红褐色绒毛。三出复叶，近革质；顶生小叶椭圆形或倒卵状椭圆形，长0.8~4cm，宽0.5~2cm，先端钝或圆，基部阔楔形，全缘，两面被灰白色短柔毛，基出脉3条；侧生小叶基部偏斜；叶柄及小叶柄密生短柔毛。总状花序腋生；花萼钟状，萼齿4；花冠黄色，旗瓣有暗紫色的线纹，基部有齿状耳，翼瓣上部略弯，基部具2个横向的齿状耳，龙骨瓣无耳；雄蕊10，二体；子房密生黄色长绢质柔毛，花柱先端具髯毛。荚果长圆形，扁平，密被褐色长柔毛，果瓣革质，于种子间有明显横槽纹。种子3~6颗，椭圆形，黑褐色，具深黑色的种阜。

【分　　布】 广西主要分布于那坡、龙州、防城、贵县、玉林、苍梧、柳江、天峨、邕宁。

【采集加工】 全年均可采收，洗净，鲜用或晒干。

【药材性状】 茎枝呈圆柱形，柔弱，表面浅黄色，有绒毛，质稍脆，断面中部有髓。叶三出复叶，叶浅绿色，叶皱缩，展平后顶生小叶椭圆形或倒卵状椭圆形，两面被灰白色短柔毛，侧生小叶基部偏斜，叶柄及小叶柄密生短柔毛。气微香，味甘、微辛。

【功效主治】 疏风解表，化湿，止血。主治伤风感冒，咽喉肿痛，牙痛，暑湿腹泻，水肿，腰痛，外伤出血。

【用法用量】 内服：煎汤，9~15g，鲜品用量加倍。外用：适量，鲜品捣敷；或干品研末敷。

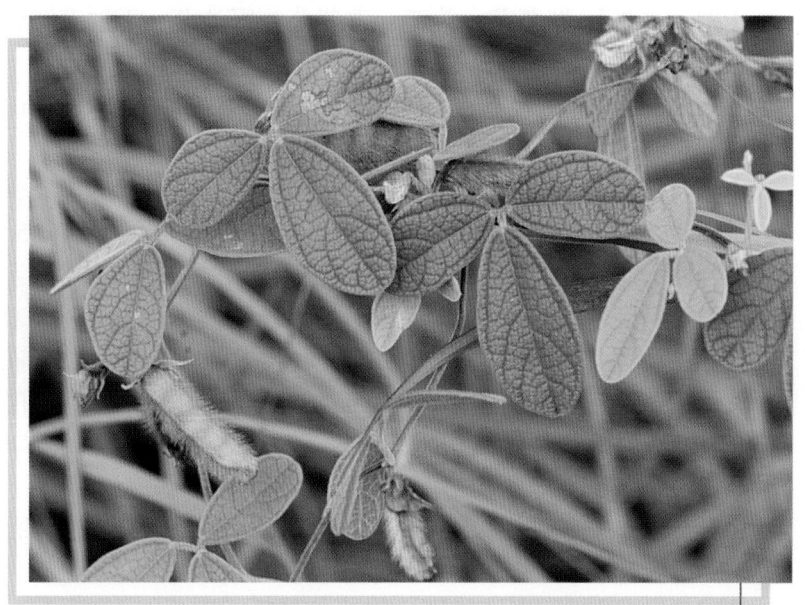

蔓草虫豆植物

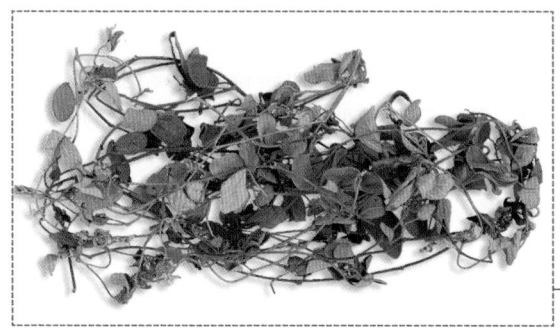

蔓草虫豆药材

蔊菜

【别　　名】　塘葛菜、葶苈、香荠菜、野油菜、干油菜、野菜子、天菜子。

【来　　源】　为十字花科植物蔊菜 *Rorippa indica* (L.) Hiern 的全草。

【植物形态】　草本。茎表面具纵沟。叶互生，基生叶及茎下部叶具长柄，叶形多变化，通常大头羽状分裂，长 4~10cm，宽 1.5~2.5cm，顶端裂片大，卵状披针形，边缘具不整齐牙齿，侧裂片 1~5 对；茎上部叶片宽披针形或匙形，边缘具疏齿，具短柄或基部耳状抱茎。总状花序顶生或侧生，花小，多数，具细花梗；萼片 4，卵状长圆形；花瓣 4，黄色，匙形，基部渐狭成短爪，与萼片近等长；雄蕊 6，2 枚稍短。长角果线状圆柱形，短而粗，成熟时果瓣隆起。种子多数，细小，卵圆形而扁，一端微凹，表面褐色，具细网纹。

【分　　布】　广西主要分布于南宁、桂林、梧州、北流、百色、平果、隆林、凤山。

【采集加工】　全年均可采收，洗净，切段，晒干。

【药材性状】　本品常卷曲成团。须根纤细，淡黄色。茎表面具纵沟。叶皱缩，展平可见叶基生叶及茎下部叶具长柄，通常大头羽状分裂；茎上部叶片宽披针形或匙形，边缘具疏齿，具短柄或基部耳状抱茎。质脆，易碎。气微，味微苦。

【功效主治】　祛痰止咳，解表散寒，活血解毒，利湿退黄。主治咳嗽痰喘，感冒发热，麻疹透发不畅，风湿痹痛，咽喉肿痛，疔疮痈肿，漆疮，闭经，跌打损伤，黄疸，水肿。

【用法用量】　内服：煎汤，10~30g，鲜品加倍；或捣绞汁服。外用：适量，捣敷。

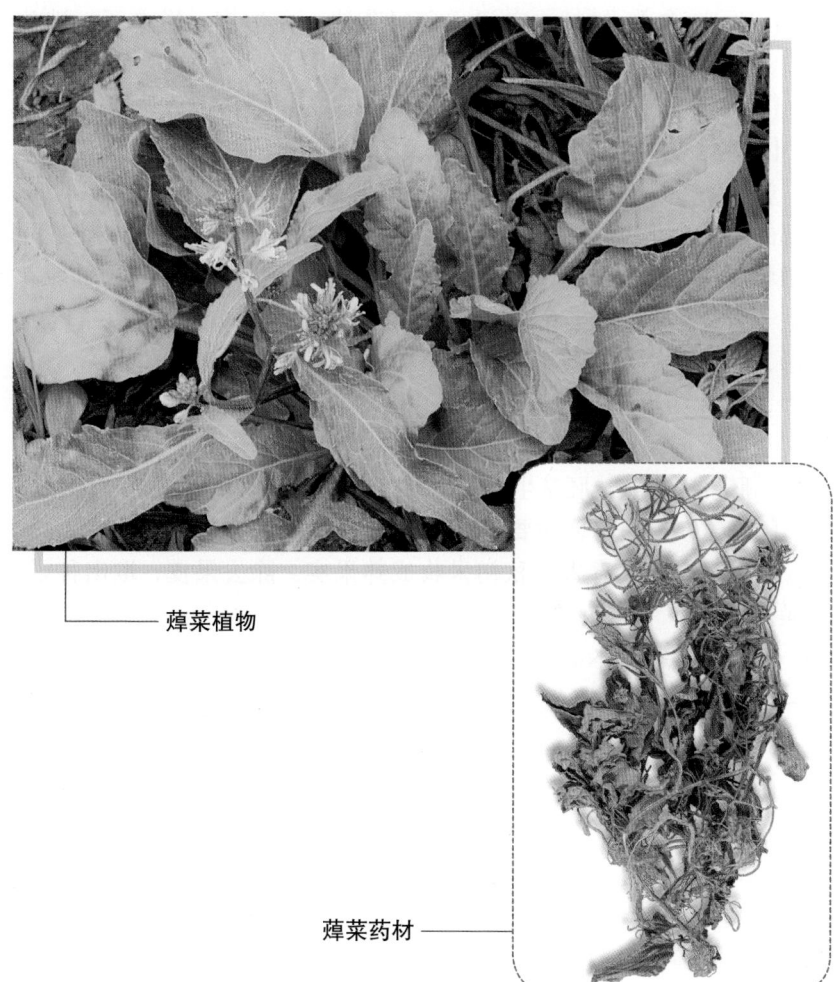

葶菜植物

葶菜药材

槟 榔

【别　　名】 仁频、宾门、宾门药饯、白槟榔、橄榄子、洗瘴丹、大腹槟。

【来　　源】 为棕榈科植物槟榔 *Areca catechu* L. 的成熟种子。

【植物形态】 茎直立，乔木状，有明显的环状叶痕。叶簇生于茎顶，长 1.3~2m，羽片多数，狭长披针形，长 30~60cm，宽 2.5~4cm，上部的羽片合生，顶端有不规则齿裂。雌雄同株；花序多分枝，花序轴粗壮压扁，分枝曲折，上部纤细，着生 1 列或 2 列的雄花，而雌花单生于分枝的基部；雄花小，无梗，通常单生，很少成对着生，萼片卵形，花瓣长圆形，雄蕊 6 枚，花丝短，退化雌蕊 3 枚，线形；雌花较大，萼片卵形，花瓣近圆形，退化雄蕊 6 枚，合生；子房长圆形。果实长圆形或卵球形，橙黄色，中果皮厚，纤维质。种子卵形，基部截平，胚乳嚼烂状，胚基生。

【分　　布】 广西主要分布于南宁、防城。

【采集加工】 春末至秋初采收成熟果实，除去果皮，取出种子，干燥。

【药材性状】 本品呈扁球形或圆锥形，高 1.5~3.5cm，底部直径 1.5~3cm。表面淡黄棕色或淡红棕色，具稍凹下的网状沟纹，底部中心有圆形凹陷的珠孔，其旁有 1 明显疤痕状种脐。质坚硬，不易破碎，断面可见棕色种皮与白色胚乳相间的大理石样花纹。气微，味涩、微苦。

【功效主治】 杀虫消积，降气，行水，截疟。主治绦虫、蛔虫、姜片虫病，虫积腹痛，积滞泻痢，里急后重，水肿脚气，疟疾。

【用法用量】 内服：煎汤，3~9g；驱绦虫、姜片虫，30~60g。

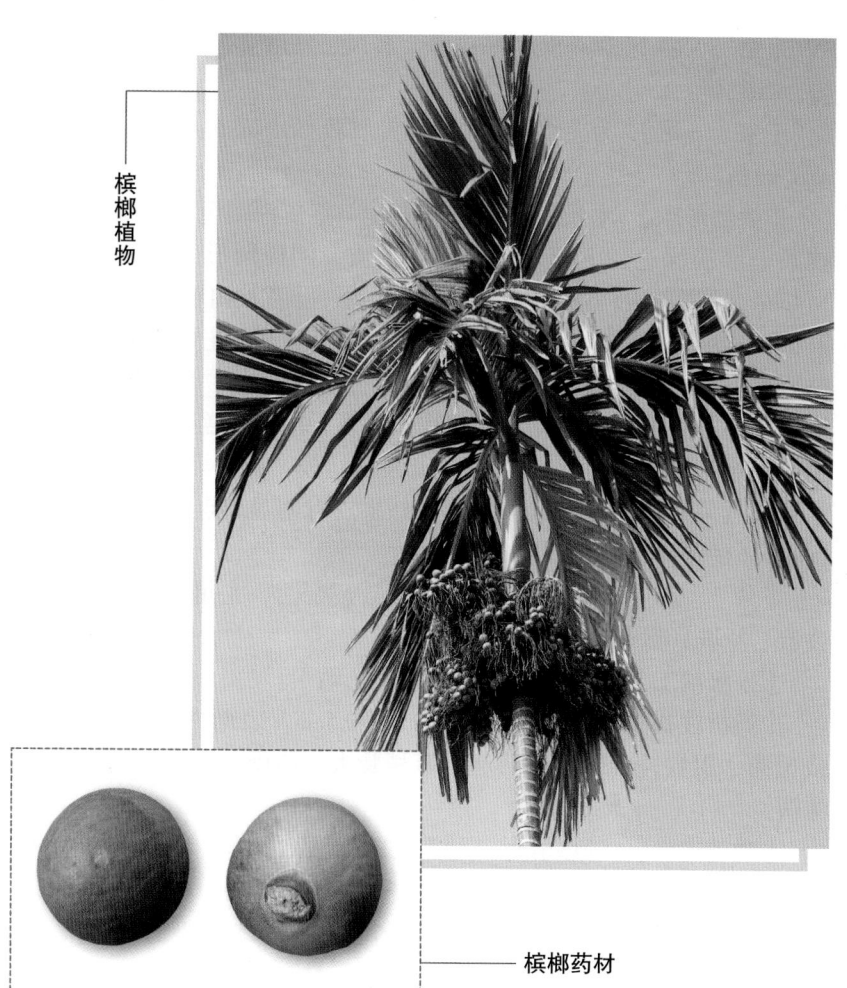

槟榔植物

槟榔药材

酸叶胶藤

【别　　名】 斑鸠藤、厚皮藤、藤风、三酸藤、红背酸藤、酸叶藤、石酸藤。

【来　　源】 为夹竹桃科植物酸叶胶藤 *Ecdysanthera rosea* Hook. et Arn. 的茎。

【植物形态】 木质大藤本。具乳汁。茎皮深褐色，无明显皮孔，枝条上部淡绿色，下部灰褐色。叶纸质，阔椭圆形，长 3~7cm，宽 1~4cm，顶端急尖，基部楔形，两面无毛，叶背被白粉。聚伞花序圆锥状；总花梗略具白粉和被短柔毛；花小，粉红色；花萼 5 深裂，外面被短柔毛，内面具有 5 枚小腺体，花萼裂片卵圆形，顶端钝；花冠近坛状，花冠筒喉部无副花冠，裂片卵圆形，向右覆盖；雄蕊 5 枚，着生于花冠筒基部；子房由 2 枚离生心皮所组成，被短柔毛。蓇葖 2 枚，叉开成近一直线，圆筒状披针形，外果皮有明显斑点。种子长圆形，顶端具白色绢质种毛。

【分　　布】 广西主要分布于横县、宁明、龙州、隆安、平果、凌云、罗城、昭平。

【采集加工】 全年均可采收，切段，晒干。

【药材性状】 茎长条状，径约 0.3~0.5cm，表面深褐色，稍有棱或扭曲，粗糙，有颗粒状凸起，节稍膨大。质硬，不易折断。气微，味淡。

【功效主治】 清热解毒，利湿化滞，活血消肿。主治咽喉肿痛，口疮，肠炎，慢性肾炎，食滞胀满，痈肿疮毒，风湿痹痛，跌打肿痛。

【用法用量】 内服：煎汤，9~30g；或捣汁。外用：适量，捣敷；或煎汤洗。

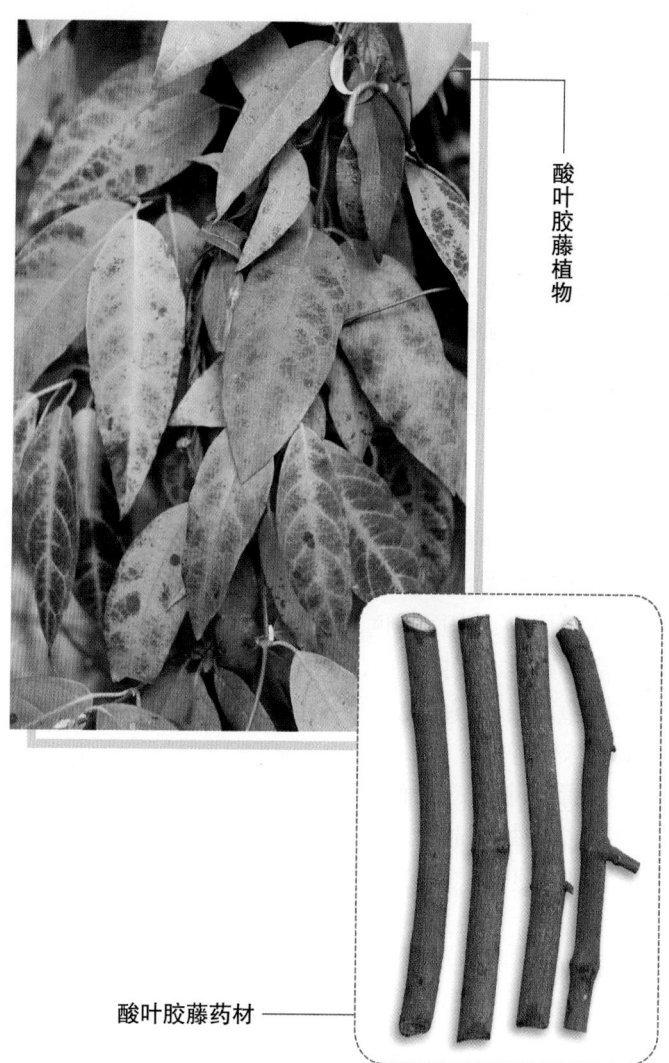

酸叶胶藤植物

酸叶胶藤药材

酸模叶蓼

【别　　名】 柳辣子、大马蓼。

【来　　源】 为蓼科植物酸模叶蓼 *Polygonum lapathifolium* L. 的茎、叶。

【植物形态】 草本。茎直立，具分枝，无毛，节部膨大。叶披针形或宽披针形，长 5~15cm，宽 1~3cm，顶端渐尖或急尖，基部楔形，上面绿色，常有一个大的黑褐色新月形斑点，两面沿中脉被短硬伏毛，全缘，边缘具粗缘毛；叶柄短，具短硬伏毛；托叶鞘筒状，膜质，淡褐色，无毛，具多数脉，顶端截形，无缘毛，稀具短缘毛。总状花序穗状，近直立，花紧密，通常由数个花穗再组成圆锥状，花序梗被腺体；苞片漏斗状，边缘具稀疏短缘毛；花被淡红色或白色，4~5 深裂，花被片椭圆形，外面两面较大，脉粗壮，顶端叉分，外弯；雄蕊通常6。瘦果宽卵形，双凹，黑褐色，有光泽，包于宿存花被内。

【分　　布】 广西主要分布于靖西、忻城、昭平。

【采集加工】 全年均可采收，切段，晒干。

【药材性状】 茎圆柱形，表面褐色，节部膨大，被膜质托叶鞘包住。叶皱缩，展平呈披针形或宽披针形，长 5~15cm，宽 1~3cm，顶端渐尖或急尖，基部楔形，表面黄绿色，稍被毛；叶柄短，具短硬伏毛。质脆，易碎。气微，味微苦。

【功效主治】 解毒，除湿，活血。主治疮疡肿痛，瘰疬，痢疾，湿疹，疳积，风湿痹痛，跌打损伤，月经不调。

【用法用量】 内服：煎汤，3~10g。外用：适量，捣敷；或煎水洗。

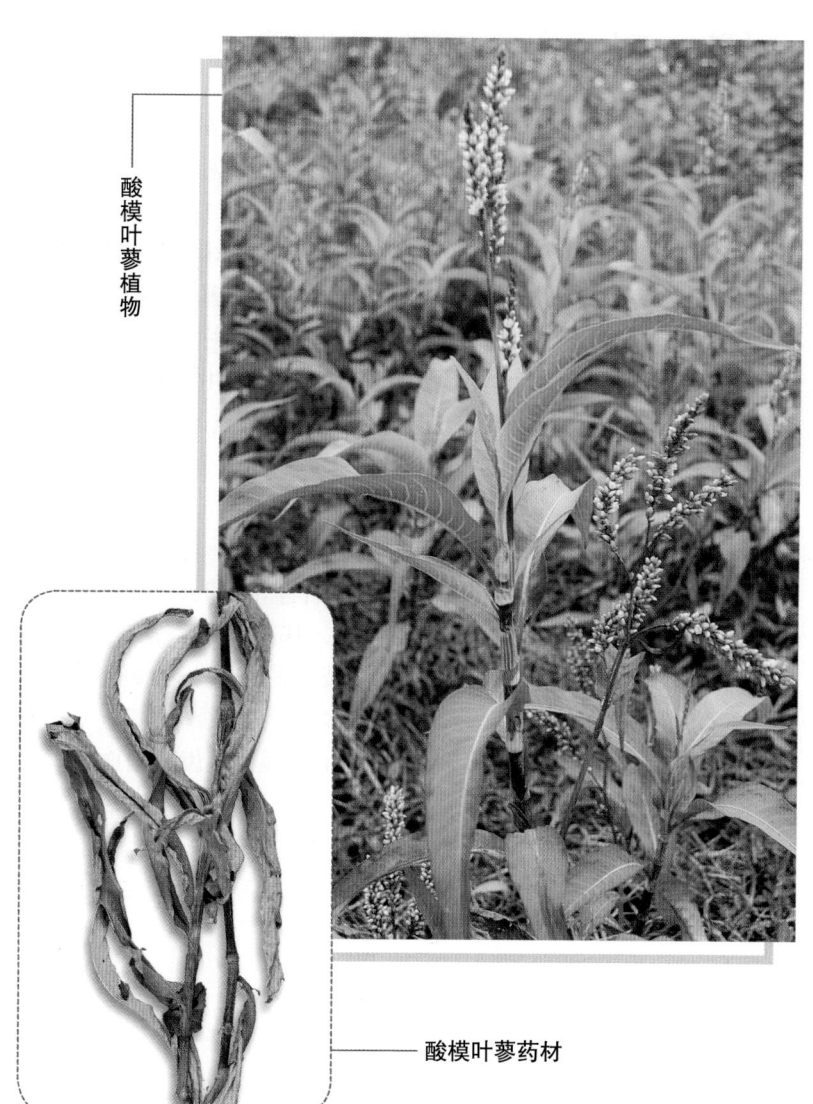

酸模叶蓼植物

酸模叶蓼药材

酸藤子

【别　　名】 海底龙、酸藤果、山盐酸鸡、酸醋藤、入地龙，信筒子。

【来　　源】 为紫金牛科植物酸果藤 *Embelia laeta*（L.）Mez 的叶。

【植物形态】 攀援灌木或藤本。有时伏地。枝有皮孔。叶互生，叶片坚纸质，椭圆形或倒卵形，长 3~4cm，宽 1~1.5cm，先端圆、钝或微凹，基部楔形，全缘，背面常有薄白粉；中脉隆起，侧脉不明显。总状花序，腋生或侧生，被细柔毛，有 3~8 朵，基部具 1~2 轮苞片；小苞片钻形或长圆形，具缘毛；花 4 数，白色；萼片卵形或三角形，先端急尖，有腺点；花冠裂片椭圆形，卵形；雄蕊着生于花冠裂片基部而长于后者。果球形，平滑或有纵皱条纹和少数腺点。

【分　　布】 广西主要分布于梧州、藤县、金秀、桂平、马山、邕宁、南宁、宁明、那坡。

【采集加工】 全年均可采，洗净，鲜用或晒干。

【药材性状】 叶片多卷曲，展平后呈倒卵形至椭圆形，长 3~5.5cm，宽 1~2.5cm，先端钝圆或微凹，基部楔形，全缘，侧脉不明显。叶柄短，长 5~8mm。有时可见小枝细圆柱形，长短不一，紫褐色。气微，味酸。

【功效主治】 补血，收敛止血。主治血虚证，齿龈出血。

【用法用量】 内服：煎汤，9~15g。

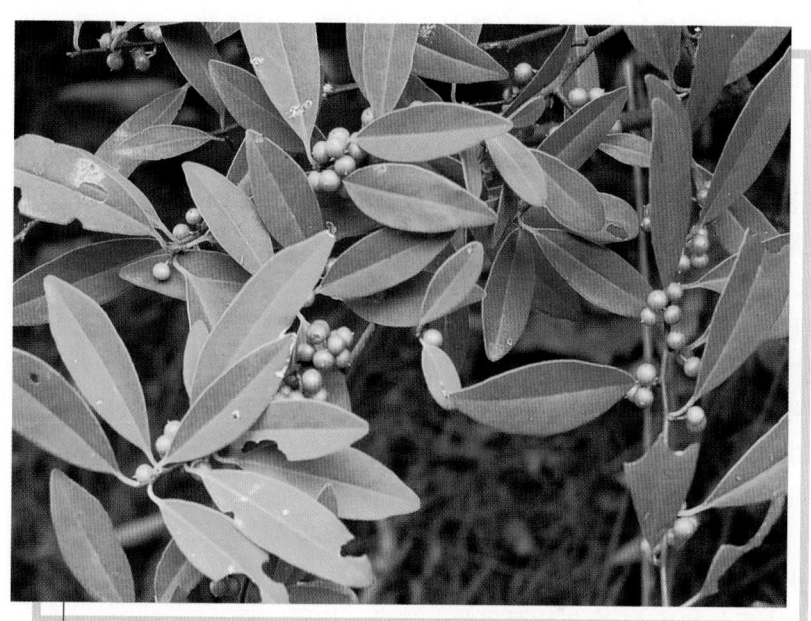

酸藤子植物

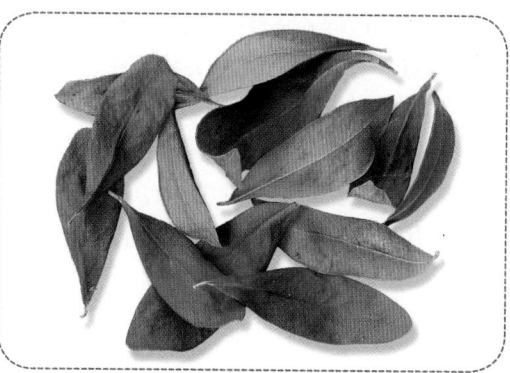

酸藤子药材

豨 莶

【别　　名】 豨莶草、希仙、虾钳草、铜锤草、土伏虱、牛人参。

【来　　源】 为菊科植物豨莶 *Siegesbeckia orientalis* L. 的地上部分。

【植物形态】 草本。分枝被灰白色短柔毛。叶对生；基部叶花期枯萎；中部叶三角状卵圆形或卵状披针形，长 4~10cm，宽 1.8~6.5cm，先端渐尖，基部阔楔形，下延成具翼的柄，边缘有不规则的浅裂或粗齿，上面绿色，下面淡绿，具腺点，两面被毛；三出脉，侧脉及网脉明显；上部叶渐小，卵状长圆形，边缘浅波状或全缘，近无柄。头状花序集成顶生的圆锥花序；总苞阔钟状，总苞片 2 层，叶质，背面被紫褐色腺毛；外层苞片 5~6，线状匙形或匙形；内层苞片卵状长圆形或卵圆形；花黄色；两性管状花上部钟状，上端有 4~5 卵圆形裂片。瘦果倒卵圆形，有 4 棱。

【分　　布】 广西主要分布于贺州、昭平、藤县、岑溪、博白、龙州、隆安。

【采集加工】 全年均可采收，洗净，切段，晒干。

【药材性状】 茎圆柱形，表面灰绿色或黄棕色，有纵沟，节略膨大，密被白色短柔毛；质轻而脆，易折断，断面有明显的白色髓部。叶多脱落或破碎；完整叶片三角状卵形或卵状披针形；两面被毛，下表面有腺点。有时可见黄色头状花序。气微，味微苦。

【功效主治】 祛风通络，平肝凉血，清热解毒。主治风湿痹痛，半身不遂，高血压病，痈肿疮毒，风疹湿疮。

【用法用量】 内服：煎汤，9~12g，大剂量 30~60g；捣汁或入丸、散。外用：适量，捣敷；或研末撒；或煎水熏洗。

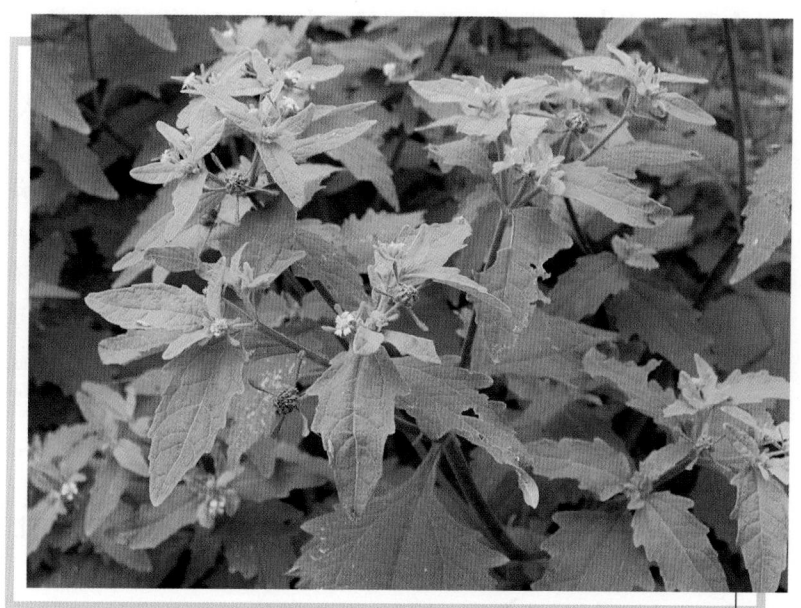

豨莶植物

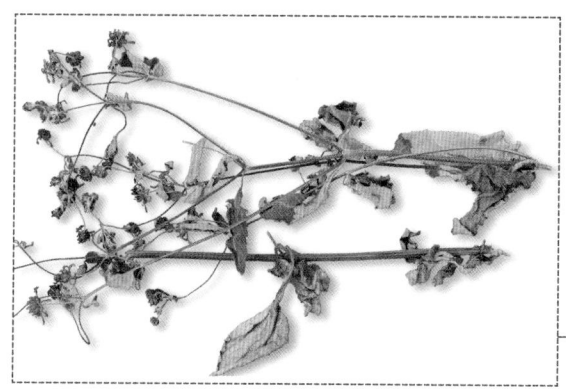

豨莶药材

蜘蛛抱蛋

【别　　名】一帆青、飞天蜈蚣、大九龙盘、竹叶盘、赶山鞭、入地蜈蚣、石上剑。

【来　　源】为百合科植物蜘蛛抱蛋 *Aspidistra elatior* Bl. 的根状茎。

【植物形态】草本。根状茎近圆柱形，具节和鳞片。叶单生，矩圆状披针形、披针形至近椭圆形，长 22~46cm，宽 8~11cm，先端渐尖，基部楔形，边缘多少皱波状，两面绿色，有时稍具黄白色斑点或条纹。苞片 3~4 枚，其中 2 枚位于花的基部，宽卵形，淡绿色，有时有紫色细点；花被钟状，外面带紫色或暗紫色，内面下部淡紫色或深紫色，上部 6~8 裂；花被裂片近三角形，向外扩展或外弯，先端钝，边缘和内侧的上部淡绿色，内面具条特别肥厚的肉质脊状隆起，紫红色；雄蕊 6~8 枚；雌蕊子房几不膨大；花柱柱头盾状膨大，圆形，紫红色。

【分　　布】广西主要分布于南丹、三江、贺州、昭平、北流、浦北。

【采集加工】除去杂质及外壳。用时捣碎。

【药材性状】根状茎近圆柱形，直径 5~10mm，外表面棕色，多少弯曲，有明显节和鳞片。质硬。气微，味淡。

【功效主治】活血化瘀，接骨止痛，解蛇毒。主治跌打损伤，风湿痹痛，肾虚腰痛，毒蛇咬伤。

【用法用量】内服：煎汤，15~30g。外用：适量，捣敷。

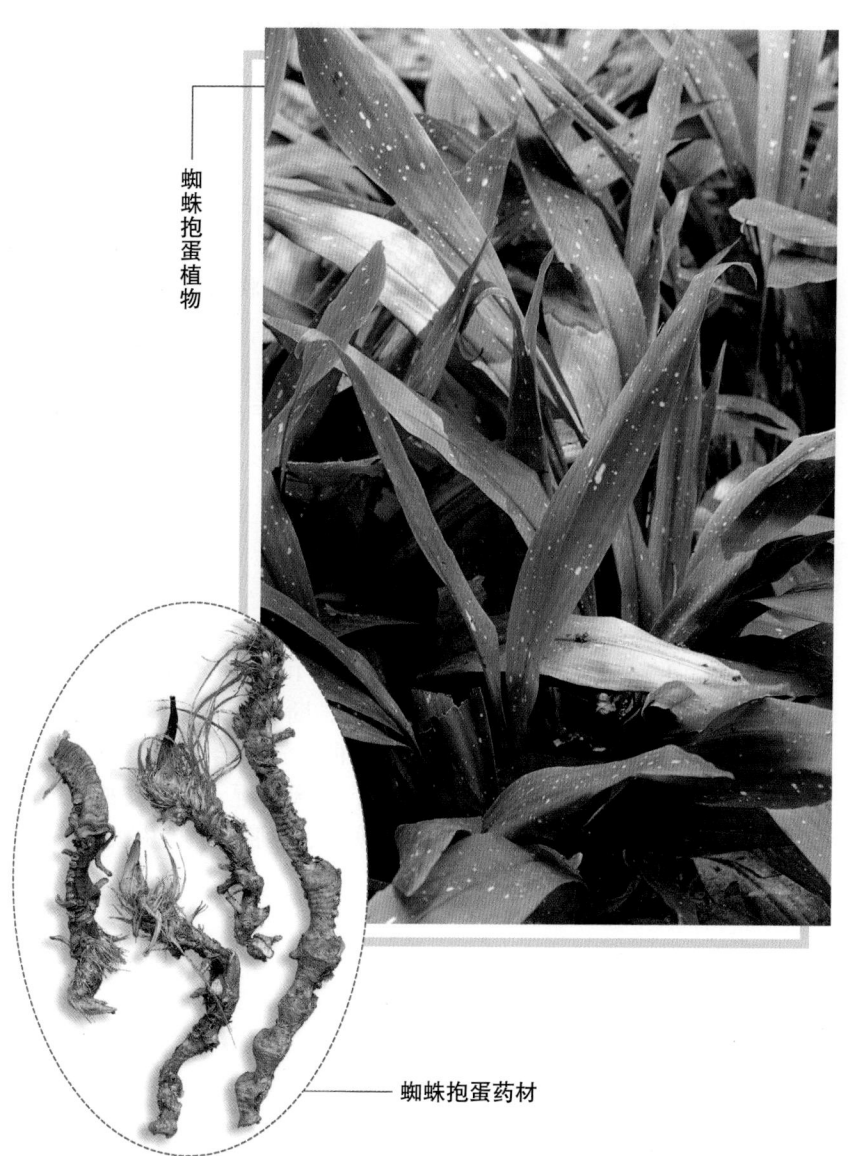

蜘蛛抱蛋植物

蜘蛛抱蛋药材

蜘蛛香

【别　　名】　马蹄香、土细辛、养心莲、养血莲、猫儿屎、老虎七。

【来　　源】　为败酱科植物马蹄香 *Valeriana jatamansi* Jones 的根茎或全草。

【植物形态】　根茎粗厚，块柱状，节密，有浓烈香味。茎一至数株丛生。基生叶发达，叶片心状圆形至卵状心形，边缘具疏浅波齿；茎生叶不发达，每茎2对，有时3对，下部的心状圆形，上部的常羽裂。花序为顶生的聚花序，苞片和小苞片长钻形，中肋明显，最上部的小苞片常与果实等长。花白色或微红色，杂性；雌花小，不育花药着生在极短的花丝上，位于花冠喉部；雌蕊伸长于花冠之外，柱头深3裂；两性花较大，雌雄蕊与花冠等长。瘦果长卵形，两面被毛。

【分　　布】　广西主要分布于德保、那坡、隆林、凌云、乐业、南丹、西林。

【采集加工】　9~10月采挖。除去茎叶，洗净，晒干。

【药材性状】　根茎呈圆柱形，略扁稍弯曲，具分枝，直径0.5~2cm；表面灰褐色或灰棕色，有紧密的环节及凸起的点状根痕，有的顶端膨大，具茎叶残基，质坚不易折断，断面较平整，灰棕色，可见维管束断续排列成环。根多数，细稍弯曲。气特异，味微苦、辛。

【功效主治】　理气止痛，消食止泻，祛风除湿，镇惊安神。主治脘腹胀痛，食积不化，腹泻痢疾，风湿痹痛，腰膝酸软，失眠。

【用法用量】　内服：煎汤，3~6g。

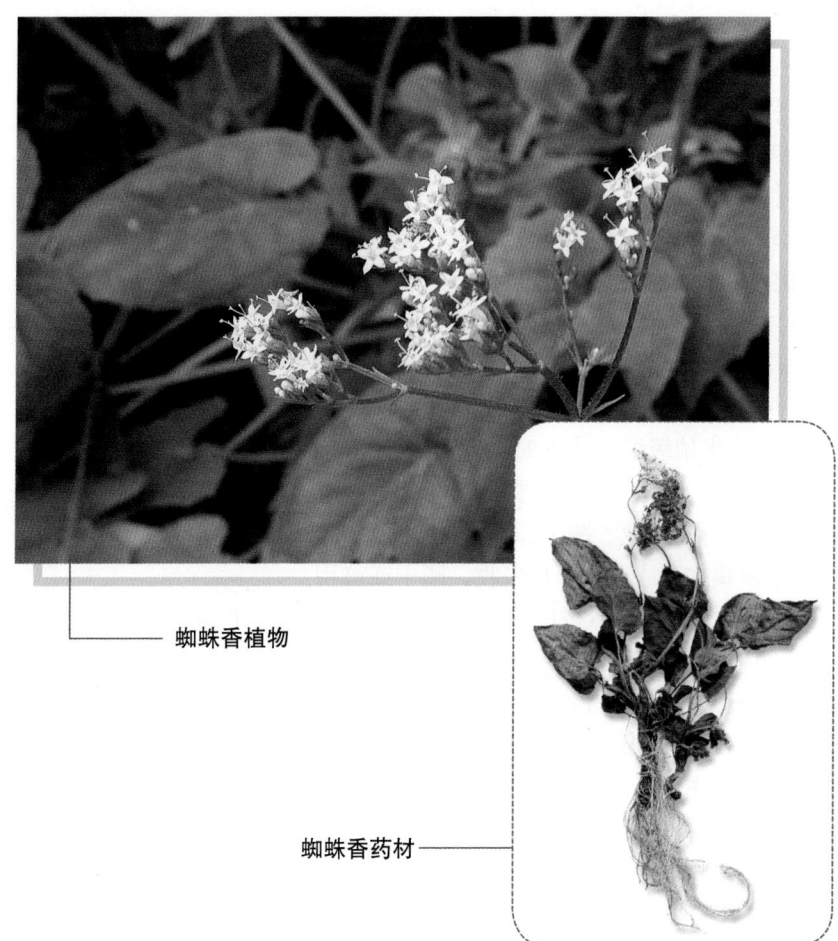

蜘蛛香植物

蜘蛛香药材

舞 草

【别　　名】 无风独摇草、独摇草、接骨草、红母鸡药壮阳草、唱合草、风流草、自动草。

【来　　源】 为豆科植物舞草 *Codariocalyx motorius*（Houtt.）Ohashi. 的枝叶。

【植物形态】 小灌木。茎有纵沟，无毛。单叶或三出复叶；顶生小叶较大，长圆形至披针形，长 5.5~10cm，宽 1~2.5cm，先端圆或钝，具短尖，下面有平贴的短柔毛，侧生小叶很小，长圆形或条形；叶柄长 1~2cm；叶有自发性之运动，故名"舞草"。圆锥花序顶生，长达 24cm，或为腋生总状花序；苞片阔卵形，脱落；花紫红色；花萼萼齿短；龙骨瓣具爪；雄蕊 10，二体。荚果镰形或直，疏生柔毛，腹缝线直，背缝线稍级缩，成熟时沿背缝线开裂，有 5~9 个荚节。

【分　　布】 广西主要分布于南丹、天峨、贺州、昭平、来宾、柳州、宜山、乐业、凌云、田东、宁明、平果、隆安、南宁。

【采集加工】 9~10 月采收，晒干或鲜用。

【药材性状】 小枝圆柱形，有纵裂，质脆，折断面木部占大部分。小叶 1~3 枚，叶皱缩卷曲，展平后长披针形，顶端小叶大，长 5.5~10cm，宽 1~2.5cm，先端圆形，具短尖，基部圆形，全缘，两侧小叶很小，披针形，常脱落，纸质。有时可见荚果。气微，味淡。

【功效主治】 活血祛风，安神镇静。主治神经衰弱，风湿骨痛，跌打损伤，骨折，风癣瘙痒。

【用法用量】 内服：煎汤，15~30g；或煅存性研末，1.5~2.5g。外用：适量，鲜品捣敷。

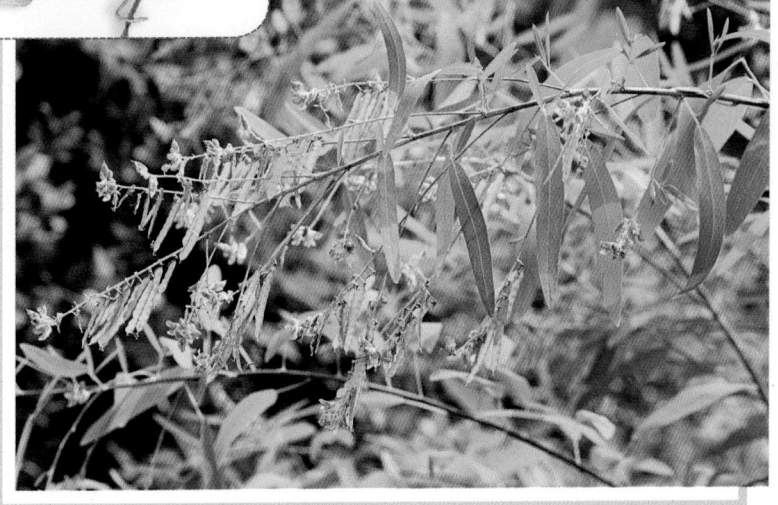

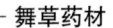
舞草药材

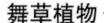
舞草植物

算盘子

【别　　名】 野南瓜、柿子椒、地金瓜、果盒仔。

【来　　源】 为大戟科植物算盘子 *Glochidion puberum*（L.）Hutch. 的根。

【植物形态】 灌木。小枝灰褐色，密被锈色或黄褐色短柔毛。叶互生；托叶三角形；叶长圆形至长圆状卵形，长 3~9cm，宽 1.2~3.5cm，先端钝至急尖，常具小尖头，基部楔形至钝形，下面粉绿色，密被短柔毛。花单性，花小，簇生于叶腋；无花瓣；萼片 6，2 轮；雄花花梗细，萼片质较厚，长圆形至狭长圆形；雄蕊 3 枚，合生成柱状，无退化子房；雌花花梗密被柔毛，花萼与雄花的近同形，两面均被毛。蒴果扁球形，具 8~10 条纵沟，先端具环状的宿存花柱，密被短柔毛，成熟时带红色。种子近肾形，具三棱，红褐色。

【分　　布】 广西各地均有分布。

【采集加工】 秋季采挖，拣净杂质，晒干。

【药材性状】 根呈圆柱状，直径 1~3cm，顶端残留茎痕，表面灰棕色，栓皮粗糙，极易脱落，有纵纹及横裂。质坚实，不易折断，断面浅棕色。气微，味涩。

【功效主治】 清热利湿，行气活血，解毒消肿。主治感冒发热，咳嗽，咽痛，牙痛，湿热泻痢，黄疸，淋浊，带下，痛经，闭经，风湿痹痛，跌打损伤，痈肿，瘰疬。

【用法用量】 内服：煎汤，15~30g。外用：适量，煎水熏洗。

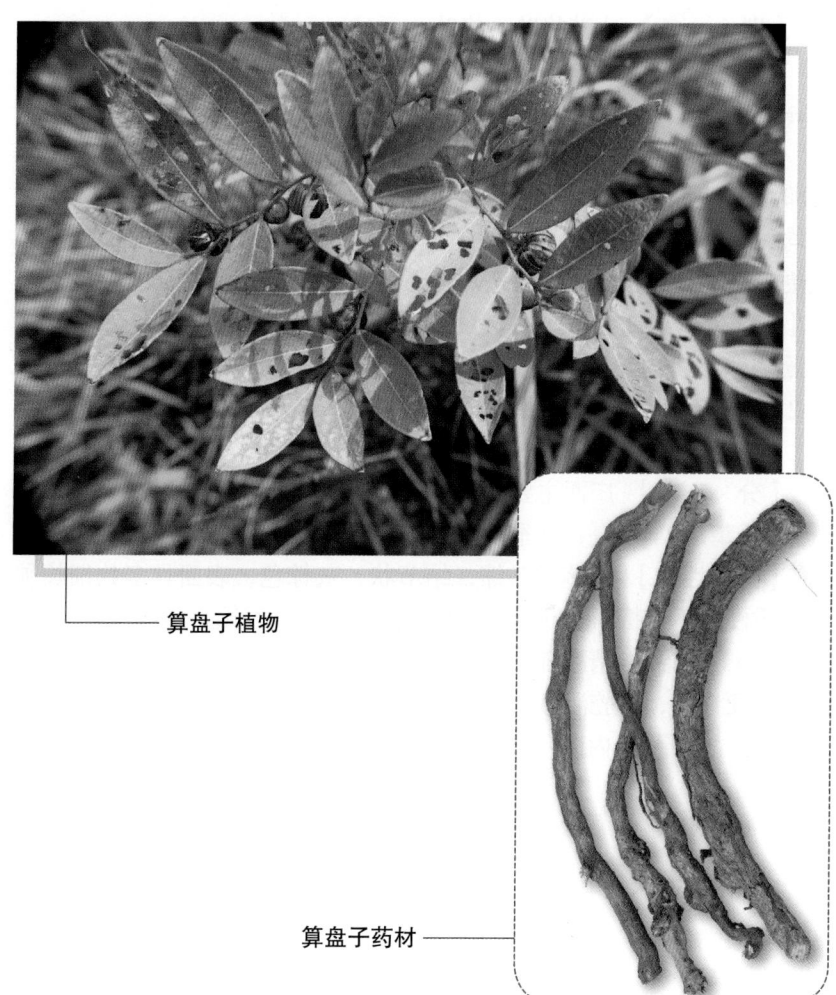

算盘子植物

算盘子药材

粽　叶

【别　　名】 小花柊叶、柊叶。

【来　　源】 为竹芋科植物尖苞柊叶 *Phrynium placentarium*（Lour.）Merr. 的根茎。

【植物形态】 草本。叶基生；叶柄长约30cm；叶片长圆状披针形或卵状披针形，长30~55cm，宽12~20cm，先端渐尖，基部钝圆，两面均无毛。头状花序无总花梗，自叶鞘生出，近球形，稠密，由4~5或更多之小穗组成；外面的苞片淡黄色，长圆形，先端有硬尖头，内藏小花1对；花白色；萼片披针形，无毛；花冠裂片椭圆形；外轮退化雄蕊倒卵形，内轮的较短；子房无毛或先端被小柔毛，仅1室发育，另2室的胚珠退化。果长圆形，外果皮薄，内有种子1颗。种子椭圆形，被红色假种皮。

【分　　布】 广西主要分布于岑溪、防城、邕宁、田东。

【采集加工】 夏、秋季采收，鲜用或切片晒干。

【药材性状】 根茎常皱缩，结节状，灰棕色，表面具多数细长须根。质硬，不易折断。断面黄白色，稍带粉性。气微，味淡。

【功效主治】 清热解毒，凉血止血。主治感冒发热，肝炎，痢疾，小便赤痛，口腔溃烂，吐血，血崩。

【用法用量】 内服：煎汤，6~15g。

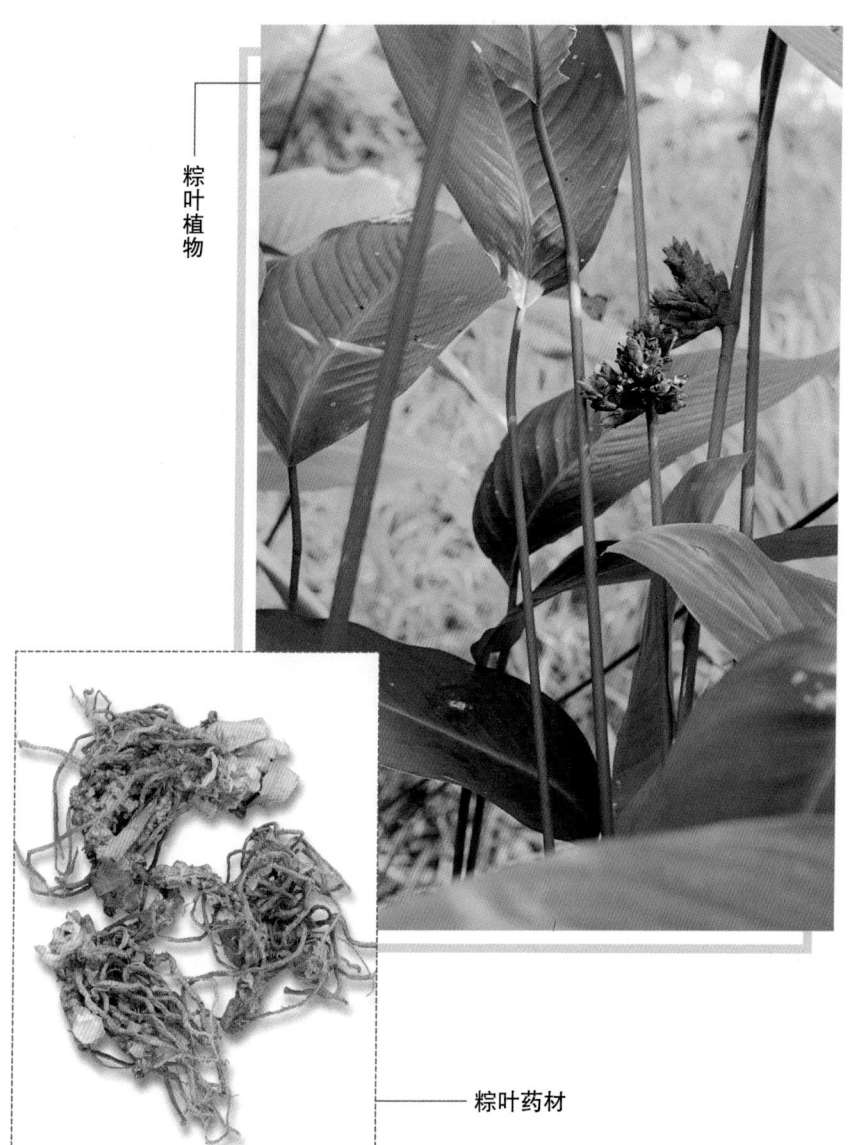

粽叶植物

粽叶药材

粽叶芦

【别　　名】 棕叶草、扫地草、棕叶芦、棕叶。

【来　　源】 为禾本科植物棕叶芦 *Thysanolaena maxima*（Roxb.）Kuntze 的根茎。

【植物形态】 草本。秆直立，具白色髓部。叶鞘光滑，紧密包茎；叶舌质硬，截平；叶片扁平，广披针形，基部呈心形，长达 40cm，宽 3~7cm，光滑或幼嫩时边缘微粗糙，具细小横脉纹。圆锥花序每节着生 1~3 个分枝；分枝斜向上升，下部裸露；颖短小，长为小穗的 1/5~1/4，先端钝尖，透明膜质；第 1 花仅具有 1 不孕外稃，约与小穗等长或稍短，具 1 脉；第 2 花为两性，外稃卵形，具短尖头，与第 1 外稃等长或略有上下，具 3 脉，边缘疏被柔毛，成熟后其毛开展；内稃透明膜质，较短小；花药褐色。颖果长圆形。

【分　　布】 广西各地有分布。

【采集加工】 全年可采，洗净，切片，晒干。

【药材性状】 根茎圆柱形，多聚成块状直径 0.5~1cm，表面淡黄色，具多数须根痕。节部具灰白色毛茸。质硬，难以折断，断面白色，可见点状散生维管束。气微，味淡。

【功效主治】 清热截疟，止咳平喘。主治疟疾，烦渴，腹泻，咳喘。

【用法用量】 内服：煎汤，30~60g。

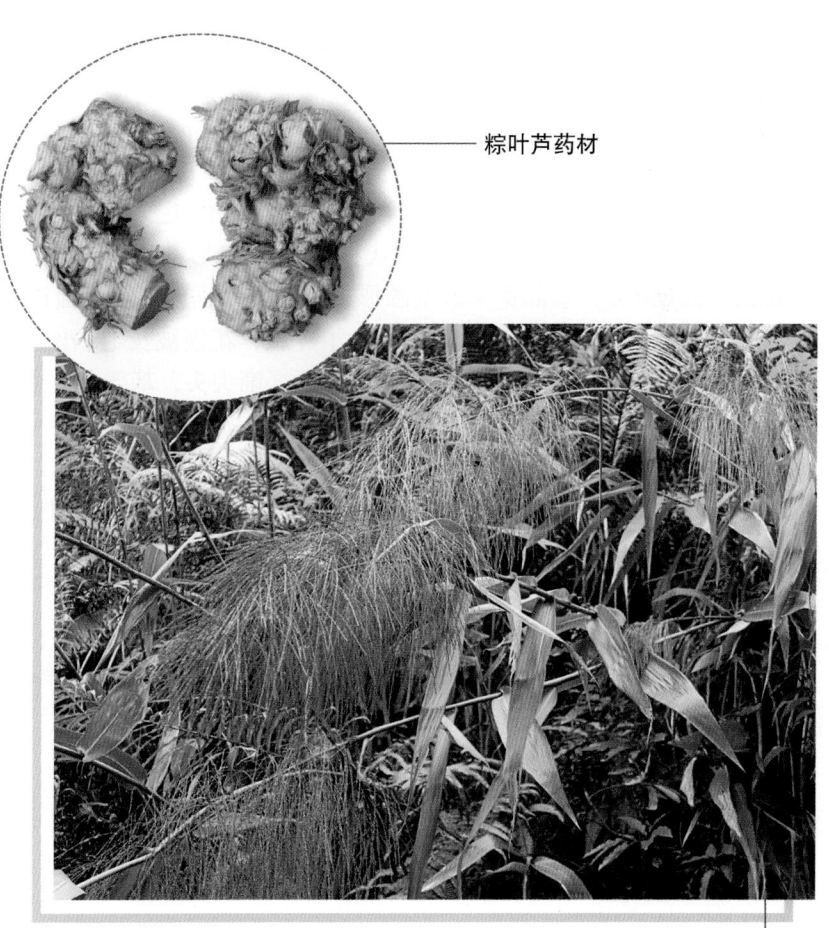

粽叶芦药材

粽叶芦植物

赛 葵

【别　　名】 黄花棉、黄花草、火叶黄花猛、山桃仔、苦麻赛葵、黄花虮麻头。

【来　　源】 为锦葵科植物赛葵 *Malvastrum coromandelianum*（L.）Garcke 的全草。

【植物形态】 亚灌木状。茎疏被单毛和星状粗毛。叶互生；叶柄密被长毛；托叶披针形；叶片卵状披针形或卵形，长 3~6cm，宽 1~3cm，先端钝尖，基部宽楔形至圆形，边缘具粗锯齿，上面疏被长毛，下面疏被长毛和星状长毛。花单生于叶腋，花梗被长毛；小苞片线性，疏被长毛；萼浅杯状，5 裂，裂片卵形，渐尖头，基部合生，疏被单长毛和星状长毛；花黄色，花瓣 5，倒卵形；分果爿 8~12，肾形，疏被星状柔毛，具 2 芒刺。

【分　　布】 广西主要分布于百色、南宁、金秀、隆安、平果、乐业。

【采集加工】 全年均可采收，洗净，切段，晒干。

【药材性状】 根圆锥形，常扭曲。茎圆柱形，直径 0.1~1cm。表面红棕色，多具纵向皱纹，嫩枝被毛，枝条顶端有时可见花或果实。叶多皱缩破碎或掉落，展开完整叶片卵状披针形或卵形，棕黄色，两面被疏毛。气微，味淡。

【功效主治】 清热利湿，解毒消肿。主治咽喉肿痛，肺热咳嗽，黄疸，湿热泻痢，前列腺炎，痔疮，痈肿疮毒，跌打损伤。

【用法用量】 内服：煎汤，10~15g，鲜品 60~120g。外用：适量，鲜品捣敷。

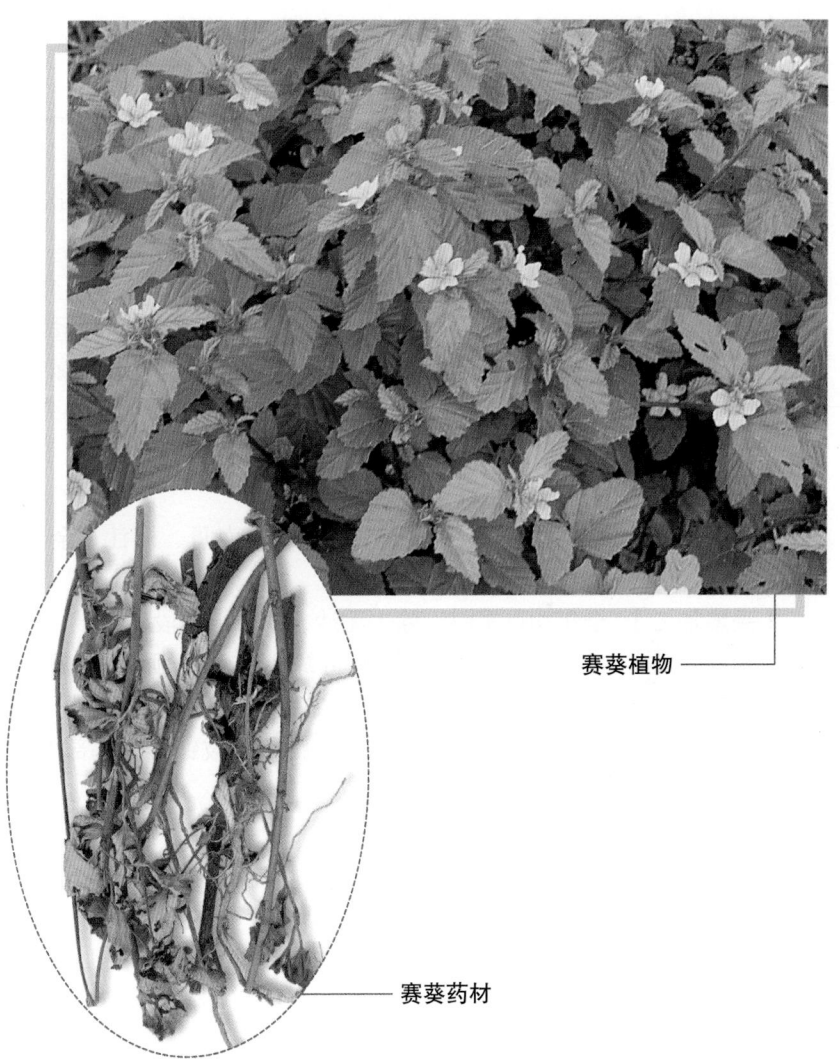

赛葵植物

赛葵药材

翠云草

【别　　名】 金鸡独立草、翠翔草、龙须、拦路枝、白鸡爪、细风藤。

【来　　源】 为卷柏科植物翠云草 *Selaginella uncinata*（Desv.）Spring 的全草。

【植物形态】 草本。主茎伏地蔓生，有细纵沟；侧枝多次分叉，常生不定根。叶二型，在枝两侧及中间各2行；侧叶卵形，长 2~2.5mm，宽 1~1.2mm，基部偏斜心形，先端尖，边缘全缘，或有小齿；中叶质薄，斜卵状披针形，长 1.5~1.8mm，宽 0.6~0.8mm，基部偏斜心形，淡绿色，先端渐尖，边缘全缘，或有小齿；嫩叶上面翠绿色。孢子囊穗四棱形；孢子叶卵圆状三角形，先端长渐尖，龙骨状，4列覆瓦状排列；孢子囊圆肾形，大孢子囊极少，生在囊穗基部，小孢子囊生在囊穗基部以上；孢子异型。

【分　　布】 广西主要分布于龙州、凤山、南丹、柳江、金秀、藤县、贺州、钟山。

【采集加工】 全年均可采收，除去泥沙、杂质，切段，晒干。

【药材性状】 主茎有细纵沟，表面黄绿色，可见须状根；侧枝疏生并多次分叉，分枝处常生不定根。叶二型，在枝两侧及中间各2行；侧叶卵形，基部偏斜心形；中叶质薄，斜卵状披针形，基部偏心形。气微，味涩。

【功效主治】 清热利湿，解毒，止血。主治黄疸，泄泻，水肿，淋病，痢疾，烫火伤，蛇咬伤，咳血，吐血，便血，痔漏，外伤出血。

【用法用量】 内服：煎汤，10~30g，鲜品可用至60g。外用：适量，晒干或炒炭研末，调敷；或鲜品捣敷。

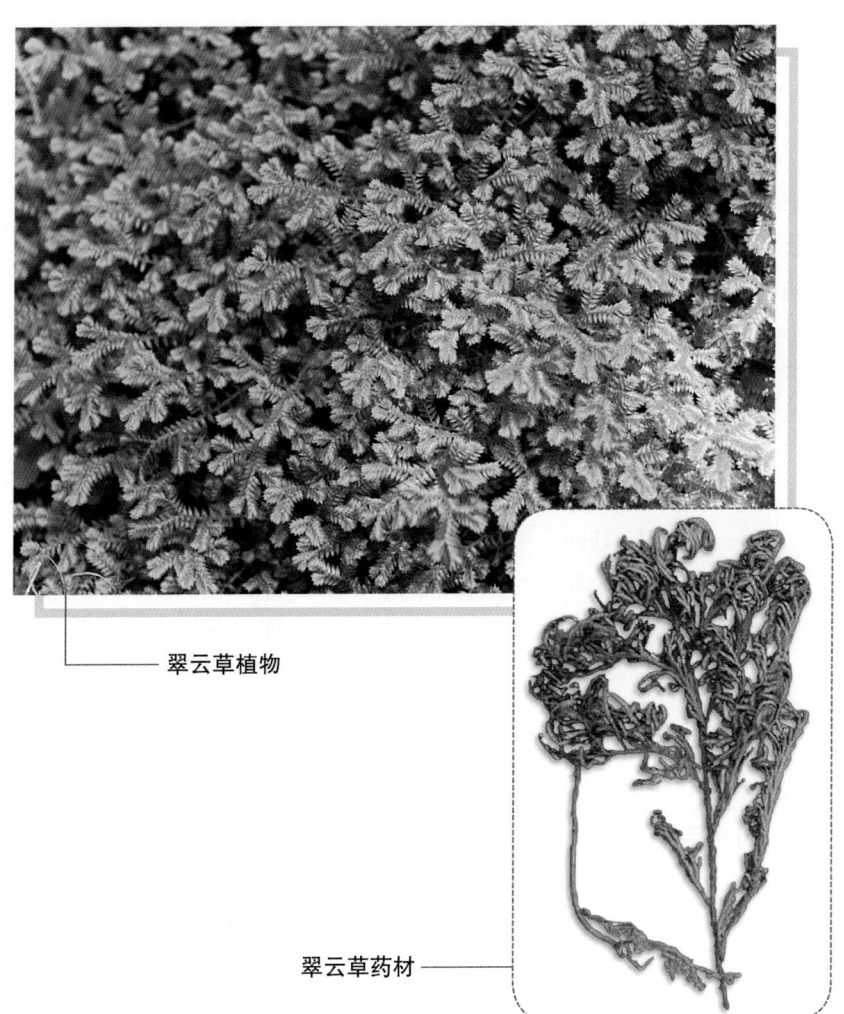

翠云草植物

翠云草药材

蕉芋

【别　　名】 芭蕉芋、食用美人蕉、食用昙华、粉芋、葛芋、旱芋、藕芋。

【来　　源】 为美人蕉科植物蕉芋 *Canna edulis* Ker 的根茎。

【植物形态】 草本。根茎发达，多分枝，块状；茎粗壮。叶片长圆形或卵状长圆形，长 30~60cm，宽 10~20cm，叶面绿色，边绿或背面紫色；叶柄短；叶鞘边缘紫色。总状花序单生或分叉，少花，被蜡质粉霜，基部有阔鞘；花单生或 2 朵聚生，小苞片卵形，淡紫色；萼片披针形，长约 1.5cm，淡绿而染紫；花冠管杏黄色，花冠裂片杏黄而顶端染紫，披针形，直立；外轮退化雄蕊 2~3 枚，倒披针形，红色，基部杏黄，直立，其中 1 枚微凹；唇瓣披针形，卷曲，顶端 2 裂，上部红色，基部杏黄；发育雄蕊披针形，杏黄而染红；子房圆球形，绿色，密被小疣状凸起；花柱狭带形，杏黄色。

【分　　布】 栽培。

【采集加工】 全年均可采收，洗净，除去须根，切段，晒干。

【药材性状】 根茎呈皱缩不规则块状，表面灰黄棕色，环节不明显，可见少量须根。质硬，不易折断，断面皮部黄棕色，木部黄白色。气微，味淡。

【功效主治】 清热利湿，解毒。主治痢疾，泄泻，黄疸，痈疮肿毒。

【用法用量】 内服：煎汤，10~15g。外用：适量，捣敷。

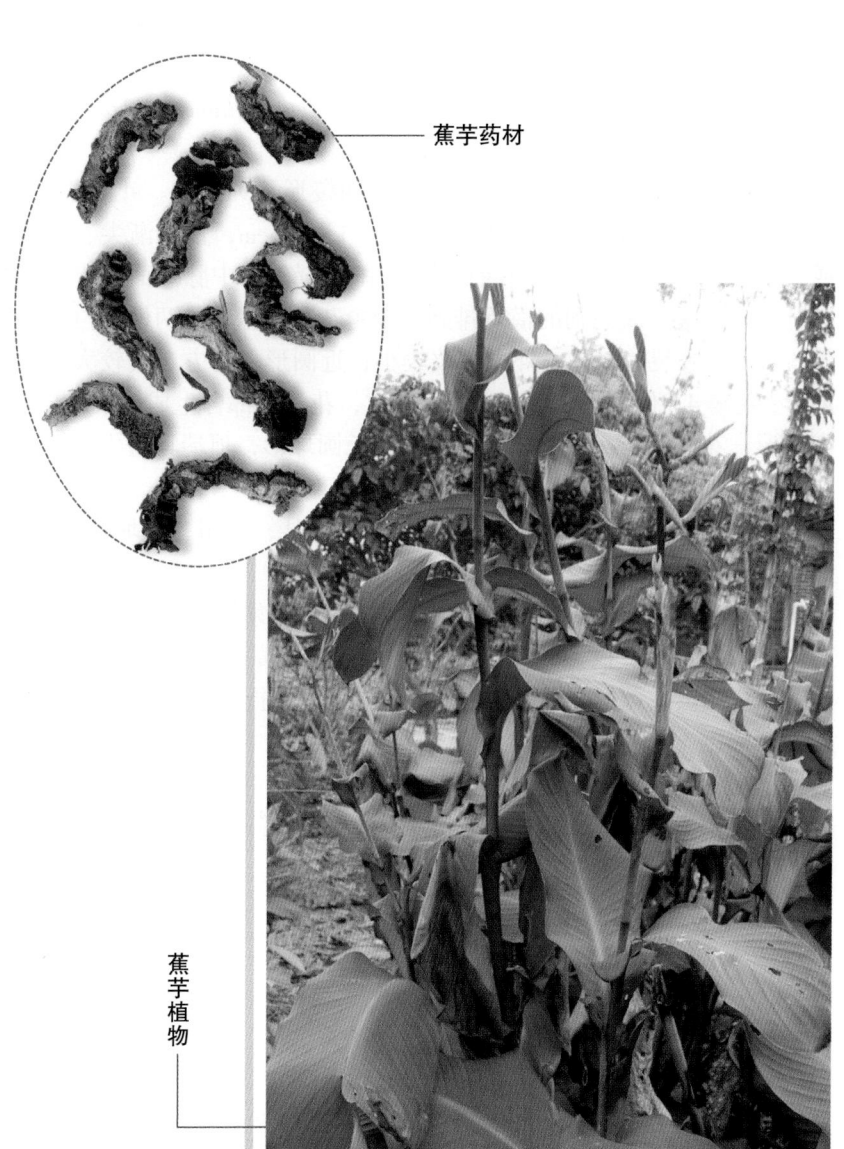

蕉芋药材

蕉芋植物

横经席

【别　　名】 薄叶胡桐、小果海棠木、独筋猪尾、跌打将军。

【来　　源】 为藤黄科植物薄叶红厚壳 *Calophyllum membranaceum* Gardn. et Chanp. 的根。

【植物形态】 灌木至小乔木。幼枝四棱形，具狭翅。叶薄革质，长圆形或长圆状披针形，长 6~12cm，宽 1.5~3.5cm，顶端渐尖、急尖或尾状渐尖，基部楔形，边缘反卷，两面具光泽；中脉两面隆起，侧脉纤细，密集，成规则的横行排列。聚伞花序腋生，花两性，白色略带浅红；花萼裂片 4 枚，外方 2 枚较小，近圆形，内方 2 枚较大，倒卵形；花瓣 4，倒卵形，等大；雄蕊多数，花丝基部合生成 4 束；子房卵球形，花柱细长，柱头钻状。果卵状长圆球形，顶端具短尖头，成熟时黄色。

【分　　布】 广西主要分布于邕宁、横县、梧州、防城、上思、浦北、玉林、陆川、博白、德保、昭平、金秀。

【采集加工】 全年均可采收，根洗净，除去须根，切段，晒干。

【药材性状】 根为圆柱形，表面棕褐色或黄褐色，具纵皱缩纹，部分栓皮脱离，可见侧根或侧根痕。质硬，不易折断，切断面皮部薄，木部黄棕色，可见年轮。气微，味淡。

【功效主治】 祛风湿，强筋骨，活血止痛。主治风湿痹证，肾虚腰痛，月经不调，痛经，跌打损伤。

【用法用量】 内服：煎汤，15~30g。

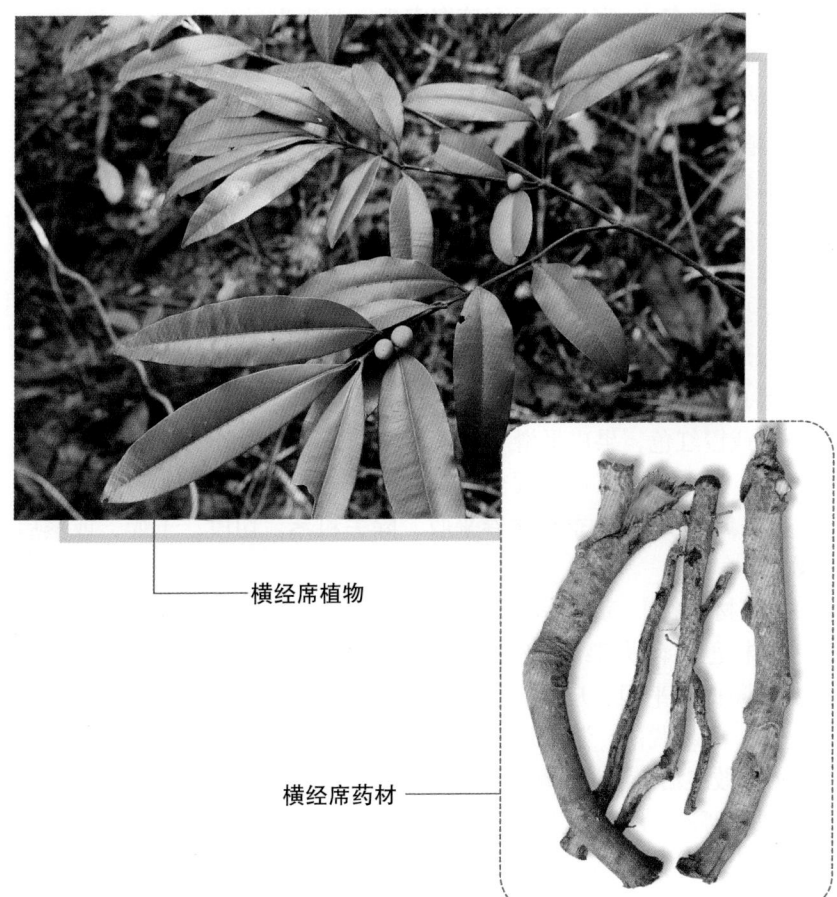

横经席植物

横经席药材

槲寄生

【别　　名】 寄生子、台湾槲寄生、北寄生、冬青。

【来　　源】 为桑寄生科植物槲寄生 *Viscum coloratum*（Kom.）Nakai 的全株。

【植物形态】 灌木。茎、枝均圆柱状，二歧或三歧、稀多歧地分枝，节稍膨大。叶对生，稀 3 枚轮生，厚革质或革质，长椭圆形至椭圆状披针形，长 3~7cm，宽 0.7~1.5cm，顶端圆形或圆钝，基部渐狭；基出脉 3~5 条；叶柄短。雌雄异株；花序顶生或腋生于茎叉状分枝处；雄花序聚伞状，总苞舟形，通常具花 3 朵；雄花花蕾时卵球形，萼片 4 枚，卵形，花药椭圆形；雌花序聚伞式穗状；苞片阔三角形；花托卵球形，萼片 4 枚，三角形；柱头乳头状。果球形，具宿存花柱，成熟时淡黄色或橙红色，果皮平滑。

【分　　布】 广西主要分布于南宁、全州、靖西。

【采集加工】 冬季至次春采收，除去粗茎，切段，干燥，或蒸后干燥。

【药材性状】 茎枝呈圆柱形，直径 0.3~1cm；表面黄绿色、金黄色或黄棕色，有纵皱纹；节膨大，节上有分枝或枝痕；体轻，质脆，易折断，断面不平坦，皮部黄色，木部色较浅，射线放射状，髓部常偏向一边。叶易脱落。浆果球形，皱缩。气微，味微苦，嚼之有黏性。

【功效主治】 补肝肾，强筋骨，祛风湿，安胎。主治腰膝酸软无力，风湿痹痛，胎动不安，胎漏下血。

【用法用量】 内服：煎汤，10~15g；或入丸、散；浸酒或捣汁。外用：适量，捣敷。

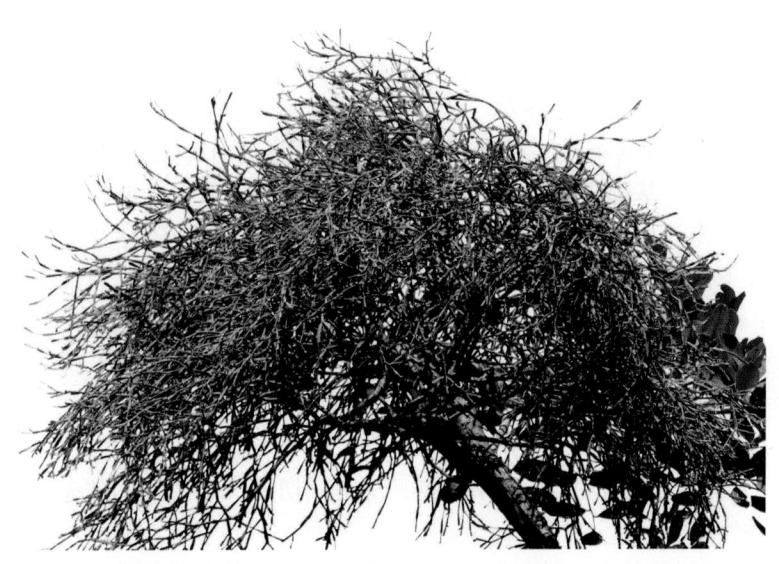

槲寄生植物

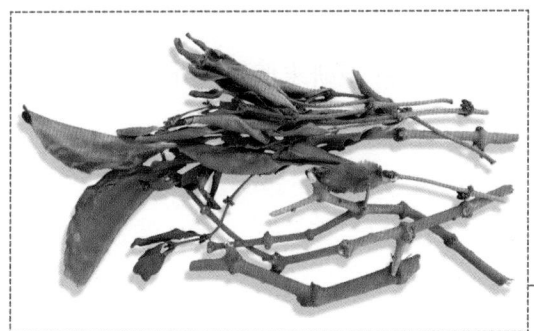

槲寄生药材

樟树根

【别　　名】　香通、土沉香、香樟、山沉香。

【来　　源】　为樟科植物樟 *Cinnamomum camphora*（L.）Pres 的根。

【植物形态】　大乔木。全体有樟脑气味。树皮灰黄褐色，纵裂。叶互生；叶片薄革质，卵形或卵状椭圆形，长 6~12cm，宽 2.5~5.5cm，先端急尖，基部宽楔形或近圆形，全缘，有时边缘呈微波状，上面绿色，有光泽，下面灰绿色，微有白粉；离基三出脉，侧脉及支脉脉腋在叶下面有明显腺窝，叶上面明显隆起，窝内常被柔毛。圆锥花序腋生；花两性，绿白色或黄绿色；花被筒倒锥形，花被裂片椭圆形，花被内面密被短柔毛；能育雄蕊 9，花丝被短柔毛；退化雄蕊 3，箭头形，位于最内轮；子房球形。果实近球形或卵球形紫黑色。

【分　　布】　广西分布于各地。

【采集加工】　春，秋季采挖，洗净，切片，晒干。不宜火烘，以免香气挥发。

【药材性状】　根圆柱形，直径 2~6cm，外表赤棕色或暗棕色，有栓皮或部分脱落，横断面皮部薄，暗棕色，木部宽，黄白色或黄棕色。质坚而重。有樟脑气，味辛而清凉。

【功效主治】　温中止痛，辟秽和中，祛风除湿。主治胃脘疼痛，霍乱吐泻，风湿痹痛，皮肤瘙痒。

【用法用量】　内服：煎汤，3~10g；或研末调服。外用：适量，煎水洗。

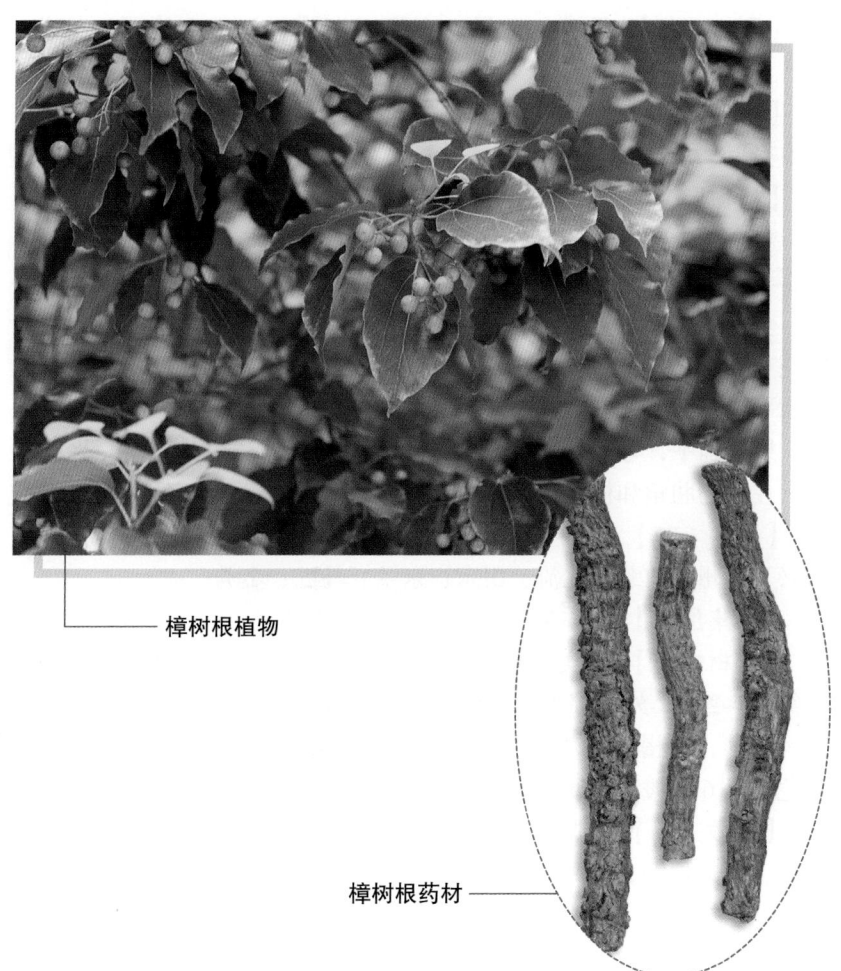

樟树根植物

樟树根药材

橄榄

【别　名】黄榄、青果、山榄、白榄、红榄、青子、谏果、忠果。

【来　源】为橄榄科植物橄榄 *Canarium album*（Lour.）Raeusch. 的果实。

【植物形态】乔木。小枝幼部被黄棕色绒毛。有托叶，仅芽时存在，着生于近叶柄基部的枝干上；小叶纸质至革质，披针形或椭圆形，长 6~14cm，宽 2~5.5cm，先端渐尖至骤狭渐尖，基部楔形至圆形，偏斜，全缘。花序腋生；雄花序为聚伞圆锥花序，多花；雌花序为总状；雄花长 5.5~8mm，雌花长约 7mm；花萼在雄花上具 3 浅齿，在雌花上近截平；雄蕊 6，在雌花中环状，略具 3 波状齿；雌蕊在雄花中细小或缺。果萼扁平，萼齿外弯；果卵圆形至纺锤形，成熟时黄绿色；果核渐尖，在钝的肋角和核盖之间有浅沟槽。种子 1~2，不育室稍退化。

【分　布】广西主要分布于邕宁、横县、临桂、梧州、苍梧、东兴、钦州、浦北、北流、田东、东兰、马巴、金秀。

【采集加工】秋季果实成熟时采收，晒干。

【药材性状】果实呈梭状，两端钝圆，或渐尖，长可达 3~4cm，粗约 1.5~2cm。外表棕褐色或紫棕色，皱缩，有多数凹凸不平的皱纹。果肉较薄，棕褐色或灰色，质坚韧，可与果核分离。果核呈梭形，棕黄色，具 6 条棱线。质坚硬不易碎。气清香，味甜。

【功效主治】清肺利咽，生津止渴，解毒。主治咳嗽痰血，咽喉肿痛，暑热烦渴，醉酒，鱼蟹中毒。

【用法用量】内服：煎汤，6~12g；或熬膏；或入丸剂。外用：适量研末撒或油调敷。

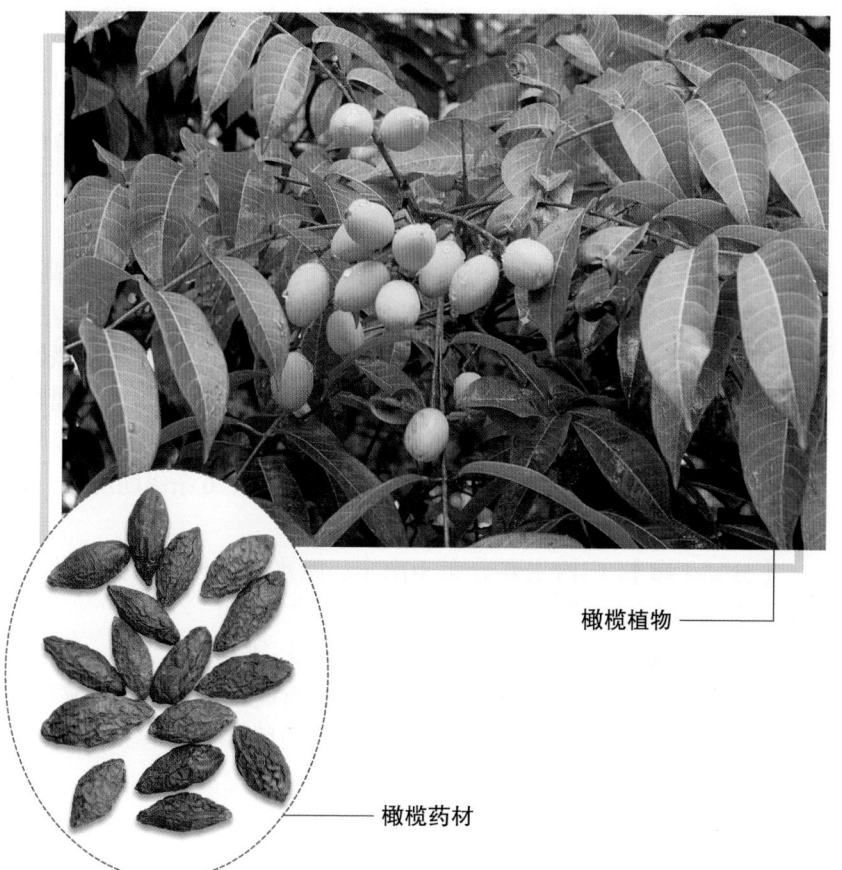

橄榄植物

橄榄药材

蝴蝶花

【别　　名】 日本鸢尾、开喉箭、扁竹、剑刀草、豆豉草、扁担叶、扁竹根。

【来　　源】 为鸢尾科植物蝴蝶花 *Iris japonica* Thunb. 的根茎。

【植物形态】 草本。直立的根状茎扁圆形，具多数较短的节间，棕褐色，横走的根状茎节间长，黄白色；须根生于根状茎的节上，分枝多。叶基生，暗绿色，有光泽，近地面处带红紫色，剑形，长25~60cm，宽1.5~3cm，顶端渐尖，无明显的中脉。花茎直立，高于叶片，顶生稀疏总状聚伞花序；苞片叶状，宽披针形或卵圆形，花淡蓝色或蓝紫色；花被管明显，外花被裂片倒卵形或椭圆形，顶端微凹，基部楔形，边缘波状，有细齿裂，中脉上有隆起的黄色鸡冠状附属物，内花被裂片椭圆形或狭倒卵形，爪部楔形，顶端微凹，边缘有细齿裂，花盛开时向外展开；子房纺锤形。蒴果椭圆状柱形，6条纵肋明显，成熟时自顶端开裂至中部。种子黑褐色。

【分　　布】 广西主要分布于南宁、融水、桂林、临桂、龙胜、资源、乐业、资源、隆林、南丹、都安、东兰。

【采集加工】 全年均可采收，洗净，切段，晒干。

【药材性状】 根茎扁圆柱形，皱缩，稍弯曲。表面棕褐色或灰黄色，多环节，基部节上可见须根，上部节有残留鳞状叶基。质硬，折断面纤维性。气微，味微苦。

【功效主治】 消食导滞，杀虫，利水解毒，活血止痛。主治食积腹胀，虫积腹痛，热结腹痛，热结便秘，水肿，癥瘕，久疟，牙痛，咽喉肿痛，疮肿，瘰疬，跌打损伤，子宫脱垂，蛇犬咬伤。

【用法用量】 内服：煎汤，6~9g；或研末；或泡酒。外用：适量，捣敷。

蝴蝶花植物

蝴蝶花药材

蝙蝠草

【别　　名】 蝴蝶草、鹤子草、蝴蝶风。

【来　　源】 为豆科植物蝙蝠草 Christia vespertilionis（L. f.）Bahn. f. 的全草。

【植物形态】 直立草本。常由基部开始分枝，茎纤细，上部稍被微毛。叶互生；小叶通常 3，有时 1 片；顶生小叶较大，叶片菱形或长菱形，宽为长的 4~6 倍，长 8~15mm，宽 5~9cm，先端近截平而微凹状，基部阔楔形，有 3~4 条侧脉；侧生小叶较小，叶片倒心形，不对称，先端截形，有短尖，基部楔形，上面无毛，下面有短柔毛，侧脉 3~4 对。总状花序顶生或腋生；花梗极短，花后增长，花稀疏；花萼杯状；萼片 5，有柔毛，花后增大，有极明显的网脉；花冠蝶形，不伸出萼外；雄蕊 10，二体；子房长圆形，花柱内弯，线形。荚果有 4~5 个荚节，每节有种子 1 颗。

【分　　布】 广西主要分布于田东、平果、隆安、武鸣、南宁、容县、柳州、邕宁。

【采集加工】 夏、秋季采收全草，洗净，鲜用，或扎成把晒干。

【药材性状】 根细长圆柱形，少分枝；表面浅黄色；质硬脆，易折断。茎纤细，圆柱形，老茎红褐色，嫩茎黄绿色，近无毛，质脆，易折断。叶互生，有柄，常皱缩，展平呈蝴蝶状，表面黄绿色，背面有短柔毛；叶柄细长，被短柔毛。

【功效主治】 活血祛风，解毒消肿。主治风湿痹痛，跌打损伤，喉蛾，肺热咳嗽。痈肿疮毒，毒蛇咬伤。

【用法用量】 内服：煎汤，3~9g；或浸酒。外用：适量，捣敷。

蝙蝠草药材 ——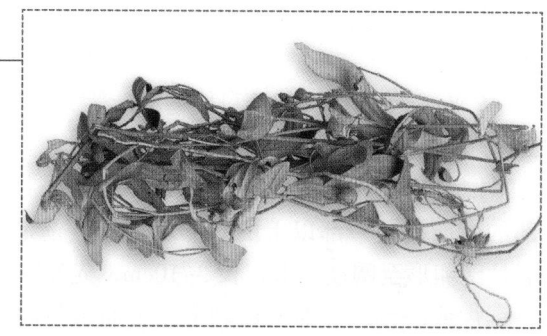

—— 蝙蝠草植物

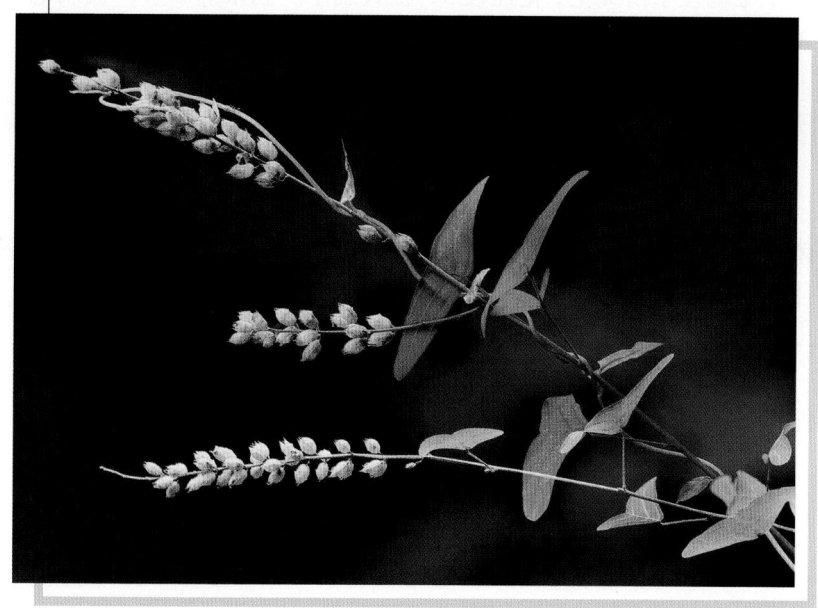

箭叶秋葵

【别　　名】　红花参、铜皮、五指山参、小红芙蓉、岩酸、榨桐花。

【来　　源】　为锦葵科植物箭叶秋葵 *Abelmoschus sagittifolius*（Kurz）Merr. 的根、叶。

【植物形态】　草本。具肉质根。小枝被糙硬长毛。叶形多样，下部的叶卵形，中部以上的叶卵状戟形、箭形至掌状 3~5 浅裂或深裂，裂片阔卵形至阔披针形，长 3~10cm，先端钝，基部心形或戟形，边缘具锯齿或缺刻，上面疏被刺毛，下面被长硬毛；叶柄疏被长硬毛。花单生于叶腋，花梗纤细，密被糙硬毛；小苞片线形，疏被长硬毛；花萼佛焰苞状，先端具 5 齿，密被细绒毛；花红色或黄色，花瓣倒卵状长圆形；雄蕊柱平滑无毛；花柱枝 5，柱头扁平。蒴果椭圆形，被刺毛，具短喙。种子肾形，具腺状条纹。

【分　　布】　广西主要分布于南宁、邕宁、武鸣、岑溪、贵港、贺州、宁明、龙州。

【采集加工】　全年均可采收，根洗净，除去须根，切段，晒干。

【药材性状】　主根肉质膨大，呈人字形或圆柱形，上端有不明显的横纹，中部横纹明显，根顶部有残留茎基，略显青色，下面有支根，须根细长，外形似人参；表皮淡黄白色，断面白色，有同心环。味甘淡，嚼之有黏感。

【功效主治】　滋阴润肺，和胃。主治肺燥咳嗽，肺痨，胃痛，疳积。

【用法用量】　内服：煎汤，10~15g。

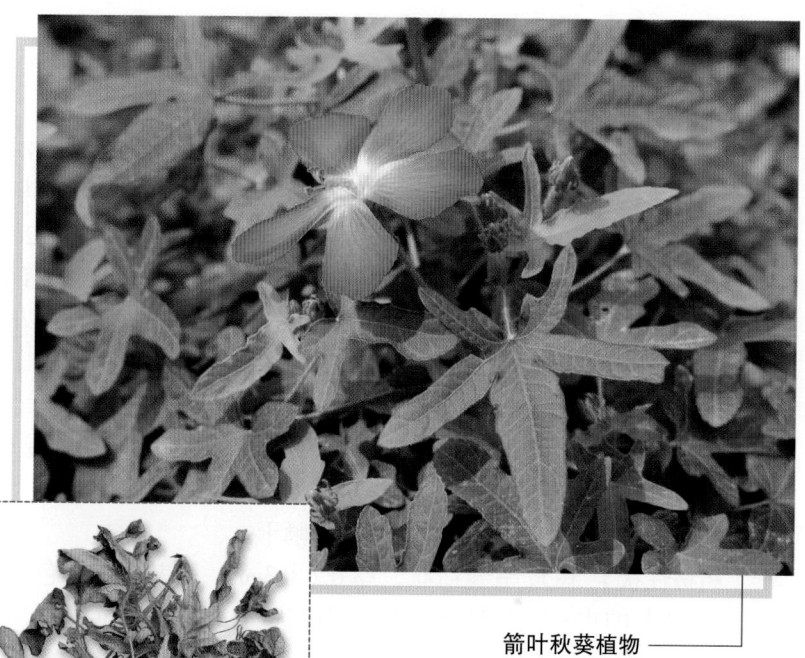

箭叶秋葵植物

箭叶秋葵药材

潺槁树

【别　　名】 潺槁木姜子、香胶木、山胶木。

【来　　源】 为樟科植物潺槁木姜子 *Litsea glutinosa* (Lour.) C. B. Rob. 的树皮。

【植物形态】 灌木或小乔木。全株有香气。小枝灰褐色，幼时有灰黄色绒毛；顶芽卵圆形，鳞片外面披灰黄色绒毛。单叶互生；叶柄有黄色绒毛；叶片倒卵形，倒卵状长圆形或椭圆状披针形，长 6~22cm，宽 5~10cm，先端钝或圆，基部楔形，钝或近圆形。幼时两面均有毛，老时上面仅中脉略有毛。伞形花序；花单性，雌雄异株；苞片 4；花被不完全或缺；能育雄蕊通常 15；退化雌蕊椭圆形；雌花中子房近于圆形，花柱粗大，柱头漏斗状；退化雄蕊有毛。果球形，先端略增大。

【分　　布】 广西主要分布于防城、上林、南宁、宁明、龙州、天等、东兰、平乐。

【采集加工】 全年均可采收，切片，晒干。

【药材性状】 树皮呈卷筒状，厚 0.2~0.3cm，外表面灰绿色至黄绿色，有凸起的皮孔，有时可见不规则鳞状纹；内表面土黄色。质坚硬，易折断，断面呈数层。气微，味清香。

【功效主治】 拔毒生肌止血消肿止痛。主治疮疖痈肿，跌打损伤，外伤出血。

【用法用量】 外用：适量，捣敷或研末撒。

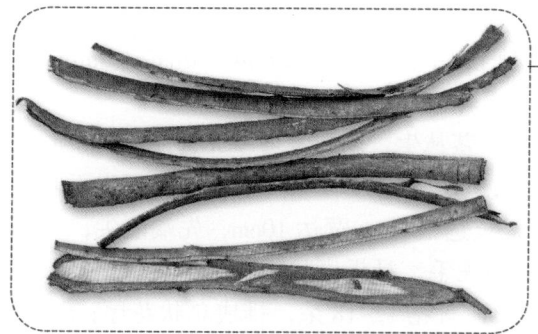

潺槁树药材

潺槁树植物

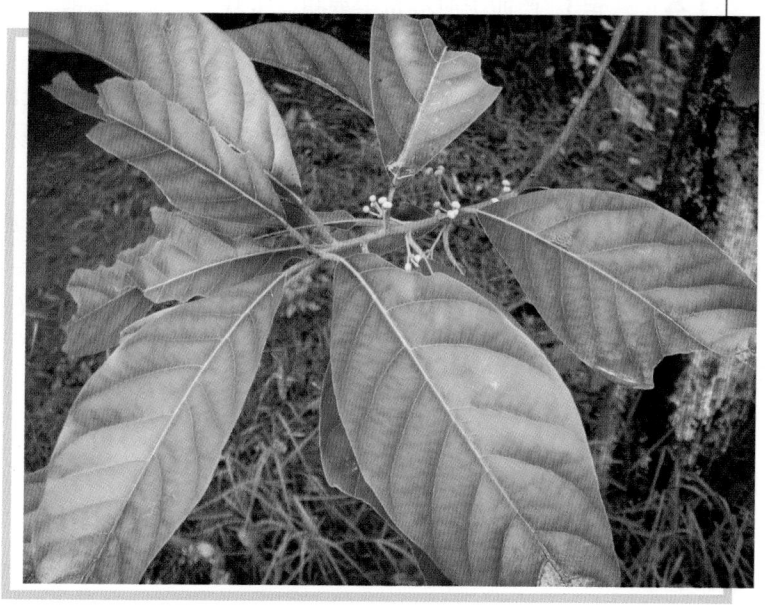

鹤顶兰

【别　　名】　大白芨、拐子药。

【来　　源】　为兰科植物鹤顶兰 *Phaius tankervilleae*（Banks ex L'Herit.）Bl. 的假鳞茎。

【植物形态】　粗壮草本。茎丛生，基部常增厚成圆锥形或卵形的假鳞茎，具 2~6 叶。叶大型，长圆状披针形，叶 2~6 枚，互生于假鳞茎的上部，长圆状披针形，长达 70cm，宽达 10cm，先端渐尖，基部收狭为长达 20cm 的柄，两面无毛，具折扇状叶脉。花葶侧生于假鳞茎上或从叶腋抽出，圆柱形，有花 12~18 朵，排成总状花序；花大，花被片外面白色，内面红褐色；唇瓣大部分紫红色，向上卷，围绕蕊柱，前缘波状，距圆柱形，先端常成叉状 2 浅裂。

【分　　布】　广西主要分布于贺州、玉林、宁明、那坡。

【采集加工】　全年均可采收，鲜用或晒干。

【药材性状】　假鳞茎圆锥形或卵形，长约 5cm 或更长，表面藏青色或黑褐色，节环明显，有的假鳞茎顶端残存叶片。质硬，不易折断，断面棕色。气微，味微辛。

【功效主治】　止咳祛痰，活血止血。主治咳嗽痰多，咳血，乳痈，跌打损伤，外伤出血。

【用法用量】　内服：煎汤，3~9g。外用：适量，鲜品捣敷；或研末撒。

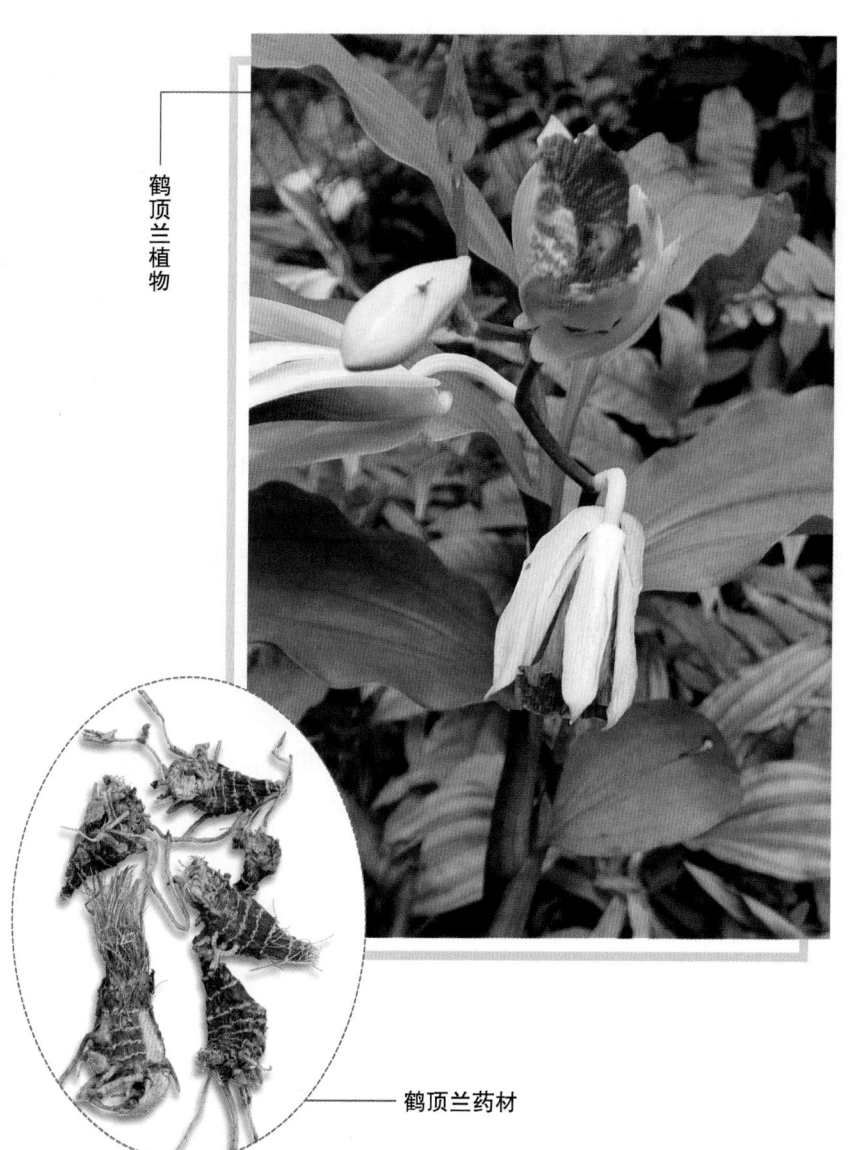

鹤顶兰植物

鹤顶兰药材

鹤 虱

【别　　名】 天名精、挖耳草、天门精、烟斗菊、鬼虱、北鹤虱、鹤虱子。

【来　　源】 为菊科植物天名精 *Carpesium abrotanoides* L. 的果实。

【植物形态】 草本。茎直立，上部多分枝，密生短柔毛。叶互生；下部叶片宽椭圆形或长圆形，长头状花序多数，沿茎枝腋生，有短梗或近无梗，平立或梢下垂。总苞钟状球形；总苞片 3 层，外层极短，卵形，先端尖，有短柔毛，中层和内层长圆形，先端圆钝，无毛；花黄色，外围的雌花花冠丝状，3~5 齿裂，中央的两性花花冠筒状，先端 5 齿裂。瘦果条形，具细纵条，先端有短喙，有腺点；无冠毛。

【分　　布】 广西主要分布于灵川、桂林、柳州、南宁、龙州、平果、凤山、南丹。

【采集加工】 秋季果实成熟时采收，晒干，除去杂质。

【药材性状】 果实圆柱形，长 3~4mm，直径不到 1mm。表面黄褐色或暗褐色，具多数纵棱。顶端收缩呈细喙状，先端扩展成灰白色圆环，基部稍尖，有着生痕迹。果皮薄，纤维性，种皮薄，透明，子叶 2，类白色，稍有油性。气特异，味微苦。

【功效主治】 杀虫消积。主治肠道寄生虫病，小儿疳积。

【用法用量】 内服：煎汤，5~10g；或入丸散。外用：适量。

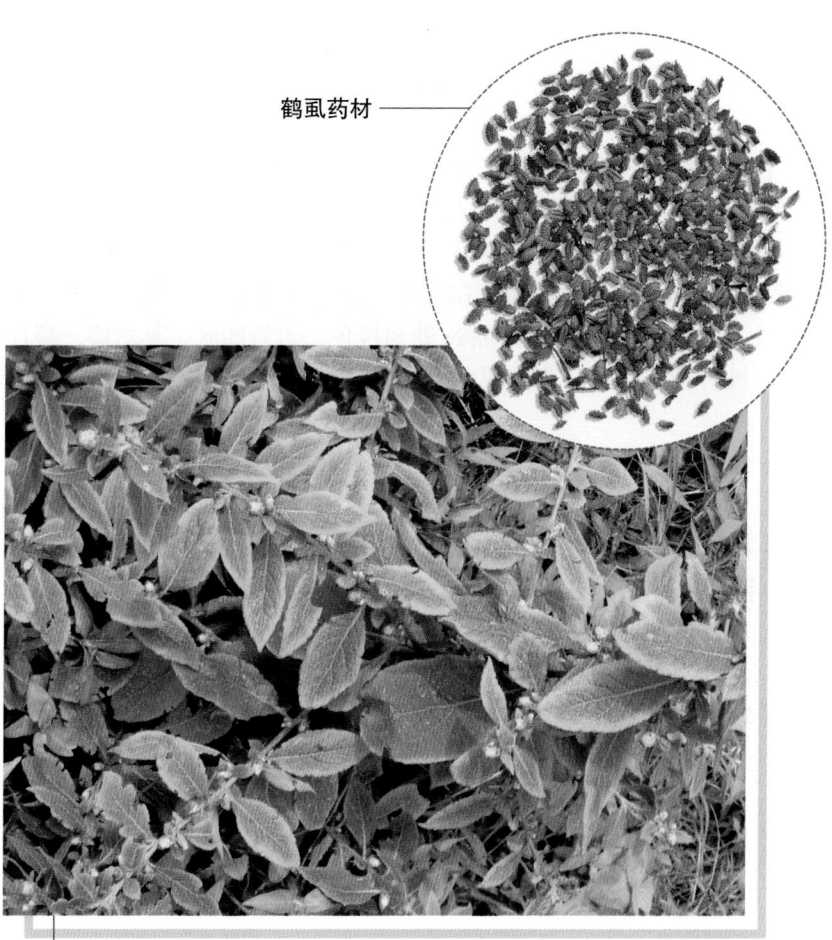

鹤虱药材

鹤虱植物

鞘 花

【别　　名】　枫木鞘花、鞘花寄生、杉寄生。

【来　　源】　为桑寄生科植物鞘花 *Macrosolen cochinchinensis*（Lour.）Van Tiegh. 的茎叶。

【植物形态】　寄生植物，灌木状。全株无毛。小枝灰色，具皮孔。叶革质，阔椭圆形至披针形，有时卵形，长 5~10cm，宽 2.5~6cm，顶端急尖或渐尖，基部楔形或阔楔形，中脉在上面扁平，在下面凸起。总状花序，具花 4~8 朵；苞片阔卵形，小苞片 2 枚，三角形，基部彼此合生，花托椭圆状；副萼环状；花冠橙色，冠管膨胀，具六棱，裂片6 枚，披针形，反折；花柱线状，柱头头状。果近球形，橙色，果皮平滑。

【分　　布】　广西分布于各地。

【采集加工】　全年均可采收，切段，晒干。

【药材性状】　茎枝呈圆柱形，表面褐色或灰色，具众多细小皮孔。叶革质，完整叶片展平后呈阔椭圆形至披针形，有时卵形，长 5~10cm，宽 2.5~6cm，顶端急尖或渐尖，基部楔形或阔楔形。茎坚硬，断面不整齐。气微，味涩。

【功效主治】　祛风湿，补肝肾，活血止痛，止咳，止痢。主治风湿痹痛，腰膝酸痛，头晕目眩，脱发，跌打损伤，痔疮肿痛，咳嗽，咳血，痢疾。

【用法用量】　内服：煎汤，9~15g。

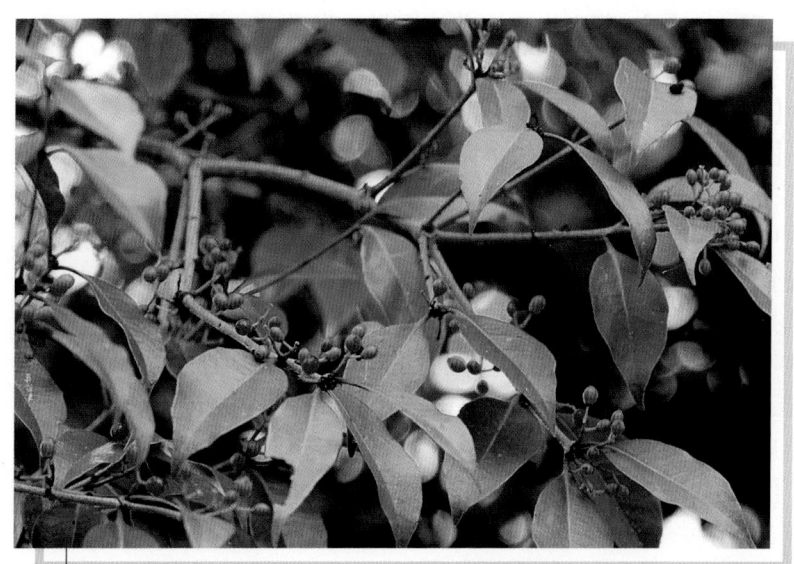

鞘花植物

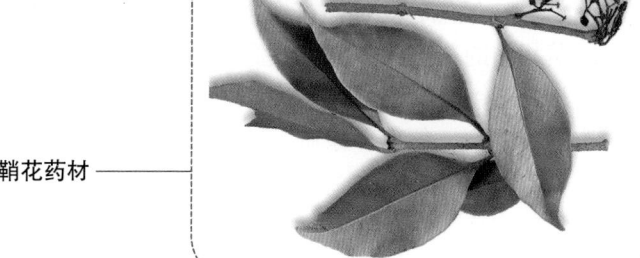

鞘花药材

薯 莨

【别　　名】 薯良、鸡血莲、血母、朱砂莲、血三七、雄黄七、血葫芦、牛血莲。

【来　　源】 为薯蓣科植物薯莨 *Dioscorea cirrhosa* Lour. 的块茎。

【植物形态】 藤本。块茎卵形、球形或长圆形，外皮黑褐色，凹凸不平，断面新鲜时红色；茎绿色，下部有刺。单叶，在茎下部的互生，中部以上的对生；叶片革质或近革质，长椭圆形至卵形，或为卵状披针形至狭披针形，长 5~20cm，宽 2~14cm，先端渐尖或骤尖，基部圆形，有时呈三角状缺刻，全缘，表面深绿色，背面粉绿色；基出脉 3~5，网脉明显。雄花序穗状排列成圆锥花序；雄花外轮花被片宽卵形，内轮小，倒卵形；雄蕊 6；雌花外轮花被片较内轮大。蒴果近三棱状扁圆形。种子着生在中轴中部，四周有膜质翅。

【分　　布】 广西主要分布于岑溪、宁明、邕宁、宾阳、隆安、那坡、田阳。

【采集加工】 5~8 月采挖，洗净，捣碎鲜用或切片晒干。

【药材性状】 块茎呈长圆形、卵圆形、球形或结节块状，直径 5~10cm。表面深褐色，粗裂，有瘤状凸起和凹纹，有时具须根或点状须根痕，外皮皱缩，切面暗红色或红黄色。质硬而实，断面颗粒状，可见红黄相间的花纹。气微，味涩、苦。

【功效主治】 活血止血，理气止痛，清热解毒。主治咳血，咯血、呕血、衄血，便血，尿血，崩漏，月经不调，痛经，闭经，产后腹痛，脘腹胀痛，痧胀腹痛，热毒血痢，水泻，关节痛，跌打肿痛，疮疖，带状疱疹，外伤出血。

【用法用量】 内服：煎汤，3~9g。外用：适量，研末敷或磨汁涂。

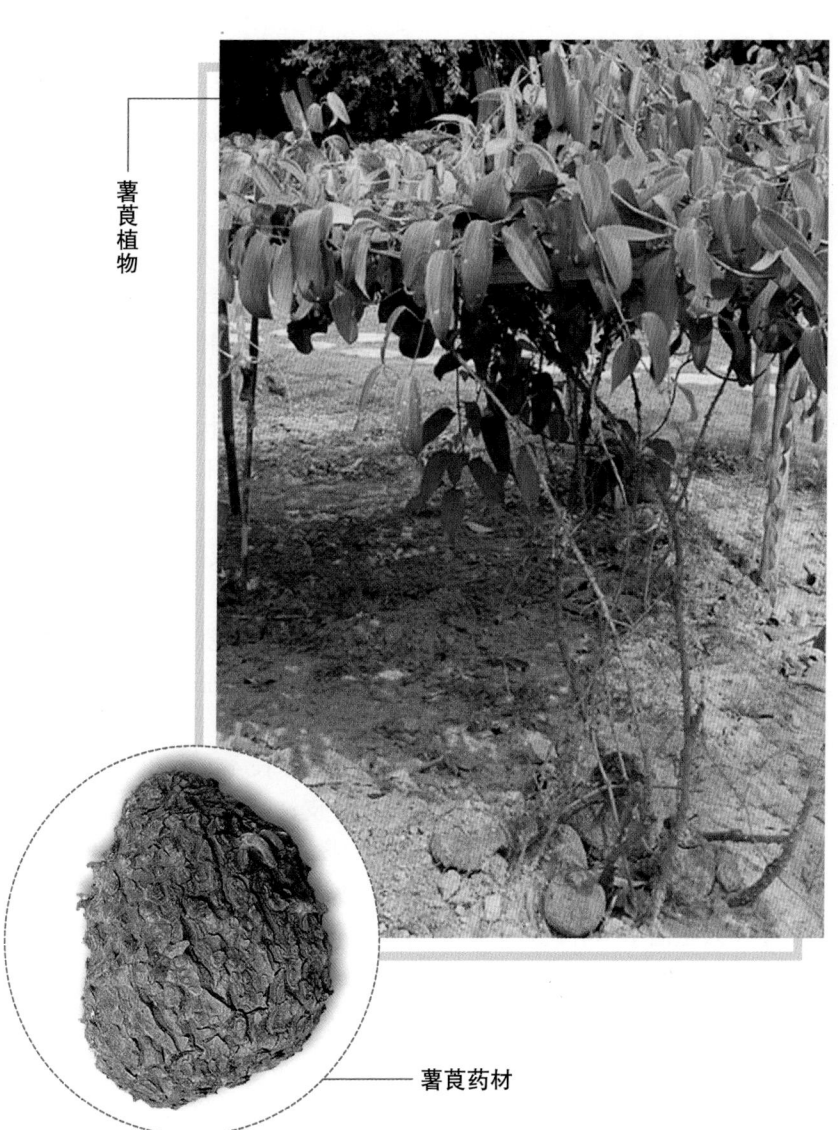

薯莨植物

薯莨药材

薏苡仁

【别　　名】 薏仁、苡仁、珠珠米、水玉米、益米、米仁、薏米。

【来　　源】 为禾木科植物薏苡 *Coix lacryma-jobi* L. var. *ma-yuen*（Roman.）Stapf 的种仁。

【植物形态】 草本。秆直立。叶片线状披针形，长可达 30cm，宽 1.5~3cm，边缘粗糙；中脉粗厚，于背面凸起；叶鞘光滑，叶舌质硬。总状花序腋生成束；雌小穗位于花序之下部，外面包以骨质念珠状的总苞；能育小穗第 1 颖下部膜质，上部厚纸质，先端钝，第 2 颖舟形，被包于第 1 颖中，第 2 外稃短于第 1 外稃，内稃与外稃相似而较小，雄蕊 3，退化，雌蕊具长花柱；不育小穗，退化成筒状的颖，雄小穗常 2~3 枚；无柄小穗第 1 颖扁平，两侧内折成脊而具不等宽之翼，第 2 颖舟形，内稃与外稃皆为薄膜质，雄蕊 3；有柄小穗与无柄小穗相似，但较小或有更退化者。颖果外包坚硬的总苞，卵形或卵状球形。

【分　　布】 广西各地有分布。

【采集加工】 9~10 月茎叶枯黄，果实呈褐色时割下植株，集中立放 3~4 日后脱粒，筛去茎叶杂物，晒干或烤干，用脱壳机械脱去总苞和种皮，即得薏苡。

【药材性状】 种仁宽卵形或长椭圆形，长 4~8mm，宽 3~6mm。表面乳白色，光滑，偶有残存的黄褐色种皮；一端钝圆，另端较宽而微凹，有 1 淡棕色点状种脐；背面圆凸，腹面有 1 条较宽而深的纵沟。质坚实，断面白色，粉质。气微，味微甜。

【功效主治】 利湿健脾，舒筋除痹，清热排脓。主治水肿，小便不利，脾虚泄泻，带下，风湿痹痛，筋脉拘挛，湿温病，肺痈，肠痈。

【用法用量】 内服：煎汤，10~30g；或入丸、散、浸酒、煮粥、作羹。健脾益胃宜炒用；利水渗湿，清热排脓，舒筋除痹均宜生用。

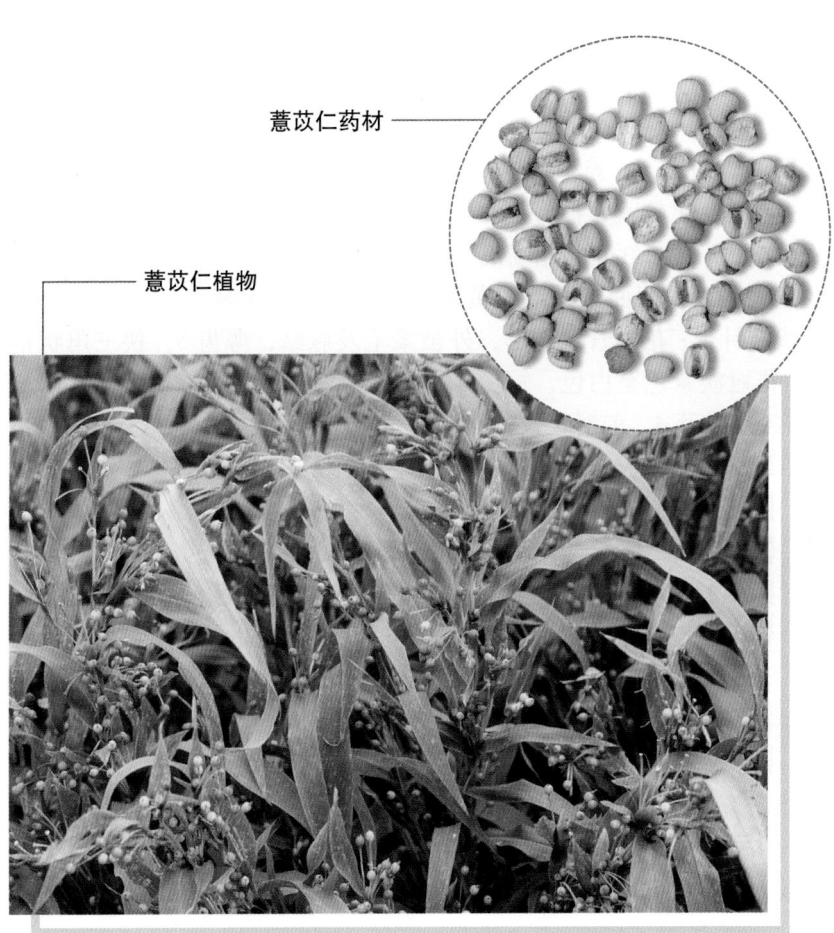

薏苡仁药材

薏苡仁植物

薄 荷

【别　　名】 南薄荷、猫儿薄荷、野薄荷、升阳菜、鱼香草、真薄荷。

【来　　源】 为唇形科植物薄荷 *Mentha haplocalyx* Briq. 的全草。

【植物形态】 芳香草本。具匍匐的根茎；茎锐四棱形。单叶对生；叶形变化较大，披针形、卵状披针形、长圆状披针形至椭圆形，长 2~7cm，宽 1~3cm，先端锐尖或渐尖，基部楔形至近圆形，边缘疏生粗大锯齿，两面具柔毛及黄色腺鳞。轮伞花序腋生；小苞片数枚，线状披针形；花萼管状钟形，外被柔毛及腺鳞，萼齿 5，狭三角状钻形；花冠淡紫色至白色，冠檐 4 裂，上裂片先端 2 裂，较大，喉部被微柔毛；雄蕊 4，前对较长，常伸出花冠外或包于花冠筒内；花柱略超出雄蕊。小坚果长卵球形，黄褐色或淡褐色，具小腺窝。

【分　　布】 广西全区均有栽培。

【采集加工】 全年均可采收，洗净，切段，晒干。

【药材性状】 茎方柱形，表面紫棕色或淡绿色，质脆，断面白色，髓部中空。叶片皱缩卷曲，完整叶片展平后呈披针形或卵状披针形，长 2~7cm，宽 1~3cm，边缘疏生粗大锯齿，两面具柔毛及黄色腺鳞。常有腋生的轮伞花序。揉搓后有特殊香气，味辛、凉。

【功效主治】 散风热，清头目，利咽喉，透疹，解郁。主治风热表证，头痛目赤，咽喉肿痛，麻疹不透，瘾疹瘙痒，肝郁胁痛。

【用法用量】 内服：煎汤，3~6g，不可久煎；或入丸、散。外用：适量，煎水洗或捣汁涂敷。

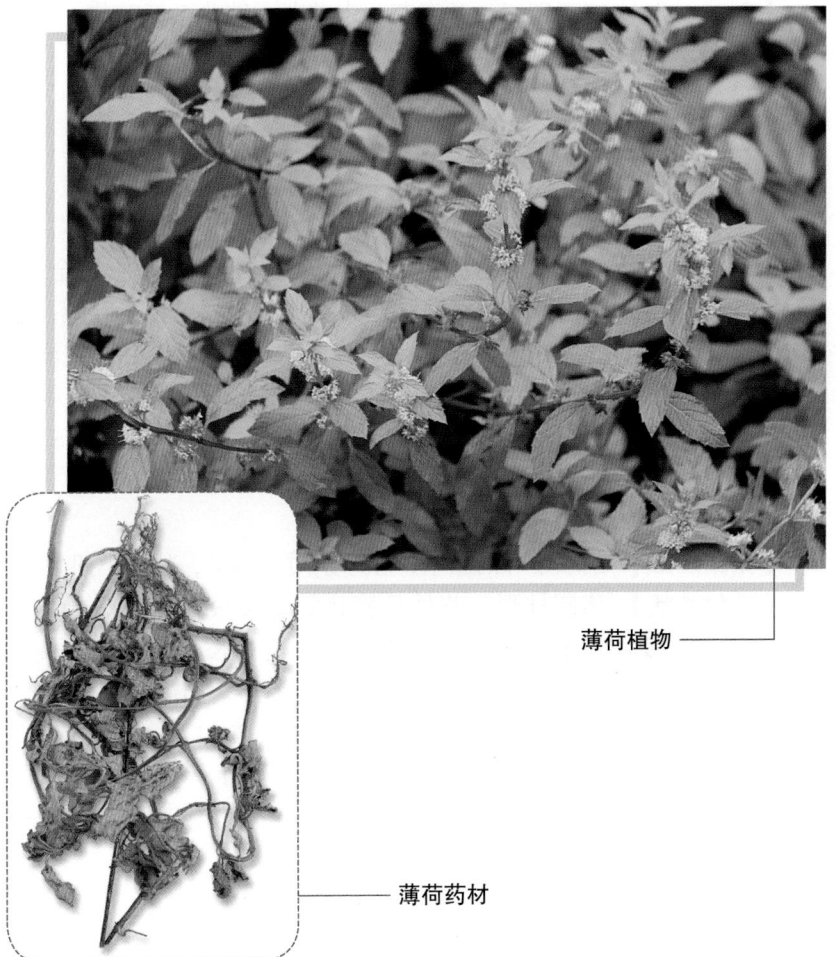

薄荷植物 —

薄荷药材

薜 荔

【别　　名】 王不留行、常春藤、木莲藤、辟荨、石壁莲、木瓜藤、膨泡树。

【来　　源】 为桑科植物薜荔 *Ficus pumilab* L. 的茎叶。

【植物形态】 攀援或匍匐灌木。叶二型；营养枝上生不定根，叶小而薄，叶片卵状心形，长约 2.5cm；繁殖枝上无不定根，叶较大，互生；托叶 2，披针形，被黄色丝状毛；叶片厚纸质，卵状椭圆形，长 5~10cm，宽 2~3.5cm，先端急尖至钝形，基部圆形至浅心形，全缘，下面被黄色柔毛；基出脉 3 条，网脉蜂窝状。花序托单生于叶腋，梨形或倒卵形，顶部截平，略具短钝头或为脐状凸起；雄花和瘿花同生于一花序托内壁口部，花被片 2~3，雄蕊 2，花丝短，瘿花花被片 3，花柱侧生；雌花生于另一植株花序的内壁，花被片 4~5。瘦果近球形，有黏液。

【分　　布】 广西分布于各地。

【采集加工】 割取带叶的藤茎，除净杂质，晒干，扎成小捆。

【药材性状】 茎圆柱形，节处具簇状的攀援根及点状凸起的根痕，质脆或坚韧，断面可见髓部，呈圆点状。叶片长 0.6~2.5cm，椭圆形，全缘，基部偏斜，深绿色，下面浅绿色，有显著凸起的网状叶脉，形成许多小凹陷，被细毛。气微，味淡。

【功效主治】 祛风除湿，活血通络，解毒消肿。主治风湿痹痛，坐骨神经痛，泻痢，尿淋，水肿，疟疾，睾丸炎，闭经，咽喉肿痛，漆疮，痈疮肿毒，跌打损伤。

【用法用量】 内服：煎汤，9~15g；捣汁、浸酒或研末。外用：适量，捣汁涂或煎水熏洗。

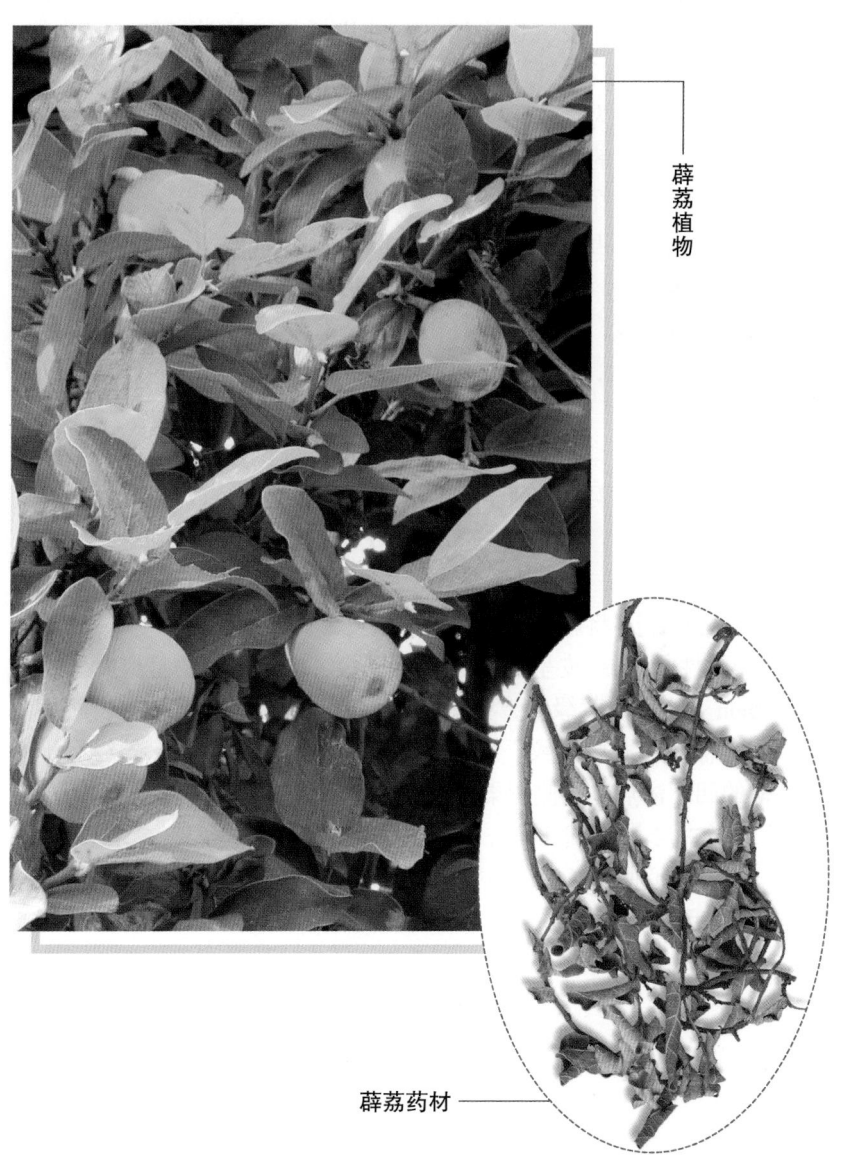

薜荔植物

薜荔药材

橘 红

【别　　名】 化皮、化州橘红、柚皮橘红、柚类橘红、兴化红、毛柑、毛化红、赖橘红。

【来　　源】 为芸香科植物化州柚 *Citrus grandis*（Linn.）Osbeck var. *tomentosa* Hort. 的未成熟或近成熟的外层果皮。

【植物形态】 乔木。小枝扁，幼枝及新叶被短柔毛，有刺或有时无刺。单身复叶，互生；叶柄有倒心形宽叶翼；叶片长椭圆形或阔卵形，长 6.5~16.5cm，宽 4.5~8cm，先端钝圆或微凹，基部圆钝，边缘浅波状或有钝锯齿，叶背主脉有短柔毛，有半透明油腺点。花单生或为总状花序，腋生，白色；花萼杯状，4~5 浅裂；花瓣 4~5，长圆形，肥厚；雄蕊 25~45，花丝下部连合成 4~10 组；雌蕊 1，子房长圆形，柱头扁头状。柑果梨形、倒卵形或扁圆形，柠檬黄色；果枝、果柄及未成熟果实上被短柔毛。种子扁圆形或扁楔形，白色或带黄色。

【分　　布】 广西主要分布于南宁、龙州、平南、藤县、桂平、苍梧。

【采集加工】 将新鲜橘皮除去中果皮，晒干或晾干。

【药材性状】 果皮呈展平的五角星状，也有单片的呈柳叶形，厚 0.2~0.5cm。外表面黄绿色，密生茸毛，有皱纹及小油点；内表面黄白色或淡黄棕色，有脉络纹。质脆，易折断，断面不整齐，外缘有 1 列不平整的凹下油点，内侧稍柔而有弹性。气芳香，味微苦、麻。

【功效主治】 散寒燥湿，理气化痰，宽中健胃。主治风寒咳嗽，痰多气逆，恶心呕吐，胸脘痞胀。

【用法用量】 内服：煎汤，3~9g；或入丸、散。

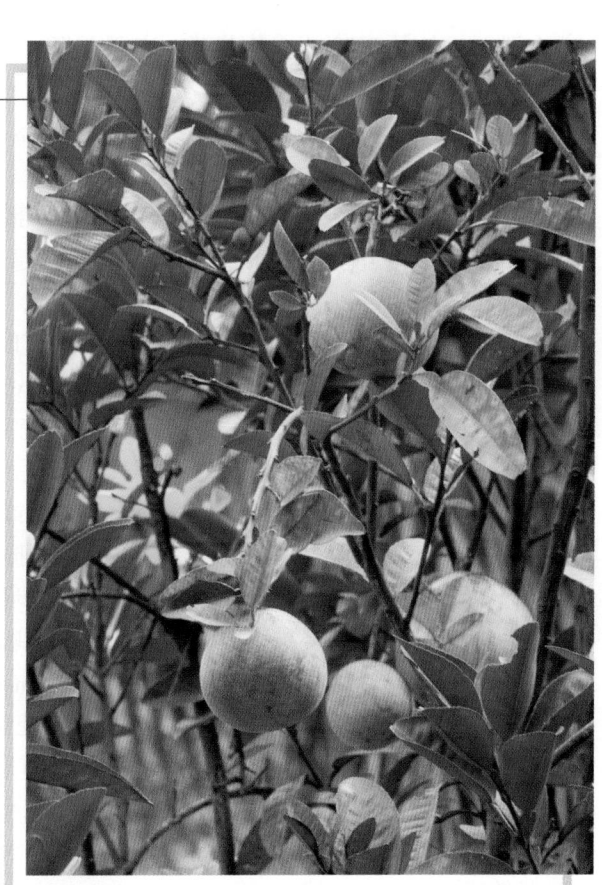

橘红植物

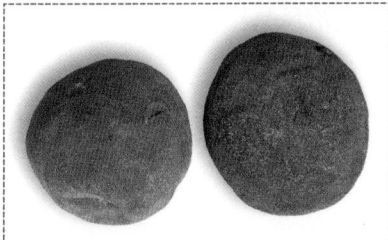

橘红药材

篱栏网

【别　　名】 茉栾藤、鱼黄草、广西百仔、犁头网、篱网藤、蛤仔藤。

【来　　源】 为旋花科植物篱栏网 *Merremia hederacea*（Burm. f.）Hall. f. 的全草。

【植物形态】 缠绕或匍匐草本。匍匐时下部茎上生须根。茎细长，有细棱。单叶互生；叶柄细长，具小疣状凸起；叶片心状卵形，长1.5~7.5cm，宽1~5cm，先端钝、渐尖或长渐尖，具小短尖头，基部心形，全缘或通常具不规则的粗齿或锐裂齿，有时为深或浅3裂。聚伞花序腋生，有花3~5朵，花序梗与花梗均具小疣状凸起；小苞片早落；萼片5，宽倒卵状匙形，外方2片稍短；花冠黄色，钟状，内面靠近基部具长柔毛；雄蕊5，与花冠近等长，花丝疏生长柔毛；子房球形，花柱与花冠近等长，柱头球形。蒴果扁球形或宽圆锥形，4瓣裂。种子4颗，三棱状球形，表面被锈色短柔毛，种脐处毛簇生。

【分　　布】 广西主要分布于南宁、平南、昭平、平乐。

【采集加工】 春、夏季采收，洗净，鲜用或晒干。

【药材性状】 茎圆柱形，稍扭曲，直径1~3mm；表面浅棕色至棕褐色，有细纵棱，具疣状小凸起和不定根，节处常具毛；质韧，断面灰白色，中空。叶皱缩破碎，完整叶展平后呈卵形，全缘或3裂，灰绿色或橘红色；叶柄细长。花少见，聚伞花序腋生，花小，黄色。蒴果扁球形或宽圆锥形，黄棕色，常开裂成4瓣。种子卵状三棱形，种脐处具簇毛。气微，味淡。

【功效主治】 清热，利咽，凉血。主治风热感冒，咽喉肿痛，乳蛾，尿血，急性眼结膜炎，疔疮。

【用法用量】 内服：煎汤，3~10g。外用：种子适量，研末吹喉；或全株捣敷。

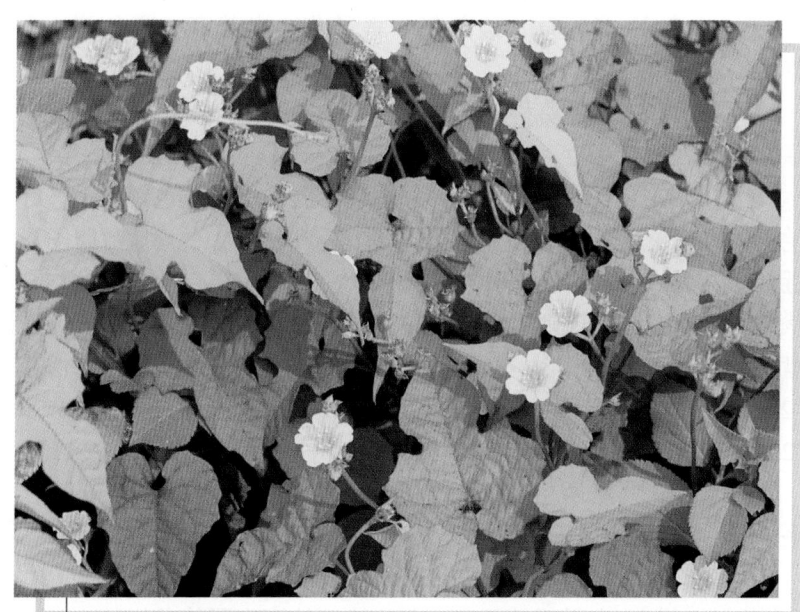

篱栏网植物

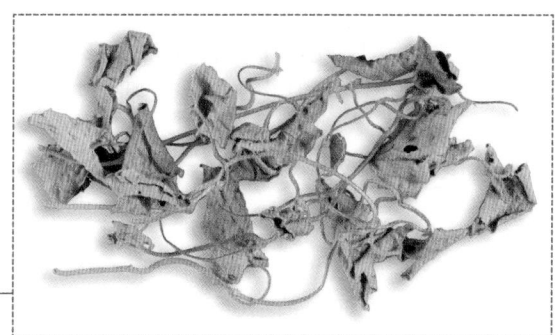

篱栏网药材

磨盘草

【别　　名】　磨仔草、假茶仔、累子草、半截磨、磨盘花、金花草。

【来　　源】　为锦葵科植物磨盘草 *Abutilon indicum*（L.）Sweet. 的全草。

【植物形态】　亚灌木状草本。分枝多，全株均被灰色短柔毛。叶互生；叶柄被灰色短柔毛和丝状长柔毛；托叶钻形，外弯；叶卵圆形或近圆形，长 3~9cm，宽 2.5~7cm，先端短尖，基部心形，两面均被星状柔毛；边缘具不规则锯齿。花单生于叶腋，花梗近顶端具节；花萼盘状，裂片 5，宽卵形；花黄色，花瓣 5；雄蕊柱被星状硬毛；心皮15~20，成轮状，花柱 5，柱头头状。果为倒圆形似磨盘，黑色，分果15~20，先端截形，具短芒，被星状长硬毛。种子肾形，被星状疏柔毛。

【分　　布】　广西主要分布于东兰、凌云、龙州、隆安、上林、桂平、博白、岑溪。

【采集加工】　夏、秋季采收，切碎，晒干。

【药材性状】　主干粗约 2cm，有分枝，外皮有网格状皱纹，淡灰褐色如被粉状，触之有柔滑感。叶皱缩，浅灰绿色，背面色淡，少数呈浅棕色，被短柔毛，手捻之较柔韧而不易碎，有时叶腋有花或果。气微。

【功效主治】　疏风清热，化痰止咳，消肿解毒。主治感冒，发热，咳嗽，泄泻，中耳炎，耳聋，咽炎，腮腺炎，尿路感染，疮痈肿毒，跌打损伤。

【用法用量】　内服：煎汤，30~60g；或炖肉。外用：适量，捣敷；或煎水熏洗。

附：磨盘草根

清热利湿，通窍活血。主治耳鸣耳聋，肺燥咳嗽，胃痛，腹痛，泄泻，淋证，疝气，跌打损伤。内服：煎汤，9~15g。外用：适量；捣敷；或煎水熏洗。

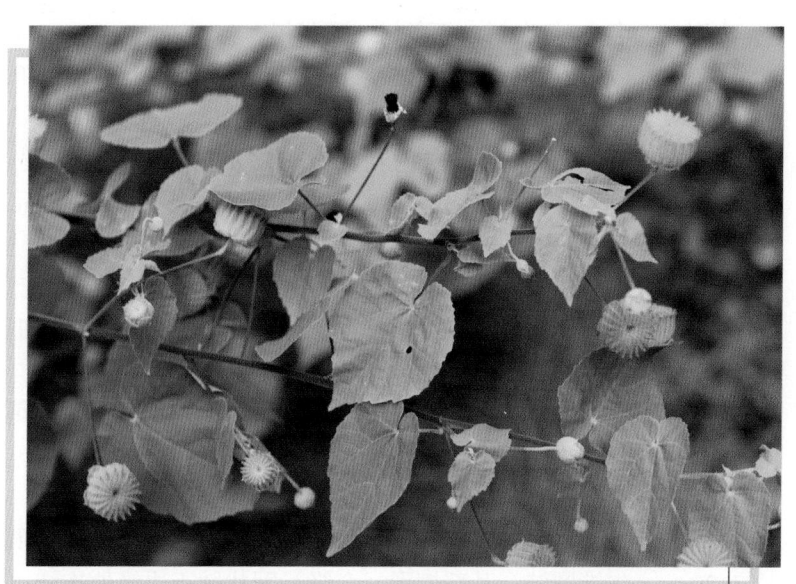

磨盘草植物

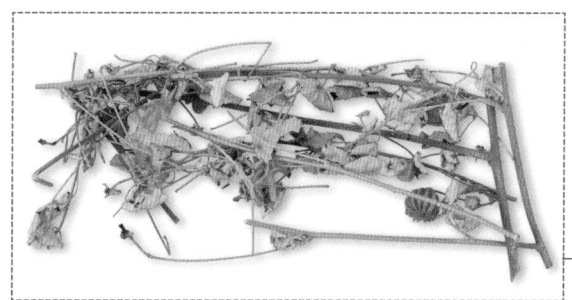

磨盘草药材

糖胶树

【别　　名】 灯台树、面条树、鸭脚树。

【来　　源】 为夹竹桃科植物糖胶树 *Alstonia scholaris*（L.）R. Br. 的叶。

【植物形态】 乔木。有白色乳汁。树皮灰白色，条状纵裂。叶 3~8 枚轮生，革质，倒卵状矩圆形，倒披针形或匙形，长 7~28cm，宽 2~11cm，无毛；侧脉每边 40~50 条，近平行。聚伞花序顶生，被柔毛；花白色；花冠高脚碟状，筒中部以上膨大，内面被柔毛；花盘环状；子房为两枚离生心皮组成，被柔毛。蓇葖果两枚，离生，细长如豆角，下垂，长 25cm。种子两端被红棕色柔毛。

【分　　布】 广西主要分布于那坡、凭祥、宁明、南宁、博白、玉林。

【采集加工】 夏季采收，洗净，晒干。

【药材性状】 叶卷缩，灰绿色，展开呈长圆形或倒卵状长圆形，长 7~20cm，先端圆钝，基部楔形，全缘，羽状脉于边缘处连结；叶柄短；叶革质，不易破碎。气微，味微苦。

【功效主治】 清热解毒，祛痰止咳，止血消肿。主治感冒发热，肺热咳喘，黄疸型肝炎，胃痛吐泻，外伤出血，跌打肿痛，疮疡痈肿。

【用法用量】 口服：煎汤，5~10g。外用：适量，捣敷；或研末敷。

糖胶树药材 ————

糖胶树植物 ————

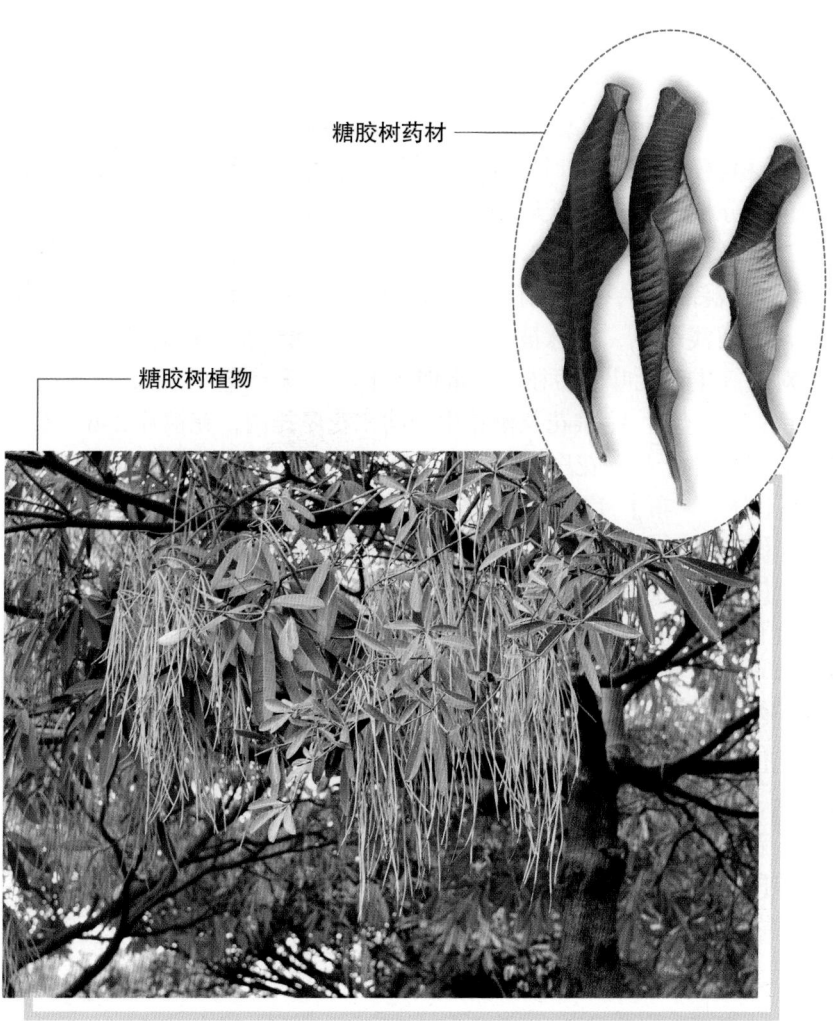

霜坡虎

【别　　名】飞土瓜、牛马藤、地石榴、地枇杷、拦路虎、野地瓜藤。

【来　　源】为桑科植物地果 *Ficus tikoua* Bureau. 的茎、叶。

【植物形态】落叶匍匐灌木。全株有乳汁。茎圆柱形或略扁，棕褐色，分枝多，节略膨大，触地生细长不定根。单叶互生；叶片坚纸质，卵形或倒卵状椭圆形，长 1.6~8cm，宽 1~4cm，先端钝尖，基部近圆形或浅心形，边缘有疏浅波状锯齿，上面绿色，被短刺毛，粗糙，下面浅绿色，沿脉被短毛；具三出脉，侧脉 3~4 对。隐头花序，成对或簇生于无叶的短枝上，常埋于土内，球形或卵圆形，成熟时淡红色；基生苞片 3；雄花及瘿花生于同一花序托内，花被片 2~6，雄蕊 1~3；雌花生于另一花序托内。果为瘦果。

【分　　布】广西各地有分布。

【采集加工】9~10 月采收，洗净，切段晒干。

【药材性状】茎圆柱形，直径 4~6mm，常附有须状不定根；表面棕红色至暗棕色，具纵皱纹，幼枝有明显的环状托叶痕；质稍硬，断面中央有髓。叶多皱折，破碎；完整叶倒卵状椭圆形；灰绿色，网脉明显。气微，味淡。

【功效主治】清热利湿，活血通络，解毒消肿。主治肺热咳嗽，痢疾，水肿，黄疸，小儿消化不良，风湿疼痛，经闭，带下，无名肿毒，跌打损伤。

【用法用量】内服：煎汤，15~30g。外用：适量，捣敷；或煎水洗。

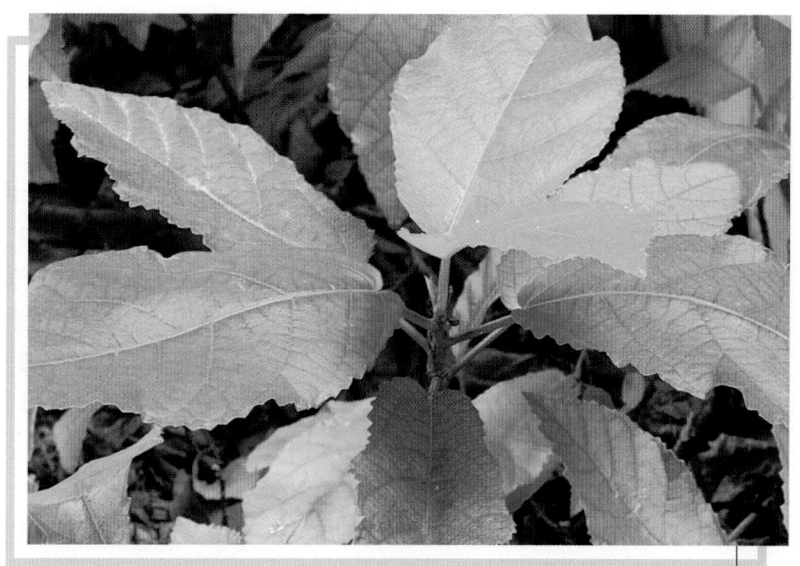

霜坡虎植物

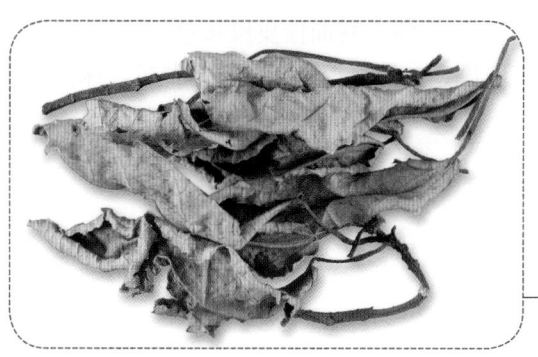

霜坡虎药材

簕 档

【别　　名】 鸟不栖留、故云鹰不伯、鸟鸦不企、鹰不泊、鸟不宿。

【来　　源】 为芸香科植物勒档花椒 *Zanthoxylum avicennae*（Lam.）DC 的根。

【植物形态】 乔木。茎枝上着生三角形红褐色皮刺。奇数羽状复叶互生；叶轴上有甚窄的叶翼，表面下陷成小沟状；小叶片 9~23 片，长圆形，倒卵状长圆形或菱形，长 2~6cm，宽 1.5~2.5cm，先端狭尖或短尾状尖，钝头且常微凹，基部楔形，歪斜，两侧不对称，边缘具不明显的齿缺，且常背卷。伞房状圆锥花序顶生；花 5 基数；萼片卵形；花瓣淡青色，椭圆形或卵状椭圆形；雄花的雄蕊比花瓣长；退化雄蕊 2 叉裂；雌花无退化雄蕊，心皮 2 枚，紫红色，先端有喙状尖头，表面有粗大的腺点，排列规则。种子卵形。

【分　　布】 广西主要分布于防城、钦州、桂平、平南、北流、岑溪、苍梧、藤县。

【采集加工】 春、夏季采收，洗净，晒干。

【药材性状】 根圆柱形，长短不一，直径 0.8~3cm。表面黄棕色，具众多条纵沟纹。质坚硬，不易折断，断面栓皮鲜黄色，易碎，较粗的根可见环纹；皮部外侧棕黑色，内侧浅棕色，木部暗黄色。味微苦，麻舌。

【功效主治】 祛风除湿，活血止痛，利水消肿。主治风湿痹痛，跌打损伤，腰肌劳损，脘腹疼痛，黄疸水肿，白带过多。

【用法用量】 内服：煎服 30~60g；研末或浸酒。外用：适量，浸酒擦。

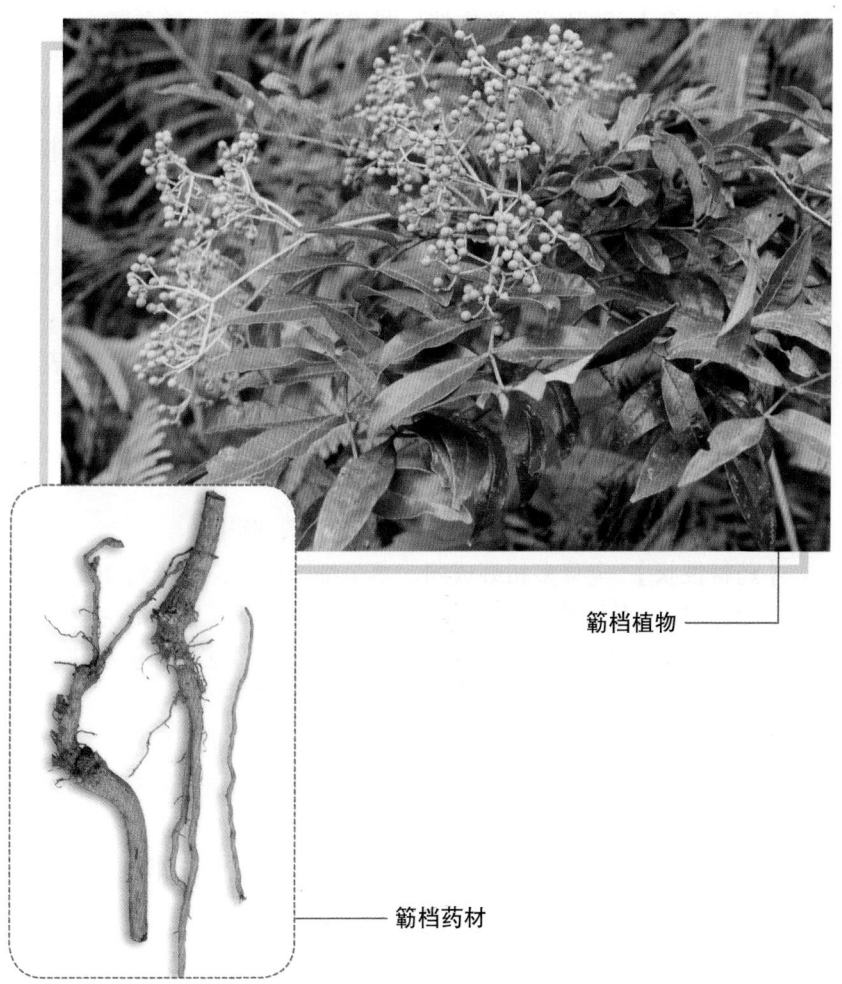

簕档植物

簕档药材

繁缕

【别　　名】 鹅肠菜、鹅馄饨、圆酸菜、乌云草、鹅儿肠。

【来　　源】 为石竹科植物繁缕 Stellaria media（L.）Cry. 的全草。

【植物形态】 草本。匍茎纤细，直立枝圆柱形，肉质多汁而脆，中空，茎表一侧有一行短柔毛。单叶对生；下部叶有柄，上部叶无柄；叶片卵圆形或卵形，长 1.5~2.5cm，宽 1~1.5cm，先端急尖或短尖，基部近截形或浅心形，全缘或呈波状。花两性；聚伞花序，花梗细长，一侧有毛；萼片 5，披针形，外面有白色短腺毛，边缘干膜质；花瓣 5，白色，短于萼，2 深裂直达基部；雄蕊 10，花药紫红色后变为蓝色；子房卵形，花柱 3~4。蒴果卵形，先端 6 裂。种子多数，黑褐色；表面密生疣状小凸点。

【分　　布】 广西主要分布于南宁、邕宁、武鸣、横县、天峨、藤县、平南。

【采集加工】 秋、冬季采收，洗净，切段，晒干。

【药材性状】 全草多扭缠成团。茎呈细圆柱形，直径约 2mm，多分枝，有纵棱，表面黄绿色；质较韧。叶小，无柄，展平后完整叶片卵形或卵圆形，先端锐尖，灰绿色；质脆易碎。偶见淡棕色小花。气微，味淡。

【功效主治】 清热解毒，凉血消痈，活血止痛，下乳。主治痢疾，肠痈，肺痈，乳痈，疔疮肿毒，痔疮肿痛，出血，跌打伤痛，产后瘀滞腹痛，乳汁不下。

【用法用量】 内服：煎汤，15~30g，鲜品 30~60g；或捣汁。外用：适量，捣敷或烧存性研末调敷。

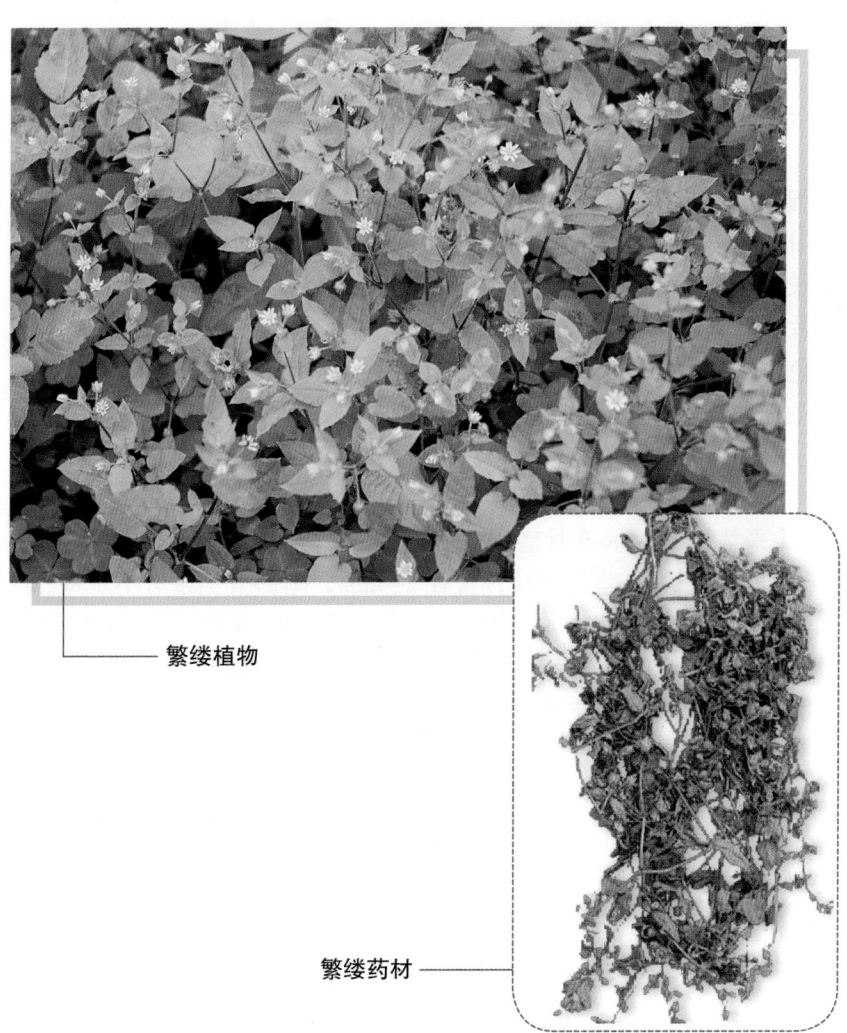

繁缕植物

繁缕药材

爵 床

【别　　名】 细路边青、六角英、狗尾草、小青。

【来　　源】 为爵床科植物爵床 *Rostellularia procumbens*（L.）Nees 的全草。

【植物形态】 草本。茎柔弱，基部呈匍匐状，茎方形，被灰白色细柔毛，节稍膨大。叶对生；叶片卵形、长椭圆形或阔披针形，长 10~16mm，宽 8~10mm，顶端钝，基部圆或宽楔形，边全缘，两面密被长硬毛。穗状花序顶生或叶腋，密生多数小花；苞片 2；萼 4 深裂，裂片线状披针形或线形，边缘白色，薄膜状，外面密被粗硬毛；花淡红色或紫色，二唇形；雄蕊 2，伸出花冠外；雌蕊 1，子房卵形，2 室，被毛，花柱丝状。蒴果线形，被毛，具种子 4 颗，下部实心似柄状，种子表面有瘤状皱纹。

【分　　布】 广西分布于各地。

【采集加工】 8~9 月盛花期采收，割取地上部分，晒干。

【药材性状】 茎具纵棱，直径 2~4mm，基部节上常有不定根；表面黄绿色，被毛，节膨大成膝状；质脆，易折断，断面可见白色的髓。叶对生，具柄；叶片多皱缩，展平后呈卵形或卵状披针形，两面及叶缘有毛。穗状花序顶生或腋生，苞片及宿存花萼均被粗毛；偶见花冠，淡红色。蒴果棒状。种子 4 颗，黑褐色，扁三角形。气微，味淡。

【功效主治】 清热解毒，利湿消积，活血止痛。主治感冒发热，咳嗽，咽喉肿痛，目赤肿痛，疳积，湿热泻痢，疟疾，黄疸，浮肿，小便淋浊，筋骨疼痛，跌打损伤，痈疽疔疮，湿疹。

【用法用量】 内服：煎汤，10~15g，鲜品 30~60g；或捣汁；或研末。外用：鲜品适量，捣敷；或煎汤洗浴。

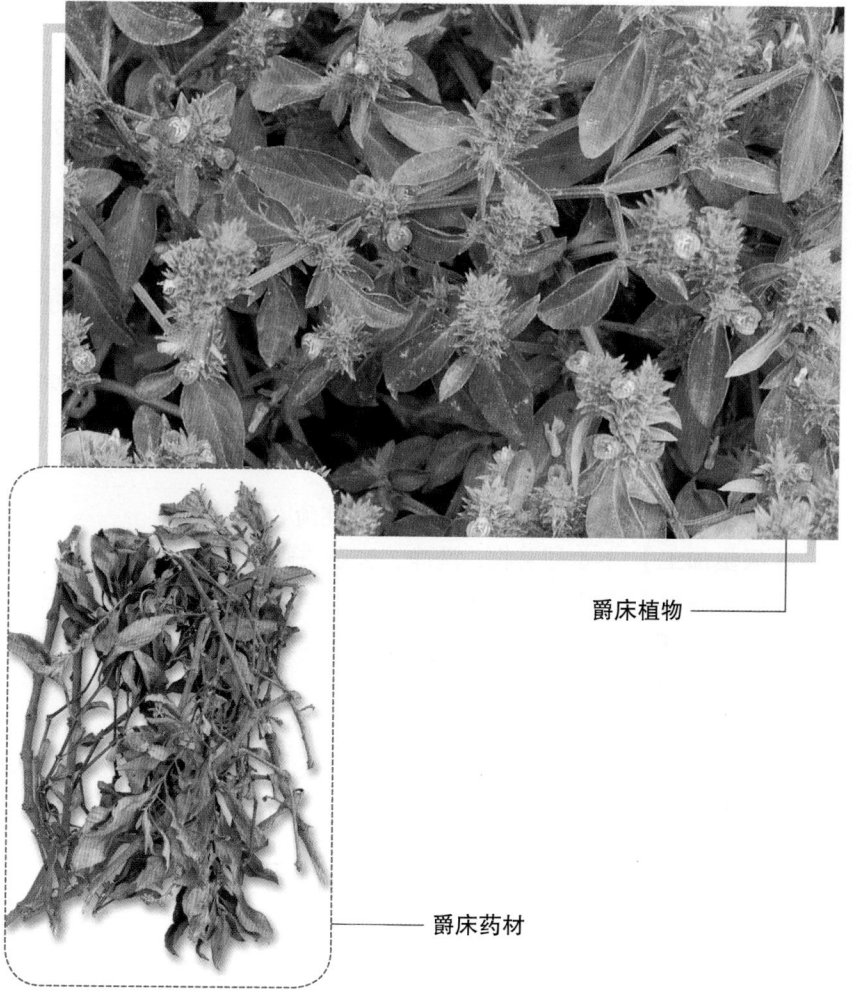

爵床植物 ———

爵床药材

藜

【别　　名】 金锁天、灰藜、水落藜、灰条、灰涤菜、灰蓊、灰苋、野灰藋菜。

【来　　源】 为藜科植物藜 *Chenopodium album* L. 的全草。

【植物形态】 草本。茎直立，单一或多分枝，具角棱及绿色条纹。叶互生；叶柄细长而弱；叶片椭圆形或狭卵形，长 2.5~5cm，宽 1~3.5cm，通常 3 浅裂；中裂片两边近平行，先端钝或急尖，并具短尖头，边缘具波状锯齿；侧裂片位于中部以下，通常各具 2 浅裂齿；上部的叶片渐小，狭长，有浅齿或近于全缘；叶片两面略被粉粒。花序腋生或顶生，花簇细而疏，形成圆锥状花序；花两性；花被近球形，5 片，浅绿色，边缘白色，背面具微纵隆脊并密被粉粒，向内弯曲。胞果全体包于花被内，果皮与种子贴生。种子扁圆，黑色，有光泽，表面具六角形细洼。

【分　　布】 广西主要分布于百色、北流、岑溪。

【采集加工】 3~4 月采收，洗净，去杂质鲜用或晒干。

【药材性状】 茎灰黄色，直径 3~5mm。叶片皱缩破碎，展开后完整叶通常具 3 浅裂，裂片具波状锯齿。花序穗状腋生或顶生。胞果包在花被内，果皮膜质，有明显的蜂窝状网纹，果皮与种皮贴生。气微，味微涩。

【功效主治】 疏风清热，解毒去湿，杀虫。主治风热感冒，腹泻，痢疾，荨麻疹，疮疡肿毒，疥癣，湿疮，口疮，白癜风，虫咬伤。

【用法用量】 内服：煎汤，9~15g。外用：适量，煎水洗；或捣敷；或烧灰调敷。

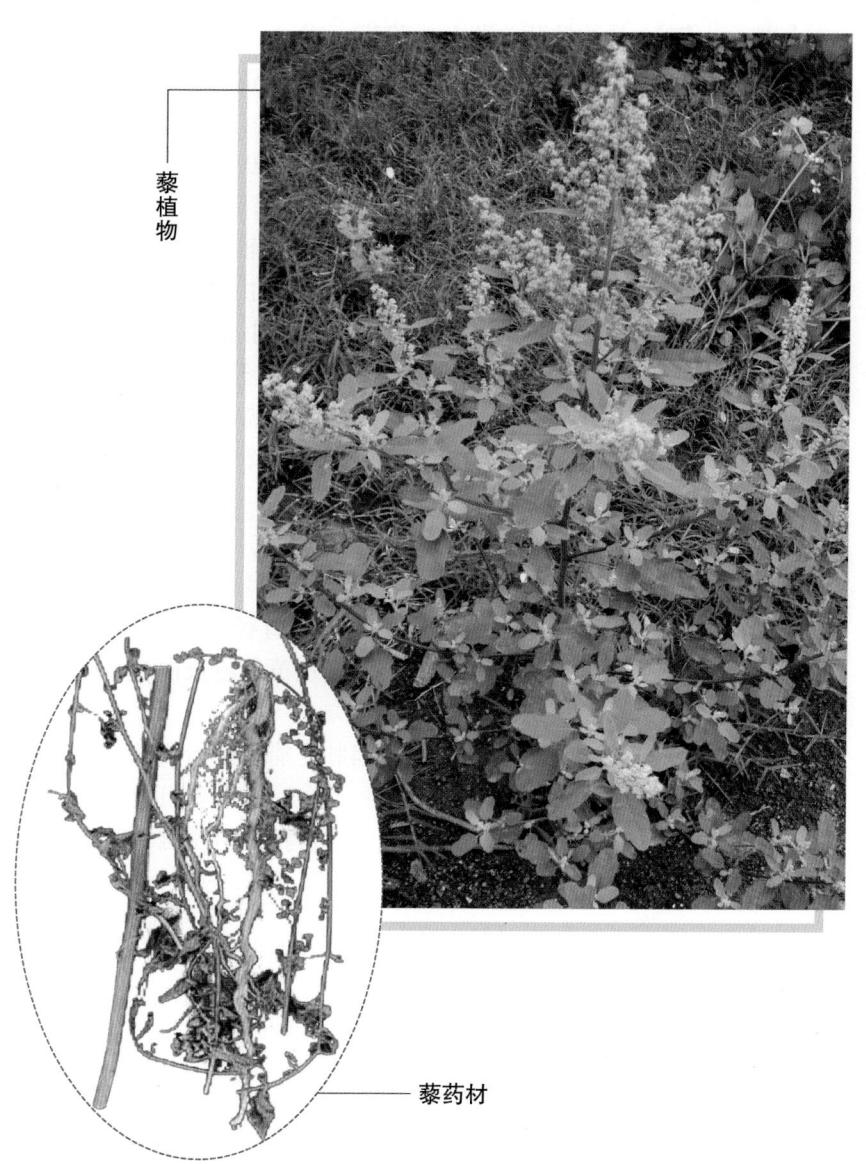

藜植物

藜药材

藤三七

【别　　名】 马德拉藤、藤七、落葵。

【来　　源】 为落葵科植物落葵薯 *Anredera cordifolia*（Tenore）Steen. 的珠芽。

【植物形态】 缠绕藤本。根状茎粗壮。叶具短柄，叶片卵形至近圆形，长 2~6cm，宽 1.5~5.5cm，顶端急尖，基部圆形或心形，稍肉质，腋生小块茎（珠芽）。总状花序具多花，花序轴纤细，下垂；苞片狭，不超过花梗长度，宿存；花托顶端杯状，花常由此脱落；下面 1 对小苞片宿存，宽三角形，急尖，透明，上面 1 对小苞片淡绿色，比花被短，宽椭圆形至近圆形；花被片白色，渐变黑，开花时张开，卵形、长圆形至椭圆形，顶端钝圆；雄蕊白色，花丝顶端在芽中反折，开花时伸出花外；花柱白色，分裂成 3 个柱头臂，每臂具一棍棒状或宽椭圆形柱头。果实、种子未见。

【分　　布】 广西分布于各地。

【采集加工】 全年可采，洗净，切片，晒干。

【药材性状】 珠芽呈瘤状，少数圆柱形，直径 0.5~3cm，表面灰黑色，具凸起。质坚实而脆，易碎裂，断面灰黄色或灰白色，略呈粉性。气微，味微苦。

【功效主治】 补益肝肾，壮腰膝，消肿止痛。主治腰膝痹痛，病后体弱，跌打损伤，骨折。

【用法用量】 内服：煎汤，30~60g；或用鸡或瘦肉炖服。外用：适量，捣敷。

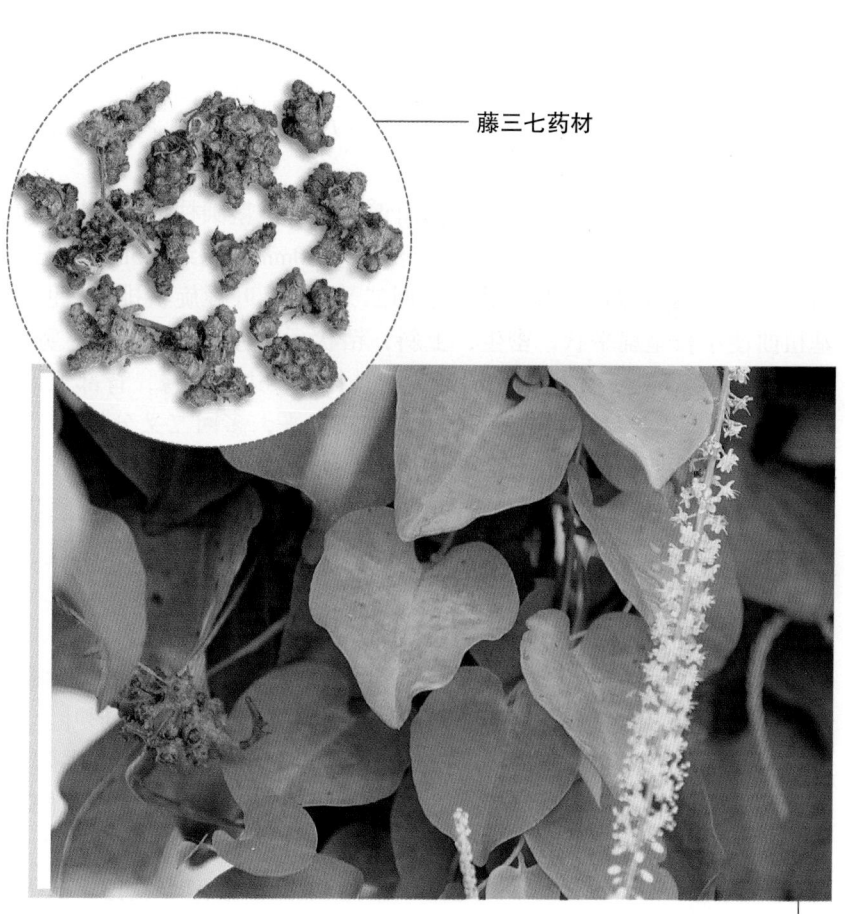

藤三七药材

藤三七植物

藤石松

【别　　名】 铺地虎、地娱蚣、大伸筋、小伸筋、凤尾草、筋骨草、过江龙。

【来　　源】 为石松科植物藤石松 *Lycopodiastrum casuarinoides* (Spring) Holub ex Dixit 的全草。

【植物形态】 草本。地下茎长而匍匐，地上茎圆柱形。叶螺旋状排列，贴生，卵状披针形至钻形，长 1.5~3.0mm，宽约 0.5mm，先端渐尖。不育枝黄绿色，圆柱状，多回二叉分枝；叶螺旋状排列，但叶基扭曲使小枝呈扁平状，密生，上斜，钻状，上弯，长 2~3mm，宽约 0.5mm，基部下延，无柄，先端渐尖，具长芒，边缘全缘，背部弧形，腹部有凹槽。能育枝柔软，红棕色，小枝扁平，多回二叉分枝；叶较不育枝的小；孢子囊穗生于孢子枝顶端，排列成圆锥形，具直立的总柄和小柄，弯曲，红棕色；孢子叶阔卵形，覆瓦状排列，先端急尖，具膜质长芒，边缘具不规则钝齿，厚膜质；孢子囊生于孢子叶腋，内藏，圆肾形，黄色。

【分　　布】 广西主要分布于西林、凌云、金秀、龙胜。

【采集加工】 6~7 月间采收全草，除去根茎、须根，晒干或鲜用。

【药材性状】 茎黄绿色或灰绿色，下部圆柱形，疏生钻形叶。不育小枝扁平，呈扇状多回两歧分枝，叶稍交叉对生，4 列，侧生两列叶稍大，菱形钻形，贴生干茎上，顶端刺尖内弯，背面叶夹于两侧叶之间，线状披针形，腹面叶很小，鳞片状钻形。孢子枝远高于侧生营养枝，顶端二回分叉，末回分枝顶端具一细圆柱形孢子囊穗。气无，味微辛。

【功效主治】 祛风除湿，舒筋活血。主治风湿痹痛，手足麻木，跌打损伤，月经不调。

【用法用量】 内服：煎汤，9~15g；或浸酒。外用：适量，捣敷；或水煎洗。

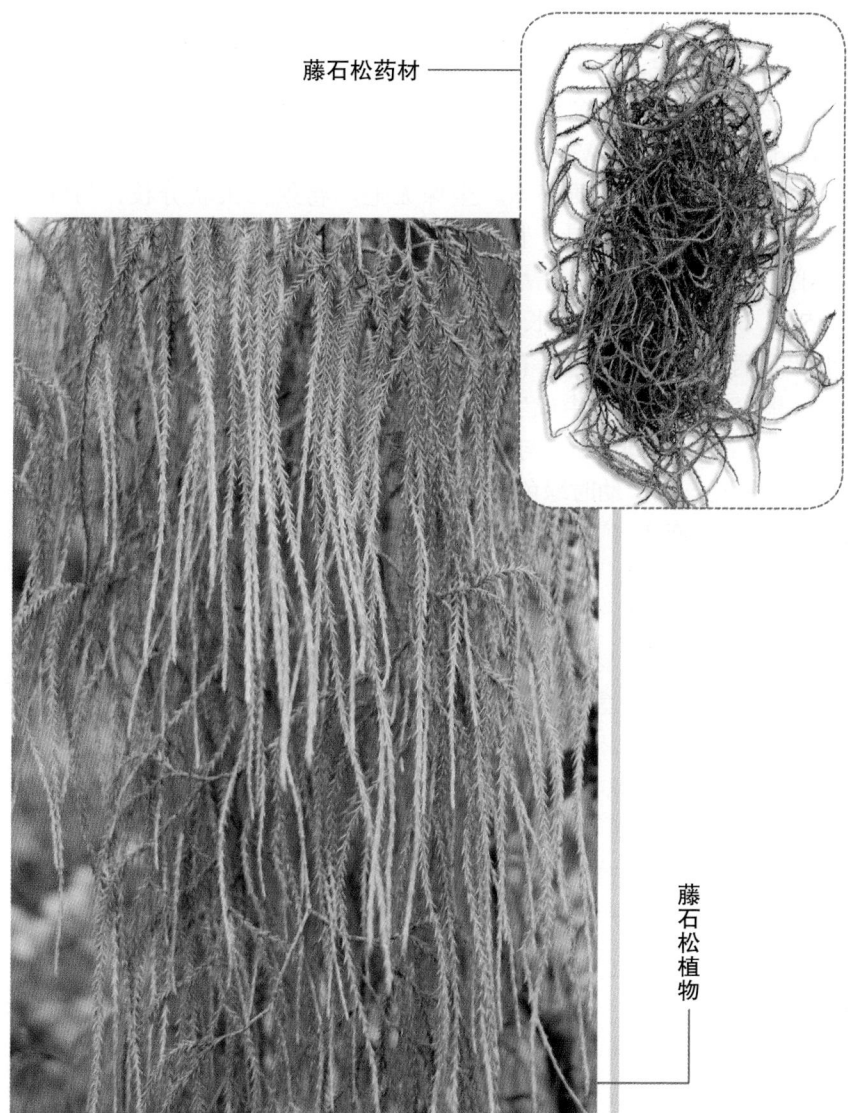

藤石松药材 ————

藤石松植物

藤 茶

【别　　名】　田婆茶、红五爪金龙、乌蔹、苦练蛇、龙须茶、甜茶、大齿牛果藤。

【来　　源】　为葡萄科植物显齿蛇葡萄 *Ampelopsis grossedentata* (Hand. -Mazz.) W. T. Wang. 的茎叶。

【植物形态】　木质藤本。全株无毛。卷须二叉状分枝，与叶对生。叶为二回羽状复叶，长 7~17cm，枝顶部叶为一回羽状复叶，最下羽片有小叶 3，偶有 5；小叶片纸质，长圆状披针形或狭椭圆形，长 2~5cm，宽 1~2cm，先端长渐尖，基部宽楔形，顶生小叶有柄，侧生小叶无柄，稍偏斜，边缘有稀疏牙齿或小牙齿；羽状脉约 4 对。花两性，聚伞花序与叶对生或生于小枝顶端；花绿色，基部有小苞片；花萼盘状；花瓣 5；雄蕊 5，与花瓣对生；花盘厚；子房与花瓣合生，有花柱。浆果近球形，幼时绿色，后变红色。

【分　　布】　广西主要分布于龙胜、资源、全州、富川、昭平、岑溪、平南、灵山、防城、武鸣、宁明、平果、靖西、田林、隆林、天峨、南丹、巴马、宜山、三江、金秀。

【采集加工】　夏、秋季采收，洗净，鲜用或切片，晒干。

【药材性状】　茎叶无毛，小枝圆柱状，表面淡黄褐色，有显著纵棱纹和皮孔；质脆，易折断；卷须长达 8cm，二叉状分枝，与叶对生。叶为二回羽状复叶，长 7~17cm；叶柄长 1~2cm；小叶皱缩，展开长圆状披针形或狭椭圆形。气微，味甜。

【功效主治】　清热解毒，利湿消肿。主治感冒发热，咽喉肿痛，目赤肿痛，痈肿疮疖。

【用法用量】　内服：煎汤，15~30g，鲜品倍量。外用：适量，煎水洗。

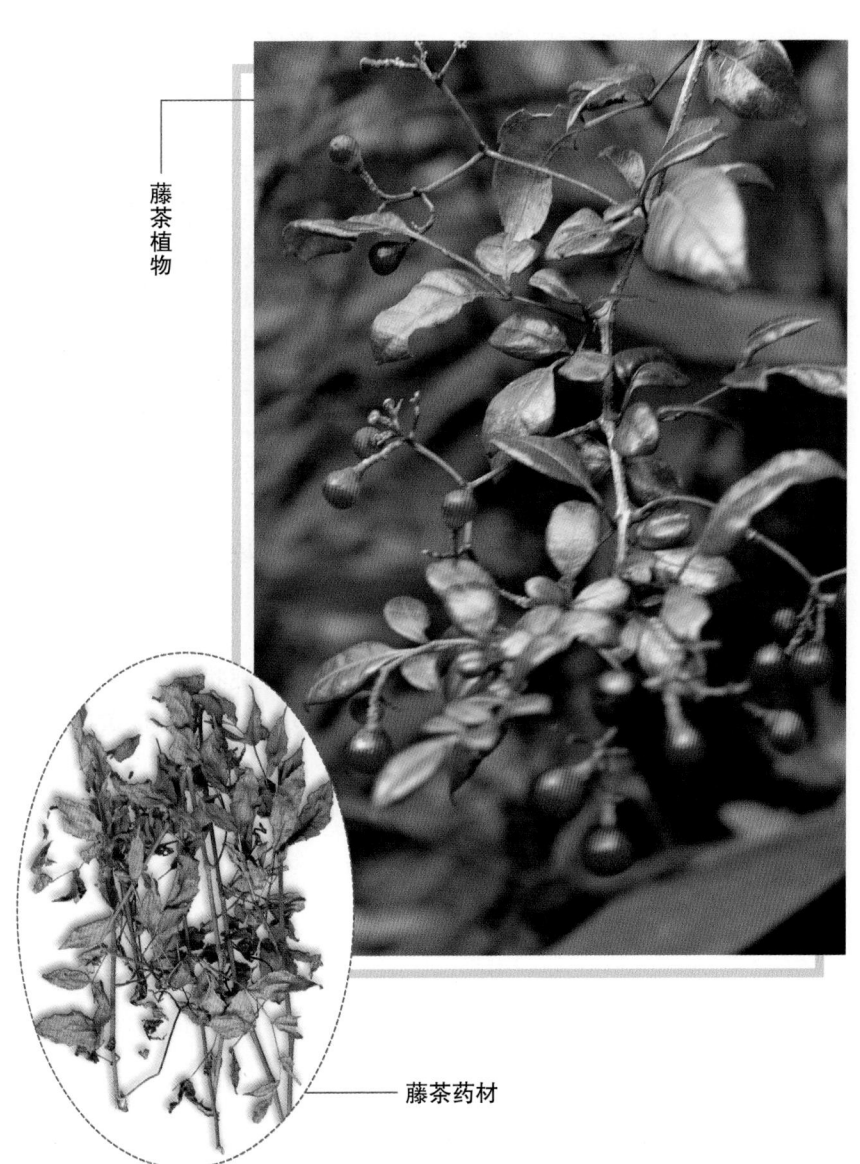

藤茶植物

藤茶药材

藤黄檀

【别　　名】 红香藤、藤香、鸡踢香、降香、大香藤、痛必灵、黄龙脱衣、白鸡刺藤。

【来　　源】 为豆科植物藤黄檀 *Dalbergia hancei* Benth. 的藤茎。

【植物形态】 藤本。幼枝疏生白色柔毛，有时枝条变成钩状或螺旋状。奇数羽状复叶，互生；托叶披针形，早落；小叶片长圆形，长7~22mm，宽5~8mm，先端钝，微缺，基部楔形或圆形，下面疏生平贴柔毛。圆锥花序腋生，花微小，花梗密生锈色短柔毛；基生小苞片卵形，副萼状小苞片披针形，均密生锈色柔毛，脱落；花萼阔钟状，萼齿5，宽三角形，先端钝，有锈色毛；花冠白色，瓣片基部有长爪，旗瓣圆形，先端微缺，近于反折；雄蕊9个，单体，有时为二体；子房有短柄，被短柔毛，花柱较长。荚果长圆形，扁平，无毛，具柄，含种子1~4颗。种子肾形。

【分　　布】 广西主要分布于天峨、乐业、凌云、隆林、宁明、崇左、上思、防城、金秀。

【采集加工】 夏、秋季采藤茎，砍碎，晒干。

【药材性状】 藤茎圆柱形，可见呈钩状或螺旋状排列的小枝条。质坚韧不易折断，折断面皮部薄，黑色，木部占大部分，棕黄色。气微，味淡。

【功效主治】 理气止痛。主治胸腹疼痛，风湿痹痛，腰腿疼痛。

【用法用量】 内服：煎汤，3~9g。

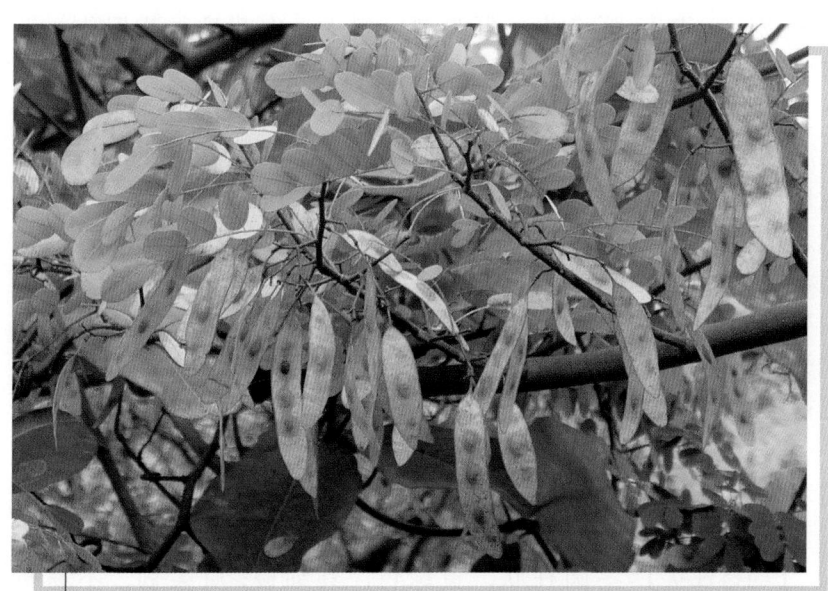

藤黄檀植物

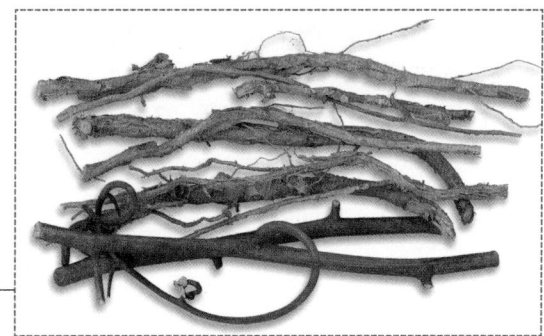

藤黄檀药材

藤商陆

【别　　名】 野牵牛、野番薯、栅手、山苦瓜、苦瓜头、百解薯。

【来　　源】 为旋花科植物七爪龙 *Ipomoea digitata* L. 的茎叶。

【植物形态】 大型缠绕藤本。茎圆柱状，具细棱。根粗壮肥厚，近肉质。单叶互生，掌状5~7深裂，裂片披针形，全缘或不规则波状，先端渐尖；两面无毛或仅中脉被疏短毛。聚伞花序腋生，花序梗通常比叶长，苞片早落；有花3至多数；萼片不等长，外萼片长圆形，内萼片宽卵形；花冠紫红色或淡红色，花冠管圆筒状，基部变狭，冠檐开展，漏斗状；雄蕊5，花丝基部被毛。蒴果卵形，4瓣裂。种子4，黑褐色，基部被长绢毛。

【分　　布】 广西主要分布于平南、玉林、防城、南宁、武鸣、邕宁。

【采集加工】 全年可采。根洗净，切片，晒干。

【药材性状】 茎圆柱状，黄绿色，具细棱；质柔韧，不易折断，断面呈黄白色。叶多皱缩，完整叶展开为5~7裂掌状叶，叶柄长3~11cm；叶片长7~18cm，宽7~22cm；裂片裂至中部以下，裂片披针形或椭圆形，全缘；味苦。

【功效主治】 峻下逐水，消肿散结，解毒燥湿。主治水肿腹胀，便秘，痈肿疮毒，痰核瘰疬，乳痈。

【用法用量】 内服：煎汤，3~6g。外用：适量，捣敷。

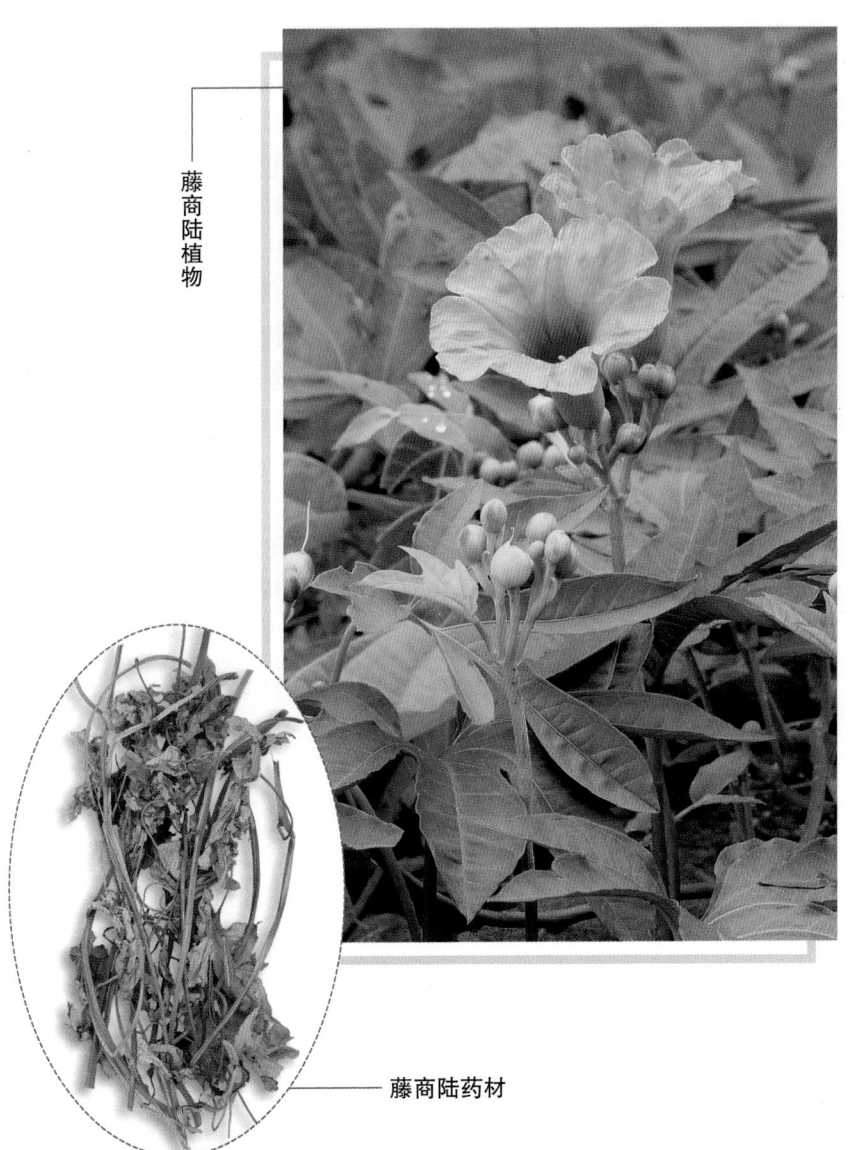

藤商陆植物

藤商陆药材

檵 木

【别　　名】 白花树、螺砚木。

【来　　源】 为金缕梅科植物檵木 *Loropetalum chinense*（R. Br.）Oliv. 的根。

【植物形态】 落叶灌木或小乔木。幼枝褐色，具星状毛。叶薄革质，椭圆形或卵形，长 2~5cm，宽 1~3cm，先端钝，基部偏斜，两面有灰褐色星状毛，下面被星毛，稍带灰白色；叶柄有星毛；托叶膜质，三角状披针形，早落。花 3~8 朵聚生于小枝顶部，比新叶先开放，或与嫩叶同时开放；花 4 数，萼筒被星状毛，萼齿卵形，花瓣白色，带状；雄蕊 4 个，花丝极短，药隔凸出呈角状；退化雄蕊 4 个，鳞片状，与雄蕊互生；子房完全下位，被星毛，花柱极短。蒴果卵圆形，被星状毛。

【分　　布】 广西各地有分布。

【采集加工】 根全年可采。挖取根，洗净泥土，晒干。

【药材性状】 根圆柱形、不规则弯曲或不规则分枝状，长短粗细不一。表面灰褐色或黑褐色，具浅纵纹，有圆形的茎痕及支根痕；栓皮呈片状，易剥落而露出棕红色的皮部。体重，质坚硬，不易折断，断面灰黄色或棕红色。气微，味淡、微苦涩。

【功效主治】 收敛止血，清热解毒，止泻。主治咯血、呕血，妇女血崩，血痢，泄泻，热毒疮疡，水火烫伤。

【用法用量】 内服：煎汤，9~12g。外用：适量。

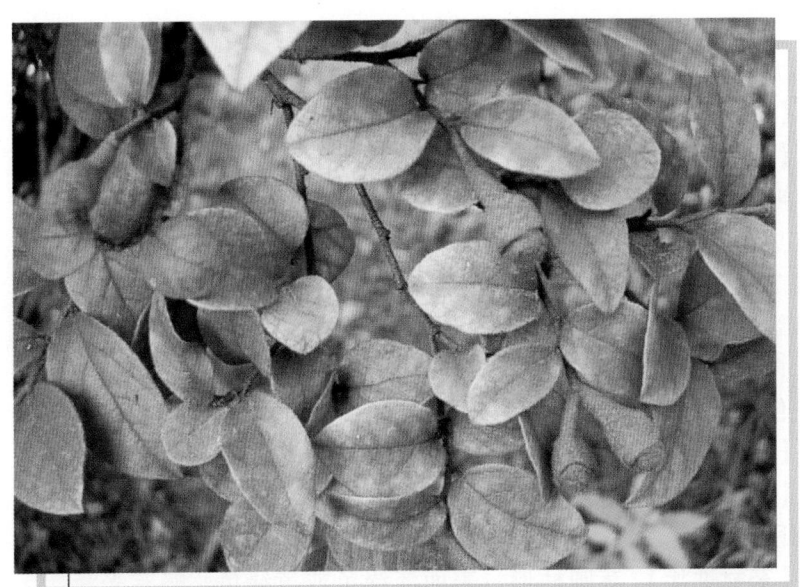

檵木植物

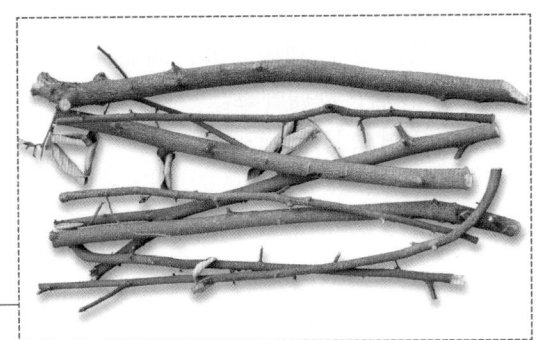

檵木药材

瞿 麦

【别　　名】巨句麦，大兰，山瞿麦，瞿麦穗，南天竺草，剪绒花，龙须等。

【来　　源】为石竹科植物瞿麦 *Dianthus superbus* L. 的全草。

【植物形态】草本。茎丛生，直立，无毛，上部二歧分枝，节明显。叶对生，线形或线状披针形，长 1.5~9cm，宽 1~4mm，先端渐尖，基部成短鞘状包茎，全缘，两面均无毛。两性花；花单生或数朵集成稀疏二歧式分枝的圆锥花序；小苞片 4~6，排成 2~3 轮；花萼圆筒形，淡紫红色，先端 5 裂，裂片披针形，边缘膜质，有细毛；花瓣 5，淡红色、白色或淡紫红色，先端深裂成细线状，基部有长爪；雄蕊 10；子房上位，1 室，花柱 2，细长。蒴果长圆形，与宿萼近等长。种子黑色。

【分　　布】广西主要分布于贵港、桂林、灌阳、全州、资源。

【采集加工】夏、秋花果期割取全草，除去杂草和泥土，切段或不切段，晒干。

【药材性状】茎圆柱形，表面淡绿色或黄绿色，略有光泽，无毛；质硬脆，折断面中空。叶对生，多皱缩，黄绿色，展平后叶片长条披针形；叶尖稍反卷，基部短鞘状抱茎。有时可见花或蒴果。气微，味淡。

【功效主治】利尿通淋，活血通经。主治热淋，血淋，石淋，闭经，目赤肿痛，疮痈肿毒。

【用法用量】内服：煎汤，3~10g。

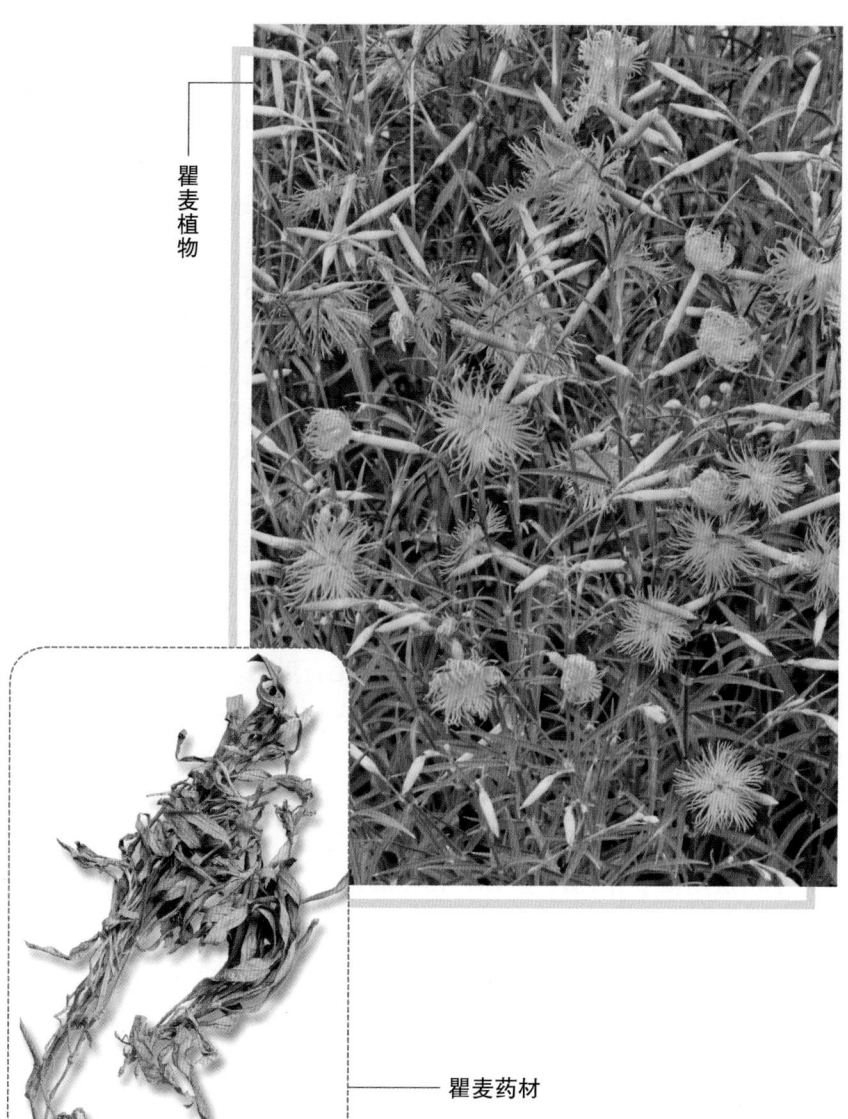

瞿麦植物

瞿麦药材

蟛蜞菊

【别　　名】 路边菊、马兰草、蟛蜞花、卤地菊、黄花龙舌草、黄花曲草、鹿舌草。

【来　　源】 为菊科植物蟛蜞菊 *Wedelia chinensis*（Osbeck）Merr. 的全草。

【植物形态】 草本。茎基部各节生不定根，疏被短而压紧的毛。叶对生；无柄或短叶柄；叶片条状披针形或倒披针形，长 3~7cm，宽 7~13mm，先端短尖或钝，基部狭，全缘或有 1~3 对粗疏齿，两面密被伏毛；主脉 3 条，侧脉 1~2 对，无网状脉。头状花序；总苞钟形；总苞片 2 层，外层叶质，绿色，椭圆形，内层较小，长圆形；托片膜质；花异型；舌状花黄色，舌片卵状长圆形，先端 2 或 3 齿裂；筒状花两性，较多黄色；花冠近钟形，向上渐扩大，檐部 5 裂，裂片卵形。瘦果，倒卵形，有 3 棱或两侧压扁；具浅齿的冠毛。

【分　　布】 广西主要分布于南宁、防城、玉林、蒙山。

【采集加工】 全年均可采收，洗净，晒干或鲜用。

【药材性状】 茎呈圆柱形，弯曲，直径 1.5~2mm；表面灰绿色，有纵皱纹，节上有的有细根，嫩茎被短毛。叶近无柄；叶片多皱缩，展平后呈椭圆形或长圆状披针形，长 3~7cm，宽 0.7~1.3cm。偶见头状花序。气微，味微涩。

【功效主治】 清热解毒，凉血散瘀。主治感冒发热，咽喉炎，扁桃体炎，腮腺炎，气管炎，肺炎，痢疾，痔疮，疔疮肿毒。

【用法用量】 内服：煎汤，15~30g，鲜品 30~60g。外用：适量，捣敷；或捣汁含漱。

蟛蜞菊药材

蟛蜞菊植物

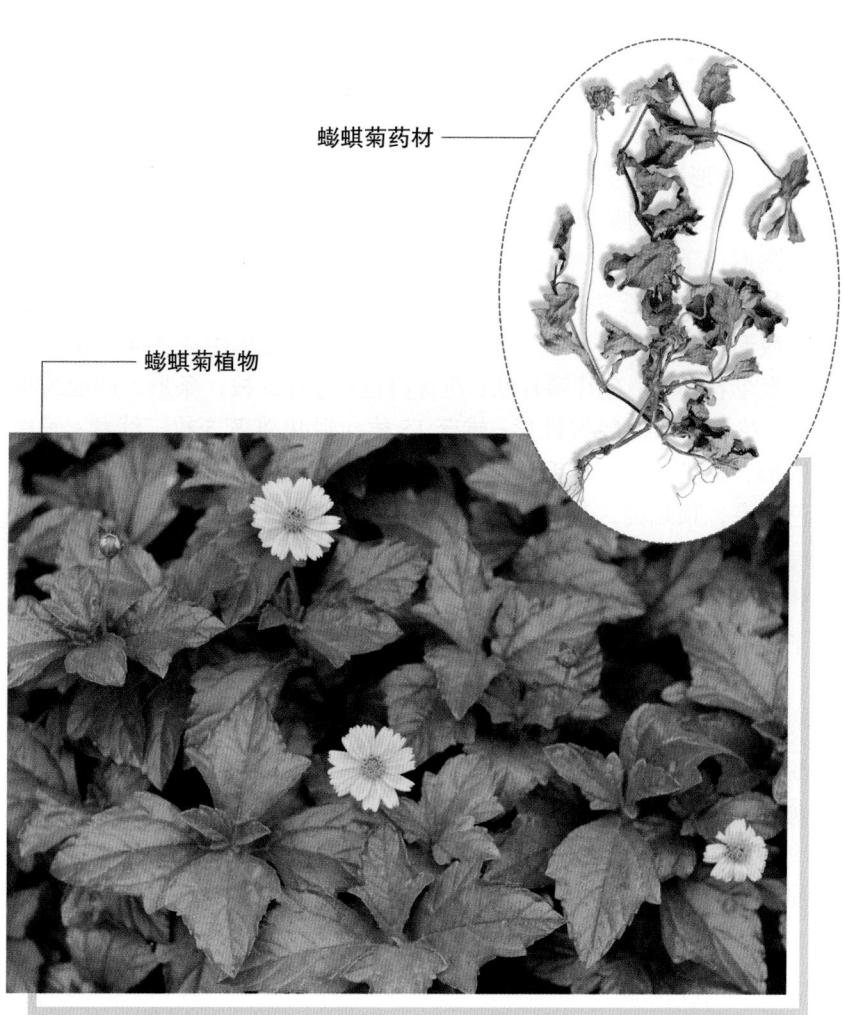

翻白叶树

【别　　名】　半枫荷、异叶翅子木、米新。

【来　　源】　为梧桐科植物翻白叶树 *Pterospermum heterophyllum* Hance 的根。

【植物形态】　乔木。树皮灰色或灰褐色；小枝被黄褐色短柔毛。叶二形；生于幼树或萌蘖枝上的叶盾形，掌状 3~5 裂，基部截形而略近半圆形，下面密被黄褐色星状短柔毛；生于成长的树上的叶矩圆形至卵状矩圆形，长 7~15cm，宽 3~10cm，顶端钝、急尖或渐尖，基部钝、截形或斜心形，下面密被黄褐色短柔毛。花单生或 2~4 朵组成腋生的聚伞花序；小苞片鳞片状；花青白色；萼片 5 枚，条形，两面均被柔毛；花瓣 5 片，倒披针形；雄蕊 15 枚，退化雄蕊 5 枚，线状；子房卵圆形，5 室，被长柔毛，花柱无毛。蒴果木质，矩圆状卵形，被黄褐色绒毛，顶端钝，基部渐狭；果柄粗壮。种子具膜质翅。

【分　　布】　广西主要分布于南宁、桂林、临桂、平乐、恭城、梧州、苍梧、藤县、平南、玉林、博白、陆川、百色、平果、贺州、昭平、都安、龙州。

【采集加工】　全年可采，根洗净，切片，晒干。

【药材性状】　根圆柱形，表面棕色或灰棕色，具较多纵纹，栓皮易脱落，未脱落处可呈起泡状，可见侧根痕。质硬，不易折断，断面灰黄色。气微，味淡。

【功效主治】　祛风除湿，活血通络。主治风湿痹痛，手足麻木，腰肌劳损，脚气，跌打损伤。

【用法用量】　内服：煎汤，9~15g；或浸酒。

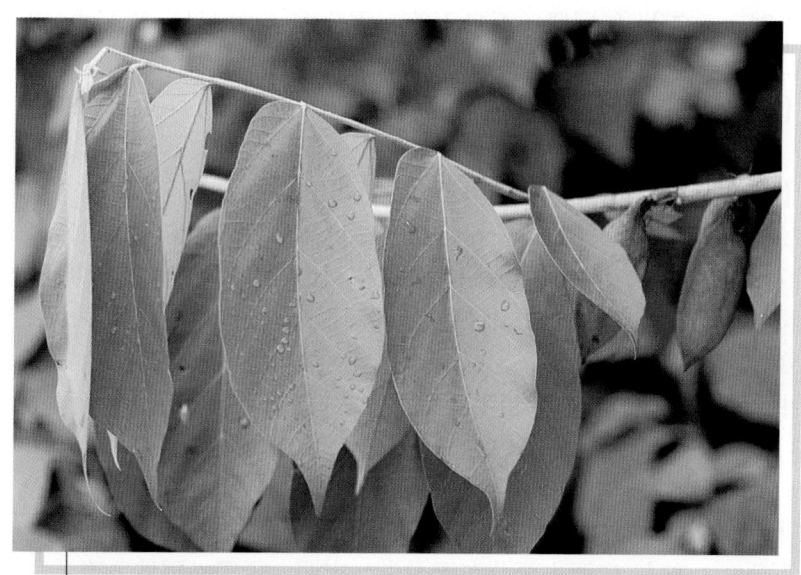

翻白叶树植物

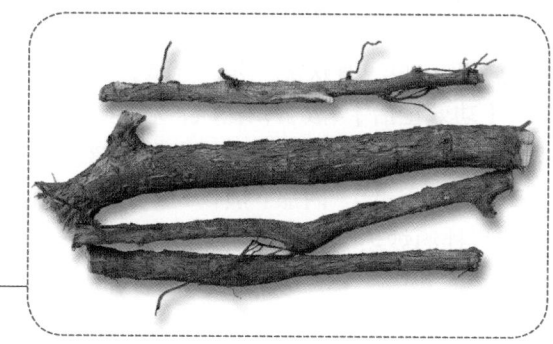

翻白叶树药材

鹰不扑

【别　　名】 仁同紧、百鸟不落、雷公木、不安丹、鸟不站、雷公刺。

【来　　源】 为五加科植物虎刺楤木 *Aralia armata*（Wall.）Seem. 的根。

【植物形态】 有刺灌木。叶互生；托叶和叶柄基部合生，先端截形或斜形；三回羽状复叶，长 60~100cm；叶轴和羽片轴疏生细刺，每羽片有小叶 5~9，叶轴各节有一对小叶，小叶片卵状长圆形至卵形，长 4~11cm，宽 2~5cm，先端渐尖，基部圆形或心形，略偏斜，两面疏生小刺，下面密生短柔毛，边缘有不整齐的锯齿。伞形花序顶生，疏生钩曲短刺；花梗有细刺和粗毛，苞片卵状披针形，先端长尖；小苞片线形，外面密生长毛；萼筒边缘有 5 个三角形小齿；花白色，花瓣 5；雄蕊 5；子房 5 室，花柱 5，分离而外弯。核果球形，浆果状，黑色，有 5 棱，具宿存花柱。

【分　　布】 广西主要分布于平南、宁明、天等、那坡、凌云。

【采集加工】 秋后采收根，鲜用或切段晒干。

【药材性状】 根呈圆柱形，常弯曲，直径 0.5~2cm，表面土黄色，栓皮易脱落，脱落处呈暗褐色或灰褐色，有纵皱纹，具横向凸起的皮孔和圆形的侧根痕。质硬，易折断，粉性，断面皮部暗灰色，木部灰黄色或灰白色，有众多小孔。气微，味微苦、辛。

【功效主治】 散瘀，祛风，利湿，解毒。主治跌打损伤，风湿痹痛，湿热黄疸，淋浊，水肿，白带，瘰疬。

【用法用量】 内服：煎汤，9~15g；或泡酒。外用：适量，捣敷；或捣烂拌酒炒热敷；或煎汤熏洗。

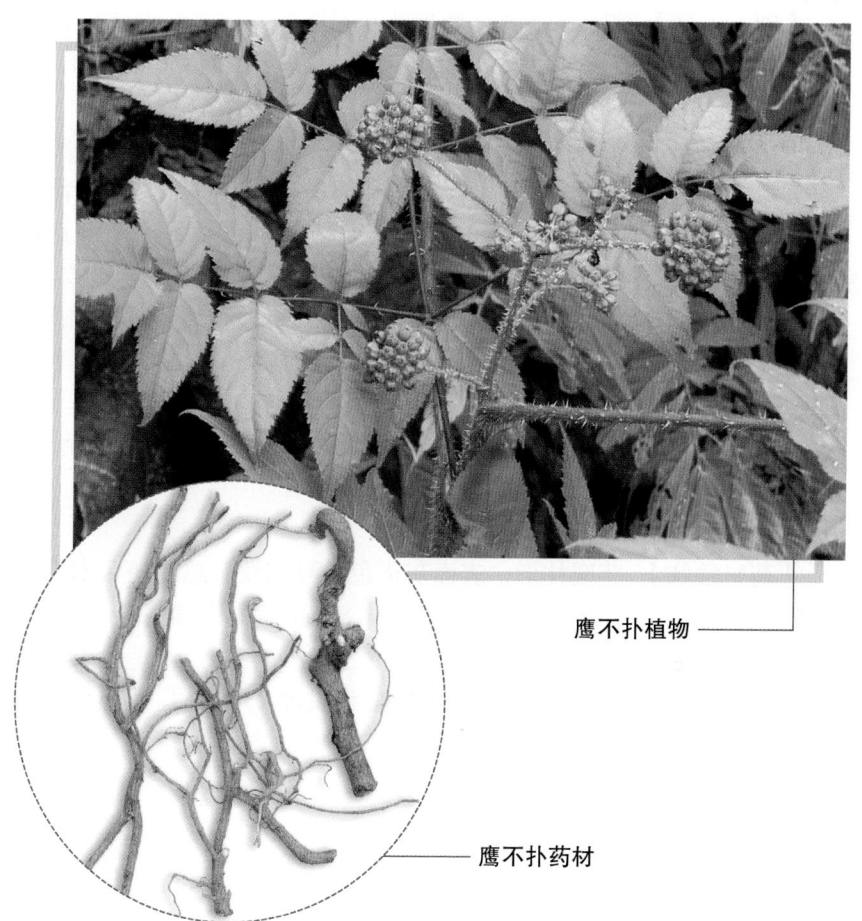

鹰不扑植物

鹰不扑药材

鹰爪花

【别　　名】 莺爪、鹰爪、鹰爪兰、五爪兰。

【来　　源】 为番荔枝科植物鹰爪花 *Artabotrys hexapetalus*（L. f.）Bhandari 的茎。

【植物形态】 攀援灌木。无毛或近无毛。叶纸质，长圆形或阔披针形，长 6~16cm，顶端渐尖或急尖，基部楔形，叶面无毛，叶背沿中脉上被疏柔毛或无毛。花 1~2 朵，淡绿色或淡黄色，芳香；萼片绿色，卵形，两面被稀疏柔毛；花瓣长圆状披针形，外面基部密被柔毛，其余近无毛或稍被稀疏柔毛，近基部收缩；雄蕊长圆形，药隔三角形，无毛；心皮长圆形，柱头线状长椭圆形。果卵圆状，顶端尖，数个群集于果托上。

【分　　布】 广西主要分布于南宁、梧州、藤县、灵山、靖西、大新、龙州。

【采集加工】 全年均可采收，切段，晒干。

【药材性状】 茎圆柱形，表面灰褐色，具细纹，总花梗呈木质钩刺状。质硬，不易折断，断面纤维性，木部黄白色。气微，味淡。

【功效主治】 截疟。主治疟疾。

【用法用量】 内服：煎汤，10~20g，疟发前 2 小时服。

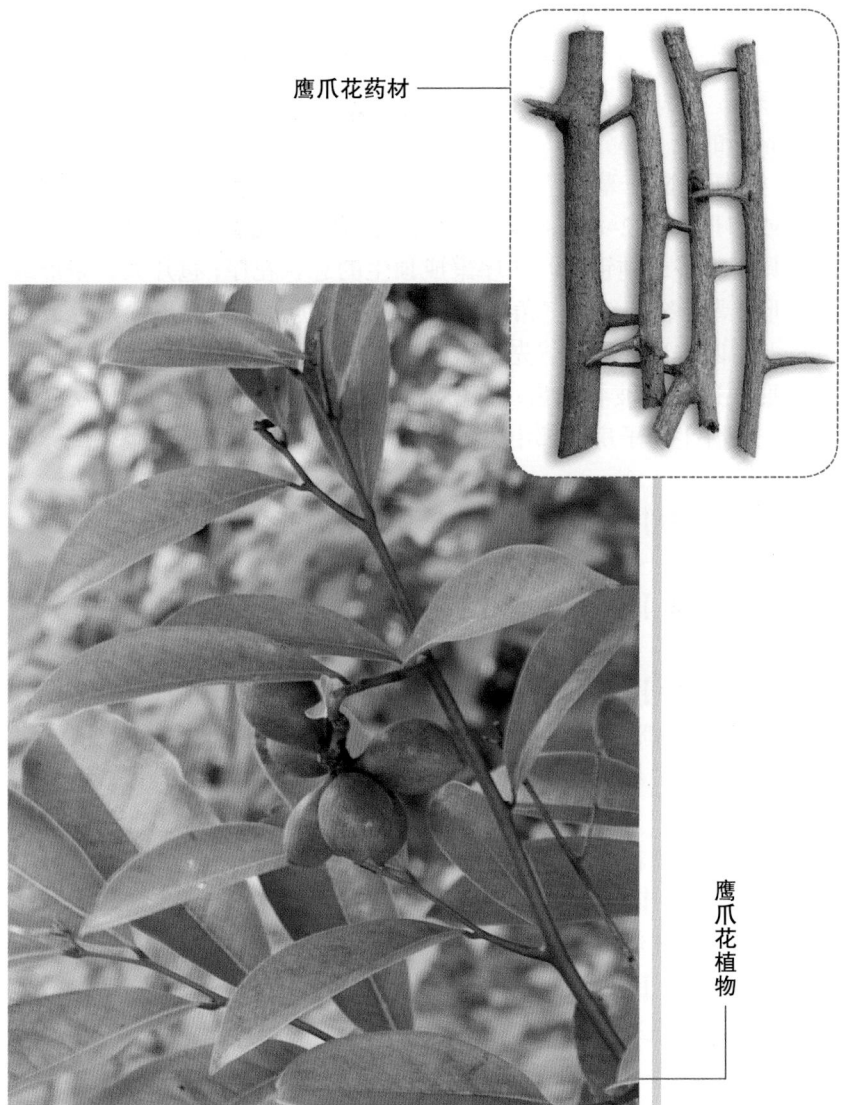

鹰爪花药材

鹰爪花植物

藿 香

【别　　名】 土藿香、青茎薄荷、排香草、大叶薄荷、绿荷荷、川藿香、苏藿香。

【来　　源】 为唇形科植物藿香 *Agastache rugosa*（Fisch. et Mey.）O. Kuntze 的地上部分。

【植物形态】 草本。茎四棱形，略带红色。叶对生，叶片椭圆状卵形或卵形，长 2~8cm，宽 1~5cm，先端锐尖或短渐尖，基部圆形，边缘具不整齐的钝锯齿。花序聚成顶生的总状花序；苞片大，条形或披针形；萼 5 裂，裂片三角形，具纵脉及腺点；花冠唇形，紫色或白色，上唇四方形或卵形，先端微凹，下唇 3 裂，两侧裂片短，中间裂片扇形，边缘有波状细齿；雄蕊 4，二强，伸出花冠管外；子房 4 深裂，花柱着生于子房底部中央，伸出花外，柱头 2 裂。小坚果倒卵状三棱形。

【分　　布】 广西主要分布于桂平、天等、马山、凌云、隆林、罗城、融水。

【采集加工】 当花序抽出而未开花时，择晴天齐地割取全草，晒干或烤干。

【药材性状】 茎方柱形，多分枝，四角有棱脊，四面平坦或凹入成宽沟状；表面暗绿色，有纵皱纹；节明显，常有叶柄脱落的疤痕；老茎坚硬、质脆，易折断，断面白色，髓部中空。叶对生；叶片深绿色，多皱缩或破碎，完整者展平后呈卵形，长 2~8cm，宽 1~6cm。茎顶端有时有穗状轮伞花序，呈土棕色。气芳香，味淡而微。

【功效主治】 祛暑解表，化湿和胃。主治夏令感冒，寒热头痛，胸脘痞闷，呕吐泄泻，妊娠呕吐，鼻渊，手、足癣。

【用法用量】 内服：煎汤，6~10g；或入丸、散。外用：适量，煎水洗；或研末搽。

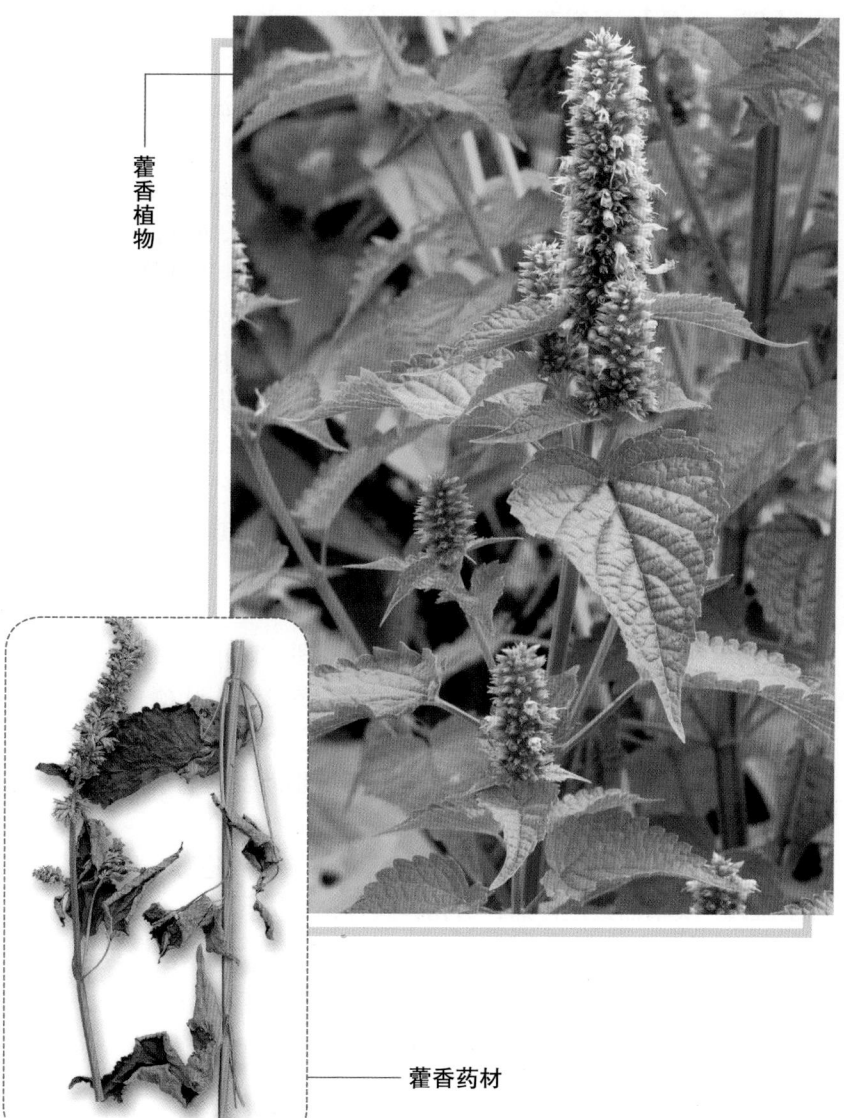

藿香植物

藿香药材

麒麟尾

【别　　名】 百宿蕉、上树龙、百足藤、飞来凤、爬树龙、飞天蜈蚣、透龙掌。

【来　　源】 为天南星科植物麒麟叶 *Epipremnum pinnatum*（Linn.）Engl. 的茎叶。

【植物形态】 藤本植物，攀援极高。茎圆柱形，粗壮，多分枝。气生根具发达的皮孔，平伸，紧贴于树皮或石面上。叶柄长 25~40cm，上部有长而膨大的关节；叶鞘膜质，上达关节部位，逐渐撕裂，脱落；叶片薄革质，幼叶狭披针形或披针状长圆形，基部浅心形，成熟叶宽的长圆形，基部宽心形，沿中肋有 2 行星散的、有时为长达 2mm 的小穿孔，叶片长 40~60cm，宽 30~40cm，两侧不等羽状深裂，裂片线形，基部和顶端等宽或略狭，狭长渐尖。花序柄圆柱形，粗壮，基部有鞘状鳞叶包围；佛焰苞外面绿色，内面黄色，渐尖；肉穗花序圆柱形，钝；雌蕊具棱，顶平，柱头无柄，线形，着生于胎座的近基部。种子肾形，稍光滑。

【分　　布】 广西各地有分布。

【采集加工】 秋季采收，除去杂质，切段，晒干。

【药材性状】 茎圆柱形，粗壮，直径 1.5~2cm。叶柄长 25~40cm，上部有长而膨大的关节；叶片黑褐色，皱缩，易碎，展开完整者呈椭圆形，长 40~60cm，宽 30~40cm，两侧不等羽状深裂，裂片线形，基部和顶端等宽或略狭。气微，味淡。

【功能主治】 祛风除湿，消肿止痛。主治痈肿疮毒，风寒湿邪痹着于肌肉、关节而致之疼痛，劳伤，跌打，骨折。

【用法用量】 内服：煎汤，9~15g。外用：适量，捣敷或煎水洗。